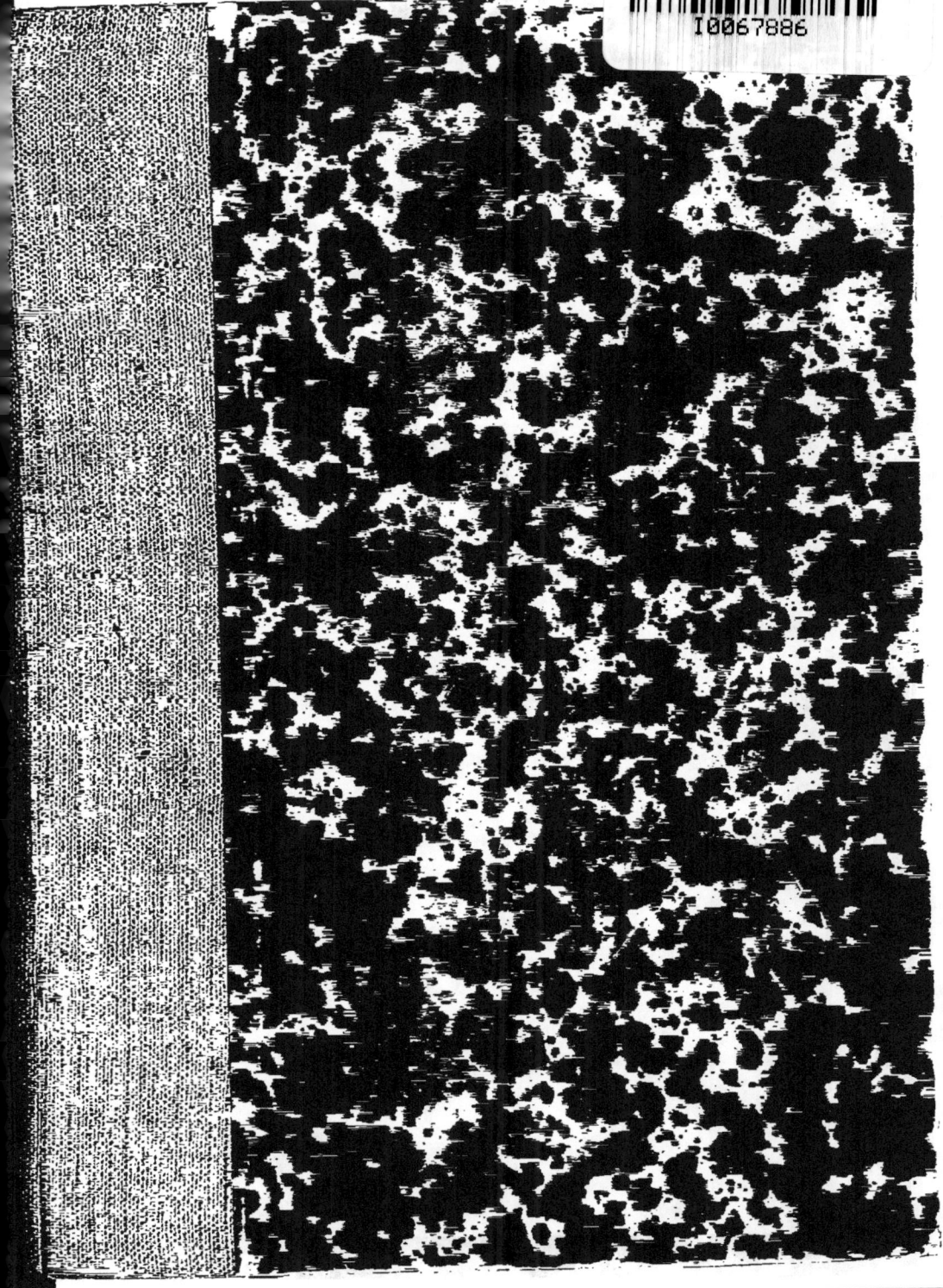

...LAIRE ILLUSTRÉ DE

...DECINE

...ELLE...

GALTIER-BOISSIÈRE

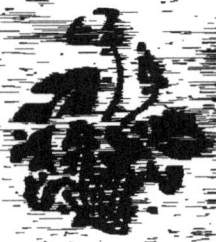

...RIE LAROUSSE PARIS

DICTIONNAIRE ILLUSTRÉ DE

MÉDECINE USUELLE

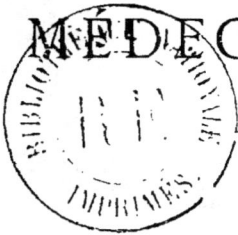

CINQUANTE-DEUXIÈME MILLE

DICTIONNAIRE ILLUSTRÉ
DE MÉDECINE
USUELLE

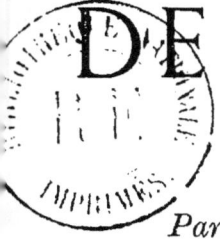

Par le Dr GALTIER-BOISSIÈRE

Médecin adjoint des Palais nationaux.

MÉDECINE D'URGENCE — PETITE PHARMACIE.
HYGIÈNE PRÉVENTIVE ET PROFESSIONNELLE.
HYGIÈNE CURATIVE (altitude, mer, sanatoria, massage).
HYGIÈNE DE L'OUIE, DE LA VOIX, DE LA VUE, ETC.
SOINS SPÉCIAUX AUX MÈRES ET AUX ENFANTS.
ACCIDENTS, EMPOISONNEMENTS, FALSIFICATIONS.
RÉGIMES, EAUX MINÉRALES, MÉDEC. COLONIALE.
— APPENDICE — SUPPLÉMENT.

850 gravures, photographies, radiographies.
— 4 cartes. — 4 planches en couleurs.

Honoré de souscriptions des ministères de l'Instruction publique
et de la Guerre.

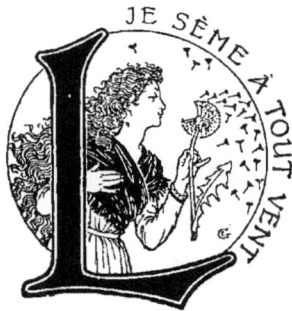

JE SÈME À TOUT VENT

LIBRAIRIE LAROUSSE. — PARIS

13-17, rue Montparnasse. — Succursale : rue des Écoles, 58.

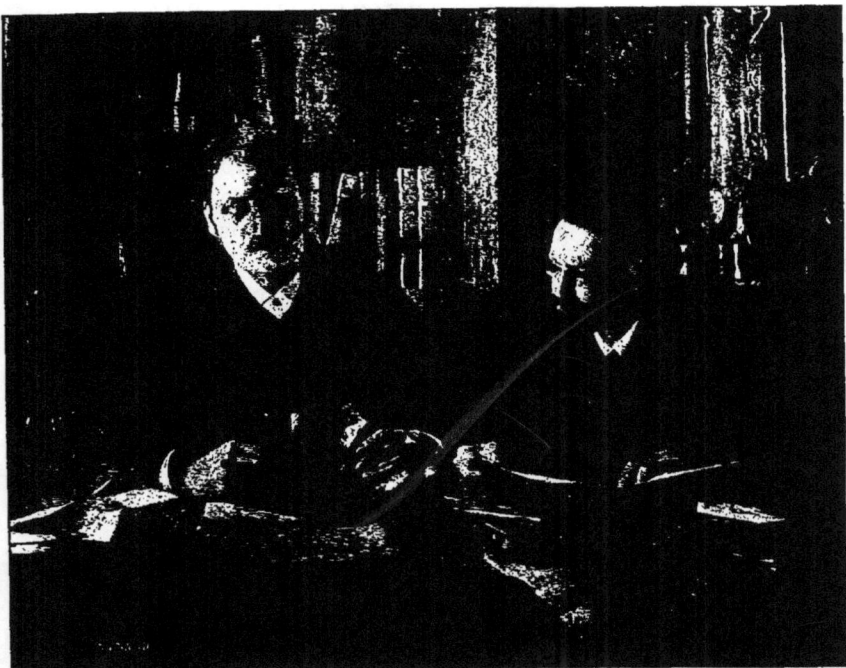

L'ANALYSE. Tableau de René Ménard.

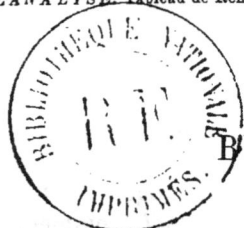

BUT DE L'OUVRAGE

O N ne devient pas plus médecin en lisant des livres de médecine qu'on ne sait parler une langue étrangère après avoir feuilleté une grammaire de cette langue. Les altérations de la santé sont individuelles ; chacun, par le fait de sa double hérédité, de son hygiène, de ses maladies antérieures, transforme à son usage le type général, lui-même établi d'après la moyenne des cas les plus caractéristiques.

Le présent ouvrage n'a donc pas pour objectif de remplacer le médecin, mais de le suppléer en son absence et de compléter des instructions données quelquefois par lui d'une façon un peu succincte ; enfin on y trouvera la définition des mots et des expressions de la science médicale qui, à l'heure actuelle, constituent véritablement un langage spécial.

Quelques exemples permettront de comprendre le but poursuivi :

1º On se trouve à la campagne, à l'étranger, loin d'un médecin : un accident (*brûlure, empoisonnement, fracture, hémorragie, morsure de vipère, plaie*) ou une maladie (*faux* ou *vrai croup, convulsions*) se produisent, plusieurs heures s'écoulent avant l'arrivée du praticien et l'anxiété s'accroît de l'ignorance des premiers soins à donner, qui auraient soulagé, peut-être sauvé l'être cher.

2º Le médecin a prescrit un vésicatoire, un enveloppement froid, voire même le très vulgaire cataplasme sinapisé, et personne ne lui ayant demandé de renseignements sur la façon de procéder, il a pu croire ses clients au courant de ces médications très usuelles ; mais, maintenant qu'il est parti, voilà ceux-ci très embarrassés : un oubli peut être nuisible, une maladresse provoquera de la douleur. Il arrive souvent aussi que le médecin, après avoir ordonné un régime particulier assez désagréable à suivre, comme par exemple le régime lacté, oublie d'indiquer les petits moyens à employer pour rendre supportable cette forme de traitement, cependant si indispensable.

3º Un enfant *va* naître : quels soins doit-on donner à la maman [1] ? L'enfant *est* né : quels soins lui donner à lui-même [2] ? Il crie et présente certains signes : faut-il se tranquilliser ou s'inquiéter ? Comment, d'autre part, se défendre contre les tromperies de la *nourrice* ?

4º Certaines circonstances vous font craindre que votre *lait* ou votre *vin* aient subi des falsifications : comment s'en assurer par des procédés simples et rapides ?

5º On a parlé devant vous *microbes, appendicite, dyspepsie, neurasthénie, tuberculose*, maladies de la *volonté, psittacose* (maladie des perruches, contagieuse à l'homme) ; on a cité des noms étranges, comme *cacodylique, trinitrine, sulfonal, glycérophosphate, menthol* : comment se renseigner sur tous ces mots que la fréquence des discussions médicales entre gens du monde jette journellement dans la conversation ?

Nous nous sommes efforcé de donner des réponses à toutes ces questions dans le présent dictionnaire, dont les articles, suivant l'utilité pratique, n'ont qu'une ligne ou s'étendent sur plusieurs pages ; des renvois continuels aux mots typiques permettent en outre à ces articles de se compléter l'un par l'autre.

Les signes décrits pour chaque maladie sont ceux perceptibles

(1) V. *Grossesse, accouchement, fièvre* de lait, *seins*. — (2) V. *Allaitement, berceau, biberon, croissance, cris, convulsions, couveuse, dentition, habillement des enfants, nouveau-né, nourrisson, pèse-bébé, sevrage, sommeil*, etc.

par le malade et par son entourage ; quant aux symptômes perceptibles seulement par un médecin, ils n'ont pas été indiqués ici, car ils auraient été non seulement inutiles, mais nuisibles au lecteur incompétent, une longue et délicate étude permettant seule aux médecins de les comprendre et de les différencier.

Les maladies ont été groupées en général par organes (*dent, estomac, foie, intestin*, etc.), afin de faciliter la comparaison des lésions frappant la même région, et l'étude des altérations de l'organe est précédée d'une description rapide de sa structure et de ses fonctions.

Un développement étendu a été donné à la médication par les *simples*, par l'*eau chaude* ou *froide*, par la *gymnastique* française et suédoise, par le *massage*, par les *petits moyens* de la médecine d'urgence sans drogue proprement dite ; à l'*hygiène préventive* et *curative*, qui chaque jour prend une extension plus grande pour la guérison des maladies les plus graves (tuberculose, affections nerveuses) : *altitude, cure* de terrain, *sanatorium*, stations *hibernales, hydrothérapie, lumière, massage, mécanothérapie, mer, régime alimentaire, électrothérapie,* eaux *minérales, désinfection*. Une large part a été faite à l'hygiène des *exercices*, comme la *boxe*, l'*équitation*, l'*escrime*, la *chasse*, la *pêche*, la *natation*, la *marche*, le *cyclisme ;* à l'hygiène *professionnelle* (maladies produites par les *poussières* et les *vapeurs* industrielles, *blanchisseur, boucher*, etc.) ; aux nouveaux procédés d'examen (*radioscopie, plesselimite, pléthysmographe, phonendoscope, sphygmographe*).

Nombre d'explications techniques ne font que traverser la mémoire, alors qu'une figure exacte ou schématique s'impose à notre cerveau ; aussi a-t-on remplacé le plus souvent possible un texte forcément aride par une image (gravures, radiographies ou photographies, dont plusieurs sont des reproductions de tableaux de maîtres), en se bornant à compléter l'enseignement par quelques lignes de commentaire.

Pour les champignons vénéneux, la circulation du sang, les maladies de peau, la représentation en noir eût été insuffisante, et nous avons eu recours à des figures en couleurs ; enfin, un grand nombre de tableaux synthétiques et de figures d'ensemble permettent d'utiles comparaisons.

Ce livre sera emporté, nous l'espérons, par des personnes allant aux colonies ; elles y trouveront tous les renseignements utiles dans des articles généraux comme *Tropiques* (Pays des), hygiène *coloniale, acclimatement ;* ou des articles spéciaux sur les pays : *Afrique, Chine,*

Madagascar, *Taïti*, *Tonkin*, ou sur les maladies : *béribéri*, *bouton d'Orient*, *dysenterie*, *choléra*, *peste*, *paludisme*, *filariose*, *tonga*, etc.

Les voyageurs, les explorateurs qui se trouvent éloignés de tout secours médical, pourront, en se référant aux mots exprimant les signes les plus caractéristiques d'une maladie qui leur survient, faire une médication appropriée à chacun de ces signes, s'ils ont emporté avec eux la petite *pharmacie* de famille indiquée dans l'ouvrage.

Nous devons toutefois faire observer que les formules thérapeutiques sont de simples indications générales et ne peuvent être exécutées par les pharmaciens que sur *ordonnance d'un médecin*, le choix et la dose des médicaments variant avec les conditions où se trouve le malade.

Si la mortalité diminue, si les maladies épidémiques sont devenues de moindres fléaux, c'est à une meilleure connaissance du mécanisme si délicat de notre corps qu'on le doit ; c'est surtout à la diffusion chaque jour plus grande des notions d'hygiène. La campagne actuelle contre l'alcoolisme et la tuberculose montre qu'il reste encore beaucoup à faire pour défendre la vie humaine ; nous serions heureux d'avoir contribué pour une petite part au résultat désiré.

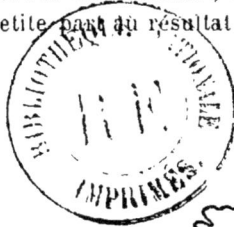

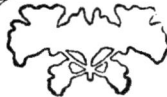

NOTA. — A chacune des nouvelles éditions, les modifications nécessitées par les progrès de la médecine sont faites dans le texte. Lorsque les additions sont trop importantes, elles sont données dans l'APPENDICE.

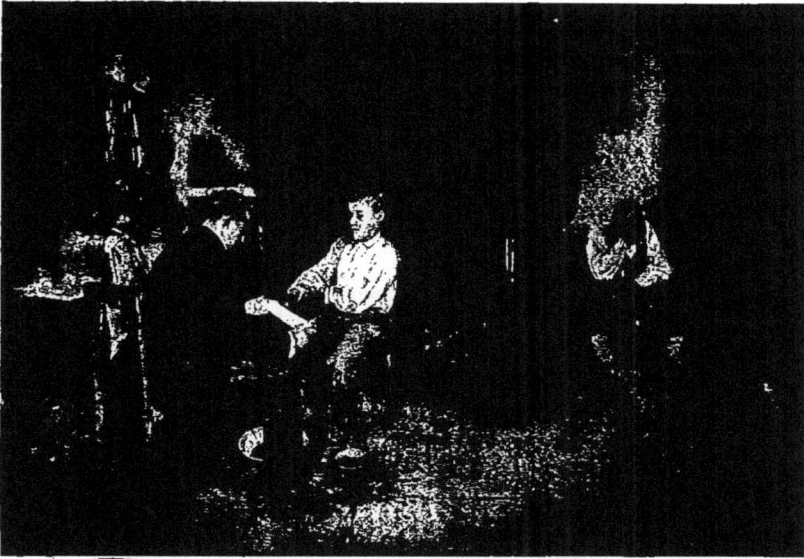

L'ACCIDENT. Tableau de Dagnan-Bouveret.

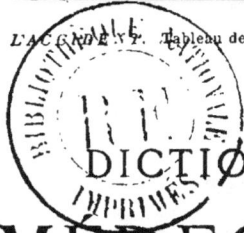

DICTIØNNAIRE ILLUSTRÉ DE
MÉDECINE USUELLE

A

aa. — Ces lettres, interposées entre les noms de plusieurs médicaments et un chiffre dans une ordonnance, signifient que ces médicaments sont mélangés en quantité égale :

Hydrate de chloral. . . . . } aa 10 gr.
Alcoolat de cochléaria . . }

Soit 10 grammes d'hydrate de chloral et 10 grammes d'alcoolat de cochléaria.

Abaisse-langue. — Instrument destiné à aplatir la base de la langue, de façon à permettre de voir le fond de la gorge.

Mode d'emploi. Le procédé le plus simple consiste à se servir du manche d'une cuiller qu'on aura soin de choisir *grande,* pour avoir plus de force. On pourra s'éclairer en tenant de l'autre main une autre cuiller servant de réflecteur à une bougie (*fig.* 1).

L'astérisque qui suit un mot indique qu'on trouvera des renseignements complets à ce mot. Si le renvoi s'applique à une expression formée de plusieurs mots, comme « acide borique* », c'est à celui qui porte l'astérisque qu'il faut chercher.

PROCÉDÉ SUPPRIMANT L'INSTRUMENT. Il est souvent possible de se passer de cuiller, en faisant tirer la langue au dehors et en demandant au malade de répéter à haute voix

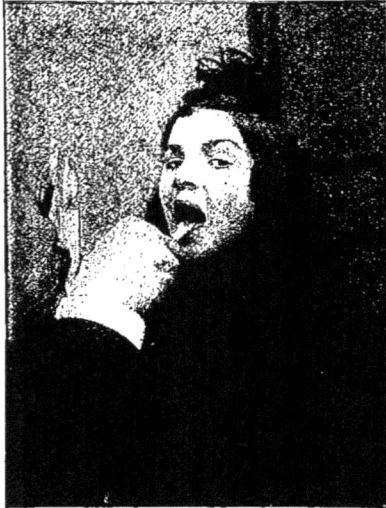

Fig. 1. — Procédé des deux cuillers.
(L'une abaisse la langue, l'autre sert de réflecteur.)

a, a, a, a, lettre dont l'articulation abaisse naturellement la base de la langue.

Abaisse-langue irrigateur. — L'auteur de ce dictionnaire a fait fabriquer un abaisse-langue (*fig. 2*) qui, d'un côté, sert à aplatir

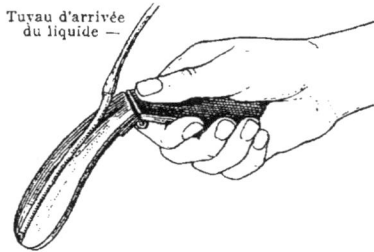

Tuyau d'arrivée du liquide —

Fig. 2. — Abaisse-langue irrigateur.

tir simplement la langue et, de l'autre, permet de laver complètement la gorge, sur laquelle peut ainsi passer en quelques minutes, sans aucune fatigue, un litre de liquide antiseptique (de l'eau boriquée, par exemple) qui est lancé avec force et pénètre ainsi dans tous les recoins de la cavité. Ce procédé rend les plus grands services dans les angines.

DISPOSITIF. Il suffit d'appliquer au tube de l'abaisse-langue le tube en caoutchouc d'un bock ° et, ayant placé l'instrument sur la langue, de pencher la tête au-dessus d'une cuvette dans laquelle retombe le liquide après le lavage. Par de petits mouvements de la main on dirige le courant vers le fond et sur les côtés de la gorge.

Abattoirs (Hygiène des).—V. BOU-CHERIES.

Abcès. — Cavité formée par du pus et dont la paroi est constituée par le tissu voisin refoulé et modifié. L'abcès peut se produire dans une partie quelconque du corps et succéder, par suite, à l'inflammation du tissu cellulaire (phlegmon°), des vaisseaux et glandes lymphatiques (lymphangite° et adénite°) ou des os (périostite et ostéite). Il peut se produire aussi en des points éloignés de la lésion primitive (*abcès métastatique* de l'infection purulente . Dans ces différents cas, l'abcès est aigu ou chaud; le pus est épais, crémeux, homogène, jaune clair, sans odeur.

Les abcès chroniques ou froids sont souvent produits par la tuberculose; le pus est alors aqueux, jaune clair; il renferme des grumeaux. Cette teinte peut être modifiée par l'introduction dans l'abcès de sang, de bile, de lait, de matières fécales, d'urine.

SIGNES : 1° *Abcès chauds.* Douleur : tuméfaction accompagnée, si l'abcès est superficiel, de rougeur, de fluctuation, de chaleur de la peau et de fièvre. 2° *Abcès froids.* Gonflement mou, fluctuation sans changement de couleur de la peau. — MARCHE. Si l'abcès est superficiel, amincissement progressif de la peau qui fait une saillie, dont le sommet blanchit et finit par s'ouvrir ; si l'abcès est profond, le pus fuse dans tous les interstices jusqu'à la peau. Une fois ouvert, la suppuration, qui se tarit rapidement dans les abcès chauds sous l'influence d'un pansement antiseptique, a tendance à s'éterniser dans les abcès froids (humeurs froides). — TRAITEMENT : 1° *Abcès chauds.* Tant que la formation du pus n'est pas certaine, compresses de tarlatane dans solution chaude de sublimé . Dès que la suppuration est certaine, ouverture précoce du point le plus déclive où l'on sent la fluctuation pour empêcher extension et décollement, puis lavage et pansements avec liquides antiseptiques°. 2° *Abcès froids.* Pas de règle générale; ouverture tardive ou précoce suivant circonstances. Curetage de la paroi de l'abcès. Pour les eaux minérales, V. SCROFULE.

Abdomen (du latin *abdere*, cacher). — L'abdomen ou ventre (*fig.* 3, 4) est la partie du tronc placée au-dessous du diaphragme qui la sépare du thorax. C'est une grande cavité formée en bas par le bassin, en arrière par les vertèbres lombaires, sur les côtés et en avant par des muscles.

Afin de pouvoir localiser les lésions qui s'y produisent, on divise l'abdomen par des lignes artificielles : *deux horizontales* répondent, la première, à la limite inférieure des fausses côtes, et la deuxième, au bord supérieur du bassin ; *deux verticales*, descendant au niveau des bouts de sein, atteignent le bassin au niveau d'une saillie nommée « épine iliaque antérieure ». Ces lignes circonscrivent neuf régions, qui sont, de haut en bas : l'hypocondre droit, l'épigastre, l'hypocondre gauche ; le flanc droit, l'ombilic, le flanc gauche ; l'iliaque droit, le bas-ventre ou hypogastre, et l'iliaque gauche (*fig.* 3).

L'abdomen contient : 1º des organes digestifs (estomac, gros et petit intestin, foie, pancréas) ; 2º des organes urinaires (reins, urètre, vessie) ; 3º des organes maternels (ovaires, trompes, matrice et vagin)

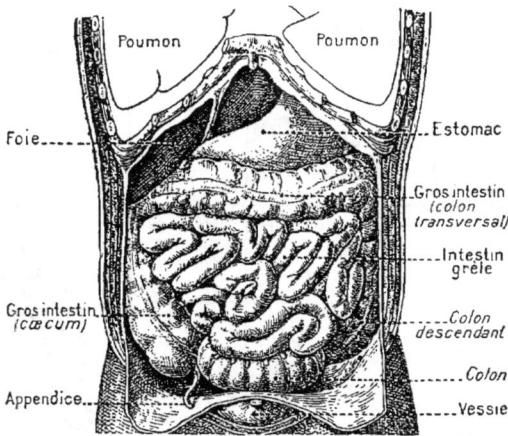

Fig. 3. — Abdomen vu de face, la paroi extérieure enlevée ; intérieur de la cavité abdominale montrant les viscères.

ou des organes masculins (vésicules séminales et prostate) ; 4º la rate. l'aorte abdominale et ses divisions, la veine cave inférieure et les grosses veines qui la constituent, enfin le péritoine.

Abdomen (Lésions de l'). — Les lésions du ventre peuvent être de deux sortes : contusions et plaies.

I. **Contùsions.** — CAUSES : 1º DÉTERMINANTES. Les lésions par *contre-coup* à la suite de chutes sur les pieds ou le bassin peuvent provoquer des ruptures de viscères. Les chocs *directs* (pierres, boulets, coups de pied de cheval) laissent souvent intacte la paroi abdominale, tout en lésant gravement les viscères. Des pressions intenses (tamponnement, éboulement, chute sous une voiture) altèrent à la fois la paroi et la couleur du ventre. 2º AGGRAVANTES. Plénitude du tube digestif, de la vessie, de la matrice ; maladie antérieure des viscères. — SIGNES : 1º GÉNÉRAUX. *Douleur* avec sensation d'angoisse, surtout si la région épigastrique est intéressée. État de stupeur profonde, suivi ou non de défaillance. Vomissements et rétention d'urine. Signes de péritonite ou d'hémorragie* interne

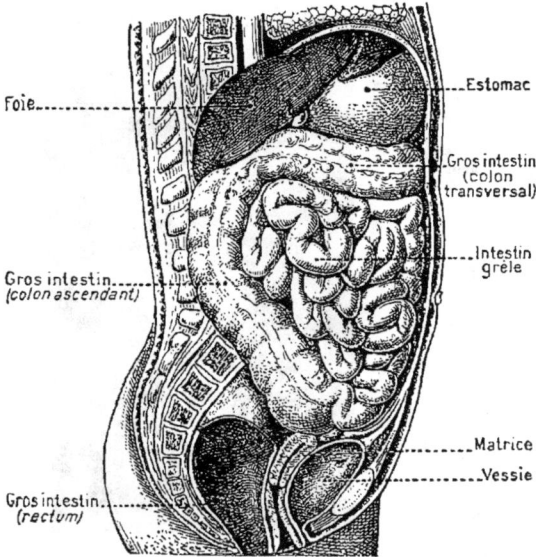

Fig. 4. — Abdomen : coupe d'avant en arrière au niveau de l'ombilic.

en cas de perforation d'un viscère. 2° LOCAUX. *Ecchymose* souvent assez tardive à l'hypogastre, aux flancs et dans les régions iliaques ;

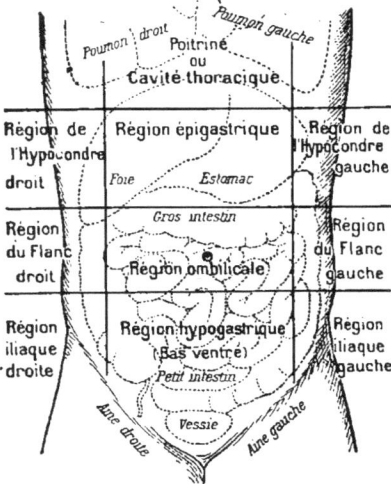

Fig. 5. — Abdomen divisé en neuf régions.

(Les viscères sont figurés à travers la peau par des lignes pointillées.)

rupture musculaire ; hernie ; troubles urinaires* (rétention, anurie).

TRAITEMENT. Intervention chirurgicale rapide en cas de stupeur prolongée, d'accélération de la respiration, de douleur vive, de hoquet. Diète, repos absolu, opium.

II. **Plaies.** — 1° PLAIES SUPERFICIELLES (sans pénétration dans l'abdomen). Rares (5 p. 100). La douleur est souvent plus vive après quelques heures qu'au début ; elle peut s'accompagner de vomissements, de difficulté respiratoire, et de troubles nerveux. En cas de section d'un muscle, gêne fonctionnelle, surtout à l'occasion d'efforts. Possibilité de hernie*, notamment par dilatation de cicatrice. 2° PLAIES PÉNÉTRANTES. Douleur profonde, pâleur extrême, tendance à syncope, anxiété, stupeur, hoquet, ballonnement du ventre, vomissements, formation d'une hernie ; si les organes digestifs sont perforés, écoulement de matières ou de gaz à l'extérieur, vomissements et selles sanglantes, puis signes de péritonite*.

TRAITEMENT : 1° *Plaie non pénétrante.* V. PLAIE. Immobilisation, en fléchissant légèrement le tronc de façon à relâcher les muscles du ventre. 2° *Plaie pénétrante.* Ordinairement, une opération rapide est nécessaire.

Abdominale (Ceinture). — V. CEINTURES.

Abduction (du latin *ab*, particule qui indique l'écartement, et *ducere*, mener). — L'abduction est l'action d'éloigner un membre du tronc, une partie du corps de son milieu. Ainsi, le muscle *abducteur* du pouce écarte celui-ci des autres doigts. Le nerf abducteur de l'œil dévie le globe en dehors vers la tempe.

Abeilles. — V. PIQURES.

Ablation. — Retranchement d'une partie malade.

Abortif. — Traitement qui fait avorter une maladie. Pour le pansement abortif des suppurations, V. PANSEMENT.

Abréviations. — V. AA, AD, BM, etc.

Absinthe, absinthisme. — L'absinthe doit son arome à un mélange d'essences empruntées à différentes plantes (grande et petite absinthe, anis vert, badiane, menthe, fenouil, hysope, coriandre, angélique, origan) dans la proportion de 0^{gr},05 à 0^{gr},10 d'essence d'absinthe et de 0^{gr},30 à 0^{gr},80 d'essence des autres plantes pour 2 cuillerées à soupe. Or 2 grammes d'essence d'absinthe suffisent à donner à un chien une crise épileptiforme ; on ne doit donc pas s'étonner des troubles graves qui se produisent rapidement chez l'homme, lorsqu'il boit fréquemment ce soi-disant

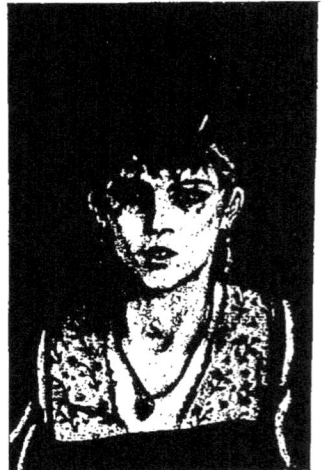

Fig. 6. — Buveuse d'absinthe.

D'après F. Rops.

apéritif : perte d'appétit, pituites matinales, amaigrissement progressif, pâleur, vertiges, *hallucinations*, insomnie, douleurs dans les articulations et le long des nerfs (picotements, brûlures, fourmillements), accès de fureur, idées de persécution, attaque d'épilepsie, démence (*fig.* 6). Ces résultats sont d'autant plus inévitables qu'à l'action des essences s'ajoute celle de l'alcool. L'absinthe ordinaire en contient autant que l'eau-de-vie, et l'absinthe suisse un tiers en plus.

TRAITEMENT : 1° De l'accès aigu. Chloral *, 1-3 grammes. 2° De la *forme chronique*. Contre les douleurs et l'insomnie, opiacés et chloral, hydrothérapie. V. aussi ALCOOLISME.

Absorbant. — Substances capables de recevoir dans leurs pores (*absorbants mécaniques*) ou de transformer (*absorbants chimiques*) les gaz ou les liquides.

1° Principaux absorbants mécaniques : amadou *, charpie *, pour les liquides ; charbon *, croûte de pain, pour les gaz.

2° Principaux absorbants chimiques : carbonate de soude *, de fer ou de chaux, phosphate * de chaux, eau de chaux *, magnésie, sous-nitrate de bismuth *.

Absorption. — Résultat terminal de la digestion. V. DIGESTION.

Abstinent. — Buveur d'eau, de limonade, de lait, à l'exclusion de toute boisson fermentée ou liqueur distillée.

Acare. — Petit animal de la classe des arachnides, origine d'une forme d'acné * et de la gale *.

Accident. — V. BLESSURE, BRULURE, CONTUSION, COUPURE, ÉLECTRICITÉ, ENTORSE, FRACTURE, MORSURE, etc.

Acclimatation. — Accommodation d'un individu à un pays dont l'altitude et la température sont différentes de celles du pays d'origine. On s'habitue assez rapidement à une altitude même élevée, mais l'acclimatation aux pays chauds est plus difficile. L'âge auquel on est le plus apte à changer de climat est trente-cinq ans ; la période de vie où l'on y est le moins préparé est l'enfance jusqu'à douze ans. Souvent on ne peut conserver les enfants qu'en les envoyant tout petits en Europe et en les y laissant attendre la puberté. « En Egypte, par exemple, aucun nouveau-né européen ne survit : vers l'âge de trois ou quatre ans, il meurt habituellement de méningite ou de dysenterie. » (LEREBOULLET). Les troubles se produisent avec une période de temps variable. « Si le pays où l'on est fixé a des saisons bien tranchées, s'il est possible d'aller respirer de temps en temps dans les montagnes un air vif et plus frais, le maintien de la santé est plus prolongé ; mais, lorsque la température est constamment élevée et qu'on ne peut s'en éloigner, le dépérissement va croissant. » (LEROY DE MÉRICOURT.) Les maladies les plus ordinaires sont celles d'estomac (perte d'appétit, diarrhées opiniâtres), du foie, de la peau, les fièvres intermittentes, l'anémie, les maladies de femmes, la dysenterie.

RÈGLES D'HYGIÈNE. Ne boire que de l'eau bouillie, ne pas sortir à l'aube et au coucher du soleil. Ne venir qu'en décembre ou en janvier au Sénégal, dans l'Inde, la Cochinchine ou les Antilles. Habiter sur un lieu élevé, fermer les fenêtres du côté où soufflent les vents venant de marécages. Porter des vêtements de laine. Observer une grande propreté (bains, douches). Exercice modéré, jamais pendant que les habitants font la sieste, c'est-à-dire aux heures les plus chaudes. Pas d'excès d'alcool, d'aliments ou autres. — V., en outre, aux mots CLIMAT, COLONIES, et aux noms de pays : AFRIQUE, CHINE, MADAGASCAR, etc.

Acclimatement. — V. ACCLIMATATION. L'acclimatement est plus particulièrement l'accommodation d'un individu à un genre de vie (nourriture, travail, surmenage, privation d'air) différent de celui qu'il avait précédemment. L'ouvrier des champs a peine à s'acclimater aux grandes villes et se trouve prédisposé à la fièvre typhoïde, à la phtisie, s'il ne suit pas une hygiène rationnelle.

Accommodation. — V. RÉFRACTION.

Accouchement. — L'accouchement comprend deux temps : l'expulsion 1° de l'enfant ; 2° des annexes (membranes, placenta, cordon). Ce deuxième temps porte le nom particulier de *délivrance*.

SIGNES PRÉCURSEURS (annonçant l'accouchement) :

I. *Dans les huit ou quinze derniers jours*, « le ventre tombe », s'affaisse, parce que l'enfant descend dans le bassin. Cet affaissement se fait souvent même progressivement dans les derniers mois, surtout chez les femmes ayant eu déjà plusieurs enfants. L'absence de cet affaissement doit faire consulter le médecin, car il peut indiquer une mauvaise position du fœtus, souvent modifiable par l'accoucheur, s'il est averti en temps utile.

II. *Dans la journée de l'accouchement :* 1° la femme ressent des *douleurs* (contractions utérines) qui se reproduisent à des intervalles de plus en plus rapprochés (toutes les vingt minutes, puis toutes les quinze, les dix, les cinq, les minutes) et qui peuvent s'arrêter quelquefois plusieurs heures pour reprendre ensuite ; 2° il se produit un *écoulement d'un liquide* aqueux (rupture de la poche des eaux) en quantité plus ou moins abondante.

PRÉPARATIFS À FAIRE EN VUE DE L'ACCOUCHEMENT :

I. *Par la femme :* 1° Prendre un lavement pour débarrasser l'intestin et uriner, mais ne pas aller au cabinet pour ces évacuations.

2° Faire une injection antiseptique *.

3° Ne pas manger ; prendre seulement du bouillon, du grog léger, mais pas de vin, qui tourne à l'aigre et provoque de pénibles vomissements.

4° Mettre une chemise propre.

5° Se coucher dès le début des douleurs, ou tout au moins dès qu'elles deviendront très rapprochées.

II. *Soins matériels :* 1° Entretenir dans la pièce une *température* de 16 à 17 degrés.

2° Le *lit* devra être d'une seule personne et placé au milieu de la chambre. On le recouvrira d'un drap ; de la *garniture inférieure,* formée d'une première toile cirée fixée à ce drap par des épingles, et d'une alèze (drap plié en plusieurs doubles); de la *garniture supérieure,* formée d'une seconde toile cirée et d'une seconde alèze.

Cette disposition présente le grand avantage qu'après la délivrance on enlèvera facilement la garniture supérieure et que la femme se trouvera dans un lit propre, sans avoir eu de déplacement à subir. Au besoin, on peut remplacer une des toiles imperméables (de préférence celle de la garniture supérieure) par une couche de journaux enfermée dans l'alèze.

3° On placera dans la pièce : un bassin pour selle ; un bassin pour injection et un *bock* * ; un flacon de vaseline ; des draps disposés en alèze pour changer ceux qui pourraient être salis, ou simplement pour soulever le siège à un moment donné.

4° On entretiendra sur le feu une grande bassine d'eau.

III. *Pour l'enfant.* Avoir dans la pièce, à portée de la main : 1° du gros *fil* ciré pour la ligature du cordon ; 2° un vase et du savon pour le laver et le baigner ; 3° une serviette-éponge pour l'essuyer ; 4° sa layette.

SOINS PENDANT LE TRAVAIL. S'il se produit des *crampes,* frictionner les cuisses et les jambes, fléchir et étendre successivement les orteils.

Si la femme le désire, la laisser marcher pendant les premières douleurs, à moins qu'elle ne soit faible, disposée aux évanouissements, aux hémorragies ou atteinte de hernie. Couvrir la femme, ou tout au moins ses membres inférieurs, de façon qu'elle ne se refroidisse pas.

LIGATURE DU CORDON. Lier le cordon environ *deux minutes* après l'expulsion, à *deux travers de doigt* de l'ombilic, en serrant assez fortement pour que le fil ne se perde dans un sillon profond. On fait un premier nœud après avoir entouré le cordon, puis on l'entoure de nouveau, et on en fait un second sur l'autre face ; enfin on coupe au-dessus du nœud.

DÉLIVRANCE. L'expulsion des annexes se fait en moyenne une ou deux heures après celle de l'enfant. Si l'accoucheur n'est pas présent, il sera utile de conserver le délivre pour qu'il constate s'il est bien complet.

SOINS APRÈS L'ACCOUCHEMENT. Faire une toilette (lavage extérieur et injection) avec le liquide antiseptique conseillé par le médecin et, à défaut de prescription spéciale, avec de l'eau boriquée à 45 degrés. Appliquer audevant du vagin de l'ouate boriquée et placer un bandage de corps autour du ventre, dont il sera séparé par une couche d'ouate. Surveiller l'écoulement du sang et, s'il était important, avertir l'accoucheur. -- Maintenir le calme autour de la malade (pas de visites, pas de conversations, obliger la garde-malade, chose difficile, à se taire). Comme régime : bouillon ou lait petites tasses, à discrétion, le premier jour ; le lendemain, œuf ou viande. Les jours suivants, six toilettes* au moins par jour. Si constipation, lavement le quatrième jour. Position horizontale pendant la plus grande partie de la journée, repos de cette position de temps en temps par de courts couchers sur le côté. Le changement de lit ne sera fait que le huitième jour. Chaise longue vers le vingtième jour. Ceinture abdominale pendant six semaines. V. SEINS, NOUVEAU-NÉ.

MÉDECINE LÉGALE. Si la mère a accouché hors de son domicile, la déclaration incombe à la personne chez laquelle a eu lieu l'accouchement. (*C. civil,* art. 56.)

Acétates. — V. AMMONIAQUE, CUIVRE, PLOMB, POTASSE, SOUDE.

Acétique (Acide). — Partie active du vinaigre.

Ache (persil des marais). — Les feuilles de cette ombellifère sont employées comme excitant et diurétique en infusion* (15 gr. par litre d'eau). Cette plante entre aussi dans la composition du sirop des cinq racines * apéritives.

Achromatique (du grec *a,* pas, et *chróma.* couleur). Les verres de lunettes doivent être achromatiques, c'està-dire débarrassés des colorations qui accompagnent l'image d'un objet fourni par une lentille (irisation) ; sinon, il en résulte une fatigue pour l'œil. On arrive à ce résultat en fabriquant ces verres avec deux verres différents : l'un en *flint-glass* et l'autre en *crown-glass* (*fig.* 7).

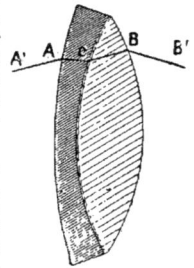

Fig. 7. — Lentille achromatique (Coupe).

A. Lentille en *flintglass.* — B. Lentille en *crown-glass.* — A' A c B B'. Trajet d'un rayon lumineux.

Acides. — V. BORIQUE, CARBONIQUE,

CHLORHYDRIQUE, SULFURIQUE, etc. Pour les empoisonnements, V. CAUSTIQUES.

Acidulés. — Boissons rafraîchissantes faites avec : 1° le jus de fruits acidulés (groseilles, orange, grenade); 2° les acides retirés de ces fruits (acides citrique et tartrique), ou des acides forts très étendus (limonade sulfurique * ou chlorhydrique *).

Acné. — Maladie de la peau due à l'inflammation des follicules sébacés, c'est-à-dire des petites glandes qui sont annexées au poil et qui sécrètent une matière graisseuse. Il en existe plusieurs variétés. (V. fig. coloriée à PEAU [maladies].)

I. **Acné vulgaire** ou **inflammatoire.** — SIGNES. Saillies rougeâtres plus ou moins coniques, de la grosseur d'une tête d'épingle à un pois, entourées d'un petit cercle rosé. Le sommet jaunit, puis s'ouvre le deuxième ou le troisième jour, laissant échapper une goutte de pus qui se dessèche et puis disparaît, remplacée par une petite tache rouge brun. — SIÈGE. Face, surtout front et tempes, puis dos, épaules. — ÉVOLUTION. Poussées successives, souvent pendant des années. — CAUSES. Jeunesse, arthritisme, lymphatisme, dyspepsie, excès alimentaires. Irritants externes (vent, froid, chaleur, pommades, parasites). Irritants internes (iodures, bromures, goudron). — TRAITEMENT : 1° *général.* Levure * de bière pour faire avorter la suppuration. Si lymphatisme, huile de foie de morue *; si arthritisme, alcalins : si anémie, fer et arsenic. Sobriété et abstinence. 2° *local.* Lotion deux fois par jour avec eau bouillie très chaude, simple ou additionnée de quantité égale d'alcool camphré ou d'eau de Cologne, ou de 2 grammes de sublimé par litre d'eau. Faire le soir un lavage avec du savon noir ou de la pâte soufrée *. Saison à Barèges *, Louèche *.

II. **Acné ponctuée** ou **comédons.** — SIGNES. Sur la face (ailes du nez, front, tempes, menton) et au dos existent de petits points noirs (comme des grains de poudre); si l'on presse tout autour avec les ongles, on voit sortir un filament blanchâtre, le comédon, terminé par un point noir. Dans le comédon se trouve un petit acare, le *demodex*

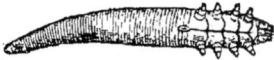

Fig. 8. — *Demodex folliculorum* (grossi 40 fois).

folliculorum (fig. 8). — ÉVOLUTION. Elle est indéfinie. — CAUSES. Jeunesse, troubles d'estomac, anémie. — TRAITEMENT. Extraction du comédon en appliquant dessus une clef de montre préalablement flambée pour l'aseptiser, puis refroidie : faire ensuite des lotions chaudes additionnées d'eau-de-vie camphrée. Lotions sulfureuses (Enghien *). Si anémie, Forges-les-Eaux *; si constipation, Montmirail *, Aulus * et Brides *.

III. **Acné rosée** ou **couperose.** — A l'éruption décrite dans l'acné inflammatoire vient s'ajouter une altération des vaisseaux capillaires qui se dilatent et forment des élevures rougeâtres, irrégulières, luisantes, de la grosseur d'un tuyau de plume, augmentant pendant la digestion et s'accompagnant quelquefois d'étourdissements. — SIÈGE. Face (de préférence au nez). — ÉVOLUTION. Elle est longue. — CAUSES. Hérédité, arthritisme, climat froid et humide, vent, troubles des règles, dyspepsie, excès de table et d'alcool (nez vineux). — TRAITEMENT. Celui de l'acné inflammatoire. Scarification *.

Aconit. — Plante de la famille des renonculacées, employée comme médicament. Autres noms : napel, capuchon, tue-loup bleu, casque de Minerve, fève de loup, thore *(fig.* 9). — Principe utile : *aconitine.*

ACTION ET INDICATIONS. Calmant (névralgies, enrouement, toux quinteuse, coqueluche, rhumatisme, goutte, sciatique). — MODE D'EMPLOI. Ne pas oublier que les préparations de *racines* sont beaucoup plus actives que celles de *feuilles :* alcoolature de feuilles, 1 à 5 gr.; alcoolature de racines, 5 à 30 gouttes dans une potion.

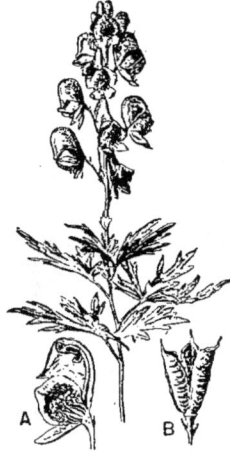

Fig. 9. — Aconit.
A. Coupe de la fleur. — B. Fruit.

Aconitine. Médicament alcaloïde dangereux, très vénéneux. La dose maximum d'aconitine *cristallisée* à prendre en plusieurs fois dans les vingt-quatre heures est d'un quart de milligramme à 1/2 milligramme. L'aconitine *amorphe*, moins active, peut se prendre à dose triple.

ACTION ET INDICATIONS. Comme pour aconit.

Empoisonnement. — SIGNES. Picotement dans la bouche, constriction de la gorge. Chaleur au creux de l'estomac, nausées, vomissements, *fourmillements* sur tout le corps, surdité, troubles de la vue (pupilles dilatées), prostration très grande. — PREMIERS SOINS. Faire vomir en chatouillant la luette ou avec de l'ipéca. Alcool en boisson ou lavement, applications chaudes, respiration artificielle. V. ASPHYXIE.

Acromégalie (du grec *akros*, extrémité, et *megalos*, volumineux). — Maladie assez rare dans laquelle les extrémités (tête, mains, pieds) subissent une exagération énorme de volume portant sur tous les tissus et tous les diamètres. « La face est allongée; le menton est épaissi par suite de l'hypertrophie de

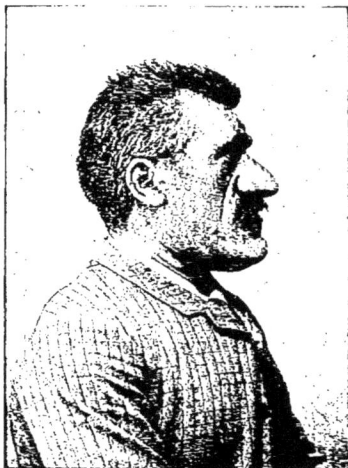

Fig. 10. — Type d'acromégalique.

l'os maxillaire inférieur : le nez est gros, camard, à narines épaisses; les lèvres, l'inférieure surtout, sont proéminentes et couronnées de poils touffus; les oreilles sont volumineuses (*fig.* 10). La peau de la face est d'un gris sale, criblée de glandes sébacées saillantes. Les mains et les pieds sont énormes. » (Dr LEVILLAIN.) [1]

EVOLUTION. Malgré une augmentation de l'appétit et de la soif, un affaiblissement général accompagne cet état, qui s'accroît pendant une quinzaine d'années et se produit de vingt-cinq à quarante ans. Les maux de tête, l'affaiblissement de la vue, rendent la vie si pénible aux malades qu'ils perdent courage et souvent recourent au suicide.

Actinomycose (du grec *aktis, aktinos*, rayon, et *mukês*, champignon). — Maladie parasitaire, très rare en France, provoquée par la multiplication dans nos tissus d'un champignon (*fig.* 11) ayant l'apparence d'une moisissure de couleur soufrée. Il se trouve dans les régions humides, à la surface de végétaux (épis de céréales, feuilles, pousses d'arbustes), et peut s'introduire dans le

(1) Résumé d'un article de la *Revue Encyclopédique* (1893) auquel la figure est empruntée.

corps lorsqu'on mâche distraitement un épi de céréale, qu'on respire les poussières des aires ou qu'un pied nu heurte une souche couverte de ces champignons.

SIGNES. Les régions du corps les plus fréquemment atteintes sont, par ordre, la face, le poumon et l'appendice (intestin). « La peau, d'abord fixée au plan sous-jacent, s'amincit; des nodosités ramollies la soulèvent ; elle s'ulcère et donne lieu à des fistules multiples situées au fond de dépressions ou au sommet d'élevures. » (RECLUS.) Le pus, assez clair, contient des grains jaunes du champignon. La douleur, souvent assez violente, est le résultat de la compression d'un rameau nerveux. — EVOLUTION. Ordinairement

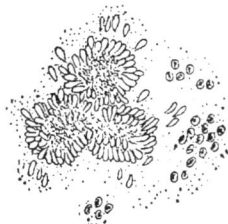

Fig. 11. — Champignon de l'actinomycose.

lente, mais pouvant aboutir à la mort. — TRAITEMENT : 1° *général*. Iodure de potassium, 2 à 8 grammes avec suspension pendant huit jours, après quinze jours de médication. 2° *local*. Cautérisation au thermocautère.

ad ou **add.** — Signifie, dans une ordonnance : Ajoutez.

Adénite (bubon; du grec *adên*, glande). — Inflammation des ganglions lymphatiques, c'est-à-dire des glandes où se réunissent un certain nombre de vaisseaux lymphatiques. Les plus importants sont placés au-dessous du menton (vaisseaux de la tête), au pli de l'aine (vaisseaux du membre inférieur), et dans l'aisselle (vaisseaux du membre supérieur). V. la figure coloriée, à cœur. Il existe une forme *aiguë* et une forme *chronique*.

Forme aiguë. — CAUSES. Quelquefois lésion directe d'un ganglion, mais ordinairement blessure ou simplement écorchure d'une partie de la peau ou des muqueuses placées au-dessous du ganglion dans lequel les lymphatiques transportent le principe irritant. — SIGNES LOCAUX. On trouve dans les régions susindiquées une ou plusieurs petites masses ovalaires, roulant sous la peau, d'abord bien isolées, plus tard moins nettement perceptibles par suite de l'inflammation du tissu voisin (*adénophlegmon*), en tout cas *douloureuses* à la pression et même spontanément. Sous l'influence du traitement, l'adénite peut s'arrêter là, mais souvent aussi elle suppure (*abcès*). — SIGNES GÉNÉRAUX. Fièvre, mal de tête, perte d'appétit. On donne plus particulièrement le nom de « bubons » aux adénites produites par une affection générale : *variole, typhus, peste, chancre simple* ou *syphilitique*.

TRAITEMENT. Suppression de la cause, pansement* soigné de la plaie, origine de l'adénite. Repos. Onctions mercurielles*, applications chaudes d'une solution de sublimé et pansement à l'alcool. (V. PANSEMENT.) En cas de suppuration, ponction sous-cutanée avec appareil à aspiration* ou ouverture au bistouri, *de bonne heure,* par un médecin.

Forme chronique. — CAUSES. Lymphatisme, tuberculose, syphilis. Inflammation chronique notamment de l'oreille (écoulement par le canal auditif externe ou irritation du lobule par des boucles d'oreille), des yeux (blépharite, conjonctivite), de la peau, de la tête (eczéma, etc.), des dents (carie), des amygdales. — SIGNES. Les mêmes que ceux d'adénite aiguë, sauf que la douleur est d'abord nulle ou faible. Le volume des adénites chroniques peut être très grand. La suppuration, lorsqu'elle se produit, est indéfinie et peut laisser des cicatrices très visibles (*humeurs froides*), surtout si l'ouverture se fait spontanément.

TRAITEMENT. Action : 1° *générale* (huile de foie de morue, liqueur de Fowler, teinture d'iode); 2° *locale* (application de pommade iodée, injection d'éther iodoformé. En cas de suppuration, voir TRAITEMENT de forme aiguë.

Adénoïde (Tumeur) [du grec *adén*, glande et *eidos*, aspect] (*fig.* 12 à 15). — Il existe au-dessus du voile du palais une

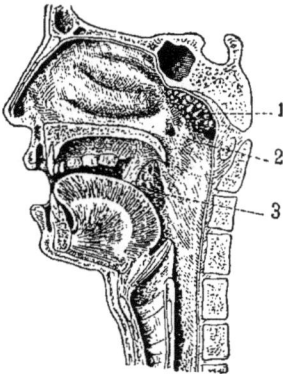

Fig. 12. — Tumeurs adénoïdes.
1. **Végétations adénoïdes.** — 2. Orifice de la trompe d'Eustache. — 3. Amygdale.

glande de même nature que les amygdales et qu'on nomme « amygdale pharyngée de Luschka ». Très petite d'ordinaire, elle peut s'hypertrophier chez les enfants comme les autres amygdales et forme alors une masse charnue qui 1° bouche plus ou moins les voies nasales et l'ou-

verture des trompes d'Eustache destinées

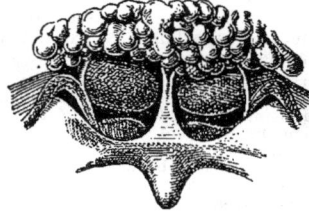

Fig. 13. — Ouvertures postérieures des fosses nasales surmontées par des végétations adénoïdes.

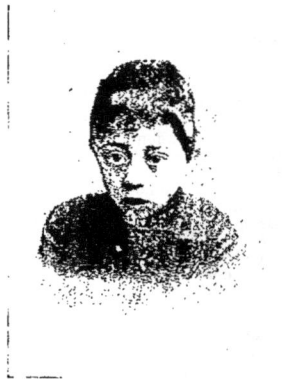

Fig. 14. — Enfant adénoïde de 8 à 12 ans.

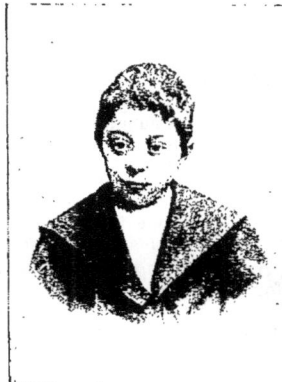

Fig. 15. — Le même après guérison.
(Figures communiquées par le Dr Lang (1).)

à faire communiquer l'oreille moyenne avec l'arrière-gorge, 2° repousse en

(1) Article du Dr Jeanty (*Revue Encycl.*, 1899).

avant le voile du palais au-dessus duquel le doigt peut sentir une masse molle et gélatineuse, rappelant la consistance d'un paquet de vers.

CAUSES. Hérédité, lymphatisme, rougeole, surdi-mutité. — SIGNES : 1° Une diminution plus ou moins grande de l'ouïe. 2° La malformation du nez dont les ailes sont très étroites, la difficulté de se moucher, l'obligation de respirer par la bouche, qui reste continuellement ouverte, une respiration nocturne gênée (ronflement) ; la diminution de la capacité respiratoire entraîne un rétrécissement de la poitrine, la pâleur du visage, l'anémie. 3° Une modification de la voix : l'enfant ne peut plus prononcer les voyelles nasales *an, en, in, on, un;* il dit « baba » pour « maman » ; les notes élevées sont perdues par l'effet de ce nasonnement, et il se produit même quelquefois une perte temporaire de la voix (aphonie*). Les enfants atteints de tumeurs adénoïdes sont faibles, prédisposés aux pharyngites, aux bronchites tenaces, aux rhumatismes (Gallois). Quelques-uns des signes des tumeurs adénoïdes sont ceux de l'hypertrophie des amygdales *, qui coïncide d'habitude avec elles. — TRAITEMENT. La destruction de ces tumeurs doit être opérée au plus tôt, de façon à éviter l'influence désastreuse qu'elles produisent sur la santé générale et locale (appendicite), influence qu'il conviendra de combattre ensuite par un traitement reconstituant (huile de foie de morue *, iodure de fer *, chlorures, quinquina, bains de mer*, eaux minérales* sulfureuses).

Adénome (du grec *adén*, glande, et terminaison *ome* désignant une tumeur). — Cette variété de tumeur est rare; elle siège ordinairement dans la glande de la mamelle et ne se produit que chez la femme. Le pronostic n'est pas grave.

Adénopathie (du grec *adén*, glande, et *pathos*, maladie). — On donne ce nom à toutes les maladies des ganglions (v. ADÉNITE), mais particulièrement à l'hypertrophie des ganglions qui entourent les grosses bronches. Cet état est caractérisé, chez les enfants qui ont souffert de nombreuses bronchites, par une oppression rapide dès qu'ils se fatiguent et quelquefois par une toux analogue à celle de la coqueluche (*coqueluchoïde*).

Adynamie (du grec *a*, pas, et *dunamis*, force). — Prostration complète. physique et morale. La fièvre typhoïde est le type des maladies adynamiques.

Aération. — V. CHEMINÉE et VENTILATION.

Aérothérapie (du grec *aér*, air, et *therapia*, traitement). — Traitement des maladies par l'air *comprimé*, *raréfié*, ou plus ou moins *saturé* de substances *médicamenteuses*.

Bain d'air comprimé (*fig.* 16). — DISPOSITIF. Séjour dans une cloche où, pendant une demi-heure, on accroît graduellement la pression de l'air (2/5 d'atmosphère); ensuite, pendant une demi-heure à une heure, on la main-

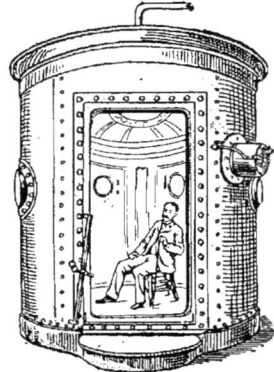

Fig. 16. — Cloche pour le traitement par l'air comprimé.

tient à cette pression, et enfin on la ramène graduellement à la normale pendant une dernière demi-heure. — ACTION. Accroissement de capacité du poumon et de la nutrition générale. — INDICATIONS. Asthme, emphysème, bronchite chronique, coqueluche, goutte, diabète, anémie, albuminurie. — CONTRE-INDICATIONS. Maladies du cœur et des vaisseaux.

Air comprimé et raréfié (*fig.* 17). — Un

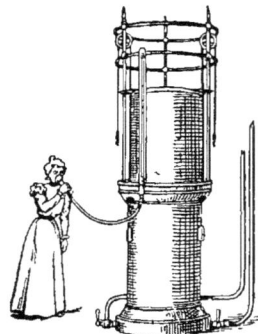

Fig. 17. — Appareil pour le traitement par l'air comprimé et raréfié.

dispositif permet au malade d'inspirer de l'air comprimé et d'expirer dans l'air raréfié, d'où une utilisation complète de la surface pulmonaire et, par suite, une suractivité donnée au sang. — Emploi. Emphysème, bronchite chronique, pleurésie chronique.

Air comprimé ou à la pression ordinaire saturé de médicaments (goudron, térébenthine, créosote, iodoforme, eucalyptus). — Emploi. Maladies du larynx ou du poumon.

Affusion. — Procédé hydrothérapique qui consiste à verser, avec un récipient à large ouverture, une nappe d'eau froide ou chaude sur une partie du corps ou sur le corps tout entier d'un malade placé nu, debout ou assis, dans une baignoire.

Affusion froide. — Dispositif. Mettre, ou non, les pieds dans un vase rempli d'eau chaude. Faire suivre l'affusion d'un essuyage énergique, puis transport au lit et enveloppement dans une couverture de laine ou habillement rapide et exercice en plein air. — Mode d'action. Effet *stimulant* (eau à 12°, durée 2 à 3 minutes); — effet *sédatif* (eau 14° à 16°, durée 10 à 15 minutes); — effet *mixte* (eau 14° à 16°, durée 5 minutes). — Indications. Fièvres typhoïde* intermittente, éruptives, notamment scarlatine*; névrose; congestion.

Affusion chaude. — *Sédatives* de 25° à 30°; *stimulantes* au-dessus de 30°. — Indications. Mêmes maladies que pour froides.

Afrique (Hygiène en). — « Il a été reconnu qu'après un séjour d'un an dans l'Afrique orientale la peau de l'Européen ne peut plus aussi bien qu'auparavant régler la température du corps; de sorte que, quand la température descend seulement de 30° à 26°, comme cela arrive fréquemment, il se refroidit facilement, et même, étant rapatrié, ne supporte plus bien l'été des pays septentrionaux (1). »

1° Vêtement. Dans l'intérieur de l'Afrique, par suite d'augmentation d'altitude, les variations de température entre le jour et la nuit peuvent atteindre 20°; et, si l'on ne se couvre pas davantage le soir, il se produit des maladies par refroidissement.

Le casque est très utile, mais il n'en est pas de même du couvre-nuque, qui, étant généralement mince et transparent, loin d'arrêter les rayons solaires, favorise, au contraire, les coups de chaleur, par la gêne qu'il apporte à la circulation de l'air.

2° Peau. « Les soins de la peau sont tout particulièrement nécessaires sous les tropiques, car les maladies de la peau sont souvent fait la désolation des armées. Beaucoup de voyageurs donnent comme fortifiant remarquable en expédition les bains de pieds dans l'eau courante. Le Dr Steuber les a expérimentés avec nombre d'officiers; il est d'avis qu'il faut en user avec beaucoup de précautions, car lorsque l'eau est froide on observe facilement la syncope et le collapsus. »

(1) Extrait d'un article anonyme de la *Tribune médicale* sur le livre du Dr Steuber.

3° Campement. Il est d'autant plus sain qu'il est plus élevé, plus sec et plus ventilé; le voisinage de l'eau facilite l'évolution de la malaria. Néanmoins, l'expérience a démontré qu'il est peu nuisible de passer *une* nuit à proximité d'un cours d'eau, pourvu qu'on s'en éloigne le lendemain et qu'on prenne de la quinine préventivement. Il n'en est pas de même pour un séjour prolongé.

Pour les Européens en expédition, le lit de camp est aussi nécessaire que la tente, non seulement parce qu'il donne un bon repos, mais à cause de l'intensité du rayonnement terrestre dans ces régions.

4° Plaie. Laver, surtout si la plaie est soupçonnée d'être empoisonnée, avec une solution concentrée de sublimé, puis faire un pansement solide et imperméable, afin qu'au besoin son renouvellement puisse être rare. *Donner de la quinine* à titre préventif.

Agaric. — V. amadou.

Age critique (Syn. : *Retour d'âge*). — V. règles.

Agitation. — V. calmants.

Agitation nocturne. — V. sommeil.

Agonie (du grec *agôn*, combat). — L'agonie est la lutte finale contre la mort. L'intelligence et le sentiment persistent dans certains cas jusqu'à la cessation de la vie; mais, le plus souvent, la fixité du regard, l'absence d'expression des traits, le râle bruyant qui rend toute parole impossible semblent attester que les fonctions végétatives subsistent seules. L'agonie est souvent longue dans certaines maladies du cœur et du poumon. Il peut même se produire, dans l'insuffisance aortique, une sorte d'arrêt de la vie, le pouls devenant très rare et presque insensible; puis, peu à peu, les battements reprennent et le malade sort de cette torpeur pour vivre encore quelques heures, souvent même quelques jours.

Conduite à tenir par les assistants. Ne pas oublier que, malgré toutes les apparences, le moribond peut parfaitement entendre ce qu'on dit autour de lui; aussi, si le goût, l'odorat et la vue se sont affaiblis, il conserve souvent, jusqu'à la fin, une grande acuité de l'ouïe. Ne prononcer donc aucune parole imprudente; mais, s'il semble entendre, le réconforter par des encouragements. Ne pas trop le couvrir de couvertures s'il est en sueur, mais éviter, d'autre part, qu'il ait froid. Essuyer les lèvres avec un linge trempé dans un liquide frais et débarrasser la bouche des glaires qui gênent la respiration. Si l'on peut espérer un retour à la vie, essayer des révulsifs (sinapismes sur les jambes, injection d'éther); mais, si le médecin a reconnu que tout espoir a disparu, ne pas persécuter le mourant par des soins intempestifs.

Aigreurs. — Renvois acides résultant d'une mauvaise digestion. (V. ESTOMAC [maladies].) Les eaux alcalines, Vals, Vichy et le bicarbonate de soude font, en général, disparaître rapidement les aigreurs.

Ail. — Excitant, rubéfiant. Entre dans la composition du vinaigre des Quatre voleurs.

Aine (Pli de l'). — Dépression entre le ventre et la cuisse. L'aine est souvent le siège, chez les nourrissons un peu gras, de rougeurs et de démangeaisons qu'on calme par des bains quotidiens et l'emploi de la poudre d'amidon ou de riz. C'est aussi le siège des ADÉNITES* et des HERNIES*.

Air. — COMPOSITION CHIMIQUE. L'air est formé d'un mélange de trois gaz principaux : azote 78 %, oxygène 21 %, argon 1,3 %, auxquels il faut ajouter, pour 100 mètres cubes, 30 litres d'acide carbonique et de vapeur d'eau et des traces d'oxyde de carbone.

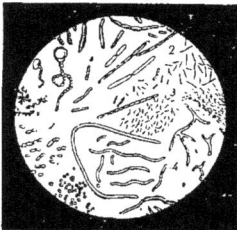

Fig. 18.
Microbes atmosphériques.
1. Micrococcus. — 2. Bactéries. 3. Bacilles. — 4. Vibrions.

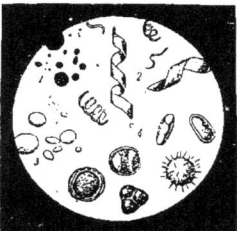

Fig. 19.
Poussières et pollens atmosphériques.
1. Globules de fer. — 2. Débris de trachée. — 3. Amidon. — 4. Pollens.

Les poussières contiennent des débris de substances minérales et organiques, des champignons et des microbes divers (*fig.* 18, 19, 20).

La quantité de poussières varie avec les conditions locales : rares dans les montagnes (v. ALTITUDE), abondantes dans les villes.

Les spores sont fréquentes par un été humide (moyenne 14 200); les bactéries, au contraire, sont particulièrement nombreuses au printemps (moyenne, 365 par mètre cube).

Ces nombres quadruplent après le passage de l'air dans une ville, décuplent dans l'air du centre de la ville. Dans les poussières sèches, le nombre des micro-organismes peut atteindre jusqu'à 2 millions par gramme.

Origines des poussières des villes. Fumées industrielles, boues des chaussées, ordures, eaux ménagères.

CONDITIONS D'ASSAINISSEMENT : 1° Des *villes.* Larges voies dans la direction des vents, plantations d'arbres, pavages étanches, balayeuses laveuses, tout à l'égout. 2° Des *appartements.* Pas de tentures, essuyage au linge humide, désinfection soignée après les maladies.

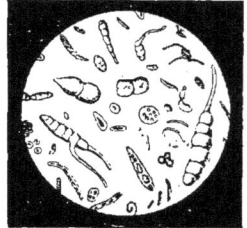

Fig. 20. — Spores diverses de cryptogames.

Airol (oxyodogallate de bismuth). — Poudre grisâtre, inodore, insoluble dans l'eau, mais se décomposant en un produit rougeâtre au contact de liquides aqueux. Employé comme antiseptique, mêmes doses et propriétés qu'iodoforme.

Aisselle. — Cavité placée au-dessous de la jonction du bras avec l'épaule. Les ganglions lymphatiques qui s'y trouvent augmentent de volume, lorsqu'il existe une lésion du membre supérieur. Les glandes sudoripares et sébacées de la peau sont l'origine d'abcès superficiels.

Aix en Provence (Bouches-du-Rhône). — Ville d'eaux thermales simples. V. Eaux MINÉRALES* thermales.

Aix-les-Bains (Savoie). — Ville d'eaux sulfurées calciques chaudes (45°). L'établissement est ouvert toute l'année, mais la saison existe surtout du 1er avril au 1er novembre. Climat très doux ; altitude, 260 mètres. Ressources de toutes sortes.

MODE D'EMPLOI. L'eau minérale est employée sous toutes les formes d'eaux sulfureuses, mais, ce qui caractérise le traitement à Aix, c'est la *douche-massage* : pendant 20 minutes, le malade est simultanément douché et massé, puis il se recouche ou fait de l'exercice. — INDICATIONS. Rhumatisme, lymphatisme. — CONTRE-INDICATIONS. Celles des eaux sulfureuses (V. Eaux MINÉRALES* sulfureuses). Un des avantages d'Aix est le voisinage de la station d'altitude du Revard*.

Ajaccio (chef-lieu de la Corse,

18 000 habitants). — *Station d'hiver* à habiter d'octobre à mai.

CLIMAT : 1° *Vents*. Les collines qui entourent Ajaccio ne laissent passer que le vent du sud-ouest, qui, sous forme de brise de mer, souffle de 10 à 3 heures dans la journée, et dans le sens opposé la nuit.

2° *Température*. Elle varie en automne-hiver entre 9° (janvier) et 19° (octobre). Variation de la température au cours de la journée : faible, ne dépassant pas 5 à 6 degrés. Refroidissement au moment du coucher du soleil, puis remonte de la température et soirée chaude.

3° *État hygrométrique*. L'humidité atmosphérique est élevée, elle varie entre 71 et 80. Le ciel est pur en général ; les eaux s'écoulent rapidement ; sol granitique.

INDICATIONS. Bronchite et phtisie sèches chez les éréthiques*. — CONTRE-INDICATIONS. Bronchites avec sécrétion abondante, rhumatisme, goutte. — INCONVÉNIENTS. Traversée de 17 à 18 heures. — AVANTAGES sur les stations de Provence : pas de mistral, pas de poussière, pas de moustiques. Promenades et excursions nombreuses.

Albumine. — Blanc d'œuf.

Eau albumineuse. — Quatre blancs d'œufs battus dans un litre d'eau.

EMPLOI. Diarrhée*, empoisonnement*.

Liniment albumineux. — Mélange à partie égale d'esprit-de-vin et de blancs d'œufs. — EMPLOI. Excoriation de la peau après les contusions. Pour son emploi dans les maladies de peau, V. DÉMANGEAISON.

Albuminurie. — État caractérisé par l'existence anormale de l'albumine (matière analogue au blanc d'œuf) dans l'urine. Elle peut être *passagère* (scarlatine*, érysipèle*, pneumonie*, maladies typhoïdes*, grossesse*), ou *permanente* (mal de Bright, V. REINS). Pour la constatation de l'albumine dans les urines, V. URINE.

Albuminurique. — Malade atteint d'albuminurie.

Régime des albuminuriques. — PÉRIODE DE TRAITEMENT. Régime lacté absolu. V. LACTÉ. — PÉRIODE DE TRANSITION. Aliments (pain, riz, tapioca, chocolat, fromage) préparés au *lait*. — PÉRIODE DE REPOS. Légumes verts ou féculents, oignons, fruits préparés au *lait*, viandes braisées blanches (volailles, veau, porc), peu d'œufs et toujours *très cuits*. — BOISSONS. Lait, thé et café légers, bière et vin tannique* coupés d'eau de Vals. Interdiction du vin pur, des liqueurs.

TRAITEMENT. Frictions sèches, massage, bains de vapeur. Inhalation d'oxygène et bain d'air comprimé. — *Climat* doux, voisinage de forêts de pins. — *Eaux minérales*. Si l'albuminurie est la suite d'une néphrite, Royat* ; en cas de coïncidence d'anémie, Saint-Nectaire*.

Stations : I. *D'hiver*. Alger*, Cannes*, Hyères*, Menton*, Nice*. II. *D'été*. Montagnes de moyennes altitudes*.

Alcalis (Empoisonnement par les). — V. CAUSTIQUES.

Alcali volatil. — V. AMMONIAQUE.

Alcalines (Eaux). — Pour les eaux minérales *naturelles*, V. Eaux MINÉRALES* alcalines ; pour les eaux *artificielles*, V. VICHY*.

Alcalins (Bains). — 1° Bain *alcalin simple* : carbonate de soude, 250 gr. — 2° bain de *Vichy* : bicarbonate de soude, 500 gr. (V. aussi pour les bains, Eaux MINÉRALES* alcalines.

Alcalins (Sels). — Combinaison d'un acide et d'une base. Les principaux alcalins employés en médecine sont les carbonate, acétate, citrate, sulfate de potasse*, de soude*, de lithine*, d'ammoniaque*.

MODE D'ACTION. Les carbonates à petite dose se dédoublent dans l'estomac sous l'action de l'acide chlorhydrique du suc gastrique ; celui-ci forme avec la base des chlorures, en mettant en liberté du gaz carbonique. A haute dose, l'absorption se fait en nature, d'où l'élimination, aussi en nature, dans les urines, qui au lieu d'être acides deviennent alcalines.

EFFET THÉRAPEUTIQUE. A petites doses, les alcalins accroissent l'action du suc gastrique (estomac) et du suc pancréatique (intestin), favorisent les échanges organiques et sont ainsi *digestifs*. Ils augmentent la sécrétion de l'urine et, par suite, sont *diurétiques* ; enfin, ils diminuent la sécrétion de la bile. Les légumes (pommes de terre, raves, épinards, carottes), les salades et les fruits crus contiennent une notable proportion d'alcalins, ainsi que le vin blanc (bitartrate de potasse). Les principales maladies dans lesquelles on emploie les alcalins sont les maladies d'estomac et du foie, la goutte, la gravelle, les coliques des reins, le muguet.

Alcaloïdes. — Principes immédiats azotés, qui existent dans les substances végétales et qui doivent leur nom à ce qu'ils s'unissent à des acides comme une base ordinaire pour former des sels. Les alcaloïdes sont, du reste, souvent unis dans les végétaux à des acides (acétique, malique, tannique, etc.). Les principaux alcaloïdes sont l'atropine (extraite de la belladone), la nicotine (tabac), la quinine (quinquina), la strychnine (noix vomique), la digitaline (digitale). Certaines substances peuvent contenir plusieurs alcaloïdes ayant des propriétés différentes ; ainsi l'opium contient des alcaloïdes excitants (thébaïne, papavérine) et des alcaloïdes calmants

soporifiques (morphine, codéine), d'où la différence d'action, dans certains cas, de l'alcaloïde et de la substance dont elle a été extraite; lors même que cette action est identique, la dose thérapeutique est *considérablement* inférieure par l'alcaloïde (100 et même 1 000 fois inférieure).

Alcarazas. — Carafe en terre poreuse, à la surface de laquelle s'opère une évaporation de l'eau versée à l'intérieur du vase. Cette évaporation s'accélère si l'on place l'alcarazas dans un courant d'air; elle rafraîchit d'une façon très notable l'eau, surtout si on a le soin de provoquer l'évaporation longtemps avant l'heure où l'on veut boire, mais cette eau a un goût spécial (*fig.* 21).

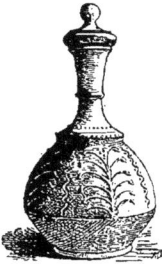

Fig. 21.
Alcarazas.

Un linge imbibé d'eau, entortillé autour d'une carafe de verre, rafraîchit également son contenu par la même action évaporatrice.

Alcool. — I. Composition. Liquide inflammable bouillant à 78°, incolore, saveur chaude. Extrait de boissons fermentées, notamment du vin (esprit-de-vin), de leurs résidus (marcs), des fruits sucrés ou de la fécule transformée en sucre. Les boissons spiritueuses ne contiennent pas un, mais plusieurs alcools : éthylique (vin), propylique, amylique; tous sont *toxiques*, mais surtout les derniers. V. absinthe, alcoolisme.

II. Pharmacie. L'alcool sert de dissolvant pour nombre de médicaments. V. alcoolat, alcoolature, alcoolé, camphré (Alcool), cordiale (Potion), grog, punch, teinture.

III. Pansement a l'alcool. Un dispositif de ce pansement a été imaginé par le Dr Reclus, dans le but de faire avorter les suppurations ou tout au moins de les limiter. L'alcool à 80° a été employé pour le pansement des plaies du visage et du crâne.

Alcoolat. — Résultat de la distillation d'un mélange de substances végétales avec de l'alcool pur ou additionné d'eau. Ex. : Alcoolat de menthe, de citron.

Alcoolature. — Médicament obtenu par la macération, dans de l'alcool, de substances végétales capables de céder à ce liquide leurs principes actifs. Ex. : Alcoolature d'aconit. Les alcoolatures hydroalcooliques sont celles dans lesquelles entre une notable partie d'eau.

Alcoolé. — Médicament formé par la solution, la macération ou la digestion de certaines substances dans l'alcool.

Alcoolisme. — Altération de la santé produite par l'usage habituel d'une quantité, même faible, de boissons spiritueuses (eau-de-vie, absinthe, apéritifs divers) ou d'une quantité exagérée de boissons fermentées. Deux formes : 1° *alcoolisme aigu* ou ivresse, intoxication passagère, grave seulement d'ordinaire si elle se répète; 2° *alcoolisme* proprement dit ou *chronique*, intoxication lente et d'abord inapparente, produisant après un temps variable, suivant les doses ingérées et la résistance de l'individu, des altérations du cœur, de l'estomac, du foie, des reins, du cerveau (*fig.* 22 et de la moelle épinière, le delirium tremens, et la folie. Les enfants nés d'un alcoolique meurent souvent, au cours de la première enfance, dans des convulsions. Ils sont fréquemment idiots, épileptiques ou atteints d'autres dégénérescences (pieds bots, surdi-mutité, bec-de-lièvre).

V. aussi absinthe, alcool, apéritifs, digestifs, et les noms des différents organes altérés par l'alcoolisme.

Traitement : 1° De l'*ivresse*. Faire vomir en titillant la luette, puis infusion forte de thé ou café (50 gr. pour un 1/2 litre). Potion à l'ammoniaque (100 gouttes pour 125 gr. de café sucré et 4 gr. de sel marin). Si perte de connaissance, sinapismes, frictions, lavement de café. 2° De l'*alcoolisme chronique*. Substituer à l'eau-de-vie des stimulants, comme le thé, le café, la coca, la kola. — Régime lacté. Si excitation, bains tièdes prolongés de une heure et demie à deux heures.

Alcôve. — V. lit.

Alet (Aude). — Station d'eaux bicarbonatées mixtes (sodiques et calciques) chaudes (25° à 39°). Établissement ouvert toute l'année, température très élevée en été, ressources modestes.

Indications. Appétit insuffisant, digestion lente. — Mode d'emploi. Eau de table.

Alèze. — Drap hors de service, bien lessivé et désinfecté, qu'on place au-dessous des malades, l'usage ayant adouci la rudesse du linge.

Alger (chef-lieu de la province d'Alger, 133 700 habitants). — *Station d'hiver*, à habiter de novembre à fin avril.

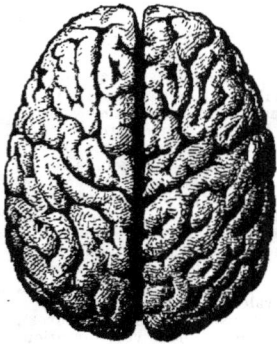
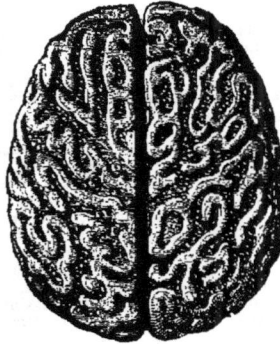
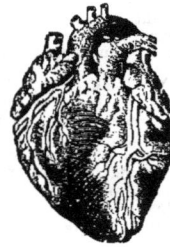

Cœur sain.

Cerveau normal.   Méningite alcoolique.

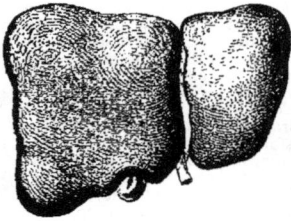
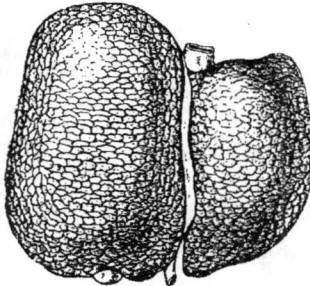
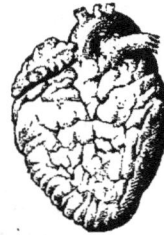

Cœur gras.

Foie normal.

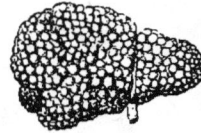

Foie hypertrophié.

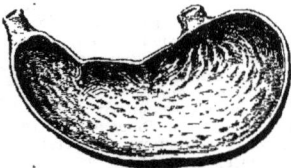

Foie atrophié.

Estomac normal.

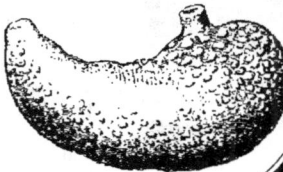
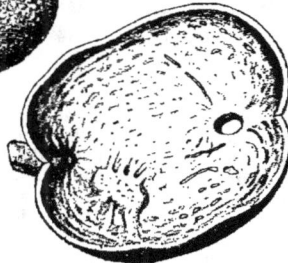

Estomac altéré.

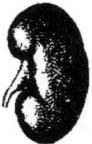
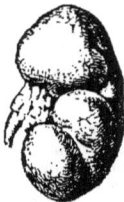

Portion d'estomac montrant
les ulcérations produites
par l'alcoolisme.

Rein sain.   Rein hypertrophié.   Petit rein
contracté.

Fig. 22. — Tableau des principales lésions de l'alcoolisme.
(Cerveau, cœur, estomac, foie, d'après le Dr Lancereaux, et reins, d'après Charcot)

CLIMAT : 1° *Vents* nombreux et assez fréquents, notamment la brise de mer (vent du nord-ouest), quelquefois même en hiver le siroco, qui apporte avec lui la poussière du désert ;
2° *Température*. Elle varie en automne-hiver entre 22° (octobre) et 14° (janvier). Variations au cours de la journée : fréquentes, avec fortes modifications barométriques et hygrométriques (Daremberg).
INDICATIONS. Anémie, scrofule et lymphatisme, mal de Bright, phtisiques non excitables. — CONTRE-INDICATIONS. Personnes excitables, rhumatisants, dyspepsiques, maladies du foie.

Algidité (du latin *algidus*, glacé).

Refroidissement du corps marqué par un abaissement de la température, qui de la normale (37°), peut tomber à 30° et même au-dessous, alors que la température intérieure, prise dans l'anus, est au contraire supérieure à la normale et peut atteindre 40°.
CAUSES. Choléra, empoisonnement par le chloral. — TRAITEMENT. Enveloppement dans une couverture de laine, au travers de laquelle on frictionne le malade ; frictions au gant de crin, boissons stimulantes chaudes (thé, mélisse), bains sinapisés.

Aliénation mentale. — L'aliénation mentale constitue un groupe

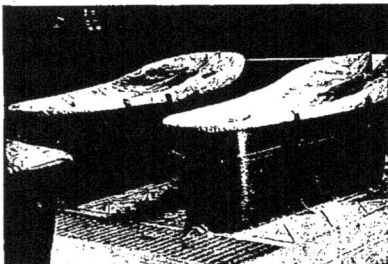

Fig. 23. — Baignoire d'agité, avec couvercle en toile.

d'affections cérébrales, ordinairement chroniques, caractérisées par des désordres *inconscients* de la sensibilité, de l'intelligence et de la volonté, sans fièvre et souvent sans trouble apparent des fonctions nutritives. L'expression « aliénation mentale » s'applique donc à toute perte d'intelligence, qu'elle soit temporaire ou définitive : *idiotie, imbécillité, démence* et *folie proprement dite*. Ce groupe d'affections a des causes, des signes, une évolution, un traitement qui sont en grande partie communs et qui seront exposés ici ; quant aux signes spé-

ciaux de chaque variété, on les trouvera aux dénominations particulières de ces états maladifs.
CAUSES : I. PRÉDISPOSANTES. Habitation dans grandes villes, idées *religieuses* exagérées (surtout au moment de puberté* et de ménopause*). *Hérédité* immédiate (surtout maternelle), médiate (grands-parents) ou collatérale. La forme peut être similaire ou dissemblable, progressive ou atténuée (régressive) ; en tout cas, l'hérédité n'est pas fatale, mais d'autant plus à craindre que l'ascendant était dans une crise (notamment en état d'ivresse) au moment de la conception. *Age*, 30 ans, puis puberté et ménopause. *Epoque*, mai à septembre. Célibat. Armée, professions libérales.
II. OCCASIONNELLES. Alcoolisme (1 sur 3), passions et émotions dépressives, imitation. Chocs sur la tête, maladie du crâne, érysipèle, otite, insolation, puberté, maladies de matrice, grossesse.
SIGNES : I. *Lésions de développement* (idiotisme) : 1° *physique*, microcéphalie, hydrocéphalie, bec-de-lièvre, strabisme, cécité, surdi-mutité, taille très inférieure à la moyenne ; 2° *morale*, absence de sens moral, affaiblissement de l'intelligence. — II. *Troubles fonctionnels* : 1° surexcitation (*manie*) ou dépression (*mélancolie*) de l'activité générale ; 2° idées délirantes ayant pour caractéristique la satisfaction ou l'humilité, la grandeur ou la ruine, la persécution religieuse, la transformation du corps ; 3° hallucinations (perception d'objets n'existant pas) ; 4° illusions (fausse interprétation d'une perception) ; 5° altération de la sensibilité (égoïsme, orgueil, méchanceté, dissimulation, haine, prodigalité, découragement, terreur) ; 6° dépravation ; 7° impulsions (tendance irrésistible à l'exécution d'actes) ; 8° insomnie, perte ou surexcitation du toucher ; 9° tics, convulsions ou paralysies ; 10° perversion de l'appétit, constipation, suppression ou exagération de la sécrétion des glandes salivaires et de la sueur.
ÉVOLUTION : 1° *formes aiguës généralisées*, guérissables ; 2° *formes chroniques partielles*, à peu près incurables. La folie peut être continue, s'atténuer seulement à certains moments (*réveillante*), ou être interrompue pendant des intervalles de jours et de mois (*intermittente*). La folie aiguë se produit rarement d'une façon subite ; la folie chronique, jamais : une période de malaise, de tristesse sert de prologue. Les formes chroniques ont une longueur interminable ; les formes aiguës durent au minimum un mois (exception faite du délire aigu et de la folie transitoire) ; la guérison se produit brusquement ou progressivement : la mort est, en général, le résultat d'une maladie indépendante de l'état mental. Les *chances de guérison* sont d'autant plus grandes que la folie est très généralisée, très aiguë (manie et mélancolie aiguë) ; qu'elle s'est produite brusquement ; qu'elle a eu une évolution rapide avec des interruptions de calme ; que le temps écoulé depuis les premiers troubles est plus court (maximum de chances dans les premiers six mois, exceptionnelles après quatre ans) ; que le malade est plus

jeune et que l'action héréditaire est moins intense. Le passage à l'état chronique et l'*incurabilité* s'annoncent par une coloration terreuse de la peau, un retour des forces et de

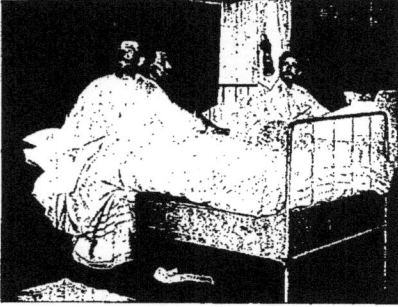

Fig. 24. — Aliénés traités par l'alitement continu.

l'embonpoint, sans modification de l'état mental du fou, dont les hallucinations se prolongent et qui prend l'habitude de se servir de mots spéciaux et de se parer d'objets quelconques.

TRAITEMENT PRÉVENTIF. Agir chez les enfants prédisposés par une éducation ferme, des études tardives, la vie à la campagne, des exercices physiques, la sobriété, l'abstinence des boissons alcooliques ; éviter les émotions morales et surveiller la puberté, la grossesse, la ménopause ; ne permettre d'union qu'avec des personnes n'ayant aucune tare nerveuse.

TRAITEMENT CURATIF. I. MORAL : 1° *Action personnelle*. Ne pas heurter les idées du malade, mais ne pas non plus y acquiescer ; détourner sa pensée par des occupations diverses, des distractions, des travaux manuels, des voyages. 2° *Internement*. L'isolement, c'est-à-dire l'éloignement du malade de sa famille et de son milieu habituel est un des meilleurs modes de traitement dans nombre de formes de l'aliénation mentale, notamment dans la manie et la mélancolie ; il doit être employé *dès le début,* et, en tout cas, lorsque le malade a une tendance aux actes dangereux pour lui-même ou autrui (excitation maniaque , manie raisonnante, folie alcoolique, folies partielles [persécutés], folie épileptique). *Tout individu ayant des hallucinations bien caractérisées de l'ouïe* doit être séquestré, car il est dangereux.

Les *formalités* sont : 1° une demande contenant les nom, profession, âge et domicile, tant de la personne qui la formera que de celle dont le placement sera réclamé, et l'indication du degré de parenté, ou, à défaut, de la nature des relations qui existent entre elles ; 2° un certificat de médecin datant de moins de 15 jours ; 3° une pièce propre à constater l'individualité de la personne à placer.

Cessation de l'internement. La sortie du malade sera effectuée : 1° après inscription de la guérison par le médecin sur le registre

d'entrée ; 2° sur la demande du curateur de la fortune de l'aliéné, de son conjoint, des ascendants, des descendants, de la personne qui a signé la demande d'admission ou qu'y a autorisée le conseil de famille.

II. PHYSIQUE : 1° *Formes aiguës, agitées, délire aigu et manie. Bains* de 28° à 32° quotidiens prolongés trois à six heures, avec affusion froide sur la tête. Pour pouvoir maintenir les agités dans ces bains sans les blesser, on recouvre la baignoire d'une toile qui laisse la tête libre (*fig.* 23). Le Dr Magnan a aussi obtenu d'excellents résultats par l'*alitement* continu, qui arrive à calmer les plus excités (*fig.* 24). Afin d'éviter d'anémier le malade, on lui fait faire chaque jour deux heures de promenade au grand air (Dr Toulouse [1]). Purgatifs. Grands lavements (2 litres) d'eau à 40°, qui, en dilatant les vaisseaux des intestins, décongestionnent le cerveau ; on a rarement recours au maillot dont les manches sont cousues sur les jambes (restreint) [*fig.* 25]. 2° *Formes chroniques calmes* (mélancolie, lypémanie). Gymnastique, jeux de plein air, douches, bicyclette. Le système de l'*open door* (porte ouverte). par lequel on permet à certains aliénés de circuler sur parole dans ou hors de l'asile, combiné avec les tra-

(1) Les figures sont empruntées à un article de Mme Toulouse (*Revue Encycl.*, 1900).

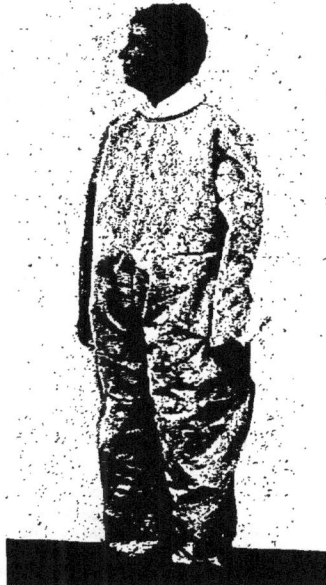

Fig. 25. — Jeune homme qui a des impulsions à se mutiler, et est maintenu avec un maillot cousu.

vaux de culture dans les champs a donné des succès à M. Marandon de Montyel, l'initiateur de ce mode de traitement en France.

Aliment. — Substance pouvant servir à la nutrition. La ration d'entretien doit répondre aux pertes *quotidiennes*, qui s'élèvent à 120 grammes de substances albuminoïdes, 90 grammes de graisse, 350 grammes de matières hydrocarbonées (amidon, sucre), 2 800 grammes d'eau, 30 grammes de sels. La ration nécessaire à la santé doit être plus faible en cas d'inactivité, plus forte en cas de travail. Le soldat reçoit, par jour, 1 000 grammes de pain, 300 grammes de viande non désossée, 100 grammes de légumes frais, 30 grammes de légumes secs. En temps froid, les matières grasses, le pain et le sucre sont particulièrement utiles, parce que ce sont des aliments producteurs de chaleur et de force. On appelle aliment *complet* le lait, parce qu'il contient tous les éléments nécessaires au renouvellement de nos tissus. L'alimentation doit être *variée*, car l'association de la viande, des légumes et du pain peut seule donner, sous un volume convenable, les diverses substances indispensables à la santé : les *végétariens* sont obligés de consommer une énorme quantité de légumes et de fruits pour suppléer la viande, d'où une dilatation de l'estomac. Une nourriture insuffisante entraîne l'anémie; une nourriture surabondante l'obésité, la goutte, la gravelle, les congestions et l'hémorragie cérébrale.

La *digestibilité*, c'est-à-dire la rapidité avec laquelle un aliment est transformé, est variable. La viande rouge et les œufs sont d'autant moins digestibles qu'ils sont plus cuits ; la viande blanche et les légumes ont besoin, au contraire, d'une cuisson prolongée. Voir, du reste, au mot DIGESTIBILITÉ. Pour les régimes, V. ALBUMINURIE, AMAIGRISSEMENT, CŒUR, ESTOMAC, LACTÉ, OBÉSITÉ.

Les aliments les *plus nourrissants*, à égalité de volume, sont, par ordre : la sardine, la morue, le fromage de Gruyère, les fèves, haricots, lentilles, la raie et l'anguille, le maquereau, la carpe, la viande rouge, le fromage de Brie.

V. aussi aux mots BOISSON, BOUILLON, CHAMPIGNON, CROISSANCE, GRAISSE, LAIT, LÉGUME, MOLLUSQUE, ŒUF, PAIN, POISSON, RÉGIME, VIANDE.

Les aliments, dans certains cas, doivent être donnés sous forme de lavement.

Alimentaires (Falsifications). — V. à chaque aliment.

Alimentaires (Régimes); d'après DUJARDIN-BEAUMETZ.

Pour établir la ration alimentaire d'un individu, il suffit de jeter un coup d'œil sur le tableau suivant, de connaître le poids de l'individu et de savoir qu'il faut, par jour et par kilogramme de poids du corps, de 6 à 9 grammes de carbone et de 0,25 à 0,30 d'azote.

NOMS DES ALIMENTS	AZOTE	C + H calculés en CARBONE
Viande de bœuf	3. »	11. »
Bœuf rôti	3.53	17.76
Foie de veau	3.09	15.68
Foie gras (d'oie)	2.12	65.58
Rognons de mouton	2.66	12.13
Chair de raie	3.83	12.25
— de morue salée	5.02	16. »
— de harengs salés	3.11	23. »
— de harengs frais	1.83	21. »
— de merlan	2.41	9. »
— de maquereau	3.74	19.26
— de sole	1.91	12.25
— de saumon	2.09	16. »
— de carpe	3.49	12.10
— de goujon	2.77	13.50
— d'anguille	2. »	30.05
— de moule	1.80	9. »
— d'huître	2.13	7.18
— de homard cru	2.93	10.96
Œufs	1.90	13.50
Lait de vache	0.66	8. »
— de chèvre	0.69	8.60
Fromage de Brie	2.94	35. »
— de Gruyère	5. »	38. »
— de Roquefort	4.21	41.44
Chocolat	1.52	58. »
Blé dur du Midi (variable)	3. »	41. »
— tendre (variable)	1.81	39. »
Farine blanche (Paris)	1.64	38.58
— de seigle	1.75	41. »
Orge d'hiver	1.40	40. »
Maïs	1.77	41. »
Sarrasin	2.20	42.50
Riz	1.80	41. »
Gruau d'avoine	1.95	44. »
Pain bl. de Paris (eau 33 °/₀)	1.08	29.50
Pain de munition français	1.20	30. »
Pain de farine de blé dur	2.20	31. »
Châtaignes fraîches	0.64	35. »
— sèches	1.04	46. »
Pommes de terre	0.33	11. »
Fèves	4.50	42. »
Haricots secs	3.92	43. »
Lentilles sèches	3.87	43. »
Pois secs	3.66	44. »
Carottes	0.31	2.50
Champignons de couche	0.60	4.52
Figues fraîches	0.41	15.50
— sèches	0.92	34. »
Pruneaux	0.75	28. »
Infusion de 100 gr. de café	1.10	9. »
— de 100 gr. de thé	1. »	10.50
Lard	1.28	71.14
Beurre frais ordinaire	0.64	83. »
Huile d'olive	Traces	98. »
Bière forte	0.05	4.50
Vin	0.15	4.50

Alité. — Individu obligé par la maladie ou la vieillesse de garder le lit. V. CHEVEUX, CONSTIPATION, RÉGIME.

Allaitement. — RAISONS POUR UNE MÈRE DE NOURRIR SES ENFANTS. Toutes les femmes, à l'exception des phtisiques, de celles atteintes de fièvres (typhoïde, éruptive, intermittente), doivent nourrir, si elles ont du lait, dans l'intérêt de l'enfant et dans leur propre intérêt. Quantité de femmes nerveuses, anémiques ou qui se plaignent sans cesse de migraines, de maux d'estomac, de névralgies dans le ventre, voient disparaître, sous l'influence de l'allaitement, tous ces troubles. L'appétit devient régulier, les digestions faciles, et le teint reprend sa fraîcheur.

La femme, au contraire, qui, constituée pour faire une bonne nourrice, n'allaite pas son enfant, est fréquemment atteinte, par une sorte de dérivation de nutrition, d'un embonpoint excessif. « Son lait s'est tourné en graisse. » Cette obésité a, en outre, l'inconvénient de rendre la femme stérile.

Quant à l'enfant, l'allaitement maternel lui donne le maximum de survie, dans cette première année qui est la plus dangereuse de la vie entière.

SOINS À PRENDRE POUR NOURRIR : 1° dans les derniers jours de la grossesse, faire des lotions sur le bout des seins avec de l'eau-de-vie ou de la teinture d'arnica, pour endurcir les mamelons et les préserver des gerçures ou *crevasses*; 2° ne pas se décourager si, plusieurs heures après l'accouchement, le lait ne *monte* pas encore : l'enfant, les premiers jours, a besoin d'une quantité insignifiante de lait, et sa succion a moins pour but de le nourrir que d'assurer la montée laiteuse, qui s'établit d'autant plus difficilement que les couches ont été longues et pénibles ; 3° ne pas échauffer les seins en les recouvrant d'une couche trop épaisse d'ouate, qui produirait une transpiration excessive ; 4° *avant* chaque tetée, laver les mamelons avec de l'eau bouillie tiède, afin de rendre libres les orifices de la glande ; faire de même *après* la tetée, de façon à enlever les dernières gouttes de lait, et essuyer le sein avec un linge fin ; 5° éviter les vêtements trop serrés (porter un corset de nourrice*) et les vêtements trop légers (abcès par refroidissements) ou trop chauds (diminution de sécrétion) ; 6° un exercice *quotidien* (marche) est nécessaire, mais sans fatigue, sans course rapide entraînant une forte transpiration ; 7° un sommeil réparateur est indispensable, d'où la nécessité d'éloigner l'enfant à ce moment. On évitera aussi les émotions vives, qui peuvent tarir, tout au moins temporairement, la sécrétion.

ALIMENTS ET BOISSONS. L'alimentation de la nourrice doit être abondante, mais non excessive ; elle sera variée et comprendra une quantité suffisante de fruits et de légumes frais (exception faite des choux*), pour empêcher la constipation.

La meilleure boisson pour une nourrice est le lait ; elle pourra en prendre au moins 1 litre entre les repas. La bière est également utile (1 litre de petite bière, une bouteille de bière forte) ; quant au vin, un demi-litre est un maximum à ne pas dépasser, si l'on veut éviter les accidents nerveux chez l'enfant (*agitation, insomnie, terreurs nocturnes*).

PREMIÈRE TETÉE. On mettra l'enfant au sein de une à quatre heures après la naissance, suivant la fatigue de la mère, de préférence avant la montée laiteuse, le bout du sein étant alors plus difficile à saisir par l'enfant, auquel on aura soin de ne rien donner jusque-là. Si, cependant, la première tetée était retardée plus de six heures, on donnerait au bébé une cuillerée d'eau sucrée ou du lait d'ânesse coupé dans la proportion des 3/4.

RÉPARTITION DE L'ALLAITEMENT. Pendant les trois ou quatre premiers mois, l'allaitement aura lieu *régulièrement* toutes les deux heures pendant la journée, à 11 heures et à 5 ou 6 heures la nuit ; puis les tetées ne devront plus avoir lieu, dans le jour, que toutes les trois heures. Les intervalles prescrits entre les tetées sont *indispensables* pour permettre une bonne digestion du lait.

Quantité de lait : 60 gr. par tetée et 600 gr. par jour les deux premiers mois ; 70 et 700 gr. le 3e et le 4e mois ; 100 à 120 gr. et 800 gr. le 5e et le 6e mois ; 150 et 900 gr. le 7e mois ; 175 et 1 000 gr. du 8e au 12e mois.

La *constipation* du bébé annonce que l'alimentation est insuffisante ; la *diarrhée*, que les tetées sont trop rapprochées, trop abondantes. L'embonpoint (joues pleines, corps ferme), la pesée chaque semaine (v. NOURRISSON), la constatation de selles jaune d'or bien liées à consistance de bouillie (ressemblant à des œufs brouillés) et sans odeur, sont les seuls procédés pratiques et sérieux pour constater si l'allaitement se fait bien.

ADJUVANTS. La mère peut s'aider du biberon dès le 5e mois (v. BIBERON), ce qui constitue l'allaitement mixte, et. au 8e mois, elle peut remplacer une tetée par un lait de poule, c'est-à-dire un jaune d'œuf battu avec de l'eau et du sucre, des potages légers au lait et au tapioca, ou, en cas de diarrhée, avec de la crème de riz*. Si la femme est affaiblie et si l'enfant supporte bien ces petites modifications, on accroîtra peu à peu le nombre des potages, mais en donnant toujours à l'allaitement maternel le rôle principal jusqu'au 12e mois.

OBSTACLES À L'ALLAITEMENT. *Brièveté du mamelon.* Si la succion par un enfant plus fort ou, au besoin, par un jeune chien, n'a pas allongé suffisamment le mamelon, on emploiera les bouts* de sein artificiels, formés d'une cupule en verre à laquelle est adapté un mamelon en caoutchouc. Ces bouts de sein devront être soigneusement lavés après chaque tetée et conservés dans l'eau bouillie.

Nouvelle grossesse. Elle doit faire interrompre l'allaitement, à cause de la fatigue qu'il entraînerait pour la mère.

Brièveté du frein de la langue du bébé (filet). Cette brièveté n'a aucune importance, et il faut résister aux conseils des bonnes femmes engageant à une opération inutile et qui peut offrir des dangers (hémorragie).

Apathie de l'enfant. Le bébé ne veut pas se donner la peine de teter par suite d'une réplétion de l'intestin : on aura raison de cet état par un léger purgatif (une cuillerée à café d'huile de ricin ou de sirop de chicorée). Si, cependant, l'apathie persistait, il deviendrait nécessaire de le nourrir à la cuiller.

Voir, en outre, aux mots SEIN (Abcès, Crevasses du), et aussi aux mots ALLAITEMENT* artificiel, BERCEAU, BIBERON, BOUTS DE SEIN, NOUVEAU-NÉ, NOURRICE, NOURRISSON, SEVRAGE, HABILLEMENT, CRIS, SOMMEIL.

Allaitement artificiel. — Il peut se faire de plusieurs façons.

Allaitement direct au pis de l'animal (ânesse ou chèvre). Il est d'une application difficile, au moins en ville. Si on l'emploie, on devra avoir soin de nettoyer après chaque tetée (qui devra avoir lieu aux intervalles ordinaires, deux, puis trois heures), le pis de l'animal et la bouche de l'enfant.

Allaitement indirect. C'est le plus généralement employé et de beaucoup le préférable, à cause de la facilité de la stérilisation, qui devra *toujours* être pratiquée. Le lait peut être acheté tout stérilisé ou, au contraire, cette opération sera faite par soi-même (V. STÉRILISATEUR et BIBERON). Le lait de vache devra être coupé de trois quarts d'eau bouillie sucrée les premiers jours, puis à moitié pendant le premier mois, de un quart pendant les trois autres mois, et ensuite sera donné pur. En cas de diarrhée, remplacer l'eau sucrée par de l'eau de Vals (Perles n° 3). La température du lait devra être de 37°.

Allevard (Isère). — Ville d'eaux sulfurées calciques froides (16°). Altitude, 475 mètres. Climat frais le matin et le soir.

MODES D'EMPLOI. Ceux des eaux MINÉRALES* sulfureuses, mais notamment l'inhalation. — INDICATIONS. Celles des eaux MINÉRALES* sulfureuses, notamment les affections des voies respiratoires.

Allumettes (Empoisonnement par les). V. PHOSPHORE.

Aloès. — Médicament formé par le suc épaissi des feuilles de divers aloès, plantes de la famille des Liliacées.

ACTION. Purgatif drastique*.

MODES D'EMPLOI. Poudre 0 gr. 15 à 1 gr. 50, ou en pilules de 0 gr. 10. Associé à différents autres purgatifs (calomel, jalap, gommegutte, rhubarbe), l'aloès constitue les préparations dites pilules *angéliques*, d'*Anderson*, *antecibum*, de *Bontius*, de *Belloste*, de *Franc-*

fort, *grains de vie* ou *de santé*, ou *de Franck*, pilules *antibilieuses, gourmandes, immortelles*, d'*Holloway*, de *Mesué*. Sous forme de teinture, l'aloès constitue l'*élixir de longue vie* du codex.

Alopécie (du grec *alôpéx*, renard, chez lequel une maladie provoque une chute temporaire des poils). — Chute *temporaire* des cheveux.

CAUSES. L'alopécie se produit après les maladies *fébriles*, de préférence chez les femmes et surtout lorsqu'on n'a pas eu soin de natter les cheveux dès le début de la maladie. Elle est un des signes des teignes et de la pelade, où le traitement la fait disparaître. La syphilis donne lieu à une alopécie disséminée (en *clairière*) à la période des accidents secondaires, mais les cheveux repoussent ensuite ; il n'est pas douteux, cependant, que cette maladie, qui vieillit les individus, soit une des causes de *calvitie* précoce.

TRAITEMENT. V. CHEVEU.

Altérants. — Ce mot a deux sens. MÉDICATION ALTÉRANTE signifie soit *donnant soif*, comme les purgatifs, les sudorifiques, la saignée, qui soustraient de l'eau à l'économie et provoquent le besoin de boire, soit *changeant* l'état de l'économie. Cette dernière acception est mauvaise, car « médication altérante » peut s'appliquer à tous les médicaments ; aussi, suivant les époques et les auteurs, a-t-elle englobé un nombre très variable de drogues.

Altitude (Cure d'). — Séjour dans les montagnes. Dans le livre qu'il a écrit sur ce sujet, le Dr Regnard (1) divise les stations d'altitude en trois groupes : 1° *Stations basses*, intermédiaires entre la montagne et la plaine, au-dessous de 1 200 m.; 2° *stations d'altitude moyenne*, de 1 200 à 1 800 m.; 3° *stations de haute altitude*, 1 800 à 2 600 m. — Il distingue en outre les stations *d'été* et *d'hiver*. Ces dernières sont également très fréquentées en été, mais le sont seules en hiver.

ÉTAT DE L'AIR DANS LES MONTAGNES. L'air de montagne contient plus d'ozone que l'air de plaine, et il est d'une grande pureté ; il renferme, en effet, peu de poussières en été et pas en hiver, la neige en débarrassant l'atmosphère. « Au-dessus de 1 000 mètres, on ne trouve plus de germes, non seulement nuisibles, mais quelconques. » Pendant l'hiver, il y a peu de vent, l'air est d'un calme presque absolu. L'air est très sec, par suite de l'évaporation de la vapeur d'eau sous l'influence de la diminution de la pression atmosphérique, qui est d'autant plus faible qu'on s'élève sur la montagne.

ACTION SUR LE SANG ET LA NUTRITION. La diminution de pression a d'abord pour

(1) *Les cures d'altitude* (G. Masson et Cie).

conséquence une diminution des gaz contenus dans le sang, mais celle-ci est rapidement compensée par une *multiplication*
des *globules* rouges, qui accroît considérablement la capacité d'absorption du liquide
sanguin pour l'oxygène (un tiers d'aug-

résorption s'arrête à la normale, c'est-à-
dire à un chiffre bien supérieur à celui
qui existait dans le sang des malades. Le
résultat est une grande suractivité de la
nutrition générale.

ACTION SUR LES FONCTIONS DANS LES HAUTES

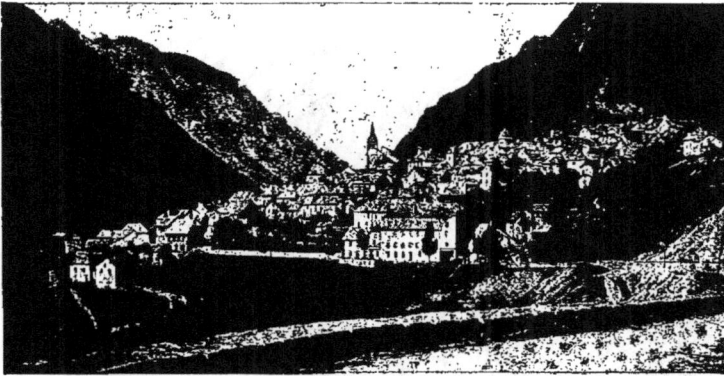

Fig. 26. — La Grave.

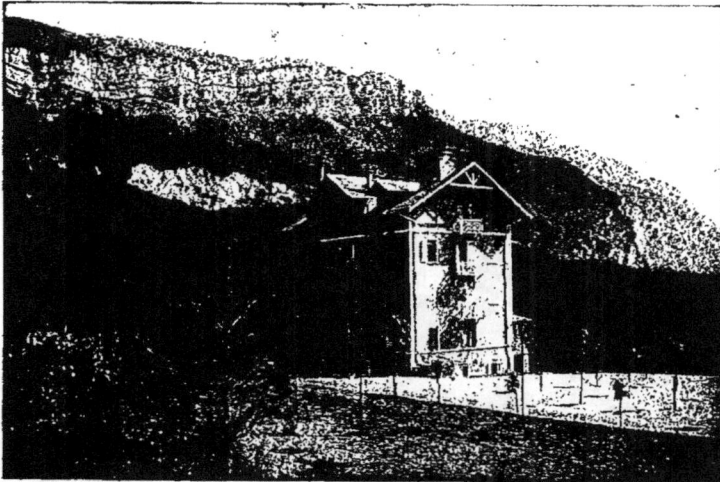

Fig. 27. — Le Revard.

mentation). Le nombre des globules rouges,
qui à l'état normal est de 5 000 000 par millim.
cube de sang, s'accroît souvent de plus de
1 200 000 après quelques jours, et le chiffre
total peut passer ainsi de 4 800 000 à 6 360 000.
Le retour à la plaine amène une résorption
lente des globules « en excès », mais cette

ALTITUDES (de 1 800 à 2 400 mètres) : 1° *Période d'acclimatement* (8 à 10 jours). Accroissement du nombre des respirations et des
battements du cœur accompagné, chez les
nerveux, de palpitations, d'oppression, d'insomnie, quelquefois de maux de tête et de
vertiges. La peau, notamment au visage,

rougit et devient le siège de démangeaisons, surtout si l'on s'expose au soleil ou au vent. L'appétit s'accroît. 2° *Période de séjour.* Disparition des troubles, persistance de l'appé-

tudes basses et moyennes avant de s'établir sur les hauteurs.

PRÉCAUTIONS A PRENDRE. Changer fréquemment de linge pour faciliter le fonctionnement

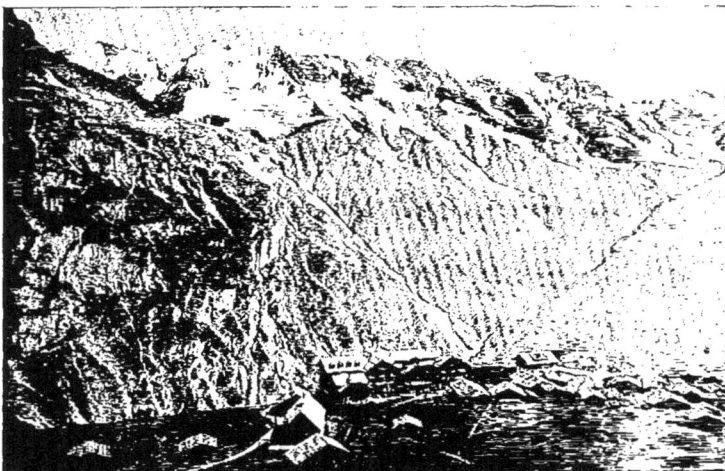

Fig. 28. — Mürren (Suisse).

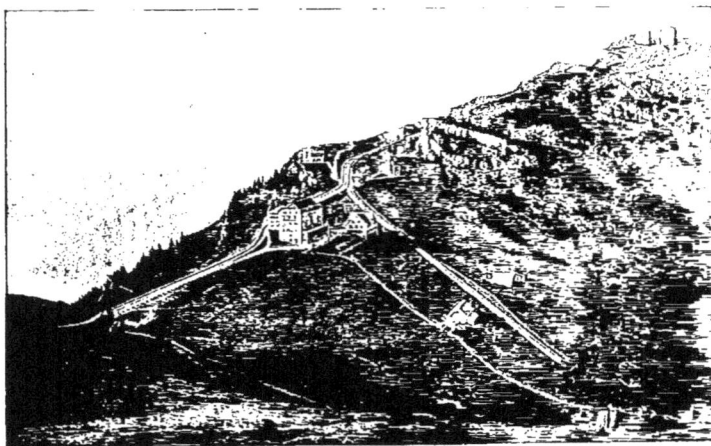

Fig. 29. — Righi-Scheideck et Righi-Kulm.

tit. La vigueur et l'entrain augmentent; le corps, plus léger, supporte facilement la fatigue.

MOYEN DE SUPPRIMER LA PÉRIODE D'ACCLIMATATION. Faire des séjours d'abord à des alti-

de la peau, porter des vêtements de laine, emporter toujours des vêtements d'hiver en plus de ceux d'été, à cause de la fraîcheur des nuits et de la possibilité de sautes de température.

CHOIX DES STATIONS D'APRÈS LES MALA-
DIES : *Anémie* chlorotique et convalescences**
traînantes, la première année, basses et
moyennes stations ; la deuxième année, hautes. — *Anémie, suite de fièvre intermittente,*
stations moyennes. — *Dyspepsie, congestions*
du foie*, hémorroïdes, eczéma humide, moyennes stations au début et, en tout cas, celles
où les repas sont simples. — *Neurasthénie,*
morphinomanie, rapidement stations élevées.
— *Hypocondrie et mélancolie,* stations élevées, mais en y faisant de courts séjours et
en surveillant les malades. — *Bronchites*
chroniques, catarrhes du nez, du pharynx et du
larynx, altitudes basses et pays secs. Les
phtisiques doivent se rendre, en été et en hiver, dans les localités où existe un sanatorium (v. ce mot); partout ailleurs, ils ne reçoivent pas les soins nécessaires et sont mal
accueillis par les hôtels.

CONTRE-INDICATIONS. Cardiaques, athéromateux, emphysémateux, grands rhumatisants, vieillards, nourrissons, personnes aimant la vie bruyante.

CHOIX D'UNE STATION ET DURÉE DE SÉJOUR.
Choisir une station au voisinage d'une forêt
où l'espace en terrain plat soit assez grand
pour permettre des promenades faciles sans
fatigues, où la vue soit étendue et le vent
rare. La cure doit être prolongée le plus
longtemps possible (1er juillet, 15 septembre).

Stations d'altitude en France. — Les
principales stations de notre pays sont :
1. *Stations basses.* Dans les Vosges, Bussang 600 mètres, Gérardmer 670, la Schlucht
1 150 ; dans les Pyrénées, Eaux*-Bonnes 740,
Eaux*-Chaudes 674, Cauterets 932, Bagnères*-
de-Bigorre 579, Luchon* 628, le Vernet* 629,
La Preste* 1 100, les Corbières 545 ; en Auvergne, La Bourboule* 849 ; Mont-Dore 1 050 ;
en Savoie, Saint-Gervais* 827, Chamonix
1 050.
II. *Stations moyennes.* Dans les Hautes-
Alpes, le Monnetier* de Briançon 1 495 mètres,
la Grave 1 526 (*fig.* 26); en Savoie, Pralo-
gnan 1 424, les Voirons 1 456, le Revard*
1 545 (*fig.* 27); dans les Pyrénées, Barèges*
1 232, les Escaldas 1 350.
III. *Stations élevées.* Dans les Hautes-Alpes,
le Lautaret 2 070 mètres; en Haute-Savoie, le
Montanvert 1 921.
Observation. Les stations qui possèdent un
établissement d'eaux minérales sont en général bien installées et possèdent des médecins,
mais il n'en est pas toujours de même pour
les autres, et il sera bon de se renseigner au
préalable. D'autre part, les repas sont souvent
composés de mets trop épicés pour des malades. La station du Revard, réunie à celle
des Corbières par un funiculaire, offre l'avantage du voisinage d'Aix. Le Dr Huchard recommande Vizzavona, en Corse, pour les
neurasthéniques et les anémiques.

Stations d'altitude en Suisse.
I. *Stations basses :* 1° A climat doux pour
rhumatisants et bronchitiques : Grindelwald
1 057 mètres, Saint-Beatenberg 1 148, Bür-
genstock 870 ; 2° A climat plus rude, pouvant
convenir à des nerveux : Saint-Cergues 1 046,
Engelberg 1 019.

II. *Stations intermédiaires.* Zermatt 1 626
mètres, Rosenlaui 1 330, Loueche 1 415, qui
possède des eaux sulfatées calciques, utiles
aux rhumatisants et dans les affections cutanées.
III. *Stations hautes.* Ayant réservé pour
le paragraphe suivant les principales, nous
ne voyons à citer que le Maloja 1 811 mètres,
et Saint-Morritz 1 856, auxquels on n'accède
qu'après un voyage de douze à treize heures
en diligence.
IV. *Stations à échelons.* Nous appelons
ainsi la réunion de plusieurs stations voisines
et réunies par un chemin de fer, stations qui,
étant placées à des hauteurs graduellement
croissantes, permettent l'acclimatement facile
et, le cas échéant, un retour commode à une
altitude plus basse : 1° Lauterbrunnen 806
mètres, Mürren 1 630 (*fig.* 28), et la petite
Scheidegg 2 069 ; 2° Righi-Klösterli 1 300,
Righi-Kaltbad 1 441, Righi-First 1 446, Righi-
Staffel 1 594, Righi-Scheideck 1 648 et Righi-
Kulm 1 800 (*fig.* 29); 3° Glyon 724, Caux 1 100,
Naye 2 045.
Pour les renseignements spéciaux à chaque
localité, voir aux mots avec astérisque et,
pour les autres stations de France et de
Suisse, consulter le livre du Dr Regnard, qui
a servi de guide pour le présent article.

Alumine (sulfate d'alumine). —
Astringent employé à la dose de 1 à 2
pour 100 comme collyre.

Alumnol (spécialité contenant du
sulfate d'alumine). — Poudre blanche
employée comme antiseptique à la dose
de 1 à 10 pour 100.

Alun. — Sulfate double d'alumine
et de potasse.

ACTION astringente. L'alun *calciné* est légèrement caustique. — MODES D'EMPLOI et
INDICATIONS. *Angines,* collutoire (5 gr. pour
30 gr. de miel rosat) ou gargarisme (5 gr.
pour 250 gr. eau bouillante, 10 gr. de roses
rouges et 50 gr. de miel). — *Antihémorra-*
gique, eau hémostatique de Pagliari. Faire
bouillir, six heures, alun 2 gr., benjoin 1 gr.,
eau 20 gr. — *Antidiarrhéique,* 50 centigr. dans
potion avec 5 gr. de ratanhia pour 150 gr.
d'eau. — *Antileucorrhéique,* 10 à 50 gr. d'alun
pour 1 litre, en injections.

Amadou. — Champignon agaric
du chêne ayant subi une préparation
(V. CHAMPIGNON.) On en forme des larges plaques, avec lesquelles on arrête les
hémorragies par absorption du sang.

Amaigrissement (Régime de l').
— Trois formes : 1° la maigreur *famé-*
lique ou de misère, qui disparaît sous
l'influence d'une bonne alimentation graduellement augmentée ; 2° la maigreur
consomptive (anémie, phtisie, neurasthénie); 3° la maigreur *constitutionnelle.*
Pour ces deux dernières, il faut suivre
une hygiène et un traitement spéciaux.

HYGIÈNE. Exciter l'appétit et augmenter la consommation d'oxygène par un exercice *modéré,* n'allant jamais jusqu'à la fatigue ou la transpiration et pour lequel on supprimera, au besoin, l'effet nuisible de l'émulation : marche en montagne, bicyclette, aviron. Il sera utile d'y ajouter le *massage.* — Augmenter la proportion des aliments : 1° *gras :* poissons gras, sardines à l'huile, hareng à l'huile, anguilles, beurre, lard frais, pâtes d'amandes, rôtis gras, jaunes d'œufs, fromages, notamment de Neufchâtel (v. aux mots FROMAGE et POISSON la proportion de graisse); 2° *féculents et sucrés :* farine de lentille, sucre, riz, pain de seigle. Prendre des potages et soupes aux deux repas, boire abondamment de l'eau et de la bière. Peu ou pas de liqueurs, jus de viande à 10 heures et 4 heures. — MÉDICAMENTS. Huile de foie de morue* *aux repas* (2 à 3 cuillerées à soupe par jour). Arsenic (liqueur de Fowler). En cas de nervosisme, petites doses de bromure. Chez les aliénés, *gavage.*

Amandes. — Deux espèces d'amandiers donnent, l'une un fruit doux, l'autre un fruit amer.

I. **Amandes douces.** — ACTION. Emolliente. — MODES D'EMPLOI ET INDICATIONS. Emulsion ; sirop dit « d'orgeat »; looch (maladies de la gorge ou des voies respiratoires). L'huile avec quantité égale d'eau de chaux* forme le *liniment oléocalcaire* (brûlures) ; avec quantité égale d'huile de cade et de glycérine, elle constitue un liniment contre les gerçures et les crevasses du sein et des mains.

II. **Amandes amères.** — ACTION. Calmante par l'acide cyanhydrique qu'elles contiennent. — MODE D'EMPLOI. Associées aux amandes douces, font partie du looch et des laits d'amandes.

Amaurose. — Affaiblissement ou perte totale de la vision par lésion du nerf optique ou de la rétine. Les principales maladies qui produisent cet état sont le diabète, l'albuminurie, la syphilis, l'ataxie locomotrice. L'amaurose peut être lente et graduelle ou, au contraire, brusque. V. YEUX (maladies).

Amblyopie. — Synonyme de *amaurose.* V. ci-dessus.

Amélie-les-Bains (Pyrénées-Orientales). — Station d'eaux sulfurosodiques chaudes, ouverte *toute l'année* et même particulièrement fréquentée en dehors des mois de juillet et d'août, pendant lesquels le climat est très chaud. Altitude, 270 mètres. Ressources abondantes. Vie calme. Vingt-deux sources, dont la température varie de 62° à 45°.

INDICATIONS. Celles des eaux MINÉRALES* sulfureuses, particulièrement pour le rhumatisme, les vieilles blessures, les maladies chroniques des voies respiratoires.

Aménorrhée. — Suppression des règles. V. RÈGLES.

Amers. — Médicaments d'origine végétale, ayant une saveur amère.

ACTION. Ils accroissent la sécrétion de la salive, des sucs gastriques et intestinaux, d'où une augmentation de l'appétit, une digestion plus facile, des selles plus régulières. INDICATIONS. Maladies de l'estomac et de l'intestin, goutte, fièvres intermittentes, anémie, maladies de la peau. — MODES D'EMPLOI. *Une heure avant les repas,* si on les emploie pour accroître l'appétit; *au cours ou après les repas,* si on désire activer la digestion. — VARIÉTÉS : 1° *amers purs :* gentiane, colombo, quassia* amara, centaurée ; 2° *aromatiques* (c'est-à-dire contenant une substance volatile aromatique) : cascarille, houblon, camomille. — FORMULE. On obtient de bons résultats en donnant aux enfants 10 à 15 gouttes, aux grandes personnes 20 à 30 gouttes du mélange suivant : Teinture de cascarille, de colombo, de gentiane, de cannelle, de rhubarbe, de chacune 10 gr. et 2 gr. 50 de noix vomique.

Amidon (ou fécule). — On donne plus spécialement le nom d'*amidon* à la fécule de blé, de riz, de maïs, et le nom de *fécule* à celle de pomme de terre.

ACTION nutritive et émolliente. — MODES D'EMPLOI. *Bain :* 500 gr. d'amidon (pour enfant), 2 kilogr. (pour grande personne) délayé dans 1 000 gr. d'eau pure et versé dans baignoire lentement et en agitant. — *Lavement* d'amidon *cru* (amidon 30 gr., délayé dans décoction de guimauve 500 gr.); d'amidon *cuit* (15 gr. d'amidon à faire bouillir dans 500 gr. d'eau). — *Glycérolé :* Solution de 1 gr. d'amidon dans 15 gr. de glycérine. — *Poudre :* Mélange d'amidon à parties égales avec sous-nitrate de bismuth et talc, ou avec de la poudre de quinquina. — *Cataplasme* de fécule : Délayer 60 gr. de fécule dans quantité égale d'eau froide, puis verser brusquement ce liquide dans 500 gr. d'eau bouillante, qu'on laissera encore bouillir huit à dix minutes.

INDICATIONS : 1° de la *poudre,* du *glycérolé,* des *cataplasmes :* irritation et démangeaisons (coup de soleil, érysipèle, scarlatine, maladies de peau, brûlure légère) ; 2° des *lavements :* diarrhée.

Ammoniaque. — Alcali volatil. Solution du gaz ammoniac dans l'eau distillée.

ACTION : *à l'intérieur,* stimulant, antiacide, antispasmodique, sudorifique ; *à l'extérieur,* rubéfiant, vésicant et caustique.

MODES D'EMPLOI ET INDICATIONS. *A l'intérieur,* en inhalation (rhume de cerveau chronique), évanouissements, maux de tête, ivresse), 5 à 6 gouttes dans un verre d'eau sucrée. A l'*extérieur,* entre dans la composition de l'eau sédative*, du baume opodeldoch* et de divers liniments. (V. ces mots.) Elle est employée aussi contre les piqûres d'insectes. Pour obtenir la vésication, on applique pendant dix minutes à un quart d'heure sur la peau une rondelle de laine imprégnée d'ammoniaque, dont on empêche l'évaporation par l'application d'un verre de montre ou d'une pièce d'argent.

Acétate d'ammoniaque. — ACTION. Stimulant, sudorifique, diurétique. — DOSE. 5 à 30 gr. dans une potion de 200 gr. à prendre en vingt-quatre heures (pneumonie, choléra).

Carbonate d'ammoniaque (*sel volatil anglais*). — Employé en inspiration contre les évanouissements, les migraines, les névralgies faciales, les maux de dents.

Chlorhydrate d'ammoniaque. — Fondant, employé dans des pommades résolutives.

Formule contre *taches de rousseur.* Toucher deux fois par jour les taches avec :

Chlorhydrate d'ammoniaque } aa 4 gr.
Acide chlorhydrique à 1/10. }
Glycérine. . . . . 30 gr.
Lait virginal. . . . . 60 gr.

Valérianate d'ammoniaque. — V. VALÉRIANATE.

Empoisonnement. — SIGNES. Chaleur brûlante dans la bouche, la gorge, l'estomac ; lèvres tuméfiées, toux suffocante, oppression, vomissements sanguinolents. Face pâle, refroidissement général.

TRAITEMENT. Vinaigre dilué dans l'eau, jus de citron ou d'orange en quantité, puis eau albumineuse, lait, huile d'olive.

Amphion (Haute-Savoie). — Station d'eaux bicarbonatées sodiques faibles et ferrugineuses. Climat doux, saison du 1er juin au 1er octobre, beau pays. Ressources modestes.

MODE D'EMPLOI. Boisson. — INDICATIONS. Maladies des voies urinaires et de la matrice chez irritables et nerveux. La source ferrugineuse permet d'agir sur l'anémie, qui accompagne souvent ces affections.

Ampoule (cloche, cloque). — Sorte de petite poche formée par le soulèvement de la partie la plus superficielle de la peau. *l'épiderme*, qui se trouve séparée du *derme* par un liquide que sécrète celui-ci. Le liquide ordinairement est clair et transparent, mais peut contenir du sang (érosion d'un capillaire), et même du pus, si l'irritation est intense et prolongée.

CAUSES. Pressions répétées d'un instrument (paume de la main), d'une selle (cavalier), d'une chaussure étroite (talon et plante des pieds). — SIGNES ET ÉVOLUTION. La douleur est vive, surtout au début. — TRAITEMENT. Percer de part en part l'ampoule avec une aiguille neuve flambée, de façon à avoir deux ouvertures. Comprimer pour évacuer le liquide. Appliquer une couche de collodion pour empêcher le contact de l'air. L'épiderme se recollera ou tombera après s'être reformé au-dessous. Si l'épiderme a été enlevé, panser avec de la vaséline boriquée, après avoir lavé la petite plaie.

Le mot *ampoule* est aussi employé pour exprimer le soulèvement de l'épiderme produit par les brûlures* ou les vésicatoires*.

Amygdales (du grec *amugdalé*, amande). — Glandes dont le rôle est peu connu. Elles sont placées (*fig. 30*), de chaque côté de l'isthme du gosier,

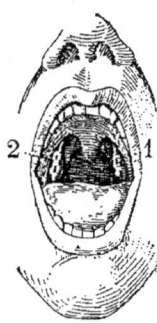

Fig. 30. — Situation des amygdales (1-2).

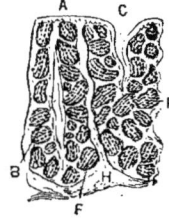

Fig. 31. — Coupe d'une amygdale.

A. Épithélium de la cavité buccale se prolongeant dans les cavités CB. — F. Follicules clos, plongés dans le tissu lamineux.

dans une fossette formée par les piliers antérieur et postérieur du voile du palais. Les amygdales (*fig. 31*) contiennent des follicules clos, qui auraient un rôle dans la production des globules blancs ; elles présentent des dépressions dans lesquelles les poussières et notamment les microbes* peuvent s'arrêter, d'où l'utilité de respirer exclusivement par le nez, ces poussières se déposant dans le mucus nasal.

Hypertrophie des amygdales (grosses amygdales). — SIGNES. Regardez cet enfant, il a toujours la bouche entr'ouverte ; aussi son haleine est-elle souvent désagréable, surtout au réveil, sa respiration est bruyante pendant le jour et, la nuit, prend le caractère d'un ronflement. Faites-lui dire quelque chose, vous verrez qu'il *parle du nez.* Cet enfant a une *hypertrophie des amygdales.* S'il ouvre bien la bouche en prononçant *aaa,* vous verrez de chaque côté de sa gorge, au-dessus de la base de la langue, deux glandes de la grosseur d'une noix qui, pendant certains mouvements du voile du palais, tendent presque à se toucher. Il est évident qu'il y a là un obstacle à l'entrée de l'air dans les poumons ; on ne s'étonnera donc pas en constatant chez les personnes atteintes de cette affection un rétrécissement de la poitrine. Survienne une bronchite, une pleurésie ou une fluxion de poitrine, et, naturellement, la gêne respiratoire apportée par ces maladies, s'ajoutant à celle qui existait déjà du fait des amygdales, donne à ces affections une extrême gravité. Cette hypertrophie prédispose à la *phtisie*, à la *surdité*, aux *angines* et surtout à la plus terrible

de toutes, l'angine couenneuse. Il convient
de ne pas regarder comme sans importance
l'hypertrophie des amygdales, et de la supprimer le plus rapidement possible.

CAUSES. Lymphatisme, scrofule, amygdalite chronique.

TRAITEMENT : I. *Local*. Il consiste dans des

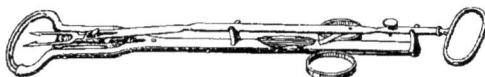

Fig. 32. — Amygdalotome.

applications d'alun, de teinture d'iode et de
nitrate d'argent, ou des attouchements avec
le galvanocautère. Quant à l'enlèvement total des amygdales par un couteau spécial,
l'amygdalotome (*fig. 32*), il n'est pas sans
danger. — II. *Général*. On agira d'une façon
générale sur la constitution de l'enfant en lui
faisant prendre de l'huile de foie de morue.

COMPLICATION. Se souvenir que les enfants
atteints de grosses amygdales ont souvent
des tumeurs adénoïdes *.

Amygdalite. — V. ANGINE.

Analeptiques. — Aliments ou
médicaments qui contribuent à rétablir
les forces des convalescents : 1° *aliments*, bouillons, fécules, jus de viande;
2° *médicaments*. V. TONIQUES.

Analgésie. — Insensibilité à la
douleur, la sensation du contact étant
seule conservée.

CAUSES. Maladies nerveuses (épilepsie,
hystérie, maladies de la moelle épinière).
Maladies de la peau. Intoxications par l'alcool, le chloroforme, le hachisch. Refroidissement intense, gelure. (Pour l'utilisation de
l'analgésie, v. ANESTHÉSIE.)

Analgésine. — V. ANTIPYRINE.

Analyse. — Examen, par des procédés appropriés, des éléments normaux
ou anormaux d'un liquide (*urines*, matières *vomies*, *crachats*, matières *fécales*) ou de produits spéciaux dus à
une maladie (fausses membranes de la
diphtérie). V. à ces différents mots.

Anasarque (hydropisie généralisée). — Infiltration de sérosité dans le
tissu cellulaire placé sous la peau qui
peut être déprimé en godet dans les différents points du corps. Cette généralisation distingue l'anasarque de l'œdème *.

CAUSES. Froid, fièvres, notamment la scarlatine et la malaria. Maladies du cœur, des
reins et du foie. Affaiblissement général (tuberculose, cancer). — TRAITEMENT. Régime
lacté absolu. Frictions sèches ou alcooliques.
Lavements purgatifs. V. aussi ŒDÈME.

Anatomie. — Étude du corps humain. V. CORPS.

Andabre (Aveyron). — Station
d'eaux bicarbonatées sodiques gazeuses.
Saison, du 1er juin au 1er octobre. Ressources modestes.

MODES D'EMPLOI ET INDICATIONS. Ceux des
eaux MINÉRALES alcalines.

Anderson (Pilules d'). —
V. ALOÈS.

Anémie (du grec *an*, pas,
et *haima*, sang). — État maladif
caractérisé par l'insuffisance de
la qualité ou de la quantité du
sang). Le nombre des globules rouges
peut diminuer de plus de moitié (1 à
2 millions, au lieu de 5 par millim. cube .

CAUSES. Cet état constitue une maladie spéciale, la chlorose *, mais peut être aussi la
conséquence d'une affection qui a affaibli
l'individu : *maladies aiguës*, notamment rhumatisme, malaria, fièvre typhoïde ; *maladies
chroniques* de l'estomac, de la matrice, du
poumon, surtout lorsqu'elles s'accompagnent
d'hémorragie — grossesses répétées — intoxication par l'alcool, l'oxyde de carbone, le
plomb, le mercure.

Les SIGNES de l'anémie sont : la pâleur du
visage, des gencives, des conjonctives ; des
palpitations avec vertiges et évanouissements ; des troubles nerveux, la perte de
l'appétit.

TRAITEMENT. Guérir la maladie qui a produit l'anémie. Vie à la campagne, exercice
régulier quotidien, hydrothérapie, cure d'altitude *, alimentation reconstituante, viande
crue (400 gr. par jour). Les substances contenant beaucoup de fer, viandes, œufs, lait,
lentilles, épinards, sont très reconstituantes.
On y ajoutera des eaux de table ferrugineuses (Reine du fer, Bussang), des pilules
de fer, du cacodylate* de soude ou de fer, ou
une autre préparation arsenicale, des inhalations d'oxygène.

Eaux minérales. Forges *, Cransac *, Bussang *, Andabre *, Saint-Alban *, si l'anémie
succède à une maladie longue ou à une hémorragie ; pour les arthritiques : Luxeuil *,
Royat *, Saint-Nectaire * ; pour les lymphatiques : bains de mer *, La Bourboule* ; pour
les lymphatiques nerveux : Biarritz * ou Arcachon *.

Anémie pernicieuse progressive. —
Ses SIGNES sont ceux de l'anémie au maximum
d'intensité. Il s'y ajoute souvent de la fièvre,
et l'évolution est très rapide si l'on n'intervient pas.

CAUSES. On rencontre cette forme d'anémie particulièrement chez les femmes affaiblies à la fois par des grossesses multiples,
un allaitement prolongé, une alimentation
et une aération insuffisantes. L'existence
dans l'intestin de parasites, comme l'*ankylostome* des mineurs ou le *bothriocéphale*,
produit des accidents analogues. — TRAI-
TEMENT. Le cacodylate de soude semble le
médicament préférable, en dehors de la réa-

lisation des conditions hygiéniques énumérées ci-dessus.

Anemie cerébrale. — V. CERVEAU.

Anesthésie (du grec *an*, pas, et *aisthésis*, sensibilité). — Perte de la sensibilité complète ou partielle dans une région du corps ou dans le corps tout entier. Elle est précédée, en général, d'une période où la sensibilité est exagérée.

CAUSES : I. *Suites de maladies ou de blessures.* Maladies du cerveau, de la moelle épinière, démence, blessure d'un nerf (contusion ou coupure), compression d'un nerf (les béquilles peuvent comprimer au niveau de l'aisselle le nerf donnant la sensibilité de la main). Gelure, maladies de la peau. — II. *Action d'une médication :* 1° *anesthésie généra e* (perte de connaissance temporaire), inhalation de chloroforme, d'éther ou de protoxyde d'azote (*fig.* 33 et 34); — 2° *anesthésie locale*, application de glace, pulvérisation d'éther, de chlorure d'éthyle*, de chlorure de méthyle*, badigeonnage ou injection de chlorhydrate de cocaïne*, de morphine*, absorption de chloral* (*fig.* 35 et 36).

Anesthésie générale médicale. — PRÉCAUTIONS À PRENDRE AVANT L'ANESTHÉSIE. Pour éviter l'irritation produite sur la peau par la chute de quelques gouttes de chloroforme, avoir soin d'enduire le visage de vaseline et de recouvrir les yeux avec un mouchoir.

SIGNES DE L'ANESTHÉSIE GÉNÉRALE : 1° *Pé-*

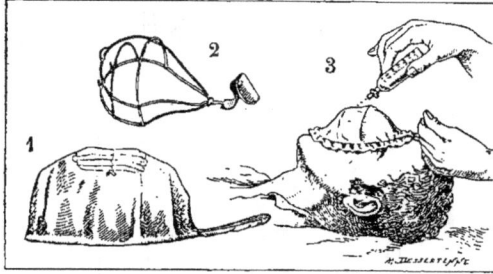

Fig. 33. — Anesthésie générale.
1. Masque pour l'éther. — 2. Masque pour le chloroforme. 3. Mode d'application.

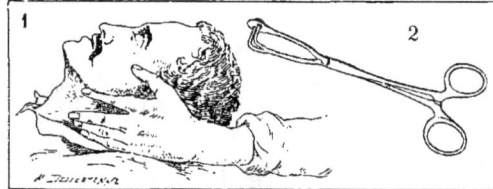

Fig. 34. — Procédés pour empêcher l'asphyxie pendant l'anesthésie.
1. Propulsion de la mâchoire inférieure en avant. — 2. Pince tire-langue du Dr Berger.

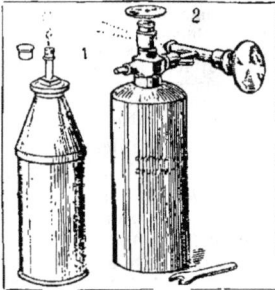

Fig. 35. — Anesthésie locale.
1. Pulvérisateur au chlorure d'éthyle. — 2. Pulvérisateur au chlorure de méthyle.

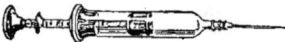

Fig. 36. — Seringue stérilisable de Roux, pour injections de morphine.

riode d'excitation pendant laquelle le malade lutte contre les aides par des mouvements inconscients, particulièrement violents chez les alcooliques; 2° *période de sommeil* annoncée par un bruit de cloches dans les oreilles du malade et pendant laquelle l'insensibilité est complète.

CONDITIONS NÉCESSAIRES POUR L'ANESTHÉSIE. Pas de maladie de cœur, diète absolue depuis le repas de la veille au soir.

SOINS APRÈS L'ANESTHÉSIE. Les vomissements sont fréquents à ce moment; faciliter leur évacuation, en penchant la tête en bas. Surveiller la respiration du malade pendant plusieurs heures après l'anesthésie. Les accidents sont, du reste, très rares.

Anévrisme (du grec *aneurusma*, dilatation). — Tumeur contenant du sang et communiquant avec la cavité d'une artère. L'anévrisme est *spontané* lorsque la poche est formée par la dilatation, en un point donné, des parois de l'artère qui ont perdu leur résistance sous l'influence de l'athérome*. Cette dilatation peut se faire d'un seul côté par refoulement d'une partie seulement du vaisseau, *anévrisme sacciforme* (*fig.* 37; v. aussi la *fig.* 43 au mot AORTE) ou comprendre tout le pourtour de l'artère, *anévrisme fusiforme* (*fig.* 38). Il est *traumatique* lorsqu'il succède à une blessure du vaisseau, et les parois de la poche sont constituées alors par les tissus voisins. Les anévrismes *artério-veineux* sont ceux

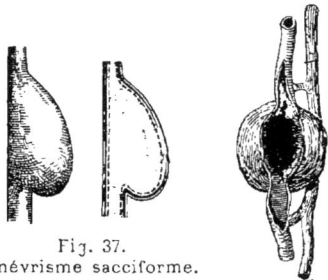

Fig. 37.
Anévrisme sacciforme.

qui, à la suite d'une blessure, communiquent à la fois avec une artère et une veine (*fig.* 39).

CAUSES. Alcoolisme, sédentarité, syphilis, nourriture trop forte comparativement à la dépense physique. Efforts violents. Athérome *. — AGE. 30 à 50 ans. — LOCALISATIONS *les plus fréquentes*. Aorte, artère poplitée, artères cérébrales. (V. CERVEAU [maladies du]. — SIGNES. Tumeur sur le trajet d'une artère présentant des battements (pouls), des mouvements d'expansion général et un frémissement spécial sous la main. Elle diminue par la compression

Fig. 38. — Anévrisme fusiforme.

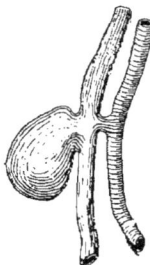

directe ou celle de l'artère entre le cœur et la tumeur, et s'accroît par la compression au delà de la tumeur. La pression exercée par l'anévrisme sur les parties voisines y provoque des douleurs et des enflures.

TRAITEMENT. Il a pour but la coagulation du sang dans la tumeur et varie suivant chaque variété de tumeur et l'origine de la maladie. L'iodure de potassium est employé comme médication générale. M. Lancereaux a récemment préconisé les injections de solution de gélatine, qui semblent donner d'excellents résultats. Le liquide injecté pour une dose est une solution de 3 grammes de gélatine blanche dans 200 cc. d'eau contenant 7 gr. de chlorure de sodium par litre. Elle est stérilisée

Fig. 39. — Anévrisme artérioveineux.

à l'étuve et injectée au moyen de l'appareil représenté (*fig.* 40). L'aiguille creuse *b*, en platine, est enfoncée profondément dans la fesse,

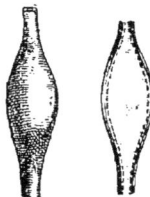

et le liquide injecté grâce à la soufflerie est rapidement absorbé. L'opération est peu douloureuse. « Dès la première injection, la coa-

Fig. 40. — Appareil de Lancereaux.
a. Ballon contenant la solution de gélatine.
b. Aiguille. — c, d. Soufflerie.

gulation commence ; la rétraction du caillot diminue le volume et surtout augmente la dureté de la poche anévrismale, en même temps que les battements deviennent moins sensibles et que les douleurs s'atténuent ; mais cette injection doit être suivie de plusieurs autres, 8, 10, 12 ou davantage, selon le besoin, échelonnées sur une période de deux à trois mois. Il faut se garder de les faire trop rapprochées, pour éviter la coagulation en masse. La poche durcit peu à peu et se rétracte légèrement, et on n'y perçoit plus bientôt aucun mouvement d'expansion au moment du passage de l'ondée sanguine.

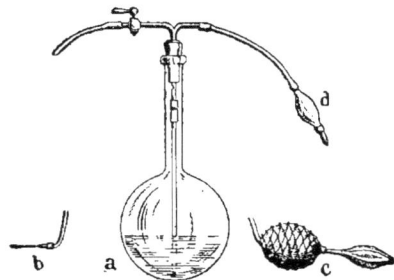

« La guérison doit être espérée dans les cas d'anévrismes sacciformes, tandis qu'elle paraît impossible dans les cas d'anévrismes fusiformes résultant d'une dilatation à peu près symétrique du vaisseau sur tout son pourtour (1). »

RÉGIME. Régime lacté * absolu ou avec addition de végétaux. — Proscrire les bouillons et potages gras, les viandes de toutes sortes et surtout les viandes faisandées, le gibier, les fromages faits, les poissons de mer, le thé, le café, les liqueurs, le vin en excès, les bières et le tabac.

Angéliques (Pilules). — V. ALOÈS.

Angine. — Sous ce terme (dont l'origine est *agcho*, j'étrangle) sont comprises les diverses variétés de maladies de la gorge ou pharynx (*fig.* 41).

I. Angine catarrhale aiguë. — SIGNES : 1° GÉNÉRAUX. Fièvre, courbature, mal de tête, embarras gastrique, constipation, quelquefois nausées. 2° LOCAUX. Sécheresse et cuisson à la gorge, qui est gonflée, rouge, puis recouverte d'un enduit blanchâtre s'enlevant facilement ; l'action d'avaler est pénible, même pour la salive. Il peut y avoir un peu de surdité, si l'inflammation gagne la trompe *

(1) Résumé d'un article du Dr Poirrier dans la *Revue Encyclopédique*, 1896, auquel la figure est empruntée.

d'Eustache. — CAUSES. Froid, grippe, rhume
de cerveau. Les récidives sont fréquentes.
— TRAITEMENT. Eau boriquée guimauvée, en
gargarisme ou même en lavage avec abaisse*-
langue injecteur (*fig.* 2).

**II. Amygdalite ai-
guë** (esquinancie). —
SIGNES. Ceux de l'angine
aiguë, dont l'amygdalite
est une variété fréquente.
Les amygdales sont très
gonflées, d'où gêne de la
respiration, quelquefois
surdité par extension à
la trompe* d'Eustache.
Dans la forme *suppurée*,
annoncée par intensité de
fièvre, empâtement et
douleur au cou, constric-
tion de la gorge, un abcès
se forme autour ou à l'intérieur de l'amygdale. —
DURÉE. Huitaine de jours.
— PREMIERS SOINS. Ceux
de l'angine ; en cas d'abcès, ouverture au bistouri.

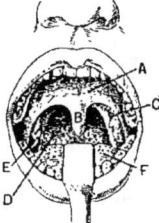

Fig. 41.
Gorge ou pharynx.

A. Voile du palais. —
B. Luette. — C. Pilier
antérieur du voile. —
D. Pilier postérieur.
— E Amygdale. —
F. Langue.

**III. Angine chro-
nique granuleuse.** —
SIGNES. Sécheresse, chatouillement dans la
gorge et le nez, surtout au réveil. A ce
moment, les efforts pour arracher les mucosités visqueuses du fond de la gorge provoquent une sorte de graillonnement. Quelquefois, il existe un peu de surdité par obstruction
de la trompe* d'Eustache. La paroi du pharynx et le voile du palais sont rouges, lui-
sants, parsemés de *granulations* également
rouges, de la grosseur d'un grain de chènevis.
Des lésions analogues existent
dans le nez* et le larynx. (V. CORYZA chronique, LARYNGITE chronique.) — MARCHE :
Chronique, avec poussées sous l'influence de
l'irritation produite par alcool, tabac, chant.
— TRAITEMENT. Cessation des causes, gargarisme avec eau de feuilles de noyer, gargarisme ou pulvérisation avec eaux MINÉRALES
alcalines (goutteux), sulfureuses (rhumatisants), arsenicales (herpétiques).
Eaux minérales. Saison, suivant les tempéraments, à l'une des eaux dont on s'est
servi chez soi pour les gargarismes.

IV. Amygdalite chronique. — Répétition d'amygdalites aiguës chez les lymphatiques, entraînant l'hypertrophie des amygdales*.

**V. Angine couenneuse non diphté-
rique.** — SIGNES. La distinction absolue
avec l'angine diphtérique ne peut se faire,
au cours de la maladie, que par l'analyse
bactériologique. (V. DIPHTÉRIE.) Cependant,
les signes sont un peu différents : la fièvre
est plus ardente, les maux de tête et la douleur de gorge plus intenses. Par contre, la
prostration est moins accentuée ; l'enduit
blanchâtre, moins circonscrit, s'enlève assez
facilement et se reproduit plus lentement.
— CAUSES. Froid, récidives fréquentes. —
TRAITEMENT. Gargarismes à l'eau boriquée et,
mieux, lavage avec abaisse*-langue (*fig.* 2).

VI. Angine diphtérique. V. DIPHTÉRIE.

Angine de poitrine. — Névralgie des nerfs du cœur, caractérisée par
l'apparition subite, sans cause déterminée ou à l'occasion d'une fatigue, d'une
douleur poignante à la région du cœur,
pouvant s'irradier en différents sens,
mais de préférence le *long du bras*
gauche jusqu'à la main, qui devient très
pâle. *Oppression*, extrême angoisse,
« sensation de vie qui s'éteint ».

MARCHE. L'accès, qui peut être simplement ébauché, dure de quelques secondes à
quelques minutes, laissant quelquefois un
engourdissement dans le bras. L'intervalle
entre deux accès est très variable.
CAUSES : 1° *angine type* ou *vraie*, athérome
des artères du cœur et de l'aorte, goutte ;
2° *angine de poitrine ébauchée* ou *fausse*, névroses hystériques, diabète, mal de Bright,
abus du *tabac*, du thé, du café, maladies de
l'intestin (alternance de constipation et de
diarrhée), rhumatisme.
TRAITEMENT : I. HYGIÉNIQUE. Éviter émotions, tabac, fatigues, repas trop abondants.
II. CURATIF. Appliquer sur la région du
cœur glace, marteau de Mayer, Iodure*
de potassium, trinitrine, inhalation d'éther.

Angiologie (du grec *aggeion*,
vaisseau, et *logos*, discours). — Partie de
l'anatomie qui a trait aux vaisseaux.

Angiome ou angionome (du grec
aggeion, vaisseau, et suff. *ome*, indiquant
une tumeur). — Tumeur, dite *T. érectile*,
formée par la dilatation des petits vaisseaux sanguins, les capillaires. V. NÆVUS.

Anguillule. — V. à l'*Appendice*.

Aniline (Empoisonnement par l').

SIGNES. Vertiges, sueurs abondantes, refroidissement général, bleuissement de la
face, des lèvres, des doigts, oppression très
grande ; l'haleine exhale une odeur d'aniline.
— PREMIERS SOINS. Apporter le malade près
d'une fenêtre ouverte ; si perte de connaissance, traitement de l'asphyxie*, puis grogs.

Anis étoilé. — V. BADIANE.

Anis vert. — Plante de la famille
des Ombellifères, dont les *fruits* sont employés comme médicament antispasmodique, galactagogue, stimulant, digestif.

MODES D'EMPLOI. Infusion, 10/1 000° d'eau
comme calmant, digestif ; 30/1.000° comme
galactagogue (12 à 15 cuill. par jour) et 5 à
6 fomentations sur les seins. Alcoolat, 1-15 gr.

Ankylose (du grec *agkulos*,
courbé). — Abolition partielle ou complète des mouvements des articulations
mobiles, due à la soudure des deux os
par du tissu osseux ou fibreux.

CAUSES. Inflammation de l'articulation à
la suite de fracture, de tumeur blanche, de

rhumatisme, de goutte. Immobilisation trop prolongée dans un appareil. — SIGNES. Simple raideur ou immobilisation dans une position, qui devient particulièrement pénible lorsque, comme au coude, elle rend impossibles certains actes. Lorsque l'ankylose se fait au membre inférieur, en maintenant dans une même ligne la cuisse et la jambe, elle

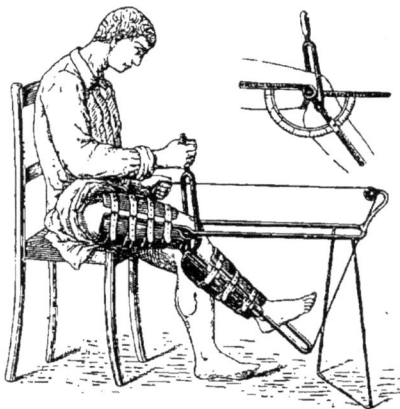

Fig. 42. — Appareil pour le traitement de l'ankylose du genou.

est moins gênante et souvent même, est recherchée par les chirurgiens comme un des modes de guérison des tumeurs blanches. — TRAITEMENT : 1° *préventif.* L'habitude actuelle de mobiliser beaucoup plus tôt qu'autrefois les articulations voisines d'une fracture a rendu assez rares les ankyloses par immobilisation dans un appareil. Elles ne peuvent, cependant, être toujours évitées lorsque la fracture est compliquée de blessure. 2° *curatif* d'ankylose incomplète. Frictions, massages, mouvements lents, progressifs, sans ou avec appareil *(fig. 42).*

Fausse ankylose. — Due à l'hystérie. Elle disparaît sous l'effet du chloroforme.

Ankylostome, Ankylostomiase. — V. à l'*Appendice.*

Anorexie (du grec *an,* pas, et *orexis.* appétit). — Absence d'appétit. V. ALCOOLISME, APPÉTIT, DYSPEPSIE, HYSTÉRIE, FIÈVRE.

Anthelminthiques. — Vermifuges, médicaments contre les vers. V. LOMBRICS, VERS, TÉNIA.

Anthrax. — Tumeur inflammatoire du tissu cellulaire sous-cutané, formée par une réunion de *furoncles* (clous*).

SIGNES : 1° GÉNÉRAUX. Fièvre élevée (39-41°), troubles gastro-intestinaux (diarrhée), prostration. 2° LOCAUX. Tumeur rouge, douloureuse, du volume, en général, d'un œuf,

d'abord dure, puis s'ulcérant à son sommet et laissant échapper par plusieurs ouvertures du pus et des *bourbillons,* masses grisâtres constituées par la mortification du tissu cellulaire. — SIÈGE. Nuque, dos, fesses. — CAUSES. V. CLOUS. — TRAITEMENT : 1° *préventif.* Levure de bière, compresses trempées dans une solution chaude d'acide borique ou de sublimé. 2° *curatif.* Ouverture en croix au bistouri et pansement antiseptique.

Anti. — Préfixe indiquant qu'un remède est employé « contre » telle maladie ; par exemple *antiacide, antigoutteux,* etc.

Antiacide. — Alcalins et spécialement bicarbonate de soude*, oxyde et carbonate de manganèse*. V. aussi ABSORBANTS.

Antiaphrodisiaque. — Régime ou médicament calmant l'excitation génésique : exercice et travail réglés, vie sobre ; café, lit dur, bain chaud prolongé ; bromure de potassium ou de camphre.

Antidote (du préf. *anti,* et du grec *dotos,* donné). — Une substance est l'antidote d'une autre lorsqu'elle en neutralise les effets, soit *chimiquement* par formation d'un composé inoffensif (acides et alcalins), soit *mécaniquement* en diluant le corps nuisible (eau), en enrobant et entourant le poison (sirop, mucilages, matières gélatineuses, corps gras), soit *physiologiquement* en facilitant l'élimination par l'accroissement de la sécrétion, urine, bile, salive, sueur, avec laquelle il est rejeté au dehors (diurétiques, sudorifiques). L'application pratique de ces règles se trouve à l'article EMPOISONNEMENT.

Antifébrile. — V. FIÈVRE.

Antihémorragique. — V. HÉMOSTATIQUE.

Antilaiteux. — V. LAIT.

Antileucorrhéique. — Médicaments contre les pertes blanches. V. LEUCORRHÉE.

Antimoine. — Les préparations d'antimoine sont très nombreuses :

1° **Oxyde blanc d'antimoine.** — Médicament expectorant employé à la dose de 1 à 6 gr., en potion.

2° **Protochlorure d'antimoine.** — Caustique énergique qui constitue, avec le chlorure de zinc et de la farine, la pâte caustique de Canquoin.

3° **Sulfure d'antimoine.** — Médicament expectorant employé à la dose de 0 gr. 05 à 1 gr., en pilules dites *de Plummer.*

4° **Tartre stibié ou émétique** (tartrate d'antimoine et de potasse). — MODES D'EM-

PLOI. L'action varie avec la quantité. A la dose de 0 gr. 05 à 0 gr. 10 en trois paquets à prendre chacun dans un demi-verre d'eau à un quart d'heure d'intervalle, c'est le *vomitif* le plus employé pour les grandes personnes (on y ajoute souvent 1 gr. d'ipéca). Si les évacuations sont suffisantes après les deux premiers verres, on ne prendra pas le troisième ; dans le cas contraire, après avoir absorbé ce dernier, on boit de l'eau tiède par petites gorgées. — A la même dose, mais dilué dans 1 litre de bouillon aux herbes qu'on boit par petites tasses dans la matinée, il est *purgatif*. — En ajoutant à ce purgatif 20 gr. de sulfate de soude et en prenant un verre de ce mélange tous les quarts d'heure, on obtient un *émétocathartique* qui provoque à la fois des vomissements et une purgation. — A la même dose encore, il peut être donné en *lavement* dans 200 gr. d'eau tiède. — Une dose de 0 gr. 20 à 0 gr. 75 d'émétique dans une potion de 200 gr., répartie dans la journée par cuillerée à soupe toutes les heures, constitue un *sédatif* par l'accroissement des sécrétions, le ralentissement de la circulation et de la respiration. — Enfin, mélangé avec de l'axonge *(pommade d'Antenrieth)*, le tartre stibié devient un *rubéfiant*, un irritant de la peau. — USAGES. Bronchite, pneumonie, congestion cérébrale, croup, rhumatisme.

5° **Kermès minéral** ou **Poudre des chartreux** (oxysulfure d'antimoine), insoluble dans l'eau. — MODES D'EMPLOI. *Expectorant*, à petites doses, 0 gr. 10 à 0 gr. 20. *Vomitif* et *contre-stimulant*, à haute dose. Employé souvent sous forme de tablettes qui contiennent 1 centigr. de kermès et sont peu actives. — USAGES. Bronchite, emphysème.

Empoisonnement par les préparations d'antimoine. — SIGNES. Saveur métallique, vomissements continus, constriction de la gorge, douleur à l'estomac, diarrhée, crampes, dépression. — PREMIERS SOINS. Ipéca, si pas de vomissements, mais seulement en leur absence. Thé et café forts, blancs d'œufs, lait. Enveloppement dans des couvertures chaudes.

Antiphlogistiques. — Médicaments contre l'inflammation : cataplasmes, lotions froides ou tièdes, bains, glace, tisanes, purgatifs, révulsifs, calmants.

Antipsoriques. — Médicaments contre la gale. V. GALE.

Antipyrétiques. — Médicaments contre la fièvre. V. FIÈVRE.

Antipyrine [analgésine] (du préf. *anti*, et du grec *puretos*, fièvre). — Médicament se présentant sous forme de cristaux de saveur légèrement amère. — USAGES. Employé comme *antifébrile* et surtout contre la *douleur* (névralgies, migraine), contre la *chorée*, les *terreurs* nocturnes, le *diabète*, les *hémorragies*, notamment du nez.

MODE D'EMPLOI. *Dose*, 50 centigr. à 6 gr.; ordinairement 1-2 gr. en cachets. — Son action est accrue lorsqu'on la prend dans un verre d'eau simple ou additionnée de bicarbonate de soude (eaux de Vals, Vichy). On évite ainsi, en outre, les vomissements possibles. La tolérance est donnée aussi par l'absorption d'une cuillerée de : acide citrique, 2 gr.; sirop de limon, 15 gr.; eau, 45 gr. — *Extérieurement* contre hémorragie locale, en cristaux ou en solution à 20 p. 100. — INCONVÉNIENTS. Quelquefois éruptions, indépendantes d'ailleurs des doses. — CONTRE-INDICATIONS. Ne pas en prendre pendant les règles, et en cas de maladies de cœur que sur ordonnance médicale.

Antiscorbutiques. — Médicaments employés contre le scorbut.

Sirop antiscorbutique :

Feuilles fraîches de cochléaria.	50 gr.
— de trèfle d'eau.	5 gr.
Cresson.	50 gr.
Racine de raifort.	50 gr.
Oranges amères	10 gr.
Cannelle	2 gr. 50
Vin blanc	200 gr.
Sucre.	250 gr.

Dose : 2 cuillerées à soupe.

Bière antiscorbutique :

Cochléaria.	3 gr.
Raifort.	6 gr.
Bourgeons de pin	3 gr.
Bière nouvelle.	200 gr.

Pour *tisane, gargarisme*, V. RAIFORT et COCHLÉARIA.

Antisepsie (du préf. *a, ti*, et du grec *sepsis*, putréfaction). — Médication contre la putréfaction, c'est-à-dire qui préserve contre elle, en détruisant les microbes nuisibles.

Antiseptiques. — Médicaments détruisant les bacilles à l'intérieur ou à l'extérieur du corps (plaies). Les principaux sont : l'alcool camphré, le sublimé, les acides borique et phénique, le salol, le thymol, le permanganate de potasse, l'iodoforme, le bismuth, la créosote, le gaiacol, le naphtol. Presque tous sont des poisons; il convient donc de s'en servir avec prudence. L'acide borique est le plus inoffensif. V. aussi DÉSINFECTANTS et DÉSINFECTION, PLAIE.

Antispasmodiques. — Médicaments contre les spasmes, qui souvent sont d'origine nerveuse. Les principaux sont l'éther, la mélisse, l'oranger, la valériane, le thym, le camphre, le tilleul, l'assa fœtida.

Antithermiques. — Médicaments contre la fièvre. V. FIÈVRE.

Anus. — Orifice inférieur de l'intestin. V. FISSURE, FISTULES, RECTUM.

Aorte (du grec *aorté*, vaisseau). — Tronc commun de toutes les artères, commençant au cœur et se terminant par la bifurcation de ce vaisseau en iliaques primitives. V. *fig.* à CIRCULATION.

Anévrisme d'aorte (*fig.* 43). — CAUSES. Celles des anévrismes*. — SIÈGE. Par ordre de fréquence : aorte ascendante, convexité de la crosse, aorte descendante. — COMPLICATIONS. La phtisie coïncide souvent avec cette variété d'anévrisme. — SIGNES. *Douleur* dont le siège varie avec le nerf comprimé (névralgies intercostales, douleurs au bras, à la main, angine de poitrine). *Op-*

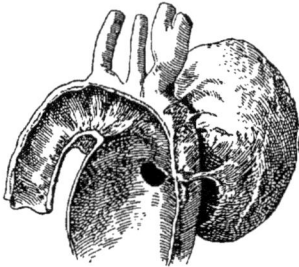

Fig. 43. — Anévrisme de l'aorte.
(La tache noire est l'ouverture de l'anévrisme.)

pression continue ou par accès, avec inspiration rude et bruit de cornage*, surtout à l'occasion d'un effort. Quelquefois *toux* quinteuse, coqueluchoïde*. Troubles de la *voix*, qui est rauque ou aphone, à des intervalles plus ou moins grands. *Gêne* de la *déglutition* continue ou intermittente. Battements donnant la sensation de deux cœurs dans la poitrine. Modifications dans le pouls d'un des bras. Quelquefois, teinte bleuâtre et enflure de la face. — TRAITEMENT. V. ANÉVRISME.

Apéritifs. — Les liqueurs dites « apéritives », qu'on boit avant les repas, soi-disant pour ouvrir l'appétit (bitter, absinthe, vulnéraire, amer-quinquina, etc.), produisent un résultat absolument inverse de celui désiré : elles détruisent les liquides chargés d'effectuer la digestion (sucs gastrique et pancréatique) et provoquent ainsi des maux d'estomac et des diarrhées persistantes. On ne doit pas s'étonner de ces résultats : « la qualité des alcools est indifférente à l'industrie des liqueurs, parce qu'elle mêle à sa fabrication des substances aromatiques qui en masquent le mauvais goût originel. Il s'ensuit que les analyses ne révèlent *jamais* un alcool satisfaisant (Girard, chef du laboratoire de Paris). » D'autre part, les essences employées pour parfumer ces liqueurs sont des poisons convulsivants, d'où la rapidité de l'alcoolisme chez les buveurs d'apéritifs. Pour les apéritifs médicaments, v. AMERS. Pour appétit, v. ce mot.

Aphasie (du grec *a*, pas, et *phasis*, parole). — Suppression temporaire ou définitive de la faculté de s'exprimer par le langage malgré la persistance de la voix et de la pensée. L'aphasie peut être complète ou limitée à la parole, à l'écriture (*agraphie*), à la lecture des mots (*cécité verbale*), à leur audition (*surdité verbale*), la main, la vue et l'ouïe étant cependant intactes. V. à CERVEAU, la figure 128, indiquant les localisations cérébrales.

Aphonie (du grec *a*, pas, et *phôné*, voix). — Impossibilité de produire aucun son.

CAUSES. Cet état assez rare est dû soit au froid, soit à une émotion. Dans le premier cas, il est transitoire, mais il peut être très prolongé dans le second. Le Dr Milioutine, de Moscou, conseille, lorsque l'aphonie est nerveuse, de placer un diapason sur la tête ; cet instrument ferait vibrer les cordes vocales à son unisson si on règle sur lui des exercices vocaux. L'aphonie diffère de l'*extinction de voix*, dans laquelle les sons existent, mais sont extrêmement faibles. — V. LARYNGITE.

Aphtes (du grec *aptein*, brûler).

SIGNES. — A la pointe et aux bords de la langue apparaissent des taches rouges sur lesquelles se développent de petites cloques de la grosseur d'une tête d'épingle à celle d'une lentille. Ces cloques se remplissent d'un liquide blanchâtre, puis se rompent, en laissant une petite ulcération circulaire, grisâtre, très douloureuse. L'haleine est fétide, la mastication et la succion sont si pénibles que l'enfant repousse le sein. Les adultes ne peuvent souvent supporter que les aliments liquides. Quelquefois, les aphtes peuvent se produire dans d'autres points de la bouche et occasionner un peu de fièvre.

TRAITEMENT. Se purger, de préférence avec de l'huile de ricin (40 gr.). Gargarisme avec de l'eau de guimauve : racine de guimauve, 25 gr. pour un demi-litre d'eau . Si les aphtes persistent, gargarisme avec chlorate de potasse, 8 gr. pour 250 gr. d'eau. Un attouchement *léger* sur chaque aphte avec la pierre infernale (crayon de nitrate d'argent) est également très utile.

Apiol. — Liquide huileux extrait du persil, employé sous forme de capsule à la dose de 0 gr. 30 à 0 gr. 40 par jour comme emménagogue*.

Apomorphine. — Médicament vomitif dangereux, employé par les médecins en injection hypodermique dans les cas d'empoisonnement.

Apoplexie (du grec *apopléssein*, frapper de stupeur).

L'*apoplexie cérébrale* provenant de la rupture de capillaires du cerveau, on a donné, par une mauvaise extension, le nom d'*apoplexie pulmonaire* à la rupture des capillaires du poumon, d'*apoplexie des nouveau-nés* à l'asphyxie des nouveau-nés.

Apoplexie (Attaque d'). — Perte totale, soudaine ou simplement rapide, du sentiment et du mouvement, suivie d'une paralysie plus ou moins étendue et plus ou moins persistante d'une partie du corps. La congestion du visage, la déviation des traits d'un côté, la respiration bruyante, la plénitude du pouls différencient l'apoplexie de l'évanouissement.

CAUSES. Maladies du cerveau* (congestion, hémorragie, ramollissement).

PREMIERS SOINS. Ouvrir les fenêtres ou exposer le malade au grand air, le coucher la tête élevée, après avoir desserré tous les liens ; appliquer des compresses froides sur la tête et des sinapismes aux jambes. Donner un lavement (30 à 50 gr. de sel pour 500 gr. d'eau).

Appartement. — Pour remplir les conditions nécessaires d'hygiène, un appartement doit posséder au moins deux expositions (de préférence nord-est, sud-est), de façon à permettre une bonne aération. Toutes les pièces doivent être pourvues de cheminées, les chambres à coucher larges et hautes, les latrines absolument inodores. Avant d'emménager, il est indispensable de savoir si un malade atteint d'une maladie contagieuse (scarlatine, diphtérie, variole, fièvre typhoïde, phtisie, etc.) n'a pas habité précédemment la maison et si la désinfection a été opérée. Le propriétaire d'un appartement est tenu de le faire désinfecter sous peine d'amende. V. CHAUFFAGE, HÔTEL, LIEUX, LIT.

Appendice. — L'appendice iléo-cæcal est le prolongement très rétréci d'une partie du gros intestin, le cæcum (*fig.* 3, à ABDOMEN). Le calibre de l'appendice est un peu inférieur à celui d'une plume à écrire, sa forme cylindrique ; la longueur varie de 4 à 12 centimètres ; la direction est ordinairement flexueuse ; la cavité, très étroite, communique avec le cæcum par un orifice d'un demi-centimètre environ, qui est souvent en partie oblitéré par un repli.

Appendicite. — Inflammation de l'appendice iléo-cæcal.

CAUSES : La fréquence actuelle des appendicites tient à la connaissance plus exacte de cette maladie, confondue autrefois avec les péritonites, les typhlites et pérityphlites, peut-être aussi aux épidémies de grippe qui se sont produites récemment en France.

I. DÉTERMINANTES. Chez l'enfant on incrimine l'entérocolite, qui serait elle-même produite par des microbes venus du pharynx à la suite d'adénoïdite aiguë ou chronique. (V. ADÉ-

NOÏDE.) Oblitération de l'appendice par un *calcul* (*fig.* 44) qui se forme à l'intérieur de ce conduit par l'agrégation de matières fécales et de sels minéraux. L'occlusion est produite plus fréquemment encore par l'inflammation des parois, due à la propagation d'une *entérite* (notamment pseudo-membraneuse). Elle a quelquefois pour origine l'*étranglement* de

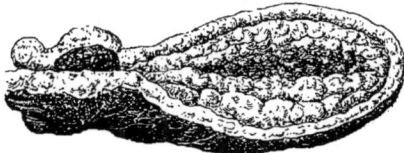

Fig. 44. — Coupe de l'appendice montrant l'inflammation due à un calcul obturant la communication avec le cæcum.

l'appendice à travers une déchirure du péritoine (*fig.* 45). La présence dans l'appendice de *vers* (lombric, tricocéphale, oxyures), qui inoculent les microbes, semble une des causes les plus habituelles.

II. PRÉDISPOSANTES. *Arthritisme* : les calculs de l'appendicite sont de tous les plus précoces ; aussi l'appendicite est-elle fréquente chez les enfants, souvent héréditaire, et se produit chez différents membres d'une même famille, particulièrement dans celles où on observe des coliques du foie ou des reins. — *Grossesse,* qui prédispose aux calculs du foie, lesquels tombent dans l'intestin. — *Constipation* habituelle, absorption de pépins, de débris de casserole émaillée qui peuvent être le noyau d'un calcul. — *Maladies générales infectieuses,* notamment *grippe,* fièvre typhoïde, tuberculose, rougeole, probablement par des *reliquats de microbes* que ces affections laissent dans les parois de l'intestin.

SIGNES. Brusquement ou après une période de malaise gastrique et de constipation, il se produit une *douleur* plus ou moins vive dans la fosse iliaque droite, c'est-à-dire dans la partie inférieure droite du ventre avant son maximum d'intensité au milieu d'une ligne allant de l'ombilic à l'angle supérieur du bassin (signe de Mac-Burnay). À ce niveau le muscle sous-jacent est plus dur, plus tendu et la peau a une sensibilité particulière (Dieulafoy) ; un simple frôlement y peut provoquer des crampes très douloureuses. Le bas-ventre de ce côté donne une sensation d'*empâtement.* La *fièvre* est d'inten-

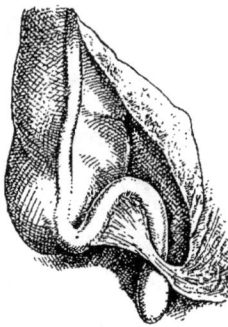

Fig. 45. — Appendice étranglé à travers une déchirure du péritoine.

3

sité variable; des *nausées et des vomisse-ments* peuvent, ou non, apparaître.

ÉVOLUTION. Très variable. Tantôt, après quelques heures ou un ou deux jours, tout se calme; tantôt, au contraire, des signes de péritonite* annoncent la gangrène et la perforation de l'appendice. Les rechutes sont fréquentes, surtout chez les enfants.

COMPLICATIONS. Abcès multiples du foie caractérisés par de grands accès de fièvre avec frissons, température de 40 degrés, vomissements, douleurs au creux de l'estomac et dans le côté droit, jaunisse plus ou moins tardive.

TRAITEMENT. Pas de purgatif, de lavement, ni de révulsifs sans conseil médical. Repos au lit, glace sur le ventre, diète absolue. Si, après quarante-huit heures *au plus tard,* pas d'amélioration sensible, intervention chirurgicale qui, même dans le cas d'affaiblissement des symptômes, peut devenir nécessaire, l'examen du ventre montrant que

vents par les dunes boisées du cap Ferret, mer calme, pas de vagues; l'autre, l'Arcachon d'*hiver*, est séparée de la précédente par une ligne de dunes couvertes de pins maritimes, faisant partie eux-mêmes d'une forêt de même essence qui couvre près de 100 000 hectares et dont les émanations résineuses donnent un caractère spécial à la station : *cure marine et forestière.*

Climat. La *température* en automne-hiver varie entre 6° (décembre) et 13° (octobre); les modifications sont faibles au cours de la même journée.

L'*humidité* de l'air a une moyenne assez élevée, mais elle a l'avantage de rendre la température plus uniforme et plus constante.

Les pluies sont fréquentes; mais le sol étant formé de sable, qui absorbe très rapidement

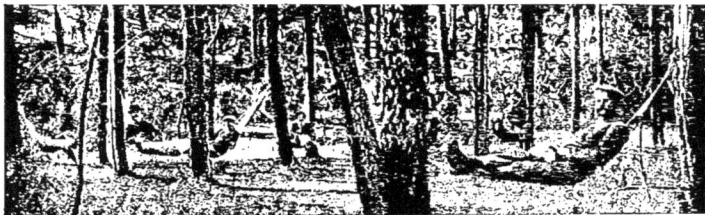

Fig. 46. — Arcachon : Phtisiques dans des hamacs, respirant l'air de la forêt de pins.
(*Cure maritime de la phtisie,* par le Dr Lalesque : Masson. édit).

l'amélioration est trompeuse. Opération, si possible, *à froid.* c'est-à-dire dans l'intervalle d'une crise. Thymol au début.

Appétit. — Pour avoir de l'appétit, il faut : 1° faire un exercice suffisant au grand air entre les repas, et ne rien prendre entre les repas, surtout des sucreries; 2° manger à des heures régulières; 3° aller quotidiennement à la selle, une fois au moins par jour. On accroît l'appétit en buvant une heure avant le repas un grand verre d'eau simple ou de tisane amère. (V. AMERS, APÉRITIFS, CONSTIPATION, ESTOMAC.) Pour l'exagération d'appétit, V. BOULIMIE. Pour la perversion d'appétit, V. ENVIES.

Arachnides, Araignées. — (V. PIQURES et SCORPION.) — La toile d'araignée est un léger antihémorragique.

Arbutine. — V. BUSSEROLE.

Arcachon. — Cette station est formée de deux villes : l'une, l'Arcachon d'*été*, placée sur le bassin d'Arcachon, est fréquentée par les baigneurs (plage de sable protégée en partie contre les

les eaux, les sorties, même après les grosses pluies, sont possibles.

La *pression atmosphérique* est forte, à variations faibles, l'air se trouvant condensé, le nombre des respirations et des pulsations est diminué, d'où une atténuation de travail du poumon et du cœur avec circulation d'air plus grande.

Arcachon d'hiver est abritée par les dunes et les forêts contre les vents, dont les plus fréquents sont ceux d'ouest, nord-ouest, nord-est. Ces vents, ayant passé sur l'océan, ne contiennent pas de microbes; aussi n'en trouve-t-on pas dans la forêt d'Arcachon (Lalesque).

La *pureté de l'air* est due à la cause précédente et aussi à la fréquence des pluies qui balayent les poussières de l'air.

ACTION DU CLIMAT SUR LES FONCTIONS ET CERTAINS SYMPTÔMES DE MALADIE. L'air légèrement humide d'Arcachon *diminue la toux, facilite l'expectoration* des crachats, d'où un repos du poumon. Il accroît les urines, mais ralentit les fonctions de la peau, d'où l'utilité de frictions sèches ou alcooliques. *Il calme l'irritation nerveuse* et l'insomnie — supprime la fièvre du soir, la perte d'appétit et les crachements de sang des phtisiques. — INDICATIONS. Nerveux excitables, asthmatiques à forme nerveuse, cardiaques, phtisiques sanguins et excitables. Prédisposés à la tuberculose (pleurésie, congestions pulmonaires, ganglions bronchiques, chloro-anémie avec bronchite chronique). — Contre-indications. Constitutions molles et languissantes à réaction faible. — Procédés de traitement. Cure d'air (v. sanatorium), hamacs dans la forêt (fig. 46), promenades au bord de la mer seulement par les temps calmes et en veillant pour les enfants à ce que leurs jeux ne les mettent pas en transpiration. Chez les phtisiques, en cas de fièvre, cure de repos d'abord absolu au lit, puis dans les pavillons-abris et enfin en voiture. Emploi obligatoire de crachoirs fermés.

Arête. — Si elle est dans la gorge, provoquer le vomissement en mettant le doigt dans le fond de la bouche. Si elle est descendue dans l'œsophage, v. ŒSOPHAGE.

Argelès-Gazost (Hautes-Pyrénées). — Station d'eaux sulfurées sodiques froides et bromo-iodurées; les eaux sont conduites par des tuyaux de Gazost à Argelès.

Indications. Celles des eaux minérales* sulfureuses. Employées aussi comme eaux transportées.

Argent (Azotate ou nitrate d').

Cautérisation des plaies (pierre infernale); collyre (10 centigr. pour 10 gr. d'eau); quatre pilules de 1 centigr. dans diarrhées.

Empoisonnement. — Signes. Vomissements d'une matière blanchâtre noircissant à l'air. Traitement. Faire boire abondamment de l'eau salée; puis vomitifs, eau albumineuse.

Aristol (thymol biiodé). — Médicament antiseptique employé, sous forme d'une poudre chamois clair, pour remplacer l'iodoforme; mais il ne possède pas ses qualités.

Armoise. — Plante de la famille des Composées, dont les feuilles sont employées en infusion pour faciliter les règles, à la dose de 10 gr. pour un litre d'eau.

Arnica (fig. 47). — Qu'une personne se contusionne en tombant ou soit prise de faiblesse, le remède populaire est identique si on la porte chez le marchand de vin ou dans une pharmacie. Neuf fois sur dix, l'apothicaire lui fera boire de la teinture d'arnica et appliquera sur la partie malade des compresses imbibées de cette teinture. Chez le marchand de vin, on emploiera pour les mêmes usages le vulnéraire, liqueur dont l'arnica fait la base.

Ces médications sont-elles utiles, indifférentes ou nuisibles? La chose vaut la peine d'être examinée. Si l'arnica, considérée autrefois comme une panacée pour toutes les maladies, est aujourd'hui déchue de son ancienne renommée et un peu reléguée parmi les « remèdes de bonne femme », elle n'en joue pas moins encore un rôle très important dans les familles.

Dénominations diverses. L'arnica appartient à la famille des Composées: on l'appelle encore tabac des Vosges, plantain des Alpes, betoine des montagnes, herbe aux chutes et herbe aux pêcheurs.

Mode d'emploi et doses. Ses feuilles sont quelquefois employées, mais ses fleurs sont le véritable remède. A l'intérieur, l'arnica est prise sous forme de tisane (une pincée ou 4 gr. pour 1000 gr. d'eau, en infusion filtrée avec soin, pour empêcher le passage des aigrettes qui pourraient s'arrêter dans la gorge et amener des vomissements), ou sous forme de teinture (1 à 2 gr. au plus, c'est-à-dire une centaine de gouttes pour un grand verre d'eau à prendre dans la journée par cuillerée toutes les deux heures). A l'extérieur, on emploie de préférence la teinture.

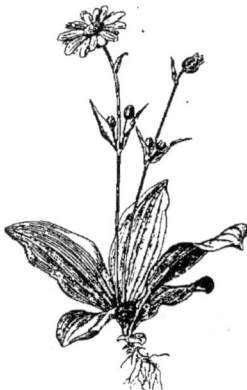

Fig. 47. — Arnica.

Action. Les propriétés de l'arnica la rapprochent à la fois de la terrible strychnine et de l'ipéca; c'est un stimulant énergique du système nerveux et un vomitif: il convient donc de ne pas en user à la légère.

Indications. Comme stimulant, dans les faiblesses et les évanouissements, l'eau de mélisse des Carmes est préférable à l'arnica; comme pansement, l'eau boriquée et l'alcool camphré lui sont de beaucoup supérieurs; mais il n'y a cependant pas lieu de proscrire ce médicament. L'usage externe doit en être seulement interdit aux personnes ayant facilement des éruptions sur la peau, car l'arnica en produit d'assez étendues, tout au moins chez les prédisposés. Appliquée sur les simples contusions des enfants, la teinture d'arnica est du moins une consolation pour les mères. Quant au titre de quinquina du pauvre donné à l'arnica, la vérité est plutôt de dire qu'elle est un pauvre quinquina.

Empoisonnement. Alors que l'arnica était employée sans rime ni raison, les empoisonnements n'étaient pas rares. Ils étaient caractérisés par des vomissements, des nausées, des coliques, des sueurs froides, puis des mouvements convulsifs violents. Quelques-uns étaient suivis de mort.

Aujourd'hui, les empoisonnements sont exceptionnels, parce qu'on limite à peu près l'usage de l'arnica aux petits accidents et qu'on la donne heureusement aux doses faibles indiquées précédemment. Il peut arriver, par contre, que l'on constate des vomissements répétés chez les personnes auxquelles on a fait prendre, de plus ou moins bon gré, du vulnéraire suisse.

Aromatiques. — Les *espèces aromatiques*, feuilles d'absinthe, d'hysope, de menthe poivrée, de romarin, de sauge, de thym et de fleurs de lavande, mêlées en parties égales, sont versées dans la proportion de 125 gr. pour un litre de vin, et après quatre jours de macération constituent le vin *aromatique*, autrefois très employé lorsque les plaies avaient besoin d'être stimulées.

Arrow-root. — Fécule d'une plante de l'Inde, employée pour la nourriture des petits enfants.

Arsenic. — Les préparations employées sont toutes des médicaments actifs, par suite dangereux à doses non thérapeutiques. Les principales sont :

I. **Arsenic organique.**—V. CACODYLIQUE.

II. **Arsénite de potasse.** — MODE D'EMPLOI. *Liqueur de Fowler* (1 gr. d'arsénite pour 100 gr.). — DOSE ordinaire. Deux à vingt gouttes. On emploie aussi la liqueur de Devergie, cinquante fois moins active que la précédente. — ACTION. Maladies chroniques de la peau*, malaria, névroses (chorée, hystérie, migraine). Glandes lymphatiques, tuberculose, asthme, emphysème, bronchite chronique.

III. **Arséniate de soude.** — MODE D'EMPLOI. *Liqueur de Pearson* (1 gr. 66 d'arséniate pour 1 000 gr. d'eau). — DOSE. Quelques gouttes à 3 gr. La liqueur de Butt, employée souvent en Angleterre, contient six fois plus de sel. Les pilules sont à doses variables. Les cigarettes de Trousseau sont fabriquées avec papier trempé dans une solution du sel. Pour les *bains*, on emploie 2 à 10 gr. — ACTION. La même que celle de l'arsénite de potasse. V. ci-dessus.

IV. **Arséniate de quinine.** — V. QUININE.

V. **Arséniate de fer.** — V. FER.

VI. **Acide arsénieux.** — C'est le plus actif des arsenicaux. — DOSE. 2 à 10 milligr. — MODE D'EMPLOI. Granules (dits de Dioscoride) de 1 milligr. chacun ; liqueur de *Boudin* (1/100°) contenant 10 milligr. d'acide pour 10 gr.; pilules *asiatiques* de 5 milligr. par pilule; poudres arsenicales diverses, caustiques dangereux (poudre du frère Côme). — ACTION : à l'*intérieur*, fièvres intermittentes, maladies de peau, névralgie ; à l'*extérieur*, caustique escarotique.

INCOMPATIBILITÉS. Tisanes astringentes, eau de chaux*.

VII. **Cacodylates.** — V. CACODYLIQUE.

Pour nouvelles préparations, V. à l'*Appendice*.

Empoisonnement par les arsenicaux. — CAUSES. C'est en général l'*acide arsénieux* (mort aux rats) qui est l'origine des empoisonnements involontaires ou criminels. La dose suffisante pour produire des accidents est seulement de 6 dixièmes de milligramme par kilogramme de poids du corps : 1 centigr. pour un enfant de 18 kilogr. Or les couleurs d'aniline (jouets*, bonbons*, contiennent une notable quantité d'acide arsénieux. On a observé aussi des accidents avec le *savon des naturalistes*, qui contient 30 gr. pour 100 d'acide arsénieux, les *pâtes dépilatoires* (rusma*), qui contiennent jusqu'à un cinquième d'orpiment ou sulfure d'arsenic et souvent, en outre, de l'acide arsénieux.

L'intoxication chronique se produit chez les ouvriers qui préparent l'acide arsénieux, le vert de Scheele ou de Schweinfurt (arsénite de cuivre , ou qui en recouvrent les papiers peints, les fleurs, les feuilles et herbes artificielles, chez les apprêteurs d'étoffes vertes, les peaussiers (pâte formée de chaux et d'orpiment), les bronzeurs en vert ou noir, les corroyeurs (orpiment), les verriers, les personnes habitant des pièces recouvertes de *papier vert velouté*.

SIGNES : 1° *De l'empoisonnement aigu*. Un quart d'heure à une heure après l'absorption, sensation de chaleur et de constriction à la gorge, soif vive, douleur brûlante à l'estomac, vomissements alimentaires, bilieux verts, noirs ou bleus. Diarrhée intense avec douleurs de ventre. Respiration anxieuse, peau froide, pouls très petit. 2° *De l'empoisonnement chronique*. Pas d'appétit, poids à l'estomac, bouche sèche et soif vive, vomissements, constipation, selles enduites de sang. Amaigrissement et faiblesse générale. Yeux rouges et bouffis ; la peau, qui est sèche, se desquame ; éruptions variées, paralysies.

TRAITEMENT : 1° *Forme aiguë*. Vomitif*, ipéca*. Faire prendre beaucoup d'eau chaude salée. Fer* dyalisé, 30 gr. répétés plusieurs fois ou magnésie en abondance. Huile commune seule ou avec moitié eau de chaux, en abondance. Stimulants, frictions, couvertures chaudes. Blanc d'œuf, tisane de graine de lin, cataplasmes sur le ventre. 2° *Forme chronique*. Supprimer la cause. Reconstituants.

Arsenicales (Eaux . — V. Eaux MINÉRALES * arsenicales et BUSSANG, BOURBOULE (La . CRANSAC, MONT-DORE, PLOMBIÈRES. VALS source Dominique).

Artères. — V. CIRCULATION.

Artères (Blessures des . — V. HÉMORRAGIE.

Artério-sclérose (du grec *sklérósis*, durcissement). — Durcissement des artères dû à une surabondance de l'alimentation par rapport à l'exercice. V. ATHÉROME.

Arthralgie (du grec *arthron*, articulation, et *algos*, douleur). — Douleur, névralgie articulaire.

Arthrite (du grec *arthron*, et de la terminaison *ite*, qui désigne une inflammation . — Inflammation des articulations. Plusieurs formes.

Arthrite aiguë : I. *Simple*. — CAUSES : 1° *traumatique*, coup, chute, fractures ; 2° in-

fectieuse, blennorragie, fièvres éruptives, fièvre typhoïde. — SIGNES. Douleur vive au niveau d'une jointure, gonflement, peau rouge, fièvre. — PREMIERS SOINS. Repos au lit, bonne direction donnée au membre dans une gouttière. Compression ouatée.

II. *Blennorragique.* — V. BLENNORRAGIE.
III. *Goutteuse.* — V. GOUTTE.
IV. *Rhumatismale.* — V. RHUMATISME.

Arthrite chronique : 1. *Sèche.* (déformante). CAUSES. Ordinairement après 40 ans et consécutive à fractures, entorses, luxations, hydarthroses, arthrite aiguë, rhumatisme. *Siège* par ordre de fréquence : hanche, genou, coude, épaule, pied. — SIGNES. *Gêne* aux changements de temps, puis douleur spontanée que n'accroissent pas les mouvements imprimés à l'articulation. *Déformation* (augmentation de volume, bosselures, saillies pointues ou arrondies autour de l'articulation). *Difficulté* des mouvements (raideurs) et *craquements* caractéristiques à l'occasion de ces mouvements. — ÉVOLUTION. Lente. — COMPLICATION. Hydarthrose. — TRAITEMENT. Douches sulfureuses. *Eaux minérales :* Dax, Saint-Amand, Barèges, Bourbonne, Luxeuil, Néris.

II. *Tuberculeuse.* V. TUMEURS blanches.
III. *Hydarthrose.* V. ce mot.

Arthritisme. — État général (diathèse *) donnant lieu à diverses manifestations maladives, soit chez la même personne, soit chez les individus d'une même famille : migraine, obésité, goutte, rhumatisme, diabète, asthme, emphysème, gastrite chronique, athérome, colique hépatique, gravelle et colique néphrétique.

CAUSES. Hérédité directe des grands-parents ou collatérale. L'arthritisme est la rançon du bien-être (Comby): aussi la rencontre-t-on surtout dans les villes, chez les personnes riches, sédentaires, faisant travailler avec excès le cerveau, négligeant le travail musculaire et aimant les bons repas.

SIGNES. Dès l'enfance se produisent une ou plusieurs des manifestations suivantes : eczéma, furoncles (éruptions récidivantes), agitation nocturne, constipation habituelle et hémorragies, saignements de nez, sensibilité au froid, maux de tête, apathie, nervosité très grande, douleurs passagères au niveau des os et des articulations, poussées de conjonctivite, de coryza ou de toux nerveuse, calvitie précoce, troubles dyspeptiques (pesanteur d'estomac, ballonnement du ventre, renvois aigres ou acides).

TRAITEMENT : 1° PRÉVENTIF. Alimentation en grande partie végétarienne : pas d'alcool ni de café, pas de légumes acides (oseille, tomate). Selle quotidienne. Frictions sèches, hydrothérapie, exercice au grand air sous toutes ses formes (gymnastique, cyclisme).

En été, si coïncidence de lymphatisme, eaux de La Bourboule, de Salies-de-Béarn, de Salins ; — de constipation et d'obésité, Châtel-Guyon ; — de digestion difficile, Pougues, Vichy, Vals ; — d'urines renfermant des dépôts rougeâtres, Évian, Contrexéville, Vittel ;

— de nervosisme, Luxeuil, Néris, Plombières.
2° CURATIF. V. aux diverses maladies qui constituent l'arthritisme.

Articulation (du latin *articulus*, jointure). — Assemblage et mode de jointure d'un ou de plusieurs os ensemble *(fig.* 48). Il existe trois variétés d'articulations, suivant que les os ne sont pas mobiles l'un sur l'autre, *sutures* (os du crâne), le sont peu, *symphyses* (os du bassin), ou peuvent exécuter des mouvements plus ou moins variés l'un sur l'autre, *diarthroses* (os des membres).

Dans les SUTURES, les os sont enclavés l'un dans l'autre par des dentelures (du front, *frontal,* avec os du sommet du crâne, *parié-*

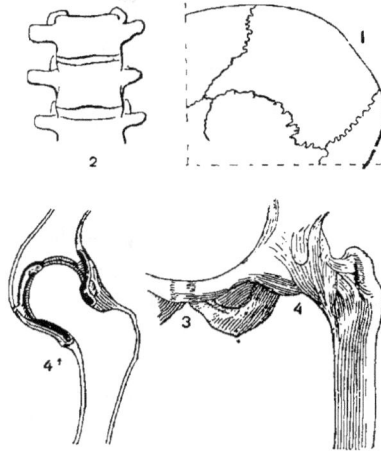

Fig. 48. — Articulations.

1. Sutures. — 2. Symphyses (disques intervertébraux). — 3. Symphyse du pubis. — 4. Diarthrose entourée de ligaments (hanche). — 4'. Coupe d'une diarthrose.

taux), ou juxtaposés (os *pariétaux* avec os *temporaux*). Les ligaments interposés sont très courts ; aussi ces os ne sont-ils mobiles qu'avant l'ossification complète (rainure entre les os du crâne chez les nourrissons).

Dans les SYMPHYSES, les surfaces articulaires sont encroûtées de cartilage, et le ligament qui les réunit est plus long ; quelquefois, même, il renferme une partie centrale plus molle (disque intervertébral), ou même une petite cavité centrale (articulation du pubis), qui permet certains mouvements.

Le type des DIARTHROSES est constitué par une surface arrondie roulant sur une surface concave ou cupule, complétée par des ligaments circulaires (articulations de l'épaule et de la hanche). Ces articulations sont mobiles en tous sens ; mais celles du coude et du genou ne permettent que le mouvement d'extension et de flexion. Chacune des surfaces articulaires est recouverte d'une couche de cartilage dont l'élasticité et la résistance permettent d'amortir les pressions et les chocs que subissent les os. Au bord de ces surfaces vient s'attacher une sorte de sac sans ouverture, la synoviale, qui contient un liquide filant, la *synovie*, destiné à faciliter les glissements des os l'un sur l'autre et à remplir les vides qui se produisent entre les surfaces. Des ligaments puissants allant du pourtour d'un os à l'autre renforcent l'articulation. Dans l'articulation de la hanche, un ligament réunit directement le fond de la cavité articulaire avec la tête de l'os.

Certains os, en rapport l'un avec l'autre, sont tous deux convexes; dans ce cas, une lame fibro-cartilagineuse présentant deux surfaces concaves permet l'emboîtement (articulation de la mâchoire inférieure avec le temporal).

Les mouvements que peuvent effectuer les articulations sont : le *balancement* (symphyses et diarthroses peu mobiles), dans lequel une des surfaces articulaires devient oblique par rapport à l'autre ; le *glissement* (diarthroses des membres), dans lequel les surfaces articulaires glissent l'une sur l'autre sans perdre le contact.

Arum maculatum. —
Plante appelée aussi serpentaire, pied-de-veau, gouet, vaquette, langue-de-bœuf, herbe à pain, herbe dragonne (*fig.* 49).

Empoisonnement. — SIGNES. Gonflement de la langue, vomissements, convulsions, dilatation des pupilles, insensibilité. — PREMIERS SOINS. Vomitifs (chatouillement de la luette, ipéca), puis café fort. Cataplasmes sur région douloureuse.

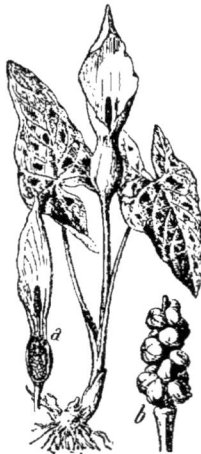

Fig. 49. — Arum.

a. Coupe de la fleur.
b. Fruit.

Ascaride lombricoïde. — V.
LOMBRICS.

Ascite. —
Hydropisie du péritoine produisant une tuméfaction du bas-ventre qui se distend dans le sens de la pesanteur. Le malade étant sur le dos, on applique les deux mains de chaque côté du ventre ; une des mains, en frappant légèrement, donne à l'autre une sensation de flot.

CAUSES. Maladies du cœur, du foie, des reins. — TRAITEMENT. Lait, diurétiques.

Aseptique
(du grec *a*, pas, et *sépsis*, infection). — Substance ne contenant pas de germes ou bacilles, ceux-ci étant détruits par l'ébullition (eau bouillie) ou le séjour dans une étuve qui les détruit tous.

Asiatiques
(Pilules). — V. ARSENIC.

Asperges. —
Elles sont diurétiques.

Asphyxie
(du grec *a*, pas, et *sphuxis*, pulsation). — Difficulté ou impossibilité de la respiration, c'est-à-dire de l'absorption d'oxygène et de l'expulsion d'acide carbonique, d'où absence de régénération du sang et des tissus. Elle aboutit à la mort, en l'absence d'une intervention.

I. **Asphyxie simple.** — CAUSES : 1° *Insuffisance de l'air respiré.* Air raréfié (ballons), air confiné (pièce insuffisamment aérée pour le nombre d'habitants), air chargé de gaz carbonique (cuves de fermentation de fruits, fissures du sol en certaines régions). — 2° *Obstacles mécaniques à la respiration.* Strangulation, suffocation, submersion, pendaison, écrasement dans les foules, obstruction des voies respiratoires par un corps étranger avalé ou apporté par la maladie (diphtérie, phtisie et cancer du larynx). — 3° *Lésions nerveuses.* Action de courants électriques, suppression de l'excitation respiratoire des nerfs de la peau par une brûlure généralisée (la respiration, ne s'effectuant plus que par un effort de volonté, cesse dès l'envahissement par le sommeil) : lésions des nerfs phréniques et du bulbe cérébral : épilepsie, rage, tétanos, strychnine, curare. — 4° *Lésions du poumon.* Suppression de la perméabilité des vésicules pulmonaires par altération du tissu même (pneumonie) ou compression extérieure (pleurésie). — 5° *Lésions de la circulation.* Embolie pulmonaire, maladies du cœur modifiant l'apport du sang dans le poumon, maladies infectieuses.

II. **Asphyxie toxique.** — L'asphyxie est compliquée par l'action d'un poison : gaz délétères (oxyde de carbone, ammoniac, gaz sulfurés, gaz d'éclairage, gaz des fosses d'aisances).

SIGNES. Tuméfaction et teinte violacée de la face, qui est contractée, saillie des yeux, battement des ailes du nez, ouverture excessive de la bouche avec angoisse, tremblements convulsifs, évacuations involontaires, puis perte de connaissance.

Traitement général des asphyxies. — I. RÈGLE : 1° *agir vite* (ne pas attendre un médecin); 2° *agir longtemps* (on a eu des succès après deux heures d'efforts). — II. TRACTIONS RYTHMÉES DU Dr LABORDE (*fig.* 50, 51). *La mâchoire étant ouverte de force et les dents écartées par l'introduction d'un morceau de bois (couteau à papier) ou d'un manche de cuiller, saisir la langue avec un mouchoir et la tirer fortement et en ligne droite au dehors 16 à 20 fois par minute, puis la faire chaque fois revenir en arrière.* Si l'opérateur est embarrassé pour le nombre de tractions à opérer, il pourra se régler sur sa propre respiration et exercer sur la langue de l'asphyxié une traction à chacune de ses propres respirations.

Une certaine résistance de langue annonce le rétablissement de la respiration, qui est marquée par un léger soulèvement, puis un abaissement de la partie inférieure de la poitrine et une série de hoquets.

PROCÉDÉS ACCESSOIRES.

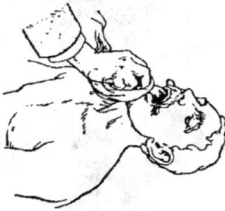

Fig. 50.
Tractions de la langue.

Si plusieurs personnes peuvent aider, on complète ce traitement par des mouvements également rythmés de la poitrine. L'aide *applique énergiquement les mains sur le thorax* en exerçant une assez forte pression et en lâchant aussitôt après (s'arrêter dès que l'asphyxié essaye de respirer). V., plus bas, NOYÉS.

L'aide peut encore (*procédé de Sylvester, fig.* 52, 53, 54) se plaçant en arrière de la tête du malade, saisir les bras et les presser fortement contre la poitrine pendant trois secondes (*expiration*), puis les écarter et les élever des deux côtés de la tête. Il les maintient ainsi trois secondes (*inspiration*), puis abaisse les bras et recommence le premier mouvement.

Ces mouvements, qu'on s'efforce d'accorder avec ceux faits sur la langue (en ayant soin que l'élévation des bras coïncide avec la langue au dehors de la bouche), doivent être répétés, comme eux, 16 à 20 fois par minute.

Il est bien entendu que ces procédés accessoires sont subordonnés aux tractions de la langue et ne *doivent pas les remplacer.*

Des *inhalations d'oxygène,* si on peut s'en procurer, rendront également grand service.

SOINS APRÈS RETOUR À LA VIE. Coucher le malade dans un lit bien chaud, la tête élevée ; lui donner des grogs chauds par cuillerées, des lavements de café et *surveiller attentivement sa respiration,* car il n'est pas rare, surtout si la période d'asphyxie a été longue, de voir la respiration s'arrêter de nouveau. La traction de la langue serait alors renouvelée.

SOINS PARTICULIERS
SUIVANT LES VARIÉTÉS D'ASPHYXIE :

I. *Asphyxie par le charbon et les cuves de fermentation alcoolique (acide carbonique et oxyde de carbone).* — HYGIÈNE PRÉVENTIVE. Ne pas employer de poêles à combustion lente, surtout la nuit. Ne pas fermer les cheminées par des plaques de fer. Aérer les salles où fermentent des fruits (fruitiers, fabrication de cidre, poiré, vin). — TRAITEMENT. Le malade étant placé à l'air pur, *la tête et la poitrine élevées,* on lui fait respirer des sels, puis des tractions de la langue. (V. p. 38.)

II. *Asphyxie par l'électricité.* — Pour mesures préalables, V. ÉLECTRIQUES (Accidents).

III. *Asphyxie par le gaz des fosses d'aisances et des égouts.* — HYGIÈNE PRÉVENTIVE. Ne pénétrer dans une fosse qu'après y avoir descendu une lumière et avoir constaté qu'elle y brûle, ce qui indique la possibilité de la respiration. — TRAITEMENT. Air pur, asperger la figure avec de l'eau vinaigrée froide. Faire respirer une compresse trempée de vinaigre, puis saupoudrée fortement de *chlorure de chaux.* Traction de la langue. (V. p. 38.) — Ne pas oublier que pénétrer dans une pièce où l'air est irrespirable, avant qu'elle ait été aérée, c'est augmenter le nombre des victimes, sans bénéfice pour elles.

IV. *Asphyxie par le gaz d'éclairage.* — HYGIÈNE PRÉVENTIVE. Ne pas souffler un bec de gaz, mais le fermer. Ne pas laisser un bec en veilleuse, un courant d'air suffisant alors à l'éteindre. Veiller soi-même à la fermeture du compteur. En cas d'odeur de gaz, établir un courant d'air entre deux fenêtres et ne chercher la fuite de gaz avec une lumière. — TRAITEMENT. Air frais (ouvrir portes et fenêtres). — Tractions rythmées de la langue (v. p. 38), puis faire respirer de l'ammoniaque ; sinapismes aux jambes, lavement de café, *inhalations d'oxygène.*

V. *Asphyxie des nouveau-nés.* — SIGNES. Dans l'*asphyxie bleue,* la peau et la langue sont violacées ; dans l'*asphyxie blanche,* elles sont pâles, mais, en tout cas, le corps est inerte, les battements du cœur très faibles, imperceptibles, les respirations insensibles ou rares. — TRAITEMENT. Il importe d'autant plus d'agir que les deux tiers des enfants reviennent à la vie si l'on intervient avec promptitude : désobstruer les voies aériennes avec le doigt, chatouiller le nez avec une barbe de plume, faire les tractions rythmées de la langue (v. p. 38), pendant qu'une autre personne flagelle l'enfant, le frictionne avec des linges chauds et le place dans un bain sinapisé*.

VI. *Asphyxie des noyés.* — SOINS PRÉLIMINAIRES. Enlever rapidement les vêtements, en les coupant si c'est nécessaire. Coucher le malade *sur le dos* en le tournant un peu sur le côté droit ; enlever avec le doigt les mucosités ou le sable qui peuvent se trouver dans la bouche ; pencher légèrement la tête et essayer de faire rejeter une partie du liquide absorbé en introduisant l'index au fond de la gorge pour provoquer par des vomissements l'expulsion de l'eau qui se trouve dans l'estomac. Puis faire les tractions de la langue. (V. p. 38.)

SOINS ACCESSOIRES. Les autres personnes enveloppent le malade dans une couverture ou un peignoir de laine. On remplira d'eau bien chaude un cruchon ou une bouillotte et, en la tenant à deux mains pour qu'elle ne pèse pas trop sur le malade, on la promènera sur la poitrine, sur le bas-ventre, le long de l'épine dorsale, en s'arrêtant plus longtemps au creux de l'estomac et aux plis des aisselles ; on l'appliquera également à la plante des pieds.

On aura soin de se régler sur la température extérieure. Il faut veiller à ce que le corps du noyé ne soit pas exposé à une température supérieure à 35° C.

Quoique l'eau de la bouillotte puisse être à

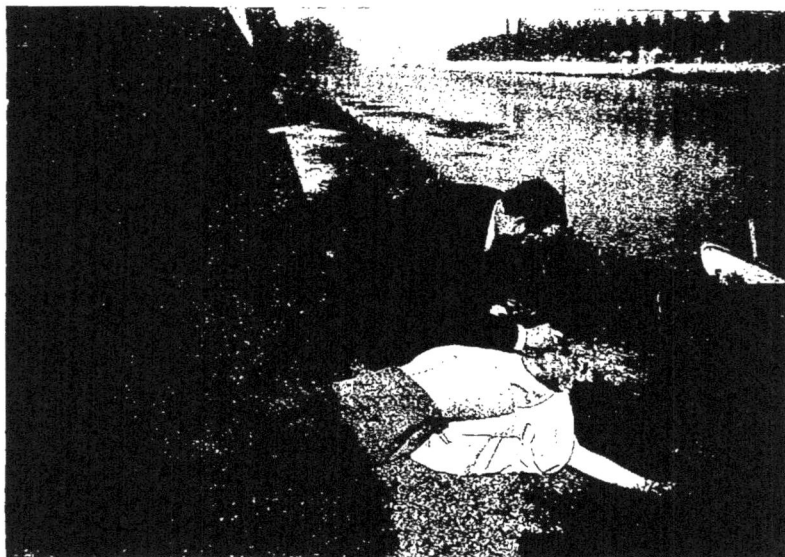

Fig. 51. — Asphyxie. — Tractions de la langue.

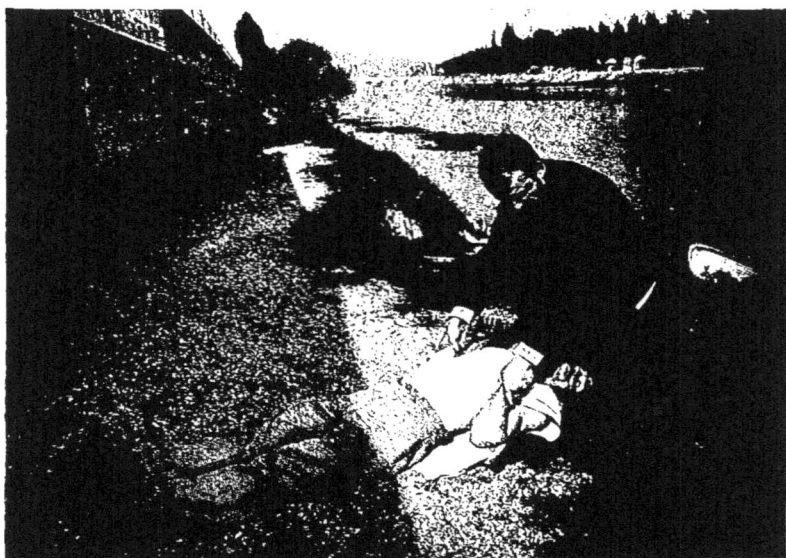

Fig. 52. — Asphyxie. — Procédé Sylvester : 1er mouvement (*expiration*).

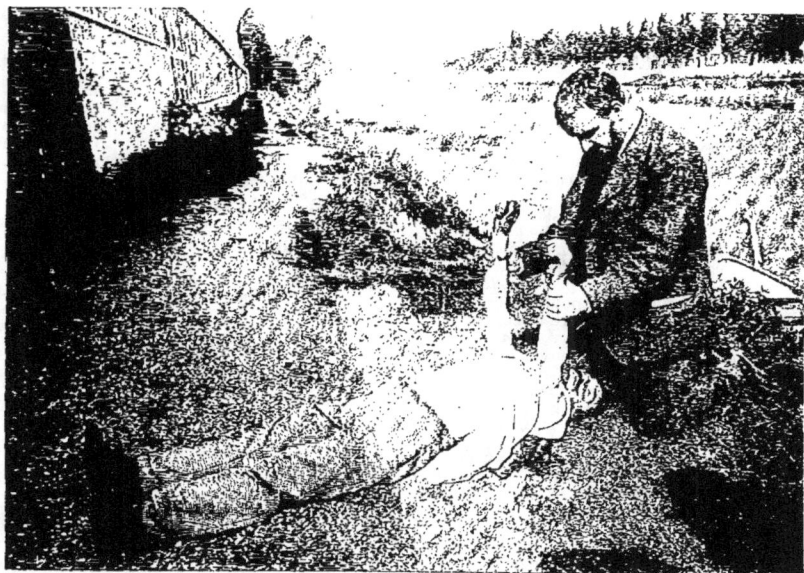

Fig. 53. — Asphyxie. — Procédé Sylvester : mouvement intermédiaire.

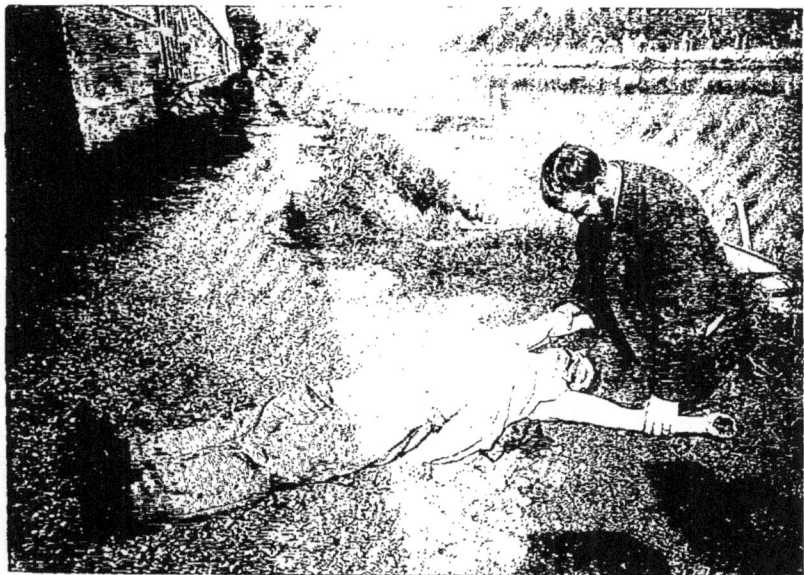

Fig. 54. — Asphyxie. — Procédé Sylvester : 2ᵉ mouvement (*inspiration*).

une température plus élevée, cette chaleur, dont l'action ne s'exerce qu'au travers d'une couverture ou d'un peignoir de laine, ne peut avoir aucun inconvénient.

A ces moyens on ajoutera, pour développer la chaleur, des frictions assez fortes, à l'aide de tampons de laine chaude, sur les côtés de l'épine du dos, ainsi que sur les membres. Ces frictions seront faites avec ménagement à la région du cœur, au creux de l'estomac, aux flancs et au ventre.

On brossera doucement, mais longtemps, la plante des pieds, ainsi que la paume des mains.

SOINS APRÈS LE RETOUR À LA VIE. Si l'on s'aperçoit que le noyé *fait des efforts pour respirer,* il faut discontinuer, pendant quelque temps, toute manœuvre qui pourrait comprimer la poitrine ou le bas-ventre et contrarier leurs mouvements. Si un noyé, *ayant déjà repris connaissance,* paraît éprouver beaucoup de difficulté à respirer, et si l'on remarque qu'il lui sort de l'écume par la bouche ou par le nez, on tâchera de provoquer des vomissements en chatouillant le fond de la gorge à l'aide d'une plume d'oie.

Il ne faut pas donner de boisson à un noyé avant qu'il ait repris ses sens et qu'il puisse facilement avaler. Cependant, on peut, en vue de le ranimer, lui introduire dans la bouche quelques gouttes d'eau de mélisse.

Quand *le noyé est revenu à lui,* il faut le coucher dans un lit bassiné et l'y laisser reposer le temps utile.

Si l'on porte le noyé à l'hôpital, prendre les précautions nécessaires pour le soustraire à l'action du froid.

Si, *pendant le sommeil,* la face du malade, de pâle qu'elle était, se colore fortement; si, après avoir été éveillé, le malade retombe aussitôt dans un état de somnolence, on lui appliquera des sinapismes en feuilles ou en pâte entre les épaules, ainsi qu'à l'intérieur des cuisses et aux mollets. (Conseil d'hygiène, 9 juillet 1897.)

VII. *Asphyxie des pendus.* — Couper le nœud, *sans attendre la police,* comme on le fait trop souvent, par suite d'un préjugé absurde. Soutenir le corps pour éviter une chute, puis employer le traitement ci-dessus des noyés.

Aspiration (Appareil à). — L'ap-

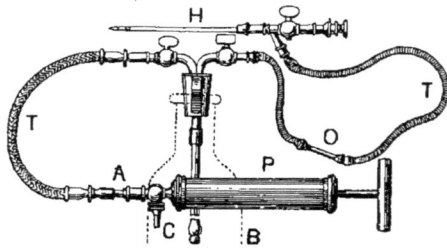

Fig. 55. — Aspirateur de Potain.

pareil le plus employé est celui du professeur Potain, représenté par la figure 55.

DISPOSITIF. Il se compose essentiellement d'un corps de pompe P avec lequel on fait le vide dans une bouteille B, qui est mise en communication par un tube de caoutchouc T avec une aiguille H, qu'on plonge dans la cavité dont on désire retirer le liquide; celui-ci se trouve ainsi aspiré dans la bouteille. Le tube en verre O permet de voir si le liquide est aspiré. — PRINCIPALES APPLICATIONS. Pleurésie, abcès par adénite suppuré, kyste.

Assa fœtida (ou Asa). — Médicament constitué par une gomme résine extraite d'une plante de la famille des Ombellifères.

ACTION. Antispasmodique puissant, régulateur des règles et vermifuge. — MODE D'EMPLOI. *Lavement.* Assa fœtida, 4 gr.; un jaune d'œuf et 250 gr. de décoction de guimauve. *Pilules.* Assa fœtida et camphre, aa 0 gr., 10; savon, q. s. pour une pilule, dont on prendra une à six.

Assainissement. — V. AIR, CITERNE, LIEUX, PALUDISME, VIDANGE.

Association de médicaments. — Certaines personnes consultent plusieurs médecins à l'insu l'un de l'autre et croient bien faire en associant les médicaments prescrits par chacun d'eux; quelquefois, elles emploient simultanément les drogues inscrites sur une ancienne et sur une récente ordonnance, d'où un double danger : 1° certaines drogues ont une action identique sous des noms différents; ex. : *belladone* et *atropine*, *opium* et *morphine* ou *codéine*, et, réunies, peuvent former une dose toxique; 2° d'autres ont une action inverse et qui, par suite, s'annule; 3° d'autres, en se réunissant dans l'estomac ou l'intestin, peuvent produire des substances nouvelles nuisibles.

Assoupissement après les repas. — Cet état indique, chez les personnes jeunes ou d'âge moyen, dans notre climat, une digestion stomacale laborieuse. On luttera avec succès contre la somnolence par des ablutions d'eau froide sur le visage, la régularité des selles, la promenade, l'usage du thé ou du café (ce dernier agira plus activement s'il est pris sans sucre). Lorsque l'assoupissement se produit chez les vieillards portés à la congestion, il doit être combattu par les moyens précédents; si, au contraire, il supplée chez les personnes âgées, mais anémiques, à une insuffisance de sommeil nocturne, il doit être respecté.

Asthme (du grec *asthma*, respiration difficile). — Maladie caractérisée par

des crises nerveuses d'oppression, accompagnées ou non de bronchite.

SIGNES. Réveil brusque dans les premières heures de la nuit par une vive oppression :

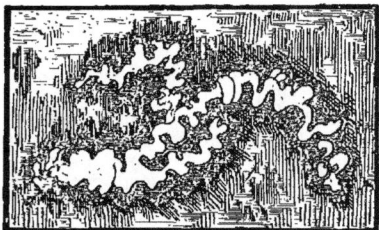

Fig. 56. — Crachat d'asthmatique.

constriction à la poitrine, inspiration incomplète, expiration lente, sifflante, convulsive, si pénible qu'on cherche à la faciliter par les positions les plus variées; la face est couverte de sueurs, les lèvres sont violacées. L'accès dure un quart d'heure à plusieurs heures, il se termine par des crachats humides ou, au contraire, secs, ressemblant à du vermicelle (*fig.* 56). Lorsque la bronchite coïncide avec l'asthme, aux accès s'ajoutent des quintes de toux. — MARCHE. Ordinairement les accès se produisent par séries plus ou moins rapprochées qui durent quelques jours ou quelques semaines et dont l'ensemble constitue l'*attaque d'asthme*. La coïncidence d'une bronchite accroît la gêne respiratoire. L'emphysème (v. ce mot) est une conséquence fréquente de l'asthme, ainsi que certaines lésions du cœur*.
— CAUSES : 1° PRÉDISPOSANTES : L'asthme se produit à tout âge et de préférence chez l'homme. Il est souvent une

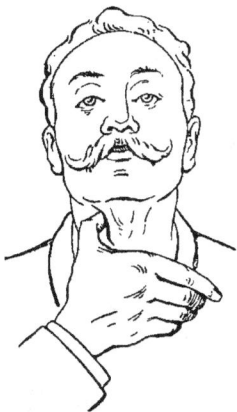

Fig. 57. — Compression d'un nerf pneumogastrique.

des formes de l'hérédité arthritique ; il peut alterner avec l'urticaire et certaines névroses (épilepsie, hystérie, manie). 2° OCCASIONNELLES. Odeurs, poussières, rire violent, refroidissement, conditions de l'appartement sans que jusqu'ici on ait pu déterminer de règle générale, l'inconvénient étant purement spécial à certaines personnes et même à une période donnée de leur existence. — TRAITEMENT : 1° DE L'ACCÈS. Ouvrir largement les fenêtres. Compression d'un nerf pneumogas-

trique au niveau du cou (*fig.* 57) par le malade lui-même ou application de glace sur son trajet. Fumigations de papier nitré, de papier ou de cigarettes au datura, au camphre. Sinapismes aux membres inférieurs et bains de pieds chauds. Café très fort tous les quarts d'heure. 2° GÉNÉRAL PRÉVENTIF. Iodure de potassium, préparations arsenicales. *Eaux minérales :* Mont-Dore, Cauterets, Royat, Saint-Honoré.

Asthme d'été. — V. FOINS (Fièvre de).

Astigmatisme. — V. RÉFRACTION (Maladie de la).

Astringents. — Médicaments qui produisent un resserrement des tissus et des orifices. Il en existe trois variétés : 1° *acides* très étendus : eau de Rabel (v. SULFURIQUE), citron ; 2° *sels :* alun, acétate de plomb*; 3° *tanin :* feuilles de noyer, de chêne, fleurs de rose, fruits de coing, racine de ratanhia.

Asystolie (du grec *a*, pas, et *systolé*, systole). — Oppression due à une maladie du cœur*.

Ataxie (du grec *a*, pas, et *taxis*, ordre). — Désordre, irrégularité de la force musculaire par lésion cérébrale.

Ataxie locomotrice. — Maladie de la moelle épinière.
SIGNES : 1° PÉRIODE DE SOUFFRANCE. Ordinairement crises, pendant plusieurs jours, de *douleurs* fulgurantes (rapidité de l'éclair) ou térébrantes dans les membres inférieurs, avec intervalles plus ou moins prolongés de repos. Quelquefois, douleurs en ceinture au tronc, douleurs dans les doigts auriculaire et annulaire, à la face, à la nuque, crampes d'estomac avec vomissements, douleurs dans la vessie, les reins, dans l'intestin, au niveau du cœur. *Paralysies :* dilatation de la pupille, abaissement de la paupière supérieure, vue double, strabisme, affaiblissement progressif de la vue, bourdonnements d'oreilles, toux coqueluchoïde avec sensation d'étouffement. 2° PÉRIODE D'ATAXIE PROPREMENT DITE. Abolition progressive de la coordination des mouvements, impossibilité de *graduer* la force, la direction et l'étendue d'un mouvement avec *conservation* de la puissance musculaire. Le malade lance ses jambes en avant et en dehors et frappe le sol avec ses talons. Lorsque l'ataxie atteint les membres supérieurs (ce qui est rare et tardif), le malade devient maladroit. Le toucher et la douleur sont atténués. 3° PÉRIODE DE PARALYSIE. Avec atrophie musculaire, diarrhée, cachexie rapide. — MARCHE. Ordinairement lente et progressive (15 à 20 ans). Guérison possible.
— CAUSES. Pour Fournier, syphilis dans beaucoup de cas, d'où l'indication de traitement spécial. — TRAITEMENT. *Calmants :* antipyrine, morphine, chloral, sulfonal, bains chauds prolongés, pulvérisation d'éther, de chlorure de méthyle. Pendaison avec un appareil spécial et avec de grandes précautions. Voir figure à COLONNE vertébrale (Déviation de la).

Une diminution très notable des douleurs fulgurantes se produit lorsqu'on enveloppe les membres inférieurs de bandes de flanelle depuis les orteils jusqu'à mi-cuisse. La douleur en ceinture s'affaiblit également lorsqu'on comprime la région avec une large bande de flanelle.

Le Dʳ Adler, de Breslau, fait porter aux ataxiques des genouillères élastiques qui, en augmentant la résistance des articulations du genou, améliorent grandement la marche.

Athérome. — Altération des artères ; dégénérescence graisseuse de leur tunique interne qui se rompt ou, au contraire, s'infiltre de sels calcaires. Ceux-ci forment des plaques dures qui, en se réunissant, donnent à l'artère une rigidité osseuse (artère en tuyau de pipe). Trois résultats peuvent être la conséquence de cet état : 1° la dilatation limitée de l'artère, *anévrisme ;* 2° puis sa rupture, *hémorragie ;* 3° la coagulation du sang provoquée par l'irrégularité de la paroi, *thrombose,* avec mortification du tissu arrosé par l'artère, *gangrène.* (V. aux mots en italiques.)

SIGNES. Dureté, irrégularité, flexuosité des artères, notamment de la radiale et de la temporale ; pouls irrégulier, brusque ou faible. — COMPLICATIONS. Rénales, cardiaques, cérébrales* (hémorragie ou ramollissement). — CAUSES. Alcoolisme, arthritisme (notamment diabète), syphilis, vieillesse. — HYGIÈNE PRÉVENTIVE. Sobriété, exercice* régulier quotidien, *toute la vie.* V. à l'*Appendice.*

Athrepsie. — Maladie des nourrissons.

CAUSES : Parents mal portants, lait altéré ou alimentation prématurée avec substances indigestes pour les bébés. — TRAITEMENT : 1° *préventif.* Lait pur à intervalles réguliers, de préférence d'une bonne nourrice ; propreté rigoureuse du biberon. (V. ce mot.) Continuer le lait jusqu'à 12 mois. (V. ALLAITEMENT.) 2° *curatif.* Acide lactique, eau de chaux, bismuth. (V. ENTÉRITE.) Remplacement pendant quelques heures du lait par de l'eau minérale. Enveloppement ouaté, bains chauds.

Atoxyl. — V. à l'*Appendice.*

Atrophie (du grec *a,* pas. et *trophé.* nourriture). — Amaigrissement dû à l'anémie, à l'immobilisation dans un appareil (fracture*), à une maladie nerveuse.

L'électrisation fait souvent disparaître l'atrophie, au moins dans les premiers cas.

L'atrophie peut frapper tous les tissus. V. les figures aux mots PARALYSIE faciale, PARALYSIE infantile.

Atropine. — V. BELLADONE.

Attaque d'apoplexie. — V. APOPLEXIE.

Attaque de nerfs. — V. NERFS.

Attelle. — V. FRACTURE.

Aulus (Ariège). — Petite station d'eaux minérales sulfatées calciques (1 gr., 8 de sulfate de chaux), ferrugineuses, froides et tièdes ,17° à 20°). Altitude, 762 m. Saison, 15 mai-15 octobre.

MODE D'EMPLOI et INDICATIONS. V. Eaux MINÉRALES calciques.

Auscultation (du latin *auscultare,* écouter). — Action par le médecin d'écouter les bruits normaux ou anormaux du cœur ou du poumon. Cet examen est très délicat et demande de longues études comparatives ; il est donc exclusivement réservé au praticien.

Automobilisme (Hygiène de l'). — V. à l'*Appendice.*

Autoplastie (du grec *autos,* soi-même, et *plassein,* façonner). — Réparation d'une perte de substance de la peau par un emprunt fait aux parties voisines.

Autopsie (du grec *autos,* soi-même, et *opsis,* vue). — Examen de toutes les parties d'un cadavre, ayant pour but de déterminer les causes de la mort. L'ouverture peut être limitée à une partie ou au moins restreinte du corps. Les médecins ne peuvent y procéder que : 1° du consentement de la famille ; 2° après en avoir prévenu l'officier de police (art. 5 et 6 de l'ordonnance de police du 14 messidor an XII) : 3° après vérification du décès et en présence de l'officier de santé chargé de constater ledit décès.

Avalés (Corps étrangers). — V. GORGE, ŒSOPHAGE (Corps étrangers).

Aventure (Mal d').— V. PANARIS.

Aveugle. — Il existe en France près de 40 000 aveugles ; or, sur ce nombre, plus de la moitié doivent leur affection à l'ophtalmie purulente ; cette maladie, qui fait souvent son apparition après la naissance, peut cependant être prévenue par des soins à la portée de tous, et elle est facilement curable si elle est soignée énergiquement dès le début. V. YEUX et NOUVEAU-NÉ.) Beaucoup d'aveugles ont aussi perdu la vue à la suite d'une variole, maladie évitable par excellence, grâce à la vaccination.

L'hospice des Quinze-Vingts reçoit gratuitement tous les Français atteints d'affection oculaire, à condition de faire adresser à son directeur par le maire de la commune : 1° une demande indiquant nom, prénoms, âge et profession: 2° un certificat de médecin; 3° un extrait du rôle des contributions et un certificat d'indigence. V. à l'*Appendice*.

Avoine (Gruau d'). — Semence d'avoine. Médicament adoucissant (toux) et analeptique (convalescence).— MODE D'EMPLOI. Tisane, 20 grammes par litre en décoction.

Avortement. — V. COUCHES (Fausses).

Ax (Ariège). — Petite ville d'eaux sulfurées sodiques. Plus de cinquante sources, dont la température varie de 77° à 25°. Altitude 716 mètres. Climat à variations brusques. Saison, 15 mai-15 octobre.

ACTION CURATIVE. Celle des eaux MINÉ-RALES sulfureuses. Certaines sources sont sédatives et peuvent être employées chez des individus excitables.

Axonge. — Graisse de porc ayant subi une préparation spéciale. On lui incorpore différents médicaments pour former des onguents et des pommades. Elle est souvent remplacée actuellement par la vaseline, qui ne rancit pas.

Azotate. — V. aux bases. Ex.: Azotate d'argent. V. ARGENT.

Azote (Protoxyde d').— Gaz employé comme anesthésique pour les petites opérations (dents).

Azotique ou **nitrique** (Acide).— Caustique employé pour détruire les poireaux et les verrues.

Azyme (Pain). — V. PAIN.

B

Bacille (du latin *bacillum*, bâtonnet). — Variété de microbe. V. ce mot.

Bactérie (du grec *baktêrion*, petit bâton). — Variété de microbe. V. ce mot.

Badiane [anis étoilé] (*fig.* 58). — Fruit employé comme stimulant et stoma-

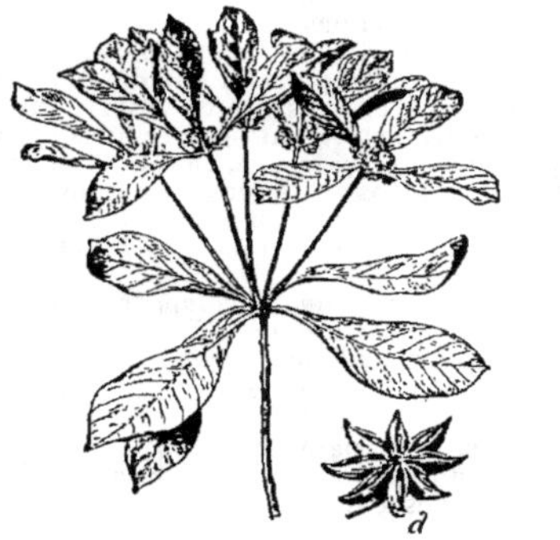

Fig. 58. — Badianier.
a. Fruit, dit *anis étoilé*.

chique en infusion, d'un goût agréable (10 gr. par litre). Il sert aussi pour la fabrication de l'anisette.

Bagnères-de-Bigorre (Hautes-Pyrénées). — Ville d'eaux sulfatées calciques (1 gr., 83) chaudes (51°-18°). Altitude, 580 mètres. Climat doux et humide; saison, juillet à octobre. Ressources nombreuses, casino, excursions.

MODES D'EMPLOI. Ceux des eaux MINÉRALES calciques; surtout sous forme de bains. — INDICATIONS. Celles des eaux minérales calciques, notamment chez les nerveux surexcités avec dépression des forces.

Bagnoles-de-l'Orne (Orne). — Station d'eaux thermales simples (27°). Climat doux; saison, 15 mai—15 octobre. Ressources limitées, vie calme.

MODES D'EMPLOI ET INDICATIONS. V. Eaux MINÉRALES thermales.

Bagnols (Lozère). — Petite station d'eaux sulfurées calciques chaudes (60°). Altitude, 941 mètres. Climat variable. Ressources modestes.

INDICATIONS. Celles des Eaux MINÉRALES sulfureuses.

Baignoire. — Les baignoires sont ordinairement en zinc; ce métal étant altéré par certaines substances médicamenteuses, notamment par les gaz qui se dégagent dans les bains sulfureux, il y a lieu de ne donner cette sorte de bain que dans des baignoires émaillées ou de marbre. Il ne faut cependant rien exagérer, l'action nuisible ne se produisant qu'après plusieurs bains. V. à ALIÉNATION mentale les modifications apportées aux baignoires pour cet'e maladie.

Bâillement. — Inspiration profonde et longue, *involontaire*, avec écartement des mâchoires et suivie d'une expiration prolongée. Le bâillement est provoqué par la faim, l'ennui, le besoin de dormir, l'imitation ou même le souvenir. Pour Littré et Robin, il aurait pour effet d'introduire une plus grande quantité d'air dans le poumon et de le proportionner à la quantité de sang qui a besoin d'être revivifiée. Dans certaines affections de la gorge accompagnées de douleurs d'oreilles et d'affaiblissements de l'ouïe, des bâillements successifs soulagent le malade.

Bain (Chauffe-). — Appareil destiné à chauffer l'eau des bains.

VARIÉTÉS. Le chauffe-bain le plus simple est un récipient en fer battu, terminé par une cheminée en tôle; après y avoir introduit du charbon de bois allumé, on le place au centre de la baignoire, préalablement remplie d'eau, qui atteint la température nécessaire en trois quarts d'heure environ.

Le *thermosiphon*, qui consomme du charbon, du coke ou du bois, est adapté à l'une des extrémités de la baignoire, avec laquelle il communique par deux ouvertures : l'eau froide pénètre par l'une et sort chaude par l'autre ; la préparation du bain dure une demi-heure.

Les chauffe-bains à *colonne*, qui, suivant les modèles, marchent au gaz ou au charbon, sont des appareils isolés de la baignoire, dans laquelle ils versent de l'eau chaude dix minutes environ après l'allumage. V. aussi CHAUFFAGE.

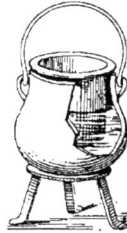

Bain-marie. — Récipient placé sur un feu et rempli d'eau bouillante dans laquelle on plonge le vase contenant la substance qu'on désire chauffer et qui s'altérerait au contact direct du feu (*fig.* 59). On cuit ainsi, notamment, les substances très volatiles.

Fig. 59.
Bain-marie.

Bains. — Un *bain* est le séjour plus ou moins prolongé d'une partie du corps ou de celui-ci tout entier dans un milieu autre que l'atmosphère ordinaire. Il existe trois sortes de bains : 1° *liquides* (bains proprement dits), formés d'eau simple ou additionnée de substances médicamenteuses ou dans laquelle on fait passer un courant électrique; 2° *gazeux* (air chaud, air comprimé, vapeur d'eau); 3° *solides* (sable, boue, marc de raisin).

Bains liquides : I. *Simples complets.* — TEMPÉRATURE. L'eau peut être au-dessous de 25°, *bain froid*, très tonique; de 30° à 35°, *bain tiède*, calmant, puis débilitant si trop prolongé ou trop fréquent; ou de 35° à 40°, *bain chaud*, d'abord excitant, puis déprimant.

DURÉE. Pour le bain chaud ou froid, la moyenne varie entre dix à trente minutes; au delà d'une heure, le bain est *prolongé*.

QUANTITÉ D'EAU. 250 à 300 *litres* pour adulte.

PRÉCAUTIONS : 1° *Générales* pour *tous les bains*. Ne pas se baigner moins de trois heures après les repas; comme, d'autre part, les individus faibles ne doivent pas se baigner à jeun, les heures à préférer sont 10 heures du matin et 5 heures de l'après-midi.

2° *Spéciales aux bains froids à eau courante.* Ne pas attendre que le corps ne soit plus en sueur pour se baigner dans l'eau froide, mais simplement que la respiration soit normale. Ne pas prendre de bain si l'on se sent fatigué ou si l'on a froid (possibilité de congestion cérébrale, cardiaque ou pulmonaire, par insuffisance de réaction). Se hâter de se plonger le corps tout entier dans l'eau et y faire de l'exercice (nage de préférence); en faire encore après s'être rhabillé. Au cas de soleil, se préserver la tête avec un chapeau. Un bain de pieds chaud est utile après un bain de mer. Un bain froid a été trop long lorsque l'individu sort de l'eau avec un frisson, un tremblement des membres, le claquement des dents, le visage pâle, les lèvres, les mains et les pieds violacés.

3° *Spéciales aux bains froids de baignoires* dans les *maladies fébriles* (méthode de Brand). Ces bains sont pris à une température qui varie de 30° à 18°. Chez les *adultes*, on les donne à 20° et d'une durée de quinze minutes, toutes les trois heures, tant que la température, prise dans l'anus trois heures après le bain, ne descend pas au-dessous de 39°. Chez les *enfants*, le premier bain sera donné à 28°, les suivants à 21°, pendant une durée de cinq à dix minutes, en cessant, du reste, plus tôt en cas de frisson. Avant l'entrée dans le bain et pendant qu'il s'y trouve, on fera prendre au malade quelques cuillerées d'un grog froid, et au commencement, au milieu et à la fin, on lui fera une affusion froide sur la tête et la nuque.

Au sortir du bain, envelopper le malade dans une couverture de laine et mettre une boule d'eau chaude aux pieds.

4° *Spéciales aux bains chauds.* Il faut se hâter de sortir d'un bain si la face devient rouge, si des palpitations se produisent, ainsi que du mal de tête, des bourdonnements d'oreilles, des éblouissements : un évanouissement ou une congestion cérébrale sont à craindre. En cas d'accident de ce genre, il faut ouvrir la fenêtre, jeter de l'eau froide sur la tête et se hâter de retirer la personne du bain. On évitera ces accidents en entourant la tête avec une serviette trempée dans de l'eau froide et refroidie à nouveau dès qu'elle s'échauffe.

INDICATIONS ET CONTRE-INDICATIONS : 1° *Des bains froids à eau courante.* Ils sont utiles à tous comme excitant de la nutrition générale, quel que soit l'âge, à condition que leur durée soit courte pour les vieillards, les femmes en état de grossesse, les petits enfants ; ces derniers y seront préparés par des affusions froides. Ces bains sont spécialement recommandés aux lymphatiques, scrofuleux, chlorotiques, constipés, dyspeptiques, nerveux (pour ces derniers, bains de rivière seuls). Les contre-indications sont les maladies de la peau, du cœur et des gros vaisseaux. (V. aussi MER [Bains de].)

2° *Des bains froids de baignoire* dans les maladies à *fièvre élevée*. Ils abaissent la température, calment le système nerveux, régularisent la circulation et la respiration, accroissent l'excrétion de l'urine et par suite des toxines : *fièvre typhoïde*, broncho-pneumonie infantile, rhumatisme cérébral, fièvres éruptives, méningite, delirium tremens. Les contre-indications sont : la pneumonie double et les maladies de cœur, le diabète et le mal de Bright, lorsqu'ils coexistent avec l'affection fébrile.

3° *Des bains tièdes ou tempérés*. Au point de vue de la simple propreté, ils ont perdu de leur intérêt pour les personnes qui se tubent chaque jour, mais sont toujours utiles comme calmants, notamment dans la grossesse, dans les maladies des voies urinaires, les hémorroïdes douloureuses, certaines maladies nerveuses ou fébriles (broncho-pneumonie).

4° *Des bains chauds*. Ils agissent comme excitants, révulsifs, dérivatifs, en congestionnant la peau, mais doivent être prescrits et surveillés par un médecin : rhumatismes chroniques, maladies cutanées chroniques, avec sécheresse de la peau, diarrhée chronique. (V. Eaux MINÉRALES * thermales.) Les contre-indications sont la tendance aux congestions du cerveau, du cœur, des poumons, les maladies aiguës.

II. *Simples partiels*. — Trois variétés : bains de bras, de pieds et de siège. Suivant leur température, ils sont froids, tempérés ou chauds comme les bains complets, et possèdent des propriétés analogues. On trouvera leurs indications aux divers états ou maladies pour lesquels on les utilise. V. BRÛLURE, ENTORSE, GOUTTE, HÉMORROÏDES, PHLEGMONS, PÉDILUVE (bain de pieds), RÈGLES.

III. *Médicamenteux et électriques*. — V. ALCALIN (Bain), AMIDON, ARSENIC, BARÉGES artificiel, BOURBONNE artificiel, ÉLECTRO-THÉRAPIE, FERRUGINEUX, GÉLATINE, IODURE, MER artificiel, MERCURE (sublimé), MOUTARDE (sinapisé), RADIANTE (chaleur), SAVON, SEL, SON, SULFUREUX (Bain), TILLEUL.

Bains gazeux et de vapeur. — On emploie l'air chauffé (*étuve sèche*), la vapeur d'eau (*étuve humide*) ou différents gaz (oxygène, acide carbonique). Pour l'air comprimé et raréfié, v. AÉROTHÉRAPIE.

I. *Bains d'étuve sèche*. — MODE D'EMPLOI. Il existe des chambres dans les hammams (v. plus loin), où l'air chaud entoure l'individu tout entier, y compris la tête ; mais, généralement, on se contente de l'asseoir nu sur un fauteuil spécial et de l'entourer jusqu'au cou dans une sorte de boîte (*fig. 60*) ou

simplement avec deux couvertures de laine. Une lampe à alcool à plusieurs becs est placée sous le siège, qui est percé de trous par lesquels passe l'air chaud. Ces trous sont garnis

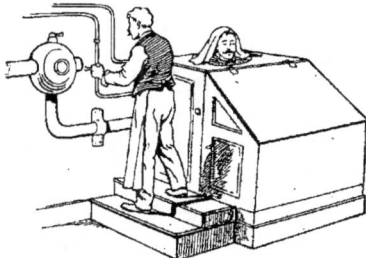

Fig. 60. — Boîte pour bain isolé d'*étuve sèche* ou *humide*.

de linge pour protéger les fesses et les jambes du malade contre la chaleur. De dix en dix minutes, on lui fait boire de l'eau froide, et on a soin d'ouvrir une fenêtre lorsque la sueur est établie, pour qu'il respire facilement. On termine par une immersion dans une piscine à 12° ou une douche.

VARIÉTÉS DE TEMPÉRATURE SUIVANT EFFET DÉSIRÉ : 1° *Effet excitant sudorifique* (38°-42°). Surveiller avec un thermomètre, et dès que la température s'accroît éteindre un bec. La peau rougit et se gonfle, la circulation de la peau s'accélère et la sueur se produit, mais le pouls reste calme et le malade doit éprouver du bien-être. Si, au contraire, il se sent mal à l'aise, souffre de maux de tête, il faut lui placer une compresse d'eau froide sur le front. La durée varie entre une demi-heure et une heure.

2° *Effet révulsif* (45°-55°). La transpiration ne pouvant contre-balancer la température, la chaleur du corps s'accroît de 1° à 3° et, avec elle, la rapidité de la circulation, qui arrive à gêner la respiration ; la face rougit, des tintements d'oreilles, des éblouissements et même une perte de connaissance par congestion cérébrale peuvent se produire, si l'on ne modère pas la lampe. L'évanouissement se produit, au contraire, quelquefois, par syncope, après l'immersion dans l'eau ou la douche. La connaissance de ces accidents fait comprendre que la durée de l'étuve très chaude doit être courte (maximum, 20 à 30 minutes) et qu'*elle ne doit jamais être employée sans ordonnance* et surveillance.

INDICATIONS. Comme amaigrissant dans l'obésité. Comme préventif chez les personnes qui ont de la susceptibilité des voies respiratoires, contre les rhumatismes chroniques et les névralgies.

BAINS D'ÉTUVE SÈCHE PARTIELS. Rhumatisme, hydarthrose, névralgies.

BAINS TURCO-ROMAINS [hammam] (*fig. 61*). Les bains turco-romains, dont il existe plusieurs établissements à Paris, sont composés de diverses salles où l'on passe successivement : 1° le *tepidarium*, étuve sèche dont la température est de 60° et où l'air chaud arrive par des ouvertures ménagées à la partie inférieure d'une sorte de table circulaire

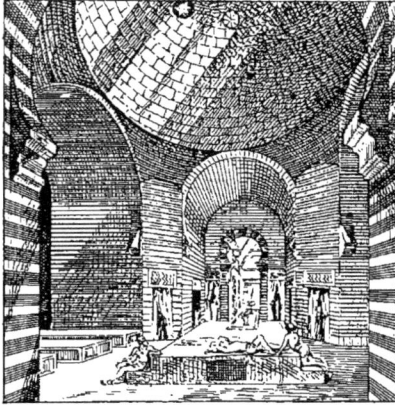

Fig. 61. — Bain commun d'*étuve sèche* (hammam).

centrale ; le baigneur, nu ou couvert d'un pagne, s'y promène ou s'y assied sur des divans de marbre ou des fauteuils en bois, buvant de temps en temps quelques gorgées d'eau fraîche ; 2° le *caldarium*, où la chaleur est très forte (80°) et dans lequel on ne reste que quelques instants, si on le juge utile pour activer la transpiration ; 3° la *salle de massage* ; 4° le *lavatorium*, où les garçons savonnent le baigneur à l'eau chaude, avant qu'il se jette dans une piscine froide ou se mette sous la douche.

INDICATIONS. Obésité, rhumatisme chronique, goutte, entorse.

BAINS D'ÉTUVE SÈCHE AVEC FUMIGATIONS. V. FUMIGATIONS.

II. **Bains de vapeur ou d'étuve humide.** — I. DISPOSITIF AVEC VAPEURS NATURELLES OU NÉCESSITANT UN GÉNÉRATEUR DE VAPEUR. La vapeur provient soit d'eaux MINÉRALES thermales, soit d'eau chauffée dans une chaudière et qui arrive dans la pièce par un robinet. La salle de bain, dont le sol est treillissé de façon à permettre l'écoulement de la vapeur d'eau condensée, peut être disposée pour recevoir à la fois plusieurs personnes, ou une seule : le malade s'étend alors sur un lit de bois. Le bain peut, enfin, être pris dans une *caisse* avec ouverture pour la tête (procédé le plus ordinaire dans les villes) (*fig.* 60).

II. DISPOSITIFS DE CAMPAGNE SANS GÉNÉRATEUR DE VAPEUR (pour bain dans le lit même). *Procédé des boules.* Coucher le malade simplement vêtu de sa chemise sur une couverture de laine ; entourer de serviettes mouillées quatre cruchons de grès, pleins d'eau bouil-

lante, et en placer deux aux pieds et deux sur les côtés du malade, puis rabattre la couverture sur lui ; ajouter une ou deux couvertures et, si possible, un édredon.

III. VARIÉTÉS DE TEMPÉRATURE SUIVANT EFFET DÉSIRÉ : I. *Effet sudorifique* (36°-40°). II. *Effet excitant révulsif* (45°-75°). L'action et les troubles sont analogues à ceux de l'étuve sèche. La durée est de vingt-cinq à trente minutes. — RÉSULTATS. Endurcissement du corps contre le froid ; préservation des maladies des voies respiratoires (*bains russes*, où l'immersion dans l'eau froide succède au bain de vapeur ; rhumatismes, névralgies, hydropisies, goutte, cachexie des fièvres intermittentes.

III. **Bains d'oxygène, d'acide carbonique.** — Ces médications sont abandonnées.

Bains solides : I. Bains de boues. — Les boues médicamenteuses sont constituées par une masse plastique généralement noirâtre, plus ou moins onctueuse et à odeur assez forte. L'onctuosité est due, dans les eaux de Dax, à des algues qui, à Saint-Amand, donnent naissance à de la barégine, substance sulfureuse organique. V. DAX et SAINT-AMAND.

Les boues s'emploient : 1° en bains complets ou en demi-bains ; 2° en lutations, c'est-à-dire application en couche épaisse sur la totalité ou une partie seulement du corps (cataplasmes) ; 3° en frictions (*fig.* 62 et 63).

On a transporté à Paris des boues médicinales ; mais les résultats n'ont pas été satisfaisants, l'eau ayant perdu sa radioactivité.

ACTION SUR LES FONCTIONS. Sensation de bien-être spécial, accélération de la respiration et de la circulation, augmentation de la température périphérique, puis interne et, par suite, de la sueur.

EMPLOI. Maladies de la moelle épinière, paralysie, névrite, goutte et rhumatisme chronique, varices, phlébite.

CONTRE-INDICATIONS. Goutte et rhumatisme aigus, phtisie, diabète, albuminurie, états congestifs.

II. **Bains de sable.** — MODE D'EMPLOI. On enterre une partie plus ou moins grande du malade sous quelques centimètres de sable et on le laisse, pendant quinze à vingt minutes, exposé aux rayons du soleil, en garantissant sa tête et en surveillant les résultats de la médication.

ACTION. Sudation abondante, dont l'évacuation est gênée par le sable, qui se colle à la peau. — PRÉCAUTIONS A PRENDRE. La chaleur devenant vite insupportable, il se produit du mal de tête, de l'oppression, qui doivent faire cesser le bain, sous peine de syncope.

INDICATIONS. Rhumatisme, engorgement scrofuleux, paralysie.

III. **Bains de marc de raisin.** — La fermentation produit une active chaleur (25°-45°) et une quantité abondante d'acide carbonique ; aussi doit-on aérer soigneusement la pièce, sous peine d'asphyxie. *Durée* : 1/2-heure à 1 heure. *Effet* sédatif 1/2 heure, puis excitant si l'on prolonge l'action. — INDICATIONS. Celles des bains de sable.

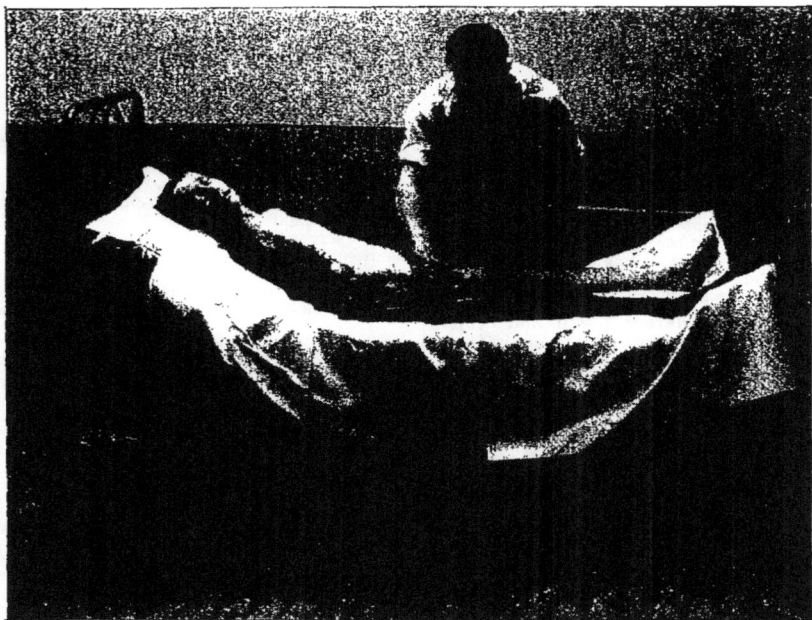

Fig. 62. — Bain de boues : 1º pendant l'application.

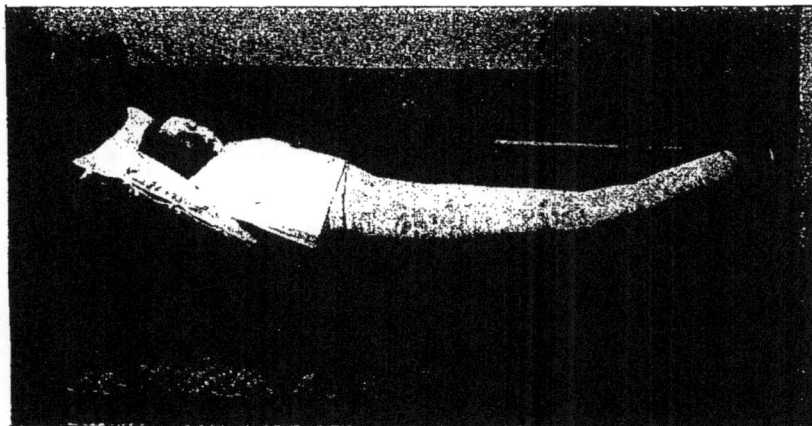

Fig. 63. — Bain de boues : 2º après l'application.

Balanite (du gr. *balanos*, gland`).
— Inflammation de la muqueuse du gland
coïncidant souvent avec celle du prépuce
(*balano-posthite*).

CAUSES. Irritation locale, soit par maladies
vénériennes : chancre, blennorragie, soit par
malpropreté : herpès, végétations ou urine
sucrée (diabète). EXCÈS. — SIGNES. La région, notamment le prépuce, est rouge, tuméfiée, et un liquide fétide s'écoule entre le
prépuce-et le gland. — ÉVOLUTION. Guérison
ordinairement en 10 jours, mais possibilité de
gangrène, surtout chez les alcooliques. — COM-
PLICATIONS. Phimosis et paraphimosis (V. ces
mots). — TRAITEMENT. Bains généraux et locaux, injections d'eau boriquée dans la rainure
au-dessous du prépuce.

Balaruc (Hérault). — Station d'eaux
chlorurées sodiques (7 gr.), chaudes (48°),
à quelques kilomètres de la mer, et dans
une presqu'île entourée par l'étang de
Thau. Climat agréable pendant la saison :
mai, juin, septembre et octobre; été très
chaud.

ACTION CURATIVE. Celle des eaux MINÉ-
RALES* chlorurées, notamment contre la scrofule osseuse et articulaire, les névralgies rebelles, les anciennes blessures, les paralysies
rhumatismales. — CONTRE-INDICATIONS. Celles
des eaux MINÉRALES chlorurées. — MODE
D'EMPLOI. Boissons, bains, douches, boues.

Balbutiement. — V. VOIX (Troubles de la).

Balle. — V. PLOMB.

Ballonnement. — Distension par
des gaz d'un organe digestif : estomac,
intestin. V. ces mots et PÉRITONITE.

Ballottement. — Mouvement
communiqué au fœtus par le médecin,
dans l'examen d'une femme enceinte de
plusieurs mois.

Balnéothérapie (du latin *bal-
neum*, bain, et du grec *therapeia*, traitement). — Traitement par les bains
(V. BAINS) et plus spécialement les bains
froids de baignoire.

Bandage. — Arrangement méthodique, sur une partie du corps, d'une ou
plusieurs pièces de pansement qu'elles
constituent à elles seules ou servent simplement à maintenir.

RÈGLES DE L'APPLICATION. On devra :
1° Serrer également le bandage dans toute
son étendue, de façon qu'il ne se relâche pas.
2° Ne pas trop serrer, sous peine de gangrène par arrêt de circulation (V. *fig.* à GAN-
GRÈNE). On sera averti de l'excès de compression par la couleur bleuâtre persistante et le
refroidissement de l'extrémité du membre. En
tout cas, la compression devra être d'autant
plus modérée que la couche de ouate inter-

posée entre la peau et le bandage sera plus
mince.
3° L'appliquer de bas en haut sur les membres, afin de refouler les liquides vers le
centre.
4° Procéder doucement, pour ne pas ébran-
ler la partie douloureuse.
5° Ne dérouler qu'une faible partie de la
bande à la fois.
6° Au début du bandage, pour maintenir
l'extrémité solidement, faire plusieurs tours
circulaires qui se recouvrent complètement,
tandis que les autres se recouvriront d'un
tiers seulement.
7° Exercer un certain effort continuellement sur la bande, pour qu'elle ne se relâche
pas.
8° Éviter les *godets* sur les parties de vo-

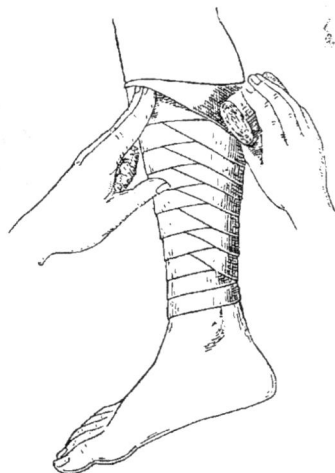

Fig. 64. — Bandage de jambe :
application de renversés.

lume inégal en faisant des *renversés* (*fig.* 64).
9° Fixer l'extrémité terminale par une épingle* de sûreté ou en divisant cette extrémité
même en deux lanières qu'on noue ensemble,
loin de la partie douloureuse. Si on se sert
d'une épingle ordinaire, sa pointe doit être
dirigée vers le bord libre de la bande et recouverte. Pour certains bandages se dépla-
çant facilement (tête), il y aura avantage à
faire quelques points de distance en distance.
10° Pour enlever la bande, la rouler en
sens inverse, d'une façon correcte (V. BANDE).

I. Bandage en triangle. — Les bandages les plus simples et par suite les plus
pratiques, au moins à titre provisoire, sont
les bandages en triangle de Mayor. Ils peuvent être faits avec un morceau de toile
coupé soit en triangle, soit en carré (triangle
double), et permettent d'utiliser un simple

mouchoir ou une *serviette* qu'on plie ou non en fichu dont l'étroitesse variera avec la surface

III. **Bandage avec bandes.** — On emploie soit les bandes de toile ou de coton

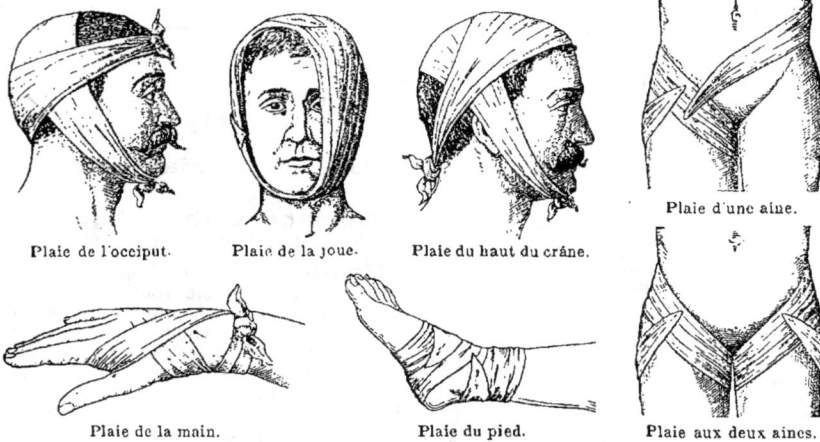

Plaie de l'occiput.

Plaie de la joue.

Plaie du haut du crâne.

Plaie d'une aine.

Plaie de la main.

Plaie du pied.

Plaie aux deux aines.

Fig. 65 à 71. — Bandage en triangle de Mayor.

à recouvrir. On aura soin d'employer, autant que possible, comme moyen d'attache des épingles de sûreté, et, dans le cas où un nœud serait nécessaire, de protéger la peau contre une pression pénible par un tampon de ouate.

Les figures 65 à 71 sont si faciles à comprendre qu'une explication serait superflue. Le principe est toujours le même : placer le milieu du fichu sur la plaie et attacher les deux bouts en les entre-croisant, si la longueur le permet ; dans certains cas (face, pieds), cet entre-croisement est nécessaire pour la solidité du pansement.

II. **Bandage en rectangle.** — On emploie pour ce bandage de simples serviettes.

BANDAGE DE POITRINE (*fig.* 72). La serviette est enroulée une fois et demie autour du corps, et, pour empêcher qu'elle descende, on y adapte des sortes de bretelles.

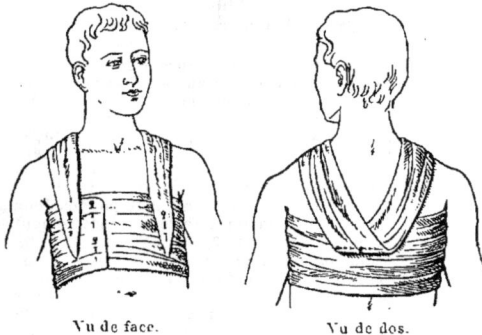

(V. BANDE), soit la bande Velpeau ; une couche de ouate doit toujours être interposée entre la surface malade et la bande pour modérer la compression. On trouvera ci-dessous les principaux types de bandages avec bandes.

BANDAGE DE L'AINE.— Faire deux circulaires autour du bassin ; puis, partant de la crête de cet os à la partie supérieure et externe de la cuisse, se diriger, en passant sur l'aine, vers sa partie interne, postérieure, puis externe ; contourner le corps horizontalement, puis recommencer.

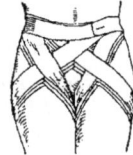

Fig. 73.
Bandage des aines avec bandes.

BANDAGE DES AINES (*fig.* 73). Il se fait comme le précédent, la bande après chaque circulaire autour du corps venant s'enrouler alternativement autour d'une des cuisses.

BANDAGE D'UN DOIGT (*fig.* 74). Couper une bande de 1 centimètre de large et de douze fois la longueur du doigt, puis appliquer le milieu de cette bande sur l'extrémité du doigt et faire alternativement avec les deux bouts des spires autour du doigt jusqu'à sa

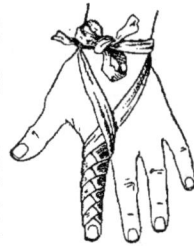

Fig. 74.
Bandage du doigt.

Vu de face.

Vu de dos.

Fig. 72. — Bandage de poitrine.

base ; on passe alors les deux extrémités sur le dos de la main, on les enroule autour du poignet et on noue.

BANDAGE DE LA FACE ET DE LA TÊTE : *Pour la face.* Commencer par quelques circulaires horizontaux autour de la tête, puis passer obliquement sur la partie malade, refaire un tour circulaire, et ainsi de suite.

Pour la tête. Après quelques tours horizontaux, faire des tours verticaux embrassant le menton, puis de nouveau des horizontaux.

BANDAGE DU PIED ET DU MEMBRE INFÉRIEUR (*fig.* 75) : *Pour le pied.* Partir de la malléole in-
terne, passer sous le talon, arriver à la malléole externe, puis devant l'arti-culation de la jambe avec le pied ; faire alors un cir-culaire, puis re-commencer jusqu'à

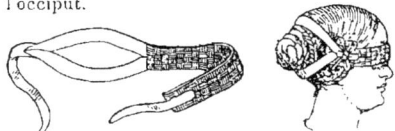

Fig. 75. — Bandage du pied et de la jambe.

ce que le talon soit recouvert. On passe ensuite sur la partie antérieure du pied en faisant les renversés nécessaires.

Pour le membre infé-rieur. On continue sur la jambe les circulaires.

IV. **Bandage en fronde.** — Pièce de linge plus longue que large, fendue à ses deux extrémités en deux ou trois lanières, s'arrêtant à deux ou trois travers de doigt de son milieu.

FRONDE DE TÊTE (*fig.* 76). Le plein est placé sur le sommet de la tête, les

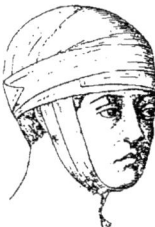

Fig. 76.—Bandage en fronde.

chefs moyens sont noués sous le menton, les postérieurs sur le front, les antérieurs sur l'occiput.

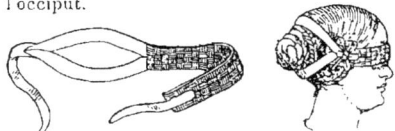

Fig. 77. — Fronde oculaire.

FRONDE OCULAIRE. Elle est représentée dans la figure 77.

V. **Bandage en T** (*fig.* 78). — Ils sont

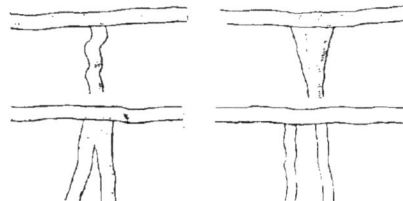

Fig. 78. -- Bandes en T.

formés d'une bande transversale et d'une

verticale. On l'emploie pour le maintien de pansements entre les cuisses ou sur l'aine ; la partie horizontale sert de ceinture, et la partie verticale y est attachée d'une façon fixe en arrière, mobile en avant. Cette der-nière peut être *double*. — V., pour d'autres bandages, CROIX* de Malte, ÉCHARPE, FRAC-TURE.

VI. **Bandage inamovible.** — Bandage roulé, qu'on agglutine en l'imbibant extérieu-rement avec du silicate* de potasse.

Bandage herniaire. — V. HER-NIE.

Bandage orthopédique. — V. COLONNE vertébrale, ORTHOPÉDIE.

Bande. — Pièce de linge étroite et longue, qu'on emploie roulée sur elle-même. *Tissu :* toile, coton, flanelle ou caoutchouc pour bandage compressif ; tarlatane lorsqu'il s'agit de maintenir un pansement. La *largeur et la longueur* varient : $0^m,01$ à $0^m,02$ de large et 1 mètre de long pour le doigt : $0^m,05$ de large pour les membres ; $0^m,07$ pour la cuisse avec une longueur de 6 à 8 mètres.

PROCÉDÉ POUR ROULER LA BANDE. Replier plusieurs fois une des extrémités (appelées *chefs*) sur elle-même, puis prendre le petit

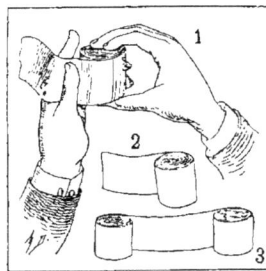

Fig. 79.
Procédé pour rouler les bandes.

rouleau résistant ainsi formé avec la main gauche, le pouce serrant au-dessus, l'index au-dessous, et les trois derniers doigts, égale-ment au-dessous, servant à maintenir. La main droite tire sur la partie libre de façon à tendre, tandis que l'autre roule en égalisant le tissu. Un point à l'aiguille empêche la bande de se dérouler (*fig.* 79, nᵒˢ 1 et 2).

Quelquefois, on roule la bande par les deux extrémités, de façon à faire alternativement des spires (*fig.* 79, nᵒ 3).

PROCÉDÉ POUR LE NETTOYAGE DES BANDES. Les faire bouillir dans de l'eau un quart d'heure, puis les laver et enfin les passer dans de la lessive bouillante (contenant de la soude et du savon), enfin les rincer à l'eau, les faire sécher et les rouler.

Bande d'Esmarch. — Bande de caoutchouc employée pour arrêter les hémorragies. V. *fig.* à HÉMORRAGIE.

Bande de Velpeau. — Tissu spécial de coton élastique, s'adaptant parfaitement aux surfaces et ne perdant pas ses qualités par le lavage.

Bandeau. — Bandage circulaire, destiné à maintenir un pansement sur le crâne et notamment sur les yeux. On emploie souvent à tort les bandeaux. V. YEUX.

Bandelette. — Bandes étroites coupées dans du diachylon* et ayant pour but de rapprocher les deux lèvres d'une plaie. Pour les faire mieux adhérer, on les chauffe légèrement.

Barbe. — Les statistiques montrent que la barbe préserve des affections du larynx et de la poitrine, et que les ouvriers

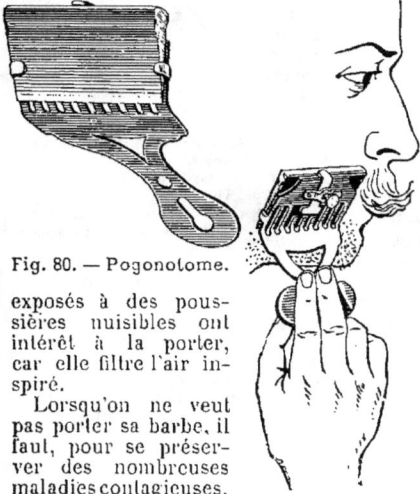

Fig. 80. — Pogonotome.

exposés à des poussières nuisibles ont intérêt à la porter, car elle filtre l'air inspiré.

Lorsqu'on ne veut pas porter sa barbe, il faut, pour se préserver des nombreuses maladies contagieuses, toujours très pénibles et souvent très graves (pelade, teigne, syphilis), se raser soi-même, ou tout au moins n'employer que des rasoirs personnels, apportés *chaque fois* avec soi chez le barbier. De petits appareils appelés *pogonotomes* (*fig.* 80, 81) permettent, du reste, au plus inhabile de se raser lui-même. Les brosses, les ciseaux et les peignes devront également être *personnels*. Quant aux procédés pour faire disparaître un duvet désagréable, ils seront indiqués au mot DÉPILATOIRE.

Fig. 81. — Procédé pour se raser avec un pogonotome.

Bardane (herbe aux teigneux) [*fig.* 82]. — Racine employée comme

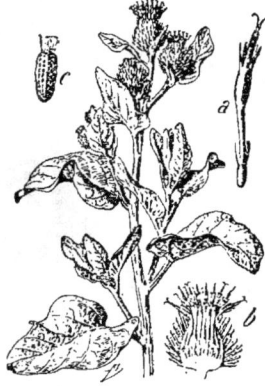

Fig. 82. — Bardane.
a. Fleuron. — *b.* Coupe du capitule.
c. Graine.

sudorifique en infusion, 20 gr. pour 1 000 d'eau; goût agréable.

Barèges (Hautes-Pyrénées). — Petite ville d'eaux sulfurées sodiques chaudes (32°-44°). Une des stations les plus élevées de France (1 232 mètres). Climat variable : vêtements de laine. Saison : 1er juin-15 septembre.

ACTION CURATIVE. Celle des eaux MINÉRALES* sulfureuses. Très excitantes. Employées avec succès dans scrofule torpide, vieilles blessures, tumeurs blanches, mal de Pott.

Barèges artificiel (Bain de).

FORMULE :

Hydrosulfate de soude cristallisé.	⎱ aa 60 gr.
Chlorure de sodium.	⎰
Carbonate de soude desséché . . .	30 gr.

Faire dissoudre dans un litre d'eau, puis verser dans baignoire de bois, de zinc ou de fonte émaillée. Donner ces bains seulement dans des pièces peintes en blanc de zinc. Chez les particuliers, recouvrir la baignoire d'un drap pour réduire au minimum l'arrivée du gaz hydrosulfuré dans la pièce.

Bas. — L'usage des bas ordinaires peut devenir nuisible si l'on emploie des jarretières qui compriment la jambe et gênent la circulation veineuse de retour; on les remplacera par des jarretelles*, sous peine de varices*.

Bas à varices (*fig.* 83). — Ils sont faits en tissu élastique et peuvent être limités à la jambe ou remonter jusqu'à la cuisse. Ils n'entourent pas, en général, les doigts de pied ni le talon, et, s'ils sont complets, peuvent être

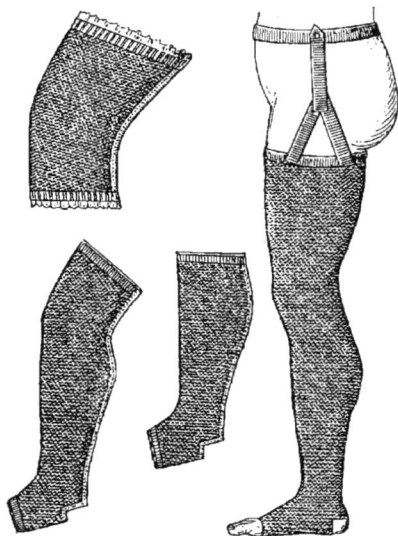

Fig. 83. — Bas à varices.
Genouillère, bas de jambe et genou, bas de jambe, bas complet soutenu par des jarretelles.

formés de trois parties : jambe, genouillère, cuisse. Leur souplesse doit être telle qu'après

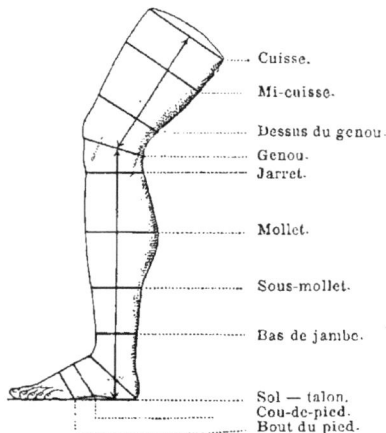

...... Cuisse.
...... Mi-cuisse.
...... Dessus du genou.
...... Genou.
...... Jarret.
...... Mollet.
...... Sous-mollet.
...... Bas de jambe.
...... Sol — talon.
...... Cou-de-pied.
...... Bout du pied.

Fig. 84.
Mesures à prendre pour bas à varices.

huit jours on n'ait plus conscience de les porter. On doit les enlever la nuit. Pour les

mesures, indiquer l'âge, le sexe, l'usage (hydarthrose, entorse, phlébite), la hauteur et les circonférences correspondant aux lignes de la figure 84.

Bassin. — Le bassin (fig. 85) est un canal osseux, qui sert de base au tronc et se trouve soutenu par les membres inférieurs. Il est formé par le sacrum et le coccyx en arrière, les os coxaux sur les côtés et en avant; l'os coxal est lui-même constitué par une partie large et plate, l'*iliaque*, qui donne souvent son nom à l'os tout entier, et un anneau présentant deux renflements : l'un antérieur, le *pubis*, l'autre postérieur, l'*ischion*. Au niveau de l'union de l'iliaque avec l'anneau se trouve en dehors une cavité qui reçoit la tête du fémur. Les os qui composent le bassin sont réunis par des symphyses*.

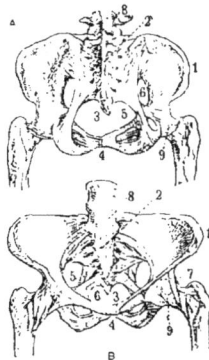

Fig. 85.
Le bassin humain.

A. Bassin avec les ligaments vus de dos et d'en bas.
B. Bassin avec les ligaments vus de face :
1, Os iliaque; 2, Sacrum; 3, Coccyx; 4, Symphyse pubienne; 5, Grand ligament sacro-sciatique; 6, Petit ligament sciatique; 7, Ligament de Fallope ou arcade crurale; 8, Vertèbres lombaires; 9,Tête du fémur.

Le bassin est divisé en *grand* et *petit bassin* par une ligne saillante, le *détroit supérieur*, que forment la base du sacrum, l'angle sacro-vertébral ou promontoire, le bord de l'iliaque et du pubis.

Le grand bassin contient une partie des intestins et les organes génito-urinaires. V. fig., à ABDOMEN*.

Les dimensions du détroit supérieur sont importantes, au point de vue de l'accouchement : l'antéro-postérieur doit être de $0^m,11$, le transversal de $0^m,135$, l'oblique de 12 centimètres. On a, du reste, le moyen de mesurer exactement ces dimensions.

La conformation du petit bassin, placé au-dessous du détroit supérieur, peut entraver l'évacuation du fœtus. La radiographie permet, actuellement, de connaître suffisamment les formes du bassin.

En cas de maladie antérieure (rachitisme, coxalgie), il est nécessaire de faire procéder en temps utile à un examen radiographique et à des mensurations.

Le développement du bassin continue jusqu'à 20 ans : on comprend, d'après cela, le danger des mariages avant cet âge.

Bassins. — Les bassins sont de deux sortes : les uns, pour les matières fécales, sont plats et ronds (*fig.* 86); les autres, pour la toilette féminine, sont formés de deux parties : une fermée pour le siège en arrière et une ouverte plus relevée;

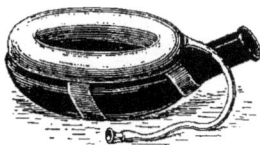

Fig. 86.— Bassin pour selles, surmonté d'un coussin de caoutchouc gonflé d'eau.

un tube, qu'on met en communication avec un seau au pied du lit, permet d'employer plusieurs litres de liquide sans avoir besoin de retirer le bassin (*fig.* 87). Des cous-

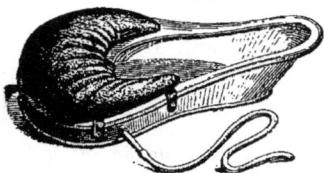

Fig. 87. — Bassin pour toilette féminine.

sins en crin ou en caoutchouc gonflé d'air peuvent être placés sur les bassins.

Baudruche. — Pellicule mince de l'intestin du bœuf ou du mouton. La baudruche gommée sert à protéger les petites blessures superficielles (coupure, écorchure), mais ne doit être employée qu'après lavage sérieux.

Baumes.

I. BAUMES NATURELS. Substances résineuses qui contiennent de l'acide benzoïque ou cinnamique : benjoin, styrax, liquidambar, baume de Tolu *, baume du Pérou * On donne aussi ce nom à des résines liquides comme le copahu.

II. BAUMES PHARMACEUTIQUES. Préparations très différentes les unes des autres, teintures alcooliques, huiles, onguents, mais ayant pour caractère commun d'être des *calmants* de la douleur. Les principaux sont :

Baume acétique camphré. — Savon et camphre, 4 gr. pour 30 gr. d'éther. Frictions contre rhumatismes.

Baume antinévralgique.

Chlorhydrate de morphine. 0 gr. 10.
Chloroforme . . . . 1 gr. »
Teinture de benjoin. . . . 2 gr. »
Teinture de digitale . . . . 2 gr. »
Alcool à 80° . . . . 6 gr. »

En imbiber un tampon qu'on place dans *l'oreille.*

Baume dentaire. — Alcoolé de résine mastic (5 gr. pour 15 d'alcool et 10 gouttes d'essence de cannelle).

Baume du commandeur. — Alcoolé d'angélique, d'hypéricum, de myrrhe, d'oliban, de tolu, de benjoin et d'aloès. Il arrête les hémorragies et accélère la cicatrisation des plaies et des ulcères.

Baume de Fioravanti. — Alcoolat de térébenthine, myrrhe, élémi, cannelle, girofle, gingembre. Très stimulant, il est employé en frictions dans le rhumatisme chronique.

Baume nerval ou **nervin.** — Mélange d'huiles d'amandes douces, de muscade, de romarin, de girofle, avec moelle de bœuf, baume de Tolu et alcool. En frictions, dans entorse et douleurs rhumatismales.

Baume opodeldoch. — Mélange de savon blanc, de graisse de veau, d'alcool camphré, d'huiles de thym et de romarin et d'ammoniaque. En frictions, dans entorse et douleurs.

Baume du Samaritain. — Mélange de vin et d'huile; autrefois employé pour le pansement des plaies.

Baume de soufre.—N'est plus employé.

Baume tranquille. — Infusion de plantes narcotiques et de plantes aromatiques dans l'huile.

Baume de vie d'Hoffmann. — Teinture alcoolique de savon, de camphre et d'essence de romarin. Liniment stimulant.

Baume vulnéraire. — Diffère du Samaritain par l'adjonction d'une macération de plantes vulnéraires *.

Bébé. — V. AL-LAITEMENT, BIBERON, HABILLEMENT, NOUVEAU-NÉ, NOURRICE, NOURRISSON, PESÉE.

Bec-de-lièvre. — Difformité résultant de la division

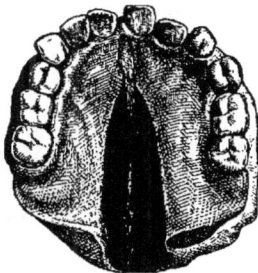

Fig. 88.
Bec-de-lièvre :
Forme de la lèvre supérieure.

d'une des lèvres (ordinairement la supérieure) [*fig.* 88] et s'étendant parfois à la

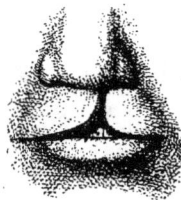

Fig. 89. — Bec-de-lièvre :
Forme avec division de la voûte palatine.

voûte palatine et au voile du palais (gueule de loup) [*fig.* 89]. Le plus souvent, cette lésion est congénitale, et l'alcoolisme des parents est une de ses causes; quelquefois, elle se produit à la suite d'une plaie mal cicatrisée. — TRAITEMENT chirurgical.

Bégayement. — V. VOIX.

Belladone (morelle furieuse, belle dame) [*fig.* 90]. — Plante de la famille des Solanées. *Principe actif*, atropine.

ACTION ET INDICATIONS. *Médicament narcotique, calmant* de la toux (coqueluche, asthme) et des douleurs (névralgies, rhumatismes); *relâchant* les *sphincters* (pupille, constipation); *antinerveux* (incontinence d'urine, hystérie, chorée, épilepsie). — MODES D'EMPLOI. Poudre de racine, 0gr.,02 à 0gr.,10; sirop, 10-30 gr.; alcoolature, 5 à 30 gouttes; extrait de feuilles, 2 à 10 centigr.; emplâtre, pommade, suppositoire, 2 à 5 centigr. d'extrait.

Fig. 90. — Belladone.
a. Coupe du fruit. — *b*. Graine.

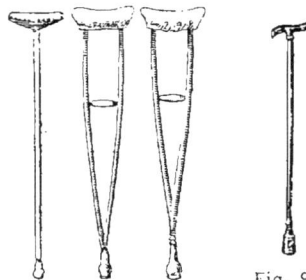

Atropine. — Alcaloïde de la belladone. ACTION. *Médicament* antispasmodique, antinévralgique, antirhumatismal, calmant, dilatateur de pupille. — MODES D'EMPLOI. Collyre, 1/100; pilules ou granules, de 1/2 à 1 milligr.; pommade contre névralgies faciales, 0 gr., 10 pour 15 gr. de baume nerval.

Sulfate d'atropine. — Mêmes dose et indications que pour ATROPINE.

Empoisonnement par les fruits de la belladone, qui ressemblent aux cerises appelées *guignes*, et par les préparations de belladone ou d'atropine. — SIGNES. *Sécheresse de la bouche* et de la gorge, soif ardente, difficulté d'avaler; visage rouge, yeux brillants, vue troublée par *dilatation des pupilles*, devenues insensibles à la lumière. Excitation, délire; peau sèche. — PREMIERS SOINS. Vomitifs (chatouillement de la luette, ipéca), lavage de l'estomac avec du thé, puis alcool, éther, ammoniaque, café fort et chaud; sinapismes aux jambes, bouillottes aux pieds; respiration artificielle *pendant 2 heures* si nécessaire. V. ASPHYXIE.

Benjoin. — Baume extrait d'un arbre de Java.

ACTION, MODES D'EMPLOI et INDICATIONS : 1° *Calmant*. Lait virginal (teinture 10 gr. pour 400 gr. de lait d'amandes ou eau de rose), pommade contre engelures et crevasses de mamelon. 2° *Antihémorragique*. Eau hémostatique *.

Benzacétine. — Poudre cristalline incolore, *antinévralgique.* — DOSE. 0 gr. 50 à 1 gr., en cachets.

Benzine (Empoisonnement par la).
SIGNES. Bourdonnements d'oreilles, tremblement, gêne respiratoire, dilatation de la pupille. — PREMIERS SOINS. Ceux de l'empoisonnement par la belladone (v. ce mot).

Benzoates. — Médicaments antigoutteux et anticatarrheux.
Le plus employé est le *benzoate de soude*, puis le *benzoate d'ammoniaque*. DOSE, 0 gr. 50 à 2 gr.

Benzoïque (Acide). — Poudre cristalline extraite du benjoin, employée comme stimulant et pour accroître l'urine et la sueur. DOSE, 0 gr. 20 à 2 gr.

Benzonaphtol. — Combinaison de naphtol B et d'acide benzoïque, employée comme désinfectant de l'intestin. Poudre blanche cristalline n'ayant pas de goût, ce qui permet de l'administrer aux enfants. DOSE, 1 à 2 gr., en cachets.

Béquille. — Canne (*fig.* 91) destinée à être placée sous les aisselles des infirmes pour les soutenir. Elle est formée d'une tige transversale (*crosse* implantée dans une ou deux tiges verticales, terminées à la partie inférieure par un *sabot*.
La crosse doit être garnie de crins couverts de moleskine ou de velours, afin d'éviter la compression des nerfs de l'aisselle, qui pourrait entraîner une paralysie des muscles du membre supérieur, carac-

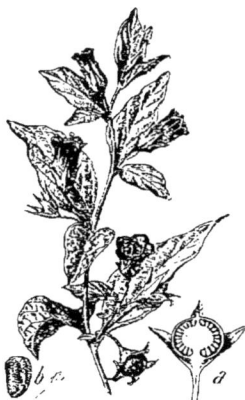

Fig. 91. — Béquilles.

Fig. 92. Béquillon.

térisée notamment par une sensation de doigts morts dans une partie de la main. Le sabot, pour atténuer les chocs contre le sol et éviter le glissement, sera entouré de caoutchouc ou de cuir.

Béquillon. — Canne de malade (*fig.* 92). Les prescriptions données au mot BÉQUILLE relatives au sabot sont applicables au béquillon.

Berçage. — V. BERCEAU.

Berceau. — Le berceau sera composé d'une ou deux paillasses, l'inférieure en varech, la supérieure en balle d'avoine ; on aura ainsi un coucher très doux et peu coûteux à changer. Au-dessus du drap qui recouvre la paillasse on place un *lange de coton*, plié en plusieurs doubles ; il a la supériorité sur les feutres absorbants de pouvoir être rincé tous les jours. Le coussin sera de balle d'avoine ou mieux de crin, qui n'échauffe pas la tête du bébé.

Un *moïse* (panier-berceau) sera employé pour déposer l'enfant sur le lit de la maman, mais jamais à terre, où un animal, surtout à la campagne, pourrait venir blesser le bébé. On ne mettra jamais l'enfant dans le lit d'une personne adulte et on interdira surtout cette pratique aux nourrices (il existe de trop nombreux exemples d'enfants ainsi étouffés).

Pour faire la nuit autour du nourrisson, on ne fermera pas hermétiquement les rideaux du berceau : plus encore que les adultes, le bébé a besoin d'air ; on se contentera de fermer les grands rideaux de la fenêtre ou les persiennes.

Le berceau doit être placé dans un coin de la chambre, à l'abri des courants d'air. Quant à la direction à l'inverse du jour, qui préserverait du strabisme, elle n'a aucune raison d'être préférée.

Pour chauffer le berceau pendant l'hiver, on pourra faire usage d'une boule*, en ayant soin de l'éloigner suffisamment de l'enfant et de le bien entourer de linge, de façon à éviter de le brûler.

L'action de balancer l'enfant par des oscillations de son berceau (*berçage*) a l'inconvénient de donner une mauvaise habitude à l'enfant, qui ne peut plus bientôt s'endormir sans cela. Il n'est rien moins que certain, d'autre part, que cette pratique ne nuise pas au cerveau de l'enfant, tout au moins lorsqu'elle est fréquemment répétée.

Berceuse. — V. FAUTEUIL BERCEUR.

Béribéri. — Maladie des indigènes de l'Inde, caractérisée par une anémie profonde avec paralysie et insensibilité de la peau et de l'hydropisie des jambes, puis du ventre. Il se produit un amaigrissement rapide, qui s'accompagne de palpitations et d'une oppression intense.

TRAITEMENT : 1° *Préventif*. Nourriture saine et abondante, surtout pendant les marches. 2° *Curatif*. Vin de quinquina et régime substantiel avec repos au lit.

Bétol (salicylate de naphtol). — Poudre blanche, cristalline, inodore et sans saveur.

INDICATIONS. Désinfection intestinale, rhumatisme articulaire, catarrhe de vessie. — DOSE. 1 à 3 gr., en cachets.

Beurre. — Excellent aliment pour les maigres et les phtisiques.

Biarrits (Basses-Pyrénées). — Ville de bains de mer et station d'hiver dans laquelle on a conduit par des tuyaux l'eau salée de Briscous, distant de 18 kilomètres. Cette eau contient 295 gr. de chlorure de sodium, 4 gr. de sulfate de magnésium, 3 gr. de sulfate de calcium, 0 gr., 17 de bromure de sodium.

CLIMAT : 1° *Vents* d'ouest et de sud-ouest en hiver, d'est et de nord-est en février et mars ; pluie et tempêtes en automne. 2° *Température*, en été, moyenne 19° ; en automne-hiver de 15° (octobre) à 7°,5 (janvier). Ciel pur. 3° *Humidité*. L'état hygrométrique varie en automne-hiver de 67° à 72° ; il y a en moyenne 40 jours de pluie en hiver et 35 en automne.

Eau de Briscous. MODE D'EMPLOI. Bains. — INDICATIONS. Épuisement nerveux, lymphatisme et tuberculose au début, surtout chez les enfants peu excitables, ayant des ganglions bronchiques et des végétations adénoïdes ; diabète et maladies de matrice. — CONTRE-INDICATIONS. Les enfants excitables et les femmes très nerveuses feront mieux d'aller à Salies-de-Béarn, l'air stimulant de la mer leur étant défavorable.

Biberon. — Récipient destiné à permettre l'allaitement artificiel des bébés. Le plus simple et le meilleur est (*fig.* 93) une bouteille de verre blanc qui, suivant l'âge de l'enfant, sera de la contenance de 100 à 150 gr., et qu'on coiffera d'une tetine en caoutchouc *au moment* de faire boire l'enfant. Le tout est facile à nettoyer et d'un prix très minime. Il faut avoir chez soi, en vue de la nuit, au moins deux bouteilles de verre.

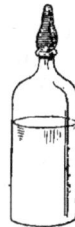

Fig. 93. Bon biberon.

MODE D'EMPLOI. Laver soigneusement la tetine *avant* et *après* chaque tetée dans de l'eau bouillie et la conserver, dans l'intervalle, au fond d'un verre rempli d'eau de Vichy artificielle (5 gr. de bicarbonate de soude par litre). Malgré ces précautions, il sera bon de changer la tetine, dès qu'elle aura la moindre odeur. Pour le lait, V. STÉRILISATION.

PROCÉDÉS POUR FAIRE ACCEPTER LE BIBERON. Lorsqu'on substitue le biberon à l'allaitement maternel pour toutes ou pour quelques-unes seulement des tetées, il arrive fréquemment que l'enfant, surtout s'il a déjà plusieurs mois, se refuse d'abord à l'accepter. La raison de cette résistance peut venir de la difficulté qu'éprouve le bébé à tirer le lait, par suite de l'insuffisance de l'ouverture pratiquée à l'extrémité de la tetine. Il convient donc de vérifier préalablement son diamètre et, au besoin, de l'agrandir (sans exagérer cependant cette ouverture, la tetine ne devant pas être transformée en entonnoir). On facilitera, en outre, l'acceptation du biberon en le remplissant de lait tiède, et non trop chaud ou trop froid, et en l'introduisant rapidement, la première fois, entre les lèvres du bébé, sans pour ainsi dire qu'il s'en aperçoive.

MAUVAIS BIBERON. On emploie encore, malgré les défenses réitérées de l'Académie de médecine, les biberons à tube (*fig.* 94), qui sont inlavables et suite, le réceptacle d'une quantité notable de lait

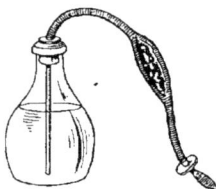
Fig. 94.
Mauvais biberon à tube.
(Une ouverture dans le tube montre du lait fermenté.)

fermenté. Ces biberons ont une large part dans les diarrhées et dans la mortalité des nourrissons.

Bicarbonate. — V. aux bases. Ex. : bicarbonate de soude. V. SOUDE.

Biceps (du latin *bis*, deux, et *caput*, tête). — Nom donné à des muscles qui, à leur extrémité supérieure, possèdent deux tendons pour s'attacher à l'os : *biceps du bras* en avant du bras, *biceps crural* en arrière de la cuisse (V. figure, au mot CORPS).

Bichromate de potasse (Empoisonnement par le).

SIGNES. Douleurs dans le ventre, vomissements violents, dilatation des pupilles, dépression générale, diminution d'urine.

PREMIERS SOINS. Vomitifs, eau albumineuse. V. ALBUMINE.

Bicyclette (Hygiène de la). — V. CYCLISME.

Bidet. — Cuvette en porcelaine ou

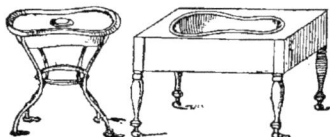
Fig. 95. — Bidets.

en métal, montée sur pied et servant aux ablutions intimes (*fig.* 95).

Bière. — La quantité d'alcool varie entre 3 et 7 pour 100. Cette boisson est particulièrement recommandée aux nourrices et aux personnes désireuses d'engraisser; mais on ne doit pas dépasser la proportion d'une bouteille par repas.

PRÉPARATION DE MALT. La bière contient un ferment digestif, diastase végétale ou *maltine,* qui transforme en sucre assimilable les substances contenant de l'amidon ou de la fécule. On fabrique des bières très chargées en maltine, et on fait des préparations de malt (élixir, poudre, pastilles). — DOSE. 50 centigrammes à 1 gr., par repas, de poudre de malt desséché, ou 20 centigr. de maltine. (Pour la LEVURE, v. ce mot.)

BIÈRES MÉDICAMENTEUSES : 1° Au *quinquina.* 30 gr. en macération dans un litre de bière forte, dont on prendra 30 à 100 gr. par jour.

2° *Antiscorbutique.*

Feuilles fraîches de cochléaria	30 gr.
Racines fraîches de raifort. .	60 gr.
Bourgeons de sapin	30 gr.
Bière forte	2 000 gr.

Même dose que pour la bière au quinquina.

Bile. — Sécrétion du foie. Le passage des matières colorantes de la bile dans le sang constitue la jaunisse ou ictère. V. Maladies du FOIE*.

Binocle. — V. LUNETTES.

Biscotte. — Tranche de pain qu'un passage au four sèche et dore. Les biscottes sont employées pour les panades des bébés et l'alimentation des diabétiques et des obèses. Les biscottes constituent un aliment plus léger et contenant moins d'amidon que la mie ordinaire.

Biscuit. — Aliment formé d'un mélange de farine, d'œuf et de sucre.

Le BISCUIT DE MER est une sorte de pain très peu levé, qu'on dessèche à l'étuve sous forme d'une galette mince très dure, mais très nutritive.

BISCUIT DÉPURATIF, ANTISYPHILITIQUE CU D'OLLIVIER. Spécialité pharmaceutique, contenant du mercure. La composition exacte n'étant pas connue, il n'est pas possible d'indiquer le dosage

BISCUIT VERMIFUGE. Biscuit contenant chacun 0 gr., 50 de semen-contra ou 0 gr., 05 de santonine. Suivant l'âge de l'enfant, la dose est d'un demi-biscuit ou d'un biscuit entier.

Bismuth (Sous-nitrate et salicylate de). — Ces deux sels se présentent sous la forme d'une poudre blanche, insoluble dans l'eau.

DOSE *ordinaire.* 50 centigr. à 4 gr. par jour. —MODE D'EMPLOI. Cachets de 50 centigr. à 1 gr. ; en potion, associé au laudanum et au ratanhia. — ACTION. Antidiarrhéique, antiseptique, antiacide, absorbant. Il est préférable d'employer le salicylate, qui est plus antiseptique.

Bitter. — Teinture alcoolique de gentiane, d'orange, de rhubarbe et souvent d'autres amers (quassia amara, écorce de cerisier), avec dosage variable suivant les fabricants. Les bitters constituent de soi-disant. *apéritifs*, dont le rôle principal est d'altérer les fonctions de l'estomac.

Blanc d'argent, de céruse
(blanc de plomb). — V. PLOMB (Carbonate de).

Blanc d'Espagne, de Meudon. — V. CHAUX (Carbonate de).

Blanc d'œuf. — V. ALBUMINE.

— **de plomb.** — V. PLOMB.

— **de zinc.** — V. ZINC.

Blanchisserie et blanchisseuse. — CONDITIONS DE BLANCHISSAGE.
Les mesures à prendre pour détruire les germes nuisibles dans les linges qui ont été en contact avec un malade contagieux sont indiquées aux mots CONTAGIEUSES (Maladies) et DÉSINFECTION.

A la campagne, on aura soin de ne faire aucun blanchissage dans les sources ou dans les cours d'eau où l'on puise l'eau de boisson, sous peine de faire contracter des maladies infectieuses (V. EAU). L'eau de lessive qui contient les résidus du nettoyage et des substances destinées à décrasser, comme le savon ou l'hypochlorite de chaux (eau de Javel), seront envoyés directement à l'égout ou, à défaut, dans un puisard. Le blanchissage se fera dans une pièce bien aérée.

DANGERS DE LA PROFESSION DE BLANCHISSEUSE. L'humidité et la fréquence des refroidissements provoquent des bronchites, des rhumatismes articulaires ou musculaires, des névralgies. Les émanations qui s'élèvent des lessiveuses irritent les bronches et amènent la toux ; l'action des chlorures sur les mains peut entraîner des gerçures à la face dorsale et dans l'intervalle des doigts ; enfin, le métier est très fatigant et ne peut être exercé longtemps que par des individus très solides. Des varices et des ulcères se produisent aux jambes des personnes qui travaillent debout, et celles qui passent leur journée accroupies sur leurs genoux voient paraître à ce niveau une saillie formée par une bourse séreuse.

Le repassage expose aux brûlures, aux émanations des fourneaux (asphyxie* par l'acide carbonique* et l'oxyde de carbone*).

RESPONSABILITÉ DES CLIENTS. Il est de devoir strict de désinfecter les linges avant de les donner à une blanchisseuse, ou tout au moins de la prévenir. Les maladies qui surviendraient à la suite d'une négligence du client impliquent une responsabilité et peuvent donner lieu à indemnité.

PRÉCAUTIONS A PRENDRE PAR LES BLANCHISSEUSES. Les ouvrières doivent, autant que possible : 1° changer de vêtements après leur rentrée chez elles, surtout si elles ont porté sur leur dos des paquets de linge humide ; ou bien interposer entre les vêtements et ces paquets une toile imperméable (cirée ou caoutchoutée) ; 2° faire usage de sabots à l'intérieur du lavoir ; 3° n'employer que des solutions décrassantes très étendues ; 4° ne toucher et surtout ne tordre des linges provenant de malades atteints d'affections contagieuses qu'après les précautions indiquées au mot DÉSINFECTION et, en tout cas, après ébullition prolongée à plus de 100°.

Afin d'éviter les déformations de la colonne* vertébrale, provoquées par l'habitude de porter de lourds paquets de linge, surtout avant la terminaison de la croissance, il sera utile d'employer des brouettes ou des paniers à roulettes pour les livraisons.

Blennorragie (du grec *blenna*, mucus, et *régnumi*, je chasse dehors) et blennorrhée (du grec *blenna*, mucus, et *rhein*, couler).
— Maladie contagieuse, succédant à des rapports vénériens. Elle est produite par un microbe : le gonocoque, siégeant dans l'urètre chez l'homme, dans le vagin et quelquefois dans l'urètre chez la femme. V. à l'*Appendice*.

I. **Forme aiguë.** — CAUSES PRÉDISPOSANTES. Fatigues, libations notamment de bière, blennorragie antérieure, leucorrhée habituelle, rapports au voisinage des règles — SIGNES : 1° *Chez l'homme*. De un à cinq jours après le contact contagieux, se produit une démangeaison à l'extrémité de l'urètre, puis apparaît un écoulement clair, filant au début, mais bientôt épais, jaunâtre et enfin verdâtre. Au moment des mictions, une sensation de cuisson très pénible se répand le long du canal de l'urètre qui fait saillie, à certains moments, sous forme d'une corde dure, en provoquant d'intenses douleurs. Après une période variable (ord. six semaines), l'écoulement redevient jaune et plus liquide, puis disparaît ; les douleurs ont cessé plus rapidement, ou du moins se sont grandement atténuées. 2° *Chez la femme*. L'écoulement est analogue, mais les douleurs sont ordinairement moins vives, l'inflammation étant limitée le plus souvent au vagin ; lorsque la maladie s'étend à l'urètre, il existe des douleurs également au moment de la miction. — RECHUTES. Elles sont fréquentes à la suite de marche prolongée, d'excès de boissons, de fatigues de tout genre.

TRAITEMENT PRÉVENTIF. Éviter les causes prédisposantes énumérées plus haut ; uriner après le rapport ; faire une injection avec le permanganate de potasse (0 gr., 50 à 1 gr. par litre d'eau). — TRAITEMENT CURATIF : 1° *Chez l'homme*. Pas d'alcool, de bière, de mets épicés, vin coupé d'eau de Vals (Perles n° 5) ou d'eau de goudron. Coucher sur un lit dur, ne pas dormir sur le dos pour éviter les érections, que l'on combattra par des applications d'eau très froide. Empêcher la constipation par des aliments rafraîchissants (pruneaux, miel) et par des laxatifs, bains tièdes tous les jours. Puis, suivant le cas, térébenthine ou cubèbe, copahu ou santal à dose progressive. Enfin, lorsque l'écoulement est devenu clair, injections, après avoir uriné, avec la solution de permanganate ou celle au sublimé : 0 gr., 10 pour 1.000. Avoir soin de ne pas porter les mains tachées de pus aux yeux, de crainte d'ophtalmie purulente. Entourer les parties malades avec de la ouate boriquée qu'on jettera au feu après chaque pansement ; porter un suspensoir et éviter les fatigues qui pourraient provoquer des rechutes. 2° *Chez la femme.* Lavage avec les solutions de permanganate ou de sublimé, tampons imbibés d'alcool camphré, puis lavage avec de l'eau de feuilles de noyer*.

II. **Forme chronique** ou **blennorrhée** *(goutte militaire).* — L'écoulement, du reste incolore, s'éternise ; réduit à une goutte matinale à certains moments, il s'accroît à d'autres sous les mêmes influences qui provoquent les rechutes. Dans cet état, la contagion est parfaitement possible, et c'est même ainsi que la maladie se répand ordinairement.

TRAITEMENT. Il varie suivant que la chronicité est liée, ou non, à un *rétrécissement** de l'urètre.

III. **Complications** chez *l'homme :*
1° PROSTATE (v. ce mot).
2° EPIDIDYMITE ou ORCHITE. Ordinairement, du quinzième au vingtième jour, augmentation du volume des bourses avec douleur intense (v. ORCHITE).
3° RÉTRÉCISSEMENT DE L'URÈTRE. Ses signes n'apparaissent le plus souvent qu'après des mois, et quelquefois des années. Il est la cause fréquente de la forme chronique (v URÈTRE).
4° CYSTITE du col de la vessie (v. VESSIE).
5° RHUMATISME BLENNORRAGIQUE. Il se distingue du rhumatisme ordinaire par sa localisation à une seule articulation (genou, coude), soit d'emblée, soit après une inflammation temporaire de plusieurs articulations (v. RHUMATISME).
6° SPERMATORRHÉE [pertes séminales] (v. SPERMATORRHÉE).

IV. **Complications** chez la *femme :* elles sont plus rares que chez l'homme. V. 1° OVARITE ; 2° PÉRITONITE ; 3° SALPINGITE.

Blépharite (du grec *blepharon*, paupière, et de la terminaison *ite*, désignant une inflammation). — Inflammation des paupières. V. YEUX.

Blépharoplastie (de *blepharon*, paupière, et de *plastés*, qui façonne). — Restauration d'une paupière à l'aide de la peau du voisinage.

Blépharoptose (du grec *blepharon*, paupière, et *ptósis*, chute). — Abaissement permanent de la paupière supérieure, par suite d'enflure de la peau ou de paralysie du muscle releveur. (V. YEUX.)

Blépharospasme (du grec *blepharon*, paupière, et *spasmos*, spasme). — Spasme des paupières, soit par contracture (fermeture continue), soit par convulsion (alternative incessante d'ouverture et fermeture).

Blésité (du latin *blæsus*, bègue). — Substitution, dans la parole, du *d* au *l*, du *z* au *j*, au *g*, au *ch*, à l's. V. VOIX.

Blessé. — Le traitement varie avec la variété de blessure (v. FRACTURE, LUXATION, PLAIE). On ne trouvera ci-après que les procédés à employer pour porter un blessé sur un lit.

I. RELÈVEMENT. Agir avec douceur et précision, en s'entendant à l'avance avec les autres aides sur les positions à prendre pour chacun. La partie blessée sera soutenue au-

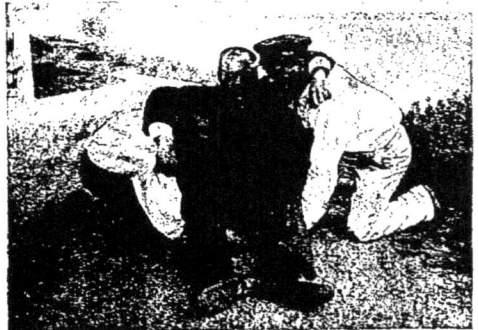

Fig. 96. — Procédé pour relever un blessé.

dessus et au-dessous (V. *fig.* au mot FRACTURE). Si deux personnes peuvent aider, le brancard (V. ce mot) étant placé près du blessé : 1° elles se mettent de chaque côté de lui, posent un genou à terre, passent les mains au-dessous du tronc et des membres inférieurs et les entre-croisent mutuellement pour soutenir le blessé, qui les saisit par le cou (*fig.* 96) ; 2° les aides se lèvent alors ensemble et transportent le blessé au-dessus du brancard, sur lequel elles le déposent doucement. Si une troisième personne est présente, elle glissera le brancard sous le blessé, dès qu'il est relevé. S'il y en a une quatrième, elle soutient la tête.

II. TRANSPORT. — Le malade est placé sur le dos, à moins que la lésion ne soit en arrière du corps et sur un seul côté ; dans ce cas, on inclinera le blessé sur le côté opposé. Si la blessure siège au ventre, on fléchira les cuisses pour relâcher les parois de l'abdomen. Les porteurs devront partir d'un pied différent pour diminuer le balancement du brancard, marcher d'un pas régulier, s'efforcer de maintenir le brancard horizontal, porter le blessé la *tête en avant* en gravissant une côte ou un escalier, les *pieds en avant* en la descendant (à moins de fracture des membres inférieurs ; auquel cas, les pieds doivent toujours être plus élevés).

III. PLACEMENT SUR UN LIT. — Si le lit est étroit, on procède comme ci-dessus pour le brancard ; s'il est large, le brancard est déposé le long du lit, la tête du côté de l'oreiller, les porteurs glissent les mains sous le blessé et le soulèvent ; puis, dès que le brancard est enlevé, ils se rapprochent du lit et y déposent doucement le malade.

Blessures. — V. BLESSÉ, PLAIES.

Bleu de Prusse. — V. CYANURE.

Bleuet. — L'*eau de bleuet* est un collyre qui doit ses propriétés à un sel de plomb* ou de zinc*.

bm. — Dans une ordonnance, abréviation de *bain*-marie*.

Bock (*fig.* 97). — Récipient en métal émaillé, en verre ou en porcelaine, qui porte à sa partie inférieure un tuyau auquel on adapte un tube en caoutchouc. Ce dernier reçoit à son extrémité une pièce formant robinet auquel s'adaptent les embouts pour lavement ou pour les divers genres d'injections externes (lavage des blessures) ou internes (nez, oreilles, urètre, vagin) [*fig.* 98].
Fig. 97. — Bock.
Pour gorge, v. ABAISSE*-LANGUE. Suivant qu'on place plus ou moins haut le bock, on a un jet plus ou moins puissant.

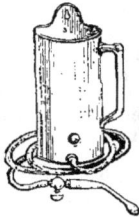

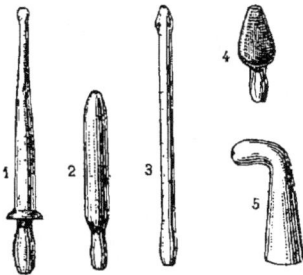

Fig. 98. — Canules pour injections.
Dans : 1, Rectum (lavement) ; 2, Urètre ; 3, Vagin ; 4 et 5, Nez.

Le courant d'eau est *continu*, tandis que, dans d'autres appareils, il est intermittent.

AVANTAGES. Il est facile à nettoyer, facile à monter, facile surtout à surveiller, tandis que tous les appareils dont le mécanisme est intérieur marchent souvent mal lorsqu'on en a besoin.

Boissons. — V. APÉRITIFS, BIÈRE, CAFÉ, CIDRE, EAU, EAU-DE-VIE, KOLA, LIQUEURS, MATÉ, THÉ, VIN.
Les *boissons chaudes* donnent d'excellents résultats, dans certaines maladies d'estomac. V. EAU, ESTOMAC.

Boîte de secours. — V. PHARMACIE de famille.

Bol. — Quantité donnée d'un médicament de consistance molle, qu'on avale dans du pain azyme* ou roulé dans une poudre inerte.

Boldo. — Feuilles d'une plante appelée *boldu*, employées sous forme de vin ou de sirop comme stimulant tonique dans les maladies de foie. DOSE, 20 à 30 grammes.

Bolet (champignon). — V. CHAMPIGNON.

Bonbons dangereux. — Certains bonbons à bas prix, notamment ceux qui sont plutôt destinés à être regardés que mangés (imitation de fruits, crèche en sucre), sont colorés avec des couleurs d'aniline qui contiennent une notable quantité d'un poison, l'acide arsénieux. D'autre part, un criminel marchand de confiseries a eu l'idée d'inventer des sortes de bonbons qui imitent très bien les allumettes et les cailloux ; les bébés qui les ont sucés peuvent être ainsi entraînés à sucer de véritables allumettes, à avaler de vrais cailloux.

Bondonneau (Drôme). — Petite station d'eaux gazeuses faiblement bicarbonatées mixtes et sulfurées, contenant en outre de l'iode et du brome.
MODES D'EMPLOI et INDICATIONS. Ceux des eaux MINÉRALES* alcalines.

Borate de soude ou borax.
ACTION. Fondant, astringent, résolutif. — DOSE, 0 gr., 50 à 6 grammes par jour. — MODES D'EMPLOI et INDICATIONS. Aphtes*, angines*, muguet*, en collutoire (borax et miel, quantité égale), ou en gargarisme, 10 p. 100. Contre les gerçures, les démangeaisons, en glycéré, 1 gramme pour 3 de glycérine. Entre aussi dans la composition de dentifrices.

Borborygmes. — Gargouillements plus ou moins bruyants dans le ventre, par suite du déplacement de gaz au milieu des liquides de l'intestin. Ils indiquent des troubles digestifs par formation excessive de gaz.
TRAITEMENT. Charbon. V. aussi INTESTINS (maladies d'), ESTOMAC (maladies d').

Borique (Acide). — Médicament antiseptique, non toxique à l'extérieur.
MODE D'EMPLOI et INDICATIONS. Solution, 40 gr. par litre d'eau bouillante (maximum de solubilité) ; gaze boriquée, 10 p. 100 ; pom-

made, 1 gr. pour 9 de vaseline. Pansement des plaies, notamment du visage ; conjonctivite ; gargarisme dans angine. Employé aussi à l'intérieur en lavement, 1 à 2 gr. p. 100.

Bosse. — 1º Tumeur succédant à une contusion (V. ce mot) lorsqu'un os est immédiatement placé sous la peau de la région frappée ; elle est formée par du sang infiltré.

TRAITEMENT. Comprimer avec un corps plat et dur (sou), puis pansement à l'alcool camphré*.

2º Saillie résultant de la déformation de la colonne vertébrale. V. BOSSUS.

Bossus. — Individus atteints d'une déviation de la colonne vertébrale (V. COLONNE*) ou de tuberculose des vertèbres (MAL DE POTT*).

Bothriocéphale (du grec *bothrion*, petite fosse, et *kephalé*, tête). — Sorte de ténia qui existe peu en France (environs du lac de Genève et Midi). Son nom vient de deux petites fossettes qu'il a sur la tête au lieu de ventouses. On croit que ces embryons vivent dans l'eau et dans le corps de certains poissons, d'où ils émigreraient chez l'homme (*fig.* 99). V. TÉNIA.

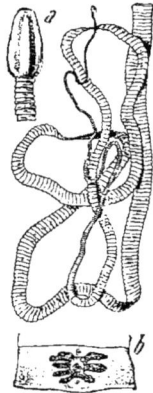

Fig. 99.

Bothriocéphale.

a. Tête (grossie).
b. Anneau (grossi).

Bouche. La cavité buccale doit servir à l'alimentation et à la parole, mais le moins possible à la respiration, qui doit être opérée par le nez.

Soins pendant la santé. V. DENTS, HALEINE.

Soins pendant la fièvre. Pour éviter que la bouche soit amère, pâteuse, mauvaise, la faire rincer plusieurs fois par jour avec de l'eau tiède additionnée d'eau dentifrice ; gargarisme à l'eau de Vichy, si la salive est acide (dans ce cas un papier bleu de tournesol placé dans la bouche rougit).

Nettoyer les dents avec une brosse, la langue avec un linge, imbibés d'un des liquides précédemment indiqués ; saupoudrer les petites ulcérations des gencives ou des lèvres avec de l'acide borique en poudre.

Maladies de la bouche. V. STOMATITE.

Boucheries (Hygiène des). — Il sera surtout question, ici, des boucheries de la campagne qui comprennent une tuerie-abattoir. Celle-ci devrait toujours être séparée de la maison de vente et placée hors du village, autant que possible sur une hauteur et du côté opposé aux vents régnant le plus habituellement, avec interposition d'une double rangée d'arbres l'isolant de la localité ; elle doit surtout être pourvue d'une grande quantité d'eau, pour permettre des lavages fréquents. La pièce où se fera l'abat doit être très exactement dallée et présenter, vers le milieu, une auge pour recevoir le sang ; les murs seront en pierre dure ou revêtus d'un enduit imperméable, en vue des lavages ; des baies donneront une aération constante, et les bords de la toiture devront dépasser les murs de plusieurs mètres, afin d'entretenir la fraîcheur indispensable à la conservation des viandes. Les eaux sanguinolentes seront reçues dans des cavités étanches et non des puisards ; ce mode de procéder aura, en outre, l'avantage de permettre leur utilisation comme engrais par l'agriculture.

Pour les altérations des viandes, V. VIANDES malsaines.

Bouchers (Hygiène des). — Cette profession fait bien vivre, trop bien même, car l'absorption souvent excessive de viandes provoque un état pléthorique, caractérisé par des lourdeurs de tête, de l'oppression, une tendance aux congestions ; aussi la longévité y est-elle moindre que dans d'autres professions, bien que les épidémies soient rares chez les bouchers. Les instruments tranchants qu'ils manient les exposent à des blessures ; enfin, en dépouillant des animaux charbonneux, ils peuvent contracter la pustule* maligne.

Boues (Bains de). — V. BAINS* de boues.

Bouffées de chaleur. — Sensation de chaleur au visage se produisant et disparaissant rapidement pour reparaître parfois de nouveau, après un intervalle plus ou moins long. Elles sont l'indice d'une difficulté de la digestion (V. DYSPEPSIE, ESTOMAC), d'une insuffisance d'aération, surtout après un gros repas, ou d'une poussée de fièvre.

Bouffissure. — Gonflement sans rougeur, dû à une infiltration de sérosité. V. ŒDÈME.

Bougies. — Tubes fermés, amincis ou non à une extrémité et destinés à la dilatation de l'urètre. Les bougies employées sont en gomme, molles et souples. Il en existe aussi en métal. V. URÈTRE.

Bouillon. — Aliment liquide, obtenu en faisant bouillir lentement sur un feu doux 4 litres d'eau, 1 kilogramme de viande désossée, 400 grammes de légumes (carotte, navet, poireau, cerfeuil, panais), 10 grammes de sel. Il est peu nourrissant, mais provoque la sécrétion du suc gastrique et facilite ainsi la digestion. Le bouillon de veau ou de poulet est plus léger.

Bouillon américain. — Mettre dans une marmite à fermeture hermétique (*fig.* 100) des couches successives de viande et de légumes coupés en petits morceaux, faire chauffer au bain-marie pendant 7 heures et passer le liquide obtenu ainsi, en comprimant le résidu solide. Le *thé-bœuf* ne diffère de la préparation précédente que par l'adjonction de bouillon à de la viande dégraissée, coupée en morceaux et cuite dans une marmite pendant 3 heures seulement, et sans légumes.

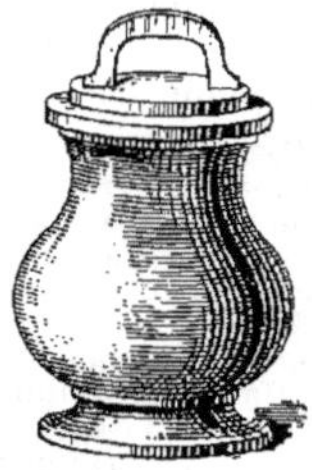

Fig. 100.
Marmite
américaine.

Bouillon aux herbes. — Boisson laxative, formée d'une poignée d'oseille et de cerfeuil, qu'on fait bouillir avec très peu de sel et de beurre, et qu'on prend après un purgatif. On peut le remplacer par du thé léger.

Bouillon-blanc (*fig* 101). — Plante de la famille des Scrofulariacées,

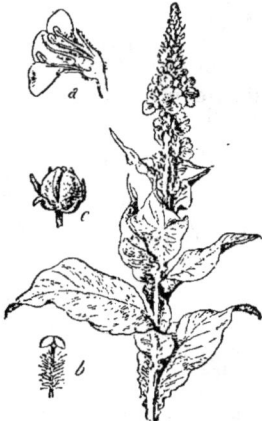

Fig. 101. — Bouillon-blanc.
a. Coupe de la fleur. — *b.* Étamine. — *c.* Fruit.

dont les fleurs sont employées en tisane comme calmant de la toux (10 gr. par litre).

Bouillotte à eau chaude:

I. POUR LES PIEDS. La bouillotte ou boule est un récipient en terre (cruchon), en fer-blanc ou en cuivre, destiné à contenir de l'eau chaude. Les cruchons ont pour inconvénient que les bouchons tombent à l'intérieur et, pouvant difficilement être retirés, finissent par obturer la cavité. On obvie à cet inconvénient en employant des bouchons surmontés d'une tête de bois, qui ont une grande solidité. En tout cas, il convient de veiller à ce que la fermeture soit bien complète, de façon à éviter l'inondation du lit. On enveloppera la boule dans un linge ou un bas.

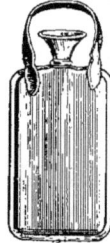

Fig. 102.
Bouillotte
en caoutchouc.

II. COMME CALMANT. La bouillotte se fait en caoutchouc (*fig.*102), de façon à pouvoir être placée, pour calmer les douleurs, sur le ventre ou l'estomac, sans être trop lourde.

Boulangeries (Hygiène des). — Les sous-sols dans lesquels travaillent les boulangers sont souvent mal aérés, humides et en outre malpropres; d'autre part, le pétrissage, la nuit près du four, demande un grand déploiement de force et expose des individus fatigués, par suite affaiblis, à la respiration de poussières et à des alternatives brusques de température, d'autant plus graves que le corps n'est pas suffisamment couvert. On ne s'étonnera pas, dans ces conditions, que les boulangers soient souvent atteints d'une anémie profonde, caractérisée souvent par une extrême pâleur, de rhumatisme, d'affections de poitrine, de phtisie (12 pour 100 des décès dans cette profession). Ils sont, en outre, dans une grande proportion, les victimes des grandes épidémies (peste, choléra, fièvre jaune); aussi l'âge moyen des décès ne dépasse-t-il pas cinquante ans.

La malpropreté du pétrissage à la main, la fréquence des maladies contagieuses et surtout de la phtisie chez les boulangers doivent inciter à faire usage du pain fait à la mécanique.

Bouleau. — Les feuilles donnent une tisane diurétique (15 gr. par litre en décoction). Winternitz, de Vienne, conseille de faire bouillir 100 à 150 grammes de *bourgeons* de bouleau dans 700 gr. d'eau jusqu'à réduction à 500 gr., qu'on fait prendre quotidiennement, pendant un ou plusieurs jours, dans les hydropisies cardiaques ou rénales. La quantité des urines doublerait rapidement, sous l'influence de ce traitement.

Boules de mars. — V. FER.

Boulimie. — Faim excessive, signe de gastralgie. V. ESTOMAC.

Boulou (Le) (Pyrénées-Orientales). — Station d'eaux bicarbonatées sodiques gazeuses, fortes et ferrugineuses. Établissement ouvert toute l'année, mais saison du 1er mai au 30 octobre. Climat doux. Ressources modestes.

MODES D'EMPLOI et INDICATIONS. Ceux des eaux MINÉRALES* alcalines.

Bourbon-Lancy (Saône-et-Loire). — Ville d'eaux chlorurées sodiques (1 gr. 25), chaudes (43° à 54°); altitude, 220 mètres. Climat doux. Saison : 15 mai-15 septembre. Vie calme.

MODES D'EMPLOI et INDICATIONS. Ceux des eaux MINÉRALES* chlorurées, particulièrement le rhumatisme chronique et même à l'état subaigu.

Bourbon-l'Archambault (Allier). — Ville d'eaux chlorurées sodiques (2 gr. 24, et bromo-iodurées arsenicales, chaudes (51° : altitude, 260 mètres. Saison : 1er juin-1er septembre. Vie calme. Une source Jonas est froide ferrugineuse, bicarbonatée calcique, sulfatée calcique et magnésienne.

MODES D'EMPLOI. Ceux des eaux MINÉRALES* chlorurées, particulièrement les bains en piscine, les ventouses « en cornet » avec massage. — INDICATIONS. Celles des eaux MINÉRALES* chlorurées.

Bourbonne (Haute-Marne). — Ville d'eaux chlorurées sodiques (5 gr.), chaudes (42° à 65°). Ressources comme logements. Vie calme. Climat variable. Saison : 15 avril-15 septembre.

MODES D'EMPLOI. Ceux des eaux MINÉRALES* chlorurées, particulièrement les bains et les douches. — INDICATIONS. Celles des eaux MINÉRALES* chlorurées, particulièrement dans la scrofule, le rhumatisme, les anciennes plaies de guerre.
Eau de Bourbonne artificielle. — Carbonate de soude, 100 gr.; bromure de sodium, 10 gr.; chlorure de sodium, 500 gr. pour un grand bain.

Bourboule (La) (Puy-de-Dôme). — Ville d'eaux arsenicales (0 gr. 015), chlorurées sodiques (3 gr.), bicarbonatées sodiques (1 gr. 86), chaudes (60°); altitude, 846 mètres. Saison : 1er juin-1er octobre. Climat de montagnes, très chaud en juillet-août. Ressources ; beau pays.

MODES D'EMPLOI. Ceux des eaux MINÉRALES* arsenicales. — INDICATIONS. Scrofule, tuberculose osseuse, maladies de la peau, maladies des voies respiratoires, asthme, phtisie au début chez les lymphatiques, rhumatisme, fièvre intermittente. — CONTRE-INDICATIONS. Celles des eaux MINÉRALES* arsenicales.

Bourdonnements d'oreilles (paracousie). — Bruits très variables comme intensité, timbre, durée (continus ou à intervalles variables, quelquefois ne se produisant que dans le silence de la nuit). Ils sont dus soit à l'existence de mucosités dans la trompe d'Eustache (V. OREILLES), permettant la perception des bruits du sang dans l'artère carotide, soit à des modifications du nerf auditif lui-même.

CAUSES. Maladies de l'oreille, maladies du nez (catarrhe naso-pharyngien), maladies générales (hystérie, chlorose, anémie), maladies du cerveau* (hémorragie, congestion), médicaments (sulfate de quinine à haute dose). — Pour le TRAITEMENT, V. à ces diverses maladies.

Bourgeons de sapin. — V. PIN.

Bourrache *(fig.* 103). — Plante dont les fleurs et les feuilles sont employées comme tisane diurétique*, sudorifique* et rafraîchissante (infusion, 5 à 10 gr. par litre d'eau).

Fig. 103. — Bourrache.

Bout de sein *(fig.* 104). — Le bout de sein artificiel est composé d'une tétine en caoutchouc et d'une cupule en verre. Il sert à faire téter les enfants lorsque le mamelon n'est pas assez long, ou que des gerçures du sein rendraient la lactation difficile et pénible.

Fig. 104. Bout de sein.

Bouton d'Orient (Alep, Biskra). — Bouton contagieux, de la grosseur d'un pois ou d'une fève, siégeant sur les parties découvertes (bras, mains, face, jambes, pieds). Sa surface pèle, puis forme une croûte qui, après plusieurs mois, s'ouvre en laissant une ulcération. Celle-ci suppure longtemps et, plus tard, est remplacée par une cicatrice déprimée.

CAUSES. Mauvaise eau(?) piqûre d'insecte(?) — TRAITEMENT : 1° *Préventif.* V. PALUDISME

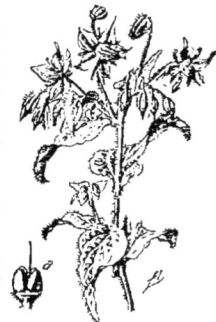

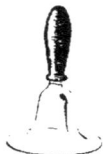

(traitement). 2° *Curatif*. Arsenic, quinine, application d'une solution alcoolique de violet de méthyle à 5 p. 100.

Boutons. — Saillies localisées et anormales de la peau. V. ACNÉ, ECZÉMA, ROUGEOLE, SCARLATINE, VARIOLE.

Boxe (*fig*. 105 et 106). — La boxe française met en jeu les jambes aussi

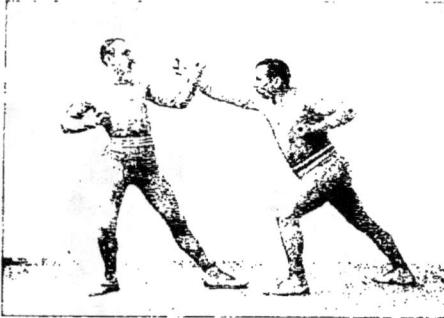

Fig. 105. — Boxe française.

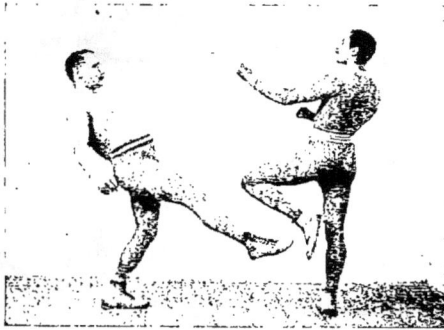

Fig. 106. — Boxe française.

bien que les bras; elle constitue donc un exercice complet et, par suite, excellent.

Les mouvements élémentaires peuvent être pratiqués dès l'âge de huit à dix ans et poursuivis pendant l'adolescence. « Si on a commencé la boxe dans l'âge où les articulations sont encore souples, elle entretient presque indéfiniment la souplesse du corps et permet jusqu'après cinquante ans d'exécuter des mouvements auxquels bien des hommes à vie sédentaire ne sont plus aptes après trente-cinq ans. » (Lagrange.)

Elle développe l'agilité, l'adresse et ha-

bitue au raisonnement et au sang-froid, parce qu'elle oblige l'adversaire et à l'attendre à une faible distance. « C'est un passe-temps hygiénique et sans danger, car de gros gants en crin, rembourrés, amortissent le choc des coups trop détachés. Ceux-ci, du reste, ne doivent être qu'*esquissés*, c'est-à-dire simulés, mais présentés néanmoins de façon que l'adversaire, bien qu'effleuré, doive accuser le coup. » (De Lapouyade [1].)

Boyauderies. — L'humidité et les émanations putrides de ces usines (1re classe des logements insalubres) provoquent des diarrhées, des dyspepsies, des bronchites, des œdèmes des jambes, une anémie spéciale caractérisée par de la pâleur et une perte complète d'appétit. Le *soufflage* des boyaux fait aspirer des émanations infectes qui produisent la tuméfaction et l'ulcération des lèvres, et par l'effort qu'il nécessite entraîne l'emphysème. Le contact avec l'eau de macération use les mains et provoque des crevasses profondes.

HYGIÈNE PUBLIQUE. 1° Les eaux vannes ne devront pas pouvoir pénétrer dans les cours d'eau, qu'elles pollueraient; 2° un rideau d'arbres suffisant devra préserver de l'odeur, qui peut, sous l'action du vent, se répandre au loin: 3° la putréfaction des boyaux devra être remplacée par un traitement chimique dans une dissolution de chlorure de soude.

Bradypepsie (du grec *bradus*, lent, et *pepsis*, coction). — Digestion lente.

Brancard (civière). — Assemblage de pièces de bois et de toile destinées à porter un blessé ou un malade.

BRANCARD ORDINAIRE OU CIVIÈRE (*fig*. 107). Il est formé de deux hampes et de deux traverses constituant un cadre sur lequel une toile est tendue; deux bretelles y sont adaptées pour les deux porteurs. On y ajoute un léger matelas, un coussin, et on recouvre souvent le tout par une toile destinée à préserver le malade contre le vent et la curiosité des passants.

BRANCARD ROULANT (*fig*.108). L'adaptation de roues permet à un seul homme de traîner un malade, à condition que les routes soient bon-

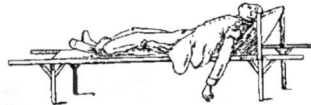

Fig. 107. — Brancard ordinaire.

nes. Une disposition spéciale permet de plier ce brancard de façon qu'il occupe peu de place.

(1) *L'Éducation physique* (« Revue Encycl. » du 2 sept. 1899). Les figures, données par Charlemont, sont empruntées à cet article.

BRANCARD D'UR-
GENCE. Dans son
*Manuel du brancar-
dier* (1), le Dr Bou-
loumié propose
que le brancard
soit formé(*fig.* 109) :
d'une *toile* (sac)
de 0^m,62 de large
sur 1^m,80 de long,
en un ou plusieurs
morceaux, de deux
hampes (perches so-
lides, jeunes tiges

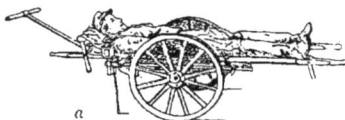

Fig. 108. — *a*. Brancard roulant.

b. Le même, plié.

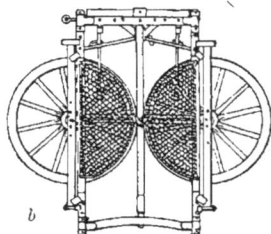

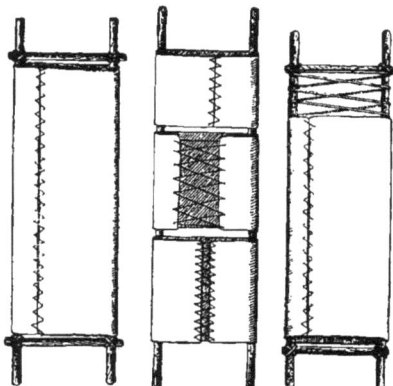

Fig. 109.
Brancards d'urgence avec des sacs.

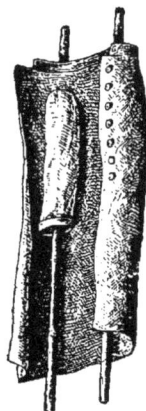

Fig. 110.
Brancard d'urgence
avec une capote.

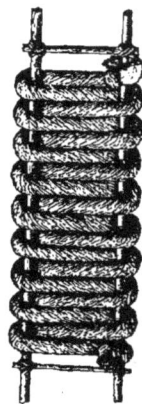

Fig. 111.
Brancard d'urgence
avec de la corde.

de pin, branches d'arbres, fusils, bois de
lances), de 2^m,20 de
long, de deux *traverses*
(échalas ou rondins de
fagot) de 0^m,62 de long
portant une encoche
circulaire pour recevoir
la corde qui les relie
aux hampes.

Le sac peut être rem-
placé par une capote
ou une chemise de sol-
dat (*fig.* 110). On peut
employer encore une
longue corde de paille
fabriquée avec trois
écheveaux de paille
lisse qu'on tourne cha-
que fois sur eux-mêmes
avant de les entre-croi-
ser, puis on les étend en
zigzag sur deux perches
(*fig.* 111). Une botte de
paille, ou mieux de foin,
sert d'oreiller.

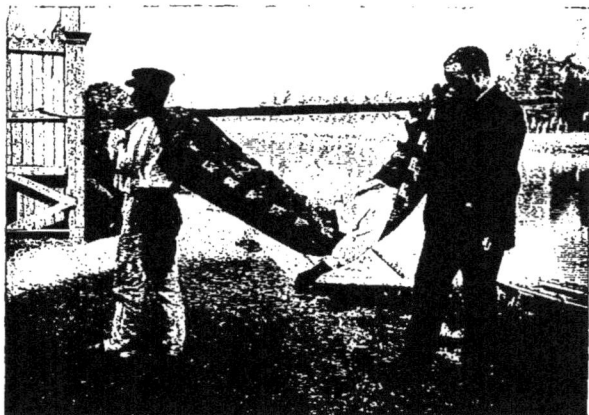

(1) Paris. Masson, édi-
teur.

Fig. 112. — Brancard-hamac.

Si l'on ne dispose que d'une seule perche et d'un grand morceau d'étoffe (voile), on fabriquera ainsi une sorte de hamac (*fig.* 112).

Une porte, un volet de fenêtre, une échelle, une rallonge de table constituent aussi des brancards improvisés.

En tout cas, il faut avoir soin d'essayer la solidité du brancard avant d'y placer le blessé.

Si l'on place ce brancard dans une voiture*, afin d'éviter les chocs on aura soin de mettre de la paille dessous ; ou, si l'on n'en a pas, on pourra arriver au même résultat en plaçant un fagot sous chaque extrémité du brancard. Pour le relèvement du blessé, V. BLESSÉ.

Brassière. — V. HABILLEMENT de l'enfant.

Brayère. — Bandage herniaire. V. HERNIE.

Brides (Savoie). — Station d'eaux sulfatées calciques et sodiques chaudes (35°); altitude, 640 mètres. Climat de montagnes. Saison : 15 mai au 1er octobre.

MODE D'EMPLOI. Celui des eaux MINÉRALES* calciques. — INDICATIONS. Celles des eaux MINÉRALES* calciques, et principalement le traitement de l'obésité, des hémorroïdes.

Bright (Mal de). — Maladie des reins à laquelle on a donné le nom d'un médecin anglais qui l'a le premier bien décrite. V. REINS.

Briscous (Eau de). V. BIARRITS.

Bromisme. — Troubles produits par l'abus des bromures : sécheresse de la gorge, larmoiement, éruption analogue à l'acné ou à la roséole, ivresse spéciale, somnolence.

TRAITEMENT. Diminuer ou interrompre complètement, suivant le cas, la dose des bromures.

Bromoforme. — Médicament calmant, anesthésique *dangereux*, employé à la dose de 10 à 15 gouttes chez les enfants; de 10 à 15 centigr. chez les adultes dans des potions contre la toux quinteuse, notamment celle de la coqueluche.

Bromures. — Médicaments calmants, employés dans les maladies nerveuses.

Bromure de potassium. — MODE D'EMPLOI. Sirop contenant 1 gr. par cuillerée à soupe, qu'on *prendra dans un verre d'eau* pour ménager l'estomac. — DOSE ordinaire, 1 à 3 gr.; dans épilepsie ou folie, jusqu'à 10 gr.

Bromure de sodium, Bromure d'ammonium. — ACTION et DOSE analogues à celles du bromure de potassium. Mieux tolérés que lui, ils sont moins actifs; quelquefois, on les associe tous les trois.

Empoisonnement. — V. BROMISME.

Bronches. — V. POITRINE.

Bronchite aiguë. — Inflammation des bronches, dont la forme la plus légère, le *rhume*, dû à l'inflammation de la *trachée*, devrait s'appeler *trachéite*.

C'est d'abord une petite indisposition qui, dans certains cas, peut se transformer et prendre, avec une allure grave, le nom de *bronchite* par extension de l'inflammation aux grosses et moyennes bronches, et enfin aux petites, *bronchite capillaire*. V. BRONCHO-PNEUMONIE.

RAISONS DE LA FRÉQUENCE DES BRONCHITES. Pour comprendre la fréquence de cette maladie et l'extrême variété de ses formes, il faut se rappeler la disposition des *canaux aérifères*, vrais rameaux d'un arbre renversé dont la trachée forme le tronc (*fig.* 113). Cette trachée est la continuation du larynx, de l'arrière-gorge et des fosses nasales, d'où la possibilité d'une bronchite à la suite d'une laryngite, d'une angine et surtout d'un rhume de cerveau : « Mon rhume est tombé sur la poitrine. »

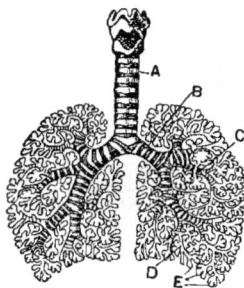

Fig. 113. — Bronches.

A. Trachée. — B. Grosses bronches. — C. Petites bronches. — D. Bronchioles. — E. Vésicules pulmonaires.

Les rameaux de l'arbre, les bronches, se bifurquent en rameaux de plus en plus petits, mais aucun n'a de communication avec un autre, d'où la possibilité de foyers isolés. Les rameaux terminaux aboutissent aux vésicules pulmonaires, l'inflammation peut s'étendre à celles-ci (*pneumonie*); c'est là une grave complication.

CAUSES. Le mode de production d'un rhume est des plus simples. Sous l'influence du froid, le sang afflue en quantité plus considérable dans les petits vaisseaux des premiers conduits aériens. La tunique interne de ceux-ci, la *muqueuse*, s'épaissit par suite de cette congestion, puis la sécrétion normale s'exagère : d'abord liquide et transparente, elle devient bientôt plus épaisse, par suite de la destruction d'une partie de la muqueuse.

La multiplication des microbes sous l'influence des perturbations apportées par le froid dans l'économie doit, sans doute, jouer un rôle dans l'extension de la maladie.

SIGNES. Cette rapide analyse des lésions donne l'explication de tous les signes observés. La *toux*, cet acte instinctif qui a pour but d'expulser tout ce qui gêne la respiration, est pénible et sèche au début, alors que les bronches sont seulement diminuées de volume par la congestion sanguine. Elle se produit sous forme de quintes, parce qu'elle ne peut entraîner l'obstacle et devient ainsi assez fatigante ; mais, dès le troisième jour, la sécrétion est rejetée, et la toux est d'autant moins pénible que les « crachats viennent plus facilement ». L'*oppression* varie avec la difficulté apportée à la respiration. L'inflammation siégeant dans les troncs principaux de l'arbre aérien, cette oppression peut être assez forte sans que la lésion soit très étendue ni très grave. Le malade éprouve une sensation de picotement, de chaleur au milieu de la poitrine par suite de l'irritation de la trachée, et une gêne pénible le long des dernières côtes, aux points où s'attache le gros muscle, le « diaphragme », qui sert de cloison entre la cavité thoracique et l'abdomen. La *fièvre*, peu élevée dans le rhume, devient forte dans la bronchite des grosses et moyennes bronches.

Le TRAITEMENT dérive à son tour de l'étude des lésions et des signes qui en sont la conséquence. Il doit être *hâtif* ; il est, en effet, de première importance de faire avorter la maladie alors qu'on le peut encore, c'est-à-dire au moment où il n'existe que de la congestion produite par l'affluence exagérée du sang. Pour détourner ce sang vers d'autres régions, on maintiendra un large sinapisme entre les deux épaules jusqu'à ce que la sensation de cuisson devienne pénible, et on prendra un bain de pieds à la farine de moutarde ; on provoque ensuite la sueur par des tisanes chaudes (gruau, fleurs pectorales*, violette, pensée* sauvage), du thé ou du lait au rhum.

On diminue grandement la *douleur* et la *toux* en immobilisant la poitrine au moyen d'un bandage légèrement compressif. V. POINT DE CÔTÉ.

Si ces procédés n'ont pas réussi, soit parce qu'ils n'ont pas été employés assez à temps (c'est-à-dire, chez les personnes prédisposées, immédiatement après un refroidissement, ou tout au moins dès que la toux apparaît), soit parce que l'extension de la maladie a été trop rapide, il faut avoir recours aux balsamiques (tolu, térébenthine, sève de pin), qui rendront les crachats plus liquides et, par conséquent, la toux beaucoup moins douloureuse. Les badigeonnages de teinture d'iode donnent, en général, de bons résultats, mais ces résultats ne peuvent pas être comparés à ceux des *ventouses* (V. ce mot). L'application de celles-ci, contrairement à ce que l'on croit souvent, est peu désagréable ; les ventouses devraient donc, de préférence, être employées au début des bronchites, parce qu'elles amènent mieux que toute autre médication une dérivation sanguine ; mais l'intensité même de leur action oblige à n'en faire usage que dans certains cas et sur ordonnance de médecin.

Le COMMENT PEUT-ON SE PRÉSERVER DES BRONCHITES ? — 1. *En endurcissant notre corps contre les alternatives de la température.* Sous l'influence du froid, les nerfs de la peau amènent la contraction de ses vaisseaux. Conséquence : diminution du sang à l'extérieur du corps, afflux vers le centre et particulièrement vers le poumon qui, à l'état normal, contient déjà les deux cinquièmes de la masse totale du sang. Il importe donc d'accoutumer progressivement ces nerfs au froid, de façon qu'ils maintiennent les vaisseaux à un degré de dilatation suffisant pour éviter une réaction dangereuse. C'est par l'usage *quotidien* de l'eau froide dès le jeune âge, d'abord sur la partie supérieure du corps, puis sur le corps tout entier, qu'on arrivera à ce résultat.

II. *En évitant les causes d'irritation des bronches :* 1° *Causes directes.* Respiration d'un air trop chaud, beaucoup plus souvent d'un air trop froid, humide ou très sec, chargé de poussières, de vapeurs ou de gaz irritants. Règle hygiénique : ne pas respirer par la bouche, mais par le nez, où cet air se réchauffera avant d'arriver dans le poumon ; ne pas parler au dehors en hiver. — 2° *Causes indirectes.* Ingurgitation de boissons glacées. Action de l'air froid sur le corps, notamment sur ses extrémités, tête, pieds ; refroidissement de la peau mouillée de sueur. Fatigue, irritation du larynx et dilatation excessive des vésicules pulmonaires (emphysème) par suite de l'habitude de parler trop haut (pour se faire comprendre il n'est pas nécessaire de crier : ce qu'il faut, c'est parler *distinctement*, en articulant suffisamment les sons). Règle hygiénique : un liquide froid pris à *petites gorgées* ne fera jamais mal et rafraîchira mieux. Emploi de vêtements de laine légère, plutôt que de toile, chaque fois qu'on peut être exposé à des variations de température. Un exercice progressif modérera, régularisera la production de la sueur.

Pour bronchite capillaire, V. BRONCHO-PNEUMONIE et GRIPPE.

Bronchite chronique (bronchorrhée) et dilatation bronchique.

CAUSES. La bronchite chronique succède à la bronchite aiguë ou se produit d'emblée, surtout pendant l'hiver, chez les lymphatiques, les goutteux, les cardiaques, les brightiques, les asthmatiques, les emphysémateux. D'autre part, la dilatation bronchique succède, en général, à la bronchite chronique. — SIGNES. Quintes longues et pénibles, surtout le matin et le soir, avec expulsion de crachats épais jaune verdâtre ou blanchâtres, extrêmement abondants, lorsqu'il existe de la dilatation des bronches ; pas de fièvre. — ÉVOLUTION. Diminution de la toux pendant l'été. — COMPLICATIONS. Congestion pulmonaire, emphysème, dilatation bronchique. — TRAITEMENT. Capsules d'essence de terpine*, de térébenthine ou de goudron, pilules d'iodoforme, créosote, pointes de feu, eaux de Gazost*, Cauterets*, Mont-Dore*, La Bourboule* ; hiver dans région méditerranéenne.

Le coucher horizontal avec suppression des oreillers, pendant 1 à 2 heures, après la crise de toux habituelle du réveil, facilite chez nombre de malades l'expulsion complète des crachats.

Broncho-pneumonie. — Inflammation isolée des plus petits canaux bronchiques (*bronchite capillaire*), qui s'étend rapidement à une partie des

vésicules pulmonaires (*broncho-pneumonie*).

Causes. Quelquefois la maladie est due à une extension de bronchite aiguë ; mais, ordinairement, elle est provoquée par des associations de microbes de maladies infectieuses, comme grippe, rougeole, coqueluche, diphtérie, tuberculose, fièvre typhoïde, érysipèle. Cette affection est particulièrement fréquente chez les enfants et les vieillards. — **Signes.** Fièvre élevée, 40° ; quintes de toux douloureuses ; *oppression continue et progressive* (50 respirations chez adulte, 80 chez enfant), allant jusqu'à la suffocation ; visage pâle, lèvres violacées, refroidissement des extrémités. — **Évolution,** continue ou avec rémissions, vers l'asphyxie. La diminution de l'oppression peut être quelquefois très rapide, surtout chez les enfants. — **Traitement préventif.** Éloigner les autres enfants. — **Hygiène thérapeutique.** Lait à intervalles rapprochés, mais à petites doses ; prendre souvent dans les bras les enfants en bas âge en les couvrant bien, ou, du moins, ne pas les laisser longtemps étendus dans le berceau, mais les changer de position ; lorsqu'ils sont plus âgés, les maintenir le plus souvent possible assis au moyen de coussins ; appliquer autour des membres inférieurs des bottes d'ouate recouvertes de taffetas gommé. — **Premiers soins.** Cataplasmes chauds sinapisés ou légèrement imbibés de vinaigre ; enveloppement * froid, bains tièdes ; potion alcoolisée, chaude ou froide (10 gr. de cognac dans de l'eau sucrée par jour et par année d'âge), par cuillerées toutes les 2 à 3 heures chez petits enfants ; ventouses, inhalations d'oxygène. *Ne faire vomir que sur avis du médecin ;* les vomitifs sont en général donnés par les parents à un moment où ils sont inutiles ; leur seul résultat est alors de fatiguer le malade et d'empêcher le médecin de recourir à ce moyen lorsque, dans certains cas, il pourrait rendre service.

Bronchorragie. — Hémorragie des bronches. V. **hémorragie.**

Brosse à dents. — La brosse à dents doit être dure ; elle sera nettoyée avec grand soin, à grande eau après l'usage et mise à sécher, à l'abri de la poussière, dans un vase en porcelaine, cristal ou métal, où l'aération se fasse par des trous latéraux.

Brouillard. — Gouttelettes très fines d'eau troublant la transparence de l'air. Il faut éviter, surtout si l'on est sujet aux laryngites ou aux rhumes, de parler dans le brouillard ; on devra respirer alors exclusivement par le nez.

Brucine. — V. **noix** * vomique.

Brûlures. — Les brûlures sont des lésions produites par l'action de la chaleur ou des agents chimiques sur nos tissus.

Causes : 1° Le *soleil* (coup de soleil) ; 2° les *gaz* et les *vapeurs* (brûlures étendues, mais en général superficielles) ; 3° les *liquides* (brûlures profondes et larges). L'intensité de la lésion s'accroît avec le degré d'ébullition du liquide ; ainsi, l'huile brûle davantage que l'eau salée, celle-ci plus que l'eau simple ; 4° les *corps solides,* qui brûlent seulement aux points touchés, à moins qu'il ne s'agisse de vêtements, dont la combustion amène les troubles les plus graves ; 5° les agents *chimiques,* qui agissent d'autant plus sur les tissus qu'ils sont plus avides d'eau : *acides* sulfurique * ou vitriol, azotique * ou eau-forte : ou *alcalis* (ammoniaque *, chaux vive, potasse).

Signes : 1er *degré.* Rougeur vive non circonscrite avec douleur intense ; la guérison est rapide et ne laisse pas de trace, à moins que la lésion ne se reproduise plusieurs fois ; auquel cas, il subsiste des taches brunes indélébiles. — 2e *degré.* Cloques contenant un liquide jaunâtre, entourées d'une zone rouge ; douleur vive ; gonflement considérable de la région. La peau, après la guérison, conserve une rougeur qui devient seulement visible sous l'action du froid ou de la chaleur. — 3e *degré.* Cloques contenant un liquide roussâtre reposant sur une surface dure, blanche ou jaunâtre, formée par une partie morte (*escarre*). Douleur très vive qui s'apaise pendant quelques jours pour reparaître très intense lorsque la suppuration qui doit éliminer les escarres se produit autour d'elle. La plaie se guérit sous forme d'une cicatrice blanchâtre. — 4e, 5e, 6e *degrés.* La peau, dure, insensible, est transformée en une escarre jaunâtre ou noire. Cette escarre comprend, suivant le degré, une épaisseur plus ou moins grande des parties molles. La cicatrisation est toujours longue et laisse une déformation plus ou moins grande.

Mesure préservative contre le feu aux vêtements. Si le feu a pris aux vêtements, envelopper la partie enflammée avec l'étoffe la plus épaisse qu'on a sous la main (tapis, couverture, rideaux, paletot) et *ramper* vers la porte ou la sonnette pour appeler au secours : en courant on activerait la flamme.

Traitement local : 1° *Règle générale.* Les douleurs étant dues en grande partie à l'enlèvement de l'épiderme, on devra soigneusement éviter de déchirer les cloques, qui seront percées, avec précaution à leur partie inférieure pour laisser échapper le liquide.

2° *Brûlure par la chaleur.* Nettoyer soigneusement les parties brûlées avec un linge très doux, imbibé d'eau ; faire une *émulsion* avec un blanc d'œuf et de l'huile d'olive (c'est-à-dire battus l'un avec l'autre) ; puis, à l'aide d'un pinceau, badigeonner les plaies d'une façon continue. Ce procédé enlève peu à peu la douleur ; on reprend le badigeonnage, dès que les souffrances reparaissent. L'émulsion forme une croûte sous laquelle la cicatrisation s'opère.

On peut panser aussi avec un linge troué trempé dans du liniment oléo-calcaire (mélange d'huile et d'eau de chaux) ou avec une pâte formée d'eau et de magnésie calcinée, ou, mieux encore, avec de la gaze ou du coton hydrophile trempés dans une *solution d'acide picrique* * (10 gr. par litre d'eau), qui supprime la douleur, antiseptise la plaie et fait renaître rapidement l'épiderme. Si l'on emploie ce dernier pansement, on aura soin de ne pas l'entourer de tissu imperméable (toile caoutchoutée, taffetas gommé), l'évaporation devant s'opérer, au contraire, progressivement, sous peine d'accident.

3° *Brûlure par acides.* Laver abondamment avec de l'eau saturée de savon, de l'eau de chaux, de la craie ou une solution de bicarbonate de soude (une cuillerée à café par litre d'eau), puis panser avec de la gaze trempée dans une de ces solutions.

4° *Brûlure par alcalis.* Laver abondamment avec de l'eau vinaigrée ou du jus du citron, puis appliquer des compresses trempées dans de l'eau bouillie froide, qu'on imbibera extérieurement d'abord de quart d'heure en quart d'heure, ensuite à des intervalles plus éloignés jusqu'à disparition des douleurs.

TRAITEMENT GÉNÉRAL. Contre l'affaiblissement, potion* cordiale; contre la douleur, opiacés, chloral.

Bubon. — Inflammation des ganglions lymphatiques (V. ADÉNITE). On donne particulièrement ce nom à l'inflammation suppurée des ganglions de l'aine (*boubon* veut dire « aine » en grec) due à la peste ou à une maladie vénérienne (chancre mou, syphilis).

Bulle. — Soulèvement de l'épiderme par la sérosité.

Bussang (Vosges). — Station d'eau ferrugineuse (0,008) froide gazeuse: altitudes, 625 mètres. Beau pays. Ressources. L'eau est, du reste, surtout exportée.

Busserole (ou *Uva ursi*. — Les feuilles en infusion (10 gr. par litre) sont astringentes et diurétiques. L'alcaloïde de la busserole, l'*orbutine*, est antiseptique, calmant et diurétique (0 gr., 20 à 0 gr., 60 dans la journée divisés en 4 doses).

C

Cacao. — Amande du fruit du cacaoyer. Employé comme tonique en infusion. — Le beurre de cacao est utilisé pour les suppositoires. Le cacao est la base du chocolat.

Cachet (*fig.* 114). — Sorte de petite boîte, faite avec du pain azyme, dans laquelle on enveloppe les médicaments d'un goût désagréable.

MODE D'EMPLOI. On avale le cachet en le plaçant sur la langue et en buvant en même Fig. 114.— Cachet. temps une gorgée d'eau. Certaines personnes avalent plus facilement les gros que les petits cachets, ou inversement. On pourra apprendre aux enfants à avaler ces cachets en leur en offrant de petits dans lesquels on aura introduit de la poudre de réglisse.

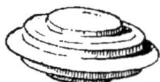

Cachexie. — Altération profonde du corps, caractérisée par l'amaigrissement ou, au contraire, la bouffissure du corps, la pâleur ou la teinte jaunâtre du visage, un très grand affaiblissement.

CAUSES. Elle est le résultat des maladies longues: scorbut, fièvres intermittentes, neurasthénie, cancer, tuberculose, alcoolisme, saturnisme, anémie, syphilis.

Cachou. — Suc d'un acacia contenant du tanin. Il est employé comme médicament tonique, astringent, antihémostatique et pour parfumer l'haleine.

MODES D'EMPLOI. Tisane, 10 gr. pour 1 000 gr. d'eau; teinture, 30 gr. dans potion; pastilles contenant chacune 10 centigr.

Cacodylique (Acide). — Médicament contenant de l'arsenic* associé à de l'alcool et dit, par suite, « arsenic organique ».

1° **Cacodylate de soude.** Employé par le prof. A. Gautier contre les états anémiques et cachectiques à la dose de 2 à 5 centigr. par jour sous forme de granules, d'injections hypodermiques ou de lavements pendant huit jours avec repos égal. Pour les maladies de peau, on emploie une dose plus forte.

2° **Cacodylate de fer.** V. FER.

Cadavre. — V. AUTOPSIE, DÉSINFECTION, MORT.

Cade (Huile de). — Huile extraite du genévrier, employée dans les maladies de peau (eczéma des mains, psoriasis, pelade).

MODES D'EMPLOI. On l'applique pure ou additionnée d'huile d'amandes douces, de glycérine ou d'axonge, dans la proportion de 1 à 15 gr. d'huile de cade pour 30 gr. de ces substances.

Cadéac (Hautes-Pyrénées). — Petite station d'eau sulfurée sodique *froide*, très forte (0,077 de sulfure de sodium), perdant peu par le transport; altitude, 730 mètres. Climat doux pendant la saison (15 mai-15 octobre).

ACTION CURATIVE. V. Eaux MINÉRALES* sulfureuses; particulièrement utiles dans la scrofule.

Café. — Graine du caféier.

ACTION. Tonique, excitant après torréfaction; fébrifuge lorsqu'il est non torréfié ou vert. — MODES D'EMPLOI. Le café torréfié se prend en infusion (25 gr. par tasse d'eau); le café vert en décoction (20 à 30 gr. par 300 d'eau). INDICATIONS. *Café noir :* somnolence, empoisonnement par opiacés, migraine, névralgie, coqueluche; *café vert :* prévention de fièvres intermittentes. Pour *caféisme*, v. à l'*Appendice.*

Caféine. — Alcaloïde du café, dont il est le principe actif.

DOSE et MODES D'EMPLOI. 0 gr. 25 à 2 gr. en cachets, potion ou injection hypodermique (associée alors à quantité égale de benzoate de soude). — ACTION et INDICATIONS. Diurétique, antinévralgique (migraine, coqueluche), tonique excitant.

Bromhydrate, valérianate, citrate de caféine. — Mêmes doses, action antinévralgique.

Caillot (*fig.* 115). — Masse rougeâtre, formée par la coagulation du sang. Le caillot arrête les hémorragies en obturant les vaisseaux, d'abord temporairement, puis d'une façon définitive, après transformation fibreuse. V. aussi THROMBOSE.

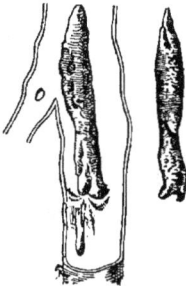

Cal. — Cicatrice des os, après fracture, par formation d'un tissu nouveau. V. FRACTURE.

Fig. 115. — Caillot.

Calcaire. — *Eau* calcaire, V. EAU. *Sels* calcaires, V. CHAUX.

Calcanéum. — Os qui constitue l'os du talon.

Calcium. — V. CHAUX

Calculs (*fig.* 116). — Concrétions accidentelles qui se forment dans la vessie (pierre) ou les reins (gravelle, coliques néphrétiques ou des reins); dans la vésicule et les canaux biliaires (coliques hépatiques ou du foie); au voisinage des articulations (calculs uratiques des goutteux); dans le canal des glandes salivaires; dans l'intestin et notamment dans le cæcum (appendicite); dans la prostate.

Les dimensions des calculs varient d'un grain de sable fin à une masse de plusieurs kilogrammes (vessie). Ils peuvent être uniques, ou plus ou moins nombreux; leur forme est en général ovoïde et leur surface lisse, mais ils peuvent affecter toute autre dis-

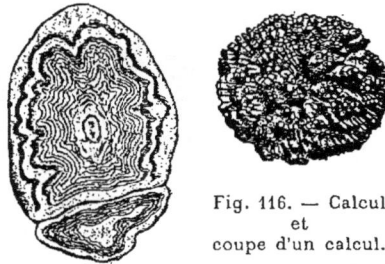

Fig. 116. — Calcul
et
coupe d'un calcul.

position et même être hérissés de saillies; leur dureté est également très variable. Le noyau est, dans certains cas, un petit corps étranger (aiguille, balle, haricot, etc.).

Leur composition varie : les concrétions goutteuses sont presque exclusivement composées d'urates: les calculs hépatiques sont formés de cholestérine et des matières colorantes de la bile; ceux de la vessie contiennent des proportions variables de phosphates, d'oxalates et d'urates ou d'un seul de ces sels.

Callosité (du latin *callus*, durillon). — Épaississement de l'épiderme dû à des pressions répétées (paume des mains) ou à des chaussures mal faites. V. DURILLON, VERRUE.

Calmants. — Médicaments adoucissants (toux), antispasmodiques, narcotiques. V. BAINS, CHALEUR, DOULEUR, FROID, PURGATIFS, et aux médicaments BAUME, BELLADONE, BROMURES, CAMPHRE, CATAPLASME, CHLORAL, CHLOROFORME, CHLORURE D'ÉTHYLE* ET DE MÉTHYLE*, GLACE, LAURIER-CERISE, OPIUM, ORANGER, SULFUREUX (bains), TILLEUL.

Calomel (protochlorure de mercure). — V. MERCURE.

Calorifère. — V. CHAUFFAGE.

Calotte. — L'usage de porter une calotte, pour les personnes chauves, est une précaution utile; elle les préserve non seulement des rhumes, mais d'une surdité provoquée par des névralgies.

Calvitie (du latin *calvus*, chauve). — Chute définitive des cheveux. V. CHEVEUX.

Cambo (Basses-Pyrénées). — Ville d'eaux sulfurées calciques froides et ferrugineuses; altitude, 30 mètres. Deux saisons : avril-mai et septembre-octobre (chaleur excessive en été).

Modes d'emploi. Ceux des eaux minérales* sulfureuses. — Indications. Bronchites humides, *diarrhées chroniques,* anémie, *phtisie au début,* maladies de la peau, lymphatisme, rhumatisme.

Camisole de force (*fig.* 117). —

Sorte de veste se fermant par devant avec une corde et dont les manches, prolongées au delà des mains et sans ouverture, portent une boucle permettant d'y attacher une corde. Des lanières fixées sur la veste permettent d'autres modes d'attache afin d'immobiliser un aliéné.

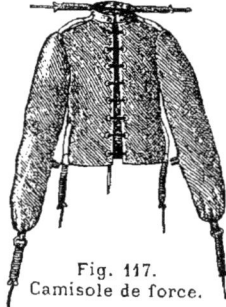

Fig. 117.
Camisole de force.

Camomille (*fig.* 118). — Plante

de la famille des Composées, dont les fleurs sont employées comme digestif, calmant, antispasmodique.

Modes d'emploi. A *l'intérieur*, tisane à odeur aromatique et goût légèrement amer, 5 gr. par litre d'eau. A *l'extérieur*, en frictions, huile de camomille simple ou camphrée.

Camphre. —

Essence retirée d'une espèce de laurier.

Modes d'emploi. A *l'extérieur*, en solution (*alcool camphré*), 10 gr. pour 100 d'alcool; — 2 gr.,50 pour 100 d'eau-de-vie; — 10 pour 100 d'huile;— en pommade, 30 pour 100 d'axonge. A *l'intérieur*, poudre pour lavements ou pilules 0 gr.,05 à 2 gr. — Action et indications. A *l'extérieur*, antiseptique et résolutif (contusions, entorses, luxations). A *l'intérieur*, calmant, antispasmodique, antiaphrodisiaque.

Le camphre entre dans la composition de l'eau sédative* et de divers liniments.

Bromure de camphre. — Dose. 0 gr., 50 à 1 gr. en pilules. Action antispasmodique et antiaphrodisiaque.

Empoisonnement. — Signes. *Haleine sentant le camphre,* vertiges, troubles de la vue, bruits dans les oreilles, faiblesse extrême, délire, convulsions, refroidissement général,

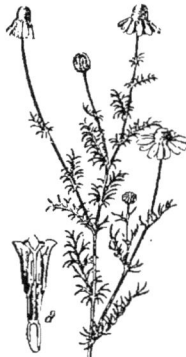

Fig. 118.
Camomille.

a. Coupe de la fleur.

quelquefois envies d'uriner. — Premiers soins. Faire vomir par chatouillement de la luette et avec de l'ipéca, puis inhalations d'éther. Réchauffer le corps avec boules d'eau, frictions.

Cancer (mot latin signifiant *crabe*).

— Tumeur pouvant se produire dans les organes internes ou externes, désorganisant les tissus dans lesquels elle se développe, s'étendant progressivement et pouvant se reproduire après avoir été enlevée.

Variétés. Suivant la rapidité d'extension et les chances de réapparition après opération, le cancer est plus ou moins *malin.* Les

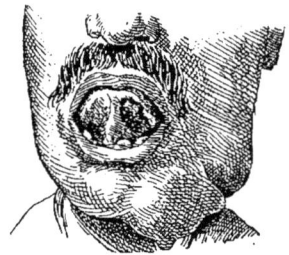

Fig. 119. — Cancer de la langue.

opérations, même suivies de renouvellement, donnent, du reste, des périodes de tranquillité qui en imposent la nécessité. L'âge du malade, l'existence ou non de douleurs, la gêne apportée aux fonctions du corps, auront une grande importance dans la décision à prendre au sujet de l'opération, qui, dans beaucoup de cas, donne d'autant plus de succès qu'elle a été plus hâtive. L'hérédité du cancer est niée actuellement; les irritations répétées (pipe, surtout celle à court tuyau), les traumatismes répétés ont une influence prédisposante. Il n'est pas démontré qu'un microbe soit l'origine première. Les organes le plus souvent atteints sont le sein, l'estomac, l'intestin, la langue (*fig.* 119), le foie.

Canigou (Le) [Pyrénées-Orientales].

— Sanatorium à 700 mètres d'altitude près du Vernet*, qui est à 620 mètres. Climat doux, mais, selon le professeur Hayem, inégal et inconstant, à cause des vents contre lesquels la station est mal abritée.

Canitie. — Blanchissement des

cheveux.

Canne de Provence. — Plante

de la famille des Graminées.

Action et mode d'emploi. Antilaiteux employé par les femmes qui ne veulent pas nourrir leur enfant ou veulent le sevrer. Infusion de racine, 20 gr. par litre.

Cannelle. — Écorce employée comme tonique, excitant, stimulant, antispasmodique, digestif.

MODE D'EMPLOI. Vin, 8 gr. pour 100; teinture, 10 gr. pour 100 dans des potions cordiales.

Cannes (Alpes-Maritimes, ville de 20 000 hab.). — Station d'hiver au bord de la Méditerranée, plage de sable fin où l'on peut se baigner dès avril.

CLIMAT. — 1° *Vents.* La région des villas, en arrière de la ville proprement dite, est bien abritée des vents par des arbres et des collines. Le reste de Cannes est exposé aux vents de mer et quelquefois au mistral (mars). — 2° *Température.* Elle varie en automne-hiver entre 9° (janvier) et 16°,5 (octobre). Il se produit un abaissement sensible au coucher du soleil. — 3° *Humidité.* Ciel pur, air sec, l'état hygrométrique variant entre 63 et 70. Pluies très abondantes, mais rares. Jamais de brouillards froids et humides. 4° *Pression atmosphérique.* Forte et peu variable.

INDICATIONS. Vieillesse, convalescence, phtisie torpide chez lymphatiques et scrofuleux peu excitables (grandes précautions à prendre contre le vent et pour les heures de promenade chez les phtisiques à crachements de sang), laryngite, bronchite ancienne, rhumatisme chronique, névralgie, asthme nerveux, goutte, dyspepsie. — CONTRE-INDICATIONS. Maladies du cœur, cancer.

CHOIX DE L'HABITATION. Loin de la mer, si excitable ; près de la mer, si lymphatisme ou scrofule.

MODE DE TRAITEMENT. Cure d'air, bains de mer (début et fin de jour), bains * de sable (rhumatisme).

Cannet (**Le**). — Station hivernale, à 3 kilomètres de Cannes, mieux abritée que celle-ci contre le vent, par conséquent préférable pour tous les phtisiques.

Cantharides (*fig.* 120). — Insectes coléoptères qu'on réduit en poudre, soit

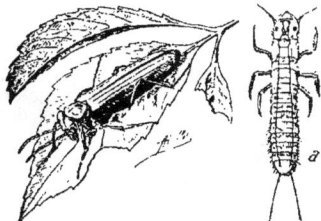

Fig. 120. — Cantharide.
a. Larve.

pour la mélanger à de l'axonge ou de la cire et de l'huile afin d'en faire un *emplâtre* irritant, soit pour en retirer par macération dans l'alcool ou l'éther une teinture également utilisée comme médicament.

MODE D'EMPLOI. Comme médicament *externe,* cette poudre forme la partie active des vésicatoires et de pommades ou de teintures irritantes employées pour faire repousser les cheveux. A l'*intérieur,* employée comme stimulant à la dose de 2 à 5 centigr.

Cantharidine. — Alcaloïde dangereux extrait de la poudre de cantharides, employé pour la fabrication de toiles vésicantes.

Empoisonnement par les cantharides. — SIGNES. Sentiment de brûlure à l'estomac, mal de tête, vomissements et diarrhée ; la face est rouge, les yeux brillants, les urines, qui sont rendues *difficilement* et en très petite quantité chaque fois, contiennent du sang. Puis le délire et des convulsions apparaissent, avec une grande excitation génésique. — PREMIERS SOINS. Faire vomir ; puis eau albumineuse, tisane d'orge et calmant.

Canule. — Tube en métal, en bois ou en caoutchouc durci destiné à servir de terminaison à un bock, à un irrigateur ou à une seringue.

Caoutchouc. — Employé pour des enveloppements dans l'eczéma, pour les sondes, les bougies, les bassins, les tubes, les bandes compressives, les drains.

ACTION DU CAOUTCHOUC COMME OCCLUSIF. Le caoutchouc agit en isolant les surfaces malades, et en excitant énergiquement l'élimination de la sueur, dont il empêche l'évaporation.

HYGIÈNE DES VÊTEMENTS EN CAOUTCHOUC. Ces vêtements, employés pour se protéger contre la pluie, doivent être très larges, flottants, ne s'appliquer en aucun point contre le corps, de façon à permettre, au moins partiellement, l'évaporation de la sueur ; on ne les conservera, sous peine de bronchite, que pendant la pluie. La grande chaleur qu'ils donnent engage, du reste, à les enlever dès que cela devient possible.

HYGIÈNE DES FABRIQUES DE CAOUTCHOUC. V. SULFURE DE CARBONE*.

Capillaire. — Petit vaisseau sanguin ou lymphatique. V. CŒUR et CIRCULATION.

Capillaire. — Plante employée comme médicament calmant et surtout comme pectoral contre la toux, sous forme de tisane (10 gr. par litre), de sirop ou de crème pectorale.

Capsicum. — Piment de Cayenne, poivre de Guinée. *Stimulant* contre chute des cheveux : 10 grammes de teinture pour 100 d'alcool ; *antihémorroïdaire* sous forme d'extrait aqueux (0 gr., 40 en 10 pilules pour une journée).

Capvern (Hautes-Pyrénées). — Station d'eaux sulfatées calciques ferrugineuses, tempérées (24°) ; altitude, 650 mètres. Climat doux. Saison du 15 mai au 1er octobre. Ressources assez abondantes.

MODE D'EMPLOI et INDICATIONS. V. EAUX MINÉRALES* calciques.

Carbone (Oxyde de). — Gaz incolore, inodore, formé par une combinaison à partie *égale* de carbone (charbon) et d'oxygène, tandis que l'acide carbonique, produit normal de la combustion, contient deux parties d'oxygène pour une de charbon.

DANGERS DE CE GAZ. L'oxyde de carbone, qui n'est pas seulement irrespirable comme l'acide carbonique, mais qui constitue un poison violent, se produit chaque fois que l'oxygène de l'air arrive en quantité insuffisante par rapport à la masse du combustible (poêle à combustion lente). Si la température au-dessus du foyer est très élevée, l'oxyde de carbone, en passant à ce niveau, s'enflamme et brûle avec une *flamme bleue;* dans le cas contraire, il se répand dans l'air de la pièce, pénètre dans le poumon par la respiration et, passant dans le sang, envahit les globules sanguins et les rend incapables d'absorber de l'oxygène.

MOYEN DE RECONNAITRE SA PRÉSENCE. Pour constater la présence de l'oxyde de carbone, il suffit de faire passer le gaz suspect dans une dissolution ammoniacale d'azotate d'argent. La liqueur brunit à froid et, par l'ébullition, laisse déposer un précipité noir abondant.

L'eudiomètre de Coquillon-Gréhant ou grisoumètre permet de reconnaître exactement la quantité d'oxyde de carbone : l'air chargé de ce gaz décompose l'acide iodique contenu dans l'instrument; l'iode mis en liberté est alors dosé et donne la proportion.

Empoisonnement. — SIGNES. Malaise général, douleurs de tête persistantes, engourdissement, étourdissements, bourdonnements d'oreilles. Face et extrémités bleuâtres. Palpitations, coma et mort. — TRAITEMENT. Grand air, tractions de la langue (V. ASPHYXIE), inhalation d'ammoniaque et d'oxygène.

Carbone (Sulfure de). — Antiseptique, désinfectant peu utilisé en médecine, mais très employé dans l'industrie, notamment pour la sulfuration ou vulcanisation du caoutchouc. Il peut alors provoquer, soit par lui-même, soit par la formation d'hydrogène sulfuré, des accidents très importants.

Empoisonnement : 1° *aigu.* SIGNES. Apparition brusque de maux de tête violents, de troubles de la vue, de bourdonnements d'oreilles, de vertige et de vomissements avec affaiblissement général intense. — 2° *chronique.* SIGNES. Les troubles sont les mêmes que dans la forme aiguë, mais se produisent graduellement ; ils aboutissent à une anémie profonde, à la perte de la mémoire et à la paralysie. — HYGIÈNE PROFESSIONNELLE. Travail en vase clos. Aération permanente des ateliers dont le plancher devra être à claire-voie, pour laisser sortir les vapeurs délétères, qui sont très lourdes. — PREMIERS SOINS. Porter le malade au grand air, lui faire au besoin respirer de l'oxygène.

Carbonique (Acide). — Gaz irrespirable, produit par la combustion *complète* du charbon et par la respiration. La proportion dans l'air de la campagne près de Paris est de 29 lit. 8 par mètre cube, de 34 lit. à l'intérieur de Paris et peut atteindre ou dépasser 200 lit. dans une salle après une réunion nombreuse.

L'acide carbonique est employé en dissolution dans de l'eau comme médicament.

I. **Asphyxie par l'acide carbonique.** — V. ASPHYXIE.

II. **Eaux chargées d'acide carbonique.**

ACTION. Anesthésique local, antivomitif.

MODES D'EMPLOI. 1° *Eau gazeuse,* v. à EAU* gazeuse et à SPARKLET.

2° *Limonade gazeuse en poudre :* 3 gr. d'acide citrique et 3 gr. de sucre râpé sont jetés dans un litre d'eau, puis on y verse 2 gr. de bicarbonate de soude.

3° *Poudre gazogène acide :*

Sucre blanc,	200 gr.
Poudre d'acide tartrique,	24 gr.
Essence de citron,	2 gttes
Bicarbonate de soude en poudre,	25 gr.

Une cuillerée à café dans un verre d'eau.

4° *Poudre gazogène alcaline :* Verser dans un verre d'eau 2 gr. de bicarbonate de soude, puis 1 gr., 3 d'acide tartrique.

5° *Potion antivomitive de Rivière,* en 2 bouteilles :

N° 1	Bicarbonate de potasse,	2 gr.
	Eau,	65 gr.
N° 2	Acide citrique,	2 gr.
	Eau,	65 gr.

On avale successivement une cuillerée des deux bouteilles, de façon que l'acide carbonique qui se forme par l'action de l'acide sur le bicarbonate se dégage dans l'estomac.

Carcinome. — Syn. de *cancer.*

Carica papaya. — Plante qui produit la *papaïne,* pepsine végétale. Dose, 10 à 40 centigr. contre les dyspepsies.

Carie : 1° **des os.** — V. os (maladies); — 2° **des dents.** V. DENTS.

Carlsbad (Bohême) — Ville d'eaux gazeuses bicarbonatées sodiques (1 gr., 36°, chlorurées sodiques (1 gr.), et sulfatées sodiques (2 gr., 36), chaudes (73°), altitude, 384 mètres. Saison toute l'année, mais plus spécialement du 1er mai au 1er octobre. Climat à variations brusques. Ressources abondantes, promenades

Modes d'emploi. Ceux des eaux **minérales** alcalines, surtout en boissons. Boues ferrugineuses. Cure de lait et de petit-lait. — **Indications.** Maladies du foie, goutte, alcoolisme chronique, notamment à forme hépatique et gastrique, gravelle, diabète, constipation habituelle.

Carminatifs. — Médicaments qui expulseraient les gaz de l'intestin (anis, mélisse, sauge, fenouil, coriandre).

Carotide. — Artère du cou. V. *fig.* à cœur.

Carpe. — Groupe d'os du poignet. V. *fig.* à corps.

Carphologie (du grec *karphos*, flocon, et *legein*, recueillir). — Action des doigts qui cherchent instinctivement à saisir de petits objets imaginaires.

Carreau. — V. péritonite tuberculeuse.

Cartilage. — Tissu élastique qui constitue le squelette du fœtus. La plupart s'ossifient, mais quelques-uns sont permanents (cartilage du nez, des oreilles, épiglotte).

Cascara sagrada. — Écorce d'une plante de la famille des Rhamnacées.

Action. Médicament laxatif. — **Mode d'emploi.** 50 à 75 centigr. de poudre en cachets ou en pilules.

Cascarille. — Écorce d'une plante de la famille des Euphorbiacées.

Action. Tonique-apéritive. — **Mode d'emploi.** Teinture, 10 à 30 gr. V. apéritif.

Casque colonial (*fig.* 121). — Excellente coiffure pour les pays chauds; bien supérieure au képi à couvre-nuque, mais à condition qu'il soit fabriqué en tissu très léger.

Casse. — Pulpe du fruit d'une plante appartenant à la famille des Légumineuses.

Action. Médicament laxatif doux.

Fig. 121.
Casque colonial.

— **Mode d'emploi.** La pulpe, séparée des grains et passée à travers un tamis, constitue la casse *mondée*, qu'on prend à la dose de 60 gr. dans 500 gr. d'eau en 1 ou 2 heures.

Catalepsie. — Cessation brusque, mais ordinairement courte, des mouvements volontaires, sans lésion des muscles et avec aptitude des membres et du tronc à conserver les attitudes données ou celles dans lesquelles l'individu se trouvait au moment de l'attaque. Conservation de l'intelligence et du sentiment, mais impossibilité de répondre aux questions.

Causes. Maladies nerveuses, notamment hystérie.

Cataplasme. — Médicament externe, formé de farines ou de poudres délayées de manière à former une bouillie épaisse et que l'on étale sur un linge pour être appliqué chaud (30 à 35°) ou froid sur une région malade. Au moment d'appliquer les cataplasmes, on y ajoute souvent une substance médicamenteuse. On les renouvelle d'ordinaire de deux à six fois par jour.

L'effet est d'autant plus intense que le cataplasme conserve plus longtemps son eau; d'où l'emploi, à l'extérieur, de taffetas gommé ou de toile caoutchoutée.

Manière de confectionner. 1° Étaler sur une table un morceau de tarlatane ou de mousseline, ne portant ni ourlet ni couture et un peu plus grand que le double du cataplasme désiré ; 2° verser dessus la pâte, puis replier le linge sur lui-même et sur la pâte, en faisant glisser celle-ci entre les deux lames du linge. Pour étaler régulièrement, on soulève successivement les quatre côtés jusqu'à ce qu'on ait une épaisseur uniforme d'environ 1 centimètre (cataplasme *mince*) à 2 centimètres (cataplasme *épais*). On replie alors les quatre bords dans une largeur de 6 à 8 centimètres pour former un encadrement qui empêche le cataplasme de fuser. — **Mode d'application.** Tenir horizontalement en prenant les deux bords opposés, puis renverser rapidement sur la région malade. Si le cataplasme est très grand, le replier pour le porter, en interposant entre les deux faces un linge sec. Lorsque le cataplasme est placé, on le fixe avec une bande ou un bandage de corps. Pour l'enlever, on le soulèvera doucement par un des bords, puis on essuiera la surface avec un linge sec. — **Variétés :** 1° *Cataplasmes émollients.* Ils sont employés tièdes (30 à 35°) et sont calmants (coliques), résolutifs et maturatifs, c'est-à-dire que, suivant le degré d'inflammation, ils préviennent ou accélèrent la suppuration. On emploie dans ce but la farine de lin*, la fécule de pomme de terre, les poireaux*. On ajoute souvent une quantité variable de laudanum (V. opium). 2° *Cataplasmes antiseptiques.* Au lieu d'eau simple, employer de l'eau boriquée, ou, une fois fait, l'arroser avec de l'alcool camphré. On remplace, maintenant, souvent le cataplasme par un pansement antiseptique*. 3° *Cataplasmes excitants.* Saupoudrer la surface avec de la farine de moutarde* ou ajouter à la farine de lin une proportion d'un quart ou d'un tiers de ladite moutarde. Le cataplasme doit alors être froid ou tiède, la chaleur faisant évaporer le principe actif de la moutarde.

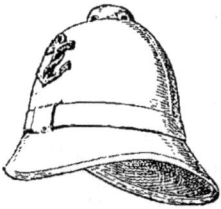

PRÉCAUTION. Afin d'éviter les brûlures, avoir toujours soin d'essayer la température d'un cataplasme sur le dos de sa main.

Cataracte. — Opacification du cristallin. V. YEUX.

Catarrhe. — Inflammation aiguë ou chronique des muqueuses, avec augmentation de la sécrétion normale. V. BRONCHITE, ESTOMAC, INTESTIN (entérite), OREILLES, VESSIE.

Cathérétiques. — V. CAUSTIQUES.

Cathéter et cathétérisme. — Sonde ou bougie et action de sonder, c'est-à-dire de faire passer une tige creuse fermée (bougie) ou ouverte (sonde) dans un canal étroit : trompe d'Eustache (oreille*), matrice, canal lacrymal*, urètre.

Cauchemars. — Rêves pénibles qui se produisent au début ou à la fin du sommeil.

CAUSES. 1° *Circonstances extérieures*. Refroidissement ou rayon de soleil dû à l'ouverture d'une fenêtre, bruits dans le voisinage. 2° *Mauvaise position*. Bras sur poitrine, attitude en chien de fusil. 3° *Indispositions*. Rhume de cerveau, bouche mauvaise par usage exagéré de tabac. 4° *Maladies* du cœur, du poumon, cancer d'estomac, alcoolisme, lombrics, ténias, digestion difficile, coucher après gros repas, maladies nerveuses, excès de fatigue physique (cyclisme trop prolongé). *Des cauchemars de même nature, se répétant à intervalles rapprochés*, peuvent être le premier signe d'une maladie et doivent nécessiter un examen médical. V. aussi SOMMEIL : *Terreurs nocturnes*.

Caustiques et corrosifs. — Substances qui, mises en contact avec le corps, en altèrent, puis en détruisent l'organisation.

VARIÉTÉS. Les caustiques dits *cathérétiques* sont employés pour refréner un excès de bourgeonnement des plaies ou détruire une excroissance de l'épiderme (verrues*) : leur action cautérisante est modérée, soit parce qu'ils sont peu caustiques, comme l'alun calciné, soit, le plus souvent, parce qu'on s'en sert à petite dose et par un simple toucher rapide, comme le nitrate d'argent, les acides azotique et chromique. Les caustiques proprement dits sont : le fer rouge, les acides forts, le chlorure d'antimoine*, la pâte arsenicale, la potasse* caustique, la chaux* vive, l'ammoniaque* concentrée. La partie détruite porte le nom d'*escarre*.

Empoisonnements par les caustiques acides et les alcalis. — SIGNES. Les douleurs sont très vives partout où le corrosif a passé et notamment dans l'estomac. La substance a laissé sa trace sur les lèvres et dans la bouche sous forme d'une escarre (croûte plus ou moins épaisse de substance mortifiée) qui peut être *noirâtre* (acide sulfurique), *jaunâtre*

(acide nitrique), *blanche* (acide chlorhydrique), *grise* (potasse, ammoniaque, eau sédative).

PREMIERS SOINS. Faire boire de l'eau de savon et de l'huile, s'il s'agit d'un acide ; de l'eau vinaigrée, puis de l'huile, s'il s'agit d'un alcali.

Brûlures par les caustiques et les alcalis. V. BRÛLURES.

Cautère et cautérisation. — Médication qui consiste à brûler superficiellement les tissus.

VARIÉTÉS. La cautérisation se fait soit avec le *galvanocautère*, fil de platine porté au rouge par une pile au bichromate, soit avec le *thermocautère* (*fig*. 122). Celui-ci se compose

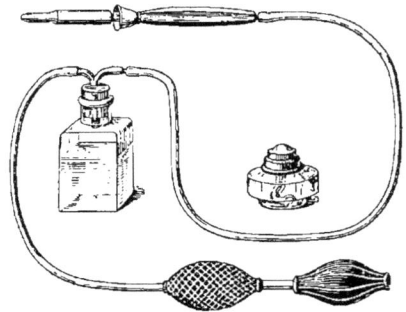

Fig. 122. — Thermocautère.

d'une tige creuse d'acier, terminée par une partie plus ou moins amincie en platine, portée au rouge cerise ou blanc par le passage dans la flamme d'une lampe à alcool. On maintient cette température en faisant pénétrer dans la tige, par l'effet d'une soufflerie, de l'essence minérale. Grâce à ces instruments, on peut faire en quelques secondes une grande quantité de *pointes de feu*, qui sont d'autant moins douloureuses que la chaleur est plus intense. Avant de pratiquer les pointes de feu, on antiseptise la surface par un lavage au sublimé (5 gr., 50 par litre), et, dès que la cautérisation est opérée, on applique comme pansement un linge trempé dans la même solution : la douleur diminue rapidement, puis disparaît. Le pansement est renouvelé, suivant les besoins, une ou deux fois à deux jours d'intervalle. — V. aussi ARGENT (Azotate d').

SUPPRESSION DE LA DOULEUR. M. Pize a indiqué un procédé qui rend indolores les pointes de feu ; il consiste à appliquer sur la région, pendant 10 minutes, une compresse imbibée de 1 à 3 gr. de gaïacol et recouverte de taffetas gommé.

INDICATIONS. Hydarthrose, douleurs rhumatismales, arthrite sèche, phtisie.

Cauterets (Hautes-Pyrénées). — Ville d'eaux sulfurées sodiques chaudes, offrant des ressources pour toutes les bourses (neuf établissements). Vingt sources, dont la température varie entre 53° et

23°. Altitude, 750 mètres. Saison surtout en juillet-août ; mais, officiellement, du 15 mai au 15 octobre.

ACTION CURATIVE. Celle des eaux MINÉRALES* sulfureuses. Les eaux de Cauterets sont moins excitantes que celles de Luchon.

Caves (Veines). — V. CŒUR.

Cécité. — V. AVEUGLE.

Ceintures. — Il en existe plusieurs variétés : les unes sont destinées à maintenir une hernie ombilicale (v. HERNIE) ou une éventration, d'autres à soutenir le ventre pendant une grossesse (v. GROSSESSE) ou à lutter contre les troubles produits par la dilatation d'estomac ou des intestins (v. ESTOMAC).

Centaurée [Petite] (*fig.* 123). — Plante de la famille des Gentianées. Les sommités fleuries sont employées en tisane sous forme d'infusion (10 gr. par litre), comme tonique et digestif.

Céphalalgie et **Céphalée.**—La *céphalalgie* est une douleur aiguë de la tête ; la *céphalée* une douleur chronique de la même région. V. MAL DE TÊTE.

Cérat. — Le cérat simple est un mélange de cire blanche, 10 gr. pour 30 gr. d'huile d'amandes douces. On y incorpore différents médicaments. Le cérat à la rose (pommade pour les lèvres) contient du carmin et de l'huile volatile de rose.

L'inconvénient du cérat est de rancir : aussi le remplace-t-on actuellement par la vaseline.

Fig. 123.
Petite centaurée
a. Fleur.

Cerceau. — Appareil servant à

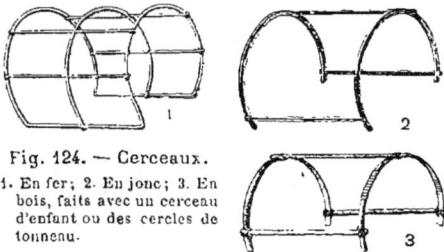

Fig. 124. — Cerceaux.

1. En fer ; 2. En jonc ; 3. En bois, faits avec un cerceau d'enfant ou des cercles de tonneau.

supporter le poids du drap et des couvertures (*fig.* 124). On peut en fabriquer

économiquement avec des cercles de tonneau ou avec un cerceau d'enfant coupés en deux et réunis par des lattes.

Cérébrales (Maladies). — V. CERVEAU (Maladies du).

Cerfeuil (*fig.* 125). — Plante de la famille des Ombellifères, employée comme emménagogue et diurétique en tisane (10 gr. par litre en décoction). Fait partie du bouillon* aux herbes.

Cerises. — Le fruit et les queues sont employés comme diurétiques. Sirop de cerise et tisane de queues de cerises, 30 gr. par litre en décoction après les avoir écrasées.

Céruse. — V. PLOMB.

Fig. 125. — Cerfeuil.
a. Fleur ; *b*. Graine.

Cerveau et système nerveux (*fig.* 126). COMPOSITION DU SYSTÈME NERVEUX. Il est formé : 1° d'organes *centraux* (cerveau, cervelet, bulbe, moelle épinière) ; 2° d'organes de *transmission*, les nerfs, qui partent, les uns du cerveau, *nerfs crâniens;* les autres de la moelle, *nerfs rachidiens*. A ces derniers vient s'ajouter le système spécial du *grand sympathique*.

ÉLÉMENTS NERVEUX, LEUR RÔLE. Le système nerveux se compose : 1° de *cellules* nerveuses (substance grise), qui reçoivent les impressions du monde extérieur et donnent des ordres aux muscles, soit avec intervention de l'intelligence et de la volonté (action cérébrale), soit sans leur intervention (actes réflexes, sous la dépendance exclusive de la moelle épinière) ; 2° de *fibres* nerveuses (substance blanche), qui transmettent aux organes centraux les impressions extérieures (fibres sensitives) et aux muscles les ordres des cellules (fibres motrices).

Les organes centraux contiennent a la fois des cellules et des fibres, les nerfs ne contiennent que des fibres.

ENVELOPPES DES ORGANES CENTRAUX. Le cerveau, le cervelet, le bulbe forment une grosse masse enfermée dans le crâne et se continuant avec la moelle placée dans le canal constitué par la colonne vertébrale. Ces organes sont protégés contre les chocs et les pressions par des enveloppes, les *méninges* (de *méninx*, mem-

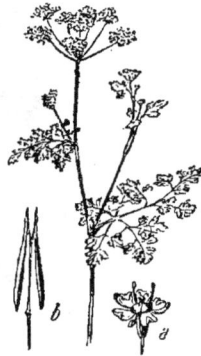

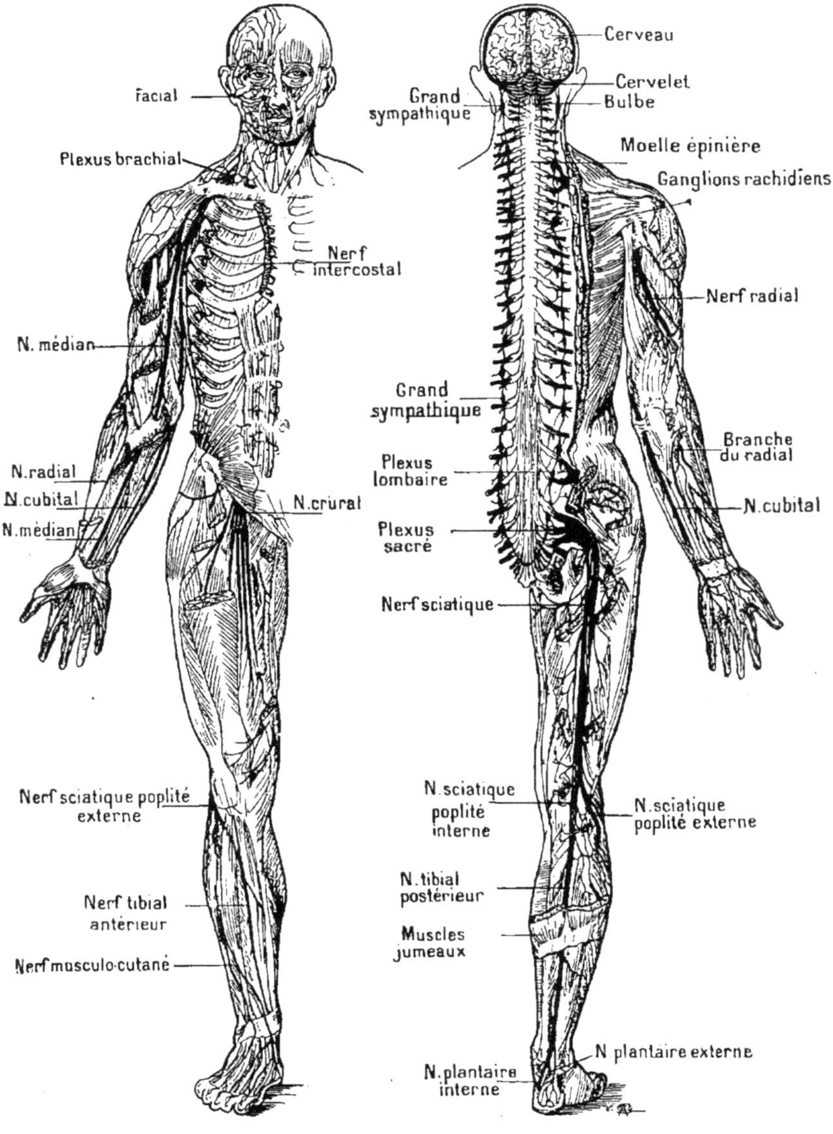

Fig. 126. — Système nerveux.

brane), qui sont de dedans en dehors : 1° la *pie-mère*, lacis de capillaires sanguins appliqués contre la substance nerveuse ; 2° une sorte de séreuse, l'*arachnoïde*, qui par des brides s'attache d'un côté à la pie-mère et de l'autre à la 3° enveloppe, la *dure-mère*, membrane fibreuse, résistante, en rapport extérieurement avec les os.

Entre la pie-mère et l'arachnoïde se trouve, en outre, un liquide dit *céphalo-rachidien*.

Cerveau (*fig.* 127). Le cerveau est partagé en deux parties symétriques : les deux hémi-est hérissée de saillies, les *circonvolutions*, entre lesquelles sont logés des vaisseaux et qui sont constituées par de la substance grise. C'est là que se trouve, dans des circonscriptions maintenant bien déterminées, le siège des mouvements des membres, de la mémoire des mots parlés, écrits, entendus, de la mémoire visuelle (*fig.* 128). Des noyaux de substance grise sont placés à l'intérieur du cerveau, qui renferme les cavités (ventricules); celles-ci sont dilatées par un liquide dans la maladie appelée *hydrocéphalie*.

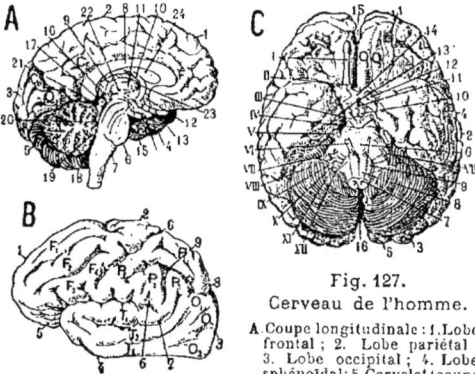

Fig. 127.
Cerveau de l'homme.

A. Coupe longitudinale : 1. Lobe frontal ; 2. Lobe pariétal ; 3. Lobe occipital ; 4. Lobe sphénoïdal ; 5. Cervelet (coupe de l'arbre de vie); 6. Protubérance ; 7. Bulbe ; 8. Corps calleux ; 9. Toile choroïdienne ; 10. Trigone ; 11. Commissure grise ; 12. Commissure blanche antérieure ; 13. Nerf optique ; 14. Corps pituitaire ; 15. Tubercule mamillaire ; 16. Glande pinéale ; 17. Tubercules quadrijumeaux ; 18. Quatrième ventricule ; 19. Valvule de Tarin ; 20. Valvule de Vieussens ; 21. Aqueduc de Sylvius ; 22. Ventricule moyen, ayant pour paroi la couche optique ; 23. Trous de Monro ; 24. Cloison transparente séparant les ventricules latéraux ; F, Circonvolution frontale interne ; Cc, Circonvolution du corps calleux ; Co, Coin ; Q, Lobule quadrilatère.

B. Face externe de l'hémisphère gauche (d'après Richer) : 1. Lobe frontal ; 2. Lobe pariétal ; 3. Lobe occipital ; 4. Lobe sphénoïdal ; 5. Scissure de Sylvius ; 6. Scissure ou sillon de Rolando ; 7. Scissure parallèle ; 8. Scissure perpendiculaire externe ; 9. Scissure interpariétale ; F_1, F_2, F_3, 1re, 2e, 3e circonvolutions ; F', Circonvolution frontale ascendante ; P_1, P_2, P_3, 1re, 2e, 3e Circonvolutions pariétales : P', Circonvolution pariétale ascendante ; O_1, O_2, O_3, T_1, T_2, T_3, 1re, 2e, 3e Circonvolutions occipito-temporales.

Au fond de la scissure de Sylvius, entièrement caché, se trouve le lobe de l'insula ou lobule du corps strié.

C. Face inférieure montrant l'origine apparente des douze paires de nerfs crâniens : 1. Lobe orbitaire ; 2. Lobe pariétal ; 3. Lobe occipital ; 4. Lobe sphénoïdal ; 5. Cervelet ; 6. Protubérance ; 7. Bulbe coupé ; 8. Pyramides antérieures ; 9. Olive ; 10. Tubercules mamillaires ; 11. Tuber cinereum ; 12. Corps pituitaire ; 13. Espace perforé ; 14. Chiasma des nerfs optiques ; 15. Sillon interhémisphérique ; 16. Vermis inférieur. — I, Nerf olfactif (celui de gauche). (A droite, sur la figure, on l'a enlevé pour montrer le lobe de l'insula); II, Nerf optique ; III, Nerf moteur oculaire commun ; IV, Nerf pathétique ; V, Nerf trijumeau ; VI, Nerf moteur oculaire externe ; VII, Nerf facial ; VII', Nerf intermédiaire de Wrisberg ; VIII, Nerf auditif ; IX, Nerf glossopharyngien ; X, Nerf pneumo-gastrique ; XI, Nerf spinal ; XII, Nerf grand hypoglosse ; O_1, O_2, Circonvolutions olfactives.

sphères cérébraux, par un prolongement de la dure-mère, la faux du cerveau, qui s'arrête au pont de fibres nerveuses (corps calleux) qui unit les deux parties. La surface du cerveau

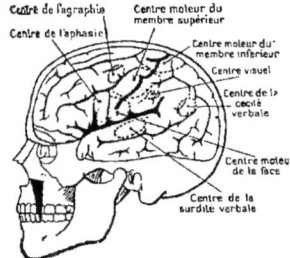

Fig. 128.—Localisations cérébrales.

Circulation cérébrale. *Conséquences de sa conformation sur les maladies.* Les vaisseaux artériels proviennent de quatre grosses artères, les deux carotides internes et les deux cérébrales postérieures. Il y a lieu de remarquer que ces vaisseaux forment des réseaux *distincts* qui ne s'unissent pas ensemble ; d'où l'impossibilité de la suppléance des artères par une voisine et la destruction ou *ramollissement* de ladite région lorsque le vaisseau arrive à être oblitéré par un caillot (thrombose ou embolie, *fig.* 129).

Cervelet. Il est placé au-dessous du cerveau et semble avoir pour fonction de renforcer et de coordonner les mouvements du corps. Beaucoup moins volumineux que le cerveau (140 gr. au lieu de 1 200 gr.), il présente une série de minces circonvolutions, séparées par des sillons droits, mais profonds. Comme le pourtour de ces circonvolutions est formé de substance grise et le centre de substance blanche, la coupe (*fig.* 127 A.) représente une sorte d'arbre qui est appelé *arbre de vie*.

Bulbe et moelle épinière (*fig.* 126, 127). Le bulbe est la partie supérieure élargie de la moelle épinière qui forme un cordon à peu près cylindrique de 1 centimètre de diamètre et de 0m,50 de long. Au niveau de la première vertèbre lombaire, elle se prolonge par le *fil terminal*, qui, uni aux derniers nerfs rachidiens, forme la *queue de cheval*. La moelle est le centre des mouvements réflexes, c'est-à-dire se produisant en dehors de la conscience : le type de ces mouvements est la marche.

Contrairement à ce qui existe dans le cerveau et le cervelet, le bulbe et la moelle ont leurs cellules au centre et leurs fibres à la surface ; ces dernières constituent trois sortes de cordons : les antérieurs et les latéraux formés de fibres motrices, et les postérieurs formés de fibres sensitives.

Ces cordons, au niveau du bulbe, avant de se rendre les uns au cerveau, les autres au cervelet, s'entre-croisent : ceux de droite allant à gauche et réciproquement.

CONSÉQUENCES DE LA DISPOSITION DES FIBRES DANS LA MOELLE ET DANS LE BULBE. La *paralysie* du mouvement et de la sensibilité se produit du même côté que la lésion si elle siège dans la moelle, du côté opposé si la lésion a lieu dans le cerveau au-dessus de l'entrecroisement.

Nerfs crâniens. Il en existe douze paires : quatre sont destinés aux organes des sens (nerf *optique, olfactif, auditif,* du goût *glossopharyngien et de Wrisberg*) ; cinq sont exclusivement moteurs, dont trois pour les muscles des yeux (*oculo-moteur commun, oculo-moteur externe, pathétique*), un pour les muscles de la langue (l'*hypoglosse*), un pour les muscles de la face (*facial*) ; trois ont à la fois des fibres sensitives et motrices : le *pneumogastrique* (œsophage, estomac, poumon, cœur), le *spinal* (larynx) et le *trijumeau* (œil, mâchoire supérieure et inférieure).

Nerfs rachidiens (*fig.* 126). De chaque côté de la moelle sortent trente et un nerfs qui, presque aussitôt, se divisent chacun en deux branches : l'une, antérieure, plus grosse, se dirige vers les organes de la poitrine et du ventre ; l'autre, postérieure, vers le dos.

Chaque nerf se réunit à celui placé au-dessus et au-dessous par des filets qui constituent un plexus d'où se détachent les nerfs des régions : plexus *cervical* (peau et muscles de la tête et du cou), plexus *brachial* (peau et muscles du membre supérieur), plexus *lombaire* (peau et muscles du bassin et d'une partie du membre inférieur), plexus *sacré* (reste de la peau et des muscles du membre inférieur).

Grand sympathique (*fig.* 126). Des branches antérieures des nerfs rachidiens partent des filets qui se rendent à des ganglions formant une chaîne de chaque côté de la colonne vertébrale. Ces ganglions donnent naissance, eux aussi, à des filets nerveux dits *grand sympathique*, qui, après s'être unis à des branches d'un des nerfs crâniens, le pneumogastrique, forment les plexus *cardiaque, pulmonaire, solaire,* qui se partagent entre les vaisseaux sanguins, le cœur, les poumons, les organes digestifs, le rein et la vessie et règlent l'action de ces organes.

Cerveau (Maladies du). — Les plus communes sont les suivantes :

Cérébrale (Congestion). — CAUSES. Insolation, refroidissement prolongé, boissons alcooliques, efforts excessifs, suppression brusque des règles ou des hémorroïdes.

SIGNES. 1° *Forme légère :* douleurs dans la tête, battement dans les artères du cou et de la tempe, rougeur de la face et des yeux ; 2° *Forme grave :* signes précédents avec insomnie, agitation, délire ; 3° *Forme apoplectique :* perte du sentiment et du mouvement pendant un ou deux jours, laissant quelquefois une paralysie passagère.

PREMIERS SOINS. Purgatif, sinapismes aux pieds ou bains de pieds chauds, glace sur la tête, sangsues à l'anus.

Cérébrale (Anémie). — CAUSES. Hémorragies, émotion violente, maladies longues et affaiblissantes, anémie, chlorose.

SIGNES : 1° *Forme rapide, après hémorragie.* Vertige, éblouissement, bourdonnement dans les oreilles, pâleur extrême, pouls petit, perte de connaissance. 2° *Forme lente.* Vertiges, palpitations, insomnie.

PREMIERS SOINS. Coucher le malade la tête plus basse que le corps. — V. aussi ANÉMIE.

Cérébrale (Hémorragie). — CAUSES : 1° PRÉDISPOSANTES. Cou court, visage habituellement congestionné, hérédité, artériosclérose, alcoolisme, mal de Bright, goutte. 2° DÉTERMINANTES. Froid, chaleur intense.

ORIGINE. Rupture de petits anévrismes des artères cérébrales.

SIGNES. Quelquefois, les symptômes de la congestion cérébrale, notamment les douleurs de tête, précèdent de quelques jours l'attaque ; mais, ordinairement, l'apoplexie est le premier signe. La perte de connaissance et de sentiment se produit le plus souvent lentement, graduellement, en 10 à 30 minutes : la face est congestionnée, les traits et les yeux sont déviés du côté sain, les lèvres et la joue paralysées sont flasques et soulevés à chaque respiration par l'air (l'apoplectique fume la pipe), la respiration est bruyante, entrecoupée. La *paralysie* totale ou partielle d'un côté du corps (hémiplégie) peut succéder à l'apoplexie ou (cas le plus fréquent) se produire sans que celle-ci ait existé : cette paralysie apparaît ordinairement d'emblée pendant le sommeil ou graduellement en une demi-heure ou une heure. Le bras est, en général, plus paralysé que la jambe ; quelquefois la paralysie est croisée : la face d'un côté, les membres de l'autre. V., plus haut, *Moelle.*

ÉVOLUTION. Dans certains cas, la paralysie est curable ; dans d'autres, il se produit plus tard une *contracture* douloureuse des muscles paralysés : les doigts, le poignet et l'avant-bras se placent en flexion forcée, et le bras s'applique contre le corps : ces membres peuvent, en outre, être atteints, à l'occasion d'un mouvement volontaire, de *tremblement* ou de gesticulations incohérentes.

COMPLICATIONS. Le malade est souvent atteint de pneumonie ou de congestion pulmonaire très grave. D'autre part, une gangrène limitée (escarre*) de la peau peut amener une ulcération des fesses, qui est de fâcheux augure.

PREMIERS SOINS. Purgatifs, sinapismes aux membres, sangsues, saignée (par un médecin). Plus tard, contre la paralysie, électricité (courants continus), eaux de Lamalou*.

Ramollissement cérébral [embolie* ou thrombose*] (*fig.* 129). — CAUSES. Maladies du cœur, alcoolisme, vieillesse, goutte, diabète, maladies infectieuses, syphilis.

SIGNES. *Forme brusque* (embolie). Elle ne se distingue de l'hémorragie cérébrale que

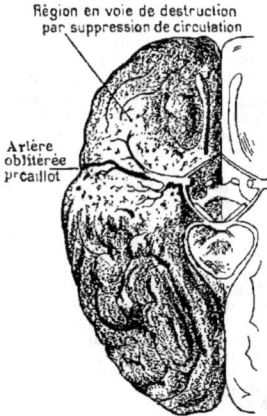

Région en voie de destruction
par suppression de circulation

Artère
oblitérée
par caillot

Fig. 129. — Ramollissement cérébral.

par la plus grande fréquence de la paralysie à droite et l'*aphasie,* c'est-à-dire la perte de la faculté du langage (parole, écriture, gestes). Le malade n'a que quelques mots à son service, et il les répète invariablement à propos de tout, en se rendant compte de son impuissance. Celle-ci ne tient pas à un trouble du larynx, qui est au contraire intact, mais à la lésion du cerveau. V., plus haut, *Circul. cérébr.*

Forme lente. La paralysie et l'aphasie se produisent lentement, après un espace de plusieurs semaines ou de plusieurs mois, pendant lesquels le malade a des étourdissements et des vertiges; la parole s'embarrasse, les doigts deviennent inhabiles, et la mémoire des faits récents disparaît. De petites attaques apoplectiques ou des périodes d'excitation interrompent cet état, puis la paralysie s'installe progressivement.

TRAITEMENT. V., plus haut, *Hémorragie cérébrale.*

Paralysie générale. — CAUSES PRÉDISPOSANTES. Ordinairement de 35 à 45 ans, surtout chez l'homme. Hérédité, alcoolisme, excès de travail, chagrins, syphilis.

SIGNES : 1° *Période de début.* Affaiblissement de la mémoire, changement de caractère (tristesse, irascibilité, activité dévorante, perversion morale), tremblement de la parole, inhabileté des doigts, inégalité des pupilles, vue double (diplopie), affaiblissement de la vue ou de l'odorat. Quelquefois, il se produit des accès apoplectiformes ou convulsifs. 2° *Période d'état.* Délire ambitieux, délire des grandeurs ou de persécution, mobile contradictoire avec conscience, sur interro-

gation, de la véritable situation. La parole est traînante, hésitante, tremblotante, la marche chancelante, les travaux des mains difficiles. 3° *Période terminale.* Les malades tombent dans le gâtisme, en gardant souvent une certaine conscience de leur état.

EVOLUTION. Lentement progressive, elle se prolonge entre 1 à 6 ans, interrompue et quelquefois accélérée par des attaques d'apoplexie.

Chair crue. — La *pulpe* de viande crue s'obtient en raclant la surface d'un morceau de viande avec un couteau mousse. On pile les filaments ainsi obtenus dans un mortier; on étale le produit sur un tamis à purée, puis on l'écrase avec une cuiller. Le résultat doit être une pulpe sans grumeaux. Cette préparation sera faite au *moment du repas,* car la pulpe s'altère facilement.

CHOIX DE LA VIANDE. Celle du mouton, malgré son prix plus élevé, est quelquefois préférée au bœuf par crainte du ténia*. Cette raison n'a pas de valeur. Le Pr Grancher a eu l'occasion, en effet, de constater que ce ver, par le formidable appétit qu'il provoque chez le malade, lui est plus utile que nuisible. Les personnes peu fortunées emploieront la viande de cheval, sans en avertir le malade, pour éviter qu'il soit mal impressionné.

ACTION. Pour le Pr Richet, la viande crue a une action antimicrobienne, qui s'ajoute à l'action reconstituante.

DOSE et HEURES. La limite est donnée par la bonne volonté du malade, car 100 et même 200 grammes ne surchargent pas l'estomac, dont on peut, au besoin, augmenter le pouvoir digestif par de la pepsine. La pulpe sera donnée comme *complément* à l'heure des repas et comme *supplément* entre eux. On interrompra s'il y a dégoût et surtout en cas de diarrhée, et on remplacera temporairement par du jus* de viande.

INDICATIONS. Phtisie, anémie, convalescence.

Chair de poule. — Saillie des follicules des poils de la peau sous l'action de la contraction des muscles annexés à ces follicules.

CAUSES. Froid, terreur, fièvre.

Chalazion (du gr. *chalaza,* grelon). — Lésion des paupières. V. YEUX (malad.).

Chaleur. — Emplois multiples :

1° Comme *calmant,* boule d'eau chaude, flanelles et serviettes chaudes contre les douleurs d'estomac, de l'intestin, des règles. Pour chauffer le linge, 1° le mettre dans une casserole épaisse sur le feu, la tourner rapidement, puis l'emporter couverte fermé ; ou 2° pelotonner, en la tournant rapidement dans sa main, le haut d'une chemise dont le bas, placé au-dessus d'un journal allumé, se gonfle sous l'action de l'air chaud.

2° Comme *digestif,* boissons chaudes. V. ESTOMAC (maladies) : *Dyspepsie.*

3° Comme *antihémorragique,* en lavement à 45° ou 50°, dans les crachements de sang, les saignements de nez; en injection, dans les fausses couches.

4° Comme *résolutif, anticongestif* dans la cystite, les métrites, les prostatites, sous forme de lavements chauds.

5° Comme *aseptique*, eau bouillie pour pansement.

Challes (Savoie). — Stations d'eaux
sulfurosodiques *froides*. Altitude 290 mètres. Ces eaux, les plus sulfurées connues (35 centigr. de sulfhydrate de sodium), contiennent, en outre, une proportion importante de bicarbonate de soude, de bromures et d'iode. Elles se conservent très bien, et sont surtout exportées.

INDICATIONS. Celles des eaux MINÉRALES * sulfureuses, notamment le lymphatisme, la scrofule, le *goitre*, les angines et les laryngites chroniques, la syphilis.

Chambre. — V. CHAUFFAGE, CONTA-
GIEUSES (Maladies), DÉSINFECTION, GARDE-MALADE, HABITATION, HÔTEL.

Champignons (*fig.* 130, en cou-
leurs). — Aliment contenant beaucoup d'eau, par conséquent considéré par certains comme peu nourrissant. Tel n'est pas l'avis de ceux qui prisent les cèpes, dont une faible quantité suffit à rassasier. En tout cas, c'est un excellent condiment, et quelques espèces, comme la truffe, sont des *réparateurs* et des *stimulants*.

Empoisonnement. — CAUSES. Ignorance des caractères distinctifs des espèces comestibles ou vénéneuses. Le Dr Pouchet croit, de plus, que le terrain influe sur la toxicité et que des espèces non toxiques, à une certaine période de la végétation, le deviennent ensuite. Enfin, la vétusté, la pluie apportent des modifications assez profondes pour rendre quelquefois difficile la distinction des espèces. Neuf fois sur dix, les accidents sont produits par la *fausse oronge;* dans les autres cas, ils sont dus généralement au *faux cèpe*, à la *chanterelle orangée*.

Les caractères spéciaux des deux chanterelles ou girolles montreront combien les erreurs sont faciles et combien il est prudent de surveiller de très près une cueillette; *un seul* champignon vénéneux mêlé à de bons champignons suffisant à provoquer un empoisonnement. 1° *Chanterelle orangée toxique :* chapeau orangé, jaune vif, mou; chair orangée, lames serrées, dures, divisées en deux; pied jaune noirâtre, finement feutré à sa base; 2° *Chanterelle alimentaire :* chapeau orangé jaune pâle, dur; chair blanche, lames plus espacées, tendres d'abord, puis dures, pied jaune lisse.

PRÉJUGÉS ET ERREURS FUNESTES. Contrairement à une croyance trop commune, il n'existe *aucun* procédé permettant de distinguer à première vue les bons et les mauvais champignons d'une même espèce : des champignons vénéneux, comme l'amanite printanière, renferment un suc incolore (donc le changement

de couleur à la cassure ne signifie rien); les comestibles et les vénéneux peuvent naître aux mêmes endroits, sont mangés également par les limaces et les escargots, peuvent ne pas noircir plus les uns que les autres une pièce d'argent ; — enfin, le vinaigre détruit le parfum des bons champignons, mais ne supprime pas le poison des vénéneux. Le vinaigre employé devient en outre un liquide très toxique ; il en est de même de l'eau dans laquelle on a fait bouillir de mauvais champignons.

CARACTÈRES SPÉCIAUX DES ESPÈCES POUVANT PROVOQUER DES ACCIDENTS MORTELS. Les seuls champignons qui peuvent produire la mort (les autres ne provoquent que des coliques transitoires) appartiennent au genre *Amanite* (fausse oronge, oronge panthère, oronge verte, oronge bulbeuse) et au genre l'*olvaire* (volvaire grise, volvaire blanche). Ces deux genres ont un caractère commun : ils portent tous une *volve* ou les débris d'une volve : celle-ci est une sorte de poche, de sac, dans lequel le champignon, à l'état naissant, est enfermé, et qu'il rompt en se développant. Lorsqu'il est arrivé à maturité, les restes de la volve se retrouvent soit sous forme d'un étui, d'une sorte de gaine qui entoure la base du pied, soit de débris adhérents au chapeau sous forme de taches ou de squames que l'ongle détache facilement. Les espèces à volve contiennent de bons champignons, mais il est nécessaire de s'en priver, si l'on n'a pas une connaissance sérieuse des variétés.

LENTEUR DE L'INTOXICATION. La gravité des accidents résulte souvent de leur apparition tardive et, par suite, de l'oubli de l'absorption des champignons. Si, en effet, ils se produisent quelquefois 4 heures seulement après l'ingestion de ceux-ci, c'est-à-dire alors qu'ils sont encore dans l'estomac, il n'est pas rare de voir survenir les accidents 48 heures après le repas dont ils faisaient partie; le plus fréquemment, on les observe après 10 à 20 heures.

SIGNES. Le poison, la *muscarine*, accroît toutes les sécrétions, sauf la sécrétion urinaire, qui est, au contraire, rapidement supprimée. L'excitation violente de la muqueuse gastro-intestinale produit des déjections multipliées, d'abord fécales, puis glaireuses, sanguinolentes, avec douleurs atroces. Le malade tombe dans un affaissement profond; atteint d'une sorte d'ivresse, il est en proie à des vertiges, du tremblement, il titube sur ses jambes; sa respiration devient haletante; son pouls, d'abord irrégulier, se ralentit considérablement; sa vue se trouble, et sa stupeur profonde est interrompue par des crises de délire gai ou furieux. La face est pâle, une sueur froide couvre le corps, et la température s'abaisse quelquefois de 3 ou 4 degrés.

EVOLUTION. La mort survient dans une sorte d'assoupissement profond (coma), après un à cinq jours de maladie. Très fréquemment, lorsque le malade guérit, les phénomènes de gastro-entérite (inflammation de l'estomac et de l'intestin) persistent pendant une durée assez longue. Les divers symptômes varient naturellement de forme et d'intensité, suivant l'espèce de champignons, la préparation culi-

DICT. ILLUST. DE MÉDECINE.

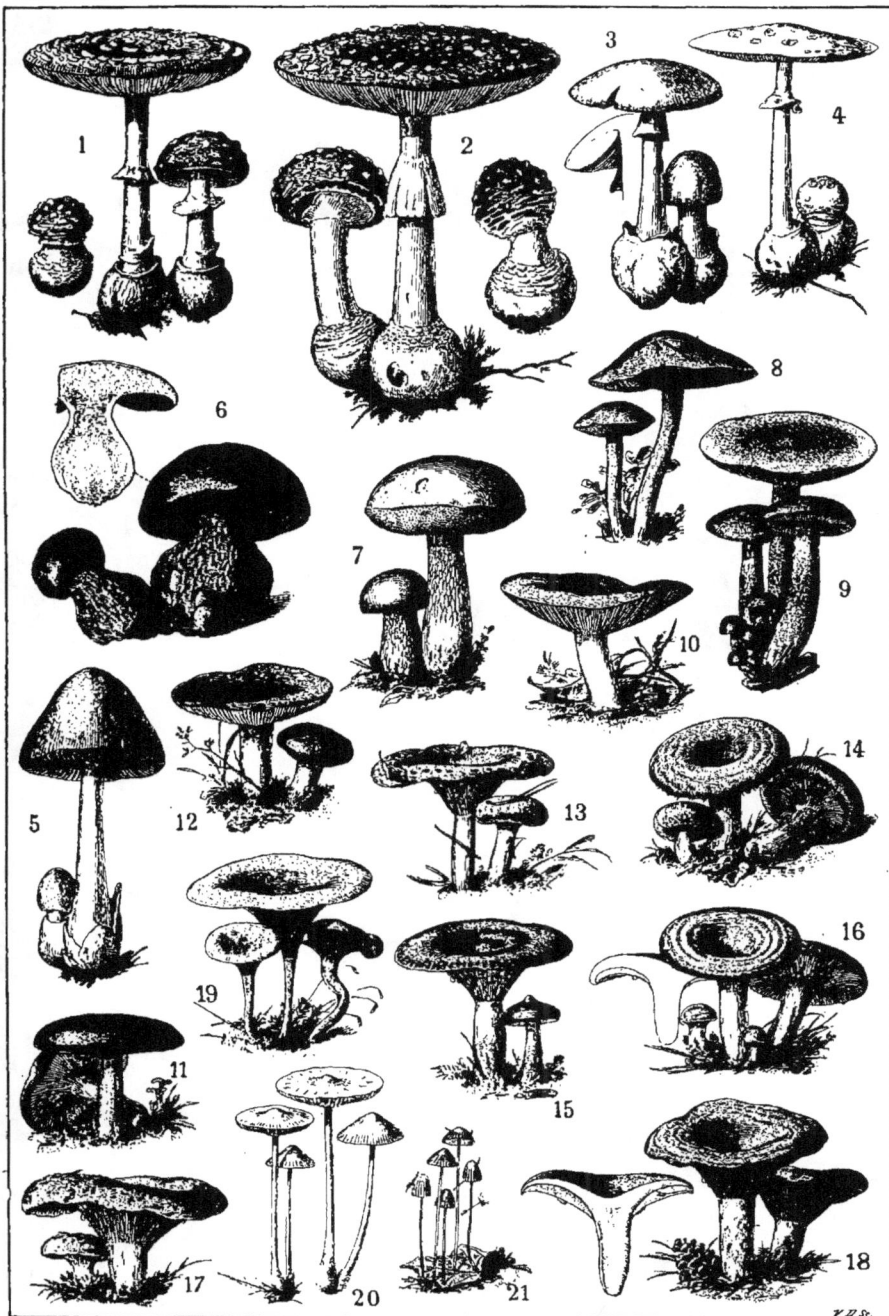

Fig. 130. — Principaux champignons vénéneux.

AMANITES. 1. Panthère (fausse golmotte); 2. Tue-mouches (fausse oronge); 3. Phalloïde; 4. Citrine. — 5. VOLVAIRE gluante. — BOLETS. 6. Satan; 7. Amer; 8. Poivré. — 9. TRICHOLOME ardent. — RUSSULE. 10. Fourchue; 11. Emétique; 12. De Quelet. — LACTAIRES. 13. Visqueux; 14. Vénéneux; 15. Roux; 16. Zoné; 17. A toison; 18. A lait jaune. — 19. CHANTERELLE orangée (fausse girolle). — MYCÈNES. 20. Pur; 21. Epipterigia.

naire, la dose ingérée, l'âge de l'individu. Les enfants succombent quelquefois avant que les parents aient ressenti les premiers symptômes.

TRAITEMENT. I. *Expulsion du poison :* que convient-il de faire et... aussi de ne pas faire ? Le Pr Pouchet s'élève contre l'abus des vomitifs déprimants, comme l'*émétique,* alors que l'éloignement du repas permet d'être certain que le toxique n'est plus dans l'estomac. Si, au contraire, les accidents se sont produits très rapidement, il conviendra d'employer le procédé si simple de la titillation de la luette, qui amène rapidement des vomissements, surtout peu de temps après un repas. A son défaut, on aurait recours à l'*ipéca* dans un demi-verre d'eau (ce liquide dissolvant la muscarine). Bertillon a conseillé, à défaut de médicament, d'employer, comme vomitif, l'huile à brûler.

Lorsque l'ingestion des champignons remonte déjà à plusieurs heures, on essayera l'huile de ricin (30 gr.). Enfin, on tâchera de lutter contre l'affaissement de l'individu par les stimulants généraux (eau-de-vie, éther, café). Des boules d'eau chaude aux extrémités, des cataplasmes sur le ventre réchaufferont le corps. Enfin, on emploiera l'atropine qui semble jusqu'à présent le meilleur antidote de la muscarine ; mais, comme il s'agit ici d'un médicament très dangereux, il appartient au médecin seul d'en indiquer les doses suivant l'âge du malade.

M. le Pr Le Dantec pense que, lorsqu'une famille a mangé des champignons suspects, il faut chercher à *immuniser* les personnes qui sont encore en période d'incubation. Aussi n'hésite-t-il pas à conseiller d'injecter sous la peau des *adultes* un milligramme de sulfate neutre d'atropine.

Il n'est pas douteux qu'une médication très active et très rapide doit être mise en pratique contre des accidents dont trop souvent l'issue finale est la mort.

II. *Après l'expulsion* du poison, on calmera l'inflammation de l'estomac et de l'intestin avec des décoctions de riz en boissons et en lavements, auxquelles on pourra ajouter soit du *café noir* en cas de défaillance, soit du *laudanum* si les douleurs sont violentes.

Chancre. — Petite ulcération ayant une tendance à l'envahissement des parties voisines (*ulcération chancreuse*). On doit éviter d'employer ce terme, qui est maintenant plus spécialement réservé à une lésion des maladies spéciales.

Chancre induré ou syphilitique. — V. SYPHILIS.

Chancre mou ou simple. — Maladie vénérienne, due au strepto-bacille de Ducrey. Elle est rare chez les individus qui prennent des soins de propreté. V. à l'*Appendice.*

SIÈGE. Organes génitaux (prépuce, méat, scrotum chez l'homme, grandes et petites lèvres, vagin et col de l'utérus chez la femme); quelquefois on peut le trouver sur d'autres régions (doigts), le virus étant indéfiniment inoculable sur le même sujet (ce qui le distingue du chancre syphilitique), et chez les *autres personnes* pendant toute la durée de l'évolution dudit chancre.

SIGNES. Le chancre mou est une ulcération à fond grisâtre, ovalaire ou circulaire, dont les bords rougeâtres sont taillés à pic, souvent décollés et enroulés sur eux-mêmes. Il repose sur des tissus *mous* (d'où son nom) et parfaitement souples ; ce caractère est très important, car il permet de différencier le chancre simple du chancre syphilitique.

EVOLUTION. La cicatrisation se fait, en général, en quelques semaines ; mais, dans certains cas, le chancre s'étend d'un côté pendant qu'il se cicatrise de l'autre (chancre *serpigineux*), ou gagne les parties voisines en formant une ulcération très vaste (ulcère *phagédénique*); enfin, les ganglions de l'aine peuvent s'abcéder et constituer des *bubons.*

TRAITEMENT. Lavage avec solution de sublimé à 1 p. 1 000, pansement à l'iodoforme. Ne jamais cautériser au début, car on rendrait ainsi difficile, sinon impossible, le diagnostic avec le chancre syphilitique.

Chanvre. — La culture du chanvre expose à des accidents, tels que maux de tête, vertiges, vomissements attribués surtout à l'odeur pénétrante et vireuse de la plante au moment de la floraison (Layet).

Chanvre indien. — Sommités fleuries d'une Urticée, employées comme *antispasmodique.* Médicament *dangereux.* Teinture 2 à 10 gr.; pilules d'extrait 5 à 50 centigr.

Chapeau. — On trouvera au mot CHEVEUX les conditions que l'on doit rechercher dans une coiffure.

Une des raisons principales de la chute des cheveux chez les hommes, y est-il dit, provient du manque d'aération de la tête lorsqu'elle est coiffée d'un chapeau quelconque et, par suite, de la chaleur excessive que subissent les cheveux.

ISOLATEUR-VENTILATEUR. La *Revue encyclopédique* du 14 novembre 1900 a décrit un nou-

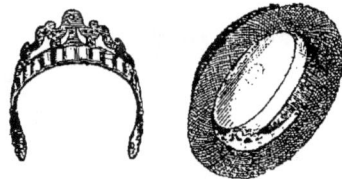

Fig. 131. — Isolateur-ventilateur.

vel *isolateur-ventilateur* (fig. 131), qui semble devoir rendre service. Il est constitué par une sorte de bandelette en celluloïde s'appuyant sur le front. Une seconde bandelette, plus étroite et entièrement ondulée, est juxtaposée à la première. Leur ensemble forme l'isolateur, qui se fixe aisément, au moyen de petites agrafes dites « parisiennes », à l'intérieur de la coiffe du chapeau. C'est entre les ondulations de la bandelette extérieure que pénètre l'air frais. Cet air, constamment renouvelé, remplit l'intérieur de la coiffe, en procurant à la tête une sensation de fraîcheur. Ajoutons que la matière avec laquelle est fait l'isolateur l'empêche de se déformer, de se ramollir et surtout d'adhérer à la peau.

Charbon (Asphyxie par le). — V. ASPHYXIE.

Charbon (médicament). — On emploie le charbon de saule ou de peuplier à l'état de poudre finement pulvérisée.

MODES D'EMPLOI, ACTION et INDICATIONS : 1° Comme *dentifrice* simple ; 2° associé dans la proportion de 2 gr. de charbon pour 1 gr. de chlorate de potasse et 1 gr. de quinquina, comme *astringent*, contre l'inflammation chronique des gencives ; 3° enfermé dans des cachets ou sous forme de granules, comme *absorbant*, *désinfectant*, dans la dilatation d'estomac et les renvois acides.

Charbon (synonyme de *pustule maligne*).

Charcuterie. — Aliments d'une digestibilité difficile et dont la putréfaction est rapide et fréquente. Le jambon est, cependant, souvent bien accepté par les phtisiques et contribue à les bien nourrir. La viande de porc, crue ou insuffisamment cuite, peut donner lieu à des troubles dus à l'introduction dans le corps du *ténia* armé ou de la *trichine*.

Chariot d'enfant. — Appareil destiné à permettre aux jeunes enfants de se transporter seuls d'un point à un autre.

Charpie. — Fils provenant de morceaux de vieille toile effilée. Étant difficilement rendue aseptique, elle est aujourd'hui remplacée par l'ouate et la tarlatane.

Chasse [1] (Hygiène de la). — I. AVANT LA CHASSE. La *veille*, sobriété au repas, nuit reposante ; le *matin*, ablution générale dans le tub, froide ordinairement, chaude chez rhumatisant ; en tout cas, repas de préférence léger et chaud, pas d'alcool ; — comme *vêtement*, chemise de flanelle, maillot de laine, extérieurement blouse de toile sombre, gants de peau de renne, tout cela ample ;

(1) Résumé d'un article du Dr Verchère, dans *la Chasse*. (Libr. Larousse.)

collet imperméable ; chaussure souple déjà brisée, souliers avec guêtres si terrain sec, bottes si terrain humide, bas de laine.

II. PENDANT LA CHASSE. — Marche d'abord lente, puis progressivement plus rapide, à mesure que l'entraînement s'effectue ; repas avant fatigue excessive ; boire le moins souvent possible et seulement du café étendu d'eau et sucré.

III. APRÈS LA CHASSE. — Tub et bain de pieds, surtout si pieds légèrement excoriés ; changement de vêtement ou tout au moins de chemise de flanelle, repas substantiel suivi d'une heure de repos, pas d'alcool. Le soir, coucher de bonne heure.

Condition de santé. — *Ceux qui ne doivent chasser qu'après conseil médical :* cardiaques, emphysémateux, bronchitiques, asthmatiques.

Ceux qui doivent chasser : arthritiques, rhumatisants, goutteux, obèses, diabétiques.

Châtelguyon (Puy-de-Dôme). — Station d'eaux chlorurées sodiques faibles (1 gr. 8), chaudes (33°). Ces eaux sont, en outre, magnésiennes laxatives. Altitude, 380 mètres Climat doux, mais variable. Saison : 1er juin-15 octobre. Vie calme.

MODES D'EMPLOI. Boisson et bains à eau courante. — INDICATIONS. Celles des eaux MINÉRALES chlorurées, notamment congestion du foie, constipation, tendance aux congestions cérébrales, obésité.

Chauffage (*fig.* 132, 133, 134). — Le but à obtenir est une température suffisante, 16°-18°, sans dégagement de gaz nuisibles dans la pièce et avec renouvellement de l'air de celle-ci.

VARIÉTÉS. Les meilleurs systèmes sont les calorifères à eau chaude, à air chaud ou à vapeur placés dans les caves avec cheminées de ventilation dans les pièces, puis les cheminées dites « à système Fondet avec », prise d'air à l'extérieur. Les poêles avec occlusion de la cheminée, et surtout les poêles à combustion lente, sont à la fois très coûteux (prix d'achat élevé, réparations fréquentes, chauffage inutile pendant la nuit) et très *nuisibles* en répandant de l'oxyde de carbone qui, s'il ne tue pas, tout au moins anémie. La présence d'un de ces poêles dans un appartement voisin peut, si la cheminée est mal établie, produire des névralgies, la chlorose et même l'asphyxie. Les appareils qui empruntent l'air d'une pièce sans le remplacer par un appel d'air extérieur (poêle brasero, à pétrole) sont doublement nuisibles : par l'absence de ventilation, par les produits de combustion qu'ils abandonnent dans la pièce.

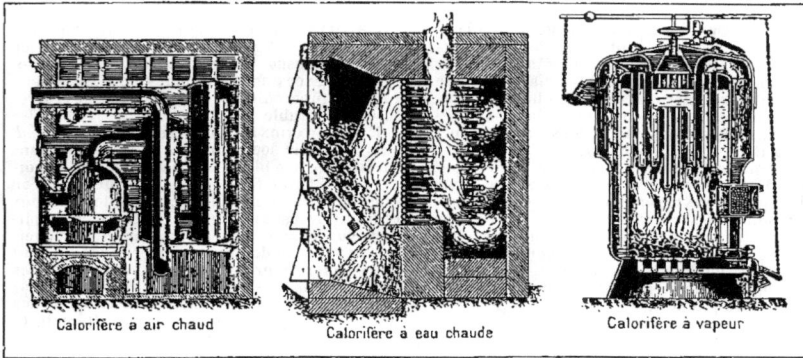

Calorifère à air chaud   Calorifère à eau chaude   Calorifère à vapeur

Fig. 132, 133, 134. — Calorifères.

Chaufferette. — L'usage des chaufferettes, par la congestion qu'elles produisent dans les jambes, a une influence notable sur l'apparition et l'accroissement des varices, peut-être même des ulcères variqueux.

Chaussures. — « Elles doivent remplir cinq conditions : 1° être *souples*, de façon à bien s'adapter au pied ; 2° être *suffisamment larges*, pour ne pas le comprimer, ce qui entraînerait son refroidissement et des cors aux orteils ; 3° ne pas être *trop larges* (entorse par maintien insuffisant du pied) ; 4° avoir des *semelles épaisses*, pour amortir les chocs, et des *talons larges, bas et plats*, pour ne pas déformer le pied ; 5° être *imperméables*, l'humidité des pieds étant la source des rhumes. » (Extrait de *Hygiène pratique*.) V. MARCHE, TEINTURE.

Chaux.

I. L'oxyde de calcium ou *chaux vive* est caustique et fait partie des pâtes épilatoires (pommade des frères Mahon). La *chaux éteinte* est de la chaux vive arrosée d'eau.

II. **Eau de chaux.** — PRÉPARATION. On verse 40 fois son poids d'eau sur de la chaux éteinte ; puis, après avoir jeté cette eau, on verse sur la chaux 100 fois son poids d'eau distillée, on agite ; lorsque cette solution a déposé, on filtre, et on a *l'eau de chaux médicinale*, qui doit être conservée dans des flacons bien bouchés, pour empêcher l'absorption de l'acide carbonique. — DOSES et INDICATIONS. Comme *antidiarrhéique*, en potion ou en lavement, 100 à 200 gr., additionnés ou non d'eau de riz* et de laudanum. Le *liniment oléo-calcaire*, mélange à partie égale d'eau de chaux et d'huile, est employé dans les brûlures.

III. **Carbonate de chaux** (ou *craie préparée*). — Entre dans la composition de dentifrices et est employé comme antidiarrhéique, antiacide ; absorbant à la dose de 1 à 10 gr.

IV. **Hypophosphite, chlorhydrophosphate, glycérophosphate, lactophosphate, phosphate.** — ACTION. Fortifiant, antirachitique. — MODES D'EMPLOI. Cachets ou sirop. — DOSES. 10 à 50 centigr. pour l'hypophosphite ; 30 centigr. à 1 gr. pour le glycérophosphate, actuellement le plus employé ; 50 centigr. à 5 gr. pour les autres.

V. **Chlorure de chaux.** — Comme *antiseptique* de la bouche, 2 p. 100 ; comme *désinfectant*, 5 p. 100.

VI. **Asphyxie des fours à chaux** (dégagement d'acide carbonique). — V. ASPHYXIE par ce gaz.

Cheminées. — Elles servent plus encore à aérer une pièce qu'à la chauffer ; il est donc nécessaire de les laisser ouvertes toute l'année. V. CHAUFFAGE.

Chemises. — La chemise de flanelle est très utile lorsque le corps est exposé à une sudation abondante, comme dans les exercices. Elle est alors préférable au gilet de flanelle, parce qu'elle adhère moins au corps et, par sa forme, permet d'enlever les vêtements qui la recouvrent.

Chêne. — On emploie l'écorce, qui contient beaucoup de tanin, à la dose de 50 grammes par litre en décoction* pour des gargarismes et des lotions astringentes.

Cheveux (Maladies des). — *Alopécie, Calvitie* (Chute des cheveux).

CAUSES. Age, veilles répétées, anémie, travail cérébral, surtout s'il n'est pas compensé par des exercices au grand air, insuffisance des soins particuliers qu'exige la chevelure, et mode de coiffure, maladies spéciales du cuir chevelu — eczéma, séborrhée grasse, pelade, teigne — maladies fébriles, grossesse, syphilis.

HYGIÈNE PRÉVENTIVE. — Les cheveux ont besoin d'air, de *lumière*, de *propreté* ; par suite, il faut employer les coiffures seulement à l'extérieur et *jamais* à l'intérieur des appartements, sauf pour préserver le crâne contre le froid en cas de calvitie. On remarquera que les cheveux recouverts par le chapeau tombent bien avant ceux des tempes laissés à découvert. Aussi ces prescriptions s'appliquent-elles à la nuit comme au jour.

La coiffure devra être le plus légère possible, de couleur claire, au moins en été, pour réfléchir les rayons solaires, et percée d'orifices pour laisser circuler l'air. On évitera aussi de trop serrer, de trop tendre les cheveux et d'en *créper* un grand nombre au fer chaud. La chaleur est nuisible, il est donc bien important de ne pas employer la nuit d'oreiller de plume.

Les bébés ne doivent porter aucun bonnet à l'intérieur, leur tête sera lavée chaque jour. S'il se produit des croûtes brun noirâtre, on vaselinera le crâne le soir et, le lendemain, matin on le lavera avec de l'eau savonneuse. Ce lavage sera pratiqué chez les hommes une fois par semaine, chez les femmes une fois par mois. Les cheveux seront ensuite essuyés soigneusement.

Pour ventiler les cheveux, on se servira, matin et soir, du démêloir et d'une brosse modérément dure. Le peigne fin, tout au moins s'il est employé souvent, irrite le cuir chevelu et provoque l'apparition ou la multiplication des pellicules. Raser fréquemment la chevelure fatigue la tête et nuit à la beauté des cheveux, qui augmentent de grosseur. Il suffit, chez les jeunes filles, de rafraîchir les cheveux en coupant leurs extrémités, surtout lorsqu'elles se dédoublent en fourche ; pour les garçons, le mode de taille sera celle dite « en brosse ». Natter les cheveux pendant la nuit en facilite l'aération, qu'on accroîtra en les laissant libres une heure ou deux chaque matin. Le *nattage* doit être la règle *dès le premier jour* d'une maladie ; par cette simple pratique, on évitera ordinairement la chute des cheveux après les affections fébriles et les grossesses.

TROUBLES DUS A LA CALVITIE. — Elle peut produire des rhumes de cerveau, des maux de tête violents et répétés, des névralgies et de la surdité.

TRAITEMENT. Chez les personnes brunes, employer, dès le début de la chute des cheveux, la pommade au goudron ; chez toutes, faire deux fois par semaine imbiber le cuir chevelu, mais non les cheveux, avec le mélange suivant :

Cognac ou rhum.	100 gr.
Teinture de quinine.	10 gr.
Sulfate de quinine.	25 centigr.

On oindra ensuite les cheveux, surtout s'ils sont secs, avec un mélange à parties égales d'huile de ricin et de cognac, ou simplement avec de la vaseline.

On pourra, si ces moyens ne suffisent pas, se servir matin et soir de la lotion suivante, indiquée par Monin :

Essence de wintergreen	} aa 5 gouttes
— de laurus nobilis.	
Teinture de cantharides	}
Glycérine	aa 5 gr.
Alcool camphré.	
Alcool à 60°	90 gr.
Chlorhydrate de pilocarpine.	5 centigr.

Canitie [cheveux blancs]. — CAUSES DÉTERMINANTES. Age à partir de 35 ans, émotion vive. — CAUSES PRÉDISPOSANTES. Veilles prolongées, excès de table, maux de tête, hémorragies, tuberculose, syphilis, teignes. Evolution incurable.

RECOLORATION. — Pour teindre : 1° En *blond*. Faire bouillir 300 grammes de rhubarbe dans un litre de vin blanc jusqu'à réduction à moitié (procédé inoffensif). L'eau oxygénée, qu'on emploie dans le même but, altère les cheveux et finit par les faire tomber. 2° En *roux*. Appliquer sur les cheveux, au moment du coucher, un cataplasme de henné, d'abord tous les huit jours, puis progressivement à des intervalles plus éloignés. 3° En *noir*. Beaucoup de teintures en noir persistantes contiennent des poisons (argent, arsenic, mercure, plomb) et peuvent produire des intoxications.

Pellicules. — I. Frictionner avec une brosse douce trempée dans l'eau *athénienne :*

Eau distillée de mélilot.	100 gr.
Eau de Cologne.	20 gr.
Carbonate de soude.	10 gr.
Saponine	3 gr.

II. Ou *solution de Martineau :*

Eau distillée de roses	500 gr.
Liqueur de Van Swieten	100 gr.
Hydrate de chloral	25 gr.

III. On peut, enfin, employer l'ensemble des procédés suivants, prescrits par le Dr Hallopeau : 1° laver le soir le cuir chevelu avec de l'eau tiède et du savon au goudron et au panama ; 2° faire, le matin, une friction avec un liniment formé de :

Alcool	200 gr.
Essence de térébenthine.	} aa 40 gr.
Camphre.	

3° laisser sécher et faire ensuite une onction avec une pommade composée de :

Lanoline.	20 gr.
Vaseline.	10 gr.
Soufre précipité et lavé.	1 gr. 50
Teinture de benjoin.	10 gouttes.

Chevrotement.
— Tremblement de la voix. V. VOIX.

Chicorée
(*fig.* 135). — Plante de la famille des Composées, dont les feuilles, fraîches ou sèches, sont employées comme amer, dépuratif, tonique, stomachique sous forme de tisane (infusion 10 gr. pour 1 000 d'eau).

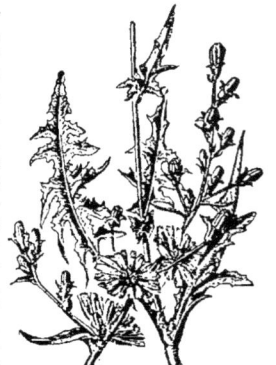

Fig. 135. — Chicorée.

Le sirop est employé comme purgatif chez les nouveau-nés, à la dose d'une ou deux cuillerées à café.

Chien enragé. — V. RAGE.

Chiendent (*fig.* 136). — Plante de la famille des Graminées, dont la tige souterraine contient beaucoup de sels de potasse. On l'emploie comme diurétique en infusion (20 gr. pour 1 000 d'eau).

Chine (Hygiène en). — (Particulièrement de la Chine septentrionale) [1].

I. CLIMAT. Dans le nord de la Chine, les saisons sont nettement tranchées : les pluies com-

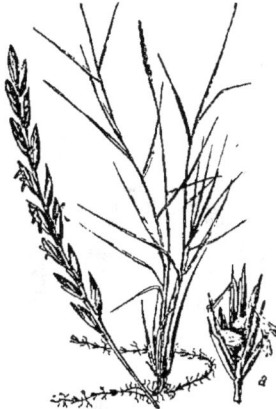

Fig. 136. — Chiendent.
a. Épillet.

mencent en juin pour se terminer en octobre. C'est la saison des vents du sud, avec des températures très élevées. On note, pendant cette saison, 28°, 32° et plus en juillet et en août; en septembre, des températures de 18°, 20° et 22°. Dès octobre, la température s'abaisse brusquement à 10° et à 12°, et novembre, décembre et janvier offrent un froid très rigoureux. C'est la saison des vents du nord et du nord-est, avec des tempêtes de poussière glacée et des températures moyennes de 6° à 12°.

La climatologie du nord de la Chine peut se traduire par la formule suivante : température très élevée et chaleur presque tropicale en été; pluies abondantes et vent du sud de juin à octobre; froid très vif en hiver, avec vent du nord et tempêtes de poussière.

Pendant la saison des pluies, les cours d'eau débordent, les terrains sont inondés, les routes, en tout temps fort mal entretenues, deviennent tout à fait impraticables.

II. EAU. L'eau potable, en Chine, est de très mauvaise qualité : c'est un point hors de doute, et sur lequel on ne saurait trop insister, en raison de la fréquence et de la gravité des affections intestinales; aussi les Chinois boivent très rarement de l'eau pure et la remplacent par du thé. On devra les imiter et veil-

(1) Notice sur la climatologie, l'hygiène, les productions et les ressources de la Chine septentrionale, et particulièrement de la région de Tien-Tsin à Pékin, par M. de Lanessan, ministre de la Marine (juillet 1900).

ler, d'une manière toute particulière, à ce que les hommes n'usent, comme boisson courante, que de cette infusion, qui a l'avantage d'être un aliment d'épargne. Bu chaud ou froid, le thé est une boisson excellente, n'offrant pas d'inconvénient pour ceux qui n'en usent pas avec excès. Le thé chaud désaltère beaucoup mieux qu'une boisson froide, même pendant les chaleurs.

Pendant les marches, il sera également utile de faire un usage constant de filtres de poche du système Lapeyrière, au permanganate de potasse; ces filtres ont l'avantage de débarrasser l'eau d'un grand nombre de ses germes les plus nocifs.

Pour la désinfection des puits *, on fera également usage de permanganate.

III. ALCOOLS, VIANDES, POISSONS. On évitera avec un soin extrême l'usage des alcools, tous très impurs et, par suite, très nuisibles.

Il faut, d'une manière générale, proscrire la viande de porc, cet animal étant, en Chine, souvent atteint de ladrerie et de trichinose.

Le poisson de rivière est mauvais, à cause de la saleté excessive des cours d'eau. Il a toujours un goût très prononcé de vase, et il est prudent de s'en abstenir, ainsi que des écrevisses et des crevettes que l'on trouve dans ces cours d'eau.

IV. MALADIES : 1° *Paludisme, insolation, congestion du foie.* Ces affections s'observent fréquemment, pendant la saison chaude. (Pour les soins à prendre, se reporter à la description de ces maladies.)

2° *Diarrhées simples et cholériques.* La dominante de la pathologie estivale, en Chine, en dehors du paludisme, est certainement la diarrhée, qui offre souvent des complications d'une formidable gravité.

Il est donc de toute nécessité que les diarrhées, même celles qui paraissent les plus bénignes, soient soignées dès le début, car les épidémies de choléra sont fréquentes en Chine, et toute diarrhée peut être le point de départ de l'explosion du choléra, si l'intestin est déjà en puissance du vibrion cholérique.

3° *Affections du poumon, des bronches et rhumatisme.* Pendant l'hiver, les affections des voies respiratoires sont nombreuses, ainsi que les affections rhumatismales.

4° *Maladies épidémiques.* On observe aussi souvent, pendant la saison froide, le typhus pétéchial et la diphtérie. La variole sévit sur la population chinoise, d'une manière presque permanente; la vaccine n'étant guère en usage que dans les centres où résident les Européens, la revaccination s'impose donc pour eux.

V. ÉQUIPEMENT. Pour la saison chaude, on doit emporter la tenue de campagne dans les pays chauds, avec casque, ceinture de flanelle, etc.; de plus, des toiles caoutchoutées pour étendre sur le sol humide, et des moustiquaires, en raison de l'abondance des moustiques dans ces régions.

Pour l'hiver rigoureux du nord de la Chine, faire usage de vêtements de drap, de bas de laine, de tricots, et de gilets de fourrure.

Chloral (Hydrate de). — Médicament calmant, somnifère, anesthésique et antiseptique.

Dose. Comme *somnifère*, chez adulte, 1 à 2 gr. dans un verre d'eau, de thé léger ou de limonade gazeuse, au moment du coucher. On emploie souvent le sirop, qui contient 1 gr. de chloral pour 20 gr. Il a l'avantage, sur les opiacés, de ne pas constiper.

Modes d'emploi. Comme *calmant*. 1° dans les *convulsions* 50 centigr. à 1 gramme dans un lavement de 150 grammes d'eau additionné d'un jaune d'œuf : — 2° contre les *démangeaisons*, en lotions contenant 5 à 10 grammes pour 250 grammes d'eau ; — 3° contre les *douleurs*, la *coqueluche*, les *palpitations*, associé à la dose de 1 à 2 grammes avec les bromures ou les opiacés ; — 4° contre le *mal de mer*, 1 gramme de préférence dans de la limonade gazeuse, qui ajoutera son action spéciale. Comme *antiseptique*, 10 à 20 grammes par litre.

Empoisonnement. — Signes. Sommeil profond, enflure de la face, pouls faible, respirations rares, extrémités froides, température générale abaissée. — Premiers soins. Réveiller le malade, provoquer des vomissements par le chatouillement de la luette ou l'ipéca. Réchauffer avec des boules d'eau chaude, des frictions sèches, des sinapismes. Café fort en boisson ou, au besoin, en lavement. Respiration artificielle pendant plusieurs heures. V. ASPHYXIE.

Chloralose. — Poudre cristalline blanche, bon somnifère. Dose. 25 à 75 centigr., en cachets.

Chlorate de potasse. — Médicament employé contre la stomatite ulcéro-membraneuse (V. STOMATITE) et les angines.

Dose. En gargarismes, 5 grammes pour 250 grammes d'eau et 50 grammes de sirop de mûres ; en pastilles contenant 20 centigr. chacune.

Chlore. — Gaz désinfectant, employé sous forme de solution contenant deux litres de gaz par litre d'eau.

Empoisonnement. — Signes. Irritation de la gorge, toux, difficulté de respirer et d'avaler. — Premiers soins. Faire respirer de l'air frais, de l'ammoniaque.

Chlorhydrique (Acide). — Employé à la dose de 2 grammes par litre d'eau, comme excitant de la digestion. Pour les *empoisonnements*, V. CAUSTIQUES.

Chloroforme. — Médicament calmant, anesthésique, antispasmodique.

Doses et modes d'emploi. 1-4 grammes en boisson, lavement ; 1 gramme pour 9 d'huile d'amandes dans un liniment où il est souvent associé à quantité égale de laudanum. Employé pour endormir les personnes à opérer (V. ANESTHÉSIE). Contre-indications. Faiblesse, delirium tremens.

Empoisonnement : 1° Par inhalation. Tractions rythmées de la langue et respiration artificielle (V. ASPHYXIE). mettre la tête plus bas que le corps.

2° *Par absorption.* — Signes. Odeur spéciale d'haleine, douleur dans la gorge, refroidissement des extrémités, faiblesse du pouls. — Premiers soins. Faire vomir par le chatouillement de la luette ou par l'ipéca, puis faire boire une solution de carbonate de soude. Lavement de café, frictions.

Chlorométhyle. — V. MÉTHYLE.

Chlorose (pâles couleurs). — Le nom de cette maladie vient de la teinte verdâtre de la peau (du grec *chlôros*, jaune verdâtre).

Causes. Plus fréquente chez les jeunes filles, vers l'âge de la puberté. Les émotions, les chagrins, les logements manquant d'air et de lumière, l'absence d'exercice ont une action puissante. — Signes. Le visage et les mains sont jaunes verdâtres ; les lèvres, les gencives, les conjonctives sont décolorées. la face est bouffie, et cette enflure existe également aux malléoles. Des bouffées subites de chaleur rougissent brusquement les joues. La malade est triste, irritable, bizarre, continuellement fatiguée et prête à s'évanouir ; elle dort mal et souffre de névralgies, de battements de cœur. Des hémorragies par le nez, quelquefois même des crachements de sang, accroissent encore son affaiblissement. Les règles, souvent douloureuses, sont peu abondantes ou même supprimées. Dans d'autres cas, tout au moins au début, elles sont, au contraire, par leur abondance et leur trop grande fréquence, une des causes de la maladie. L'appétit est capricieux, nul un jour, exagéré le lendemain : la digestion se fait mal, les vomissements et surtout la constipation sont fréquents. — Évolution. Les troubles se prolongent ordinairement très longtemps, en s'accroissant plus ou moins rapidement.

Traitement. *Régime :* repos complet au lit pendant quinze jours, viandes rouges, viandes crues, bière brune, moelle osseuse, bains salés chauds. *Médication :* cacodylate de fer et eaux MINÉRALES ferrugineuses, cure d'altitude, hydrothérapie. mer. Pour la constipation, qu'il convient de combattre, V. CONSTIPATION.

Chlorure. — (V. aux bases : CHLORURE OU CHLORHYDRATE D'AMMONIAQUE*, D'ANTIMOINE*, DE CHAUX*, DE FER*, DE MERCURE*, DE MÉTHYLE*, D'OR*, DE POTASSIUM*, DE ZINC*).

Chocolat. — Aliment formé de cacao et de sucre, qu'on mange, soit pur, soit bouilli avec du lait. Le chocolat est très nourrissant sous un petit volume et convient, à ce point de vue, aux affaiblis et aux convalescents, mais a l'inconvénient d'être un peu lourd à l'estomac et de provoquer souvent la constipation.

Cholagogue (du grec *cholé*, bile, et *agein*, chasser). — Médicament qui expulse la bile.

Cholécystite (du grec *cholé*, bile, et *kustis*, vessie). — Inflammation de la vésicule biliaire.

Cholédoque (du grec *cholé*, bile, et *dochos*, qui conduit). — Canal qui porte la bile du foie jusque dans l'intestin grêle (duodénum).

Cholémie (du grec *cholé*, bile, et *haima*, sang). — Passage de la bile dans le sang. Synonyme de *jaunisse*.

Choléra. — Maladie épidémique contagieuse, produite par l'absorption du bacille en virgule ou de Koch (choléra

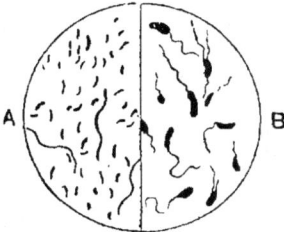

Fig. 137. — Bacille du choléra asiatique.

A. Microbes ; B. Les mêmes, fortement grossis pour montrer les cils vibratiles.

asiatique) ou la multiplication du coli-bacille (choléra nostras) (*fig.* 137 et 138).

SIGNES. Le choléra présente des formes très différentes : les unes n'offrant aucun caractère de gravité, les autres terribles au contraire et terrassant le malade en quelques heures.

I. *Diarrhée prémonitoire. Cholérine.* — Les premiers signes apparaissent souvent la nuit ; ils consistent dans un nombre plus ou moins grand de selles

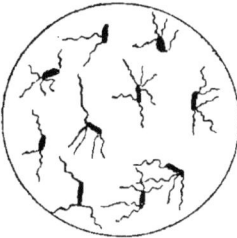

Fig. 138. — Coli-bacille.

(ord. 4 à 8), formées de matières liées, puis liquides et de coloration à peu près normale. Elles se produisent sans coliques, mais sont accompagnées d'un abattement profond. Cet état persiste quelques jours (5 à 7), avec une certaine tendance au refroidissement du corps et quelquefois des sueurs assez abondantes.

II. *Choléra proprement dit.* — Dans certains cas, il représente le second stade de la forme précédente, mais souvent débute d'emblée. Les selles deviennent extrêmement fréquentes et, après la rapide évacuation du contenu pri-mitif de l'intestin, sont constituées par un liquide aqueux incolore et sans odeur qui s'écoule bientôt comme d'un vase inerte et dans lequel nagent des flocons blanchâtres, semblables à des grains de riz. Ces matières sont, en outre, rendues par des vomissements qui se produisent sans efforts et qui contribuent, pour leur part, à l'anéantissement où tombe le malade.

La soif est insatiable, le ventre rétracté, la voix faible et cassée, l'amaigrissement rapide. Les pieds et les mains sont froids et violacés ; ces dernières se dessèchent et se plissent. Des crampes douloureuses existent dans les membres. La peau est glacée, et le malade souffre, au contraire, d'une chaleur extrême à l'intérieur du corps. Les urines sont à peu près supprimées. La respiration devient de plus en plus difficile, et la mort survient dans une sorte de somnolence et de torpeur.

III. *Choléra sec.* — Le malade meurt rapidement avec tous les signes précédents, sauf les évacuations qui ne s'effectuent pas, l'intestin étant paralysé.

MODE DE PROPAGATION. Elle se fait surtout par l'eau dans laquelle sont parvenues les déjections (selles et vomissements) qui contiennent les microbes nuisibles et par tous les objets qui ont pu être contaminés (literie, vêtements, linges, parquets, vases et fosses d'aisances).

Le mélange des matières cholériques avec celles des personnes saines semble donner, par l'effet d'une fermentation particulière, une action encore plus intense au poison. Les eaux peuvent être polluées soit par le rejet des déjections dans les rivières, soit par des infiltrations faisant communiquer des fosses avec des puits, des citernes ou des conduites d'eau.

Les cadavres peuvent être également des causes d'infection (mortalité des ensevelisseurs).

Des objets ayant servi à des cholériques ont transmis le choléra à des localités plus ou moins éloignées où ils avaient été envoyés ; ils ont conservé parfois pendant plusieurs semaines leurs propriétés nocives. Cependant, pour M. le Dr Proust, la faculté de transmission disparaîtrait après une exposition à l'air libre pendant un certain temps ; *si l'objet est enfermé, le danger persiste, au contraire, même au bout de dix mois.*

Des aliments préparés dans la maison des cholériques, puis emportés dans une autre maison, ont communiqué la maladie à la plupart de ceux qui en ont mangé (Marey).

Mais, ce qu'il importe avant tout de savoir, c'est que le sujet importateur ignore souvent lui-même qu'il est contagieux ; il peut, en effet, avoir seulement la diarrhée prémonitoire, qui, ainsi qu'il a été dit au début de cette étude, peut enfanter, chez les personnes en contact, les formes les plus graves.

La contagion par l'air ne se fait qu'à petite distance : on a observé des cas où un côté d'une rue restait indemne, tandis que le fléau frappait sans relâche les habitants des maisons placées en face.

CAUSES PRÉDISPOSANTES. Age (enfants au-dessous de 4 ans, vieillards), alcoolisme, convalescence, alimentation insuffisante, individus non acclimatés, parasites intestinaux.

HYGIÈNE PRÉVENTIVE : I. *Aliments*. Ne rien changer à l'alimentation habituelle. Pas d'essais. Bien souvent, l'appareil digestif se révolte contre les innovations en apparence les plus inoffensives. Autant que possible, l'alimentation devra être variée et réparatrice sans excès. La mastication devra être parfaite. Si la diarrhée est à redouter et préoccupe vivement dans un temps de choléra, rien ne la prévient mieux, après une bonne alimentation, que la régularité dans les selles. Celui qui peut normalement obtenir une garde-robe après chacun de ses principaux repas augmente ses conditions d'immunité. On devra s'abstenir le plus possible des mets acides, de crudités, comme fruits verts, radis, artichauts, de légumes fermentés, tels que la choucroute ; de substances trop salées ou trop épicées, comme la charcuterie, les coquillages. Les viandes lourdes (oie, canard, porc frais) seront également proscrites.

Il n'y a aucun inconvénient à faire un usage modéré de fruits bien mûrs et de bonne qualité ; on doit toujours les peler et, mieux encore, les manger cuits. Cette dernière recommandation s'applique également aux légumes.

On doit se renseigner sur l'eau employée par les boulangers pour la fabrication du pain, celle de puits étant interdite, par suite des souillures fréquentes provenant du voisinage des fosses. II. *Boissons*. Ne boire que de l'eau bouillie, puis aérée par l'agitation, ou des eaux de table légèrement minéralisées, qui, outre leur pureté, ont l'avantage de faciliter la digestion ; celles qui contiennent du fer en petite quantité sont préférables, étant plus reconstituantes. Prendre ces eaux chez des marchands dont on soit sûr ; car, au moment d'une épidémie, leur consommation devient énorme, et il est arrivé que des intermédiaires peu scrupuleux ajoutaient simplement quelques sels à l'eau de leur fontaine. A l'eau bouillie on peut ajouter du thé, du houblon, de la centaurée en petite quantité, et boire ces infusions pures ou mélangées de vin. Si l'on est habitué au café, en continuer l'usage, mais s'abstenir de tout alcool.

L'ingestion d'une grande quantité de liquide froid ou de boissons fermentées (cidre, bière) est particulièrement dangereuse en temps de choléra ; cette observation s'applique encore davantage aux glaces. De crainte d'adultération, le lait devra aussi être pris bouilli. III. *Hygiène du corps*. Les refroidissements étant plus à craindre qu'à l'ordinaire, il est utile de se vêtir avec plus de précautions, de veiller sur les changements de température du soir, de bien se couvrir à la fin de la journée et de prendre soin de ne pas laisser de fenêtres ouvertes dans la chambre où l'on repose. On entourera le ventre d'une flanelle et l'on portera des chaussures chaudes, des chaussettes de laine en hiver. Les paysans devront éviter de marcher pieds nus ; les sabots garnis de paille ou de foin leur rendront de grands services, dans ces circonstances.

On évitera les fatigues exagérées, les excès de travail et de plaisirs, les veilles prolongées, les bains froids et de trop longue durée, en

un mot, toutes les causes d'épuisement. Un exercice quotidien en plein air, notamment avant l'heure des repas, sera très salutaire.

On aura soin, en outre, de renouveler souvent l'air dans les chambres, soit par l'ouverture des fenêtres, soit par l'entretien d'un feu dans les cheminées.

PREMIERS SOINS. Au début, laudanum, salicylate de bismuth * (V. ces mots) contre diarrhée, thé * au rhum, champagne contre vomissements ; frictions sèches sur les membres contre refroidissements. Pour la PROPHYLAXIE, voir CONTAGIEUSES (Maladies) et DÉSINFECTION.

Cholérine. — Forme légère de choléra. V. CHOLÉRA.

Cholestérine — Substance biliaire, qu'on trouve notamment dans les calculs du foie.

Chorée (danse de Saint-Guy).

SIGNES : 1ʳᵉ *Période*. Maladresse par impossibilité de coordonner les mouvements volontaires, nécessaires à l'accomplissement d'un acte (boire, marcher). 2ᵉ *Période*. Contraction involontaire des muscles extérieurs (grimaces, contorsion, agitation incessante, secousses des bras et des jambes, mouvements contradictoires). Contraction involontaire des muscles de la langue, du larynx, de la gorge, d'où difficulté de la parole, d'avaler les aliments. Quelquefois, paralysies limitées (*chorée molle*). — ÉVOLUTION. 2 à 3 mois, avec rechutes fréquentes et persistance quelquefois de tics. — CAUSES : 1° PRÉDISPOSANTES. Plus fréquente chez les filles et pendant l'enfance. Nervosisme des parents. 2° DÉTERMINANTES. Émotions, frayeurs, colère, chloro-anémie, grossesse, mais surtout l'imitation et le rhumatisme. Pour certains auteurs, la chorée précéderait souvent les crises rhumatismales. — TRAITEMENT : I. PRÉVENTIF. Éviter de mettre des enfants nerveux en contact avec des choréiques. II. CURATIF. *Gymnastique* : dans forme légère, exercices de plancher (V. GYMNASTIQUE) simples et bien rythmés, exécutés au commandement ; dans forme intense, les premiers jours, massage général, puis, vers le sixième jour, immobilisation des membres en mouvement durant quelques minutes, suivie de mouvements passifs en mesure et, plus tard, de mouvements actifs rythmés. — *Douches*. — *Médicaments* : antipyrine, arsenic, chloral, bromure * de potassium.

Choroïde. — Membrane noire, placée dans l'œil entre la sclérotique et la rétine. V. YEUX.

Choroïdite. — Inflammation de la choroïde. V. YEUX.

Choux. — V. LÉGUMES.

Chromique (Acide). — Employé avec quantité égale d'eau comme caustique très actif pour la destruction des tissus anormaux (verrues) : avec 1 gr. d'acide dans 10 d'eau pour la cautérisation des gencives.

Chrysarobine et **chrysopha-nique** (Acide). — Médicaments retirés de la racine de rhubarbe ou d'une poudre résineuse dite « de Goa » et employés en solution dans le chloroforme et l'éther contre les maladies de peau, notamment le psoriasis.

Chute. — V. BLESSURES, CONTUSION, RECTUM (Chute du).

Chyle et **chyme**. — Le chyme est le liquide résultant de la digestion; il prend le nom de *chyle* après avoir été absorbé par les vaisseaux. V. DIGESTION.

Cicatrice. — La réunion des plaies se fait par une cicatrice linéaire, lorsque la réunion a été immédiate; d'où l'utilité de points de suture pour les plaies visibles. V. PLAIE.

Cidre et **poiré**. — Le cidre est le produit de la fermentation du jus des pommes, le poiré de celui des poires. Le premier contient 5 à 8 pour 100 d'alcool, le second 5 à 9 pour 100. Les *altérations naturelles* du cidre proviennent de l'emploi d'une mauvaise eau, polluée par des matières fécales d'hommes ou d'animaux (cidre plat). Le cidre peut aussi tourner au gras. Les *altérations artificielles* consistent dans l'addition de glucose ou d'alcool à bas prix. Le cidre et le poiré de bonne qualité sont diurétiques et laxatifs ; trop acides, ils fatiguent l'estomac et ont une mauvaise action sur les dents.

Cigare et **cigarette**. — Pour les cigares et cigarettes de tabac. V. TABAC. Comme *médicament*, on fait des cigarettes avec des feuilles de *belladone*, de *jusquiame*, de *stramonium* contre l'asthme. Enfin, on aspire par un tuyau de plume les vapeurs de camphre, dans les toux opiniâtres et les migraines.

Ciguë (*fig.* 139). — Plante de la famille des Ombellifères, dont on emploie les feuilles et les fruits.

MODES D'EMPLOI, ACTION et DOSES. A l'*extérieur*, comme *fondant*, sous forme d'infusion (25 gr. par litre), d'emplâtre, de pommade, de cataplasme (poudre de feuilles) contre les adénites, le cancer. La pommade *calmante fondante* contient : extrait de ciguë, de jusquiame, de belladone, de stramonium, de chaque 2 grammes, onguent populeum 30 grammes.
A l'*intérieur*, la teinture alcoolique est employée comme antispasmodique et calmant à la dose de 10 à 30 gouttes, suivant l'âge.

Empoisonnement. — SIGNES. Faiblesse des jambes, titubations, pupilles dilatées et fixes, troubles de la vue, impossibilité d'avaler, asphyxie.
PREMIERS SOINS. Faire vomir, en chatouillant la luette ou avec ipéca, puis thé fort en

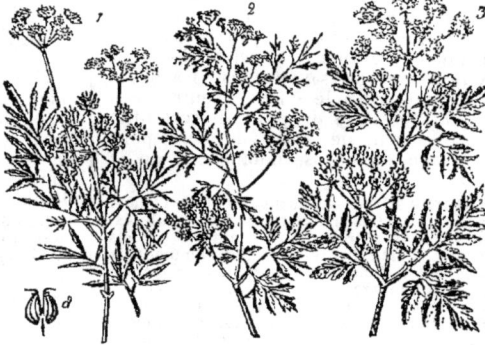

Fig. 139. — Ciguë.

1. Ciguë vireuse (*a*, fleur); 2. Petite ciguë ; 3. Grande ciguë.

abondance, eau-de-vie, ammoniaque, boule d'eau chaude, frictions, traitement de l'asphyxie.

Cil. — V. *blépharite* au mot YEUX.

Circoncision. — Opération qui consiste en l'ablation d'une partie du prépuce. Prescrite par leur religion aux Israélites, elle a le grand avantage de rendre la muqueuse du gland plus résistante et d'être la cause de la rareté de la syphilis chez les juifs.

Circulation. — V. CŒUR.

Cirrhose (du grec *cirrhos*, roussâtre). — Forme de maladie du FOIE.

Citerne. — Toute cavité close destinée à recueillir les eaux pluviales ou la neige est une citerne. Cependant, on donne plus spécialement ce nom à des fosses cimentées placées sous terre, et celui de *réservoirs* aux récipients en tôle, en fonte ou en zinc, qui remplissent le même usage à l'air libre. Les citernes, étant placées sous une couche de terre, ne gèlent pas.

L'eau de citerne a les avantages et les inconvénients de l'eau de pluie. Son défaut principal est, au début des orages, de balayer les toits sur lesquels elle tombe, après avoir déjà balayé l'air lui-même. Frankland estime qu'un litre d'eau de pluie a lavé 300 litres d'air des poussières diverses qu'il renferme (V. AIR) et porte ainsi les impuretés qu'un individu pourrait respirer en une demi-heure. On peut, du reste, prendre certaines dispositions pour empêcher l'arrivée dans les citernes des premières portions de la pluie, c'est-à-dire des eaux polluées. On a reproché aussi à cette eau d'être moins chargée en gaz, ce qui la rend un peu lourde, et d'être pauvre en sels, ce qui, en revanche, la rend très commode pour les savonnages. Dans les pays où l'on n'a le choix qu'entre l'eau de puits et l'eau de pluie, il sera utile de se servir de cette dernière pour le lavage du corps, notamment de la figure.

Citerne-filtre. — Les ingénieurs de l'Ouest algérien établissent, loin des lieux habités, des citernes-filtres qui rendent de grands services. Voici, d'après Arnould, comment ils procèdent : dans une dépression de terrain propre à emmagasiner les eaux pluviales, on creuse un trou carré à talus raide, au centre duquel on établit un tube en maçonnerie ; la partie inférieure de ce puits est en pierres sèches et laisse arriver l'eau ; le reste est cimenté. Tout autour on entasse, de bas en haut, des moellons, des pierres, du gravier, du sable fin, de la terre sableuse sur laquelle on fait des semis. L'eau puisée dans cette citerne, étant filtrée par le sable, est très pure.

Citerne-égout. — Par suite d'une étrange confusion d'idées, le nom de *citerne* est donné, dans certaines localités, à une cavité dont les parois latérales sont cimentées, mais dont le fond est perméable, de façon à se laisser traverser par les eaux venant des ruisseaux des rues du village. Ces grands *puisards* — car ce devrait être leur véritable dénomination — sont curés à certains intervalles, lorsque la filtration ne s'effectue plus suffisamment.

Il est de simple bon sens qu'ils devraient toujours être couverts et que le curage ne devrait en être effectué qu'au printemps ou à l'automne, de façon à éviter l'action du soleil sur ces boues putrides.

Citernes à engrais. — Ce sont des fosses étanches, dans lesquelles on déverse, notamment dans le département du Nord, les matières fécales en attendant de les utiliser dans les champs. V. FUMIER.

Citrate de magnésie. — V. MAGNÉSIE.

Citrique (Acide). — A la dose de 2 à 6 grammes pour un litre, sert à faire des limonades rafraîchissantes.

Citron. — Action rafraîchissante, apéritive, diurétique, antivomitive.

MODE D'EMPLOI. La *limonade ordinaire* est faite avec deux citrons pour un litre d'eau froide. Si l'on emploie de l'eau bouillante, on obtient la *limonade cuite*. On utilise aussi le sirop de citron. V. à l'*Appendice*.

Citrouille. — V. POTIRON.

Civière. — Sorte de brancard couvert d'une toile, employé pour porter les blessés. V. BRANCARD.

Clavicule. — Os qui unit le sternum à l'omoplate et contribue ainsi à constituer l'épaule (V. *fig.*, à CORPS). Pour les lésions, V. FRACTURE et LUXATION de la clavicule.

Clignotement. — Le clignotement, chez les astigmates et les myopes, a simplement pour but de leur faire voir momentanément un objet plus nettement en faisant entrer la lumière par une simple fente. Lorsqu'il prend la forme d'une oscillation (nystagmus) plus ou moins saccadée et s'exagérant par l'attention, le clignotement devient, chez les mineurs, une maladie dont ils ne peuvent se guérir qu'en changeant leur genre de travail, ou une des complications de la myopie, de l'hypermétropie, de l'albinisme, de l'ataxie.

Climat. — Le climat est l'ensemble des variations atmosphériques qui affectent nos organes d'une façon sensible : température, humidité, pression de l'air, vents, état électrique et ozonique, sérénité du ciel.

I. CHALEUR. Il est important, en vue du choix d'un pays à habiter et surtout d'une station hivernale, de connaître, pour la saison du déplacement : 1° la moyenne thermique par mois et les variations au cours d'une même journée, qui indiquent la constance et l'uniformité relatives de la température de la localité ; 2° le chiffre moyen des jours de pluie et des brouillards ; 3° la pression atmosphérique ; 4° les vents régnant le plus habituellement ; 5° la fréquence des orages : 6° l'intensité ordinaire de la lumière (sérénité du ciel). La stabilité thermique, que le climat soit chaud ou froid, est le point capital au point de vue de la préservation des affections respiratoires dont l'origine réside dans les brusques alternatives de froid et de chaud. Les mers modifient les climats par la température de leurs courants et par l'humidité due à l'évaporation considérable qui s'opère à leur surface.

Le drainage d'un sous-sol humide accroît la température en supprimant les brouillards ; les arbres, en arrêtant les vents, en augmentant l'humidité de l'atmosphère, diminuent la différence entre la température du jour et celle de la nuit.

« La température des villes est, au même moment, plus élevée et plus variable qu'à la campagne : plus chaude l'été, moins froide l'hiver ; ce résultat est dû à la *capacité d'absorption* des matériaux des maisons (calcaires) et des rues (asphalte) dont la chaleur rayonne ensuite, à la *chaleur* dégagée par les êtres vivants, par les appareils d'éclairage et de chauffage, tandis que les champs, au contraire, sont rafraîchis par la température des végétaux, la réduction de l'acide carbonique par les végétaux, l'intensité du rayonnement. » (Fonssagrives.)

La température décroît avec la hauteur pendant la journée : mais, la nuit, elle décroît des quartiers hauts vers les quartiers bas, d'où la fraîcheur des rez-de-chaussée, l'insalubrité des bas-fonds, la ventilation y étant faible ou nulle.

II. HUMIDITÉ. L'état hygrométrique représente le rapport entre la quantité de vapeur d'eau contenue dans l'air à un moment donné et la quantité qu'il contiendrait s'il était saturé, à température égale. Le degré d'humidité de l'air ne dépend pas de la quantité absolue de vapeur d'eau qu'il contient, mais de la distance à laquelle cette vapeur se trouve de la saturation. L'air, lorsqu'il est froid, peut être très humide avec peu de vapeur, et très sec, au contraire, lorsqu'il est chaud, avec une plus grande quantité de cette vapeur. Par exemple, l'air contient, en général, plus d'eau l'été que l'hiver, et cependant, il est moins humide, parce que, la température étant plus élevée, la vapeur est plus loin de son point de saturation. En chauffant une chambre, on diminue son humidité, sans diminuer la quantité de vapeur d'eau.

Une des causes les plus fréquentes de la pluie est le mélange de deux vents : l'un froid, l'autre chaud qui ne sont saturés ni l'un ni l'autre, mais sont près de l'être ; le refroidissement produit par leur union fait tomber sous forme de pluie la vapeur d'eau dépassant le point de saturation.

L'état hygrométrique 100 indique que l'air est saturé, c'est-à-dire à son maximum d'humidité relative. Il est *très humide* au-dessus de 90, d'*humidité moyenne* de 75 à 90, de *sécheresse moyenne* entre 55 et 75, *très sec* au-dessous de 55. La stabilité hygrométrique, qui est propre au climat marin, a une influence préservatrice sur les maladies du larynx et des bronches, à condition que le sol soit suffisamment absorbant pour limiter cette humidité à un chiffre inférieur à 90.

D'une façon générale, la pluie se produit, en France, surtout en automne.

L'humidité 1° en *été* aggrave la chaleur, en gênant l'évacuation de la vapeur d'eau par la respiration et par la sueur ; 2° en *hiver*, accroît le refroidissement en rendant l'air qui nous entoure plus conducteur.

L'humidité produit, en outre, une atonie des voies digestives et une torpeur musculaire.

III. PRESSION ATMOSPHÉRIQUE. V. CURE D'AIR.

IV. VENTS. Les vents sont froids, chauds, secs ou humides, suivant qu'ils viennent du pôle, des régions brûlantes ou qu'ils ont passé sur des mers à évaporation rapide.

Ils abaissent la température du corps par l'évaporation intense qu'ils provoquent à sa surface et font varier l'état hygrométrique de l'air (d'où affections catarrhales et rhumatisme) ; en dispersant les poussières et les microbes nuisibles, ils provoquent des maladies épidémiques (fièvre jaune). Les vents secs provoquent des hémoptysies.

V. ORAGES et OZONE. Les orages sont en nombre très variable, suivant les *régions* (8 jours par an à Londres, 12 à Paris, 39 à la Martinique, 60 à Calcutta et Rio de Janeiro), et suivant les *saisons* (un tiers en été, un quart en automne).

Ils provoquent, chez les convalescents, les nerveux, des malaises : lourdeur de tête, migraines, oppression, douleurs articulaires, insomnie, excitation fébrile.

Action sur la vie. — La transition brusque d'un climat froid à un climat chaud peut provoquer des maladies de l'intestin ; celle d'un climat chaud à un climat froid, des affections de poitrine.

La fécondité s'accroît par le séjour dans des régions tempérées ou septentrionales, elle est entravée par le passage dans des pays chauds. D'autre part, la longévité est accrue par l'habitation dans les régions du Nord (Russie). V., en outre, ALTITUDE, COLONIALE (hygiène), MER, TROPIQUES (Pays des).

Clous (furoncle, anthrax). — Les clous ou furoncles sont de petites tumeurs pointues qui siègent sur la peau (notamment au cou, au bas du dos). L'*anthrax* est constitué par la réunion de plusieurs clous. Ils s'ouvrent à leur sommet, en laissant sortir une matière grisâtre, produite par la mortification d'une partie de la couche profonde de la peau, le derme.

CAUSES. Malpropreté, irritation locale, présence d'insectes (punaises, poux), ou d'arachnides (gale), maladie fébrile (fièvre typhoïde) ou *diabète*, dont les clous sont quelquefois le premier signe, d'où l'utilité de procéder à un examen des urines, lorsqu'ils se reproduisent à plusieurs reprises.

TRAITEMENT : 1° *interne*. Purgatif en cas de constipation. Si les clous sont fréquents, trois cuillerées à café de levure ' de bière écrasée dans un verre d'eau et additionnée de miel ou d'eau de Seltz les font souvent avorter. Continuer cette dose plusieurs jours. 2° *externe*. Pulvérisation de liquides antiseptiques, cataplasmes boriqués, ouverture au bistouri après anesthésie locale et, alors, pansements antiseptiques.

Clou (Douleur en). — La douleur en forme de clou pénétrant dans les tissus est un des signes de l'hystérie.

Clysoir et **clysopompe.** — Appareil pour donner des lavements. Le mot *clystère* est synonyme de *lavement.* V. *fig.*, à LAVEMENT.

Coaltar. — Goudron de la houille, employé comme désinfectant. Ordinairement, il est mélangé avec 1 000 grammes de teinture de saponine pour 40 de coaltar, qui est dit alors *saponiné.* On se sert de cette solution additionnée d'eau dans la proportion de 1/5 à 1/20 pour des lotions et des injections.

Coca. — Feuilles d'un arbre d'Amérique, employées comme calmant et reconstituant.

MODES D'EMPLOI. Infusion, 5 à 10 grammes par litre ; teinture, 5 à 15 grammes. Le vin contient 10 pour 100 de teinture ; la dose est un verre à bordeaux après les repas. Les granules sont une meilleure préparation.

Cocaïne (Chlorhydrate de). — La cocaïne est l'alcaloïde de la coca. On l'emploie comme *analgésique* à la dose de 2 à 10 centigr. pour 120 grammes d'eau en gargarisme ou en potion (angine, maux d'estomac*, coqueluche, mal de mer*, phtisie); comme *anesthésique* en pommade, 1/20 de vaseline (yeux), ou en injection hypodermique, 1/50 d'eau dans les petites opérations (dents, abcès, hypertrophie des amygdales*).

Empoisonnement. — SIGNES. Bouffées de chaleur au visage, troubles de la vue, dilatation des pupilles, sentiment d'angoisse, oppression respiratoire, pouls petit. Excitation extrême ou, au contraire, torpeur.

PREMIERS SOINS. Faire vomir par le chatouillement de la luette ou ipéca. Puis décoction d'écorce de chêne, de feuilles de noyer ou tanin pour former un tannate insoluble. — Café, thé, vin de Champagne. Sinapismes aux jambes. Injection de caféine, d'éther ou inhalation de nitrite d'amyle*. Respiration artificielle. V. ASPHYXIE.

Coccyx. — Os placé au-dessous du sacrum, à la partie inférieure de la colonne vertébrale. V. BASSIN, CORPS.

Cochléaria (*fig.* 140). — Plante de la famille des Crucifères, dont on emploie les feuilles, les sommités fleuries et les semences comme antiscorbutique et stimulant. Infusion, 20 à 50 gr. par litre d'eau. Le sirop est pris à la dose de 20 à 60 gr., l'alcoolat de 10 à 30 gr. V. ANTISCORBUTIQUE.

Fig. 140.
Cochléaria.
a. Fleur ; *b.* Fruit.

Codéine. — V. OPIUM.

Codex. — Formulaire officiel, obligatoire pour les pharmaciens.

Cœur et circulation (*fig.* 141, en couleurs). BUT DE LA CIRCULATION. — La vie est une combustion. Nos tissus, pour se renouveler, ont besoin d'être mis en contact : 1° avec du gaz *oxygène*, qui est le *comburant* ou brûleur nécessaire (V. RESPIRATION) ; 2° avec le liquide, résultat final de la digestion ; celui-ci remplace le *combustible*, c'est-à-dire les divers éléments de nos tissus, à mesure qu'ils sont oxygénés, autrement dit brûlés. Le rôle de la circulation consiste, d'une part, à apporter aux tissus l'oxygène absorbé dans le poumon et le liquide nutritif absorbé à la surface de l'estomac et de l'intestin ; d'autre part, à emporter les déchets de la nutrition, à les faire traverser le filtre constitué par les *reins* et à les évacuer dans les urines.

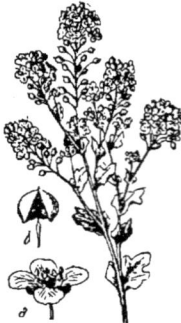

ORGANES DE LA CIRCULATION. La circulation s'effectue : 1° par un organe de propulsion, le *cœur* et des vaisseaux nommés *artères*, *veines, capillaires,* qui contiennent un liquide, le sang ; 2° par d'autres vaisseaux appelés *lymphatiques,* qui renferment un autre liquide, la lymphe.

I. Sang et lymphe. Le SANG est un liquide rouge clair lorsqu'il est oxygéné, rouge foncé lorsqu'il contient beaucoup d'acide carbonique, résultat des combustions dans les tissus. Il est formé de *globules* et d'un liquide, le *plasma*. 1° Les globules sont rouges ou blancs. Les rouges ou *hématies* ressemblent à des disques excavés sur leurs deux faces ; cent-quarante posés bout à bout représenteraient un millimètre : au nombre de cinq millions par millimètre cube de sang, ils renferment une matière albuminoïde et ferrugineuse, l'hémoglobine. Les globules blancs (leucocytes), en réalité plutôt transparents, sont moins nombreux (un pour mille rouges) et changent continuellement de forme (mouvements amiboïdes). 2° Le *plasma* est un liquide jaunâtre qui, lorsqu'on verse du sang dans un vase, se décompose en filaments solides, la *fibrine*, et en un liquide, le *sérum*, qui contient de l'albumine, du sucre (glucose), des sels et de l'eau. Ce plasma transsude à travers les capillaires sanguins, il imbibe les tissus, les pénètre et les nourrit ; c'est le milieu intérieur de l'organisme.

La LYMPHE est constituée : 1° par ce plasma modifié par la nutrition des tissus et qui pénètre dans les lymphatiques chassé par un nouvel apport venant des capillaires ; 2° par des globules blancs analogues à ceux du sang. Dans une partie du tronc, aux heures qui suivent la digestion, elle contient, en outre, une grande partie des produits de cette digestion qui lui sont apportés par les lymphatiques de l'intestin, lesquels portent le nom spécial de chylifères. V. *fig.,* à DIGESTION.

La lymphe est finalement versée dans deux veines du haut de la poitrine et vient ainsi se mêler au sang.

II. Cœur. 1° SITUATION ET CONFORMATION (*fig.* 141, 142, 143 et 144). L'organe central de la circulation est un gros muscle creux placé entre les deux poumons, dans la poitrine, où

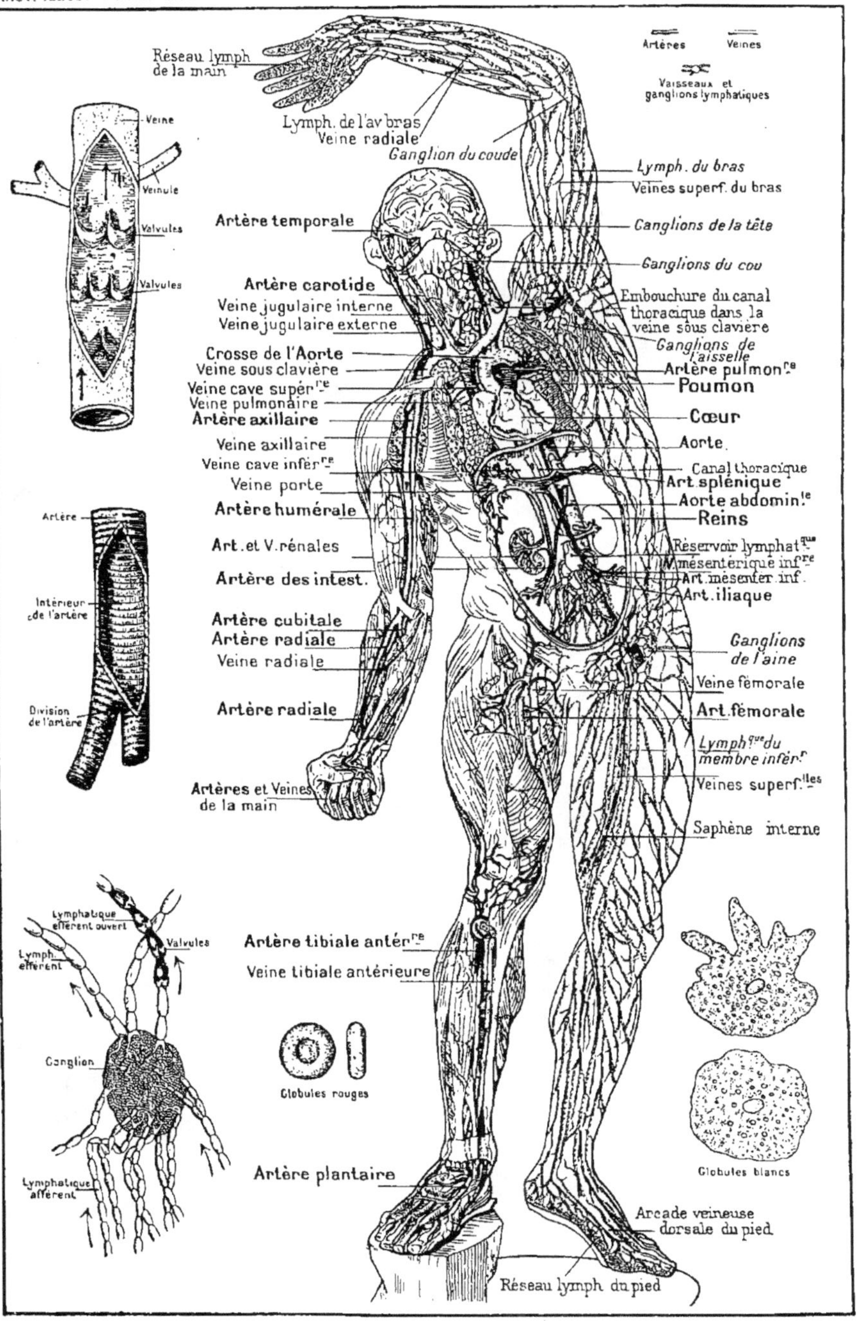

Veine

Veinule

Valvules

Valvules

Artère

Intérieur de l'artère

Division de l'artère

Lymphatique efferent ouvert

Lymph. efferent

Valvules

Canglion

Lymphatique afferent

Réseau lymph de la main

Lymph. de l'av bras
Veine radiale
Ganglion du coude

Artère temporale

Artère carotide
Veine jugulaire interne
Veine jugulaire externe

Crosse de l'Aorte
Veine sous clavière
Veine cave supér.re
Veine pulmonaire
Artère axillaire

Veine axillaire
Veine cave infér.re
Veine porte

Artère humérale

Art. et V. rénales

Artère des intest.

Artère cubitale
Artère radiale
Veine radiale

Artère radiale

Artères et Veines
de la main

Artère tibiale antér.re

Veine tibiale antérieure

Globules rouges

Artère plantaire

Artères   Veines

Vaisseaux et
ganglions lymphatiques

Lymph. du bras
Veines superf. du bras

Ganglions de la tête

Ganglions du cou

Embouchure du canal
thoracique dans la
veine sous clavière
Ganglions de
l'aisselle
Artère pulmon.re
Poumon

Cœur

Aorte

Canal thoracique
Art. splénique
Aorte abdomin.le
Reins

Réservoir lymphat.que
mésentérique infre
Art. mesenter. inf.
Art. iliaque

Ganglions
de l'aine

Veine fémorale

Art. fémorale

Lymph.que du
membre infér.r

Veines superf.lles

Saphène interne

Arcade veineuse
dorsale du pied

Réseau lymph. du pied

Globules blancs

Fig. 141 — Circulation du sang et de la lymphe.

il est soutenu par les gros vaisseaux artériels qui en partent. Il est entouré d'une poche fibreuse, le *péricarde* (du grec *peri*, autour, et *kardia*, cœur). Entre le cœur et le péricarde se trouve une séreuse, poche close et qui, à l'état

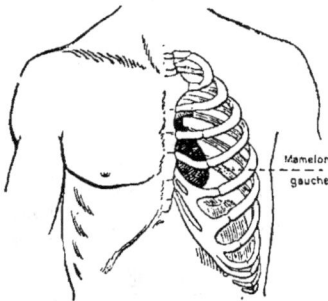

Fig. 142. — Position du cœur dans la poitrine.

normal, ne contient que la mince quantité de sérosité nécessaire au glissement d'une face sur l'autre pendant les mouvements de dilatation et de rétrécissement du cœur.

Le cœur a la forme d'une poire, dont la pointe serait en bas ; son poids est d'environ 250 gr. ; il a la grosseur du poing, et sa direction est oblique de haut en bas et de droite à gauche ; sa pointe, qui regarde en avant et à gauche, se sent au-dessous et un peu en dedans du sein.

Il est partagé par une cloison en deux cavités droite et gauche, qui elles-mêmes sont séparées, à l'union des deux tiers inférieurs avec le tiers supérieur, par des membranes, les valvules *auriculo-ventriculaires*, en une cavité supérieure ou *oreillette* et une cavité inférieure ou *ventricule* (*fig.* 144).

Les valvules s'insèrent par leur bord supérieur au pourtour de l'orifice, leur bord inférieur est déchiqueté : l'auriculo-ventriculaire droit présente trois incisions, d'où son nom, valvule *tricuspide* (à trois pointes) ; l'auriculo-ventriculaire gauche est partagée en deux (valvule *bicuspide* ou mitrale). A leur face externe s'attachent des cordes tendineuses, terminaisons de piliers

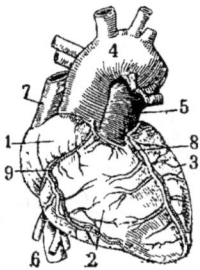

Fig. 143. — Cœur, face antérieure.

1. Oreillette droite ; 2. Ventricule gauche ; 3. Ventricule droit ; 4. Aorte ; 5. Artère pulmonaire ; 6. Veine cave inférieure ; 7. Veine cave supérieure ; 8. Artère coronaire antérieure avec sa veine ; 9. Artère coronaire postérieure avec sa veine.

charnus qui hérissent la surface intérieure du cœur.

D'autres valvules, les *sigmoïdes* (*fig.* 147), sont placées à l'orifice des deux artères qui partent du cœur. Ces valvules forment trois replis qui ressemblent à des nids de pigeon.

Le rôle des diverses valvules est d'empêcher le retour du sang en arrière au moment des contractions du cœur (*fig.* 144) ; leur lésion apporte une gêne à la circulation et se marque par des bruits anormaux.

DILATATION ET CONTRACTION DU CŒUR. *Rapidité de la circulation.* Le cœur alternativement se dilate pour recevoir le sang (diastole) et se contracte pour le lancer dans les artères (systole).

Ces mouvements ont lieu en moyenne soixante-dix fois

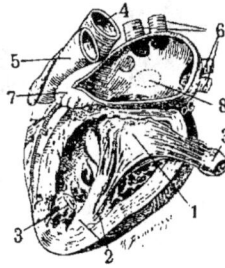

Fig. 144. — Coupe du cœur montrant l'oreillette et le ventricule gauches.

1. Valvule mitrale ; 2. Colonnes charnues ; 3. Colonne charnue coupée ; 4. Aorte ; 5. Artère pulmonaire ; 6. Veines pulmonaires ; 7. Auricule gauche ; 8. Empreinte de fosse ovale.

par minute chez l'adulte. Ils sont plus nombreux dans la jeunesse : cent trente à la naissance, cent à trois ans, quatre-vingt-dix à dix ans (V. POULS). Cette décroissance est parallèle au nombre des respirations ; aussi la gêne respiratoire (fièvre, maladies du poumon) accroît-elle le nombre des contractions du cœur.

Chez certains individus, le nombre normal des mouvements est diminué (quarante chez Napoléon).

Chaque contraction du cœur lance environ 200 gr. de sang dans les artères : le poids total du sang étant de 6 000 gr., une demi-minute suffit pour qu'un globule puisse se rendre du cœur aux extrémités du corps et en revenir.

BRUIT ET CHOC DU CŒUR. En appliquant l'oreille au niveau du cœur, on entend une sorte de tic tac, formé par deux bruits successifs. Le premier, mieux perçu au niveau de la pointe, est plus prolongé et plus sourd ; il coïncide avec la contraction du ventricule et semble produit surtout par le frottement du sang contre les parois. Le second, mieux perçu à la base du cœur, est plus court et plus clair ; il coïncide avec le début de la dilatation des ventricules et a pour origine le redressement des valvules sigmoïdes.

Le *choc* du cœur coïncide avec la contraction du cœur qui, en se durcissant, provoque un ébranlement de la région voisine de la poitrine.

Artères. CONFORMATION (*fig.* 145). Les artères portent le sang du cœur aux extrémités du corps ; elles deviennent de plus en plus petites, à mesure qu'elles s'éloignent du cœur et aboutissent aux capillaires. Leur paroi contient une couche épaisse de tissu élastique et une proportion importante de fibres musculaires contractiles ; ces vaisseaux restent

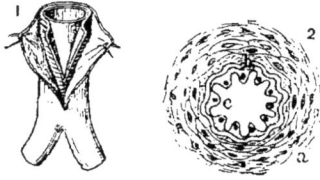

Fig. 145. — Artères.

1. Les trois tuniques d'une artère disséquée ;
2. Coupe transversale d'une petite artère revenue sur elle-même (a, tunique externe ; b, tunique moyenne ; c, tunique interne plissée).

béants quand on les coupe, d'où la gravité des hémorragies produites par leur blessure.

RÉPARTITION. Les artères partant du cœur sont au nombre de deux : l'une, l'artère pulmonaire, va du ventricule droit au poumon ; la seconde, l'aorte, sort du ventricule gauche, s'élève vers la base du cœur, puis se recourbe (crosse) et se dirige en arrière pour gagner la colonne vertébrale, le long de laquelle elle descend, puis se partage au niveau du bassin en deux troncs, les artères iliaques, qui se divisent bientôt chacune en iliaque interne (pour les organes contenus dans le bassin) et iliaque externe, qui se prolonge dans la cuisse sous le nom d'artère fémorale, origine des artères de la jambe et du pied.

Les principales artères que donne l'aorte sont : 1° les artères du cœur ou coronaires ; 2° au niveau de la crosse, les carotides primitives (la droite est une branche du petit tronc brachiocéphalique qui donne naissance aussi à la sous-clavière droite), les sous-clavières, qui se continuent chacune par l'axillaire (aisselle), l'humérale (bras), la cubitale et la radiale, les artères de la main ; 3° le long de l'aorte descendante : les artères intercostales, du foie, de la rate et de l'estomac, les artères mésentériques (intestin), spermatiques et rénales.

Veines. CONFORMATION ET RÉPARTITION (fig. 141). Les veines sont des canaux élastiques qui portent le sang au cœur après l'avoir reçu des capillaires et des lymphatiques. Leur intérieur présente, de distance en distance, des sortes de replis en forme de nid de pigeon, les valvules, qui empêchent le retour du sang en arrière. Ces valvules sont particulièrement nombreuses dans le membre inférieur, où la pesanteur gêne la circulation. Les veines s'affaissent quand on les sectionne en travers. Elles sont de plus en plus volumineuses et de moins en moins nombreuses, à mesure qu'elles s'approchent du cœur.

Les veines suivent un trajet analogue à celui des artères ; celles des viscères sont en nombre égal à ces vaisseaux, celles des membres en nombre double, enfin les superficielles ou sous-cutanées sont isolées. Toutes les veines du membre inférieur vont former la

veine cave inférieure, qui, après être venue se placer à droite de l'aorte abdominale, reçoit toutes les veines du ventre et va se terminer dans l'oreillette droite. La veine cave supérieure, qui y aboutit également, est le tronc constitué par la réunion des veines de la tête et du cou (jugulaires) et du membre supérieur (sous-clavières).

Les quatre veines pulmonaires rapportent à l'oreillette gauche le sang qui a passé dans le poumon.

Capillaires. CONFORMATION ET RÉPARTITION (fig. 146). Les capillaires sanguins sont des vaisseaux transparents, à parois extrêmement minces, qui sont interposés entre les artères et les veines. Leur ensemble forme une masse beaucoup plus considérable que celle des artères et des veines. Ils sillonnent partout nos tissus, aussi ne peut-on enfoncer une aiguille en un point quelconque sans amener une gouttelette de sang.

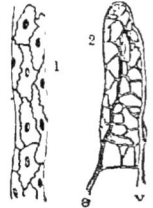

Fig. 146. — Vaisseau capillaire.

2 Réseau capillaire ; a, artère ; v, veine.

Lymphatiques. CONFORMATION (fig. 141). Les lymphatiques, constitués. eux aussi, par des canaux transparents à parois très minces, naissent par des réseaux qui sillonnent en abondance les organes. Leur calibre est toujours supérieur (deux à dix fois) à celui des capillaires ; leur forme est irrégulière, par suite de l'existence de renflements au niveau des valvules qui sont analogues à celles des veines.

RÉPARTITION. Les lymphatiques marchent parallèlement les uns aux autres jusqu'à ce qu'ils rencontrent un ganglion, petite glande dont la grosseur varie de la tête d'une épingle à celle d'un haricot, et dans laquelle ils pénètrent avec plusieurs autres (vaisseaux afférents), tandis qu'un seul vaisseau en sort du côté opposé (vaisseau efférent).

Les principaux ganglions sont groupés dans le creux de l'aisselle, au pli de l'aine, au cou, autour de l'origine des bronches. Après avoir traversé ces ganglions, les lymphatiques des membres inférieurs de l'abdomen, de la moitié gauche de la poitrine, du cou, de la tête, du membre supérieur gauche, vont se réunir dans le canal thoracique, qui, après avoir suivi la colonne vertébrale dans toute sa hauteur, se recourbe pour s'aboucher dans la veine sous-clavière gauche. Le reste des lymphatiques aboutit au gros vaisseau lymphatique droit, qui, après un trajet de 2 cent., va se terminer dans la veine sous-clavière droite.

Petite et grande circulation. Le cœur est le centre de deux circulations. Sa moitié droite : 1° reçoit par les deux veines caves le sang de tout le corps, sang noir par suite de la présence de l'acide carbonique, résultat des combustions effectuées dans les tissus ; 2° lance ce sang dans l'artère pulmonaire, qui l'apporte dans le poumon où il est oxygéné. Sa moitié gauche : 1° reçoit par les quatre veines pulmonaires le sang rouge revenu du poumon ; 2° le lance dans l'aorte, qui l'apporte dans tout le corps.

La circulation entre le cœur et le poumon (aller et retour) prend le nom de *petite circulation,* celle qui a lieu dans le reste du corps de *grande circulation.* A cette dernière (*fig.* 141) est annexé le système lymphatique.

Causes de la progression du sang et de la lymphe. Plusieurs forces interviennent pour faire progresser le sang et la lymphe dans les vaisseaux : 1° les contractions du cœur ; 2° l'élasticité des vaisseaux ; 3° le rétrécissement progressif du calibre total des vaisseaux de retour, les veines ; 4° le vide qui se produit dans le poumon au moment de la dilatation de la poitrine ; 5° la poussée provoquée par l'apport, dans les lymphatiques et dans les veines, du liquide résultant de la digestion des aliments.

La circulation est ralentie dans les capillaires.

Cœur (Maladies du). — Il en existe plusieurs variétés. Les principales sont :

Angine de poitrine. — V. ANGINE.

Endocardite chronique de la valvule mitrale (*fig.* 147). — CAUSES : 1° DÉ-

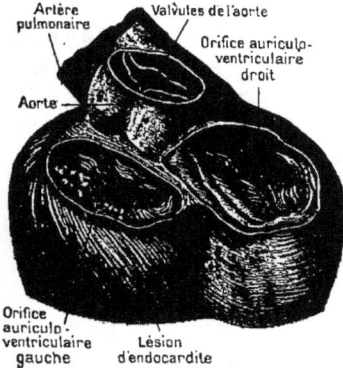

Artère pulmonaire
Valvules de l'aorte
Orifice auriculo-ventriculaire droit
Aorte
Orifice auriculo-ventriculaire gauche
Lésion d'endocardite

Fig. 147. — Coupe du cœur au point de réunion des oreillettes et des ventricules, destinée à montrer les lésions de l'endocardite sur les valvules.

TERMINANTES. Rhumatisme, goutte, maladies infectieuses (scarlatine, diphtérie, variole), chorée, pneumonie. 2° PRÉDISPOSANTES et AGGRAVANTES. Excès, fatigues, alcoolisme, préoccupations, grossesse, allaitement.

SIGNES. Essoufflement, oppression croissante, s'exagérant à certains moments sous forme d'accès et accrue par l'apparition occasionnelle de bronchites auxquelles les cardiaques sont prédisposés ; palpitations, sensation de constriction au niveau du cœur. Quelquefois, crachats sanglants à odeur alliacée, peu nombreux, mais se produisant pen-

dant des semaines. Enflure des pieds, disparaissant d'abord par le repos de la nuit, puis s'étendant aux jambes, aux cuisses, au tronc. Les digestions peuvent être pénibles, et alors, le malade a une tendance au sommeil, qui est troublé, dans certains cas, par des cauchemars. Cette somnolence est, au contraire, remplacée par des insomnies persistantes, lorsque le cerveau se congestionne par l'effet de la mauvaise circulation. Le pouls est petit, irrégulier, interrompu par des faux pas.

EVOLUTION lente, silencieuse pendant de nombreuses années et très heureusement modifiée par :

HYGIÈNE GÉNÉRALE. Exercice modéré et progressif sous une direction médicale ; massage général et massage spécial du cœur, mouvements passifs. V. EXERCICE, CURE DE TERRAINS, MASSAGE.

RÉGIME et TRAITEMENT. Régime lacté* ou déchloruré (V. l'*Appendice*), puis reprise de l'alimentation ordinaire, réduite de façon à y ajouter un demi-litre de lait au moins par jour. Comme *médicaments,* augmenter le chiffre des urines par des diurétiques simples (50 gr. de lactose dans une bouteille d'eau de Martigny) ou, s'il y a lieu, par la digitale, notamment sous forme de vin de Trousseau (1 à 2 cuillerées à soupe pendant quelques jours). L'iodure* de potassium, la spartéine et la caféine rendent aussi de grands services.

Stations, 1° *d'été :* localités d'altitude moyenne (V. ALTITUDE) ; 2° *d'hiver :* Ajaccio*, Pau*, Montreux* (cette dernière ville, surtout en automne).

Endocardite de l'orifice aortique (*fig.* 148). — SIGNES. Ils apparaissent tardive-

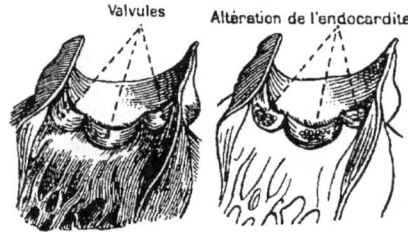

Valvules
Altération de l'endocardite

Fig. 148. — État comparatif des valvules de l'aorte à l'état sain et modifiées par l'endocardite.

ment. Visage ordinairement pâle, mais à certains moments, au contraire, très rouge ; cette congestion peut s'accompagner de saignements de nez, de battements dans les tempes, d'éblouissements, de tintements d'oreille. Quelquefois, palpitations, douleurs au niveau du cœur et signes de l'angine* de poitrine ; mais l'oppression respiratoire et les enflures des membres ne se produisent que tardivement. Le pouls est bondissant, puis défaillant.

TRAITEMENT : 1° LOCAL. Glace, ventouses, vésicatoires ; 2° GÉNÉRAL. Iodure* de potassium.

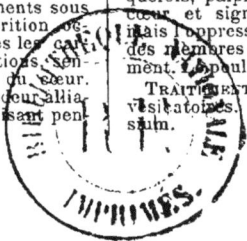

7

Goitre exophtalmique (*fig.* 149). — SIGNES. Palpitations survenant par accès, souvent très violents, chez un individu présentant un goitre (v. ce mot) et dont les yeux, très saillants, ont un regard étrange. Les malades

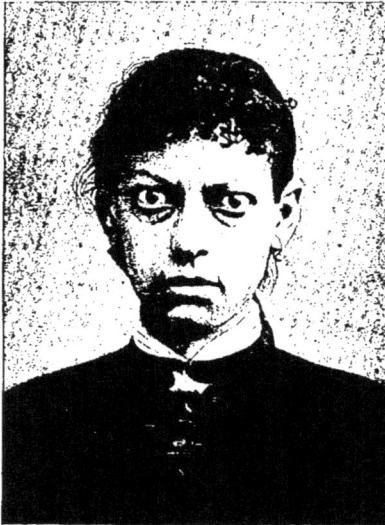

Fig. 149. — Goitre exophtalmique.
(Figure empruntée à la *Revue Encycl.*)

présentent un tremblement, notamment aux membres supérieurs; ils ont le travail difficile, sont irritables et persécutés par des insomnies, quelquefois même par des hallucinations. Ils ont peine à tenir en place, par suite d'une excitation habituelle, souffrent de névralgies et d'une sensation générale de chaleur qui les oblige à se découvrir. L'oppression est fréquente.

CAUSES : 1° PRÉDISPOSANTES. Plus fréquent chez les femmes, hérédité du goitre ou des maladies nerveuses (hystérie, épilepsie, chorée), chlorose, maladies spéciales de la femme. 2° OCCASIONNELLES. Émotion, frayeur, coup.

TRAITEMENT. Vessie de glace sur le goitre. Digitale. Bromure* de potassium, électricité, hydrothérapie. Déchloruré (rég.),v. *Appendice.*

Palpitations. — SIGNES. Les battements du cœur, qui normalement se produisent sans qu'on en ait conscience, deviennent perceptibles : tantôt, ils sont simplement plus fréquents mais réguliers, tantôt, au contraire, irréguliers, désordonnés. Cette sensation peut, suivant les cas, être simplement incommode ou extrêmement pénible, angoissante au point de gêner la respiration et la parole pendant les accès, qui sont en général séparés par des périodes plus ou moins longues de repos. Le visage est alors pâle et couvert

de sueurs; les mains sont glacées. Un évanouissement peut se produire après les accès violents.

CAUSES : 1° DÉTERMINANTES. Anémie, chlorose, hystérie, neurasthénie, goitre exophtalmique (V. précédemment), alcoolisme, excès de tous genres, abus du thé, du café, du tabac, croissance, endocardite chronique (V. précédemment). 2° PRÉDISPOSANTES DES ACCÈS. Émotions, mouvements violents, repas copieux.

TRAITEMENT. Suppression des causes ci-dessus énumérées. Application de vessie de glace sur la région cardiaque, bromure* de potassium et valériane. Pour les palpitations tenant à la croissance, V. ce mot.

Coiffe. — Partie des membranes qui forment l'enveloppe de l'œuf fœtal; elle est expulsée, dans certains cas, en même temps que la tête de l'enfant qui, suivant l'expression populaire, naît coiffé.

Coiffure. — V. CHAPEAU, CHEVEUX.

Coing. — Le fruit du cognassier; il est employé pour faire des confitures (gelée) et un sirop (1 de fruit pour 1 2/3 de sucre) qui ont une action astringente; on emploie le sirop, notamment pour donner un goût agréable aux boissons antidiarrhéiques.

Colchique (Syn. : narcisse d'automne, safran bâtard ou sauvage des prés, veilleuse, flamme nue, lis vert) [*fig.* 150].

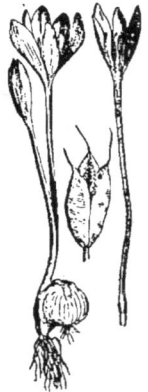

Fig. 150.
Colchique.

PRINCIPE ACTIF. Colchicine. — USAGE. Purgatif drastique, diurétique, antigoutteux, antirhumatismal. — MODES D'EMPLOI ET DOSES. L'eau médicinale de colchique est préparée en faisant macérer, pendant 5 à 6 jours, 50 gr. de bulbe avec 100 grammes d'alcool ou de xérès. On en prend 20 à 40 gouttes dans un verre d'eau sucrée en trois fois, pendant 2 à 3 jours. — Sirop ou vin, 10 à 20 gr. — Alcoolature, 2 à 5 gr.

La *poudre de Pistoia*, dont on se sert pour prévenir les accès de goutte et dont l'emploi n'est pas sans danger, est ainsi composée :

Poudre de bulbe de colchique,	20 gr.
Racine de bryone.	10 gr.
Bétoine	50 gr.
Gentiane	10 gr.
Camomille.	10 gr.

On divise le tout en paquets de 2 grammes, dont on prend un par jour, pendant 6 mois.

Colchicine. — Même emploi que pour le colchique, sous forme de granules de 1 milligr. dont on donne 6 au maximum.

Empoisonnement. — SIGNES. Douleur cuisante dans l'estomac, vomissements teintés de sang, soif intense, prostration extrême, pupilles dilatées, sueurs abondantes. Douleurs de tête, aux extrémités et dans les articulations. — PREMIERS soins : Décoction d'écorce de chêne ou de quinquina. Thé fort, éther, eau-de-vie, puis boissons émollientes.

Cold-cream. — Pommade formée de cire, d'huile d'amandes douces et d'eau de roses. Employée comme adoucissant.

Coliques. — Les coliques proprement dites siègent dans la partie du gros intestin appelé côlon. (V. INTESTIN.) Pour coliques bilieuses ou hépatiques, V. FOIE ; coliques néphrétiques, V. REINS; coliques de matrice ou de règles, V. RÈGLES ; coliques des peintres ou saturnines, ou sèches ou de plomb, V. PLOMB.

Collapsus. — Mot latin qui signifie affaissement intense, intellectuel et musculaire. Cet état se produit notamment dans la fièvre typhoïde.

Collodion. — Solution éthérée de coton-poudre, employée comme agglutinatif, c'est-à-dire pour réunir les lèvres de petites plaies et aussi pour les recouvrir afin de les préserver des poussières.

En ajoutant 1 gr. d'huile de ricin à 15 gr. de collodion, on a le collodion riciné ou élastique, qui se dessèche plus lentement, mais s'adapte mieux et est plus solide.

Colloïde. — V. à l'*Appendice*.

Collutoire. — Gargarisme spécialement destiné à la bouche. On donne aussi ce nom à des médicaments mous, qu'on applique sur les gencives.

Collyre. — Médicament destiné à être placé sur l'œil et plus spécialement sur la conjonctive. Il en existe de trois espèces : les *secs*, qu'on insuffle avec un tuyau de plume ou un insufflateur*; les *mous* ou pommades; les *liquides*, qu'on verse avec un compte-gouttes*.

Colombo. — Racine tonique astringente, stomachique.

MODE D'EMPLOI. Infusion, 10 gr. par litre ; teinture, 5 à 15 gr. V. aussi AMERS.

Coloniale (Hygiène). — L'hygiène que l'on doit observer dans les colonies est très dissemblable de celle de France ; d'où nécessité de précautions spéciales.

I. ALIMENTS. La sobriété est indispensable, mais sans excès : lorsqu'au début d'un séjour aux colonies l'appétit est excité, il convient de le modérer ; mais, lorsque plus tard l'inappétence survient, il est utile de lutter contre l'anémiante dénutrition. On ne s'acclimatera que progressivement au régime surtout végétarien (riz) des indigènes.

Le premier repas du réveil est indispensable, car on ne doit pas sortir à jeun ; pour le Dr Sadoul (1), il y a même avantage à faire ce repas plus substantiel, afin de pouvoir réduire le repas de midi, heure où la température est excessive. Il conseille, d'autre part, de faire usage, lorsque l'appétit diminue, des épices (carry, piment) employées par les indigènes ou de tisanes amères.

II. BOISSONS. Eviter de trop boire entre les repas, notamment des bières d'exportation ou des grogs glacés au rhum ; tous les alcools sont nuisibles dans les pays chauds, non seulement au point de vue de la santé, mais en surexcitant l'individu et le poussant aux querelles, aux actes de violence. Il faut ne boire que de l'eau bouillie et, de préférence, des tisanes chaudes légèrement amères, comme le thé. Elles désaltèrent mieux et en plus petite quantité que l'eau glacée, origine fréquente de diarrhées.

Pour les conditions à remplir par l'eau et pour les procédés employés aux colonies pour la rendre potable, V. au mot EAU.

III. EXERCICES ET ABLUTIONS. Eviter les longues marches au soleil (chasses, excursions à pied), les fatigues physiques prolongées ; s'obliger, particulièrement le matin au lever et l'après-midi entre 4 et 5 heures, à des exercices rythmés, entrecoupés de pauses régulières, tels que le jeu de boules, le jeu de balle, l'escrime, la gymnastique (Treille), particulièrement les exercices facilitant les selles (flexion du tronc). La constipation est le grand danger, et, si l'exercice ne suffit pas à la faire disparaître, on y ajoutera le massage. La douche ou au moins les bains doivent être quotidiens. Si l'eau est suspecte, avoir soin de ne pas en boire en prenant le bain dans les rivières. Si la baignade ne peut être prise que dans la mer, il convient, tout au moins les premiers jours, de ne prendre de bains que tous les 2 ou 3 jours.

IV. HABILLEMENT : 1° *Coiffure*. Ne jamais sortir sans casque, même lorsque le temps est couvert, du lever au coucher du soleil.

2° *Vêtement*. En été, s'il n'y a pas de changement de température le soir, porter continuellement du coutil ; dans le cas contraire, porter une chemise ou une ceinture de flanelle, lorsque la fraîcheur rend nécessaire cette adjonction. Se souvenir que, dans les climats chauds, les nuits sont froides, par l'effet du rayonnement nocturne.

V. HABITATION. Choisir un endroit sec, élevé, à l'abri des brouillards nocturnes des vallées, se renseigner auprès des indigènes et voir où ils ont bâti eux-mêmes. Se protéger contre les marais par des palissades pleines ou mieux par un rideau d'arbres (les bananiers ont une croissance suffisante en un an) placés à une certaine distance de la maison, pour éviter l'humidité. Choisir de préférence les sols en culture. La végétation entraînant les principes nuisibles. Orienter l'ha-

1) Il a été fait, pour cet article, de larges emprunts à l'ouvrage remarquable du Dr Sadoul : *Hygiène coloniale, à l'usage des postes militaires dépourvus de médecins*. (Challamel.)

bitation de telle sorte que le grand axe soit perpendiculaire à la direction des vents dominants, non *salubres*, en fermant au besoin les fenêtres la nuit, si le refroidissement est très intense. S'il n'y a pas de vents dominants, choisir l'orientation est-ouest. Ne bâtir sur pilotis que sur un sol marécageux, car ce rez-de-chaussée devient fatalement humide. A l'intérieur, peu ou pas de cloisons qui gênent la circulation de l'air. Le rez-de-chaussée doit être surélevé d'au moins 50 centimètres et reposer sur du béton ; une couche d'air d'au moins 75 centimètres sera ménagée entre le toit et le plafond pour permettre la ventilation, qui s'opérera par des cheminées et des prises d'air situées à l'ombre des vérandas, dont l'un des offices principaux sera d'empêcher l'échauffement direct des murs.

Comme latrines, employer des tinettes mobiles, mais en ayant soin de les placer sur un sol parfaitement étanche (ciment ou dallage bien joint). V. TROPIQUES (Pays des).

Colonne vertébrale (anatomie).

— La colonne vertébrale (V. *fig.* 151 et 152, et à CORPS) est constituée par une série d'os superposés, les vertèbres (7 au cou, 12 au dos, 5 aux reins ou lombes), complétées par le sacrum et le coccyx, qui eux-mêmes sont formés par des vertèbres soudées entre elles.

CONFORMATION. Chaque vertèbre présente : 1° en avant, un renflement massif, le *corps* de la vertèbre, dont les faces supérieure et infé-

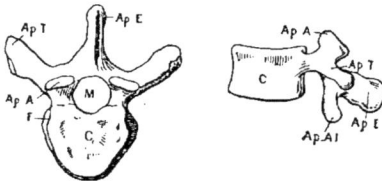

Fig. 151. — Vertèbre.

C. Corps ; M. Trou pour la moelle épinière ; ApT. Apophyse transverse ; ApA et ApAl. Apophyses articulaires supérieure et inférieure ; ApE. Apophyse épineuse ; F. Facette costale.

rieure un peu excavées répondent aux autres vertèbres ; 2° en arrière et sur les côtés, un demi-anneau, l'*arc* vertébral, qui entoure le *canal* vertébral, dans lequel est logée la moelle épinière. Cet arc, au niveau de sa réunion avec le corps, présente de chaque côté deux échancrures, une supérieure et une inférieure, qui avec celles des vertèbres supérieure et inférieure forment les *trous de conjugaison* par lesquels sortent les nerfs de la moelle. L'arc donne naissance, en outre, à des saillies ou appendices, dont quatre verticales, les *apophyses articulaires*, deux transversales, les *apophyses transverses,* une horizontale, l'*apophyse épineuse :* cette dernière et ses pareilles constituent l'épine dorsale ou rachis.

MODE D'ARTICULATION ET MOUVEMENTS. L'articulation des vertèbres entre elles s'effectue

par un disque placé dans l'excavation du corps des vertèbres et par l'union des apophyses articulaires avec les voisines. Des ligaments solides unissent les vertèbres les unes aux autres. Le rachis peut exécuter des mouvements de flexion, d'extension, d'inclinaison latérale, de torsion et de rotation sous l'action des muscles puissants qui s'y attachent. Chaque mouvement de la colonne vertébrale entraîne la mobilisation de plusieurs articulations, chaque flexion en un sens quelconque la courbe en arc, et, lorsqu'elle pivote sur elle-même, elle prend la forme d'une spirale.

Colonne vertébrale (Déviations de la).

— Les déformations de la taille ne sont autre chose que la persistance anormale, à l'état de *repos,* des modifications de forme qui se produisent temporairement pendant les mouvements. Il en existe trois variétés, mais deux peuvent être

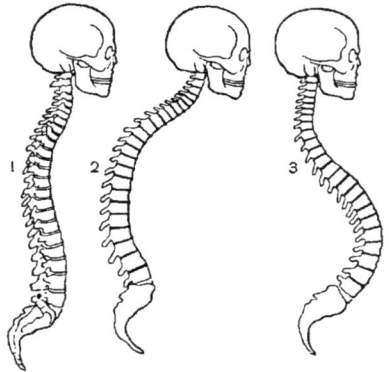

Fig. 152. — Colonne vertébrale.
1. Normale ; 2. Atteinte de cyphose ; 3. de lordose.

associées : la *cyphose* (*fig.* 152, 157 et 158) reproduit l'attitude de la flexion en avant, la *lordose* (*fig.* 152) celle de la flexion en arrière, la *scoliose* (*fig.* 159 et 160) celle de la flexion latérale.

CAUSES : 1° DÉTERMINANTES. Immobilité trop prolongée dans une attitude où, inconsciemment, l'individu remplace l'action musculaire par l'action des ligaments. L'insuffisance d'action des muscles vertébraux produit l'inégalité de pression des surfaces articulaires les unes sur les autres, et comme conséquence l'inégalité de tension des ligaments réunissant les vertèbres : les uns se rétractent dans le sens où ils ne sont pas assez tendus, les autres s'allongent dans le sens où ils le sont trop, facilitant ainsi la reproduction des mauvaises attitudes, notamment celles nécessitées par le séjour dans des classes trop longues, par l'écriture penchée, par l'action de hancher ou de s'asseoir sur une seule fesse (*fig.* 153).

2° Prédisposantes. *Croissance* trop rapide, notamment à l'âge de douze à quinze ans et chez les indolents, les faibles, les fatigués qui prennent habituellement des attitudes relâchées ;

Dos rond.   Cambrure exagérée.   Incurvation latérale.

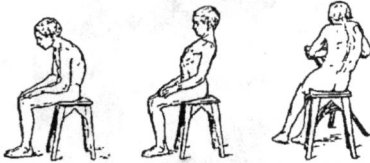

Fig. 153. — Mauvaises façons de s'asseoir (1).

lâchées ; — chez les enfants, *exercices trop prolongés* sur barres fixes, non contre-balancés par des exercices à effets inverses ; — chez les vieillards des campagnes, *attitude courbée* vers la terre pour le travail des champs, obligation de porter de lourds fardeaux sur la tête ou les épaules (cyphose), à l'un des bras (scoliose); — *maladies* diminuant la résistance osseuse (tuberculose, ostéite, rachitisme) ou l'action musculaire (paralysie des fléchisseurs du rachis); — *infirmités* permanentes (inégalités des jambes); — *vieillesse*.

Traitement commun : I. préventif. Jeux en plein air, notamment la course (varier fréquemment les attitudes et stimuler l'attention musculaire par des observations répétées); en cas de myopie, disposer les pupitres de façon à éviter que l'enfant incline le corps, siège avec appui pour le dos, bains de mer, hydrothérapie, huile de morue, préparations iodées.

II. curatif au début. Provoquer le redressement volontaire du corps en se grandissant le long d'un mur plusieurs fois par jour, de préférence devant une glace ; on pourra au besoin employer soit une toise orthopédique, soit la ceinture norvégienne de Tydmann qui enserre le bassin et porte deux pendeloques que le malade saisit à pleines mains pour étendre les bras au maximum, en même temps qu'il lève la tête et cherche à se grandir en redressant le tronc. *Éducation* des *muscles* par des exercices nécessitant leur coordination : marche et course sur la pointe des pieds, marche sur une planche mince (*fig.* 154), port de fardeaux légers sur la tête pendant les exercices précédents. Interdiction des exercices de gymnastique dits « rétablissements ou renversements », dangereux par suite de l'exagération d'action des muscles fléchisseurs [Lagrange] (2).

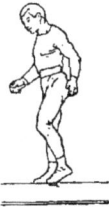

Fig. 154. Marche sur une planche mince.

(1) Les figures 153, 154, 156 et 162 sont empruntées au *Manuel officiel de gymnastique*.

(2) Lagrange, *La Médication par l'exercice*. (F. Alcan.)

III. Immobilisation par lit ou corset. L'immobilisation pendant un temps plus ou moins prolongé sur un lit spécial rend de grands services (v. *fig.* 161); ce lit peut être établi d'après un moulage du corps. — Le corset, qui devra être établi dans des conditions analogues, est souvent indispensable, mais, dans beaucoup de cas, il ne doit être porté que pendant quelques heures (celles de classe par exemple), afin de permettre le développement de la poitrine, qui, à l'âge de

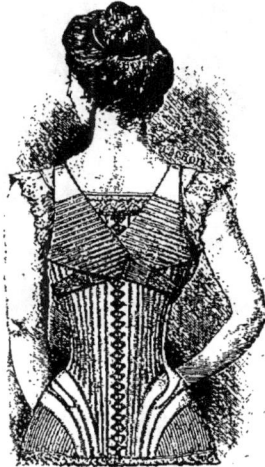

Fig. 155. — Corset orthopédique Lacroix.

croissance, peut s'accroître en un an de 4 à 6 centimètres, d'où nécessité d'une réfection fréquente. Il est indispensable de savoir que ces corsets peuvent plus ou moins bien *masquer* la déviation, mais ne peuvent suffire à la *guérir*. Suivant le cas et l'âge, on les utilisera donc, mais sans négliger la gymnastique, qui, dans la plupart des circonstances, constitue la médication par excellence.

Un corset *orthopédique* (*fig.* 155) se compose ordinairement d'une ceinture métallique rembourrée, évasée de manière à s'appuyer sur la saillie des hanches, munie d'une ou de deux tiges s'élevant sur les deux côtés du corps et se terminant par un croissant recourbé, destiné à soutenir l'aisselle du côté qui incline; des plaques de pression pour comprimer les parties saillantes, des ressorts pour tendre les différentes pièces de l'appareil, et des courroies matelassées pour réunir ces différents organes complètent ces appareils (*Nouv. Larousse illust.*).

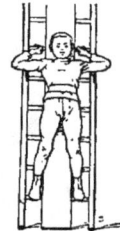

Fig. 156. Échelle orthopédique.

Observation importante. Quelle que soit la

variété, il est important d'agir de bonne heure, car la médication a d'autant moins de chance

saillie anormale, la tête et le cou sont projetés en avant, la poitrine semble rétrécie.

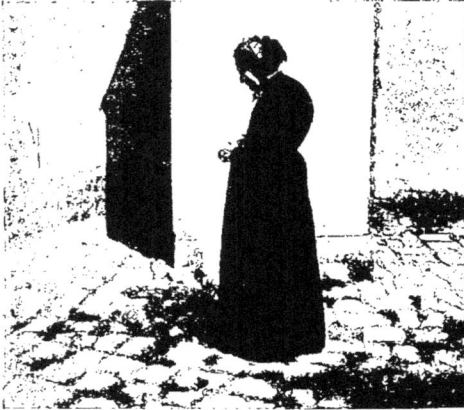

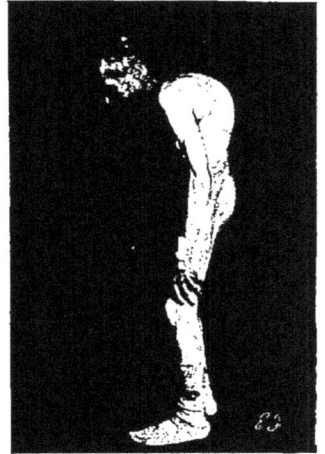

Fig. 157, 158. — Cyphose. (Figures empruntées à la *Revue Encyclopédique.*)

de succès qu'on a trop attendu et que des altérations osseuses ont succédé à la simple faiblesse musculaire du début.

Variétés : I. **Cyphose** (dos rond) [*fig.* 152,

TRAITEMENT : 1° du DÉBUT (v. plus haut le traitement commun à toutes les déviations). 2° de DÉVIATION CONFIRMÉE : *gymnastique suédoise* sous forme d'extension con-

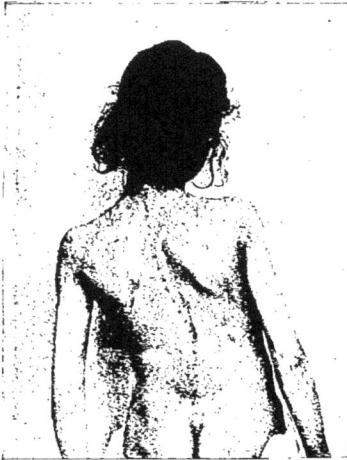

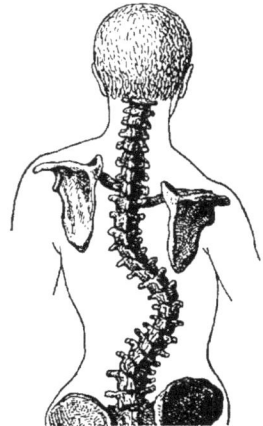

Fig. 159, 160. — Scoliose.

157, 158]. SIGNES. La déviation est à convexité postérieure, les épaules font en arrière une

tinue du tronc en arrière, sans ou avec emploi d'espalier, ou encore avec aide résistant

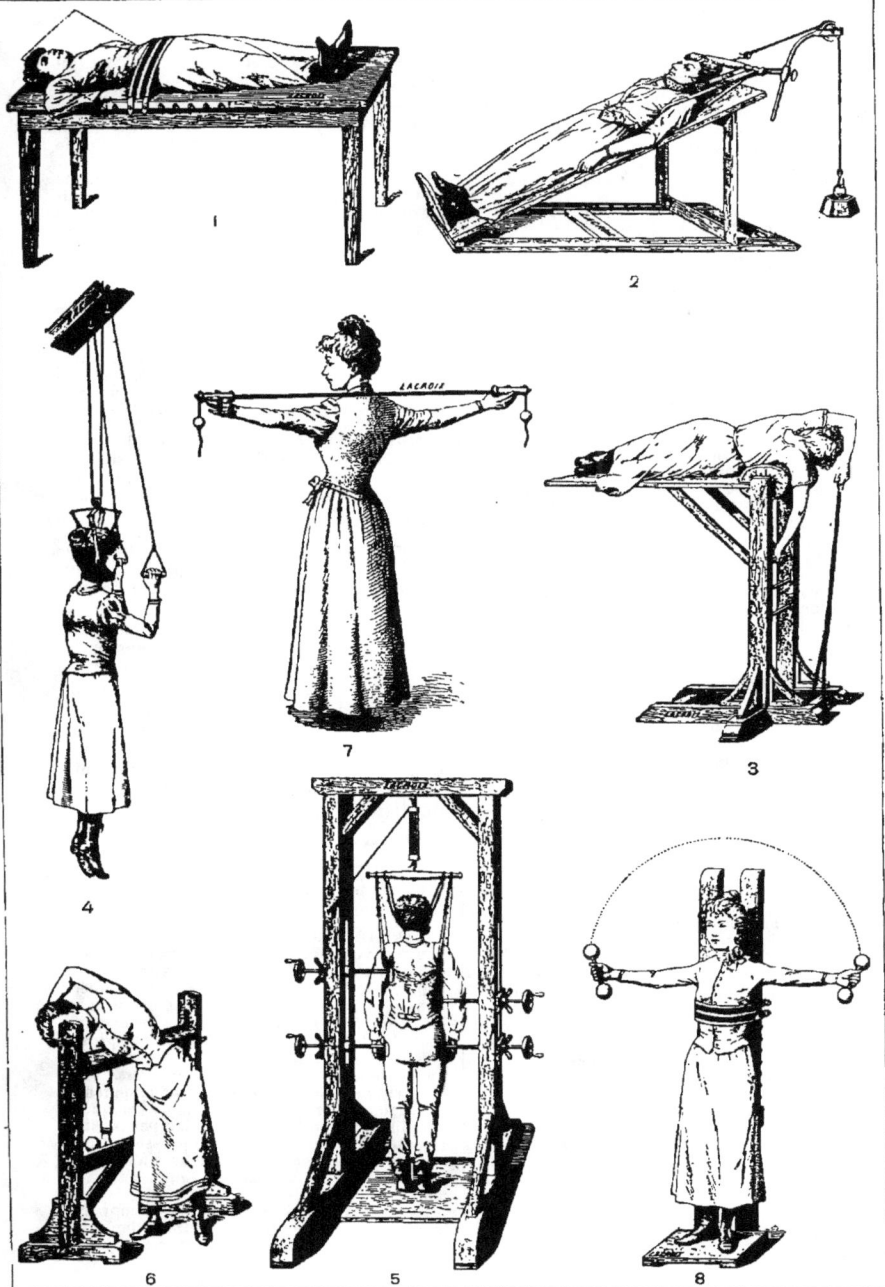

Fig. 161. — **Gymnastique orthopédique.** — 1, 2, 3, Modes de repos sur un lit ; 4, 5, Procédés de suspension sans ou avec compression latérale ; 6, 7, 8, Attitudes diverses. (D'après l'*Album Lacroix*.)

en avant, extension par suspension (pour les figures, V. à GYMNASTIQUE* suédoise) : *gymnastique française* sous forme des échelles orthopédiques sur lesquelles le malade monte ou descend à l'envers (dos contre échelle) en prenant point d'appui sur les échelons à la fois par les pieds et les mains (*fig.* 156) ; mouvements de sirène avec les anneaux.

II. **Lordose** (dos creux, *fig.* 152). SIGNES. Déviation à concavité postérieure. C'est la forme la plus rare. — TRAITEMENT : 1° du DÉBUT (V. précédemment à traitement commun). 2° de DÉVIATION CONFIRMÉE (V. à CONSTIPATION et GYMNASTIQUE* suédoise les exercices de contraction des muscles de l'abdomen).

III. **Scoliose** (épaules inégales, *fig.* 159, 160). Déviation, de beaucoup la plus fréquente, qui complique souvent la cyphose ; elle est constituée par une déviation latérale et une torsion en spirale. — SIGNES. Abaissement de l'épaule du côté où la partie dorsale de la colonne forme une déviation concave, relèvement de l'épaule du côté où la colonne présente une saillie convexe. Saillie de la pointe de l'omoplate correspondant au côté convexe par suite de l'élargissement des espaces intercostaux de ce côté, tandis qu'ils sont rétrécis de l'autre. Courbe formée par la ligne de points appliqués sur la saillie de chaque vertèbre. Les modifications précédentes constituent la scoliose en C ; la scoliose en S succède à la forme précédente : elle résulte d'une déviation compensatrice en sens inverse de la partie lombaire de la colonne vertébrale. La connaissance de cette complication doit rendre plus hâtive la médication.

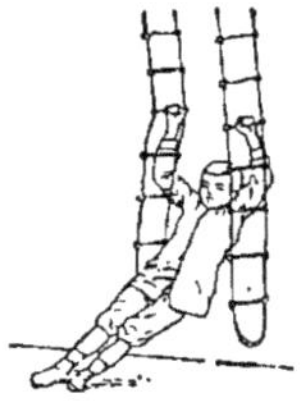

Fig. 162.
Attitude pour le traitement de la scoliose.

TRAITEMENT : 1° du DÉBUT (V. plus haut le traitement commun). 2° de PÉRIODE CONFIRMÉE. Suspension avec l'appareil de Sayre, avec ou sans pression latérale et attitudes diverses indiquées (*fig.* 161 et 162). D'autre part, Lagrange indique, d'après Wilde de Stockholm, le procédé suivant, facile à exécuter. Le malade atteint d'une scoliose en C droite s'assiéra sur le coin d'un tabouret, de façon que la hanche droite déborde le siège en dehors ; puis il étendra fortement la jambe et la cuisse droites en arrière, en portant le membre supérieur du même côté dans l'extension et l'élévation forcées, le corps étant penché en avant et un peu à gauche, de telle façon que la direction des membres supérieur et inférieur soit dans le même sens. Conserver cette attitude deux minutes, puis repos de cinq minutes suivi de reprise de l'attitude. (V. aussi, à MÉCANOTHÉRAPIE, différents appareils pour la guérison de la scoliose.)

Coloquinte. — Fruit purgatif, drastique très violent, peu employé en France.

DOSE. A l'*intérieur* : Extrait. 10 à 30 centigr. Poudre, 20 à 50 centigr. A l'*extérieur* : Teinture, 1 à 5 gr. pour 45 gr. d'huile de ricin en liniments (une cuiller à café, soir et matin, en onctions sur le ventre comme purgatif.) La coloquinte entre dans la composition de la liqueur de Laville contre la goutte et des pilules purgatives de Grégory.

Empoisonnement. SIGNES. Vomissements continus, prostration, extrémités froides. — PREMIERS SOINS. Si les vomissements ne se sont pas encore produits, les provoquer par le chatouillement de la luette ou l'ipéca. Employer ensuite le laudanum, 30 gouttes dans une cuiller d'eau ou en lavement. Stimulants, grogs, frictions, boules chaudes, boissons émollientes, cataplasmes, lait.

Colostrum. — Liquide jaunâtre légèrement purgatif, qui s'écoule du sein chez la femme qui vient d'accoucher. Son absorption par le bébé facilite l'expulsion du méconium.

Coma (du grec *kôma*, sommeil profond). — Assoupissement profond dont aucune impression ne peut tirer le malade, sauf, quelquefois, pour entr'ouvrir les yeux et prononcer quelques mots sans suite. C'est un des signes des maladies du cerveau* (hémorragie, ramollissement, abcès, tumeur, rhumatisme* du cerveau), des convulsions, de l'hystérie, de l'épilepsie, des intoxications (alcool, chloroforme, opium), de certaines formes de maladies infectieuses (fièvres éruptives* et typhoïdes, choléra), de l'urémie, du diabète.

Compère-loriot. — V. ORGELET.

Compresse. — Pièce de linge repliée en plusieurs doubles employée pour les pansements.

VARIÉTÉS. On se sert ordinairement de gaze pour couvrir directement la plaie ; cependant, on utilise quelquefois aussi, dans ce but, des compresses de toile aseptisées et trempées dans un liquide antiseptique. Les compresses en coton sont surtout employées pour maintenir les pièces de pansement. La compresse *longuette* est repliée quatre fois sur elle-même dans sa longueur. La *compresse graduée* est repliée plusieurs fois sur elle-même, de façon à former une pyramide tronquée : les plis, qui sont de plus en plus petits, sont retenus par un fil ; cette compresse est utilisée pour rapprocher les lèvres d'une plaie, comprimer les vaisseaux ou refouler les chairs dans un espace creux.

La compresse *fendue* est une compresse longuette, séparée en deux ou trois chefs par une fente qui s'étend jusqu'au tiers ou la moitié de la longueur.

La croix de Malte (*fig.* 162) est une compresse carrée, fendue au niveau de ses angles de façon à laisser au centre un espace de

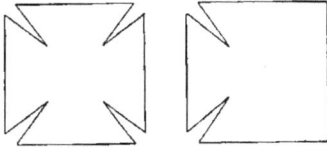

Fig. 163. — Croix de Malte.

2 à 3 centimètres avec lequel on recouvre les parties saillantes.

Compresseur et compression. — V. BANDAGE, HÉMORRAGIE, HERNIE.

Compte-gouttes. — V. GOUTTES.

Concombre. — Fruit employé à l'extérieur, sous forme d'une pommade adoucissante, émolliente.

Concombre sauvage (*elaterium*). — On emploie surtout son alcaloïde, l'*élatérine*, comme purgatif drastique.

Condillac (Drôme). — Eau de table gazeuse, faiblement bicarbonatée mixte (sodique, calcique).

INDICATIONS. Appétit insuffisant, digestions paresseuses.

Condiments. — Substances destinées à rehausser le goût des aliments, à exciter l'appétit et la sécrétion des sucs digestifs. Quelques-unes sont, en outre, elles-mêmes alimentaires. Leur abus irrite l'estomac et les intestins, et peut provoquer la diarrhée ou, au contraire, la constipation. Certains condiments agissent par un acide, comme l'acide citrique du citron ou comme l'acide acétique du vinaigre qui imprègne les cornichons, les câpres et les différents légumes compris sous le nom anglais de *pikles*. Les autres agissent par des principes aromatiques ou âcres : muscade, girofle, laurier, cannelle, persil, cerfeuil, anis, thym, vanille, gingembre, poivre, piment, ail, oignon, échalote, civette, moutarde.

Condurango. — Écorce employée contre les douleurs d'estomac, les rhumatismes et les névralgies. Décoction, 5 pour 100; vin, 30 grammes par jour. On emploie surtout les granulés.

Condyle. — Extrémité articulaire d'un os de forme ovalaire.

Condylome. — Petite tumeur ovalaire, siégeant au voisinage de l'anus et ayant pour origine la syphilis.

Congélation. — V. FROID.

Congestion. — Afflux du sang dans une région du corps; — cérébrale (V. CERVEAU); — pulmonaire (V. POUMON); — hépatique (V. FOIE); — utérine (V. MATRICE).

Conjonctivite. — Inflammation de la muqueuse qui tapisse l'intérieur des paupières et la partie extérieure de la sclérotique. V. YEUX.

Conseil de revision. — Consulter l'instruction du 13 mars 1894 sur l'aptitude physique au service militaire.

Conserve alimentaire (Empoisonnement par).

SIGNES. Troubles digestifs ou nerveux, se produisant souvent seulement 15 ou 18 heures après le repas nuisible.

PRÉCAUTIONS. Ne jamais manger de conserves contenues dans des boîtes à couvercle bombé, ce qui est l'indice d'une fermentation, ni de celles dont la gelée est liquéfiée, acide, l'odeur aigre et la consistance anormale. Se garder des salaisons qui présentent des taches colorées et qui donnent, à la coupe, une surface humide et molle. Le maximum de durée d'une conserve est 5 ans.

Conserves (Lunettes). — Lunettes à verres plans ou à courbure peu prononcée, ordinairement colorés. Elles sont destinées à adoucir l'éclat du soleil.

Consoude (Syn. : Oreille-d'âne, langue-de-vache, herbe aux coupures). — La racine, qui contient du tanin, est employée en infusion (20 gr. par litre) comme astringent.

Constipation. — La constipation, c'est-à-dire l'impossibilité d'aller quotidiennement à la selle, est un état très fréquent, particulièrement chez les femmes. Origine habituelle de la perte d'appétit et des mauvaises digestions, elle a une influence considérable sur l'apparition de nombreuses maladies : anémie, migraines, névralgies, règles difficiles et douloureuses, déviations de la matrice et, par suite, stérilité; maladies de l'intestin (appendicite), de l'estomac, du foie (notamment dans les colonies); congestion et hémorragie cérébrale, convulsions, hémorroïdes. La constipation a, d'autre part, une action non douteuse sur le caractère (irritabilité) et sur l'aptitude au travail. Un philosophe célèbre, d'Alembert, a dit : « Le seul bonheur par la vie est de satisfaire pleinement tous les matins le plus grossier de nos besoins. »

CAUSES. Négligence des parents à donner à l'enfant l'*habitude* d'aller à la selle régulièrement à la même heure. Exercice nul ou seulement à l'intérieur de la maison. Voyage ou chemin de fer. Exercice exagéré, surtout pendant les grandes chaleurs.

TRAITEMENT : I. *Régime.* Augmenter la proportion des matières inassimilables : pain de son et pain d'épice, légumes verts, épinards, salades, beaucoup de fruits et surtout de raisins, de pruneaux cuits. Le miel à la dose de 60 à 90 grammes pour les enfants, de 100 à 150 pour les adultes, est rafraîchissant et laxatif. Comme boisson, eau de Vals additionnée de quelques gouttes de citron ou de jus d'orange. Pas de viande noire, de vin, de liqueurs. Exercice au grand air tous les jours, gymnastique ordinaire ou spéciale.

II. *Gymnastique de Schreiber.* Chacun des exercices doit être répété dix fois avant de passer au suivant :

1° *Flexion* du tronc en avant, en arrière, à droite, à gauche, les pieds réunis (*fig.* 164) ;

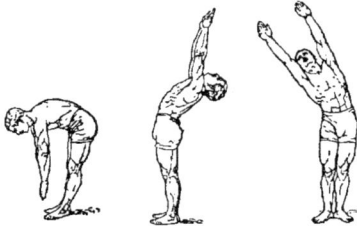

Fig. 164. — Flexion du tronc (1).

2° *Rotation* circulaire du tronc, c'est-à-dire combinaison des mouvements précédents (*fig.* 165) ;

3° *Élévation* du genou jusqu'à la poitrine, le tronc étant penché un peu en avant (10 fois chaque jambe) ;

4° *Lancer les bras* réunis en avant et en ar-

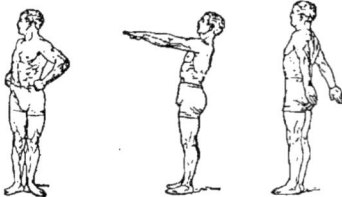

Fig. 165.   Fig. 166.
Rotation.   Bras en avant et en arrière.

rière, le tronc se portant un peu dans le sens opposé (*fig.* 166) ;

5° *Lancer les bras* de côté, le corps penché un peu en avant (*fig.* 167) ;

6° *Mouvement de hache.* Le malade écarte les jambes, la pointe des pieds en dehors, il élève verticalement les bras étendus, puis fait un mouvement de tout le corps de haut en bas, comme s'il voulait fendre une bûche placée entre ses jambes. (Les exercices 4, 5 et

(1) Les figures 164 à 168 sont empruntées au *Manuel officiel de gymnastique.*

6 donnent de meilleurs effets avec des haltères.)

7° *Mouvement de scie.* Le corps est fortement incliné en avant, le malade projette un

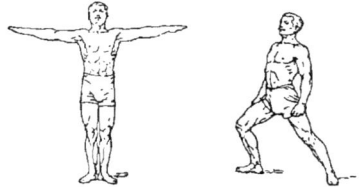

Fig. 167.   Fig. 168.
Bras de côté.   Fente.

bras en avant, pendant qu'il retire l'autre en arrière ;

8° *Mouvement de fente en avant et en arrière.* Le malade avance un pied autant qu'il peut, fléchit la jambe au genou, l'autre restant étendue, puis il incline le corps en avant vers la cuisse fléchie et reste ainsi 20 secondes, les mains sur les hanches. Il se redresse et fléchit le tronc en arrière, la jambe fléchie redevenant étendue et l'autre se fléchissant. Après avoir répété cinq fois cet exercice, on le répète sur l'autre jambe (*fig.* 168) ;

9° *Accroupissement.* Les mains sur les hanches, les pieds réunis avec les pointes en dehors, le malade s'accroupit, puis, après quelques secondes, se relève brusquement.

III. *Médicaments laxatifs.* Si l'on n'a pas été à la selle depuis un ou plusieurs jours, commencer par se purger avec huile de ricin (40 gr.), puis, *dès le lendemain*, prendre *chaque soir*, au moment de se coucher, une cuillerée à soupe de graines de lin qu'on aura laissé macérer dix minutes dans un verre à bordeaux d'eau simple (boire graine et eau). Si cette dose ne suffit pas pour amener une selle *ordinaire*, au réveil, prendre, outre la dose du coucher, une deuxième dose au moment du dîner et même, si c'est nécessaire, une troisième au déjeuner. Diminuer ces doses à mesure que les selles se régularisent, mais ne cesser qu'après que celles-ci se seront produites le matin depuis quinze jours au moins, et y revenir immédiatement en cas de retour de la constipation. En tout cas, se présenter à la selle tous les jours avant ou après le premier déjeuner.

Quelquefois il suffit de prendre au réveil un grand verre d'eau froide ordinaire. On peut aussi remplacer la graine de lin par du podophyllin ou du cascara sagrada (V. ces mots), qu'on prendra au moment du coucher. On boira du *petit-lait* par dose de 120 grammes répétée une à trois fois dans la journée et la première à jeun. Fumer du tabac à dose modérée après les repas facilite les selles.

IV. *Massage mécanique.* Au coucher ou au lever, le malade étendu sur le dos fait rouler lentement sur son ventre, dans le sens du direction du gros intestin (V. *fig.* à ABDOMEN), c'est-à-dire à droite de bas en haut, transversalement en haut, puis de haut en bas, un sac de toile rempli de petit plomb. Le massage par les mains rend encore de plus grands services, mais il faut l'apprendre d'une personne expérimentée.

V. *Lavements*. — Les lavements froids sont plus actifs que les chauds. Le Dr Klemperer, de Berlin, fait garder à ses malades des lavements d'eau tiède ou d'infusion légère de camomille, d'abord de 250 grammes, puis progressivement de 750 grammes. Ces lavements sont donnés au moment du coucher et expulsés seulement le lendemain au réveil. Le traitement doit être prolongé d'un mois à six semaines.

VI. *Grands lavements d'huile.* — Le malade étant couché, le bassin relevé, on fait lentement (15 minutes) entrer dans l'intestin 400 à 500 grammes d'huile d'olive ou alimentaire quelconque *très pure*. L'effet ne se fait sentir que plusieurs heures après, souvent au lever si le lavement a été donné vers dix heures du soir et toujours sans coliques. Si l'évacuation ne se produisait pas le matin, on donnerait un lavement d'eau. On répète cette dose trois jours, puis on diminue progressivement.

VII. Chez les petits enfants, on emploie des cônes de savon de Marseille ; chez les grandes personnes, des suppositoires contenant de la glycérine.

Constitution.

— Organisation particulière de chaque individu, d'où résultent son degré de force physique, l'état de ses fonctions, la résistance qu'il possède contre les maladies et les chances de durée de sa vie. La meilleure constitution se détruit par une mauvaise hygiène, notamment sous l'influence de l'alcoolisme, de la sédentarité ; la plus mauvaise s'améliore par une bonne alimentation, une aération intégrale du logement, des exercices quotidiens rationnels.

Contagieuses

(Maladies épidémiques). — Ces affections sont : 1° la *phtisie*, la *scarlatine*, la *rougeole*, la *variole*, la *suette miliaire*, le *choléra*, la *fièvre typhoïde*, la *dysenterie* épidémique, la *diphtérie* (angine couenneuse, croup).

I. Conduite à tenir pendant la maladie (1). — MESURES IMMÉDIATES : Dès qu'une maladie contagieuse se montre dans une famille, il faut *immédiatement faire appeler un médecin*, parce que toutes ces maladies peuvent être graves et doivent être soignées.

Le médecin, en veillant à ce que la présente instruction soit suivie et en prescrivant les mesures complémentaires qu'il jugera utiles pour chaque maladie en particulier, pourra éviter sa propagation dans la famille du malade et dans la commune.

On ne doit jamais avoir peur des maladies

(1) Instruction officielle du ministère de l'Instruction publique, rédigée par une commission dont l'auteur de ce *Dictionnaire* était membre.

épidémiques ou contagieuses, car on peut sûrement empêcher leur développement en détruisant les *germes* qui les produisent (V. MICROBES).

Ces germes sont des corps très petits qui peuvent se loger partout : dans les fentes du plancher ou du carrelage, sur les murs, dans les rideaux et les tapis, dans le linge et les vêtements, dans l'eau et dans les aliments, etc.

Les mesures indiquées ci-après ont pour but d'empêcher les germes de *s'accumuler* et de les **détruire** partout où ils peuvent se rencontrer.

CHAMBRE DU MALADE. — La chambre du malade doit être tenue *très propre, bien aérée* et convenablement *chauffée*, selon la saison et selon l'ordonnance du médecin. Elle doit renfermer aussi peu de meubles que possible, *pas de tapis* ni *de rideaux.* Il est préférable que le lit soit au milieu de la pièce, et *jamais* il ne doit être dans une alcôve.

Autant que possible, le malade sera placé dans *une chambre où il soit tout seul* avec la personne qui le soigne et qui doit n'avoir avec les autres personnes de la famille ou de la maison que les relations *indispensables*. L'entrée de la chambre sera particulièrement *interdite* aux **enfants**.

Il ne doit y avoir dans la chambre aucune provision de lait, ou d'aliments quelconques, aucune boisson ou tisane, à moins que ce ne soit dans des récipients bien clos. Il vaut mieux même que les aliments ou boissons ne soient apportés dans la chambre du malade qu'au fur et à mesure des besoins, et ce qui n'est pas immédiatement consommé doit être, après que le malade y a touché, brûlé ou jeté dans un vase uniquement affecté à cet usage.

Il est très utile de placer auprès du malade, à défaut d'un crachoir fermé, un *bol* contenant un peu *d'eau* dans lequel il crachera. Il y a grand intérêt, en effet, à maintenir humides les crachats, qui, étant secs, se répandent dans l'air sous forme de poussière et peuvent ainsi propager la maladie. Ce bol sera recouvert d'une soucoupe.

Le contenu du bol doit être jeté dans le vase spécial, *après* la visite du médecin.

Pendant toute la durée de la maladie, on tient toutes les pièces d'habitation très propres, on les aère par l'ouverture des fenêtres pour laisser entrer *l'air et le soleil* le plus longtemps possible tous les jours.

NETTOYAGE DE LA CHAMBRE. — Pour nettoyer la chambre, il ne faut pas la balayer, de crainte d'agiter les poussières qui peuvent contenir les germes et transmettre la maladie aux autres personnes de la famille, de la maison ou des maisons voisines ; il faut, au contraire, soit répandre d'abord sur le sol de la chambre de la sciure de bois humide, soit l'essuyer avec un linge légèrement humide. On doit laisser séjourner ce linge pendant une heure dans l'eau bouillante et ensuite rincer, puis *brûler* les *balayures* dans le foyer. S'il n'y a pas de feu allumé, ces balayures seront mises dans le vase spécial, dont il a été parlé au paragraphe précédent.

DÉSINFECTION DES EFFETS, VÊTEMENTS, DRAPS, ETC. — Aucun des effets, linge de corps, vêtements, draps, qui ont servi au malade, ne doit être secoué par la fenêtre ; on les mettra dans une boîte, un panier ou un sac, jusqu'à ce qu'il soit procédé à leur désinfection.

Pour la désinfection des draps blancs ou de couleur, des linges et étoffes (toiles, laine, coton), on les ploie dans l'*eau maintenue bouillante* à gros bouillon pendant une heure au moins, puis on les porte tout de suite à la lessive.

Ces modes de désinfection sont remplacés par l'étuve à vapeur sous pression, s'il en existe une dans la commune.

Pour désinfecter les objets de cuir et les chaussures, on les lave soigneusement avec une solution antiseptique (solution d'acide phénique à 5 gr. pour l'eau, ou solution de sublimé à 1 gr. pour 1 000 gr. d'eau et 2 gr. de sel marin).

Ces opérations, quand elles sont faites avec soin, n'altèrent pas sensiblement les objets.

DÉSINFECTION DES DÉJECTIONS. — Aucune des déjections du malade, urine, matières fécales, crachats, vomissements, ne doit être répandue sur les fumiers ou dans les cours d'eau, ni jetée sur le sol.

Ces déjections, comme les résidus du balayage, comme l'eau du lavage à l'eau bouillante des effets et des vêtements, doivent être transportés dans le vase spécial, qui doit être *toujours* rempli à moitié au moins d'une solution de sulfate de cuivre (50 gr. de sulfate de cuivre par litre d'eau).

Ce vase doit être vidé dans les cabinets d'aisances ou dans un trou en terre, à demi rempli de chaux vive et creusé à une grande distance des puits et cours d'eau.

Le vase est ensuite lavé, sur place, avec la solution de sulfate de cuivre avant d'être reporté dans la chambre du malade.

PERSONNES QUI SOIGNENT LES MALADES. — Les personnes qui soignent un malade ne doivent *ni manger, ni boire* dans sa chambre. Elles ne doivent jamais quitter cette chambre sans s'être *lavées* très soigneusement les mains au savon. L'eau qui aura servi au lavage des mains est versée dans le vase spécial, et celui-ci est ensuite vidé dans les cabinets d'aisances.

EAU DE BOISSON. — L'eau servant à boire, à cuire les aliments et à prendre les soins de propreté pour le malade doit être **bouillie**. Tous les membres de la famille doivent aussi faire usage d'eau bouillie, pendant le temps de la maladie ou de l'épidémie.

II. **Conduite à tenir après la maladie.** — DÉSINFECTION. Tous les objets qui garnissent la chambre du malade doivent y être laissés jusqu'à la désinfection, qui doit être faite le plus tôt possible pour tous ces objets sans exception, qu'ils aient, ou non, servi au malade.

Pour les effets : linges de corps, vêtements, draps, couvertures, etc., on procède à la désinfection comme il est dit plus haut.

Pour les meubles, traversins, oreillers, etc., on en découd l'enveloppe, qu'on lave à l'eau bouillante comme il est dit plus haut pour les draps ; le contenu (laine, crin, varech,

plume, paille, etc.) est soit brûlé, soit lavé tout au moins de la même façon.

Pour désinfecter la *chambre*, on lave les murs, le plafond et surtout le sol (plancher, carrelage ou terre battue) avec une solution d'acide phénique à 5 grammes pour 100 d'eau ou avec une solution de sublimé à 1 gramme pour 1 000 additionnée de 2 grammes de sel marin pour 1 litre d'eau ou avec une solution de crésyl à 5 grammes par 1 000 d'eau. Le sol est ensuite épongé et essuyé avec soin. Si les murs sont blanchis à la chaux, on devra toujours procéder à un nouveau blanchissage de la surface.

Il pourra être pris, sur l'avis du médecin, d'autres mesures de désinfection, suivant les cas.

S'il existe un service spécial de DÉSINFECTION *(V. ce mot) dans la commune ou à proximité, il devra toujours être fait appel à ce service, qui sera seul chargé de la désinfection.*

MESURES A PRENDRE PAR LE MALADE AVANT SA SORTIE. — Le médecin indique quand le malade doit être lavé et quand il doit sortir, mais la sortie ne doit jamais avoir lieu qu'*après un bain ou un lavage à l'eau de savon.*

Le médecin dit aussi quand l'enfant peut jouer avec ses camarades et retourner à l'école.

EXCLUSION DE L'ÉCOLE. — La rentrée en classe ne peut s'effectuer que quarante jours après le début de la maladie pour la *variole*, la *scarlatine* et la *diphtérie*, et seize jours seulement après la rougeole.

Dans l'intérêt même des enfants, l'instituteur a le devoir de renvoyer dans sa famille tout enfant chez lequel il peut craindre l'apparition d'une affection contagieuse.

Contagion (du latin *cum*, avec, et *tangere*, toucher). — Transmission de la maladie d'un individu à un autre, ou d'un animal à un être humain.

FORMES. Le contact peut être. 1° *direct* : baisers, contact d'une plaie avec une surface excoriée (maladies vénériennes); 2° *indirect* : eau, air, vêtements, tapis, tentures (maladies éruptives, fièvre typhoïde, choléra). L'agent contagieux est probablement toujours un microbe, un champignon, mais on ne connaît qu'une partie seulement de ceux qui provoquent les maladies contagieuses. Cet agent peut être contenu dans des débris d'épiderme (variole, scarlatine), de poils (teigne), de crachats (phtisie, pneumonie infectieuse), de la salive (rage), du mucus nasal (morve), de matières fécales (fièvre typhoïde, choléra). Dans certains cas, le transport peut se faire par l'intermédiaire d'un insecte, d'un rat, d'une souris (peste, teigne [?]).

Voir aussi à CONTAGIEUSES (maladies), DÉSINFECTION, MICROBES.

Contenance. — V. CUILLERÉES, GOUTTES, PINCÉE, POIGNÉE.

Contracture (convulsion ou spasme tonique). — État de rigidité des muscles qui forment des cordes dures se dessinant sous la peau et immobilisent un membre dans une extension ou une flexion plus ou moins forte. La contracture peut se produire d'emblée ou succéder à des convulsions ou encore à une paralysie des muscles. Elle est souvent douloureuse. V. CONVULSIONS, ÉPILEPSIE, CERVEAU* (Maladies du), HYSTÉRIE, MÉNINGITE, TÉTANOS.

Contre-extension. — Action pour un aide de maintenir la partie supérieure d'un membre fracturé ou luxé pendant que le chirurgien, en étendant le membre, réduit la fracture ou la luxation, en rétablissant les rapports normaux.

Contre-indication. — Raisons spéciales qui obligent à ne pas exécuter une médication.

Contrepoison. — Substance capable de neutraliser un poison. V. ANTIDOTE, EMPOISONNEMENT, SÉRUM.

Contrexéville (Vosges). — Station d'eaux sulfatées calciques légèrement ferrugineuses, froides. Altitude, 342 mètres. Climat variable. Saison : 1er juin-1er octobre. Ressources, vie calme.

MODES D'EMPLOI. Ceux des eaux MINÉRALES *calciques*, surtout en boissons. — INDICATIONS. Celles des eaux calciques, surtout gravelle et sable biliaire.

Contusion. — Lésion produite par un choc extérieur, sans solution de continuité de la peau et avec extravasation de sang.

VARIÉTÉS. Suivant l'intensité de l'action produite, il existe plusieurs degrés : 1° la déchirure des capillaires produit une *ecchymose*, c'est-à-dire une tache violet foncé qui s'élargit vers les parties déclives et qui, après quelques jours, devient brunâtre, verdâtre, jaunâtre, et enfin disparaît. La douleur s'éteint assez rapidement. Lorsque la contusion frappe une muqueuse mince (conjonctive), le sang conserve sa couleur rouge.
2° Epanchement de sang (*bosse* sur les os) formant une tumeur molle, fluctuante au centre, dure sur les bords et pouvant se transformer en abcès.
3° La partie contuse, froide, livide, insensible, noircit, se dessèche et forme une escarre gangreneuse que la suppuration élimine.
4° Ecrasement d'une portion importante d'un membre ou d'un membre tout entier, souvent accompagné de syncope et même de mort.
TRAITEMENT : 1er *degré*. Compresses d'eau froide ou coupée d'alcool camphré, puis massage léger avec de l'huile simple ou camphrée. Placer le membre dans une position telle que la circulation de retour se fasse de haut en bas.
2e *degré*. Même traitement suivi de compression méthodique avec une bande de flanelle ou une bande de toile sous laquelle on placera un morceau d'ouate pour rendre la pression plus douce. Les autres degrés devront être traités par des onctions mercurielles, des cataplasmes, puis comme une plaie. Comme médication générale, on donnera des grogs et une potion tonique *.

Contusion du crâne. — V. CERVEAU (Maladies du) : *Congestion cérébrale.*

Contusion du poumon. — V. SANG (crachement) et FRACTURE (côtes).

Convalescence. — Période intermédiaire entre une maladie et le retour à la santé. Le convalescent est particulièrement affaibli après une maladie chronique (température inférieure à la normale 36° à 36°,5), et il est plus exposé qu'un autre aux contagions. Pâle, amaigri, il n'a pas un appétit suffisant pour réparer ses pertes ou, au contraire, doit résister à un appétit excessif qui pourrait produire des indigestions par insuffisance du fonctionnement de l'estomac, des poussées fébriles et des hémorragies de l'intestin, par déchirure de ses parois après la fièvre typhoïde.

MODE DE VIE. Le convalescent doit, le plus possible, vivre au grand air, au soleil, en ayant soin de se couvrir de vêtements chauds, car il supporte mal le froid. Il proportionnera progressivement l'exercice aux forces, la fatigue venant rapidement et une syncope pouvant succéder à un effort violent. On devra lui éviter toute émotion, car son cerveau s'excite facilement.
RÉGIME RECONSTITUANT APRÈS CHUTE DE FIÈVRE : 1er jour, deux potages tapioca ; 2e jour, œuf à la coque à midi (sans pain) et jus de viande le soir ; 3e jour, jus de viande matin et soir, à midi huîtres (6), puis pruneaux ; 4e jour, même régime matin et soir, avec merlan ou sole à midi ; 5e jour, côtelette à midi, poisson le soir. Vin de Bordeaux avec Couzan, Saint-Galmier, Vals (Carmen). Si l'appétit n'est pas satisfait, lait entre les repas.
Il est très urgent de veiller sur le fonctionnement des selles, qui doivent absolument être quotidiennes. En cas de légère constipation, on agira d'abord par une alimentation rafraîchissante.

Convallaria maialis. — V. MUGUET.

Convulsions (spasmes cloniques). — Contraction involontaire et instantanée des muscles suivie de relâchement. La succession rapide des mouvements distingue les convulsions des contractures, où la contraction dure toujours un temps assez long. Les convulsions sont un des signes de l'éclampsie infantile (convulsion des enfants) et de l'éclampsie puerpérale, de l'épilepsie, de l'hémorragie cérébrale , de la chorée, de la paralysie générale, de l'hystérie et de divers empoisonnements.

Convulsions des enfants (éclampsie infantile). — SIGNES. Après quelques signes de fatigue, quelques efforts de vomissements ou subitement, l'enfant devient extrêmement pâle; il perd connaissance, ses pupilles sont dilatées et de violentes contractions parcourent ses membres; les doigts sont fléchis dans la paume de la main, la face est grimaçante. Puis le visage et surtout les lèvres bleuissent, les yeux deviennent fixes, le dos se courbe en un arc de cercle, la tête se jette de côté et d'autre, les mouvements des membres s'exagèrent, et la respiration s'arrête complètement par moment. Cette situation dure quelques minutes; ensuite, la face pâlit, la respiration régulière se rétablit, le corps reprend sa souplesse et l'enfant tombe dans un assoupissement profond, dont, après quelques instants, il se réveille sans avoir conscience de ce qui vient de se passer; son énervement, souvent, le fait cependant pleurer. Cette terrible crise peut être unique, mais elle peut aussi se reproduire une ou plusieurs fois après un intervalle variable; quelquefois, au contraire, elle est seulement ébauchée et réduite à la raideur de la tête et à une demi-syncope (convulsions internes).

CAUSES. Les convulsions sont souvent une simple complication de maladies provenant d'une mauvaise hygiène (la constipation, la diarrhée, l'indigestion) ou l'effet d'une éducation mal réglée. L'enfant, à peine âgé de quelques mois et capable seulement de digérer du lait, a été assis auprès de la grande table, chacun s'est fait un jeu de lui faire goûter aux sauces les plus épicées, aux viandes les plus lourdes, et, maintenant qu'il se débat dans des convulsions, on cherche la cause du mal !

D'autres enfants, déjà trop impressionnables, ont été surexcités avec du thé, du café, des liqueurs et même de l'absinthe ! A un âge où ils ont plus besoin de mouvement que de pensée, on a surmené leur intelligence par des veilles prolongées, des spectacles destinés à provoquer les émotions les plus vives, on les a transformés eux-mêmes en acteurs phénomènes.

Quelquefois, les attaques sont dues à l'excès du froid (promenades les jambes nues en plein hiver) ou à l'excès de chaleur (boules d'eau chaude faisant de la chambre ou du berceau un véritable four) et surtout à l'alternative trop brusque de températures très différentes.

Il n'est pas rare, non plus, d'observer des accès chez des enfants qui, par suite de la faiblesse de leurs parents, sont arrivés à ne pouvoir supporter aucune contrariété. Ces petits tyrans sont, du reste, prédisposés aux crises nerveuses par le défaut d'air et de mouvement, le moindre vent faisant interdire les sorties et tout jeu un peu violent étant proscrit, de peur d'accidents.

Les seules convulsions dont on ne puisse pas préserver les enfants sont celles qui proviennent de maladies du cerveau : méningite, épilepsie, ou qui se produisent au cours d'affections fébriles; elles sont, en somme, assez rares.

HYGIÈNE PRÉVENTIVE. Elle dérive de l'analyse des causes qui viennent d'être étudiées. *Nourrissons :* lait exclusivement et à intervalles réguliers. *Enfance :* pas de crustacés, de charcuterie, de gibier, pas de repas lourds le soir, suppression de toutes les excitations prématurées de l'esprit, pas de veilles, large aération, exercice physique suffisant, culture intellectuelle prudemment dirigée. Comme unique boisson, donner du lait ou de l'eau. Si l'enfant est surexcité, agité, surtout la nuit, bains tièdes le soir et au besoin drap mouillé (V. ENVELOPPEMENT).

L'enfant nerveux doit *tous les jours* avoir une selle (pendant l'allaitement, cônes de savon de Marseille, plus tard, magnésie anglaise à la dose d'une demie à une cuillerée à café). L'existence de vers a été notée comme une cause de convulsions, mais il est dangereux d'employer sans raison la médication contre cette maladie. Enfin, si une dentition difficile semble l'origine de l'excitation de l'enfant, faites-lui mordiller un morceau de sucre dont les aspérités hâteront l'ouverture de la gencive.

Semblables en cela à nombre d'affections nerveuses, les convulsions sont quelquefois *contagieuses*. Si un enfant, parent ou ami, est sujet à des accès, veillez à ce qu'il ne soit pas vu au milieu de sa crise.

PREMIERS SOINS A DONNER EN CAS D'ACCÈS. Exposer l'enfant dévêtu à l'air, empêcher que plusieurs personnes ne l'entourent. Jeter quelques gouttes d'eau sur son corps. Faire respirer du vinaigre, mais *pas d'ammoniaque*. Lui donner à boire en deux ou trois fois une cuillerée à café de sirop d'éther. Bain prolongé d'eau tiède simple ou de tilleul, en maintenant sur le front des compresses mouillées d'eau froide qu'on ne supprimera que graduellement pour éviter la réaction de chaleur congestive vers la tête. Pas de sinapismes ni de médication irritante quelconque.

Le plus tôt possible on débarrassera l'intestin par un lavement, et, pour en activer l'effet, on massera le ventre dans le sens du gros intestin, c'est-à-dire de bas en haut à droite, de haut en bas à gauche. Les évacuations de gaz et de matières provoquées ainsi amènent assez rapidement une amélioration et peuvent supprimer d'autres attaques convulsives.

Copahu. — Baume employé contre blennorragie, sous forme de capsules au gluten ou d'opiat, soit seul, soit associé au cubèbe.

DOSE, 5 à 20 grammes. — INCONVÉNIENTS. Son usage prolongé provoque des éruptions et des néphrites.

Coque du Levant. — Fruit d'une ménispermée, employé contre l'épilepsie et les ténias, soit en teinture, soit sous forme de solution de son principe actif, la *picrotoxine*. Médicament dangereux. DOSE, 1 à 2 milligrammes.

Coquelicot. — Fleurs adoucissantes employées en infusion, 5 à 10 gr. par litre; sirop, 10 à 50 gr.

Coqueluche. — Maladie épidémique contagieuse, due à un élément *infectieux*, le *coccobacille* de Bordet et Gengou.

1re *période* (3-15 jours). Rhume offrant les allures ordinaires, mais caractérisé cependant par une fièvre assez intense et une toux plus fréquente et plus pénible.

2e *période* (2 à 6 semaines). Quintes de toux spéciale : l'enfant, averti par un chatouillement à la gorge, reste immobile, essayant d'éviter la crise qu'il redoute, mais elle éclate malgré ses efforts. A une inspiration succède une série d'expirations convulsives et précipitées qui empêchent l'air de se renouveler (on sait, en effet, que les inspirations sont les mouvements opérés par la poitrine pour recevoir l'air, tandis qu'au contraire, pendant les expirations, elle se rétrécit afin de rejeter l'air au dehors). Le malade semble asphyxier, les lèvres sont violacées, les yeux injectés, larmoyants, le visage bouffi. Enfin, une inspiration longue, sifflante, accompagnée du rejet de matières filantes et visqueuses, met fin à la quinte, qui peut se renouveler plus ou moins fréquemment dans la journée. Dans les intervalles, l'enfant est calme et même reprend ses jeux. Le frottement de la langue sur les dents pendant l'accès peut amener une ulcération du frein.

3e *période*. Retour au rhume ordinaire, mais le malade conserve souvent pendant assez longtemps la forme spéciale des quintes. Celles-ci peuvent même apparaître de nouveau pendant quelques jours, plusieurs mois après la fin de la maladie, à l'occasion d'un rhume ordinaire (toux *coqueluchoïde*).

CAUSES PRÉDISPOSANTES. — 1er *âge* : la maladie sévit surtout de 1 à 8 ans; rare ensuite, elle est exceptionnelle au-dessous d'un an et chez les vieillards. — *Sexe* : les filles semblent plus souvent frappées. Les rhumes, les excès d'alimentation, les refroidissements et les impressions morales vives rendent la contagion plus facile. Les particules de crachats rejetés par les efforts de toux au début de la maladie contiennent l'agent de contagion.

PRÉCAUTIONS. La coqueluche est au nombre des affections qui atteignent à peu près tout le monde, mais l'âge auquel elle se produit est loin d'être indifférent. Avant cinq ans, les enfants ont beaucoup de peine à supporter les fatigues extrêmes provoquées par les quintes, la coqueluche est donc très fréquemment mortelle chez eux. Elle est grave également chez les personnes affaiblies par une maladie antérieure. D'autre part, si la coqueluche n'offre pas par elle-même une grande gravité, ses complications sont très redoutables. Pour toutes ces raisons, il y a lieu d'isoler les petits malades et de ne leur permettre de revoir leurs frères et leurs amis qu'après la *disparition complète* de la toux. La coqueluche est contagieuse, à la période d'invasion, alors que les quintes caractéristiques n'ont pas encore fait leur apparition; il est donc nécessaire, en temps d'épidémie, de séparer les enfants chétifs de ceux qui semblent seulement enrhumés.

TRAITEMENT : 1° HYGIÉNIQUE. Pendant la période de bronchite, chambre aérée à 18°; puis, à la deuxième période, sorties pendant lesquelles l'enfant jouera seulement avec des camarades ayant eu sa maladie. Petits repas à trois ou quatre heures d'intervalle composés d'aliments légers (potages, lait, œufs, crèmes) qu'on n'hésitera pas à recommencer en cas de vomissements; on aura soin, dans ce cas, de faire prendre une cuillerée de café avant les aliments. A la fin de la maladie, lorsque les quintes sont en voie de diminution, un changement d'air accélère grandement la guérison. — 2° CURATIF. Dès que l'expectoration a diminué et que la toux est devenue nettement nerveuse, Miranda conseille la compression d'un nerf pneumogastrique au niveau du cou (V. la figure, à ASTHME). L'antipyrine, la belladone, la quinine, le chloral et le thym calment également les crises. En cas de syncope ou d'asphyxie par quintes très violentes, traction de la langue (V. ASPHYXIE). La vaccination et la revaccination modifient la toux.

Cor (durillon, oignon et œil-de-perdrix) [*fig.* 169]. — Épaississement des couches cornées de l'épiderme dont la face inférieure s'enfonce dans le derme par un prolongement dur. Le siège préféré du cor est la face externe du petit orteil, la plante des pieds, la face inférieure du gros orteil. L'*œil-de-perdrix*, qui est plus

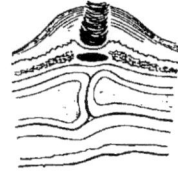

Fig. 169. — Cor.

mou et dont les bords sont renflés et détachés, se place entre les orteils trop larges.

CAUSES. Chaussures trop étroites, trop pointues.

TRAITEMENT. Extirpation avec des ciseaux. Ramollir auparavant par un emplâtre salicylé ou badigeonner tous les soirs avec le topique suivant : Acide salicylique, 1 gr. : alcool à 90°, 1 gr.; éther, 2 gr., 50 : extrait de *cannabis indica*, 50 centigr.; collodion élastique, 5 gr.   (P. Vigier.)

Après cinq à six jours, le cor s'enlève facilement tout entier.

Cordiale (Potion). — V. POTION.

Cordon ombilical (Ligature du). — V. ACCOUCHEMENT.

Coriandre. — Fruit d'une ombellifère, employé comme digestif en infusion (10 gr. par litre).

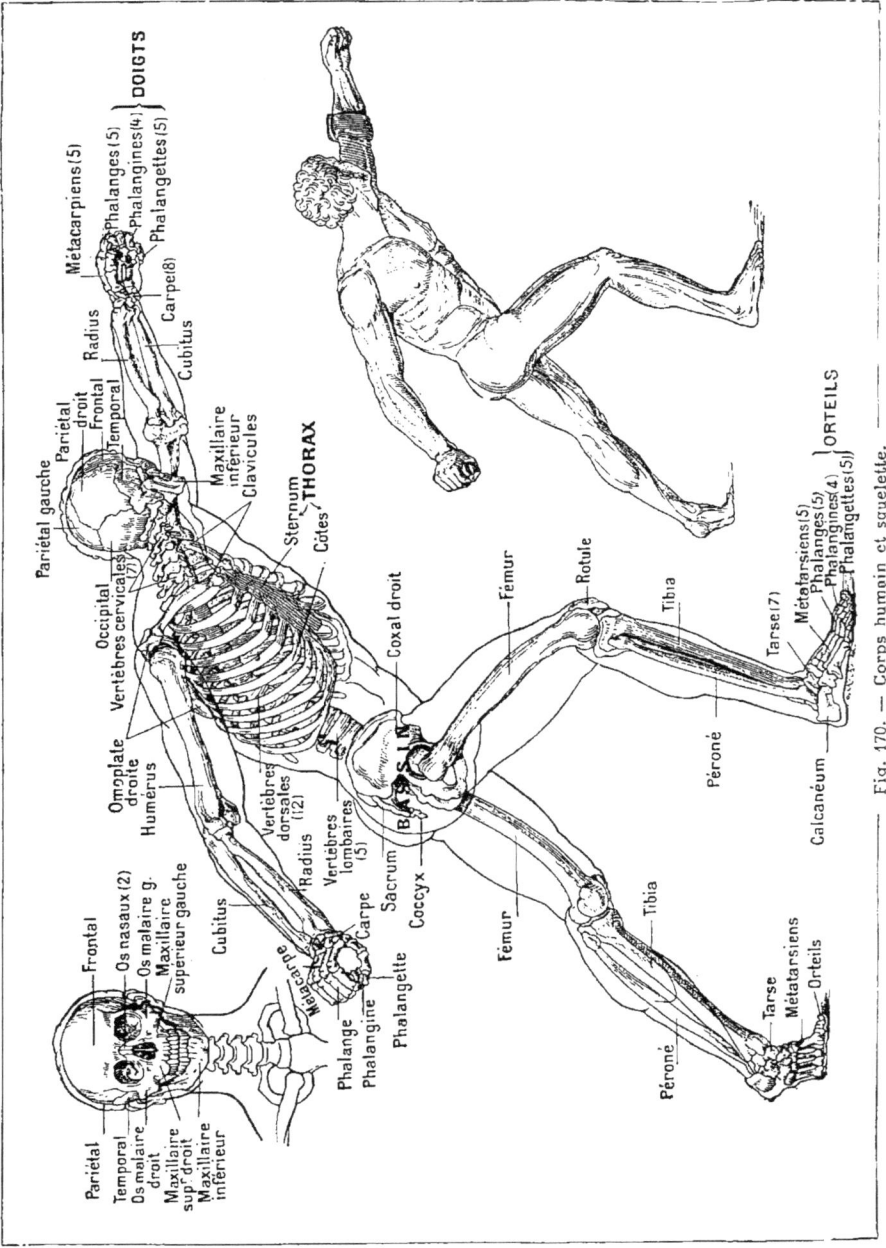

112

Fig. 170. — Corps humain et squelette.

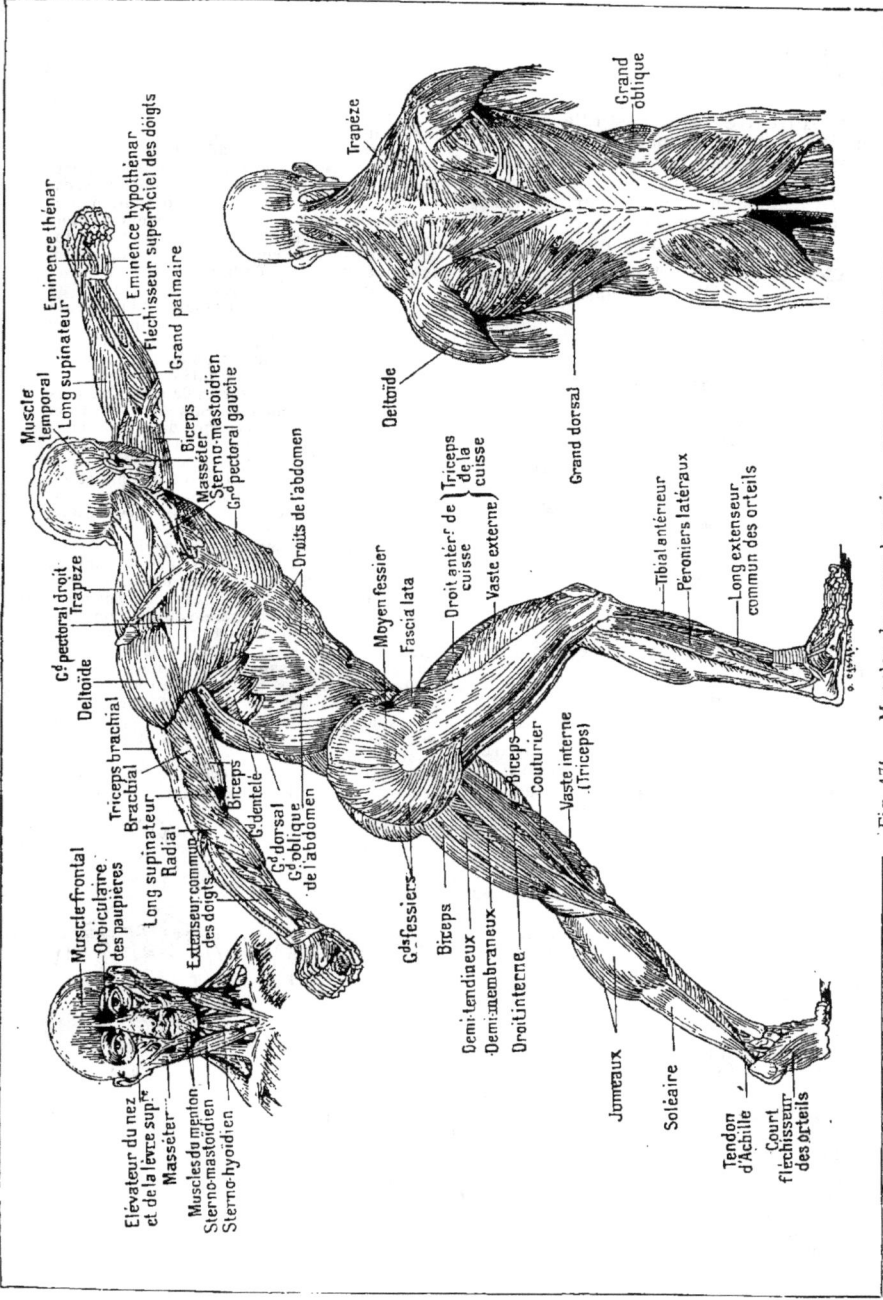

Fig. 171 — Muscles du corps humain.

Cornage. — Bruit respiratoire, ressemblant à celui qu'on provoque en soufflant dans une corne.

Corne de cerf. — Elle contient de la gélatine et du phosphate de chaux. On l'emploie râpée, comme adoucissant et antidiarrhéique. La décoction blanche de Sydenham en contient 10 gr. par litre, associée à de la fleur d'oranger, de la mie de pain, du sucre et de la gomme arabique.

Cornée. — Partie transparente de l'enveloppe de l'œil, enchâssée comme un verre de montre dans la sclérotique. Les maladies de la cornée portent le nom de *kératites*. V. YEUX.

Cornet acoustique (*fig.* 172).

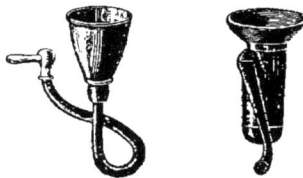

Fig. 172. — Cornet acoustique.

— Cornet servant aux personnes dures d'oreille.

Corps étrangers. — V. GORGE, LARYNX, NEZ, ŒSOPHAGE, OREILLES, YEUX.

Corps humain. — Les figures 170 et 171 montrent le corps, revêtu de sa peau, avec les saillies produites par les muscles, ces muscles eux-mêmes en action et la charpente osseuse constituée par le squelette.

Pour l'étude de la structure et des fonctions des organes, il convient de se reporter successivement aux mots DIGESTION (absorption), CŒUR (circulation), RESPIRATION, REINS, MUSCLES, OS, PEAU, CERVEAU (système nerveux).

Corrosif. — V. CAUSTIQUES.

Corset. — Le corset doit avoir pour but de maintenir la poitrine, et non de la comprimer. Les baleines doivent être disposées à des distances suffisantes pour permettre l'agrandissement de la poitrine pendant la respiration, la dilatation du ventre pendant la digestion.

EMPLOI NORMAL. Pour juger si un corset n'est pas trop serré, il est nécessaire qu'on puisse toujours passer la main entre lui et le corps, et les marques laissées par sa pression ne doivent pas persister plus d'une heure. Celles-ci seront, au reste, beaucoup moins accentuées, si la femme a soin de ne jamais mettre le même corset deux jours de suite. Dans ces conditions, le corset rend d'incontestables services, en soutenant les seins trop volumineux, que leur poids exposerait à des tiraillements pénibles. Il vient en aide aux parois des ventres affaiblis par de trop fréquentes grossesses ou par un grand amaigrissement succédant à un embonpoint excessif et évite des hernies par le soutien qu'il donne aux viscères. Enfin, il prévient les dangers que présentent certains exercices violents (danse, saut, équitation), par l'appui qu'il fournit aux muscles de la poitrine et du tronc. A ce dernier point de vue, il est sage de ne pas abandonner trop brusquement l'usage du corset, lorsqu'on arrive à un certain âge : des déviations de la colonne vertébrale, habituée à être soutenue, peuvent en être la suite.

Les jeunes filles ne devraient porter, avant 14 ou 15 ans, que des sortes de ceintures permettant tous les mouvements de la poitrine. Un corset bien fait est cependant utile chez les jeunes personnes faibles et anémiques qui ont tendance à porter les épaules en avant, tandis qu'elles font saillir les omoplates en arrière. En cas d'embonpoint précoce exagéré, une faible compression sur le ventre ne saurait être interdite.

Pendant la grossesse, il convient de ne porter que des corsets très lâches, dont les baleines, très flexibles et très espacées, sont reliées par un tissu élastique ; la respiration est alors doublement gênée et une constriction trop forte peut être cause d'accidents graves. D'autre part, la suppression de tout corset n'est pas sans inconvénient chez les femmes enceintes et celles qui sont nourrices ; les rubans des jupons forment alors des sillons profonds sur la peau. V. à GROSSESSE et à NOURRICE les figures des corsets spéciaux à ces états.

INCONVÉNIENTS ET DANGERS DES CORSETS SERRÉS (*fig.* 173). L'expansion du poumon étant

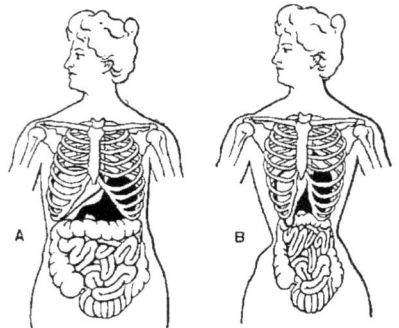

Fig. 173. — Viscères :
A. A l'état normal. — B. Comprimés par un corset.

gênée dans les parties comprimées, les vésicules pulmonaires des parties libres doivent travailler, par compensation, d'une façon excessive ; elles arrivent ainsi à être forcées, d'où une infirmité-maladie, l'*emphysème* *, qu'on reconnaît à une respiration haletante, surtout après la montée des escaliers.

La gêne apportée au fonctionnement du poumon entraîne une augmentation de travail du cœur, d'où des *palpitations*, des bouffées de chaleur et, finalement, la dilatation de ses cavités. Mais c'est l'estomac qui est lésé plus souvent encore : pour bien digérer, en effet, il a besoin d'espace. Après le repas, il ne se dilate pas seulement sous l'influence de l'arrivée des aliments, mais exécute des mouvements de brassage, destinés à mêler intimement les sucs digestifs avec les aliments ; or le corset serré rend impossible ce brassage, d'où une difficulté très grande de la digestion (*dyspepsie*). L'intestin, comprimé lui aussi, digère lentement, et la *constipation* en est la conséquence.

Enfin, l'abus du lacet a une influence non douteuse sur les troubles des règles *, les déplacements et les engorgements de la matrice *, la stérilité et les fausses couches.

Corsets orthopédiques. V. COLONNE * vertébrale.

Coryza (rhume de cerveau). — V. NEZ.

Cosmétiques. — Les cosmétiques employés sous le nom de *poudres*, de *pâtes*, de *crèmes adhérentes*, de *crayons colorés*, de *lait* à base d'extrait végétal, en obturant les orifices des glandes de la sueur, vont à l'encontre du but désiré, car elles dessèchent la peau et, après un emploi un peu prolongé, lui donnent l'aspect parcheminé. Certains peuvent, en outre, produire des migraines par les parfums violents qu'ils exhalent ; la plupart, enfin, des empoisonnements, car ils contiennent des sels de *plomb*, de *mercure*, d'*arsenic* (V. FARD). Le seul bon cosmétique est le savon. Le cold-cream * lui-même ne doit être employé qu'à de rares intervalles, comme un médicament, pour calmer une irritation occasionnelle de la peau.

Côtes (Fracture de). — V. FRACTURE.

Cotonnier (Graines de). — V. à l'*Appendice*.

Couche. — V. ACCOUCHEMENT.

Couche (Fausse). — Arrêt dans l'évolution d'une grossesse, très fréquent (1 sur 4) surtout dans les premières semaines et notamment au moment de la première cessation des règles.

CAUSES ÉVITABLES, 1° *générales* : émotions morales, alimentation insuffisante et travail excessif, maladies fébriles, albuminurie, tuberculose ; 2° *locales* : fausse couche antérieure, fatigues et excès de toutes sortes, notamment celles se produisant le jour correspondant à la venue des règles, trépidation des voitures, chute, marche très longue.

SIGNES, 1° *Des menaces de fausse couche :* douleurs dans le bas du dos, écoulement de quelques gouttes de sang ; 2° *De la fausse couche :* hémorragie abondante, expulsion de l'œuf rapide ou tardive (quelquefois après plusieurs jours).

TRAITEMENT PRÉVENTIF *général :* supprimer les causes précédemment énumérées ; lit pendant plusieurs jours à l'époque présumée des règles, lorsqu'il y a eu des fausses couches antérieures. TRAITEMENT CURATIF : 1° *Des menaces de fausse couche :* repos absolu au lit, nourriture légère, aliments froids, grand lavement simple suivi d'un petit lavement au laudanum (15 à 25 gouttes) ou au chloral (1 gr.). 2° *De l'hémorragie abondante :* injection d'eau chaude à 45°-50° avec le bock (cette eau devra avoir simplement bouilli ou être additionnée de 40 gr. d'acide borique ou de 25 centigr. de sublimé par litre). La femme devra rester couchée, la tête basse, le bassin un peu élevé, le plus possible dans l'immobilité.

Coude. — V. LUXATION *du coude* et FRACTURE *du cubitus et du radius*.

Couleurs vénéneuses. — Le blanc de céruse ou de plomb ne doit pas être employé pour couvrir des surfaces dont l'enduit peut se détacher sous l'influence de la chaleur, comme, par exemple, sur les tuyaux de poêle. Des empoisonnements pourraient se produire dans ces conditions (V. PLOMB). On le remplacera par du blanc de zinc. Les autres couleurs employées pour la peinture à l'huile contiennent des sels d'arsenic, de plomb, de cuivre, de mercure (orpiment, réalgar, vert-de-gris, vert de Hongrie, vert de Scheele, minium), mais ne sont pas dangereuses, lorsqu'elles sont *sèches* et recouvertes de vernis. Les artistes peintres doivent se garder de porter leurs pinceaux à leurs lèvres. D'autre part, les *papiers peints*, dont la couleur se détache au frottement, et surtout les papiers veloutés, peuvent produire des accidents.

Coumarine. — Principe actif du faam, thé de l'île Bourbon et de Madagascar. DOSE : 4 grammes par 1/4 de litre.

ACTION. Celle du thé.

Coup. — V. CONTUSION, FRACTURE, LUXATION, PLAIE.

Coup d'air aux yeux ou **conjonctivite.** — V. YEUX.

Coup de chaleur. — V. INSOLATION.

Coup de fouet. — Rupture de fibres musculaires, dans les muscles du mollet, sous l'influence d'un effort brusque (saut, faux pas); elle est marquée par une douleur vive et l'apparition d'une tache bleuâtre (ecchymose).

TRAITEMENT. Appliquer une compresse trempée dans l'alcool camphré sur le point blessé et placer le membre de façon à rapprocher les parties brisées; puis, après quelques jours d'immobilité, faire du massage.

Coup de sang. — V. APOPLEXIE.

Coup de soleil. — V. INSOLATION.

Couperose. — V. ACNÉ.

Couperose blanche. — V. ZINC (Sulfate de).

Couperose bleue. — V. CUIVRE (Sulfate de).

Couperose verte. — V. FER (Sulfate de).

Coupures. — Si la coupure est peu profonde, laver la plaie, puis réunir ses lèvres avec du collodion ou de la baudruche gommée. Pour les coupures plus importantes, V. HÉMORRAGIE, PLAIE.

Courbature. — Sensation de fatigue extrême dans le dos et de brisement des membres. Si elle est due à des travaux pénibles, on la fera disparaître par le repos, un bain et une alimentation reconstituante sous un petit volume (viande, œufs, jus de viande) [V. FIÈVRE éphémère]. La courbature peut être le premier signe d'une maladie infectieuse, notamment de la fièvre typhoïde et de la grippe.

Courge. — V. POTIRON.

Cousins. — Insectes dont la piqûre est à redouter, surtout après le coucher du soleil. V. PIQÛRE.

Coussin de lit. — V. LIT.

Coussin de malade. — Le coussin le plus simple est un sac rempli de son ou de balle d'avoine; on l'emploie pour les fractures parce qu'il est facile d'y faire un creux pour le membre. La balle d'avoine, la laine et la plume ont le désavantage d'être chaudes; aussi ces substances doivent-elles être remplacées par du crin. On emploie aussi des coussins de caoutchouc vulcanisé, munis d'un robinet par lequel on les remplit d'air ou d'eau; ils ont l'avantage d'être frais, très souples, et de ne pas s'altérer sous l'influence de l'humidité des pansements. Leur inconvénient est de se fendiller, lorsqu'on ne s'en sert pas, si l'on n'a pas soin de les mouiller de temps en temps. Un coussin arrondi en caoutchouc avec ouverture au centre est indispensable en cas d'escarres des fesses (maladies longues, maladies cérébrales).

Couturier. -- Muscle de la cuisse. V. figure au mot CORPS.

Couveuse. — Appareil imaginé par Tarnier pour permettre aux enfants nés avant terme ou très malingres de vivre dans une atmosphère d'une température constante (32°).

APPAREIL (*fig.* 174). — La couveuse est une boîte à double fond : la cavité inférieure reçoit

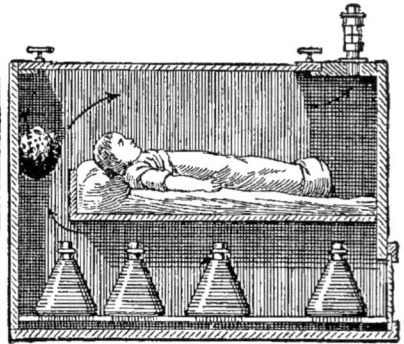

Fig. 174. — Couveuse.

de l'eau chaude dans un récipient spécial, ou dans des boules qu'on change toutes les deux heures. La partie supérieure, où l'on place l'enfant, est fermée au-dessus par une paroi mobile munie d'une glace qui permet de surveiller le bébé; cette paroi est percée de deux ouvertures : l'une, qui communique avec l'extérieur, sert pour l'évacuation au dehors de l'air respiré; la seconde, dans la cloison médiane, permet à l'air échauffé de passer dans l'étage supérieur.

Couvre-nuque. — Pièce d'étoffe (ordinairement de toile) qui s'adapte à la coiffure pour préserver la nuque de l'action du soleil ou de la pluie. Les casques coloniaux dont la partie postérieure est très longue rendent de meilleurs services, leur épaisseur interceptant mieux les rayons du soleil.

Couzan. — Excellente eau de table.

Coxalgie (tumeur blanche de la hanche). — Arthrite tuberculeuse de l'articulation coxo-fémorale (*fig.* 175).

SIGNES. *Douleur* d'abord sourde, profonde, intermittente, augmentant la nuit et par la fatigue, disparaissant par le repos, siégeant dans la hanche, mais quelquefois dans le genou. *Claudication* s'accentuant progressivement et aboutissant à l'impossibilité de la marche. *Remplacement des mouvements dans l'articulation de la hanche par des mouvements du bassin sur le tronc;* la cuisse forme un tout avec le bassin, l'articulation étant immo-

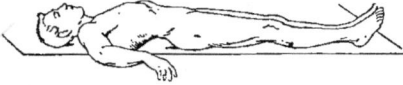

Fig. 175. — Cambrure de la région lombaire chez un coxalgique.

bilisée. *Cambrure* de la région lombaire lorsque le membre inférieur du côté malade est étendu. *Attitude vicieuse* de la cuisse, qui est fléchie et tournée en dehors ou en dedans. *Atrophie* des muscles de la cuisse et de la fesse, souvent très précoce.

CAUSES : 1° PRÉDISPOSANTES. Age, de 5 à 10 ans. Mauvaise alimentation, insuffisance d'air et d'exercice, lymphatisme, fièvres éruptives (rougeole). Hérédité tuberculeuse. — 2° DÉTER-MINANTES. Coup, choc. V. TUMEUR* blanche.

TRAITEMENT. La simple immobilisation (gouttière de Bonnet) est en partie abandonnée. On lui préfère actuellement les appareils à *extension continue* (V. fig. à Traitement des FRACTURES*), qui permettent, dans certains cas, la guérison sans ankylose* et font disparaître assez rapidement la douleur. Injections de Lannelongue. Cure maritime. V. TUMEUR blanche.

Crachats.
— Les crachats contiennent des microbes et, dans les maladies transmissibles (tuberculose, pneumonie, bronchite grippale), peuvent, étant desséchés, être une cause de contagion; il est donc nécessaire de les recevoir soit dans un crachoir spécial, soit dans un récipient contenant un liquide désinfectant qui sera vidé dans les lieux d'aisances, après que le médecin les aura vus. V. fig. à ASTHME et DIPHTÉRIE.

Crachement de sang.
— V. HÉMORRAGIE.

Crachoir.
— Les phtisiques ont le devoir d'expectorer toujours dans un

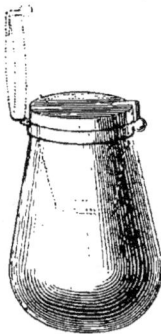

Fig. 176.
Crachoir de poche.

crachoir fermé contenant un liquide. C'est, du reste, leur propre intérêt (V. TUBERCULOSE). Le modèle de la figure 176 semble pratique.

Craie.
— Carbonate de chaux. V. CHAUX.

Crampe.
— Contractions involontaires, spasmodiques et douloureuses de certains muscles, notamment de ceux du mollet. Leur durée est en général courte, mais elles peuvent se reproduire après un intervalle plus ou moins prolongé. Elles sont surtout fréquentes la nuit et sont dues d'abord à une fausse position, à la compression d'un nerf ou d'une artère. Les personnes enceintes ou fatiguées y sont plus sujettes. Les crampes sont aussi un des signes du choléra.

TRAITEMENT. Obliger le membre à prendre une position inverse de celle produite par la crampe (se lever et marcher si la crampe se produit dans le mollet). Frictions et massage. Une dose de 5 milligrammes de sulfate de cuivre au moment du coucher fait disparaître souvent les crampes, notamment chez les femmes enceintes.

Crampe d'estomac.
— V. GASTRALGIE.

Crampes professionnelles
(des écrivains, pianistes, graveurs). — Sensation de raideur et d'engourdissement dans les doigts, puis inaptitude absolue à l'action nécessaire. Ces crampes se produisent par accès ou sont permanentes.

TRAITEMENT. — Se reposer dès le début. Tenir le porte-plume entre l'index et le médius de façon qu'il repose sur la face radiale dudit médius et y soit maintenu à la fois par l'index et le pouce. Employer des porte-plume gros et légers, en liège, avec anneau au-dessus pour l'index. Écrire lentement, serrer le poignet avec un lien de caoutchouc et bien soulever l'avant-bras. Électricité. V. BIER, à l'*Appendice*.

Crâne.
— La figure 177 montre les différents os du crâne séparés les uns

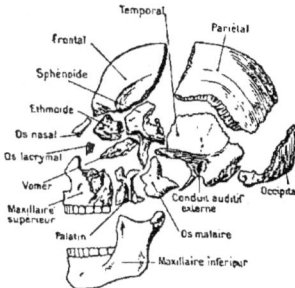

Fig. 177. — Crâne.

des autres. Se reporter aussi à la figure montrant le squelette, au mot CORPS.

Crâne (Fracture du).
— V. FRACTURE.

Cransac (Aveyron).
— Petite station d'eaux minérales alcalines froides.

Crayons de couleur (Empoisonnement par les). — Faire vomir, puis eau ferrée.

Crème. — Matière épaisse blanchâtre, qui s'élève au-dessus du lait et qui contient beaucoup de beurre et la matière albuminoïde du lait, la caséine. Aliment nourrissant, mais facilement indigeste.

Les *crèmes de riz* sont des bouillies faites avec du lait et du riz en poudre. On fait aussi des crèmes aux *œufs*.

Crème de tartre. — V. TARTRE.

Crémomètre. — V. LAIT.

Créoline ou **crésyl, crésol**. — Antiseptique retiré du goudron de houille. V. au mot suivant.

Créosote. — Médicament extrait du goudron de hêtre.

ACTION. Antiexpectorant, astringent, stimulant, parasiticide (phtisie et bronchite), désinfectant et calmant dans les caries dentaires. DOSE. 50 centigrammes à 2 grammes. Sous forme de pilules, capsules, vin, la créosote a l'inconvénient d'irriter l'estomac, il est donc préférable de l'employer en gouttes dans un lavement, lorsque l'intestin n'est pas malade. V. TUBERCULOSE (Traitement de la).

Cresson. — Médicament-aliment rafraîchissant et antiscorbutique. On l'emploie cru, ou cuit comme les épinards.

Crétinisme (*fig.* 178). — Arrêt de développement de l'organisme, qu'on trouve en France, particulièrement dans certaines régions, où il s'accompagne en général de goitre.

CAUSES. Vallées resserrées et privées d'air et de lumière des Alpes (Haute-Savoie), des Pyrénées et de l'Auvergne. Maisons basses, humides, sales. Eau provenant des neiges, mal aérée, chargée de sel de chaux et manquant d'iode et de brome. Hérédité (crétinisme ou idiotie), mariage consanguin. Le traitement préventif découle de ces causes.

SIGNES. Nez épaté, yeux écartés, bouche large, peau terreuse, face bouffie, joues et lèvres flasques et pendantes, dents mal plantées, tête volumineuse surtout en largeur, cou gros et court, articulations énormes, taille courte, ventre proéminent. La voix se réduit à des cris rauques ; tous les sens sont obtus.

Crevasses (gerçures). — Petites fentes plus ou moins douloureuses de la peau ou des muqueuses. Il existe plusieurs variétés :

I. Des lèvres. — TRAITEMENT. Bâton de pommade rosat, formée de beurre de cacao, 10 gr. ; extrait de cachou, 1 gr. ; essence de menthe, cinq gouttes.

II. Des mains. — TRAITEMENT. Enduire le soir les mains de glycérine boriquée qu'on recouvrira d'un linge. Appliquer deux fois par jour une pommade formée de 25 centigr. de menthol, 50 centigr. de salol, 50 centigr. d'huile d'olive et 15 gr. de lanoline.

III. Du sein. — 1° *Traitement par le blanc d'œuf*. Pour prévenir les crevasses, laver soigneusement le sein après chaque tétée. Si

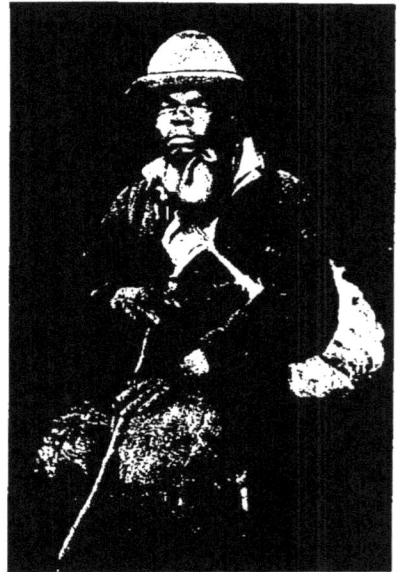

Fig. 178. — Crétin goitreux.
(Figure empruntée à la *Revue Encycl.*)

malgré cela elles apparaissent, badigeonner les gerçures avec du blanc d'œuf. Répéter cette application plusieurs fois par jour et toujours après chaque tétée, en laissant sécher cet enduit avant de le recouvrir. On doit humecter le bout du sein avant de le donner à l'enfant. On pourra, du reste, se servir de bout de sein artificiel.

2° *Traitement par l'orthoforme*. Recouvrir la plaie avec une compresse couverte d'une couche d'orthoforme sur laquelle on applique une couche d'ouate, du taffetas gommé et un bandage de corps (serviette pliée. Le soulagement est très rapide. Avant chaque tétée, on enlève le pansement, on lave le sein avec de l'eau boriquée tiède, puis on essuie ; après la tétée, nouveau lavage et essuyage avec application d'un nouveau pansement. Les succions sont peu, puis pas douloureuses, et la cicatrisation des plaies est rapide.

3° *Traitement par le permanganate*. On peut enfin employer une solution de permanganate de potasse (2 à 5 gr. par litre), en ayant soin également de laver le sein avec de l'eau tiède avant la tétée.

**Cricoïde, crico-aryténoï-
dien.** — V. voix.

Cris des nourrissons. — Ils
ont une origine très variable :

I. Causes *externes*. Il est assez fréquent
de voir un bébé blessé par une épingle de
nourrice mal fermée. La première chose à
faire, lorsqu'un enfant semble souffrir, est de
le déshabiller pour voir si la cause de ses cris
n'est pas un accident de ce genre. On peut, du
reste, et l'on doit même remplacer le plus
possible les épingles par des cordons, qui ne
présentent pas ce danger.

Le froid, la chaleur, les temps orageux, des
plis du vêtement et surtout le fait d'être
mouillé sont aussi des causes fréquentes des
cris des bébés.

II. Causes *internes*. Les cris produits par
la faim sont souvent accompagnés de mouvements des bras et des jambes attestant le désir de continuer leur tetée, dont la durée dépasse alors vingt minutes. Une tetée qui se
prolonge au delà de cette durée indique que
la nourrice a peu de lait.

Lorsque le bébé remue ses jambes en criant,
il faut penser à des coliques qui peuvent être
dues à une digestion difficile, l'examen des
selles (constipation, diarrhée) permettra de
faire le diagnostic. Un lait trop épais, si l'enfant est nourri au lait de vache, suffit à produire ce résultat. En l'additionnant d'un peu
d'eau bouillie ou mieux encore d'eau Perle de
Vals (n° 5), la digestion redeviendra normale.
Ces coliques peuvent être dues à des boissons
excitantes absorbées par la nourrice, mais, le
plus souvent, leur origine est l'introduction
dans l'alimentation du bébé de substances
autres que du lait.

III. Besoin de mouvement. Il ne faut pas
se dissimuler, du reste, que les enfants crient
fort souvent dans l'unique but de se faire
porter. Lorsqu'ils ont constaté que ce procédé
leur réussit, ils en usent et abusent, criant
dès qu'ils aperçoivent les personnes dont ils
ont éprouvé la complaisance et restant parfaitement calmes en voyant celles qui leur ont
résisté. Il en est absolument de même pour
leur désir d'être ber-
cés; cette mauvaise
habitude devient
bientôt une perpé-
tuelle tyrannie.

IV. Inconvénients
et dangers des cris.
Nombre de grand'-
mères, oubliant un
peu que leurs enfants
ont crié autrefois,
s'apitoient sur leurs
petits-fils, dès qu'ils
poussent le moindre
gémissement, en
répétant qu'on leur
donnera ainsi une
hernie. Le fait est-il
exact ? La hernie est
l'issue à travers certains orifices mal clos (ombilic, pli de l'aine) d'une portion plus ou moins
importante de l'intestin. Il n'est pas douteux
que les orifices en question se laissent assez
facilement distendre chez les enfants qui
viennent de naître. Mais il est non moins certain que, si tout bébé ayant vigoureusement
crié durant la première année de son existence
était condamné à être hernieux, bien rares seraient les hommes exempts de cette infirmité.

Il est utile d'ajouter que les petites hernies
qui apparaissent dans les premiers mois de la
vie soit à l'ombilic, soit au pli de l'aine, se
guérissent très rapidement d'ordinaire, à condition de les maintenir avec un appareil contentif jusqu'au moment où les bords des anneaux ont une suffisante résistance.

V. Langage. Enfin, certains petits cris ne
sont que l'expression du contentement de l'enfant, un exercice vocal, une sorte de gazouil-
lement servant de préface à la parole. Les
mères intelligentes ne tarderont pas, du reste,
à distinguer assez vite les diverses causes des
cris et à ne tenir compte que de ceux exprimant une légitime revendication.

Crise (du grec *krisis*, jugement). —
Changement dans l'évolution d'une maladie marquée par des modifications importantes (sueurs, hémorragie, dépôt
dans les urines). La crise peut être *salutaire* ou *fatale*. — On donne ce nom également à des accidents nerveux (convulsions, hystérie, épilepsie, éclampsie).

Cristallin. — Lentille transparente
des yeux (V. yeux) qui sert à concentrer
les rayons lumineux sur la rétine. La *cataracte* est l'opacification du cristallin

Croissance. — La croissance se
poursuit pendant les vingt-cinq premières années de la vie; son intensité
varie selon l'âge, selon les pays, selon
les races et selon les conditions sociales.

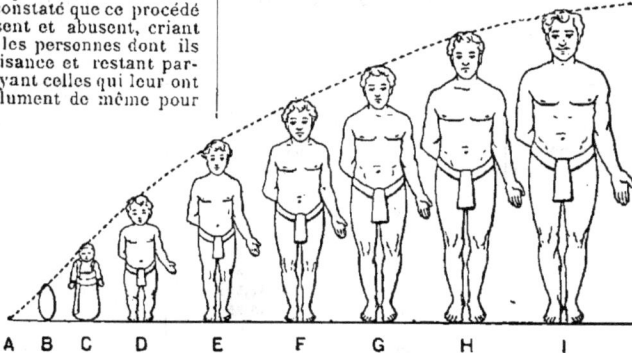

Fig. 179. — Courbe de la croissance.
A. Fin du 1er mois; B. 20e semaine; C. Naissance; D. 1 an; E. 5 ans.
F. 9 ans; G. 13 ans; H. 17 ans; I. 22 ans.

Pendant la grossesse, la croissance du
fœtus s'effectue régulièrement, ainsi que le
montre le tableau de la page 120.

Les parties du corps qui étaient les plus développées à la naissance sont celles qui plus tard se développent le moins. La tête représente près du *quart* de la hauteur totale du nouveau-né; à trois ans, elle n'en forme plus que le *cinquième*, et seulement la *huitième* à vingt-cinq ans. Alors que le membre inférieur devient *six* fois plus grand qu'à la naissance, le membre supérieur devient seulement quatre fois plus long.

Pour Quetelet, la croissance en hauteur la plus rapide a lieu immédiatement après la naissance (20 centimètres pendant la première année, un peu moins de 10 centimètres pendant la seconde), puis elle diminue graduellement jusque vers l'âge de quatre ou cinq ans. A ce moment elle marcherait régulièrement jusqu'à seize ans avec une moyenne de 56 millimètres; elle va ensuite en diminuant jusqu'à vingt ans chez les filles, jusqu'à vingt-cinq ans chez les hommes (*fig.* 179).

Chez certains enfants, la croissance est souvent très grande entre quatorze et seize ans; pendant ces deux années, elle peut atteindre 7 et même 8 centimètres.

A trois ans, l'individu a atteint la moitié de sa hauteur, vers sept ans les deux tiers, vers dix ans les trois quarts.

Au point de vue des saisons, la croissance est à peu près égale en hiver et en été jusqu'à cinq ans, mais, à partir de cet âge jusqu'à dix ans, elle est plus grande en été; l'humidité et l'absence de soleil sont la cause de cette action défavorable de l'hiver. L'accroissement de la taille se fait surtout pendant la période de repos d'augmentation du poids.

Dans la classe pauvre, l'accroissement est plus lent que dans la classe aisée, mais elle se prolonge plus tard. L'aisance succédant à la misère modifie rapidement la hauteur et, en outre, le poids et la circonférence du corps.

C'est surtout par les os que s'opère la croissance; son terme est donc marqué par l'ossification complète des cartilages placés au point de réunion de la partie moyenne de l'os (*diaphyse*) avec les extrémités de cet os (*épiphyses*). L'élongation de l'os s'opère, en effet, au niveau de ce cartilage dit *de conjugaison*, jusqu'à ce que celui-ci soit entièrement ossifié. L'arrêt de la croissance répond à l'ossification *prématurée* des cartilages de conjugaison.

Le *poids* des individus triple pendant la première année. Un enfant pesant 3 kilogrammes à sa naissance en doit peser plus de 9 à la fin du douzième mois, mais cet accroissement diminue graduellement.

L'augmentation quotidienne *moyenne* en grammes est la suivante :

1er mois. . . 25 gr.	7e mois. . . 15 gr.
2e — . . . 23 —	8e — . . . 13 —
3e — . . . 22 —	9e — . . . 12 —
4e — . . . 20 —	10e — . . . 10 —
5e — . . . 18 —	11e — . . . 8 —
6e — . . . 17 —	12e — . . . 6 —

En multipliant chacun de ces chiffres par les 30 jours des mois, on arrivera au poids énoncé.

Dès la 2e année, l'augmentation diminue jusqu'à huit ou dix ans. De douze à quatorze ans, l'augmentation annuelle est de plus de 3 kilogrammes; elle s'accroît ensuite jusqu'à seize à dix-huit ans. A ce moment, elle s'arrête chez la femme, mais continue chez l'homme jusque vers vingt-cinq ou vingt-sept ans.

Le poids, à vingt ans, est égal à celui de la naissance multiplié par 29.

TABLEAUX DE LA CROISSANCE

I. CROISSANCE DU FŒTUS (de conception à naissance)
en *taille* et *poids*.

AGE en SEMAINES	POIDS en GRAMMES	ACCROISSEMENT DE POIDS par semaine entre les deux dates	TAILLE en CENTIMÈTRES	ACCROISSEMENT DE TAILLE par semaine entre les deux dates
4e	1	0,00	1,5	0,000
8e	4	0,75	2,5	0,250
12e	20	4,00	8,0	1,375
16e	120	25,00	15,0	1,750
20e	285	41,25	20,0	1,250
24e	635	87,50	30,0	2,500
28e	1 220	146,25	35,0	1,250
32e	1 700	120,00	40,8	1,250
36e	2 240	132,50	45,0	1,250
40e	3 250	270,00	50,0	1,250

Le poids moyen des enfants nouveau-nés varie suivant le sexe et suivant que la femme est, ou non, mère pour la première fois. Il est de :

Premier né . . . . Fille. . . 3 101   Deuxième ou troisième. Fille. . . 3 120
— . . . . Garçon. 3 164   — — Garçon. 3 372

II. CROISSANCE DE LA TAILLE, DU Iᵉʳ JOUR A 25 ANS.

1° Croissance de la taille du bébé (naissance au 12ᵉ mois).

AGE	TAILLE	MOYENNE D'ACCROISSEMENT mensuelle	ACCROISSEMENT rapporté à la TAILLE TOTALE
Naissance...............	0,450 à 0,500	0,000	
Fin du 1ᵉʳ mois............	0,490 à 0,550	0,050	1/10ᵉ
Fin du 2ᵉ mois............	0,530 à 0,580	0,030	1/16ᵉ
Fin du 12ᵉ mois..........	0,700 à 0,800	0,025	1/30ᵉ

2° Croissance de la taille de l'enfant (de 1 an à la 6ᵉ année).

AGE	TAILLE	MOYENNE D'ACCROISSEMENT annuelle	ACCROISSEMENT rapporté à la TAILLE TOTALE
Fin de la 1ʳᵉ année........	0,700 à 0,800	0,000	—
— 2ᵉ —	0,800 à 0,900	0,100	1/9ᵉ
— 3ᵉ —	0,870 à 0,970	0,070	1/13ᵉ
— 4ᵉ —	0,935 à 1,035	0,065	1/15ᵉ
— 5ᵉ —	0,995 à 1,095	0,060	1/18ᵉ

Au début de la sixième année l'enfant a donc doublé sa taille de naissance et a atteint les 2/3 de sa hauteur future ; sa force musculaire est égale à la moitié de celle qu'il aura adulte.

3° Croissance de la taille de 6 à 25 ans.

AGE	TAILLE	MOYENNE D'ACCROISSEMENT annuelle
6 ans.....................................	1,000	
16 ans....................................	1,560	0,056
20 ans....................................	1,660	0,025
25 ans....................................	1,680	0,004
30 ans....................................	1,685	0,001

III. CROISSANCE COMPARATIVE EN POIDS

de la naissance à 30 ans, chez l'homme et la femme (d'après Comby et Landois).

AGE	POIDS HOMMES	POIDS FEMMES	AGE	POIDS HOMMES	POIDS FEMMES	AGE	POIDS HOMMES	POIDS FEMMES
Naissance .	3ᵏ000	3ᵏ000	10 mois. . .	8ᵏ660	8ᵏ660	8 ans . . .	22ᵏ260	19ᵏ820
1 mois. . .	3 700	3 700	11 — . .	8 960	8 960	9 — . . .	24 090	22 400
2 — . .	4 500	4 500				10 — . .	26 120	24 240
3 — . .	5 250	5 250	1 an....	9 550	9 300	12 — . . .	31 000	30 540
4 — . .	6 000	6 000	2 ans . . .	12 000	11 400	14 — . . .	38 500	38 100
5 — . .	6 500	6 500	3 — . . .	13 210	12 450	16 — . . .	53 390	44 440
6 — . .	7 000	7 000	4 — . . .	15 070	14 180	18 — . . .	61 260	53 100
7 — . .	7 500	7 500	5 — . . .	16 700	15 500	20 — . . .	65 000	54 460
8 — . .	7 900	7 900	6 — . . .	18 040	16 740	25 — . . .	68 290	55 080
9 — . .	8 300	8 300	7 — . . .	20 160	18 450	30 — . . .	68 900	55 140

CONDITIONS NÉCESSAIRES POUR CROISSANCE NORMALE : 1° *Alimentation* rationnelle et appropriée à l'âge : lait pendant les douze premiers mois ; plus tard, quantité suffisante de légumes frais avec la viande. 2° Large *aération* du logis et exercice au grand air.

Troubles et maladies de la croissance.

— On observe quelquefois pendant cette période, dans les articulations, des *douleurs* fugitives qui se reproduisent pendant une huitaine de jours et s'accompagnent d'un peu de fièvre. Ces troubles sont souvent trop faibles pour qu'un médecin soit appelé ; les parents doivent, en tout cas, y voir une indication de *repos*.

On observe assez fréquemment aussi des troubles du côté du cœur, caractérisés notamment par des *palpitations*, des *points de côté* dans la région cardiaque, des *maux de tête*. On les combattra par un régime reconstituant (viandes rouges rôties, poisson, lait, fromage, purée de légumes secs, vin rouge de Bordeaux) et surtout par le repos au lit pendant plusieurs jours.

Les fièvres éruptives sont souvent l'occasion d'une croissance hâtive ; il est donc important de régler aussi l'exercice à ce moment, de façon à accroître l'appétit sans aboutir à la fatigue.

De sept à quatorze ans, la colonne vertébrale offre une faible résistance : il faut, pendant cette période, éviter de porter le poids du corps d'un seul côté. Des déformations (dos rond, épaules inégales, sont la conséquence des *attitudes vicieuses prolongées* pendant les classes ou la marche. Les déformations sont plus fréquentes chez les jeunes filles parce qu'elles font moins d'exercice, qu'elles restent plus longtemps assises. V. COLONNE vertébrale (Déviation de la).

La gymnastique avec appareils, faite sans tenir compte de l'état des forces, et du reste tous les exercices exagérés, soit dans la durée, soit dans l'énergie déployée, peuvent produire des maux de tête, de l'inappétence, des douleurs vagues dans les membres et des poussées de fièvre. « Ce n'est pas la croissance exagérée qui fatigue, mais la fatigue qui amène la croissance exagérée. »

« Quand la croissance est trop rapide, c'est-à-dire quand elle dépasse, plusieurs années de suite, 6 à 7 centimètres annuellement, il convient de faire exécuter aux enfants des exercices qui favorisent l'accroissement en *épaisseur*. Si, au contraire, la croissance annuelle est inférieure à 5 centimètres, il y a lieu de mettre les enfants au repos relatif, aux marches modérées, et de ne jamais les laisser se fatiguer. La position habituelle des pieds a une grande importance : posés trop en dehors, ils s'inclinent en dedans et favorisent la formation des pieds plats et de la tarsalgie. » (Dr Dally.

Croix de Malte. — V. COMPRESSE.

Croix-Rouge. — Insigne des trois

sociétés de secours aux blessés : Société française de secours aux blessés ;

Union des femmes de France ; Association des dames françaises.

Croton. — Semence d'une euphorbiacée. Purgatif très violent et révulsif énergique.

MODE D'EMPLOI. On emploie l'huile extraite des semences : à *l'intérieur*, comme purgatif, dans un looch de 120 grammes, 1 à 2 gouttes ; à *l'extérieur*, 3 à 6, pure ou sous forme d'un liniment contenant 1 gramme d'huile de croton pour 5 grammes d'huile d'olive.

Croup. — Faux croup. V. LARYNX (maladies : *laryngite striduleuse*. Croup. V. DIPHTÉRIE.

Crustacés (homard, langouste, écrevisse). — Les crustacés sont très nourrissants, les œufs de langouste notamment contiennent une grande quantité d'azote. Ils ont l'inconvénient de provoquer chez certaines personnes de l'urticaire, de la constipation ou, au contraire, de la diarrhée.

Cubèbe. — Plante de la famille des poivres, dont on emploie le fruit.

ACTION. Stimulant, antiblennorragique.
DOSE. 1 à 3 gr. d'extrait en pilules ou capsules : 10 à 25 gr. d'opiat. On l'associe souvent au copahu.

Cubitus. — L'un des os de l'avant-bras. V. la figure au mot CORPS. Pour les fractures. V. FRACTURE.

Cuiller (*fig.* 180. — Pour faire avaler des médicaments de goût peu

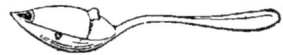

Fig. 180. — Cuiller pour médicaments.

agréable, notamment l'huile de foie de morue, on fait usage de cuillers à couvercle mobile.

Cuillerées. — La dose contenue dans une cuillerée varie beaucoup suivant la nature du médicament. Voici les chiffres de P. Yvon :

CUILLERÉE A SOUPE. Sirops 20, potions 18, liquides aqueux ou vin 16, liquides alcooliques ou huiles 12 grammes.
CUILLERÉE A DESSERT. Les trois quarts de la cuillerée à soupe.
CUILLERÉE A CAFÉ. Le quart de la cuillerée à soupe.

Cuisinières (Maladie des). — V. ANÉMIE, CARBONE (Oxyde de) et CARBONIQUE (Acide).

Cuisse (Plaie de la). — V. HÉMORRAGIE, PLAIE.

Cuisson. — Elle peut se faire de différentes façons :

Rôtissage. Le meilleur procédé est celui au bois. En moyenne, il faut compter un quart d'heure par livre de viande ; mais, si le morceau est volumineux, la stérilisation est insuffisante au centre, où la température ne dépasse pas 50° au lieu des 78° nécessaires.

Cuisson au four et braisage. La viande est cuite également partout, d'où plus saine.

Cuisson par eau bouillante (pot-au-feu). La viande perd de son goût, mais elle est bien stérilisée à condition que l'ébullition dure une demi-heure par livre.

Friture. Cuisson intense, les graisses bouillant à 120°, à condition que les morceaux soient peu épais, le passage dans la friture étant court.

Cuivre. — Plusieurs sels sont employés :

I. **Acétate de cuivre** (vert-de-gris). — Employé comme *caustique* sous forme d'emplâtre.

II. **Sulfate de cuivre** (vitriol bleu). — Vomitif, caustique, astringent. — DOSE. A l'*intérieur*, comme vomitif, 10 à 30 centigrammes dans une potion contenant 100 gr. d'eau et 25 grammes de sirop de menthe, à prendre par cuillerée à soupe toutes les dix minutes. A l'*extérieur*, comme astringent 5 à 10 centigr. pour 20 grammes en pommade ou collyre. On l'emploie sous forme de crayon, la *pierre divine*, dans laquelle il est associé à parties égales avec de l'azotate de potasse et de l'alun. Il entre dans la composition de la *liqueur de Villate* et de la poudre *hémostatique*.

INCOMPATIBILITÉS. Ne pas le donner en même temps que des décoctions astringentes, des sulfures, des sels de plomb, des alcalis et leurs carbonates.

Empoisonnement par les sels de cuivre. — Sulfate de cuivre ou vitriol bleu, vert-de-gris (acétate et carbonate de cuivre). En général, les criminels ont simplement fait macérer des gros sous dans du vinaigre.

Des accidents peuvent aussi se produire après avoir mangé des raisins sulfatés : aussi est-il nécessaire de laver toujours les raisins avant de les manger.

SIGNES. Un quart d'heure après l'ingestion, des vomissements violents se produisent, ils ont un *goût d'encre* ou *métallique* et s'accompagnent de sécheresse de la bouche, de resserrement de la gorge, puis de diarrhée. Les vomissements sont colorés : verdâtres, puis jaunâtres et grisâtres ; en y ajoutant de l'ammoniaque, ils prennent une couleur bleue décelant la présence du cuivre.

PREMIERS SOINS. Faire boire de l'eau albumineuse après avoir fait vomir, puis lait et œufs à volonté. Tisane d'orge. Infusion de café.

Cunéiformes. — Os du tarse. V. CORPS.

Curare. — Sorte de résine provenant d'une plante de la famille des Strych-

nées, dont les indigènes de l'Amérique du Sud empoisonnent leurs flèches. Employé à dose faible contre le tétanos, la rage avec des résultats douteux.

Empoisonnement. — SIGNES. Maux de tête, troubles de la vue, tremblements, puis paralysie des muscles du membre inférieur, accroissement de la salive, refroidissement et asphyxie.

TRAITEMENT. Celui de l'asphyxie, puis stimulants. Si le poison a été introduit par une plaie, lier le membre entre celle-ci et le cœur et laver complètement la blessure, puis desserrer le lien progressivement.

Cure d'air. — V. AÉROTHÉRAPIE, ALTITUDE, SANATORIUM.

Cure de terrains. — La cure de terrains, marche pratiquée chaque jour, pendant un temps plus ou moins long sur un terrain de plus en plus montueux, est un mode d'exercice imaginé par le Dr OErtel, de Munich, pour la guérison des maladies du *cœur* (notamment des lésions des orifices), du *poumon* et surtout de l'*obésité*. Ce traitement consiste à augmenter la résistance du malade à l'essoufflement par un exercice qui endurcit progressivement contre ses effets. La cure de terrains accroît : 1° les combustions vitales, d'où diminution de la graisse ; 2° les sécrétions de la peau et des reins, d'où disparition des hydropisies ; 3° l'amplitude de la respiration, l'impulsion du cœur, d'où régularisation de la circulation.

Dans les pays où se fait la cure d'OErtel, notamment à Reichenhall (Bavière), on vend des cartes où des teintes diverses et des chiffres indiquent le degré de déclivité des chemins et le temps qu'il convient d'employer à les parcourir ; des bancs permettent le repos. Une organisation analogue existe en France, à Brides.

On a comparé à tort la marche sur terrain montueux à la montée d'un escalier. Ce dernier exercice est beaucoup plus fatigant, l'élévation du corps de toute la hauteur d'une marche demandant un effort beaucoup plus grand.

Cure-dents. — Il peut être en métal, en ivoire, en plume, en bois taillé.

Dans les deux derniers cas, il sera détruit après usage ; dans les deux premiers, il sera nettoyé, puis conservé, *à l'abri des poussières*, dans une gaine spéciale. Il est important de ne pas le serrer à même la poche. On doit l'employer après chaque repas.

Cure-oreille. — V. OREILLE : *Maladies du conduit auditif externe*.

Cyanhydrique (Acide) ou prussique. — Employé comme calmant à la dose de 10 à 15 gouttes de la solution à 2 pour 100. Cet acide est le principe actif de l'*eau distillée de laurier*-*cerise*.

On emploie aussi le cyanure de potassium et le cyanure de zinc.

Empoisonnement. — On a employé les inhalations d'acide prussique, qui produisent une mort instantanée ; l'acide cyanhydrique médicinal ; l'eau distillée de laurier-cerise, qui contient 5 centigrammes pour 100 grammes ; le cyanure de potassium, dont on se sert pour les collyres.

SIGNES. Mort très rapide après convulsions et coliques violentes, respirations pénibles, interrompues par des soupirs profonds.

PREMIERS SOINS. Administrer 30 grammes de sulfate de fer (vitriol vert dans de l'eau).

Cyanose. — Teinte bleue, quelquefois noirâtre, ou livide, de la peau, tenant à une gêne circulatoire (maladies du cœur ou du poumon) ou au mélange du sang artériel et veineux, par suite d'une malformation transitoire ou permanente du cœur (nouveau-né).

Cyanure. — V. CYANHYDRIQUE.

Cyclisme. — Exercice excellent pour l'enfant, la femme et l'homme bien portants, le cyclisme est une des formes du traitement de l'anémie, de l'arthritisme (goutte, migraine, obésité, rhumatisme), de la neurasthénie, de la constipation et de certaines formes de diarrhée, mais à la condition d'être fait d'une façon rationnelle. Il ne doit être mis en pratique par les cardiaques, les dyspepti-

ques, les herniaires, les hémorroïdaires, les convalescents, les personnes ayant eu des appendicites ou une affection des voies urinaires, qu'après *autorisation médicale*. Le maximum de l'exercice sera proportionné à l'âge, au sexe et surtout à l'entraînement progressif précédent : la grandeur de la machine sera appropriée à la taille de la personne ; le développement de la bicyclette devra être modéré (3m,50 pour l'enfant, 4m,50 pour le jeune homme et la femme) ; le guidon sera droit et la selle munie au milieu d'une rainure suffisamment large et profonde ; enfin un frein devra toujours y être adapté. Le cycliste est exposé à des changements de température contre lesquels il s'endurcira par des ablutions générales quotidiennes.

Cynoglosse. — La racine du cynoglosse (famille des Borraginées) passait autrefois pour narcotique. En réalité les pilules de cynoglosse, dosées à 20 centigr. chacune, doivent leur action somnifère et calmante à l'existence dans chacune de 2 centigr. d'extrait d'opium et à quantité égale de poudre de semence de jusquiame.

Cyphose (gr. *kuphôsis*, de *kuphos*, courbé). — V. COLONNE (Déviations de la).

Cysticerque. — V. TÉNIA.

Cystite. — V. VESSIE.

D

D. — Dans une ordonnance, *D* signifie *dose*.

Daltonisme (dyschromatopsie). — Un savant anglais, Dalton, qui ne voyait pas le rouge, ayant décrit le premier cette altération de la vision, on a donné son nom par extension à toutes les anomalies analogues de la vue dans lesquelles on ne distingue pas une ou plusieurs couleurs : vert, rouge, violet, bleu, mais le terme scientifique est *dyschromatopsie* (mal-couleur-voir).

VARIÉTÉS. — Les daltonistes de naissance ne se doutent pas, ordinairement, de leur infirmité, d'où l'utilité d'un examen spécial de la vision pour les enfants qui se destinent à la marine, à la peinture ou aux états de mécanicien sur les chemins de fer, de teinturier, de tapissier, de couturière ou de modiste.

Dans la dyschromatopsie acquise, qui est produite par l'alcoolisme, l'abus du tabac, l'hystérie, les traumatismes du crâne, les malades ont ordinairement conscience de leur état et voient disparaître successivement le vert, le rouge, et enfin le bleu.

La fausse perception des variétés de nuances des couleurs est très fréquente chez les jeunes enfants (30 p. 100) et se guérit par l'examen méthodique de paquets de laine, renfermant chacun trois nuances de chaque teinte.

Danse de Saint-Guy. — V. CHORÉE.

Dartres. — Expression générique vague, qui se rapporte à plusieurs maladies de la peau. V. ACNÉ, ECZÉMA, HERPÈS, IMPÉTIGO, LICHEN, LUPUS, PITYRIASIS.

Dattes. — Fruits adoucissants employés en décoction (50 gr. par litre). Les dattes font partie des *quatre fruits pectoraux*.

Datura stramonium. — Syn. :

Chasse-taupe, stramoine, pomme épineuse, herbe des sorciers, endormie (*fig. 181*). Plante de la famille des Solanées dont on emploie la racine, les feuilles et les semences.

ACTION. Narcotique et antispasmodique. — DOSES. *A l'intérieur*, alcoolature, 5 à 30 g^ttes; extrait alcoolique, 1 à 10 centigr. — A *l'extérieur*, emplâtre et huile avec l'extrait.

Fig. 181. — Datura. *a*. Fruit ; *b*. Graine.

Empoisonnement. — Signes et premiers soins comme pour l'empoisonnement par la belladone. V. BELLADONE.

Davier. — Pince pour arracher les dents.

Dax (Landes). — Ville d'eaux sulfatées calciques chlorurées chaudes (60°). On y emploie aussi le traitement par les *boues* (v. BAINS de boues) qui contiennent par 100 gr. : eau 49, silice et silicate 32, carbonate de chaux 3, fer 8, matières organiques (algues) 3. — Altitude 40 m.; climat doux en toutes saisons, aussi les établissements sont-ils ouverts toute l'année. Ressources.

MODES D'EMPLOI. Ceux des eaux MINÉRALES* calciques et spécialement bains, pulvérisations. Quant aux boues, elles sont employées en bains d'une durée de 10 à 12 minutes dans une baignoire, et la boue se dépose seulement sur une partie du corps. — INDICATIONS spéciales des boues. Rhumatisme chez les lymphatiques. V. *fig.*, à MINÉRALES (Eaux).

Débilité. — Faiblesse. Chez les nourrissons et dans le premier âge, la débilité est souvent due à une mauvaise alimentation (V. LAIT), à une insuffisance d'air, de soleil, d'exercice. Pour le traitement, V. TONIQUES.

VARIÉTÉS. La débilité congénitale résulte d'un accouchement avant terme.

CAUSES. Maladie de la mère pendant la grossesse, maladie des parents, notamment la syphilis.

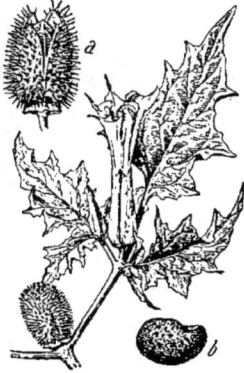

Déchaussement des dents. — V. GINGIVITE.

Déchloruré (régime). V. à l'*Appendice*.

Déclaration. — Les maladies contagieuses dont la déclaration au préfet par le médecin traitant est obligatoire sont : variole, scarlatine, diphtérie, typhus, fièvre typhoïde, choléra, suette miliaire, peste, fièvre jaune, dysenterie, fièvre puerpérale, ophtalmie des nouveau-nés.

Décoction. — Préparation pharmaceutique, qui consiste à faire bouillir une substance dans de l'eau.

Décoction blanche de Sydenham — V. CORNE.

Décollement de la rétine. — V. YEUX.

Décubitus. — Mot latin signifiant *coucher*:décubitus dorsal, action de coucher sur le dos.

Défaillance. — La défaillance est un état de faiblesse produit par une diminution brusque de l'action du cœur. Elle peut aboutir à l'évanouissement.

Défécation. — Action d'aller à la selle.

Dégénérescence. — Altérations générales de la santé, se produisant chez un individu et surtout chez ses descendants. V. ALCOOLISME, ALIÉNATION.

Dégénérescence graisseuse. La transformation en graisse d'une partie d'un muscle est le résultat de son inaction.

Déglutition. — Action d'avaler.

Dégoût. — Répugnance pour les aliments qui, dans certains cas, peut prévenir un empoisonnement par des aliments avariés. V. aussi APPÉTIT.

Délire. — Altération de l'intelligence plus ou moins prolongée pendant laquelle le malade parle ou agit ordinairement sans en avoir conscience et en associant des idées incompatibles les unes avec les autres. Le délire peut être aigu et fébrile, ou chronique et apyrétique.

CAUSES. Maladie fébrile, aliénation mentale, paralysie générale, surexcitation passionnelle, épuisement produit par hémorragie abondante, maladie de cœur, inanition, fatigue physique ou intellectuelle, souffrance ou frayeur, intoxications (par l'alcool, l'opium, le hachich, le mercure, le plomb), tuberculose, syphilis, traumatismes (chute, fracture, plaie).

EVOLUTION. Tantôt il n'existe que des troubles de circulation cérébrale, tantôt, au contraire, il y a lésion du tissu nerveux. Le délire n'est pas fatalement un signe grave : des personnes très excitables en sont atteintes au moindre accès de fièvre, mais il nécessite toujours une surveillance attentive, le malade pouvant commettre des actes irréparables sous l'influence d'une hallucination* : suicide ou attentat contre autrui, destruction d'objets, incendie. (V. aussi à ALIÉNATION MENTALE, à FOLIE et aux diverses maladies dont le délire est la conséquence.)

TRAITEMENT. V. CALMANTS.

Delirium tremens. — Délire spécial aux alcooliques chroniques.

SIGNES. Crises de délire aigu s'accompagnant d'une agitation incessante, de tremblements musculaires, d'hallucinations terribles (rats dévorant le malade). Elles surviennent brusquement ou après quelques nuits d'insomnie et peuvent se prolonger pendant plusieurs jours. La fièvre est très variable comme intensité ; elle peut atteindre 42°. — CAUSES OCCASIONNELLES. Excès de boissons, émotions, privation de nourriture, blessure, maladie fébrile et notamment la pneumonie. — EVOLUTION. Si le malade ne s'amende pas, la mort est certaine après une ou plusieurs récidives.

TRAITEMENT. Supprimer l'alcool. Enfermer l'alcoolique dans une chambre bien aérée où il ne puisse rien briser. Faire boire le plus possible du lait, qui doit être l'unique alimentation, et des limonades pour provoquer l'élimination de l'alcool. Bains chauds répétés.

Délivrance. — Expulsion des annexes du fœtus. — V. ACCOUCHEMENT.

Deltoïde. — Muscle qui recouvre l'articulation de l'épaule. V. fig. à CORPS.

Démangeaison ou prurit. — Sorte de sensation spontanée de chatouillement se manifestant sur la peau ou les muqueuses et provoquant le grattage. V. aussi PRURIT.

CAUSES. Maladies de la peau, notamment l'urticaire, l'eczéma, le prurigo, cicatrisation des plaies, état spécial de la peau chez les vieillards, ou de la muqueuse du vagin chez la femme.

TRAITEMENT. Il semble que l'origine de ce prurit réside souvent dans le contact de l'air ; aussi la plupart des procédés employés ont-ils pour but de supprimer ce contact.

1° *Poudres isolantes*. Saupoudrer la surface avec une des poudres suivantes ou le mélange de toutes à parties égales : poudre de riz, d'amidon, de talc, de bismuth.

2° *Gélatine*. Badigeonner la peau avec une solution de gélatine dans l'eau. Le vernis ainsi formé supprime rapidement la douleur (notamment dans l'*urticaire* et l'*eczéma*).

3° *Blanc d'œuf*. Vider un œuf de poule, verser le blanc dans un petit verre en ayant soin de le bien agiter avec le doigt afin de lui

donner une consistance homogène, puis en étaler, toujours avec le doigt, une mince couche sur les parties malades et laisser sécher. Cet enduit, qui exerce une certaine compression sur les parties sous-jacentes, se déchire assez facilement ; mais on en est quitte pour faire une nouvelle application.

Ce procédé, comme le précédent, peut être mis en pratique par le malade lui-même, à condition que ses doigts aient été *aseptisés* et même *antiseptisés*, c'est-à-dire nettoyés très soigneusement avec de l'eau chaude et du savon, puis trempés dans une solution de sublimé, de façon à n'apporter aucun bacille sur la plaie.

4° *Vaseline boriquée*. A employer surtout lorsque la peau est distendue, comme dans l'*érysipèle*.

5° *Collodion*. Il donne de bons résultats dans les démangeaisons sans plaie.

6° *Solution de tanin ou de permanganate de potasse*. Le Dr Heidenhein conseille d'appliquer sur la région, siège du prurit, des compresses imbibées d'eau très chaude à laquelle on a ajouté une cuillerée à bouche de tanin par litre. Au lieu de tanin, on peut employer le permanganate de potasse à 1 ou 2 p. 100 en badigeonnage ; on laisse sécher et on recommence deux fois par jour.

Démangeaisons des vieillards. — M. Parisot, de Nancy, conseille la médication suivante contre cette affection, qui est souvent rebelle à tout traitement : purgation, puis régime lacté absolu et benzonaphtol à la dose quotidienne de 2 grammes. Un résultat favorable serait souvent obtenu après vingt-quatre heures.

Démangeaisons spéciales aux femmes. — Ces démangeaisons, qui siègent à l'entrée des voies féminines, sont quelquefois extrêmement pénibles. On les combattra par des bains de son, des lotions au sublimé et des applications d'ouate imbibée de cet antiseptique.

Démence. — Infirmité cérébrale acquise, constituée par la déchéance des facultés intellectuelles et morales, puis la déchéance physique.

CAUSES. Point d'aboutissement quelquefois des progrès de l'âge (*démence sénile*), de l'hémorragie ou du ramollissement cérébral (*démence paralytique*), mais surtout des diverses formes d'aliénation mentale. La démence peut se produire exceptionnellement chez l'enfant (*démence précoce*) par dégénérescence alcoolique ou nerveuse.

SIGNES. 1° *Période de début*. Perte de la mémoire, d'abord des faits récents, incapacité progressive du travail, rabâchage par impossibilité de coordonner les idées. Le caractère devient acariâtre ou, au contraire, apathique. 2° *Période d'état*. Le malade tombe en enfance, son intelligence étant ramenée aux premiers mois de la vie. Le langage devient incohérent, par oubli des mots nécessaires. Vie automatique et inconsciente, avec conservation d'abord des fonctions organiques et même embonpoint, puis affaiblissement musculaire. 3° *Période terminale.* L'anéantissement des fonctions organiques s'ajoutant à celui de l'intelligence, le malade devient gâteux et meurt.

ÉVOLUTION ET TRAITEMENT. La durée est de plusieurs années; le traitement se réduit à des soins hygiéniques.

Dent (structure et fonctions). — Les dents sont des organes durs implantés dans les mâchoires et destinés à la mastication.

CONFORMATION. Les dents sont implantées dans les deux arcs des os maxillaires (*fig.* 182),

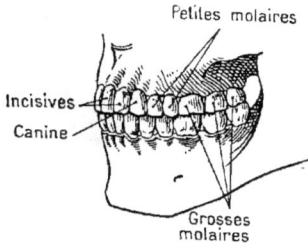

Fig. 182. — Position des diverses variétés de dents dans la mâchoire.

à l'intérieur de cavités dites *alvéoles* par des racines coniques, uniques, triples ou quadruples. Au-dessus de la racine (*fig.* 185) se trouve une partie légèrement rétrécie, le *collet*, qui la sépare de la couronne, partie visible de la dent. La racine est jaunâtre; la couronne, au contraire, très blanche; d'après la forme de cette dernière, on distingue quatre variétés de dents : incisives, canines, petites et grosses molaires.

La couronne des incisives est taillée en biseau; elle coupe les aliments que la couronne pointue des canines déchire, tandis qu'ils sont broyés par la couronne plate des molaires,

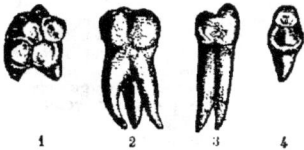

Fig. 183. — Dents.
1. Couronne d'une grosse molaire (2);
4. Couronne d'une petite molaire (3).

dont les unes, les *petites*, présentent deux saillies séparées par un sillon et les grandes quatre (*fig.* 183).

Les dents sont creuses et leur cavité est remplie par une masse molle, la *pulpe dentaire* (*fig.* 184), dans laquelle des vaisseaux et des nerfs pénètrent par un orifice de l'extrémité de chaque racine. L'enveloppe osseuse est constituée par une partie centrale très dure, la *dentine* ou *ivoire*,

recouverte au niveau de la racine par le *cément* et sur la couronne par l'*émail* (*fig.* 185).

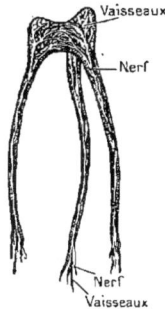

Fig. 184.
Pulpe dentaire d'une molaire.

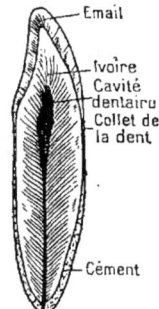

Fig. 185.
Différentes parties d'une dent.

Pour la disposition des dents et leur évolution, V. DENTITION.

Dent (altérations et déviations).
HYGIÈNE PRÉVENTIVE DE TOUTES LES ALTÉRATIONS (maladies et déviations). — Dès la *première enfance* (deux ans), lavage de la bouche et friction des dents après les repas et matin et soir, d'abord avec un tampon de ouate, puis avec une brosse imbibée d'eau dentifrice. A quatre ans, l'enfant doit lui-même prendre ces soins, qu'il continuera toujours, même et surtout en état de maladie, en n'oubliant pas ceux du soir, les plus importants, car le repos rend les fermentations plus faciles.

I. **Taches et enduits dentaires.** Il en existe plusieurs variétés :

1° *Tartre brun jaunâtre* (mélange de phosphate et de carbonate terreux avec des algues). Il se dépose de préférence sur la face postérieure des incisives inférieure et la face externe des molaires supérieures. Ses inconvénients sont l'irritation des gencives et la fétidité de l'haleine. TRAITEMENT. Brossage avec limonade au citron. S'il n'y a pas de résultat, on peut se servir, avec précaution, d'une baguette de buis entourée de ouate et trempée dans une solution formée d'un tiers d'acide chlorhydrique pour deux tiers d'eau. Neutraliser ensuite l'excès d'acide en frottant avec de la ouate trempée dans de l'eau de Vichy.

2° *Taches verdâtres au collet des dents* (substances végétales colorantes). Même traitement que pour les précédentes.

3° *Taches jaunâtres ferrugineuses,* par usage d'eau ferrée. TRAITEMENT. Rincer soigneusement sa bouche après l'absorption du médicament et brosser vigoureusement les dents.

4° *Taches blanchâtres crémeuses* au collet des dents (salive *acide,* fièvre, dyspepsie, sucreries, biberons malpropres, nettoyages insuffisants, notamment chez les enfants). L'acidité de la salive est démontrée par la coloration rose que donne le papier bleu de tournesol dans la bouche. TRAITEMENT. Lavage de la bouche avec eau de Vals, brossage des dents avec eau savonneuse ou dentifrices * alcalins.

II. Carie.

CAUSES : 1° PRÉDISPOSANTES. Hérédité, voisinage de la mer, affaiblissement général, grossesses répétées à courts intervalles, irrégularités de régime et mauvaises digestions, *dents trop serrées* (v. DENTITION), irrégularités dans la formation de l'émail caractérisées par des plis et des fissures, arthritisme, diabète, rachitisme, scrofule. Confiseurs, cuisiniers, ouvriers de soudières.

2° DÉTERMINANTES. Insuffisance du nettoyage des dents, dont les interstices recèlent des particules alimentaires qui produisent des fermentations rendant la salive acide. Substances acides naturellement (vinaigre, limonades) ou après transformations (sucreries, sirops, cidre, alcool); aliments trop chauds ou trop froids et particulièrement la succession très rapide de substances de températures très différentes; aliments très épicés; usage des pipes courtes.

MARCHE DE LA MALADIE (*fig.* 186). Dès qu'un petit point de l'émail est altéré, la carie ne

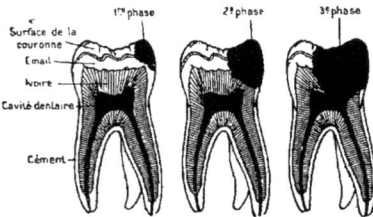

Fig. 186. — Différentes étapes de la carie.

s'arrête plus, si on n'intervient pas; mais l'évolution est, naturellement, plus ou moins rapide; le pus et les enfants, quelques mois suffisent à abîmer très sérieusement une dent, tandis que chez les grandes personnes le même résultat ne se serait produit qu'en plusieurs années; l'altération évolue plus hâtivement dans les dents des femmes que dans celles des hommes.

La carie, qui se loge entre les dents trop serrées, se manifeste seulement par une *décoloration de l'émail;* comme l'émail est plus résistant que l'*ivoire* placé au-dessous, la dent se gâte plus vite en dedans qu'en dehors, l'émail restant longtemps intact, exception faite de la perforation primitive.

La sensation douloureuse que le chaud et le froid font ressentir lorsque la carie arrive à avoisiner le nerf est donc en partie utile, puisqu'elle renseigne sur l'étendue du mal. La lésion intérieure est même alors souvent assez avancée pour que la pression sur un corps dur produise subitement une brèche dans la dent.

Si un dentiste fait à ce moment le nécessaire, l'altération peut être limitée, arrêtée; mais bien souvent, la douleur étant minime, on attend encore pour se faire traiter. La carie continue donc son œuvre et finit par détruire l'enveloppe même du nerf, qui, mis à nu, produit des douleurs aiguës chaque fois qu'une parcelle alimentaire vient la comprimer (*fig.* 187). Ces douleurs deviennent ensuite continues pendant plusieurs jours, sous la simple influence de l'air ou de l'humidité de la bouche.

Ces caries peuvent être l'origine d'*adénites* * du cou.

HYGIÈNE PRÉVENTIVE. L'hygiène préventive générale a été indiquée au début de l'article. En ce qui concerne spécialement la carie, il est évident qu'on doit y ajouter la suppression des causes énumérées plus haut.

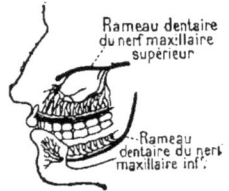

Fig. 187.
Nerfs dentaires.

Les nerfs dentaires, étant tels les rameaux d'un nerf, donnent la sensibilité à une région étendue; les douleurs peuvent occuper une grande surface.

D'autre part, on veillera sur la carie des dents de lait, qui a le grave inconvénient, en produisant une chute prématurée de ces dents, de provoquer un arrêt de développement de la mâchoire à ce niveau (v. plus loin, *chevauchement*) et d'être une des causes, tout au moins chez les lymphatiques, d'adénites du cou (humeurs froides déjà citées).

TRAITEMENT. Pansements ayant pour but de cautériser la partie exposée à l'air. Ces pansements, qui ne sont pas douloureux, doivent être répétés assez fréquemment pour que l'insensibilité soit complète.

Toute hâte dans l'obturation de la dent est dangereuse. Si on *plombe,* c'est-à-dire si on obture la dent avant l'élimination des parties mortes, le pus et les gaz qui se produisent au-dessous du plombage cherchent une issue vers la racine et pénètrent dans l'intérieur de la mâchoire; la dent est alors comme soulevée et la sensibilité devient telle que le moindre attouchement sur cette dent fait pousser des cris de douleur (*périostite dentaire*).

Un *abcès des gencives* peut être la conséquence de ce fait. Toutefois, une ouverture faite par le dentiste dans le plombage permet au pus de s'écouler et amène la cessation des douleurs.

Pour les formules de pansements, les calmants, v. DENTIFRICES.

Instruments utiles pour le traitement des dents (*fig.* 188 et 189) : 1° *Miroir.* Rond ou ovalaire, articulé en boule, de façon à pouvoir se prêter à tous les mouvements; concave, pour grossir les objets et les mieux éclairer. On évitera que le miroir soit terni par l'haleine, en ayant soin de le passer rapidement à la flamme d'une lampe à alcool ou dans de l'eau chaude avant de l'introduire dans la bouche, où il permet notamment de voir la face postérieure des dents d'une autre personne. Si on veut voir ses propres dents, il suffit de réfléchir l'image dans un autre miroir.

2° *Poire en caoutchouc*, pour lavage des interstices dentaires.

3° *Burins coudés* en divers sens, pour le nettoyage des dents, l'enlèvement des corps étrangers, notamment du tartre ; mais cet enlèvement doit se faire avec de *grandes précautions*. Pour les dépôts, souvent très épais, de mucosités au cours des fièvres graves, n'employer que des baguettes de bois taillé (Magitot).

4° *Lime*, pour supprimer les bords tranchants ou pointus blessant la langue.

5° *Pince à mors coudé*, pour saisir les débris alimentaires et porter à l'endroit nécessaire des tampons d'ouate.

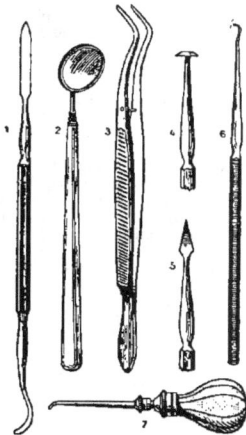

Fig. 188.
Instruments utiles pour le nettoyage
et le traitement des dents.

1. Spatule; 2. Miroir coudé; 3. Pince à mors coudé;
4, 5, 6. Burins divers; 7. Poire pour injection d'eau.

Matières employées pour obturer les dents (d'après Magitot).

I. OBTURATION PROVISOIRE. *Ciment de gutta-percha.* Très facile à placer et à enlever; d'où son utilité dans les caries profondes friables, laissant des doutes sur la guérison.

II. OBTURATION DÉFINITIVE : 1° *Or*. Il a l'avantage d'être inattaquable, mais il a l'inconvénient de sa couleur et de son prix, et il exige une pression trop forte pour des parois minces et fragiles ; enfin, son application est très difficile pour les dents très en arrière. L'*aurification* sera réservée à la carie nettement limitée, à bords résistants, à orifice étroit, ayant son siège aux incisives et à la face triturante des molaires.

2° *Amalgame.* L'amalgame de Magitot est un mélange d'étain, d'argent et d'or. Son application ne demande qu'une faible pression ; mais il a, comme l'or, le désavantage de sa couleur et, en outre, ceux de ne pas bien résister aux agents chimiques et de varier légèrement de volume, sous l'influence de changements de température. Il doit être employé pour la carie siégeant sur des points difficilement accessibles.

3° *Ciments minéraux.* Pâtes constituées par des oxychlorures ou des pyrophosphates de zinc, faciles à manier et de couleur blanchâtre, mais d'une durée assez courte. Elles sont utilisées pour les caries très friables des dents antérieures.

III. **Hémorragie après l'enlèvement d'une dent.** — L'hémorragie qui succède à l'avulsion d'une dent est en général insignifiante, mais il n'en est pas de même en certains cas, du reste exceptionnels.

TRAITEMENT. Bourrer l'alvéole d'ouate trempée dans la solution de gélatine à 10 pour 100, au besoin réintroduire provisoirement la dent arrachée. Magitot, en cas d'insuccès des procédés précédents, conseille le tamponnement avec de la gutta-percha mélangée avec de l'ouate. On l'introduit dans la cavité d'abord, après l'avoir ramollie dans l'eau chaude, puis on la retire, on la plonge dans de l'eau froide et, finalement, on la réintroduit définitivement.

IV. **Déviation et chevauchement.** — CAUSES. Les déviations et les chevauchements des dents ont pour origine la plus fréquente la *disparition prématurée de la dent de lait* occupant la même place ou une place voisine. Un arrêt de développement de la mâchoire se produit à ce niveau ; une cicatrice osseuse obture l'issue réservée à la dent définitive sous-jacente, qui, ne trouvant plus une place suffisante, passe en dehors ou en dedans de l'arcade. Il est donc indispensable de donner aux dents de lait les soins indiqués pour les dents permanentes, de soigner leur carie et

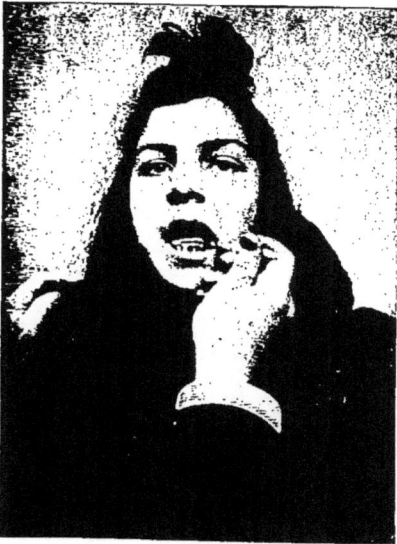

Fig. 189. — Manière de placer le miroir
pour voir la face postérieure des dents.

de ne pas les enlever trop tôt. D'autre part, nombre d'enfants ont une ou plusieurs dents de la mâchoire supérieure placées en arrière de celles de la mâchoire inférieure (*fig.* 190).

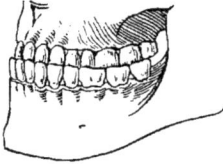

Fig. 190. — Mâchoire dans laquelle les dents inférieures chevauchent sur les dents supérieures.

TRAITEMENT. Un moyen très simple suffit pour faire disparaître ce chevauchement, qui plus tard enlaidirait l'enfant, dont le menton viendrait en avant. Il consiste à lui faire pousser en avant, deux ou trois fois par jour, les dents mal placées, avec un couteau à papier ou le dos d'une cuiller : le résultat est à peu près certain, à condition que ce petit travail soit accompli *régulièrement* chaque jour.

Dans certains cas, la mâchoire n'a pas, malgré tout, le développement suffisant pour recevoir les dents permanentes, et le chevauchement ne peut être évité que par l'extraction d'une ou plusieurs de ces dents : il convient de consulter un dentiste avant que les déviations soient définitives. Une opération est d'autant plus nécessaire que ces chevauchements, en formant des culs-de-sac où s'accumulent les débris alimentaires, sont souvent l'origine de caries nombreuses. V. BROSSE° A DENTS et CURE-DENTS°.

Dentaire (Névralgie). — V. NÉVRALGIE.

Dentier et dents artificielles (*fig.* 191). — Le mot *dentier* s'applique plus particulièrement au remplacement de plusieurs dents par une série de dents artificielles montées sur une plaque en or, en celluloïd ou en caoutchouc vulcanisé, appareil qui s'adapte exactement aux mâchoires. Un dentier est *simple* lorsqu'il représente une seule des arcades, et *double* lorsqu'il remplace toutes les dents. On remplace, d'autre part, isolément, une ou deux dents.

COMPOSITION. On a employé les dents *humaines,* qui sont d'un long usage, les dents de *bestiaux,* qui sont très blanches, mais assez aisément attaquées par les acides, les dents d'*hippopotame,* qui s'altèrent rapidement, enfin et surtout les dents de *porcelaine,* qui sont presque uniquement en usage aujourd'hui, étant inaltérables. Elles sont formées, d'après Dechambre, de feldspath, de quartz, de kaolin, de titane et de borax.

FIXATION : 1° *Dent à pivot.* La dent artificielle est montée sur un pivot d'or, de platine ou de bois de noyer avec gaine d'or, qu'on introduit dans la racine de la dent naturelle, préalablement forée à cet effet. On n'emploie ce procédé que si la racine est saine, et pour les incisives et les canines de la mâchoire supérieure.

2° *Pièces à crochets.* Les dents artificielles sont soudées sur une plaque métallique (or, platine), ou de caoutchouc vulcanisé qu'on attache aux dents saines par des crochets de métal. La pièce s'enlève facilement.

3° *Pièces à pression atmosphérique.* Le dentier est fait d'après un moule pris sur la mâchoire et qui doit être d'une exactitude parfaite, de façon qu'une fois adapté, il se maintienne de lui-même.

HYGIÈNE SPÉCIALE. — Les dentiers sont très utiles à la santé générale ; leur usage suffit à guérir des gastralgies dues à une mauvaise mastication. Ils doivent être lavés au moins une fois par jour et ne pas être conservés la nuit, afin d'éviter qu'ils ne soient avalés.

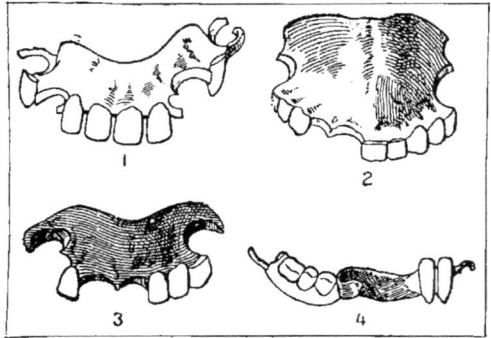

Fig. 191. — Dentiers :

1. Appareil de prothèse dentaire en or, avec plaque et crochets pour le maxillaire supérieur.
2. En celluloïd, sans crochets, adhérant par succion au palais.
3. En caoutchouc vulcanisé, avec crochets en caoutchouc, pour maxillaire supérieur.
4. Appareil mixte, or et caoutchouc, pour maxillaire inférieur.
Mod. du Dr Moreau-Marmont.

Dentifrices. — Substances employées pour l'hygiène des dents et le traitement de leurs maladies.

CONDITIONS GÉNÉRALES. Les dentifrices doivent : 1° neutraliser, suivant le cas, l'acidité ou, au contraire, l'excès d'alcalinité de la salive, en laissant prédominer, cependant, une légère alcalinité qui est la condition normale ; 2° ne pas contenir de miel, comme certains dentifrices mous, le sucre étant un agent destructif. Si le dentifrice est en poudre, celle-ci doit être impalpable, sous peine d'user l'émail et d'irriter la muqueuse des gencives. Les meilleurs dentifrices sont, du reste, ceux sous la forme liquide ; on peut les mêler en toute proportion avec l'eau, et leur action s'étend forcément à toute la *bouche*, et non, comme les poudres, à une portion restreinte des dents.

VARIÉTÉS : I. *Dentifrices alcalins*. L'eau dite *de Botot* est un alcoolé alcalin ; sa composition est la suivante : badiane, 1 gr. ; girofle,1 gr. ; cannelle,1 gr. ; crème de tartre. 0 gr. 50 ; essence de menthe, 0 gr. 50, et alcool à 80°,170 gr.

Le savon blanc légèrement parfumé est le meilleur dentifrice en cas d'acidité. Les gargarismes fréquents avec l'eau Perle de Vals n° 3 ou l'eau de Vichy (Célestins) sont également indiqués.

Contre le noircissement des dents, on peut employer le mélange suivant : poudre de borax, magnésie calcinée et craie précipitée, de chaque, 30 gr ; chlorate de potasse, 15 gr., et essence de menthe, 10 gouttes.

II. *Dentifrice antiseptique*. Acide thymique, 0 gr., 25 ; acide benzoïque, 2 gr. ; essence de menthe, 2 gr. ; essence de badiane, 1 gr. ; alcool à 80°, 120 gr. Employer une dizaine de gouttes dans un verre d'eau.

III. *Dentifrice acide*. Solution phéniquée : acide phénique, 0 gr., 25 ; essence de menthe, 0 gr., 25 ; eau, 250 gr. Mais employer de préférence la limonade au citron.

IV. *Dentifrice astringent*. Si les gencives saignent facilement, faire sur elles, deux ou trois fois par jour, des attouchements avec une brosse douce trempée dans un mélange à parties égales de quinquina, chlorate de potasse et bicarbonate de soude.

V. *Dentifrice calmant et cautérisant* (gouttes odontalgiques). Imbiber une boulette d'ouate qu'on placera dans la partie creuse de la dent avec une des solutions suivantes : acide phénique, 1 gr. ; chloroforme, 3 gr. ; — ou créosote, 4 gr. ; alcool, 4 gr. ; essence de menthe, 5 gouttes ; — ou encore : chloroforme, créosote et laudanum, de chaque, 2 gr., et teinture de benjoin, 10 gr. ; — ou encore : chlorhydrate de cocaïne, eugenol, menthol et alcool à 90°, de chaque, 0 gr., 25 (Brochard).

VI. *Dentifrice calmant simple*. Introduire dans l'*oreille* un tampon imbibé de : chlorhydrate de morphine, 0 gr., 05 ; chloroforme, 0 gr., 50 ; teinture de benjoin, 2 gr. ; teinture de digitale, 1 gr., et alcool, 3 gr.

Dentition. — Il existe deux dentitions : la première est temporaire, la seconde définitive.

Première dentition. — ÉPOQUE D'APPARITION (*fig. 192*). Les premières dents, dites

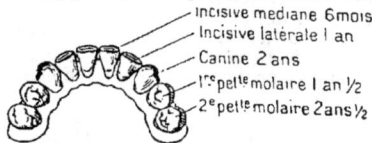

— Incisive médiane 6 mois
— Incisive latérale 1 an
— Canine 2 ans
— 1ʳᵉ petite molaire 1 an ½
— 2ᵉ petite molaire 2 ans ½

Fig. 192. — Première dentition.

de lait, apparaissent, une par une, à partir du sixième mois. L'enfant a, lorsqu'il atteint deux ans, un ensemble de 16 dents, qui, complétées alors par les 4 dernières molaires, constituent la première dentition, composée seulement de 20 dents.

ORDRE D'APPARITION.	ÉPOQUE D'APPARITION.
1° 4 incisives médianes	6 mois
2° 4 incisives latérales	1 an
3° 4 premières petites molaires	1 an 1/2
4° 4 canines	2 ans
5° 4 deuxièmes petites molaires	2 ans 1/2
20	

Accidents locaux. — SIGNES. Avant que ses dents soient devenues visibles pour d'autres yeux que ceux si complaisants des mères, le bébé mâchonne et salive abondamment. Il est énervé et dort mal. En regardant ses gencives, on ne constate cependant que bien peu de signes du travail dentaire qui s'opère à ce moment à l'intérieur de la mâchoire et qui est attesté seulement par la rougeur des joues (*feux de dents*).

TRAITEMENT. Pour aider ce travail, on peut tolérer l'emploi des anneaux d'ivoire, à condition de nettoyages fréquents ; mais on proscrira les hochets, dont les grelots se brisent et sont avalés par les bébés, et la racine de guimauve, bientôt imprégnée de toutes sortes de saletés. Si les gencives sont très tuméfiées, on doit faire, plusieurs fois dans la journée, des frictions douces avec un tampon d'ouate imbibé du mélange suivant, absolument sans danger :

Cocaïne	0 gr., 10
Saccharine	0 gr., 05
Glycérine	20 gr. »
Alcool de menthe	10 gᵗᵗᵉˢ

La cocaïne est un poison ; mais la quantité absorbée par la ouate est insignifiante.

D'autre part, une cuillerée à soupe d'eau de Vichy avant chaque tetée calmera la bouche, si elle est irritée.

L'incision de la gencive ne sera faite que dans de cas exceptionnels, et toujours par le médecin, une hémorragie très importante pouvant se produire chez les hémophiliques [*].

Contre l'énervement et l'insomnie, on donnera, de six à huit mois, 0 gr., 30 de bromure de potassium dans une cuillerée de lait sucré au moment du dernier repas du soir. Cette dose peut être doublée, en donnant la totalité le soir ou moitié matin et soir, mais on ne prolongera ce traitement que pendant 4 à 5 jours. Si l'excitation persistait et surtout s'accroissait, on donnerait, en outre, un lavement contenant : hydrate de chloral, 0 gr., 25 ; teinture de musc et teinture de valériane, 5 gouttes pour 30 gr. d'eau. Pour l'hygiène des dents, V. DENTS.

Complications. — Les enfants ont à supporter souvent, pendant cette période, certaines complications qui varient suivant leur constitution : *diarrhée, toux, éruptions*, parmi lesquelles la *gourme* (V. ECZÉMA) est particulièrement à redouter. Hâtons-nous de rassurer les mères en leur disant que, si cette affection est très pénible, l'enlaidissement qu'elle produit est exclusivement temporaire ; la peau redevient complètement belle après guérison.

On constate souvent aussi, au moment de la dentition, la présence des *ganglions* au-dessous du cou. Lorsqu'ils sont très petits et durs, il n'y a pas à s'en préoccuper : c'est là un phénomène normal, résultant du travail de la gencive ; mais il faut les surveiller dès qu'ils grossissent et ont tendance à se ramollir. La suppuration entraînerait ces vilaines traces si justement redoutées des mères, car elles attestent un certain degré de scrofule, c'est-à-dire d'une affection qui a les plus grands liens de parenté avec la phtisie.

Quelques enfants ont aussi, au moment de la dentition, de la *conjonctivite* ou un *écoulement d'oreilles*.

RÉGIME ET TRAITEMENTS DES COMPLICATIONS DE LA DENTITION. Certaines mères s'effrayent à l'excès au moment de ces incidents ; d'autres, au contraire, attribuent tous les troubles de la première enfance à la dentition, et, convaincues que la complication disparaîtra en même temps que la cause, attendent sans s'inquiéter la sortie de la dent.

La vérité est que l'enfant a besoin, surtout pendant cette période, d'un régime sévère. La régularité absolue des heures pour l'alimentation, le retour au lait comme unique nourriture, la modération dans la quantité de lait, la quotidienneté des bains s'imposent alors d'une façon toute particulière. Il est inutile de dire que chaque complication, diarrhée, bronchite, éruption, nécessitera le traitement spécial et qu'il ne suffit pas, pour les guérir, de répéter doctement : « C'est la dentition, c'est la dentition, » en attendant que la nature se charge de tout réparer. On ne devra pas s'étonner cependant que, dans ces circonstances, la fièvre soit beaucoup plus élevée que la lésion observée ne le comporterait. Il arrive même à certains enfants d'avoir pendant une journée ou deux une fièvre assez forte, sans autre signe que la dentition pour l'expliquer.

Les *convulsions*, ces accidents si effrayants pour tous, ne se produisent heureusement que très rarement au cours de la dentition. Elles n'apparaissent d'ordinaire que lorsqu'à une dentition difficile vient s'ajouter une des complications dont il a été déjà question, notamment des troubles digestifs (constipation ou diarrhée).

HYGIÈNE PRÉVENTIVE DES ALTÉRATIONS DES DENTS DE LAIT. *Ne pas soigner les dents* de lait sous prétexte « qu'elles doivent tomber » est une absurdité. Les résultats de cette négligence sont d'abord des douleurs et des troubles digestifs, plus tard des déviations des dents permanentes (V. DENTS [maladies et déviations]).

II. **Deuxième dentition** (*fig.* 193 et 194). ÉPOQUE D'APPARITION. — La seconde dentition

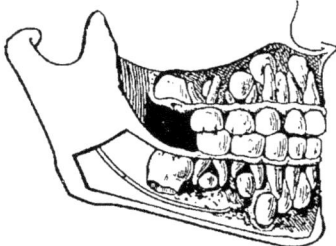

Fig. 193. — Coupe des mâchoires montrant le travail de la deuxième dentition.

commence à sept ans ; elle comprend 20 dents de remplacement et 12 nouvelles, qui se placent dans des points inoccupés jusque-là. Les dents définitives évoluent à côté des dents de lait et les poussent au dehors, à mesure qu'elles se développent.

ORDRE D'APPARITION.	ÉPOQUE D'APPARITION.
NOUVELLES	
4 premières grosses molaires	7 ans
(dents de sept ans)	
DENTS REMPLAÇANT DES DENTS DE LAIT	
4 incisives médianes	7 ans
4 incisives latérales	9 ans
4 premières petites molaires	10 ans
4 deuxièmes petites molaires	11 ans
4 canines	12 ans
NOUVELLES	
4 deuxièmes grosses molaires	13 ans
4 troisièmes grosses molaires	20 à 30 ans
(dents de sagesse.)	
32	

Accidents locaux. — SIGNES. Ils sont assez rares et consistent dans un peu de gingivite, notamment au moment de l'apparition de la

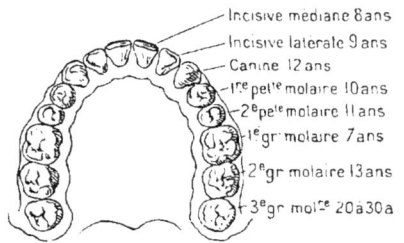

Fig. 194. — Deuxième dentition.

dent de sept ans. Pour les soins à prendre au moment de la chute des dents de lait, voir DENTS. On observe dans certains cas, pendant cette période, un mouvement fébrile, une grande fatigue et même quelques éruptions ; mais ce sont plutôt là des troubles généraux de croissance. V. CROISSANCE.

Enfin, il est très fréquent que la mâchoire n'ait pas le développement nécessaire pour recevoir toutes les dents, et on ne peut les empêcher de chevaucher les unes sur les autres que par l'extraction d'une ou plusieurs dents définitives.

Dépilatoires. — Préparations caustiques, destinées à faire disparaître les poils par irritation de la peau. Leur action est fatalement temporaire, le poil étant simplement supprimé au moment où il émerge au dehors.

La plus connue est la *rusma* des Orientaux, formée de chaux vive, 40 gr., orpiment (c'est-à-dire sulfure d'arsenic), 5 gr., pulvérisés avec des blancs d'œufs et de la lessive des savonniers.

La poudre de Laforêt contient de l'orpiment, du mercure, du protoxyde de plomb ; la poudre Baudet, de la chaux vive et du sulfure de soude.

Toutes ces préparations contiennent des substances corrosives ou toxiques, qui doivent être maniées avec une grande prudence sous peine de *brûlure* et d'*empoisonnement*.

Dépilation électrique. Elle a donné de bons résultats. Elle se fait par l'application du pôle négatif d'un courant continu sur la racine de chaque poil. Son avantage est de provoquer une destruction définitive, mais elle est lente et assez pénible.

Dépuratifs.

— Médicaments qui enlèvent au sang les principes nuisibles à la santé et les font rejeter au dehors par la peau (V. DIAPHORÉTIQUES), par les reins (V. DIURÉTIQUES), par l'intestin (V. PURGATIFS). Ces matières nuisibles sont souvent des ptomaïnes et des toxines.

Dérivatifs.

— V. RÉVULSIFS.

Dermalgie ou dermatalgie

(du grec *derma*, peau. et *algos*, douleur). — Douleur superficielle de la peau, localisée ordinairement à une petite surface (tête, membres inférieurs), mais pouvant s'étendre à tout le corps.

CAUSES. Maladies de la moelle épinière, hystérie, goutte, rhumatisme.

TRAITEMENT. Massage, hydrothérapie.

Dermatose.

— Synonyme de *maladie de la peau* *.

Derme.

— Partie int. de la peau *.

Dermoïde

(Kyste). — Tumeur contenant des parties constituantes de la peau : poils, dents, ongles.

CAUSES. Ces kystes sont ordinairement produits par l'invagination d'un repli de la peau, au cours du développement du fœtus. Leur siège habituel est le cou, l'angle des sourcils ; mais ils peuvent exister dans toute autre région.

TRAITEMENT. Extirpation chirurgicale.

Désaltérants.

— V. SOIF.

Descente.

— V. HERNIE, MATRICE et RECTUM.

Désinfectant.

— Au sens banal du mot, un *désinfectant* est une substance capable de supprimer une odeur désagréable, ou tout au moins de la masquer ; mais, au point de vue médical, ce mot est synonyme d'antiseptique, de destructeur de microbes et, plus spécialement, de ceux qui sont répandus sur les objets ayant été en contact avec un malade contagieux.

VARIÉTÉS. Un désinfectant peut, dans ces conditions, n'avoir aucune odeur (sublimé). Le meilleur désinfectant est le soleil (V. ce mot). Les principales substances chimiques désinfectantes sont le gaz acide sulfureux et les vapeurs de formol, le gaz ozone, les solutions de sublimé, de sulfate de cuivre*, de chlorure de chaux*, de lait* de chaux, d'acide phénique*, de savon, d'eau oxygénée. V. aussi ANTISEPTIQUES, et à l'*Appendice*.

Désinfection.

— Ensemble de mesures à prendre pour empêcher la propagation des maladies contagieuses. Les procédés faciles à mettre en pratique par tout le monde ont été indiqués au mot CONTAGIEUSES (Maladies) ; la désinfection a été rendue obligatoire en fait pour les maladies dont les médecins doivent faire la déclaration (V. ce mot) à la préfecture.

Service de la désinfection à Paris.

— AU COURS DE LA MALADIE. La désinfection est opérée par un service spécial qui emporte dans des sacs (*fig.* 195) les linges et effets souillés et les rapporte le lendemain, ou, dans certains cas, le même jour, après passage à l'étuve. Ce transport peut être opéré, sur la demande de la famille, à des intervalles déterminés. Un sac est laissé pour être rempli de linge sali.

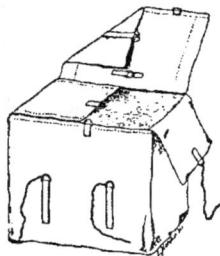

INNOCUITÉ DE LA DÉSINFECTION POUR LES OBJETS. On a pu voir dans le pavillon de la ville de Paris, à l'Exposition universelle,

Fig. 195. — Sac-enveloppe, en usage dans le service de la désinfection de Paris.

des échantillons comparatifs d'étoffes neuves et après désinfection, qui démontrent d'une façon catégorique l'absence de toute détérioration des objets, non seulement au point de vue du tissu, mais de la coloration de ce tissu.

DÉSINFECTION DANS LES APPARTEMENTS. La désinfection des appartements se fait à l'aide de désinfecteurs portatifs (*fig.* 196) avec lesquels l'employé pulvérise un liquide antiseptique (1 gr. de sublimé et 2 gr. de sel marin par litre d'eau) sur toutes les parois de la chambre et sur tous les meubles. Les glaces et leurs cadres, les tableaux, les objets d'art sont frottés avec des chiffons légèrement imbibés d'une solution de crésyl.

Les agents désinfecteurs doivent porter les ongles courts, avoir la barbe coupée, les cheveux ras ; ils revêtent, pour leur travail, un costume composé : 1° d'un *bourgeron* et d'un *pantalon* de toile, à *coulisses*, de façon à pouvoir être serrés au collet, à la taille, aux poignets et à la partie inférieure des jambes ; 2° d'un *calot* couvre-nuque et couvre-front ; 3° de *chaussures* spéciales.

Lorsque la désinfection est terminée, les agents se placent l'un après l'autre devant le pulvérisateur et lavent leur vêtement, leur chaussure (dessus et dessous), enfin leur figure et leurs mains avec la solution ; puis, après avoir descendu dans les voitures les sacs contenant la literie, les tapis, les vêtements qui sont destinés à l'étuve, ils enlèvent leur costume de travail et l'enferment dans un sac spécial, qu'ils emportent avec eux. Une liste des objets à désinfecter est laissée au désinfecté, qui peut ainsi faire le contrôle au retour de l'étuve.

Le service de la désinfection est gratuit

ainsi que les établissements charitables privés, les chambres d'hôtels garnis. La taxe est seulement de 5 francs pour les chambres de domestiques ou d'ouvriers logés chez leurs

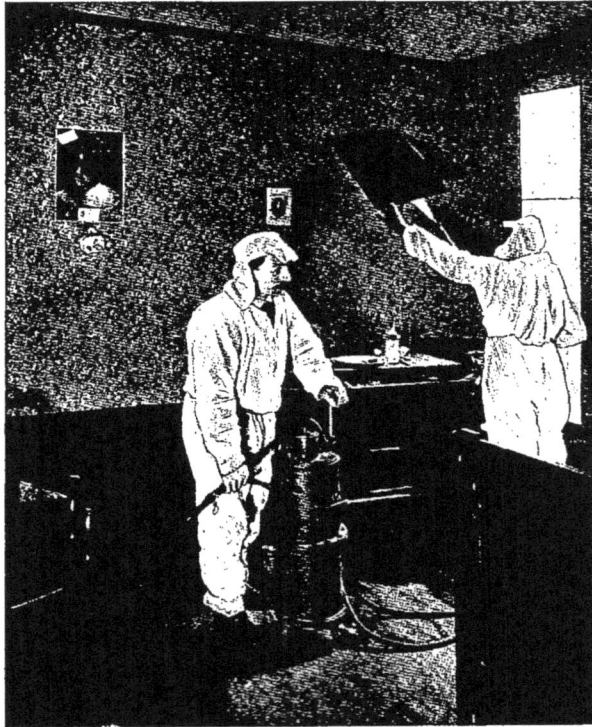

Fig. 196. — Désinfection à domicile, à Paris. — (Extrait de la *Rev. Univ.*, 1901, n° 21.)

pour les logements au-dessous de 500 francs et payant pour les autres.

Le tarif est proportionnel à la valeur locative de l'ensemble des locaux d'habitation dont dépend la pièce occupée par le malade et à raison de 1 franc p. 100 de la valeur locative. Toutefois si la taxe à percevoir en vertu de ce tarif dépasse 30 francs par pièce soumise à la désinfection, elle est réduite d'office à ce maximum (art. 1 de l'arrêté du 19 octobre 1910), sans que la somme totale puisse dépasser cependant 1 p. 100 du montant du loyer annuel. Toutes les désinfections faites au cours d'une maladie sont comptées pour une *seule* opération, à la condition que ces désinfections se succèdent à des intervalles de durée ne dépassant pas six mois (art. 9).

Les établissements publics ne payent rien

patrons et pour les objets provenant de locaux non soumis à la contribution mobilière.

Le produit de la taxe est évalué à 50 000 fr. ; elle répond au sixième seulement de la dépense.

Désinfection a l'étuve. Les sacs apportés par les voitures sont ouverts dans la salle précédant l'étuve ; ceux souillés de sang, de pus ou de matières fécales sont brossés et rincés ; puis les objets, enveloppés d'une bâche en toile, sont étendus sur une claie placée sur un chariot ; on superpose ainsi plusieurs couches, toutes isolées par des bâches, et, lorsque la charge est complète, le chariot est roulé dans l'étuve.

La désinfection se fait en trois temps : cinq minutes d'introduction de vapeur à la pression de 7/10 d'atmosphère, à deux reprises séparées par une détente d'une minute. Ce temps terminé, le chariot est attiré dans une pièce placée de l'autre côté de l'étuve et dans laquelle des agents différents le déchargent, étirent les pièces d'étoffe, les secouent à l'air pendant cinq minutes, puis les étendent sur des claies. Les sacs dans lesquels se fait le transport des étuves municipales au domicile du désinfecté sont, naturellement, exclusivement réservés aux objets désinfectés.

Moyen d'obtenir la désinfection. Il suffit de faire une demande au préfet de la Seine, avenue Victoria, 5. Les stations de désinfection sont au nombre de quatre : rue des Récollets, 6 ; rue du Château-des-Rentiers, 71 ; rue de Chaligny, 21, et rue de Stendhal, 1.

Désinfection par l'industrie privée et par les particuliers. — La désinfection peut être opérée par l'industrie privée, et il existe actuellement des maisons qui se sont spécialisées pour ce travail. Elles opèrent avec un matériel agréé par le ministre de l'Intérieur, le plus souvent avec des appareils dégageant des vapeurs de formol (v. à l'*Appendice*). Une surveillance est exercée sur ces maisons par la Préfecture de police.

D'autre part chaque personne peut opérer elle-même sa désinfection avec des appareils simples et peu coûteux comme le fumigator (v. à l'*Appendice*). En province la situation est plus délicate, la surveillance des désinfections étant plus théorique que réelle. Il y a là un grave danger pour la santé publique, les personnes qui s'adressent à certaines maisons de désinfection jouissant d'une fausse sécurité. Le public peut même, par suite d'une confusion, considérer la désinfection comme mieux faite par l'industrie que par le service officiel : celui-ci, en effet, désinfecte et ne blanchit pas, alors que l'industrie blanchit toujours, même si elle ne désinfecte pas. V. aussi à l'*Appendice*.

Désinfection en banlieue et en province. — Elle est opérée à l'aide d'une étuve

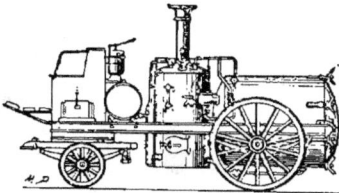

Fig. 197. — Étuve locomobile pour désinfection.

mobile (*fig.* 197), qu'on transporte dans la localité où il existe une épidémie.

Désinfection des instruments de chirurgie. — Faire passer l'instrument dans une flamme d'alcool.

Désodorisation. — Action d'enlever les mauvaises odeurs sur le malade lui-même ou dans son logement.

1° DÉSODORISATION DES MALADES. S'il s'agit de l'odeur de l'*urine* à la suite d'incontinence, il suffit de faire prendre aux malades, trois fois par jour, 10 gouttes d'essence de térébenthine. Si l'odeur provient de *sécrétions cutanées*, on emploiera des grands bains dans lesquels on versera 3 à 4 gr. de permanganate de potasse.

2° DÉSODORISATION DES CHAMBRES DE MALADES. Aérer, le plus souvent possible, la pièce, soit, s'il est possible, en ouvrant ses fenêtres, notamment à l'heure du soleil, soit en la faisant communiquer avec une chambre voisine, qui aura elle-même été aérée. Faire du feu dans la cheminée, qu'on aura soin, en tout cas, de laisser ouverte. Enlèvement de tout ce qui peut répandre une mauvaise odeur dans les pièces. Emploi d'eau de Cologne, de liquides antiseptiques odorants (thymol, vinaigre de Pennès). Ces liquides parfumés peuvent être employés pour modifier l'odeur de la pièce, mais ils ne sauraient, en aucun cas, suppléer à l'aération : ils masquent plutôt l'odeur qu'ils ne la font disparaître et n'en suppriment qu'en partie la cause.

Desquamation (du latin *de*, et *squama*, écaille). — Chute de la partie superficielle de l'épiderme. Elle s'effectue, à l'état normal, d'une façon continue et invisible, à cause de la petitesse des fragments, mais devient visible au contraire après les fièvres éruptives, notamment la scarlatine, et au cours de maladies de la peau (pityriasis, psoriasis, ichtyose). Les écailles d'épiderme sont un élément certain de contagion pour les fièvres éruptives.

Détatouage. — Action d'enlever sur la peau les traces d'un tatouage.

Le Dr Brunet a indiqué le procédé suivant : 1° laver à l'éther, au savon, puis au sublimé (1/1 000 gr. d'eau) la partie tatouée ; 2° l'anesthésier par des injections de cocaïne ; 3° entourer la surface avec des bandes de diachylon et appliquer pendant 10 à 15 minutes, un tampon d'ouate imbibé d'ammoniaque ; 4° enlever avec une pince l'épiderme soulevé et frotter vigoureusement alors le dessin avec un crayon de nitrate d'argent ; 5° panser avec de l'eau salée, qui neutralise l'excès de nitrate. Après quelques jours, il se forme une escarre, noirâtre, qui tombe en laissant une plaie qu'on panse à l'iodoforme.

Déviation de la taille. — V. COLONNE* VERTÉBRALE.

Diabète (du grec *diabétés*, qui passe à travers, sous-entendu le « rein »). — On donne le nom de *diabète* à l'état d'un individu dont les urines contiennent du sucre (substance qui, à l'état de santé, ne doit pas s'y trouver), et qui présente les symptômes étudiés plus loin. Le mot *glycosurie* exprime, au contraire, la présence du sucre dans l'urine, sans qu'il y ait nécessairement pour cela constitution d'une maladie.

CAUSES. L'hérédité a une grande influence sur l'apparition du diabète : l'ascendant a été atteint du diabète ou d'une des autres maladies du groupe dit *arthritique* (rhumatisme, gravelle, coliques hépatiques, obésité) ou d'une *affection nerveuse* (hystérie, épilepsie, paralysie générale, folie). L'alcoolisme contribue grandement à accroître la gravité du diabète.

SIGNES. Il est fort important de connaître les premiers symptômes de cette maladie, car, pour la guérir, ou du moins pour en atténuer les inconvénients, il est nécessaire de suivre un régime et un genre de vie spéciaux. Or la période pendant laquelle la maladie évolue silencieusement est assez longue.

Le signe le plus caractéristique est une soif vive poussant l'individu à boire à toutes les heures de la journée, et ayant pour conséquence des urines très abondantes. Mais, souvent, la soif n'est pas assez exagérée pour appeler l'attention, et les symptômes *révélateurs* sont tout autres : une inflammation chronique des gencives qui sont ramollies et saignent facilement, la sécheresse de la bouche, la chute des dents, des démangeaisons persistantes sans éruption explicative, ou, au contraire, de l'eczéma, des furoncles (clous *) se reproduisant à plusieurs reprises, l'affaiblissement de la vue, l'obligation, chez un homme jeune, d'éloigner de plus en plus le livre qu'il lit (presbytie prématurée).

On observe aussi des troubles nerveux : perte de force sans cause apparente, lassitude générale, crampes, douleurs névralgiques, diminution de la mémoire, tendance au sommeil, inaptitude au travail.

D'autre part, la présence du sucre est quelquefois révélée par l'existence de taches blanchâtres sur le pantalon, taches sur lesquelles les mouches viennent s'arrêter.

Enfin, dans certains cas, le malade, sans le savoir, s'inquiète de chutes fréquentes, dont il ne s'explique pas la cause.

Pour l'analyse des urines, V. URINE.

COMPLICATIONS. Albuminurie, gangrène locale, pneumonie.

MODE DE VIE. Pour qu'un diabétique guérisse ou tout au moins vive avec sa maladie sans en souffrir, il faut qu'*il le veuille*. On peut vivre trente ans et plus avec un diabète, à condition de suivre une bonne hygiène, dont voici les règles :

Se lever et se coucher de bonne heure. Eviter les émotions, les fatigues intellectuelles, sans tomber dans l'excès contraire, l'individu devant être assez occupé pour ne pas songer continuellement à sa maladie. Se frictionner tout le corps le matin avec un gant de crin, le soir avec une flanelle imbibée d'eau de Cologne ; prendre fréquemment des bains et employer des douches froides et chaudes pendant des périodes de quinze jours suivies d'un repos égal. Ces pratiques activeront le fonctionnement de la peau et préviendront les inoculations qui produisent des éruptions.

Faire quotidiennement un exercice suffisant au grand air, mais sans exagération, le diabétique se fatiguant vite et les refroidissements étant dangereux pour lui. Les exercices à préférer sont les jeux de plein air, la chasse, la bicyclette à allure modérée, le jardinage.

Veiller à la propreté des dents, se les laver souvent et avoir soin de se gargariser après les repas.

RÉGIME ALIMENTAIRE. Le diabétique excrète du sucre dans ses urines pour deux raisons : 1° il se forme dans son organisme une quantité excessive de sucre ; 2° cet organisme consomme une quantité de sucre inférieure à la normale.

Le résultat de cette constatation doit être de diminuer dans l'alimentation du diabétique la proportion de sucre ou de matières transformables en sucre, dites matières hydrocarbonées (amidon, fécule, alcool), mais il serait imprudent de supprimer complètement ces matières ; la chose est, du reste, impossible en fait, presque tous les aliments contenant une certaine proportion d'hydrocarbonés. On doit même se garder de compenser la suppression des aliments amidonnés, comme le pain, par une trop forte absorption de viande, car la conséquence de cet abus serait une augmentation du sucre dans l'urine ; on peut, au contraire, user largement des graisses.

La diminution des aliments hydrocarbonés a non seulement l'avantage de restreindre la quantité de sucre dans l'organisme pendant que le malade est soumis à ce rationnement, mais elle fait mieux tolérer ces aliments pendant un certain temps, après qu'on a recommencé à en prendre.

Le type des aliments hydrocarbonés est le pain, dont la quantité variera avec l'aptitude de chaque individu à transformer complètement cet aliment, aptitude que des analyses journalières de l'urine permettent seules de fixer. La plupart des médecins n'autorisent que la croûte ; le Dʳ Lépine, de Lyon, conseille, au contraire, l'usage exclusif de la mie, « parce que, sous le même volume, elle contient moins de féculent et que les malades sont bien moins portés à dépasser la dose permise, la mie n'étant pas généralement appétissante. Enfin, les gencives s'en trouvent mieux ».

Les pommes de terre étaient proscrites autrefois de l'alimentation des diabétiques ; le Dʳ Mossi semble avoir démontré qu'elles peuvent, au contraire, être permises (v. POMME DE TERRE).

Les fruits, exception faite de ceux très sucrés, comme certaines cerises et le raisin, contiennent 6 à 12 fois moins de sucre que les légumes verts, et ce sucre est en grande partie de la lévulose, que les diabétiques assimilent assez bien. Le diabétique, afin de varier son régime, peut donc prendre des fruits, notamment des abricots, des pêches, des oranges peu mûres. Enfin, il pourra faire largement usage des fruits cuits en prenant la précaution de jeter l'eau dans laquelle ils ont bouilli, quitte à leur rendre un peu de goût sucré par l'emploi de la saccharine. Le lait rend de grands services aux diabétiques albuminuriques. Pour les autres, on devra étudier leur aptitude à transformer la lactose (sucre spécial du lait) et, au besoin, employer le lait privé de sucre par la fermentation, comme le képhyr et le koumys.

Quant aux boissons alcooliques, celles qui sont très sucrées, comme le champagne, le vermout, ou contiennent beaucoup d'hydrocarbonés, comme la bière, le cidre, doivent être proscrites. Toutes les boissons alcooliques sont, du reste, dangereuses, si elles ne sont pas prises à doses extrêmement modérées et très étendues d'eau.

MÉDICAMENTS. Levure de bière, 1 à 2 cuillerées à café ; antipyrine, 1 à 3 gr. ; cacodylate de soude, 0gr.,05 ; arséniate de soude, 0gr.,005, en alternant ces médicaments, qu'on prendra chacun pendant une huitaine de jours.

EAUX MINÉRALES. Diabète avec obésité : Vichy, Carlsbad ; avec anémie dépressive : Capvern ; avec anémie surexcitante : Evian ; avec dyspepsie : Contrexéville ; avec lymphatisme : La Bourboule.

Diachylon ou diachylum

(du grec *dia*, avec, et *chulos*, suc). — Emplâtre résolutif et surtout agglutinatif.

Composé d'axonge, d'oxyde de plomb, d'huile d'olive, de cire, de térébenthine, de poix blanche et de gommes-résines. Ordinairement cet emplâtre est appliqué sur une toile fine et constitue alors le *sparadrap* adhésif. Pour faire adhérer, passer le diachylon sur une assiette légèrement humectée de benzine. Pour l'enlever, passer sur les bords un tampon de coton imbibé de benzine.

Diacode

(Sirop) [du grec *dia*, avec, et *kôdia*, tête de pavot]. — Sirop d'opium. V. OPIUM.

Diagnostic

(du grec *diagnôsis*, discernement). — Distinction à faire par le médecin entre les diverses affections dont le malade présente certains symptômes ; analyse par suite des analogies et des dissemblances caractéristiques.

Diaphorèse

(du grec *diaphorèsis*, sécrétion cutanée). — Transpiration abondante.

Diaphorétiques.

— Médicaments qui produisent la diaphorèse. V. SUDORIFIQUES.

Diaphragmatique

(Pleurésie). — V. POITRINE (maladies).

Diaphragme

(du grec *dia*, entre, et *phragma*, cloison). — Muscle placé transversalement entre la poitrine et le ventre. Il joue un grand rôle dans la respiration. (V. figure générale au mot CORPS.)

Diarrhée.

— Expulsion de matières fécales liquides ou demi-liquides, accompagnée ou non de fièvre et de douleurs (coliques). V. INTESTIN (ENTÉRITE), CHOLÉRA, DYSENTERIE, FIÈVRE TYPHOÏDE.

Diarrhéiques (Anti-).

— Médicaments curatifs de la diarrhée : astringents, bismuth,

chaux, coing, corne* de cerf, diascordium, lait, opiacés, naphtol, riz, tanin.

Diascordium

(du grec *dia*, avec, et de *scordium*). — Le diascordium est un électuaire, c'est-à-dire une ancienne préparation contenant un très grand nombre de substances (feuilles de scordium, fleurs de roses, racine de gentiane, bistorte, gommes, vin, résines, etc.), dont l'action astringente est due à ces divers médicaments, mais surtout à l'extrait d'*opium* qui en fait partie, dans la proportion de 0,006 par gramme. Dose, de 1 à 4 gr. dans les diarrhées.

Diastase.

— Poudre blanche azotée, soluble dans l'eau, insoluble dans l'alcool, qu'on extrait de l'orge, de l'avoine, du blé, des pommes de terre, au moment de la germination, et qui a la propriété de transformer l'amidon en dextrine, laquelle se transforme elle-même en sucre. La salive contient de la diastase, et on emploie cette substance comme médicament lorsque les matières amidonnées ne sont pas suffisamment digérées. V. MALTINE.

Diathèse

(du grec *diathésis*, constitution). — Disposition générale de l'organisme qui produit chez l'individu des affections diverses ayant une origine commune. Ex. : diathèse urique*, diathèse arthritique*, lymphatique*.

Diète

(du grec *diaita*, régime). — Tantôt le mot *diète* est synonyme d'abstinence .on a coutume de dire alors *diète absolue*); tantôt il signifie seulement régime exclusif : *diète lactée*. La diète absolue est rarement prescrite actuellement.

Digestibilité.

— Durée de la transformation des aliments en substances assimilables. Les aliments qui ne subissent pas une partie au moins de leur transformation dans l'estomac (graisses, chair de crustacés) sont *lourds;* il en est de même de ceux qui ne l'opèrent que très lentement parce qu'ils n'ont pas été suffisamment divisés. Il n'existe pas de rapport nécessaire entre la digestibilité d'un aliment et son pouvoir nutritif.

TABLEAU DE LA DIGESTIBILITÉ (d'après Beaumont) :

1 h. »».	Riz bouilli, pieds de porc, tripes marinées et bouillies.
1 h. 30.	Œufs crus, truites et saumons frais, soupes au gruau.
1 h. 45.	Cervelles bouillies.
2 h. »».	Tapioca, foie de bœuf grillé.
2 h. 15.	Lait cru, œufs frais cuits à la coque.
2 h. 30.	Dinde, oie sauvage rôties ; haricots, navets bouillis ; pommes de terre frites, gâteaux bien cuits.

2 h. 45. Poulet fricassé, tarte au four, bœuf bouilli.

3 h. ". Huîtres fraîches, bifteck, mouton grillé, soupe aux légumes.

3 h. 15. Côtelettes de porc grillées, mouton rôti, pain cuit au four, carottes bouillies, saucisses grillées.

3 h. 30. Poisson frit, bœuf rôti, fromages, pain frais, pommes de terre bouillies, œufs frits et durs.

4 h. ". Saumon rôti, bœuf frit, poule bouillie, canard rôti.

4 h. 15. Porc frit, bœuf salé.

4 h. 30. Veau frit.

5 h. 15. Porc entrelardé rôti.

PROCÉDÉS POUR ACCROÎTRE LA DIGESTIBILITÉ. 1° Couper les aliments en très petits fragments, réduire en purée tous les légumes, cuire très peu les viandes rouges, beaucoup les viandes blanches, les légumes ; 2° prendre des digestifs.

Digestif (Onguent) pour les plaies.

VARIÉTÉS. *Digestif simple :*

Térébenthine,	2 gr.
Jaune d'œuf,	1 gr.
Huile d'olive,	90 gr.

Le *digestif animé* est un mélange de digestif simple et de styrax. On employait aussi autrefois un digestif mercuriel.

Digestifs alimentaires. — Médicaments aidant la digestion.

VARIÉTÉS. Les uns sont destinés à augmenter les principes actifs des sucs digestifs : diastase, pancréatine, pepsine, acide chlorhydrique, papaïne. D'autres ont pour but d'exciter simplement la sécrétion de ces sucs (amers, strychnine), de la modifier (bicarbonate de soude *), de hâter leur travail (boissons chaudes, fleurs de camomille *, fruits d'anis *).

Digestion et absorption. —

La digestion est l'ensemble des modifications que subissent les aliments pour se transformer en un liquide qui passe dans le sang afin de le renouveler. Une partie seulement des aliments est digérée ; le reste, n'étant pas transformable, est expulsé par l'ouverture inférieure du tube digestif.

Disposition générale de l'appareil de la digestion et de l'absorption (1).

— L'appareil digestif se compose : 1° d'un tube d'une longueur de 11 mètres environ ; 2° de glandes qui versent dans ce tube des liquides qui liquéfient et transforment les aliments de façon à leur permettre de pénétrer dans les vaisseaux absorbants ; 3° desdits vaisseaux.

1° TUBE DIGESTIF (*fig.* 198 et 199). Il commence à la bouche, où les aliments sont divisés par les dents et poussés en arrière par la langue, se rétrécit au niveau de l'isthme du

(1) On ne trouvera ici qu'une idée d'ensemble des différentes parties de l'appareil digestif ; pour les détails, se reporter aux mots en italiques.

gosier (piliers du voile du palais), puis est constitué par un carrefour, le *pharynx*, dans lequel aboutissent : a\ en avant et en haut, les ouvertures postérieures des fosses nasales (d'où la possibilité de nourrir un malade avec un tube passant par le nez) ; b\ en avant et en bas, l'ouverture du larynx, partie supé-

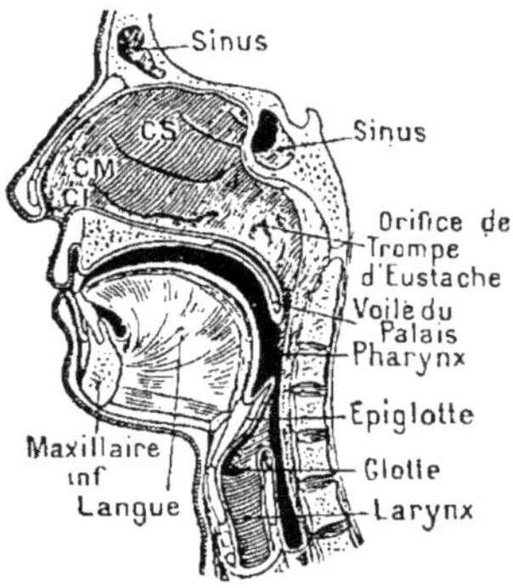

Fig. 198.
Coupe verticale de la face et du cou,
destinée à montrer comment s'opère la déglutition.

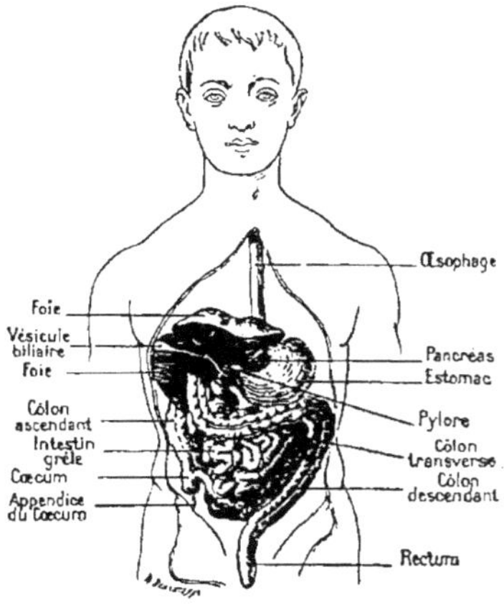

Fig. 199. — Appareil digestif.

rieure de l'appareil respiratoire, qui, au moment du passage des aliments, doit être fermée par une membrane, l'épiglotte. (Lorsqu'on parle en mangeant, l'épiglotte n'obture pas le larynx, et les aliments peuvent s'y introduire.)

Le pharynx se continue par l'œsophage, long tube qui descend le long de la colonne vertébrale et traverse le diaphragme pour aboutir à l'estomac, vaste poche en forme de cornemuse fermée à la partie supérieure par le cardia, à la partie inférieure par le pylore, qui le sépare de l'*intestin* grêle. Cette portion du tube digestif est de nouveau rétrécie, mais très longue (8 mètres); aussi, pour se loger dans le ventre, doit-elle se replier un grand nombre de fois sur elle-même (circonvolutions intestinales), jusqu'au point où l'intestin grêle va s'aboucher presque à angle droit dans un tube beaucoup plus vaste, le *gros intestin*. Celui-ci forme une sorte de cadre au petit intestin; il se dirige, en effet, d'abord de bas en haut dans la partie droite du ventre, puis transversalement au-dessous de l'estomac, et, enfin, descend à gauche du ventre pour s'ouvrir à la partie inférieure du dos par un orifice appelé *anus*.

2° GLANDES DIGESTIVES. Les glandes diges-

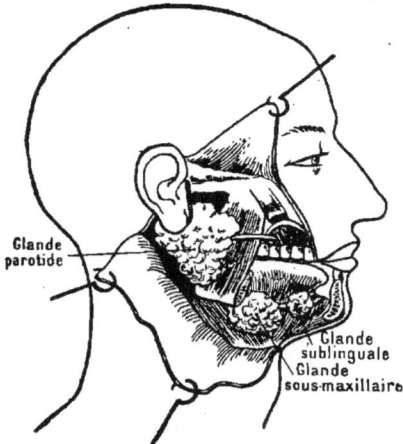

Fig. 200. — Glandes salivaires.

tives sont : *a*) dans la bouche, les glandes *salivaires* (*fig.* 200), qui sécrètent la salive destinée à transformer les matières amylacées (type pain), en sucre assimilable (glucose); *b*) dans l'estomac, les glandes *gastriques*, qui sécrètent le suc gastrique, lequel transforme les matières albuminoïdes (viandes, œufs, poissons) en un liquide absorbable, la peptone; *c*) en arrière de l'estomac, la glande *pancréas* (*fig.* 201), dont le

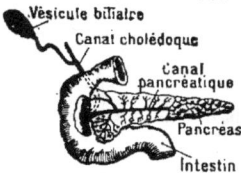

Fig. 201.
Glande pancréas et Coupe de l'intestin,

montrant l'embouchure du canal de cette glande et du canal de la bile qui vient du foie.

suc pancréatique versé dans la première partie de l'intestin grêle par un canal spécial possède à la fois les qualités digestives des **deux** sortes de glandes précédentes et, en outre,

réduit, les corps gras en particules si fines qu'elles peuvent être absorbées ; *d*) à droite de l'estomac, le *foie* (*fig.* 199 et 201; v. aussi FOIE), qui fabrique la bile, qu'un canal amène dans l'intestin, près de l'ouverture du canal pan-

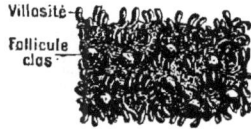

Fig. 202.
Surface interne de l'intestin (très grossie),

montrant les villosités de l'intestin par lesquelles s'opère l'absorption du produit de la digestion.

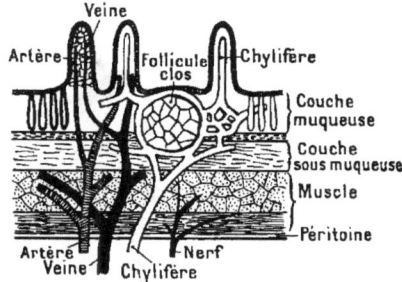

Fig. 203. — Coupe de l'intestin (très grossie),

montrant les villosités et les vaisseaux lymphatiques et veineux de l'absorption.

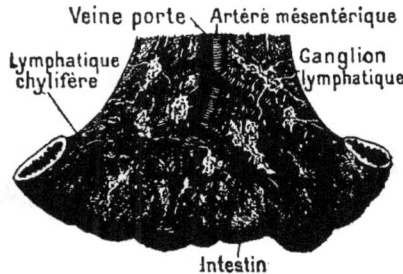

Fig. 204. — Anse intestinale, avec les vaisseaux lymphatiques et sanguins qui en partent, remplis des produits de la digestion.

créatique et dont le rôle consiste à favoriser l'absorption des graisses ; *e*) dans les parois de l'intestin grêle lui-même, les glandes *intestinales*, dont la sécrétion, suc intestinal, transforme les albuminoïdes en peptone, change les matières amidonnées en glucose et rend assimilable le sucre ordinaire, en le dédoublant.

3° VAISSEAUX DE L'ABSORPTION. Les parois de l'estomac contiennent de nombreux capillaires sanguins, qui absorbent une grande partie des boissons et une petite quantité des peptones; mais l'absorption s'effectue principalement dans les *villosités* de l'intestin (*fig.* 202 et 203), sortes de petites bosselures de 1 millim. environ de longueur, dans lesquelles se trouvent un capillaire et un réseau de vaisseaux blanchâtres, d'abord très petits, qui aboutissent à un vaisseau central, le chylifère. Celui-ci se réunit à d'autres (*fig.* 204) pour aller constituer le canal commun de tous les lymphatiques, le canal thoracique, lequel va lui-même verser son contenu dans la veine sous-clavière droite. D'autre part, les capillaires des villosités aboutissent à des veines qui emportent également une partie du liquide produit par la digestion et l'apporte dans le foie. V. FOIE.

Pour la suite de l'absorption, V. CIRCULATION.

Digestion pharmaceutique. — Extrac-
tion des principes actifs d'une substance médicinale par le séjour de celle-ci, un temps variable, dans un liquide à la température de 35° à 40°.

Digitale (syn.: gant ou dé de Notre-Dame, gantelet, doigtier). — Plante de la famille des Scrofulariées (*fig.* 205). Ses feuilles sont un *calmant* et un *régulateur* du cœur, un *diurétique* très actif.

MODES D'EMPLOI ET DOSES. Poudre de

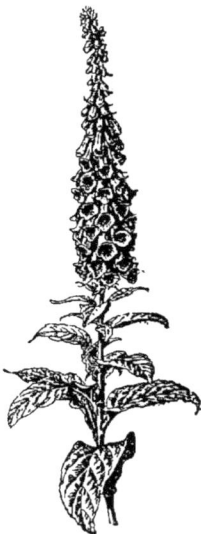

Fig. 205. — Digitale.

feuilles en macération, 20 à 50 centigr. dans une tasse de café à prendre en deux fois dans la journée pendant cinq jours, puis repos. Alcoolature et teinture, XV à XL gouttes; extrait, 5 à 20 centigr.; sirop, 10 à 50 gr. Dans le vin diurétique de Trousseau, 20 gr. contiennent 10 centigr. de digitale associée à 30 centigr. de scille et 1 gr. d'acétate de potasse.

Digitaline. — Alcaloïde de la digitale (médicament très actif, dangereux). Granule de 1/10° de milligr.

Empoisonnement. — SIGNES. Douleur à l'estomac et le long de la *colonne vertébrale*, vomissements, *mal de tête atroce*, abattement complet, ralentissement, irrégularité et intermittence du cœur, syncope.

Premiers soins. Les mêmes que pour l'atropine. V. BELLADONE.

Dil. — Dans une ordonnance, l'abréviation *Dil.* signifie « faire dissoudre ».

Dilatation. — V. ANÉVRISME, BELLADONE, CŒUR, ESTOMAC, VARICES.

Dilution. — Action de délayer une substance dans un liquide.

Diphtérie (du grec *diphthera*, membrane). — Intoxication générale produite par la multiplication dans l'organisme du microbe spécial (*fig.* 206), dit de Klebs-Lœffler, du nom de ceux qui l'ont découvert.

Cette maladie contagieuse est caractérisée par l'existence de sortes de peaux, de membranes, qui recouvrent le pharynx (angine), le larynx (croup), les bronches, la conjonctive et l'inté-

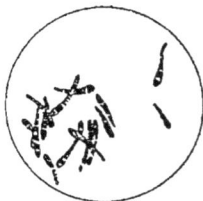

Fig. 206.
Bacille de la diphtérie.

rieur des narines, soit *isolément*, soit en *même temps*. La période intermédiaire entre la contagion et l'apparition des accidents varie de douze heures à huit jours.

CAUSES PRÉDISPOSANTES. Mauvaise hygiène: misère, privations, alimentation insuffisante; logements mal aérés, encombrés, humides; affaiblissement physique et moral. L'âge où la contagion se produit le plus fréquemment est de 3 à 7 ans, mais la maladie n'épargne *aucun âge*.

Agent infectieux. Le microbe spécial est contenu dans les fausses membranes, qui, sous forme de particules plus ou moins visibles, peuvent être respirées ou absorbées par les voies digestives. Le simple dépôt, sur les muqueuses minces et souvent excoriées qui recouvrent l'intérieur des paupières et du nez, semble suffisant pour donner la maladie. Ce microbe a une vitalité très grande (plusieurs mois); il est absorbé par l'intermédiaire d'objets ayant servi au malade ou directement par absorption de particules de membranes rendues dans les quintes de toux.

Associations microbiennes. La maladie est beaucoup plus grave lorsqu'au microbe de Lœffler viennent s'ajouter d'autres microbes, notamment le *staphylocoque*.

Angine couenneuse. — SIGNES. Tout d'abord on est étonné du contraste entre la faible intensité du *mal de gorge* et la modération de la fièvre par rapport à la *pâleur*, à l'abattement profond du malade. Des *glandes* apparaissent au cou, en dedans des mâchoires; bientôt elles sont douloureuses à la pression. Les amygdales sont gonflées, et on aperçoit des *taches*, d'abord *blanchâtres*, puis jaunâtres, sur le voile du palais, le fond de la gorge, la luette, qui peut être entourée comme d'un doigt de gant. Ces plaques reparaissent rapidement, après qu'on les a enlevées. La difficulté d'avaler va en croissant.

Croup. — Signes. Souvent le croup succède à l'angine, mais peut aussi apparaître d'emblée. La *voix* est d'abord enrouée, puis rauque, et enfin s'éteint peu à peu jusqu'à être à peine perceptible. La *toux,* qui devient de moins en moins fréquente, se fait par quintes courtes : rauque au début, elle ne tarde pas à se voiler et à s'éteindre également. Elle amène le rejet de membranes aplaties. La respiration, de plus en plus difficile, est sifflante, avec dépression au creux de l'estomac. Les accès de suffocation se rapprochent progressivement. La fièvre est assez faible.

Bronchite diphtéritique. — Signes. Peut accompagner le croup. Étouffement plus rapide. Expulsion de crachats formés de membranes diphtéritiques (*fig.* 208).

Coryza diphtéritique. — Signes. Des membranes tapissent l'intérieur du nez, d'où s'écoule un liquide jaune rosé.

Ophtalmie diphtéritique. — Signes.

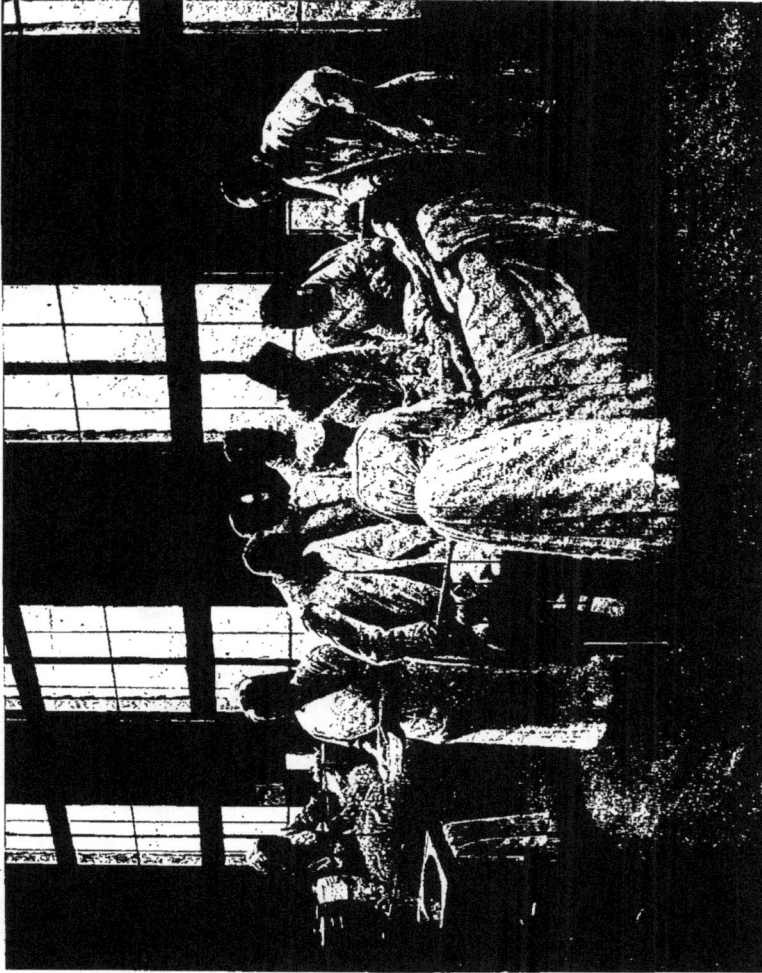

Fig. 207. — Injection de sérum à un diphtéritique (Hôpital Trousseau).
(D'après le tableau d'André Brouillet; Braun et Cie, édit.)

Dr Roux.

Elle coïncide, ou non, avec l'angine ou le croup et peut se produire à la suite de l'envoi dans les yeux d'un fragment de membranes. La conjonctive est couverte d'une couche blanchâtre, et il se produit du *lar-moiement*.

Complications. — Les paralysies musculaires ne sont pas rares après la guérison de la diphtérie ; elles frappent de préférence le voile du palais.

Médication et hygiène préservatrice. TRAITEMENT. Grands lavages à l'eau boriquée avec l'abaisse-langue irrigateur dans les angines et emploi du *sérum antidiphtéritique* Roux (*fig.* 207). L'injection est opérée sous la peau du flanc, à la dose de 20 centimètres cubes ; on la répète, suivant les cas, une ou deux fois. Pour immuniser les personnes susceptibles d'être contagionnées, on injecte seulement 1 ou 2 centimètres cubes de sérum. En cas de tendance à l'asphyxie, on a recours à la *trachéotomie* ou au *tubage*. V., en outre, au mot CONTAGIEUSES, les prescriptions générales pour ces affections.

PRÉCAUTIONS A PRENDRE PAR LES GARDES-MALADES. Eloigner les autres enfants non seulement de la chambre du malade, mais de l'appartement.

Suivre soi-même une hygiène sévère. Prendre les repas en dehors de la chambre. Pas de contact exagérée. L'enfant ne sera pas tenu dans les bras, ni embrassé, et on prendra garde de respirer son haleine. Les excoriations au visage et aux mains doivent être recouvertes de baudruche gommée.

Gargarisme matin et soir avec eau boriquée (3 gr. p. 100) et lavage des yeux et des lèvres avec cette solution, si l'on a lieu de craindre que le malade en toussant ait rejeté de fausses membranes sur ces parties. Lavage des mains et de la figure avec de l'eau additionnée de sublimé. (V. MERCURE.) Blouse ou vêtement spécial pendant le séjour auprès du malade. Les linges, même ceux dans lesquels le diphtéritique s'est simplement mouché, doivent être bouillis ou passés à l'étuve.

Pronostic. La mortalité est tombée, depuis le traitement Roux, à 9 ou 10 pour 100 ; elle était autrefois de 50, 60 et 70 pour 100.

Diplopie (du grec *diploos*, double,

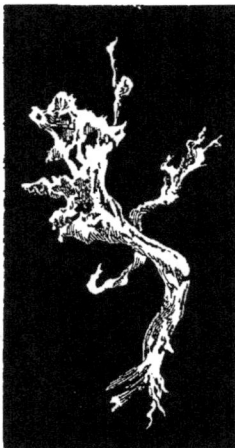

Fig. 208.
Crachat diphtéritique.

et *ops*, œil). — Vue double d'un seul objet.

CAUSES. Paralysies des muscles de l'œil, dues à une maladie (syphilis, glycosurie, rhumatisme, ataxie locomotrice, paralysie générale, hystérie, intoxications) ou à une lésion du crâne (plaies ou fractures). V. aussi STRABISME.

Dipsomanie (du grec *dipsa*, soif, et *mania*, manie). — Impulsion irrésistible à boire. V. ALCOOLISME.

Dis. — Dans une ordonnance, l'abréviation *dis* signifie « faire dissoudre » ; c'est l'abréviation du mot latin *dissolva-tur* (soit dissous).

Diurèse (du grec *dia*, avec, et *ouron*, urine). — Excrétion importante d'urine.

Diurétiques. — Médicaments provoquant une abondante sécrétion d'urine : eau, digitale, scille, azotate de potasse, lactose, colchique, queues de cerises, bouleau, genêt, fenouil.

Espèces diurétiques : racines d'asperges, de chiendent, de guimauve et de réglisse : 10 gr. par litre, en infusion.
Poudre diurétique (nitrate de potasse, lactose, guimauve, gomme arabique et réglisse) : une cuillerée à café par verre d'eau.

Div. — Dans une ordonnance, l'abréviation *Div.* signifie « divisez ».

Divine. — Eau et pierre divine. V. CUIVRE.

Diviseur (Système). — V. VIDANGE.

Divonne-les-Bains (Ain). — Etablissement hydrothérapique employant une source d'eau froide à 6°,5.

Doigt blanc. — V. PANARIS.

Doigt mort. — Refroidissement temporaire d'un ou plusieurs doigts qui deviennent pâles et insensibles. V. REINS (mal de Bright).

Doigtier. — Doigt de gant pour pansement.

Dose. — La dose varie avec le médicament et l'âge du malade.

VARIÉTÉS. Il sera utile de se renseigner. 1° si les doses sont les mêmes pour la nuit ; 2° si, en cas de sommeil dans la journée, il est nécessaire de réveiller le malade aux heures prescrites. Pour l'âge, il suffit de dire qu'au-dessous d'un an la dose habituelle est de 1/20 à deux ans de 1/8, à sept ans de 1/3, à quatorze ans de 1/2 de celle de l'adulte ; mais il y a de nombreuses exceptions ; ainsi, la belladone peut être donnée à des doses relativement élevées à des petits enfants. V. aussi CUILLERÉES, GOUTTES.

Dossier-lit (*fig.* 209, 210). — Petit appareil destiné à soulever les coussins de

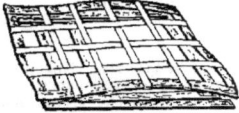

Fig. 209. — Dossier-lit plié.

façon à maintenir la poitrine du malade plus ou moins inclinée (maladies du cœur et du poumon) et à diminuer ainsi la

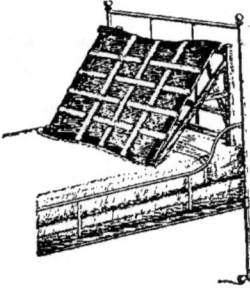

Fig. 210. — Dossier-lit en place.

gêne respiratoire. On peut remplacer cet appareil par une chaise (*fig.* 211). Il est nécessaire d'aider les jeunes en-

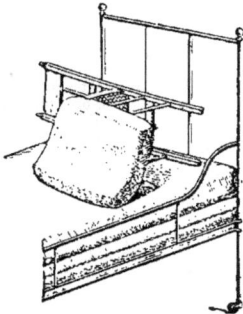

Fig. 211. — Dossier-lit avec une chaise.

fants et les vieillards, dès qu'ils le peuvent, à s'asseoir ainsi dans le lit pour éviter des congestions hypostatiques. V. POUMON et plèvre (maladies).

Dothiénenterie (du grec *dothién*, bouton, et *enteron*, intestin). — SYN. de Fièvre typhoïde.

Douce-amère (syn. : morelle grimpante, vigne de Judée). — Plante de la famille des Solanées (*fig.* 212) ; la tige est

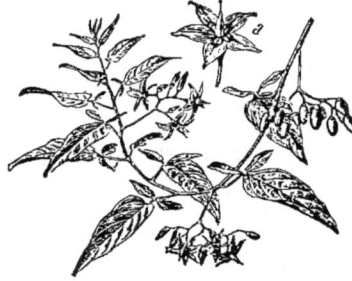

Fig. 212. — Douce-amère.
a. Fleur.

sudorifique et diurétique (20 gr. par litre en infusion).

Douches. — V. HYDROTHÉRAPIE.

Douleur. — D'une façon générale, V. CALMANTS, DÉMANGEAISONS, POINT* DE CÔTÉ.

Douleurs de tête, v. TÊTE (mal de), NÉVRALGIE* dentaire, faciale, oculaire, — **du cou,** v. TORTICOLIS, — **des épaules et du dos,** v. RHUMATISME, LUMBAGO, — **de poitrine,** POINT* de côté, BRONCHITE, NÉVRALGIE* *intercostale,* ANGINE* de poitrine, GASTRALGIE, PNEUMONIE, PLEURÉSIE, *palpitations de cœur*, — **du ventre,** v. coliques du FOIE, ou de l'INTESTIN, — **des membres,** v. AINE, AISSELLE, VARICES, — **de la peau,** v. BRÛLURES, DÉMANGEAISONS.

Dower (Poudre de). — Mélange à parties égales d'ipéca, d'opium, d'azotate et de sulfate de potasse*. — ACTION calmante sudorifique. — DOSE, 5 centigr. à 1 gr. — INDICATION. Goutte, rhumatisme.

Drain (*fig.* 213). — Tube en caoutchouc, en gutta-percha ou en métal, des-

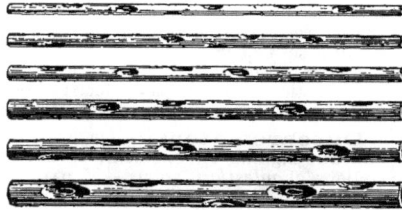

Fig. 213. — Drains.

tiné au *drainage* d'une plaie, c'est-à-dire à permettre l'écoulement du pus ou des liquides qui peuvent se former au-dessous de la peau. Afin de faciliter cette sortie des liquides, les drains sont, en général, percés de trous de distance en distance. Ils doivent être conservés dans une solution antiseptique*.

Drap mouillé. — V. ENVELOPPE-MENT.

Drastiques (du grec *draô*, j'opère). — Purgatifs très énergiques, qui ne doivent être employés que dans des cas spéciaux et seulement sur ordonnance médicale.

VARIÉTÉS. Les principaux drastiques sont le jalap, la bryone, le nerprun, la coloquinte, l'élatérium, l'ellébore, la scammonée, la gomme-gutte, l'euphorbe, l'huile de croton.

Drosera. — L'alcoolature de drosera est employé contre la coqueluche, à la dose de 5 à 20 gouttes; son action est douteuse.

Duboisine. — Alcaloïde extrait des feuilles d'une solanée, la duboisia. Son action est analogue à celle de l'atropine; il est employé en collyre à la dose de 5 centigr. par 10 gr. et en granules de sulfate de duboisine à la dose de 1/4 de milligr. à 1 milligramme dans le goitre exophtalmique.

Empoisonnement. Signes et traitement des accidents par la belladone. (V. BELLADONE.)

Durillon. — V. COR.

Dynamomètre (*fig.* 214). — Petit appareil destiné à mesurer la force musculaire. Suivant la pression exécutée

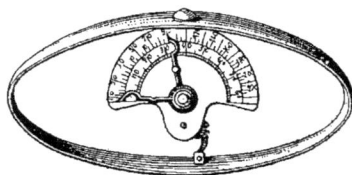

Fig. 214. — Dynamomètre.

sur un ressort circulaire en acier, une aiguille se déplace sur un cadran. On peut apprécier notamment par ce procédé l'action produite par l'électrisation des muscles du bras après une paralysie.

Dyschromatopsie (en grec le mot *dus* signifie difficilement, *chrôma*, couleur, et *optesthai*, voir). — V. DALTONISME.

Dysenterie (du grec *dus*, difficilement, et *enteron*, intestin). — Maladie infectieuse, contagieuse, endémique et

épidémique, dans les pays chauds (Indes, Cochinchine, Egypte, Algérie, en Grèce, en Sicile, en Espagne et dans l'Amérique du Sud. En France, elle est sporadique, c'est-à-dire frappe quelques personnes isolées, mais sans que la maladie se répande autour d'elles.

CAUSES PRÉDISPOSANTES. Encombrements (camp, villes assiégées), misère, mauvaise alimentation, fatigues excessives, usage immodéré de fruits non mûrs.

AGENT INFECTIEUX. Il en existe deux variétés, les *amibes*, qui existent seulement dans les pays chauds, et un *bacille* spécial, origine surtout des formes des régions tempérées. Les deux agents sont dans les matières fécales.

SIGNES. Dès le début, le malade souffre de coliques intenses. Les selles sont fréquentes; d'abord diarrhéiques, elles prennent bientôt une apparence caractéristique et sont constituées soit par un liquide contenant de petites masses blanc jaunâtre, analogues à du blanc d'œuf cuit incomplètement et quelquefois striées de filets rouges. Plus tard, elles sont formées de sang presque pur et de débris de membranes auxquels on a donné le nom de « raclures de boyaux », puis, dans une dernière période, d'une quantité variable de pus dont l'odeur est extrêmement fétide.

Les besoins d'aller à la selle deviennent incessants (de 10 à 200 par 24 heures), et sont accompagnés d'une sensation fort douloureuse au niveau du fondement. Les matières rendues chaque fois sont très peu abondantes; une cuillerée à café à peine. Dans certains cas, une grande difficulté d'uriner vient encore accroître les souffrances.

Les phénomènes généraux, notamment la fièvre, ont une intensité variable; mais toujours l'amaigrissement est extrême, la soif vive, la peau sèche. Les douleurs et l'affaiblissement causés par les évacuations amènent de la prostration, de la somnolence et le refroidissement général du corps.

Forme bénigne (France, Europe). La fièvre est faible, le nombre des selles ne dépasse pas dix à douze, mais l'amaigrissement n'en est pas moins rapide. Guérison ordinairement en huit jours.

Autres formes. Il existe une forme *inflammatoire*, avec fièvre intense; une forme *bilieuse*, avec selles jaunâtres et verdâtres; une forme *rhumatismale*, avec gonflement du genou seul ou d'autres articulations; une forme *intermittente*, où la fièvre et les selles se produisent à intervalles plus ou moins éloignés; une forme *chronique* (mois et années), succédant, dans certains cas, à la forme aiguë dans les pays chauds et caractérisée par des évacuations assez rares d'un liquide contenant du pus avec pesanteur du ventre, qui est plat et douloureux à la pression. L'amaigrissement est progressif, malgré la conservation de l'appétit.

HYGIÈNE PRÉVENTIVE. Les étrangers, dans les pays tropicaux, devront se prémunir contre le refroidissement nocturne qui succède aux chaleurs excessives des jours. Les vêtements de flanelle sont tout à fait indiqués. Il conviendra, en outre, de ne boire que des eaux bouillies auxquelles on pourra ajouter du thé ou de la petite centaurée. On évitera soigneusement les excès d'alimentation et de boisson.

Les gardes-malades devront prendre les précautions indiquées au mot CONTAGIEUSES (Maladies).

TRAITEMENT. *Forme aiguë.* Faire vomir avec ipéca, 3 gr., en quatre paquets à prendre à dix minutes d'intervalle. Le lendemain et les jours suivants, purger avec 15 à 20 gr. de sulfate de soude, jusqu'à ce que les selles soient devenues celles d'une diarrhée ordinaire. On donne en outre, chaque jour, des lavements avec 25 centigr. de nitrate d'argent pour 250 gr. d'eau, auxquels on peut ajouter des lavements laudanisés contre les douleurs. On emploie aussi un sérum antidysentérique. Dans la forme *chronique,* on supprimera les vomitifs du début et on ajoutera au traitement du salicylate de bismuth (8 à 10 gr. par jour).

Régime. Panades épaisses, crèmes, eau albumineuse ou de riz.

Dysménorrhée (du grec *dus*, difficilement, et de *méné*, règles). — Règles difficiles et douloureuses. V. RÈGLES.

Dyspepsie (du grec *dus*, et de *pepsis*, coction). — Difficulté de digérer. V. ESTOMAC (Maladies d').

Dyspnée (du grec *dus*, et de *pnein*, respirer). — Difficulté de respirer provoquée par l'insuffisance d'entrée d'air pur dans le poumon et, par suite, accumulation d'acide carbonique.

SIGNES. Mouvements respiratoires fréquents et douloureux. — CAUSES. Toutes les maladies des organes respiratoires (laryngites, croup, bronchite, pneumonie, bronchopneumonie, phtisie, pleurésie, asthme, emphysème) et du cœur (endocardite). Toutes les lésions qui provoquent la compression indirecte de la poitrine (grossesse, ascite). Certaines maladies nerveuses (hystérie, aliénation mentale).

Dysurie (du grec *dus*, et *ouron*, urine). — Difficulté d'uriner.

CAUSES. Rétrécissement de l'urètre, hypertrophie de la prostate*, calcul de la vessie*, cystite (V. VESSIE), blennorragie.

TRAITEMENT. V. aux maladies précédemment citées.

E

Eau. — Les sept dixièmes de notre corps sont formés par de l'eau, et nous en rejetons quotidiennement par la respiration 330 gr., par la peau 660 gr., par l'urine 1 700 gr., par les excréments 130 gr., soit en tout 2 820 gr. Lorsqu'on a soif, c'est d'eau qu'on a soif, et non d'une autre liquide.

Une partie seulement de l'eau qui nous est nécessaire est fournie par les boissons; le reste provient des aliments solides qui en contiennent une forte proportion : par 1 000, salade 940, fraises 874, carpe 785, bœuf 734, fromage 370, blé 130.

QUALITÉS NÉCESSAIRES. — L'eau potable (à boire) doit être fraîche, limpide, transparente, aérée, sans odeur, d'un goût agréable, propre à cuire les légumes sans les durcir et moussant avec le savon sans former de grumeaux (excès de carbonate ou de sulfate de chaux qui, de plus, rend l'eau lourde à l'estomac). Elle ne doit pas contenir de matières organiques en quantité appréciable, de microbes nuisibles, et pour cela ne doit pas être polluée par des égouts ou des cabinets d'aisances sous peine de fièvre typhoïde, choléra, dysenterie, fièvre intermittente ; enfin, elle ne doit pas renfermer d'œufs de lombrics ou de ténias.

VARIÉTÉS. — Les eaux les meilleures sont, par ordre, celles de source*, de puits*, de pluie*. Se défier de l'eau qu'on est tenté de boire au cours d'une promenade : bonne est celle où pousse le cresson, car il ne vient que dans l'eau pure ; médiocre, mais cependant buvable, est celle où poussent les joncs, les nénufars, les lentilles d'eau, les roseaux. Mauvaise, au contraire, est l'eau ne renfermant aucun poisson, dans laquelle les algues sont petites, blanches et décolorées. Ne pas oublier, d'autre part, que le laurier-rose empoisonne les cours d'eau auprès desquels il croît. L'eau des marais et des régions *incultes* contient en abondance des matières organiques ; celle des rizières cultivées, tout au moins lorsqu'elles sont éloignées des habitations, n'est pas en général malsaine, bien que souvent elle soit vaseuse. Elle doit être cependant passée à travers un linge, pour éviter d'avaler de petites sangsues.

HYGIÈNE. — Lorsqu'on n'est pas assuré de la qualité d'une eau, le mieux est de ne la boire qu'après l'avoir fait bouillir, en y ajoutant pour la parfumer une pincée de thé.

L'eau, même très fraîche, ne fait pas de mal lorsqu'on la boit *lentement,* à petites gorgées et en petite quantité ; dans le cas contraire, elle peut produire des congestions pulmonaires ou cérébrales (v. plus loin, dans cet article, *Eau froide,* et, pour l'effet de l'eau chaude, *Eau chaude).*

Procédé pour utiliser les eaux séléniteuses (excès de sulfate de chaux). Placer dans la marmite un nouet de cendres de bois ou une petite quantité de soude du commerce (carbonate de soude).

Procédé pour reconnaître les matières organiques. Évaporer 1 à 2 litres d'eau (de préférence dans une marmite en terre), en ayant soin d'éviter le coup de feu de la fin par le chauffage à l'air ou au bain-marie, lorsqu'il ne reste plus qu'une petite quantité de liquide. Le résidu solide doit être gris ou blanc si l'eau est saine; il est brun ou noir si l'eau contient des matières organiques (Dr Sadoul).

Procédé employé au Tonkin pour épurer les eaux. 1° Se procurer deux tonneaux, les défoncer d'un côté; nettoyer à fond leur surface intérieure, la flamber, par la combustion de quelques copeaux; fixer un robinet dans le flanc de chaque tonneau à 6 centimètres au-dessus du fond.

2° Remplir un de ces tonneaux d'eau à épurer, y verser 5 grammes d'alun par 100 litres; agiter vivement avec un bâton plusieurs minutes; laisser reposer de 2 à 3 heures.

3° Soutirer par le robinet l'eau claire ainsi obtenue; la faire chauffer dans une marmite jusqu'à ce qu'elle bouille; la déverser dans le deuxième tonneau, l'agiter pour l'aérer et la laisser refroidir. Ce deuxième tonneau doit être muni d'un couvercle.

4° Il convient de répéter cette préparation de l'eau potable. tous les soirs, pour les besoins du lendemain. Avant chaque opération, on lavera et on brossera convenablement les tonneaux pour les débarrasser des dépôts.

TRAITEMENT. V., dans cet article, *Eau chaude, Eau froide.*

Eau albumineuse. — V. ALBUMINE.

Eau alcaline. — V. MINÉRALES* (Eaux) alcalines.

Eau alumineuse. — V. ALUN.

Eau d'arquebusade. — Infusion de plantes vulnéraires.

Eau de Barèges. — V. BARÈGES.

Eau blanche. — V. PLOMB (sous-acétate).

Eau de Botot. — V. DENTIFRICES.

Eau bouillie. — L'ébullition détruit les microbes, mais non les spores, qui ne meurent que vers 120° et qui peuvent évoluer après 24 heures et produire des microbes; d'où la nécessité de ne se servir de l'eau bouillie que pour la consommation *immédiate.*

Eau de Brocchieri. — Eau hémostatique. On la fabrique en faisant macérer pendant 12 heures du bois de sapin concassé avec le double de son poids d'eau, puis on distille jusqu'à ce qu'on ait obtenu en produit le poids du bois employé. On sépare l'huile volatile.

Eau des Carmes. — V. MÉLISSE.

Eau céleste. — Collyre bleu, contenant de l'ammoniaque et du sulfate de cuivre. Il est très énergique comme excitant et résolutif; on y ajoute d'ordinaire de l'eau distillée.

Eau chalybée. — Synonyme d'Eau ferrée. V. FER.

Eau chaude (45° à 55°). — A l'*intérieur,* l'eau chaude est employée en boisson comme digestif dans les maladies d'estomac*; en lavement ou en injection dans les hémorragies *quelconques,* où elle agit soit par action directe. soit par action indirecte; en lavement aussi dans les cystites, les métrites, les prostatites. Enfin, à l'*extérieur,* on l'emploie comme calmant sous forme de compresses appliquées sur la région douloureuse dans la sciatique. ou enfermée dans un récipient clos (boule), contre les douleurs d'estomac, des règles et des intestins.

Eau de chaux. — V. CHAUX.

Eau de Cologne. — La formule donnée par Dechambre est la suivante: essence de cannelle, 1 gr.; essence de lavande, de fleurs d'oranger, de romarin, de chaque 2 gr.; essence de citron, de cédrat et de bergamote. de chaque 4 gr.; alcool à 90°, 180 gr.; alcoolat de mélisse et de romarin, de chaque 50 gr. On mêle, on laisse en contact huit jours, puis on distille.

Eau dentifrice. — V. DENTIFRICES.

Eau distillée. — La distillation prive l'eau de tous ses principes minéraux qui ont une utilité pour l'alimentation, elle n'est donc plus une eau de boisson et perd, du reste, son bon goût. Les marins, qui emploient l'eau de mer distillée, doivent ajouter à l'eau ainsi fabriquée, afin de rapprocher sa composition de celle de l'eau ordinaire, pour chaque quantité de 1 000 litres, un mélange de:

Chlorure de sodium	4 gr. 8
Sulfate de soude	3 gr. 4
Bicarbonate de chaux	48 gr.
Bicarbonate de soude	14 gr.

(Dr Foussagrives.)

On donne le nom de *distillats* ou *hydrolats* aux liquides obtenus par la distillation de plantes.

Eau divine. — Solution de pierre divine. V. CUIVRE.

Eau ferrée, ferrugineuse. — V. FER et MINÉRALES* (Eaux).

Eau de fleurs d'oranger. — V. ORANGER.

Eau forte. — V. AZOTIQUE.

Eau froide. — Un verre d'eau froide pris au réveil donne l'effet d'un laxatif chez beaucoup d'individus; pris une heure avant les repas, il ouvre l'appétit. L'eau fraîche au cours du repas active les mouvements de l'estomac et a. par suite, une action digestive.—Lorsqu'elle est très froide et même glacée, l'eau arrête les hémorragies.— Si, étant en sueur, on boit très rapidement une grande quantité d'eau, on s'expose à une congestion pulmonaire ou cérébrale, ou tout au moins à des coliques. Il importe. si l'on a commis cette imprudence, de ne pas rester en place, mais. au contraire, de réagir par des exercices physiques, notamment par la marche.

Eau gazeuse (*fig.* 215). — L'eau *gazeuse simple* ou eau de Seltz artificielle est chargée de plusieurs fois son volume d'anhydride carbonique, sous une pression de sept atmosphères.

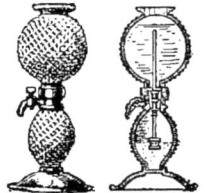

Fig. 215. — Gazogène.

Dans les bouteilles gazogènes, on fabrique instantanément l'eau gazeuse en plaçant dans le récipient inférieur 21 gr. de bicarbonate de soude et 18 gr. d'acide tartrique. ou 30 gr. de bisulfate de potasse et 30 gr. de bicarbonate de soude. La décomposition qui s'opère aussitôt donne 5 volumes d'acide carbonique. V. aussi SPARKLET, SELTZ.

Eau de gomme, — de goudron. — V. GOMME, GOUDRON.

Eau de Goulard. — V. PLOMB.

Eau de gruau. — V. AVOINE.

Eau hémostatique. — V. HÉMOSTATIQUE.

Eau de Javel. — Hypochlorite de potasse liquide. — Pour empoisonnement, v. CAUSTIQUES. Pour désinfection, v. à l'*Appendice*.

Eau de laitue, — laurier-cerise, — lavande, — mélisse, — menthe. — V. aux noms de ces plantes.

Eau de Léchelle ou de Memphis. — Eau hémostatique faite avec des plantes astringentes : feuilles de noyer, chiendent bénit, aigremoine, ronce, menthe, romarin, thym, racines de ratanhia, gentiane, bourgeons de peuplier et de pin, écorce de chêne.

Eau de Luce. — Liquide blanc laiteux à odeur forte et saveur caustique, contenant de l'ammoniaque parfumée par une teinture renfermant du sureau, du baume de La Mecque et du savon noir. Cette eau est employée comme stimulant, en inhalation, dans les évanouissements. On en donne aussi, dans ce cas, quelques gouttes à boire dans un verre d'eau.

Eau de mer. — V. MER.

Eau de miel. — V. MIEL.

Eau minérale. — V. MINÉRALES (Eaux).

Eau d'orge. — V. ORGE.

Eau oxygénée. — Eau contenant une quantité variable d'oxygène dissous dans le liquide. Employée contre les vomissements de la grossesse par notre savant confrère le Dr Gallois; comme pansement des plaies; comme dissolvant des bouchons de cérumen (V. OREILLE); contre les démangeaisons, notamment celles de l'eczéma.

Eau de Pagliari. — Eau hémostatique. V. ALUN.

Eau de pluie, — de puits. — V. PLUIE, PUITS.

Eau de Rabel. — V. SULFURIQUE.

Eau de la reine de Hongrie. — Alcoolat de romarin'.

Eau de riz, — de roses. — V. RIZ, ROSE.

Eau seconde. — V. AZOTIQUE. Pour eau seconde des peintres, V. POTASSE. Pour les *empoisonnements*, V. CAUSTIQUES.

Eau sédative. — V. SÉDATIVE.

Eau de Seltz. — V., ci-dessus, *Eau gazeuse.*

Eau de soude ou sodawater.— V. SODA.

Eau sulfureuse. — V. MINÉRALES (Eaux).

Eau de Tisserand. — Eau hémostatique formée de 100 gr. de sang-dragon et de térébenthine qu'on fait digérer dans 1 000 gr. d'eau.

Eau-de-vie. — Mélange d'alcool et d'eau dans la proportion suivante, selon les variétés : eau-de-vie de Hollande, 59 d'alcool pour 100; double cognac, 52; commune, 45 à 49.

Les eaux-de-vie de vin sont très rares (1/25 de la consommation). Quelle que soit la dénomination donnée à ce liquide, c'est de l'alcool de grains, de pommes de terre, de mélasses ou de betteraves que l'on consomme; or ces alcools industriels sont souvent mal rectifiés (c'est-à-dire mal débarrassés des alcools supérieurs, particulièrement nuisibles); le danger de l'intoxication alcoolique est donc très grand, si l'on fait usage d'eau-de-vie quotidiennement ou même simplement à des intervalles rapprochés. (V. ALCOOLISME.) L'eau-de-vie est et doit rester un médicament, c'est-à-dire une substance à n'employer qu'à très petite dose et dans des conditions spéciales.

Eau-de-vie allemande. — Purgatif drastique, composé de : jalap, 8 gr.; turbith, 1 gr.; scammonée d'Alep, 2 gr.; alcool à 60°, 90 gr. La dose, pour les adultes, est d'une cuillerée à soupe. On la prend dans de l'eau sucrée.

Eau-de-vie camphrée. — V. CAMPHRE.

Eaux-Bonnes (Basses-Pyrénées). — Ville d'eaux sulfurées sodiques (12° à 32°) (ressources pour toutes les bourses).

Altitude 750 mètres, climat doux, saison du 1er juin au 30 septembre.

MODES D'EMPLOI. Surtout boisson, puis gargarismes, douches nasopharyngiennes. — INDICATIONS. Maladies chroniques du pharynx, du larynx, des bronches, asthme avec bronchite chronique; phtisie au début, surtout chez les lymphatiques, scrofuleux, herpétiques. — CONTRE-INDICATIONS. Celles des eaux MINÉRALES sulfureuses, et spécialement la phtisie aiguë.

MODE D'EMPLOI DES EAUX EXPORTÉES. On transporte au loin les Eaux-bonnes, qui sont prises à la dose d'un quart de verre à un demi-verre avec du lait chaud, le matin à jeun ou au coucher.

Eaux-Chaudes (Basses-Pyrénées). — Station d'eaux sulfurées sodiques (10° à 32°). Altitude 675 mètres, climat variable, saison 1er juin au 15 septembre. — INDICATIONS. Celles des eaux MINÉRALES' sulfureuses, moyennement excitantes.

Eaux mères. — Liquides épais, sirupeux, d'une saveur très salée, résultant de l'évaporation des eaux salées. Les eaux mères de Salins contiennent surtout du chlorure de sodium; celles de Salies-de-Béarn du chlorure et du bromure de magnésium.

On emploie les eaux mères avec de l'eau naturelle ou chlorurée, dans la proportion de 1 à 3 litres pour les bains d'enfants, de 3 à 10 litres pour les grands bains dans le lymphatisme et la scrofule (ganglions).

Les sels d'eaux mères sont fabriqués par l'évaporation des eaux mères, afin de faciliter le transport. Le « bain de Sierck » et les sels de Salies-de-Béarn sont les plus employés.

Éblouissement. — Trouble de la vue pouvant se produire par le passage brusque de l'obscurité à la lumière, mais qui, surtout s'il s'accompagne de vertige, peut être un signe d'altération du cerveau, notamment de congestion cérébrale.

Ecchymose (du grec *ek*, hors, et *chumos*, humeur). — V. CONTUSION.

Écharde. — Débris de bois ou de métal ayant pénétré en partie ou en totalité dans l'intérieur de la peau. Sa présence dans les tissus pouvant provoquer un abcès, l'écharde doit être enlevée au plus tôt. Si elle était malpropre, il serait utile d'élargir la petite plaie, de la faire saigner et de la laver avec une solution antiseptique.

Écharpe. — Bandage destiné à maintenir l'avant-bras fléchi sur le bras et appliqué contre la poitrine. La *petite écharpe* (*fig.* 216 B) se fait avec une serviette pliée en deux et fixée au vêtement

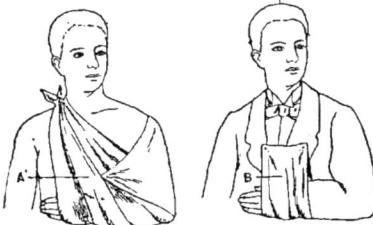

Fig. 216. — Écharpes.

par des épingles. Pour la *grande écharpe* (*fig.* 216 A), on emploie une serviette pliée en triangle, dont la base est placée sous l'avant-bras, de façon que le sommet réponde au coude: on relève les deux angles, l'un au-devant du bras, de l'avant-bras et de la poitrine, l'autre derrière le bras et le dos jusque sur l'épaule, où l'on noue les deux extrémités; le troisième angle est replié en avant et y est fixé avec une épingle. On utilise cette écharpe dans les fractures.

Échauffement. — Nom donné soit aux troubles de santé qui accompagnent la constipation (mal de tête, fièvre légère), soit au degré le plus faible de la blennorragie.

Échinocoque. — V. TÉNIA *échinocoque.

Éclairage. — V. LUMIÈRE.

Éclampsie (du grec *eklampsis*, apparition soudaine). — Maladie caractérisée par des convulsions et des contractures, avec perte de connaissance.

1° **Chez les enfants.** — V. CONVULSIONS.

2° **Chez les femmes.** — Maladie très grave, mais heureusement rare, pouvant se produire pendant la grossesse, au cours ou après l'accouchement. Elle est caractérisée par un ou plusieurs accès convulsifs (V. CONVULSIONS), suivis de la suppression temporaire, mais complète, du mouvement et de l'intelligence.

SIGNES. Les signes *précurseurs* de l'attaque d'éclampsie sont : une douleur très violente et très persistante (quelquefois durant plusieurs jours), qui a son siège au-dessus des yeux et est accompagnée ou non de nausées, de vomissements, de vertiges, de bourdonnements d'oreilles, de surdité, d'éblouissements avec diminution ou suppression temporaire de la vue. Pour les signes au cours de la grossesse, V. *Traitement préventif.*

CAUSES ÉVITABLES. Albuminurie, impressions morales, température élevée de la chambre où se trouve la femme en couche.

TRAITEMENT : 1° PRÉVENTIF. Le traitement préventif est le régime lacté *; aussi est-il nécessaire de faire *toujours examiner les urines d'une femme enceinte*, au moins pendant les derniers mois de la grossesse, surtout si elle se plaint d'avoir les pieds ou les paupières enflées. Lorsqu'au moment de la terminaison de la grossesse on constate des vomissements, des maux de tête intenses et de la stupeur, signes qui doivent faire appréhender un accès d'éclampsie, il est utile de placer la malade dans son lit, la tête plus basse que les pieds. Cette position suffit, dans certains cas, à prévenir la crise.

2° CURATIF DE L'ACCÈS. Lavement purgatif; puis, après évacuation de celui-ci, donner un petit lavement contenant 4 gr. de chloral. Bains tièdes prolongés une demi-heure. Pendant l'accès, on empêchera les morsures de la langue en interposant un linge plié en plusieurs doubles entre les dents, et on repoussera la langue en arrière.

Écorchure. — Petite plaie n'intéressant d'ordinaire que l'épiderme. Après l'avoir soigneusement lavée, on la recouvrira d'un morceau de baudruche gommée. Faute de ces précautions, cette plaie peut être l'origine d'une lymphangite, d'une adénite, d'un panaris.

Écrasement. — V. CONTUSION.

Écrevisses. — Comme aliments, V. CRUSTACÉS.

MÉDICAMENT. Les « yeux d'écrevisses », concrétions calcaires de l'estomac de ces animaux, étaient autrefois employés comme absorbants et alcalins. Ils sont remplacés actuellement, dans les ordonnances, par du phosphate ou du carbonate de chaux, ou de la magnésie.

Écrouelles. — Plaies provenant de l'ouverture d'abcès du cou résultant de tuberculoses localisées des ganglions de cette région V. SCROFULE.

Ecthyma (du grec *ekthuma*, éruption). — Maladie de la peau. V. *fig.* coloriée, à PEAU.

SIGNES. De petites taches rouges, en nombre ordinairement assez limité, qui se transforment rapidement en boutons, puis en cloques, se produisent aux mains, aux pieds, aux fesses ou sur les membres. Le quatrième jour, du pus apparaît dans la cloque, et cette pustule, dont la grosseur varie d'une tête d'épingle à un pois, se rompt quelques jours après, pour former une croûte jaunâtre, laissant après elle une cicatrice indélébile. Des démangeaisons accompagnent les phases de l'éruption jusqu'à la formation de la croûte ; quelquefois, aussi, on observe un peu de fièvre.

CAUSES. Maladie microbienne qui se produit par contagion, de préférence chez les individus affaiblis (enfants, vieillards).

PREMIERS SOINS. Pansements antiseptiques*. Toniques.

EAUX MINÉRALES. Salins*, Bourbonne*, Aix*, Enghien*, Barèges*.

Ectropion (du grec *ek*, hors, et *trepein*, tourner). — Renversement en dehors d'une des paupières. V. *fig.* à YEUX.

CAUSES. Cicatrice vicieuse ou conjonctivite. V. YEUX.

Eczéma (du grec *ekzema*, ébullition) [croûte de lait, gourme]. — Maladie de la peau à formes variées. V. *fig.* coloriée, à PEAU.

SIGNES. L'eczéma (suintement) est de beaucoup la plus répandue des maladies de la peau. Son évolution est plus ou moins intense, et les diverses étapes qu'elle parcourt peuvent constituer, chacune, des formes spéciales de la maladie.

Chez telle personne, tout se réduit à une rougeur diffuse avec gonflement de la peau (*eczéma érythémateux*) ou à une éruption de boutons durs, gros comme une tête d'épingle, pâles ou rouges, qui disparaissent en deux ou trois jours (*eczéma papuleux*). Si la chute des lamelles de l'épiderme qui suit ces deux formes est très prolongée, on dit que l'*eczéma est squameux*.

Ce sont là des variétés bénignes ; mais souvent à la rougeur ou aux boutons succèdent de petites cloques irrégulièrement disséminées, ou, au contraire, fortement serrées les unes contre les autres, et contenant un liquide jaunâtre, collant, empesant le linge (*eczéma vésiculeux*). Ces cloques peuvent s'affaisser, se résorber ou s'ouvrir en laissant échapper le liquide qu'elles renferment (*eczéma humide*). Celui-ci se dessèche en donnant lieu à des croûtes jaunes, semblables à de la gomme (*eczéma croûteux*). Enfin, il est des cas où cette dernière phase, qui représente en général l'apogée de la maladie, peut subir une aggravation : le liquide sécrété après la formation des croûtes se transforme en pus verdâtre, rompt ces croûtes et apparaît à l'extérieur, rendant horrible à voir la surface ainsi atteinte (*eczéma impétigineux*).

Un signe est commun à toutes les variétés : c'est une *démangeaison*, souvent extrêmement *pénible*. Les malades se grattent et contribuent ainsi à accroître l'intensité de l'affection.

Ces diverses formes de l'eczéma pouvant coexister chez le même individu et subir des modifications suivant la région occupée, on comprend combien l'aspect des lésions et leur gravité sont variables.

La maladie peut évoluer, du reste, en quelques semaines, ou, au contraire, se prolonger pendant des mois et des années, disparaissant pendant un temps pour reparaître plus tard, sous une forme identique ou dissemblable.

Les parties du corps les plus fréquemment atteintes sont, par ordre : les joues (au moment de la dentition), le front, le menton, les oreilles, le cuir chevelu, le côté de la flexion des jointures, puis, beaucoup plus rarement, le reste du corps.

Dans les points où la peau est exposée à la macération par suite d'un contact réciproque, *principalement chez les nourrissons*, la maladie peut se réduire à une simple rougeur (*eczéma intertrigo*) ; mais, si l'on n'intervient pas, l'épiderme se détache, un suintement se produit et les douleurs sont si vives que l'enfant pousse des gémissements à chaque mouvement.

COMPLICATION. L'eczéma, notamment chez le nourrisson et les petits enfants, peut se compliquer d'impétigo* et constituer alors l'eczéma impétigineux.

CAUSES PRÉDISPOSANTES. La dentition, les approches de la puberté, le lymphatisme, la scrofule, les écarts de régime, les mauvaises digestions, la constipation, l'anémie, l'arthritisme, le diabète, les maladies de femmes ; aux jambes, les varices ; chez les jeunes gens, l'existence agitée, les excès, surtout ceux de boissons.

L'eczéma est souvent héréditaire ; une de ces formes, l'eczéma impétigineux de la face, semble contagieuse.

L'emploi mal à propos ou trop prolongé de substances irritantes, comme la térébenthine et l'*arnica*, ou les *sinapismes* et les *thapsias* font apparaître l'éruption, tout au moins chez les prédisposés. Les *poux* sont une des causes les plus fréquentes de la gourme (eczéma du cuir chevelu).

TRAITEMENT : I. PRÉVENTIF. Pas d'écarts de régime, de viandes salées, de viandes de porc, de café et surtout de liqueurs alcooliques. Supprimer les veilles prolongées.

II. GÉNÉRAL. Il doit naturellement varier avec le tempérament de l'eczémateux.

L'huile de foie de morue est indispensable aux lymphatiques et aux scrofuleux. On donnera du fer ou de la liqueur de Fowler aux anémiques, à *des doses variables* suivant les individus. On traitera les difficultés de digestion par une médication appropriée à chaque cas : bicarbonate de soude, pepsine, laxatifs, amers, etc.

III. LOCAL COMMUN. Éviter tout ce qui pourrait augmenter l'inflammation et la démangeaison, toute pression de linge et de vêtements, l'action nuisible de la chaleur et de la sueur. *Au début (formes érythémateuse, papuleuse, vésiculeuse)*, poudre d'amidon 100 gr., de talc 20 gr., d'oxyde de zinc 10 gr. étendue avec une houppe. Écarter les plis de la peau avec de la charpie imprégnée de poudre et qu'on renouvellera deux fois par jour.

Eczéma humide : cataplasme de fécule ou toile mince de caoutchouc vulcanisé. *Si le suintement est très intense* : linge troué enduit de liniment oléocalcaire frais, recouvert de taffetas gommé.

Sur le cuir chevelu : pulvérisation d'eau boriquée tiède pendant dix minutes ; faire tom- ber les croûtes avec de la vaseline boriquée.

Lorsqu'il n'existe plus que de la rougeur : amidon pur 10 gr., glycérine 40 gr. ou vaseline boriquée.

Eczéma squameux : huile de cade 5 gr. pour 10 gr. huile d'amandes douces ; plus tard, vase- line boriquée tous les deux jours.

Si le prurit est intense : un mélange formé d'acide salicylique 1 gr., esprit-de-vin 150 gr., teinture de lavande et eau de Cologne 25 gr. de chaque, glycérine 2 gr. 50, suivi d'application de la poudre indiquée pour l'eczéma érythé- mateux, donne de la fraîcheur et supprime la démangeaison.

La solution à 5 gr. d'acide picrique pour 1 000 gr. d'eau a été mise en usage dans les eczémas où les démangeaisons sont très in- tenses. La cuisson disparaît rapidement, et il se forme une sorte de croûte sous laquelle la cicatrisation se produit en quelques jours. Le mode d'emploi consiste : 1° à badigeonner tous les deux jours les surfaces avec la solu- tion ; 2° à les recouvrir avec des compresses imbibées de cette même solution et bien ex- primées ; 3° à entourer le tout d'ouate.

Contre le prurit de l'eczéma, on a encore em- ployé les *compresses d'eau oxygénée,* qui ren- dent service, notamment lorsque la maladie siège au pourtour de l'anus. On peut utiliser aussi la peau de mouton, qui est souple et s'adapte parfaitement sur toutes les surfaces ; elle peut facilement se laver et ne se putréfie pas ; elle boit peu les pommades qu'on y ap- plique ; le pansement reste humide au-dessous et ne colle pas aux tissus, de sorte qu'on peut l'enlever sans s'exposer à détruire la cicatrice en formation ; sous son action, l'épiderme se recouvre d'écailles qui, en se détachant, lais- sent voir un tissu sain. Cette peau est donc préférable à la toile et au caoutchouc. On a obtenu des succès rapides avec le sérum de Quinton (30 cc. tous les 3 jours).

IV. EAUX MINÉRALES : La Bourboule *, Saint-Gervais, Cauterets *.

Éducation. — V. à l'*Appendice.*

Édulcorer. — Masquer le goût d'une préparation pharmaceutique en y ajoutant du sucre, du sirop ou du miel.

Effort. — L'effort est constitué par un ensemble de contractions musculaires qui immobilisent la poitrine dans le but de donner un point d'appui solide aux muscles du reste du corps, chaque fois que ceux-ci sont actionnés par la volonté avec le *maximum d'énergie.* Si le mus- cle contracté dans ces conditions est éloigné de la poitrine, tous les muscles qui l'en séparent se contractent : ainsi, une contraction énergique de la main fait contracter les groupes musculaires de l'avant-bras, du bras, de l'épaule, et en- fin, de la poitrine.

MODES DE PRODUCTION. L'effort est produit : 1° par une inspiration profonde qui, en gon- flant d'air le poumon, dilate la poitrine au maximum ; 2° par la contraction de l'ouverture du larynx, la glotte, afin d'empêcher la sortie de l'air ; 3° par la contraction énergique des muscles abdominaux, qui tendent à attirer en bas le thorax.

DANGERS DE L'EFFORT. Pendant la durée de l'effort, le poumon sert de point d'appui aux côtes, les vésicules pulmonaires subissent donc une pression très forte, qu'elles transmettent aux gros vaisseaux contenus dans la poitrine. Aussi, en cas d'effort exagéré ou trop pro- longé, il peut se produire : 1° une rupture des cloisons des vésicules (emphysème) ; 2° une pression excessive dans les vaisseaux, entraî- nant des apoplexies pulmonaires et cérébrales, des palpitations, une syncope ou de l'asystolie. Ces lésions s'observent principalement chez les individus dont les artères sont déjà altérées par l'athérome. La mise en jeu de l'effort est d'autant plus fréquente que l'individu est plus faible ou qu'il est moins habitué à un acte (raidissement du débutant sur une bicyclette [Lagrange].)

Des mouvements usuels (acte de se chausser, de s'asseoir brusquement dans le lit, les con- tractions nécessitées par la défécation chez un constipé) provoquent une action énergique des muscles abdominaux et, par suite, l'effort ; ils peuvent donc devenir dangereux, chez un car- diaque ou un convalescent.

Pendant que la poitrine est immobilisée, le diaphragme presse avec force sur les viscères, qui transmettent cette pression à toute la paroi abdominale, dont les points faibles peu- vent céder, d'où la production d'une hernie.

Effort-douleur. On donne aussi le nom d'effort à la douleur qui se produit au niveau d'un muscle contracté trop violemment, d'une façon trop prolongée ou maladroite : effort dans les *reins* se produisant lorsqu'on se relève trop brusquement ou en enlevant de terre un lourd fardeau. Un certain nombre de fibres muscu- laires peuvent être rompues à cette occasion.

TRAITEMENT. Massage simple ou avec pom- made chloroformée ; coucher, cataplasme lau- danisé, pointes de feu.

Électricité Traitement par l'). — V. ÉLECTROTHÉRAPIE.

Électriques Accidents par les courants).

MESURES PRÉVENTIVES. — *Prescriptions gé- nérales.* — 1° En cas d'accidents de personne dus à des contacts avec des conducteurs d'énergie électrique, *la première des mesures à prendre* est de signaler ou de faire signaler, par tous les moyens possibles et les plus ra- pides (téléphone, bicycliste, l'accident à l'usine génératrice pour que le courant soit coupé sur le circuit où a lieu ledit accident ;

2° Si on ignore ou si on ne peut connaître ni la forme ni la tension du courant, il est prudent de s'abstenir de toute opération avant l'interruption de celui-ci ; on se bornera à prendre des mesures pour atténuer la gravité de l'accident sans toucher aux conducteurs et même à la victime (matelas sur le sol si la victime est suspendue, etc.);

3° Si le courant est continu avec tension excédant 500 à 600 volts, ou alternatif avec tension supérieure à 3 000 ou 3 500 volts, *la même attitude s'impose;*

4° Au contraire, si le courant est continu et ne dépasse pas 500 à 600 volts, on écartera les conducteurs et on tirera à soi la victime en prenant les précautions suivantes : *a)* se protéger entièrement les mains au moyen de gants en caoutchouc ou d'une étoffe de laine épaisse et *bien sèche ; b)* se servir, pour écarter de la victime les conducteurs, d'objets en bois sec d'*au moins un mètre* de longueur ; *c) s'abstenir formellement*, même avec ces soins, de toucher à la fois deux conducteurs ; *d)* s'abstenir formellement et dans quelques conditions que ce soit de couper aucun des conducteurs, c'est-à-dire de les sectionner à droite et à gauche de la victime, cette mesure pouvant lui être fatale ; *e)* s'abstenir formellement d'établir avec un objet quelconque, métallique ou autre, une

vant, à cet effet, d'un objet en bois sec d'*au moins un mètre* de longueur ou d'une corde également bien sèche d'*au moins six mètres* de longueur. Si ce dégagement de la victime paraît difficile ou dangereux pour un motif quelconque, on coupera le ou les conducteurs de part et d'autre de la victime aux points les plus commodes et avec les précautions suivantes : *a)* se servir de préférence d'une hache à long manche de bois *bien sec ; b)* s'envelopper les mains dans des tissus épais et bien secs, de préférence en laine ; *c)* éviter qu'au moment du sectionnement l'un des conducteurs aille toucher. soit la victime, soit une personne présente, soit le sauveteur lui-même ; *d)* s'abstenir de créer un court-circuit ou liaison quelconque entre les conducteurs électriques ;

6° Une fois la victime dégagée, donner les soins indiqués à ASPHYXIE AIGUË.

7° Dans tous les cas, si quelque personne compétente se trouve à proximité, elle devra être avisée sans retard et invitée à fournir les conseils et l'aide nécessaires.

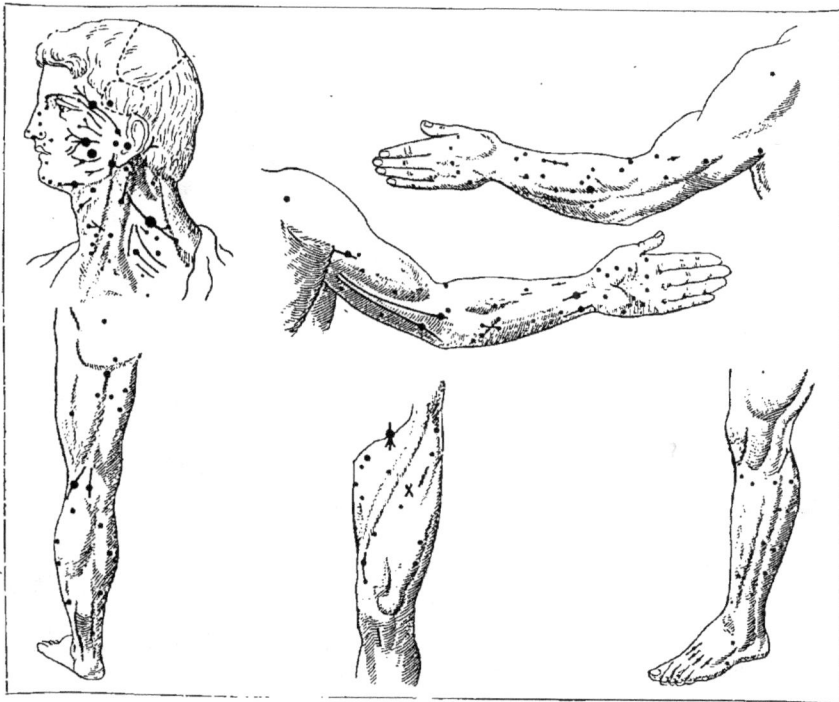

Fig. 217. — Électrothérapie : points moteurs.

liaison ou un contact entre deux conducteurs ;

5° Si le courant est alternatif et ne dépasse pas 3 000 à 3 500 volts, on écartera les conducteurs, on tirera à soi la victime en se ser-

Électrothérapie. — Application de l'électricité au traitement des maladies.

POINTS MOTEURS. La figure 217 montre les

points du corps qui doivent être mis en contact avec le courant pour provoquer la contraction ; elle a simplement pour but de faire comprendre la difficulté de l'électrisation.

VARIÉTÉS D'APPAREILS. On utilise le plus généralement l'un des procédés suivants : 1° le courant d'une pile (courant *continu*) ; 2° le courant d'une pile modifié par son passage dans un fil de laiton enroulé autour d'un tube creux (bobine) qui contient à l'intérieur une barre de fer et que le courant de la pile aimante (courant d'*induction voltafaradique*) ; 3° le courant d'un aimant passant rapidement devant

Les *conducteurs* sont des fils de cuivre isolés par du caoutchouc ou de la soie et qui servent d'intermédiaires entre l'appareil et la peau.

I. Courants continus ou constants, galvaniques. DISPOSITIF. La pile employée ordinairement est celle au *bisulfate de mercure* (*fig.* 228). Un élément de ladite pile (*fig.* 227) est constitué par un tube de verre contenant une solution de ce sel dans laquelle peuvent être plongées une lame de zinc et une lame de charbon vissées sur une plaque de bois. La transformation du zinc en sulfate de zinc, avec mise en liberté du mercure, produit le

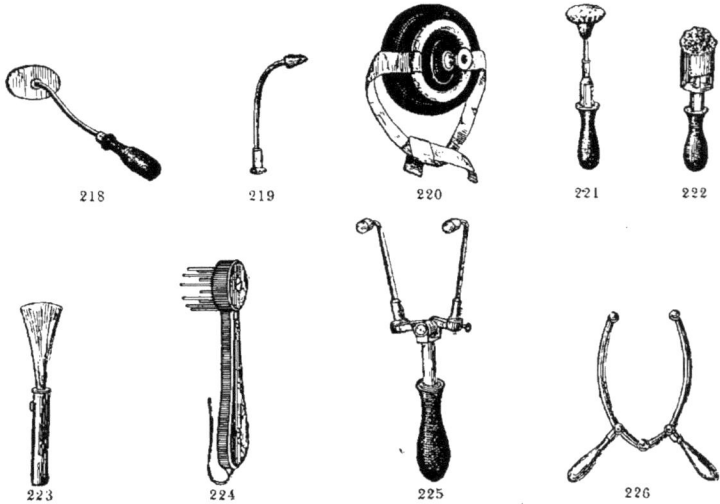

Fig. 218 à 226. — Électrodes.

218. Électrode métallique pour la peau. — 219. Électrode métallique pour cavité. — 220. Électrode maintenue sur la peau par un lien. — 221. Électrode au charbon. — 222. Électrode porte-éponge. — 223. Électrode en pinceau. — 224. Électrode en brosse. — 225, 226. Électrodes-excitateurs isolées sur tige de verre.

une bobine analogue à la précédente (courant d'*induction magnéto-électrique*) ; 4° le courant qui se produit dans un cylindre de cuivre lorsque deux plateaux d'ébonite ou de verre passent rapidement l'un près de l'autre en sens inverse (courant d'*électricité statique*).

MOYENS D'APPLICATION (électrodes). On appelle *électrodes* les divers appareils dont on se sert pour faire pénétrer dans le corps le courant électrique. Ce sont des plaques métalliques, recouvertes ou non de peau (*fig.* 218 et 219), portées par un manche isolant en bois ou maintenues par des liens (*fig.* 220), des cylindres de charbon (*fig.* 221) ou des porte-éponges (*fig.* 222), des pinceaux métalliques (*fig.* 223) ou des sortes de brosses à poils rigides (*fig.* 224), des tiges de cuivre isolées par un manche de verre (*fig.* 225 et 226).

Les électrodes agissent d'autant mieux qu'elles ont été plongées plus longtemps dans de l'eau salée.

courant. L'appareil est formé par un plus ou moins grand nombre d'éléments (20 à 60, en moyenne 25).

MISE EN MARCHE ET AU REPOS. Quand la pile est au repos, les zincs sont remontés par la tige A au-dessus des bouchons de liège (*fig.* 227) ; lorsqu'on veut la mettre en marche, il suffit de descendre la tige A : les zincs, abaissant les bouchons, se mettent en contact avec la solution.

SENSATION. Le courant continu donne une sensation de chaleur qui, suivant l'intensité, est légère ou peut devenir une brûlure. La peau est légèrement rougie.

INCONVÉNIENT. Possibilité d'escarre (brûlure des tissus), si l'effet est trop prolongé (pas plus de dix minutes) et trop intense. Cette action peut se produire sans que le malade en soit averti par une sensation désagréable ; d'où la nécessité d'une surveillance médicale.

Faire attention de ne pas faire sauter sur soi la solution de bisulfate : elle est acide, tache les doigts et brûle les vêtements.

PRINCIPALES INDICATIONS. Atrophies, ma-

Bouchon
de
liège.

Fig. 227.
Élément d'un appareil
à courant continu.

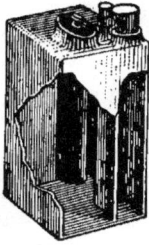

Fig. 229.
Élément d'une pile
voltafaradique.

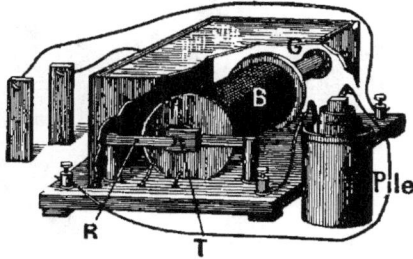

Fig. 230. — Appareil voltafaradique.

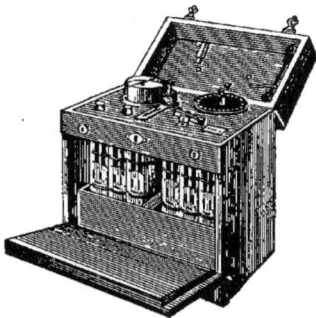

Fig. 231. — Installation d'un bain électrique.

Fig. 228. — Pile à courant continu,
au bisulfate de mercure (Chardin).

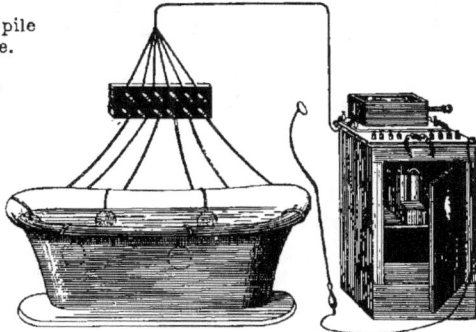

ladies organiques du système nerveux, dyspepsie, constipation.

Appareil populaire de Noé (*fig.* 232). Dans cet appareil très simple, qui peut rendre de bons services chez des personnes peu fortunées devant s'électriser elles-mêmes, le liquide excitateur de la pile est simplement de l'eau *salée*, qu'on jette après chaque application.

II. Courants d'induction voltafaradiques (volta-électriques, courants à interruption, à trembleur, à secousses). — DISPOSITIF. La pile employée est celle à *bichromate de potasse :* dans un flacon de porcelaine contenant une solution de ce sel vient descendre, au moment de la mise en action, une plaque de charbon et de zinc ; la transformation de cette dernière produit un courant (*fig.* 229).

Si l'on met ce courant en relation avec la bobine B de la *fig.* 230, par l'intermédiaire du contact R, le trembleur T, petite pièce mobile fixée à un ressort et qui, au repos,

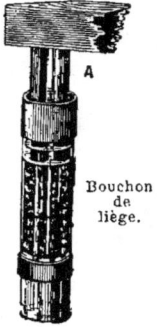

s'appuie sur le contact R, se trouve électrisé et aimante le barreau de fer doux qui forme le noyau de la bobine. Comme conséquence, T est attiré contre le fer doux ; mais, cessant alors d'être en contact avec R, il se désélectrise et désaimante, par suite, le fer doux, qui le laisse revenir vers R. Là, nouvelle électrisation de T, suivie de nouvelles aimantation et attraction du fer doux auxquelles succèdent de nouveau une désaimantation et un éloignement. Pendant cet incessant va-et-vient, le trembleur frappe alternativement les deux parties métalliques avec lesquelles il se trouve en contact et produit ainsi un petit bruit de sonnerie analogue au bourdonnement d'une grosse mouche.

Un graduateur G permet d'accroître à volonté l'intensité du courant.

L'appareil indiqué ci-dessus est utilisé pour les *bains hydro-électriques* (*fig.* 231), qu'on peut aussi donner, du reste, avec des courants continus ; la même disposition avec des modèles réduits sert pour l'électrisation des mus-

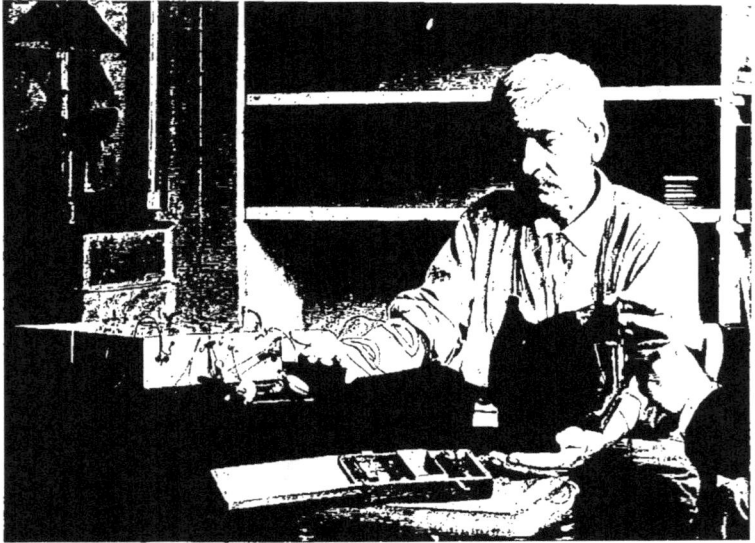

Fig. 232. — Application d'électricité avec les appareils populaires de Noé.
Appareil à courant *continu* sur le bras droit. — Appareil *faradique* sur le bras gauche.

cles. On emploie aussi les appareils suivants : *Appareil populaire* (*fig.* 232). La simplification consiste à employer comme liquide la solution d'une pincée de bisulfate de mercure dans de l'eau. On vide le récipient contenant cette charge après chaque application.

PRINCIPALES INDICATIONS DES COURANTS D'INDUCTION. Névralgies, rhumatisme, arthrite (bobine à fil fin), atrophie musculaire, suite de fracture, paralysie (bobine à gros fil). — INCONVÉNIENT. Une électrisation trop prolongée tétanise les muscles.

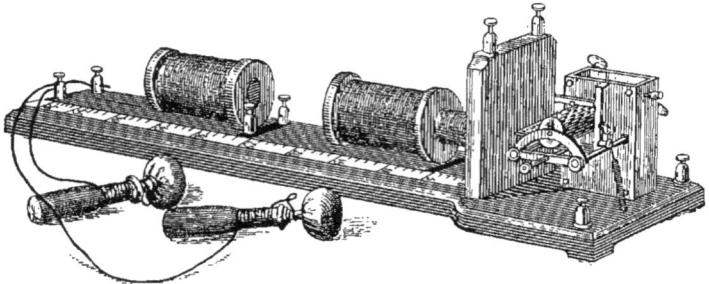

Fig. 233. — Appareil voltafaradique à chariot (Trouvé).

Appareil à chariot (*fig.* 233). Au lieu d'une bobine, il en existe deux dans l'appareil de Trouvé ; les interruptions peuvent ainsi être mieux espacées.
SENSATION. Le malade ressent une sorte de picotement. Si le courant est intense, une contracture se produit : ainsi la main tenant une électrode ne peut plus s'ouvrir.

III. **Courant d'induction magnéto-électrique** (*fig.* 234). — DISPOSITIF. L'appareil se compose d'un aimant en fer à cheval dont les deux branches forment les noyaux de deux bobines. En face des extrémités de cet aimant est placée une autre bobine qu'on fait tourner avec une manivelle et qui produit un courant électrique, dont les interruptions varient avec la rapidité de la rotation.

INDICATIONS ET INCONVÉNIENTS. Cet appa-

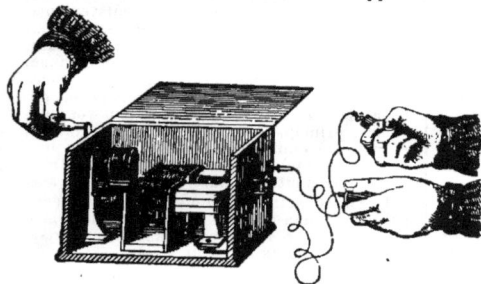

Fig. 234. — Appareil magnéto-electrique (Gaiffe).

reil, très employé en Angleterre, l'est peu en France ; à tort, d'après certains électriciens. Ses applications sont celles du courant volta-

faradique. Ses inconvénients sont les mêmes ; il faut y ajouter la nécessité d'un aide pour tourner la manivelle et la difficulté de graduer régulièrement la vitesse.

IV. Courants d'électricité statique. — DISPOSITIF. La machine la plus employée est celle de Whimhurst (*fig.* 235) : deux plateaux d'ébonite ou de verre montés, sur un même axe, tournent en sens inverse à petite distance, sous l'action d'une manivelle placée au-dessous. Sur chaque plateau, aux extrémités d'une tige inclinée de 60° environ, frottent des balais. L'électricité est recueillie par des peignes en forme d'U, placés à l'extrémité du diamètre horizontal des plateaux ; ces peignes sont en continuité chacun avec une tige à poignées isolantes et terminées par une boule ; si l'on rapproche ces boules, dites *excitateurs*, une étincelle jaillit entre elles, et cette étincelle est d'autant plus longue que la machine est plus actionnée et qu'elle est d'un modèle plus grand.

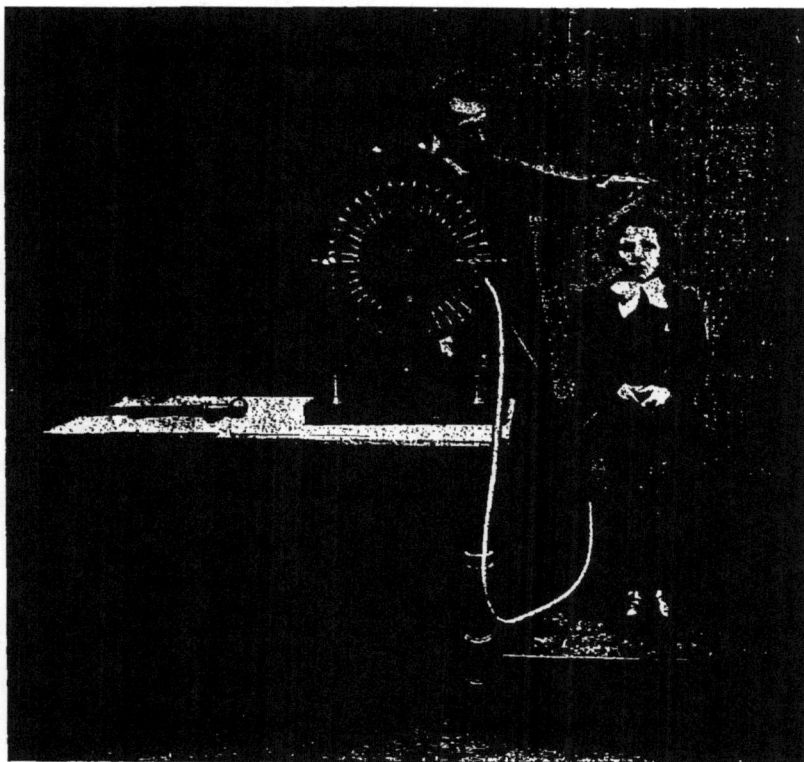

Fig. 235. — Bain d'électricité statique.

MODES D'APPLICATION. *Bain d'électricité statique*. Le malade est placé sur un tabouret à pied isolant et un conducteur en relation avec la machine est accroché à sa chaise, tandis qu'une personne tient la main étendue au-dessus de sa tête ; on peut le mettre aussi au-dessous d'un disque à pointes métalliques. Enfin, on peut approcher du malade une boule en bois ou en métal (procédé de l'étincelle).

SENSATION. Au voisinage d'une machine électrique en action, on ressent sur la peau une sensation de *toile d'araignée*, due sans doute au frottement des molécules d'air mises en mouvement par l'électricité. Si, à ce moment, une étincelle est tirée de la machine, on éprouve un ébranlement général. Lorsque le malade est assis sur le tabouret isolant en relation avec une machine, il éprouve une sensation de chaleur aux extrémités, une légère transpiration de la peau. Approche-t-on de lui la boule d'un excitateur (*fig.* 226), il se produit une étincelle accompagnée d'une secousse, avec contraction musculaire énergique ; une pointe dans les mêmes conditions aurait provoqué dans la région en rapport une sensation de fraîcheur (souffle électrique). Pendant le passage du courant, les cheveux sont hérissés.

INDICATIONS. Maladies nerveuses, notamment neurasthénie, hystérie, névralgies.

V. Courants de haute fréquence (Courants à haute tension, sinusoïdaux, alternatifs). — Ces courants, pour lesquels on fait usage, en général, des fils servant à l'éclairage électrique des villes, sont très dangereux en d'autres mains que celles des médecins, ils n'ont donc pas à être décrits ici ; les transformateurs qui doivent nécessairement être interposés entre le courant du secteur urbain et le malade sont, du reste, d'un prix très élevé.

PRINCIPALES INDICATIONS. On a employé cette forme d'électricité dans le traitement des maladies générales, comme le diabète, le rhumatisme, la goutte, l'obésité, les troubles de l'hypertension (vertiges, maux de tête), les hémorrhoïdes, dans la phtisie, les névralgies (sciatique), les démangeaisons, le lupus, l'eczéma, les furoncles, l'acné, la couperose, le lichen, le cancer.

CONTRE-INDICATIONS. Maladies nerveuses.

VI. Ions. — V. à l'*Appendice*.

VII. Plaques électriques. — Les courants très faibles réalisés par l'application de plaques métalliques sur la peau ont donné des résultats dans certains cas (l'imagination, la suggestion ne sont peut-être pas étrangères à une partie au moins du succès).

VIII. Cautérisation électrique. — V. GALVANOCAUSTIE.

Électuaire. — Médicament formé de poudre, de sirop et d'extraits de plantes.

Éléphantiasis (jambe de Cochinchine, pachydermie). — Maladie de la peau et du tissu cellulaire sous-cutané, caractérisée par une augmentation considérable du volume des parties malades. On l'observe plus fréquemment dans les pays chauds, chez les personnes ayant une mauvaise hygiène.

SIGNES. Des poussées simulant une sorte d'érysipèle se produisent à plusieurs reprises, accompagnées de fièvre et vomissements. Elles laissent après elles un épaississement dur de la peau, qui devient sèche, rugueuse, rouge ou brun foncé, lisse ou mamelonnée, et peut se parsemer d'ulcérations et d'abcès avec gonflement des ganglions voisins. En général, la maladie siège sur les membres inférieurs, principalement au pied et à la jambe, et avec prédominance d'un côté, mais elle peut exister sur toutes les régions du corps. Incurable, elle peut s'étendre pendant vingt ans.

PREMIERS SOINS. Au moment des poussées : sulfate de quinine, puis repos au lit, la jambe élevée ; compresses d'eau blanche, électrisation par courants continus.

Élève, étudiant. — Au cours de leurs études, le jeune homme, et surtout l'enfant, doivent observer une hygiène spéciale, sous peine de maladies ou tout au moins d'une fatigue intellectuelle dont ils peuvent se ressentir toute leur vie.

CONDITIONS D'AGE. Il y a quelques années, les jeunes gens ne passaient de sérieux examens qu'après 18 ans ; actuellement, ils s'y présentent vers 16 ans, et ces examens portent sur des programmes plus étendus qu'autrefois. On est arrivé à ce résultat en faisant commencer les études plus tôt, en accroissant le nombre des classes ; dans ces conditions, il est dangereux d'exagérer le travail de l'enfant en essayant de lui faire suivre des classes plus fortes que son âge ne le permet. Les conséquences sont, du reste, déplorables ; l'enfant ayant la mémoire, mais non la raison suffisante pour suivre la classe. Cette maturité lui fait encore plus défaut pour entreprendre, trop jeune, les cours de l'enseignement supérieur. La *fièvre typhoïde*, la *neurasthénie* sont des conséquences fréquentes de la surchauffe cérébrale.

REPOS APRÈS LA MALADIE. Un enfant ou un jeune homme qui vient d'être atteint d'une maladie sérieuse et notamment d'une maladie microbienne (grippe, pneumonie, fièvres éruptives, fièvre typhoïde) ne doit pas travailler pendant sa convalescence. Il bénéficiera grandement, à cette époque, d'un séjour à la campagne. Dans les périodes de grande croissance et au moment de la puberté chez les jeunes filles, le travail ne doit pas non plus être excessif.

EXERCICE. Des heures doivent être consacrées chaque jour à l'exercice*, de façon à mettre en jeu les cellules et les nerfs moteurs et à reposer les cellules intellectuelles ; mais ce serait une grave erreur de croire qu'on peut se reposer d'un travail cérébral par une fatigue physique intense ; les deux, au contraire, s'additionnent, et un temps de repos doit succéder au travail physique comme au travail intellectuel.

Cet exercice devient encore plus nécessaire au moment des examens : l'étudiant qui, dans les journées précédant les épreuves, travaille sans repos, s'expose, en dehors d'un échec, à des troubles graves de la santé.

Pour l'attitude pendant les classes, V. COLONNE VERTÉBRALE (déviations de la) et TABLE ;

pour l'hygiène de la vue, V. RÉFRACTION (astigmatisme, myopie, presbytie) ; pour la période d'interdiction des classes après les affections contagieuses, V. CONTAGIEUSES (Maladies).

Élixir. — Mélange de sirops et d'alcoolats. Les plus connus sont les suivants :

ÉLIXIR ANTIGLAIREUX OU DE GUILLÉ (scammonée, jalap, rhubarbe, nitrate de potasse, genièvre, alcool). Purgatif, 1 à 2 cuillerées à bouche.

ÉLIXIR DE GARUS. Composé de teinture de safran, sirop de capillaire, caramel, fleurs d'oranger, aloès, myrrhe, cannelle, girofle, muscade, alcool. Il est employé à la dose de 30 à 50 grammes, comme tonique stimulant.

ÉLIXIR DE LA GRANDE-CHARTREUSE. Formé de mélisse, hysope, angélique, cannelle, safran, macis, macérés dans l'alcool, puis distillés. Stimulant.

ÉLIXIR DE LONGUE VIE (aloès, gentiane, rhubarbe, safran, agaric, alcool) : 5 à 20 gr. comme purgatif.

ÉLIXIR PARÉGORIQUE. Il contient : extrait d'opium et acide benzoïque, de chaque 24 centigr.; camphre, 18 centigr.; essence d'anis, 20 centigr. pour 60 gr. d'alcool à 90°. Calmant astringent, antidiarrhéique. — DOSE: 15 à 40 gouttes. *Empoisonnement.* — V. OPIACÉS.

Ellébore blanc (syn. : varaire, vératre). — Plante de la famille des Colchicacées. La racine est employée comme purgatif drastique violent. Dose de poudre, 3 à 10 centigr. On s'en sert aussi pour faire une pommade contre la gale.

Vératrine. Partie active de l'ellébore, employée à l'*intérieur* à la dose de 0 gr. 001 et à l'*extérieur* en pommade contre la goutte et le rhumatisme.

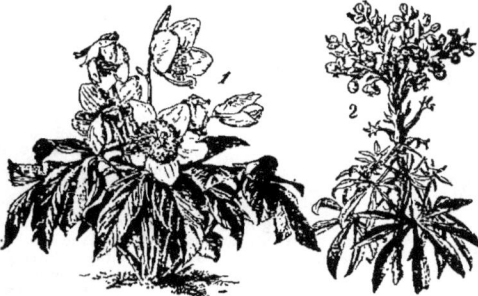

Fig. 236. — Ellébore.
1. Ellébore noir (rose de Noël). — 2. Ellébore fétide.

Empoisonnement. — Chaleur à la gorge, difficulté d'avaler et de respirer, accroissement de salive, vomissements, diarrhée, coliques, maux de tête, palpitations, vertige, pouls lent et faible. — PREMIERS SOINS. Vomitifs, puis stimulants. V. ACONIT, *Empois¹*.

Ellébore noir (rose de Noël, ellébore fétide, *fig.* 236). — Plante de la famille des Renonculacées. La racine est un purgatif drastique violent, inusité.

Empoisonnement. — V. ACONIT, *Empois¹*.

Émanations. — V. MIASMES.

Embarras gastrique. — V. ESTOMAC.

Embaumement. — Opération destinée à la conservation d'un cadavre. Elle ne doit être pratiquée que vingt-quatre heures après la déclaration du décès à la mairie et après remise d'une déclaration d'embaumement au commissaire de police, ou au maire dans les communes rurales.

DISPOSITIF. Pour embaumer un corps, on injecte dans les artères du thorax, de l'abdomen et du cerveau, un liquide conservateur qui, ordinairement, est du chlorure de zinc et du zinc colloïde. Le cadavre est ensuite entouré de bandes trempées dans du colloïde au zinc.

Embolie. — Caillot fibrineux qui se forme dans une artère et va en obturer une plus petite, d'où gangrène de la région qui était irriguée par ce vaisseau. Quelquefois, le caillot peut être formé par un débris de valvule.

Embolie cérébrale. — V. CERVEAU (Maladies).

Embrocation. — Arrosement d'une région malade par un liquide médicamenteux (huile simple ou additionnée de camphre, d'ammoniaque, de laudanum ou de belladone). On donne aussi ce nom aux liquides employés; ceux-ci sont, cependant, plus généralement appelés *liniments **.

Émétique (du grec *emetos*, vomissement). — Tartrate de potasse et d'antimoine (V. ANTIMOINE). On donne aussi quelquefois ce nom aux médicaments vomitifs et notamment au sulfate de cuivre.

Éméto-cathartique (du grec *emetos*, vomissement, et *kathairô*, je purge). — Médicament à la fois vomitif et purgatif : émétique, 5 à 10 centigr.; sulfate de soude, 15 gr., dans eau, 350 gr.; à prendre en trois fois à un quart d'heure d'intervalle.

Emménagogue (du grec *emména*, règles, et *ageïn*, pousser). — Procédés et médicaments provoquant les règles.

VARIÉTÉS. Les uns régularisent et rendent normales les règles indirectement, comme les amers, les toniques, et notamment le fer, le quinquina; d'autres agissent directement : bains de pieds et de siège, et diverses plantes (absinthe, apiol, armoise, cerfeuil, romarin, rue, sabine, safran).

Émollients (adoucissants). — Médicaments qui relâchent les tissus et atténuent leur inflammation.

VARIÉTÉS. Les uns sont employés à l'*extérieur* : cataplasmes, fomentations, fumigations, onctions ; les autres, à l'*intérieur* : gargarismes, loochs, tisanes. Les substances employées sont des farines, des gommes, des huiles fraîches, le lin, la guimauve, les fleurs pectorales, les figues.

Espèces émollientes : feuilles sèches de mauve, guimauve, molène, seneçon, pariétaire, en parties égales. On s'en sert pour faire des cataplasmes, et on les emploie à la dose de 50 gr. par litre en décoction pour fomentations.

Emphysème de la peau (ou sous-cutané) [du grec *phusa*, souffle, et *en*, dedans]. — Tumeur blanche, lisse, élastique, non douloureuse, produite par l'introduction de l'air dans le tissu cellulaire sous-cutané. On la distingue de l'œdème (enflure due à l'infiltration liquide) par l'impossibilité d'y produire une dépression persistante en appuyant le doigt.

CAUSES. L'emphysème est provoqué le plus souvent par la rupture d'une côte avec déchirure du poumon. La putréfaction produit l'emphysème des cadavres par la sortie des gaz contenus dans les cavités ou formés aux dépens des tissus.

Emphysème pulmonaire. — Maladie constituée par la dilatation excessive des vésicules pulmonaires, dont les parois ne peuvent plus se contracter au moment de l'expiration ; une partie même de ces parois disparaît en formant ainsi des cavités où l'air ne se renouvelle que très insuffisamment. Le poumon prend un développement exagéré et, cependant, sa capacité respiratoire peut être diminuée de moitié. Cet état constitue plutôt une infirmité qui complique des maladies qu'une maladie proprement dit.

CAUSES. Efforts brusques d'expiration de l'asthme, de la coqueluche, des bronchites, du croup ; atrophie sénile chez les vieillards. Hérédité.

SIGNES. La poitrine est *bombée* d'une façon générale en avant ; la respiration, continuellement gênée, surtout lorsqu'on monte les escaliers, devient anhélante à certains moments, par suite d'accès de suffocation dus à l'asthme, à une bronchite* chronique, à une congestion pulmonaire ou à des troubles du cœur provoqués par la gêne apportée à la circulation dans le poumon.

TRAITEMENT. Inhalation d'oxygène (bains d'air comprimé. V. AÉROTHÉRAPIE) et traitement des affections causes de la maladie.

Empirique (du grec *empeiria*, expérience). — La médecine empirique devrait être, d'après l'étymologie, celle basée sur l'expérience. Par une bizarrerie qui est loin d'être rare, l'empirisme est, au contraire, synonyme de charlatanisme. Ce fait s'explique cependant, si l'on réfléchit que la première expérience est souvent hasardeuse.

Emplastique (du grec *emplastikos*, enduit). — Médicament dont on enduit la peau : emplâtre.

Emplâtres. — Médicaments externes, solides à la température ordinaire et se ramollissant légèrement sous l'influence de la chaleur du corps qui les fait adhérer à la peau. Les substances qui composent les emplâtres sont appliquées sur de la toile ou, si on les désire plus souples, sur de la peau de chevreau.

VARIÉTÉS. L'*emplâtre simple* est formé d'axonge, d'huile, de poix blanche et d'oxyde de plomb. On y ajoute, dans certains cas, des résines, de la cire, des poudres, des extraits ou des décoctions de plantes (emplâtre de belladone*, de ciguë*, d'opium*), des métaux (emplâtre mercuriel* ou de Vigo), des insectes (emplâtre vésicatoire*).

Empoisonnement. — Effet produit sur l'organisme par l'introduction dans le corps de substances nuisibles à la dose où elles sont absorbées.

Le mot « empoisonnement » est aussi employé pour déterminer un état provoqué par la formation de poisons dans le corps même ; ainsi, l'empoisonnement *urémique* est dû à la cessation du fonctionnement du filtre rénal et à l'accumulation dans le sang des déchets de nos tissus. L'empoisonnement proprement dit s'effectue par les voies digestives ; ou par les altérations dues à la respiration de gaz nuisibles (V. au nom de ces gaz et à ASPHYXIE). La règle, dans tout empoisonnement, doit être : 1° la *neutralisation* sur place de la substance nuisible ; 2° l'*élimination* rapide dans les premières heures, par vomissements, plus tard par l'intestin ou les reins.

SIGNES. Les signes énumérés dans le tableau de la page suivante sont ceux observés le plus fréquemment ; ils ne peuvent servir qu'à faire des comparaisons rapides entre les diverses variétés d'empoisonnement.

TRAITEMENT. Les soins à donner sont indiqués au nom de la substance toxique (v. tableau ci-contre). On se rappellera que : 1° pour faire *vomir*, il suffit d'ordinaire de chatouiller la luette au fond de la gorge ; si l'on n'a pas de résultat, employer l'ipéca (1 gr. 50) ; 2° pour *purger*, verser 2 cuillerées de sel commun dans un verre d'eau. Comme calmant, battre 2 œufs dans un demi-litre d'eau.

EMPOISONNEMENTS LES PLUS FRÉQUENTS
*Pour les soins à donner, V. au mot suivi d'un astérisque *.*

SIGNES PRINCIPAUX.	CAUSES PROBABLES.
Vomissements, coliques, diarrhée, excitation, puis dépression.	Champignons *, Moules *. Viandes * malsaines.
Vomissements, douleur à l'estomac, prostration profonde et rapide.	Absinthe *, Eau-de-vie (v. ALCOOTabac *, Aconit *. [LISME). Colchique *, Ciguë *.
Vomissements à goût d'*encre* ou métallique, avec sécheresse de la gorge, diarrhée.	Sels de cuivre *. { Vert-de-gris. { Vitriol bleu.
Vomissements *continus* à goût métallique, constriction à la gorge, crampes.	Antimoine * (Emétique, tartre stibié).
Vomissements à goût métallique, *lèvres blanches* tuméfiées, douleur à l'estomac.	Bichlorure de mercure * (sublimé).
Vomissements *verts*, *noirs* ou *bleus*, douleur à l'estomac, soif, coliques, prostration.	Arsenic *. { Mort aux rats. Liqueur de Fowler. Pâte épilatoire. Orpiment. Granule de diosco-ride. Pilules asiatiques. Coloration en noir des cheveux.
Vomissements de matières *lumineuses* dans l'obscurité, odeur *phosphorée* de l'haleine, douleur à l'estomac.	Phosphore * (allumettes).
Vomissements d'une matière blanchâtre noircissant à l'air.	Nitrate d'argent *.
Vomissements, brûlure à l'estomac, diarrhée, évacuation difficile d'urines sanglantes.	Cantharides *.
Excitation, puis somnolence et torpeur.	Pavot. { Opium *, Laudanum, { Morphine, Codéine.
Sommeil profond, face livide, gonflée, pupilles ordinairement contractées, diminution de température du corps (33°).	Chloral *.
Sécheresse de la gorge, dilatation des pupilles, yeux brillants, quelquefois éruption sur la peau.	Belladone *. Jusquiame. Datura.
Chaleur du visage, troubles de la vue avec dilatation des pupilles, angoisse au niveau du cœur. Respiration *haletante*, pouls petit, excitation cérébrale, puis dépression.	Cocaïne *.
Chaleur intense à la gorge et à l'estomac, langue *tuméfiée*, soif intense, difficulté d'avaler et de respirer. Les lèvres portent une croûte de couleur différente suivant substance.	Acides (Voir CAUSTIQUES). { Sulfurique (croûte noirâtre. Azotique (croûte jaunâtre). Chlorhydrique (croûte blanche).
Brûlure à la gorge et à l'estomac, langue tuméfiée, difficulté d'avaler. Les lèvres portent une croûte *grisâtre*.	Alcalis (Voir CAUSTIQUES). { Eau de Javel (chlorure de potasse ou de soude). Poudre des blanchisseuses (chlorure de chaux). Ammoniaque, potasse, soude, chaux et leurs sels.

Empyème. — Opération destinée à faire évacuer un liquide (pus ou sang) existant anormalement dans la plèvre.

Émulsion. — L'émulsion est un médicament liquide qui a ordinairement la couleur et l'opacité du lait.

COMPOSITION. Elle est formée d'eau et d'huile ou de résine divisée et tenue en suspension dans le liquide, grâce à un mucilage qui est le plus fréquemment du blanc d'œuf ou de la gomme.

L'*émulsion d'amandes* se prépare en versant de l'eau sur les graines oléagineuses pilées de l'amandier (ordinairement on mélange des amandes douces et amères). On fait une émulsion analogue avec des semences de *potiron* pour le traitement du ténia.

L'émulsion faite avec du baume de *tolu* est très employée dans les rhumes.

Encausse (Hte-Garonne). — Ville d'eaux sulfatées calciques. Alt. 362 mètres.

Pour le mode d'emploi et les indications, V. EAUX MINÉRALES* *calciques*.

Encéphale et **Encéphalite.** — *Encéphale* est synonyme de *cerveau*. L'*encéphalite* est l'inflammation du tissu cérébral. V. CERVEAU.

Endémiques (Maladies). — Maladies propres à certaines localités ou qui y dominent. Elles peuvent disparaître par suite de la suppression de leurs causes.

Endocardite (du grec *endon*, en dedans, et *kardia*, cœur). — V. CŒUR.

Enfance. — V. NOUVEAU-NÉ. NOURRISSON, CROISSANCE, BERCEAU, DENTITION, CONVULSIONS, ÉLÈVE.

Enflure. — Gonflement d'une région. Lorsque ce gonflement est dû à une infiltration d'air dans le tissu cellulaire, il prend le nom d'*emphysème*, celui d'*œdème* lorsqu'il est produit par une infiltration de sérosité.

Engelure. — V. FROID.

Enghien (S.-et-O.). — Ville d'eaux sulfurées calciques ou hydrosulfurées. Altitude 44 mètres, climat doux, saison du 1er mai au 1er octobre. Ressources.

MODE D'EMPLOI. Celui des eaux MINÉRALES sulfureuses, mais particulièrement en inhalations et pulvérisations. Cette eau, ne se conservant bien, est très exportée.

INDICATIONS. Celles des eaux sulfureuses et notamment maladies chroniques des voies respiratoires. Étant moins excitantes que les eaux des Pyrénées, elles peuvent être employées chez des personnes qui ne supporteraient pas le traitement par les eaux sulfurosodiques fortes.

Engorgement. — Augmentation de volume d'une région, ordinairement par gêne de la circulation.

Engouement. — V. HERNIE.

Engourdissement. — État caractérisé par la pesanteur du membre, la difficulté et même l'impossibilité de le mouvoir et un fourmillement pénible.

CAUSE. Il est dû à une interruption temporaire de l'action nerveuse, sous l'influence, ordinairement, d'une mauvaise position dans laquelle un nerf se trouve comprimé.

Engraissement. — Pour le régime, V. AMAIGRISSEMENT.

Enrouement. — État caractérisé par le son voilé et sourd de la voix, et de la toux.

CAUSES. L'enrouement est dû à un épaississement des cordes vocales, sous l'influence d'une laryngite. — TRAITEMENT. Absorber des œufs crus. V. aussi à LARYNGITE.

Entérite. — Inflammation de l'intestin. V. INTESTIN.

Entérorragie. — Hémorragie intestinale. V. HÉMORRAGIE.

Entorse. — Lésion succédant à un mouvement forcé d'une articulation. Elle peut se réduire à un simple tiraillement des ligaments périarticulaires (forme légère) ou être constituée par une déchirure plus ou moins étendue desdits ligaments. Le siège habituel de l'entorse est l'articulation du pied avec la jambe.

SIGNES. 1° *Douleur* très vive, mais permettant cependant le jeu de la jointure et siégeant

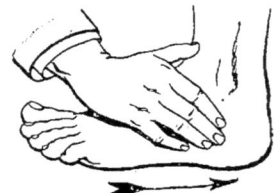

Fig. 237. — Massage.

au-dessous de l'extrémité de l'os (ce qui la distingue d'une luxation ou d'une fracture ; 2° *gonflement* qui s'étend rapidement ; 3° *ecchymose*, tache bleuâtre, due au sang extravasé et qui n'apparaît que le 2e ou le 3e jour pour devenir ensuite verdâtre, puis jaunâtre.

CAUSES. Chaussures trop larges ne maintenant pas le cou-de-pied. Faux pas.

TRAITEMENT (*fig.* 237). Dans la forme légère, massage de bas en haut immédiat, bande de flanelle, puis marche. Dans la forme aiguë, bain de pieds chaud (50 à 55°) pendant 10 minutes 2 fois par jour, puis massage (V. ce mot) et bande de caoutchouc.

Entrainement. — L'entrainement est l'ensemble des moyens à employer pour mettre l'individu en possession de toute son énergie physique et lui permettre, par suite, de supporter les fatigues d'un exercice donné.

RÈGLES À SUIVRE : 1° surveillance des selles, qui doivent être quotidiennes et suffisamment abondantes, sans quoi l'emploi de laxatifs est nécessaire ; 2° alimentation reconstituante sous un volume restreint ; 3° hydrothérapie et soins de la peau (gant de crin et frictions à l'eau de Cologne) ; 4° usage modéré des boissons fermentées, abstinence des alcools en tout temps, mais surtout entre les repas.

L'exercice doit être *progressif*, comme intensité d'action et durée. La diminution de pression dans les artères, produite par l'afflux sanguin dans un muscle en action, est compensée par un accroissement des battements du cœur qui ne doivent pas dépasser de plus de quatre à cinq le chiffre ordinaire.

Les respirations doivent être plus amples, mais non plus nombreuses : elles se feront par le nez, et non par la bouche.

Entropion (du grec *en*, dans, et de *trepein*, tourner). — Renversement du bord des paupières vers le globe oculaire. V. fig. et texte à YEUX (maladies).

Enveloppement froid. — Médication externe.

I. Localisé au thorax. Des compresses de dimensions suffisantes pour envelopper la poitrine sont trempées dans de l'eau pure ou additionnée d'un quart d'alcool, à la température de la chambre. On les exprime *fortement*, on les enroule autour de la poitrine en les recouvrant de taffetas-chiffon, puis on enture le thorax avec une couverture de laine. Cet enveloppement est renouvelé tous les quarts d'heure, toutes les demi-heures ou à des intervalles plus éloignés, suivant la difficulté de la respiration, qui se calme, ainsi que la fièvre, sous l'influence de la médication.

Cette pratique est particulièrement utile dans les broncho-pneumonies infantiles.

II. Généralisé, ou drap humide ou mouillé. — Le malade reçoit préalablement quelques aspersions rapides sur la face, le cou, la poitrine, en vue de prévenir les mouvements congestifs vers ces parties. Ensuite, un drap est trempé dans de l'eau froide, exprimé fortement, puis enroulé autour du corps, dont la tête seule reste libre, de façon que le linge soit moulé sur la peau. Le malade est alors recouvert d'une couverture de laine, d'un édredon, et on le laisse dans cette situation pendant une durée, qui varie de dix minutes à deux heures, au cours de laquelle il prend des grogs. On recommence, ou non, ce traitement, dans la journée, suivant les indications du médecin.

Envies. — Goût plus ou moins bizarre de quelques femmes enceintes pour des substances alimentaires ou non alimentaires. On a faussement attribué à l'impossibilité d'obtenir l'objet de leur désir les taches ou *nævi* * qu'on observe chez certains enfants, taches auxquelles on a aussi donné le nom d'*envies*.

Éphélides ou taches de rousseur. — Maladie de la peau.

SIGNES. Taches jaune brun, lisses et de niveau avec la peau environnante, arrondies ou irrégulières, ayant en général la dimension d'un gros point, mais pouvant, par la réunion de plusieurs d'entre elles, atteindre la largeur d'une pièce de 0 fr. 50 et, exceptionnellement celle de la paume de la main. Ces taches ne donnent lieu à aucune démangeaison et occupent exclusivement les parties exposées au soleil (visage, mains, cou). Elles pâlissent l'hiver pour reparaître au printemps et sont dues à l'action du soleil et du vent, d'où leur fréquence au bord de la mer, où ces deux causes sont souvent réunies. Les personnes lymphatiques y sont particulièrement exposées.

TRAITEMENT : I. PRÉVENTIF. Se protéger *dès le début du printemps* contre le soleil et le vent par des ombrelles, des chapeaux à larges bords et surtout des voilettes d'un tissu suffisamment serré, mais qu'on laissera lâche autour du visage, afin d'éviter d'amener un trop grand afflux de sang vers cette partie. Gants épais.

II. CURATIF. Douches d'eau de Luchon*, de Barèges* et surtout lotions avec des solutions de pissenlit*, de chlorhydrate d'ammoniaque ou de sublimé (bichlorure de mercure). Dans ce dernier cas, on emploie en frictions, matin et soir, une solution de 1 gr. de ce sel (qui est un poison) pour 500 gr. d'eau. V. LOTION.

Épidémiques (Maladies). — Maladies qui, quel que soit leur caractère, contagieux ou non, endémique ou non, règnent momentanément sur un grand nombre d'individus. Ce qui caractérise donc essentiellement une épidémie, c'est sa durée relativement courte et la multiplicité des personnes frappées.

Certaines maladies n'existent en France que sous cette forme (choléra) ; d'autres, au contraire, prennent simplement, à un instant donné, une plus grande extension (variole).

Épiderme (du grec *epi*, sur, et *derma*, peau). — Partie superficielle de la peau*.

Épididymite. — V. TESTICULE.

Épigastre. — Creux de l'estomac.

Épiglotte. — Membrane mobile, destinée à fermer la glotte pendant le passage des aliments. V. LARYNX.

Épilation. — Enlèvement des cheveux comme traitement des teignes. Cette épilation doit être précédée de l'application d'huile de cade, qui éteint la sensibilité du cuir chevelu ; elle sera faite dans le sens de l'implantation des cheveux avec une pince à mors plats, larges et mousses. V. aussi DÉPILATOIRES.

11

Épilepsie. — Maladie nerveuse, pouvant se présenter sous deux formes : grand mal, petit mal.

CAUSES. Hérédité, alcoolisme, excès prématurés, impressions morales violentes (la vue d'une attaque peut être la cause occasionnelle). L'épilepsie se produit d'ordinaire avant vingt ans ; après cet âge, elle est souvent d'origine syphilitique.

I. **Grand mal.** — 1° SIGNES PRÉCURSEURS. Les attaques sont souvent précédées et annoncées par l'*aura*. C'est un trouble quelconque, ordinairement le même pour chaque malade, mais variable d'individu à individu (douleur, sensation bizarre, vomissement, palpitation, hallucination, constriction de la gorge).

2° ATTAQUE (*pendant le jour*). Le malade pousse un cri, perd connaissance, devient extrêmement pâle et tombe à l'endroit même où il se trouve, *quel qu'il soit*. Pendant une demi-minute, le corps reste dans une rigidité complète, la face est injectée et la respiration entièrement suspendue. Puis, pendant deux à trois minutes, on observe des convulsions des muscles de la face et ensuite de tous ceux du corps ; la langue, projetée en dehors de la bouche, est ulcérée par les dents, et une bave sanglante s'écoule des lèvres. La respiration est bruyante et saccadée. Enfin, le malade semble, pendant un quart d'heure ou une demi-heure, perdre de nouveau connaissance, et ce n'est qu'après un certain temps de sommeil qu'il revient graduellement à la vie ordinaire, ayant complètement perdu le souvenir de ce qui vient de se passer.

3° ATTAQUE (*pendant le sommeil*). Les attaques peuvent rester longtemps ignorées, non seulement de l'épileptique, mais de son entourage, car elles ont lieu souvent la nuit.

L'individu est seulement étonné de voir son lit sali par les urines, des matières fécales ou des vomissements, rendus involontairement pendant les convulsions, ou encore de se trouver étendu au pied de son lit, dont il est tombé par suite de ses mouvements désordonnés.

Il a mal à la tête, et la parole est embarrassée ; sa langue, qui a été mordue, étant gonflée et douloureuse.

II. **Petit mal.** — Quatre formes principales : 1° *vertige* avec chute et perte de connaissance, suivi de retour à la vie ordinaire ; 2° *absence,* interruption au milieu d'une lecture, d'une conversation avec mâchonnement, regard hébété, puis reprise d'action interrompue ; 3° *délire* plus ou moins court ; 4° *course* sans but, inconsciente, d'une durée variable.

ÉVOLUTION. Les accès de grand mal peuvent se répéter plusieurs fois dans la même journée et constituer alors l'*état de mal*. Il en est de même pour les troubles du petit mal.

COMPLICATIONS. Impulsion morbide irrésistible, pendant ou en dehors des attaques ; marche au hasard, hallucinations terrifiantes suivies de vol, suicide, assassinat, accès de manie. V. FOLIE.

TRAITEMENT : I. ABORTIF PENDANT L'AURA. Flexion forcée du gros orteil (Brown-Séquard). Flexion ou extension forcée d'un doigt de la main. Compression de la carotide au cou. Compresses froides sur le visage. Lorsque l'aura semble se produire dans l'estomac, eau de fleurs d'oranger, eau glacée, sel de cuisine (une cuillerée ou deux ; bouchée de pain. Glace sur la région cardiaque (Charcot).

II. PENDANT L'ATTAQUE. Déboutonner le vêtement. Coucher le malade sur un matelas en l'inclinant un peu sur le côté gauche, interposer un linge plié en plusieurs doubles entre ses dents pour éviter les morsures de la langue. Ouvrir les fenêtres. Vessie de glace sur la tête. Respecter le sommeil. Donner un lavement le plus tôt possible, dès que le calme est revenu.

III. GÉNÉRAL. Bromures à haute dose.

Épinard. — Aliment rafraîchissant et laxatif, particulièrement utile aux constipés et aux anémiques.

Épine. — La présence d'une épine dans ou sous la peau peut produire un abcès ou un panaris ; il est donc important de l'enlever au plus tôt avec une pince*, dût-on faire une petite incision à la peau, s'il n'est pas possible de la retirer autrement.

Épingle (*fig.* 238). — Les épingles de nourrice ou anglaises, dont la pointe est enfermée, sont indispensables

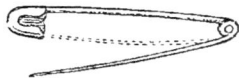

Fig. 238. — Épingle.

pour les pansements et pour l'habillement des bébés.

Épispastiques (du grec *epispaô,* j'attire). — Médicaments irritants, destinés à produire une révulsion sur la peau, soit en la faisant rougir (farine de moutarde*), soit en provoquant le soulèvement de l'épiderme (vésicatoires), soit en empêchant la cicatrisation d'une plaie produite par un vésicatoire, et dont ils entretiennent la suppuration (pommade épispastique formée par un mélange de graisse et de cantharides).

Épistaxis. — Saignement du nez. V. HÉMORRAGIE nasale.

Épithélioma. — Variété de cancer.

Éponge. — Les éponges ne doivent pas être employées par d'autres que les médecins, dans le pansement des plaies. Elles doivent être remplacées par de la ouate, qu'on brûlera après s'être servi.

Épreintes ou **ténesme.** — Sensation de constriction à l'anus, accompagnée d'envies incessantes d'aller à la selle, avec évacuations à peu près nulles.

Epsom (Sel d'). — V. MAGNÉSIE*.

Épuisement. — Affaiblissement intense. — V. RECONSTITUANTS.

Épulis (du grec *epi*, sur, et *oulon*, gencive). — Tumeur de la gencive.

Équitation. — Exercice assez médiocre au point de vue hygiénique, car, chez le bon cavalier, il exige peu d'efforts musculaires et devient un exercice presque passif, accélérant, par suite, faiblement la respiration et la circulation. La fatigue qui succède à une longue séance d'équitation provient des secousses subies, de la position assise sans dossier, du travail des muscles adducteurs de la cuisse qui serrent les flancs du cheval.

INCONVÉNIENTS. Relâchement des muscles du ventre (tendance à l'obésité abdominale). Congestion des organes du petit bassin (hémorroïdes, varicocèle). Chez les femmes, les secousses du trot provoquent des métrites, des déviations de la matrice, des fausses couches. Incurvation du membre inférieur, avec saillie en dehors des genoux.

Éréthique, Éréthisme (du grec *erethizein*, irriter). — Excité, en état d'excitation.

Ergot de seigle ou **seigle ergoté** (*fig*. 239). — Champignon du seigle.

DOSE ET MODE D'EMPLOI. Poudre, 2 à 4 gr. en pilules, paquets ou en potion. — ACTION. Hé-

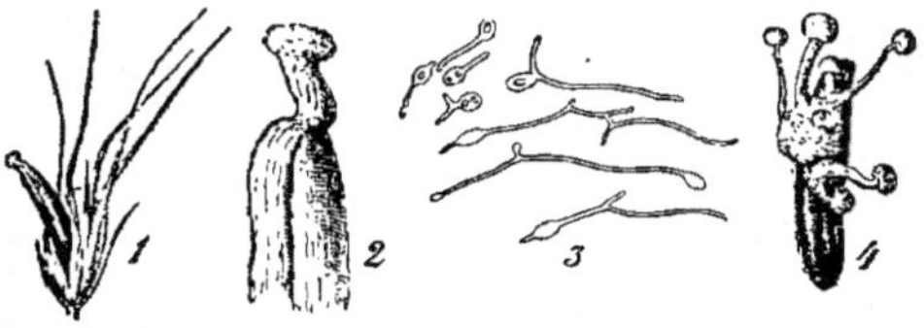

Fig. 239. — Ergot de seigle.
1. Champignon sur le seigle. — 2. Sommet du même. 3. Conidies. — 4. Ergot fructifié.

mostatique ; mais l'ergot ne doit pas être employé dans les hémorragies des accouchements, tant que la matrice n'est pas vide.

Ergotine. — Extrait d'ergot de seigle. DOSE, 0 gr. 50 à 4 gr.

Empoisonnement. — Vomitif, puis purgatif. Thé fort, puis grogs.

Érosion. — Plaie superficielle. TRAITEMENT : Baudruche* gommée.

Erratiques (Douleurs). — Les douleurs erratiques sont celles qui se déplacent sans cesse.

Éruptions. — Apparition sur la peau de taches, de boutons, de cloques ou de pustules.

Éruptives (Fièvres). — Les fièvres éruptives sont la rougeole, la rubéole, la scarlatine, la variole, la varicelle, la suette miliaire.

Érysipèle ou **érésipèle** (du grec *eruein*, attirer, et *pelas*, proche). — Maladie infectieuse, contagieuse, produite par un bacille, le streptocoque (V. *fig*. à MICROBES), qu'on trouve dans d'autres maladies. L'érysipèle peut être *chirurgical* et se produire au pourtour d'une plaie, ou, au contraire, *médical*, c'est-à-dire spontané. Dans ce dernier cas, il siège de préférence au visage, mais peut s'étendre de là sur une surface plus ou moins grande du corps en abandonnant, ou non les points primitivement occupés.

DESCRIPTION. I. *Érysipèle médical :* 1° *Invasion.* Durée, quelques heures à deux jours. Frissons, maux de tête, vomissements, courbature, fièvre intense persistant jusqu'à la fin de l'éruption.

2° *Éruption.* Plaque rouge, saillante, luisante, irrégulière, débutant en général près du nez, de l'oreille ou de l'œil, limitée du côté qu'elle va envahir par un bourrelet dont le relief est sensible au doigt et à la vue. Gonflement des glandes au-dessous de la mâchoire. Démangeaisons et douleurs au niveau des parties gonflées.

3° *Desquamation.* L'épiderme s'exfolie.

II. *Érysipèle chirurgical.* La plaque apparaît auprès d'une plaie. Alors, la cicatrisation s'arrête et l'état du malade s'aggrave.

CAUSES PRÉDISPOSANTES. Toutes les circonstances déprimantes (misère, privations, chagrins, malpropreté, encombrement), courant d'air froid, mais, avant tout, le genre de pansement. Depuis que, par application des belles découvertes de Pasteur, on soustrait les plaies aux microbes de l'air, l'érysipèle chirurgical est devenu exceptionnel.

L'érysipèle dit spontané ou médical est, au contraire, assez fréquent. Il se produit, en général, à l'occasion d'une solution de continuité extrêmement petite, notamment de la narine. Les femmes sont beaucoup plus souvent frappées et, contrairement à ce qui arrive pour les fièvres éruptives, une première atteinte est loin de donner l'immunité : il n'est pas rare de voir la même personne reprise plusieurs fois dans sa vie.

Tous ceux qui ont des éruptions quelconques sur la peau, et particulièrement les malades atteints d'acné et d'eczéma, se trouvent dans les conditions favorables pour contracter cette affection. Les discussions récentes de l'Académie de médecine ont démontré d'une façon complète l'existence de la contagion. La maladie semble même pouvoir être communiquée dès son début.

HYGIÈNE PRÉVENTIVE. Les personnes prédisposées devront éviter de se trouver en contact avec des érysipélateux. Celles qui viennent de les visiter se garderont ensuite de se rendre chez un individu ayant subi une opération chirurgicale, si minime qu'elle soit, ou chez une femme récemment accouchée, cette dernière pouvant avoir à craindre une fièvre puerpérale. La désinfection de la chambre et des vêtements est indiquée.

TRAITEMENT. Sérum de Marmorek en injection ou en application, mélangé à de la lanoline, sur la plaque érysipélateuse. Si les douleurs de tête sont violentes, appliquer une vessie de glace sur le crâne.

Érythème. — Maladie de la peau.

Il en existe plusieurs variétés :

I. **Noueux.** — A la face antérieure du tibia, sur le dos des pieds apparaissent des nodosités douloureuses à la pression, plus ou moins saillantes et volumineuses, qui, rouges foncées au début, deviennent ensuite violettes, puis bleu jaunâtre comme les contusions, et, finalement, laissent après elles une tache brunâtre. Elles sont accompagnées de fièvre, de courbature générale et de douleurs dans les muscles ou les articulations. La maladie peut durer quinze jours s'il n'y a qu'une poussée, quatre à six semaines si plusieurs se succèdent.

CAUSES. Rhumatisme, lymphatisme, surmenage, froid humide surtout chez les jeunes filles.

TRAITEMENT. Purgatifs, liniments calmants.

II. **Polymorphe.** — Au dos des mains, aux poignets, aux cous-de-pied et sur les côtés du cou se produisent des éruptions diverses : taches, boutons, cloques, bulles, qui tantôt se succèdent dans cet ordre, tantôt coexistent en même temps, ou tantôt, enfin, n'existent que sous une de ces formes. Elles durent de une à six semaines, et marquent leur passage par des taches plus ou moins foncées. Elles peuvent avoir pour cause certains aliments, une maladie de matrice ou le rhumatisme.

TRAITEMENT. Poudres sèches, lotions de sublimé. V. MERCURE.

III. **Rubéolique.** L'éruption est analogue à celle d'une rougeole faible et a pour origine l'ingestion de médicaments (copahu, iode, bromure).

TRAITEMENT. Cessation du médicament et purgatif.

Escaldas (Les) [Pyrénées-Orientales].

— Station d'eaux sulfurées sodiques chaudes (42°-18°), la *plus élevée de France* (1 350 m.); climat doux; abritée contre les vents du nord; belle vue, ressources (hôtel pour 200 personnes), à 65 kil. d'une station de chemin de fer.

MODES D'EMPLOI ET INDICATIONS des eaux minérales sulfureuses, notamment rhumatisme, névralgies, catarrhe des voies respiratoires.

Eschare ou escarre.

— Masse noirâtre, résultant de la mortification d'une portion de tissu sous l'influence de la gangrène, d'une brûlure ou de l'action d'un caustique. L'eschare est éliminée après un temps variable par la suppuration qui s'opère autour d'elle.

Escharotique ou escarrotique.

— Substance provoquant la formation d'une eschare. V. CAUSTIQUES.

Escrime *(fig. 240)*.

— L'escrime

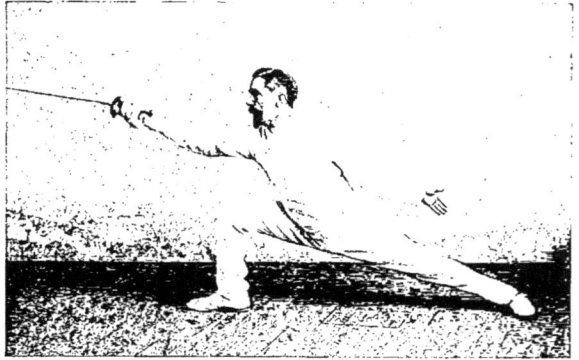

Fig. 240. — Position d'escrime.

est un des exercices les plus difficiles et les plus violents.

AVANTAGES. L'escrime demande au cerveau un effort intense et continu d'attention et de décision, aux muscles une rapidité extrême dans la contraction, une précision entière dans la coordination des mouvements de la main, du bras, du tronc, qui se porte vivement en avant, en arrière quand le tireur se fend et se relève. Il accélère plus que tout autre exercice la respiration, la circulation, l'élévation de la température, l'activité des combustions, d'où une déperdition intense (exemple de diminution de 1 500 gr. en un assaut cité par le Dr Lagrange).

INDICATIONS. Exercice excellent chez tout adulte, notamment chez les individus lymphatiques et indolents, pour prévenir et combattre l'*arthritisme* (obésité, goutte, gravelle, diabète, coliques hépatiques), enfin chez certains *neurasthéniques*; pour ces derniers, il conviendra de ne pas trop prolonger les assauts et, tout au moins au début, de ne pas les permettre tous les jours. Le même conseil de modération s'applique aux vieillards, à cause du travail considérable du cœur et du poumon dans l'escrime.

CONTRE-INDICATIONS. « L'escrime ne doit être conseillée qu'à des jeunes gens bien développés; rarement ou jamais avant quatorze ans. Pratiquée, dans le jeune âge, de la main droite exclusivement, elle cause, par la continuité des attitudes de garde, de fréquentes, mais légères déformations : il est donc nécessaire, dans l'adolescence, de faire de l'escrime des deux mains alternativement. » (Dr Dally.)

Le Dr Lagrange, partisan de la méthode Prévost pour « l'effacement », reproche aux autres de donner au corps une attitude contournée et des mouvements forcés qui tendent à imprimer à la taille une déformation pouvant créer une scoliose spéciale. Il estime, dans son livre la *Médication par l'exercice*, que les jeunes gens, qui ont déjà une tendance à une déviation de la colonne vertébrale, ne doivent prendre que des leçons très courtes et même, dans certains cas, s'abstenir de cet exercice.

Ésérine. — V. FÈVE de Calabar.

Espèces. — Mélange de plantes entières ou de parties de plantes ayant des propriétés analogues : espèces diurétiques, astringentes, etc.

Esprit. — Syn. d'alcoolat.

Esprit de Mindererus. — Synonyme d'*acétate d'ammoniaque*.

Esprit de sel. — Solution d'acide chlorhydrique dans l'eau.

Esprit volatil. — Carbonate d'ammoniaque. V. AMMONIAQUE.

Esquille. — Fragment osseux, séparé d'un os à la suite d'une fracture ou d'une nécrose.

Esquinancie. — Amygdalite. V. ANGINE.

Essences. — Liquides très volatils, à odeur vive, à saveur brûlante, *inflammables*, quelquefois même caustiques.

I. NATURELLES. Les essences sont obtenues par distillation de plantes fraîches. Elles doivent être conservées soigneusement bouchées dans des bouteilles colorées et placées dans des endroits frais et obscurs, car l'air et la lumière les altèrent rapidement. Ex. : essences d'absinthe, d'anis, de citron, de fleurs d'oranger, de gommier, de laurier-cerise, de rose, de térébenthine.

II. ARTIFICIELLES. Nom donné à des éthers tirés du goudron.

Action. Les essences sont des substances extrêmement actives et peuvent produire des intoxications à dose faible (essence d'absinthe). V. LIQUEURS.

Essoufflement. — Respiration brève, précipitée et déréglée, qui s'observe dès que les muscles fabriquent plus de produits de désassimilation (acide carbonique, vapeur d'eau, ptomaïnes) que le poumon n'a le temps d'en éliminer. La gêne respiratoire s'accompagne d'un malaise général.

Estomac (structure et fonctions) [*fig.* 241, 242, 243]. — L'estomac est une sorte de poche, dans laquelle séjournent les aliments pour subir la seconde phase de la digestion. V. DIGESTION.

Placé au-dessous du diaphragme, au haut de l'abdomen (v. ce mot), il a la forme

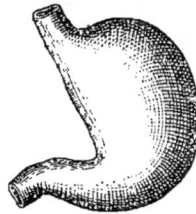

Fig. 241.
Estomac,
vu par
sa face antérieure.

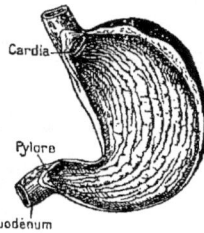

Fig. 242.
Coupe de l'estomac,
montrant
la muqueuse.

d'une cornemuse; son ouverture supérieure, le *cardia* (cœur, à cause du voisinage), est en rapport avec l'œsophage; l'inférieure, le *pylore* (portier), avec l'intestin grêle. Ces deux ouvertures ferment l'estomac et ne s'ouvrent normalement que de haut en bas; cependant, dans les vomissements ordinaires, le cardia se relâche pour laisser expulser le contenu de l'estomac, et, dans les vomissements bilieux et fécaloïdes, le pylore fait de même.

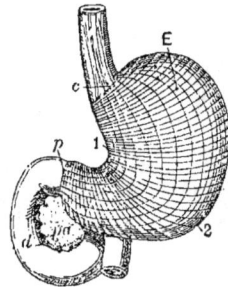

Les parois de l'estomac sont constituées du dedans au dehors : 1° par une *muqueuse* qui renferme les glandes gastriques, lesquelles versent le suc gastrique, transformateur des viandes en peptones liquides; 2° par trois couches de *fibres musculaires* obliques, circulaires et longitudinales, qui servent à brasser les aliments, à les mettre en contact intime avec le suc gastrique, puis à les expulser dans l'intestin; 3° par une partie de la *séreuse* péritoine, qui permet à

Fig. 243. — E. Estomac.
(Les hachures indiquent les directions des fibres musculaires.)
1. Petite courbure; 2. Grande courbure; c. Cardia; p. Pylore; pa, Pancréas; d. Duodénum.

l'estomac de se mouvoir sur les organes voisins.

Estomac (Maladies d'). — Les principales maladies d'estomac ont été groupées ci-dessous.

I. Embarras gastrique simple (indigestion). — CAUSES. Repas trop copieux, gibiers faisandés, abus de boissons, excès de toutes sortes.

SIGNES. Mal de tête, perte d'appétit, bouche pâteuse, langue sale, nausées, vomissements, quelquefois un peu de fièvre. — TRAITEMENT. Purgatif* salin, ou, si des vomissements n'ont pas suffisamment débarrassé l'estomac, vomitif puis purgatif le lendemain. Diète : bouillon froid ou lait froid coupé d'eau de Vals (Perle n° 3).

II. Fièvre gastrique. — Mêmes signes que dans l'embarras gastrique, mais avec fièvre plus intense, frissons, courbature; quelquefois, surtout dans les pays chauds, phénomènes bilieux (peau et urine jaune, vomissements bilieux, douleur dans la région du foie). — TRAITEMENT. Le même que précédemment, mais surveiller la fièvre et se défier d'une *fièvre typhoïde*.

III. Gastrite aiguë. — Mêmes causes et signes que dans l'embarras gastrique, mais avec des phénomènes plus intenses : les vomissements, très fréquents, très douloureux, sont composés de matières glaireuses ou bilieuses, la soif est vive, la langue rouge. Il se produit souvent une toux sèche, pénible. — TRAITEMENT. Glace absorbée en petits fragments et en application sur l'estomac. Lait froid. Injections de morphine.

IV. Gastrite phlegmoneuse (rare). — Mêmes signes que précédemment, mais, en outre, vomissements de pus. Même traitement.

V. Gastrite toxique. (Absorption d'acide sulfurique, nitrique, chlorhydrique, potasse, ammoniaque, acide arsénieux, phosphore, sels d'argent, empoisonnements par l'aconit, l'arum, la belladone, la ciguë, le datura, la digitale.) — SIGNES. Douleurs atroces, vomissements sanglants. — TRAITEMENT. Pour les contrepoisons, voir aux différentes substances toxiques.

VI. Gastrite chronique (*fig.* 244 et à AL-

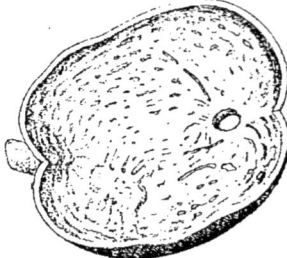

Fig. 244. — Portion d'estomac
montrant les altérations produites par
la gastrite alcoolique.

COOLISME). — CAUSES. Celles de l'embarras gastrique, mais particulièrement l'alcoolisme aigu ou ivrognerie, et l'alcoolisme chronique (petits verres à dose ne donnant pas l'ivresse, simple usage presque quotidien d'apéritifs ou de soi-disant digestifs). Goutte, tuberculose.

SIGNES. Perte d'appétit, vomissements alimentaires, vomissements de matières glaireuses le matin (pituite), formées de suc gastrique et de salive, quelquefois vomissements de sang. Ballonnement du ventre, constipation. Amaigrissement et perte progressive des forces. — TRAITEMENT. Régime lacté. Lavage de l'estomac.

VII. Dyspepsie (difficulté de digérer). — ORIGINE. Modifications apportées au fonctionnement de l'estomac, c'est-à-dire à la sécrétion du suc gastrique : insuffisance de pepsine et d'acide chlorhydrique ou seulement de l'acide (*hypochlorhydrie*) ou, au contraire, excès d'acide (*hyperchlorhydrie*), modification dans les mouvements que doit opérer l'estomac pour brasser les aliments (en général, ces mouvements sont diminués, dans quelques cas augmentés). Les résultats de cet état sont des fermentations anormales, la mise en liberté de gaz (oxygène, acide carbonique, hydrogène sulfuré).

CAUSES. 1° *Alimentation.* Usage habituel de boissons alcooliques, de sauces épicées, de moutarde, de cornichons, de vinaigre, de sucreries; repas trop abondants, ou au contraire insuffisants, irrégularité des heures de repas; mauvaises dents; l'emploi de corsets trop serrés, et surtout la constipation prolongée. 2° *Maladies générales.* Anémie, neurasthénie, hypocondrie, goutte, arthritisme, tuberculose ou syphilis. 3° *Maladies d'organes voisins* (foie) ou plus ou moins *éloignés* (matrice, vessie, reins). 4° *Genre de vie.* Veille et travaux excessifs, émotions morales.

SIGNES. *Forme la plus habituelle* (insuffisance de suc gastrique) : perte d'appétit, et cependant repas suffisant, tout au moins au début, mais seulement en choisissant certains aliments qui, d'après l'expérience, « passent à peu près ». La digestion s'opère lentement avec crampes d'estomac, ballonnement au niveau du creux épigastrique, renvois de gaz acides ou odeur d'œufs pourris (hydrogène sulfuré). Le visage se congestionne après les repas, et le malade, qui perd toute aptitude au travail, a tendance à s'endormir. Au réveil, le matin, la bouche est amère, la langue pâteuse. La constipation est telle que les selles peuvent n'avoir lieu que tous les 4 ou 5 jours. Quelquefois, on observe du vertige. Cet état peut durer longtemps, mais l'évolution peut aussi être plus rapide; le malade maigrit beaucoup, souffre de palpitations et d'essoufflement.

Forme flatulente. Signes analogues; mais la dilatation de l'estomac est telle que le malade, très oppressé, est obligé de se desserrer; des renvois gazeux le soulagent.

Forme hyperchlorhydrique. Elle se distingue de la première forme par des renvois et des vomissements de liquides très acides, qui brûlent au passage la gorge et l'œsophage (pyrosis) et rendent l'estomac très douloureux.

HYGIÈNE APPLICABLE À TOUTES LES FORMES. — *Exercices* physiques au grand air, notamment cyclisme modéré, suppléés au début par des promenades en voiture. Surveillance de la *constipation*, qui doit être combattue énergiquement. *Massage, hydrothérapie.* Repas à heures régulières. Tous les aliments doivent être réduits en petits fragments, les légumes devront être en purée ou écrasés soigneusement dans l'assiette.

RÉGIME ET TRAITEMENT : 1° *Dyspepsie par insuffisance de suc gastrique.* Régime : bouillon, jus de viande, viandes crue ou en poudre ; comme boisson, lait. Médicaments : pepsine, solution d'acide chlorhydrique* ; plus tard : eaux de Vichy, de Vals, de Pougues, au début des repas, ou boissons chaudes.

2° *Dyspepsie flatulente.* Régime de dilatation d'estomac (v. plus loin). Médicament : charbon finement pulvérisé et en cachet, eaux de Luxeuil, Plombières, Lamalou, Royat.

3° *Dyspepsie avec exagération de sécrétion de suc gastrique.* Régime : croûtes très cuites de pain ou pain grillé, purées de pommes de terre, de haricots, de lentilles, de châtaignes, farine de maïs, de gruau d'avoine, d'orge, pâtes alimentaires, nouilles, macaroni, préparés au gras ou au maigre. Œufs peu cuits ; légumes verts (haricots verts, épinards, petits pois, oseille, salades) très cuits ; fruits cuits, sauf raisin. Comme *boisson :* lait, quelquefois bière légère, jamais de vin, ni d'alcool (Dujardin-Beaumetz). Eaux alcalines à la fin des repas. Repos horizontal après ces repas.

4° *Dyspepsie avec troubles nerveux, notamment du vertige.* Même régime, mais en supprimant assez rapidement le lait.

5° *Dyspepsie douloureuse.* Régime lacté absolu, puis œufs et enfin retour progressif à l'alimentation normale avec, comme boisson, des tisanes chaudes : thé léger, tisane de houblon, de camomille. Applications chaudes sur le creux de l'estomac. Le Dr Akemositch conseille contre l'hyperchlorhydrie 100 gr. de beurre sur du pain après les repas.

6° *Dyspepsie chez les buveurs.* Lait absolu, pendant des semaines, puis lait, simplement comme boisson, pendant des mois. On pourra, au début, donner des laits fermentés. Interdiction absolue d'alcool pendant des années, sous peine de rechute grave et rapide.

VIII. **Dilatation d'estomac.** — C'est, en fait, une forme spéciale de dyspepsie ; l'estomac peut arriver à contenir 10, 15 et même 20 litres de liquide.

CAUSES. Repas trop copieux, habitude de boire une grande quantité de boisson, notamment de la bière, mauvaise alimentation pendant le premier âge ; gastrite chronique, neurasthénie, tuberculose, affaiblissement général, maladies longues antérieures, goutte et rhumatisme. Obstacle matériel à la sortie des aliments par l'orifice intestinal, dû à une cicatrice d'ulcère d'estomac ou à une tumeur (cancer).

SIGNES. Appétit variable, soif intense, très grande constipation, digestions si lentes que les vomissements, qui sont fréquents et composés d'un liquide amer à odeur infecte, peuvent contenir des aliments absorbés plusieurs jours auparavant. Après un certain temps, l'insuffisance d'absorption d'aliments produit un amaigrissement considérable.

RÉGIME. *Diète lactée* (v. LACTÉ), puis *lait et œufs*, et enfin :

Régime sec, diète sèche ayant pour base la suppression des aliments aqueux, des soupes, des fruits, le rationnement pour les boissons. Les repas doivent être très espacés : deux par jour pour Bouchard (10 heures et 7 heures), trois pour Dujardin-Beaumetz (7 heures, 11 heures, 7 h. 1/2) ; ne jamais manger ni boire entre les repas.

Aliments permis : viandes très cuites, braisées ; bœuf à la mode, veau en gelée, volaille en daube, poulet au riz (Huchard admet les viandes rôties) ; œufs peu cuits ; purées de féculents (haricots, lentilles, pommes de terre), de carottes et de légumes verts (haricots, cresson, épinards, salades) ; fruits en compote, sauf fraises et raisin : pain grillé.

Aliments défendus : gibier faisandé, poisson, crustacés, mollusques, fromages avancés, potages quelconques, graisses.

Boissons : un verre et demi, au maximum, de vin blanc coupé d'eau d'Alet à chaque repas. Tisanes chaudes. — Ni thé, ni café au lait, ni liqueurs.

TRAITEMENT. Surveillance de constipation : si pas de selle quotidienne, purgatifs légers ; si dilatation très notable et fermentations,

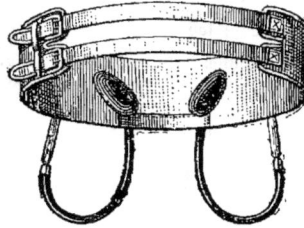

Fig. 245. — Ceinture de Glénard,
pour les maladies d'estomac.

lavage d'estomac. (V. la figure et la description de ce traitement au mot LAVAGE.) Massage, électricité, hydrothérapie. Suppression du corset et port d'une ceinture spéciale (*fig.* 245).

IX. **Gastralgie.** — CAUSES. Froid, fatigues, dyspepsie, hystérie, chloro-anémie, goutte, fièvres intermittentes, tuberculose, ataxie.

SIGNES. Douleur extrêmement vive, dont la durée varie de quelques minutes à une heure et qui s'irradie vers le ventre, les reins, la base de la poitrine. Elle se produit en dehors du moment des repas, quelquefois à cette occasion, ou, au contraire, est calmée par les aliments. La face est pâle, anxieuse, surtout si les accès se sont reproduits plusieurs fois dans la même journée et plusieurs jours de suite. Les troubles digestifs sont ceux de la dyspepsie, si elle est l'origine de la maladie. Quelquefois, l'appétit est très accru et même exagéré (boulimie) ou perverti (goût pour des aliments étranges, appelé *pica* ou *malacie*).

TRAITEMENT : 1° de l'ACCÈS. Applications chaudes ou au contraire glacées ; injection de morphine. 2° GÉNÉRAL. Celui de la maladie causale.

X. **Ulcère d'estomac.** — CAUSES. Anémie, dyspepsie, alcoolisme, tuberculose. Plus fréquent chez la femme.

SIGNES. Troubles dyspeptiques pendant quelques jours ou des semaines. Puis apparition d'une sensation de *brûlure* au creux de l'estomac, avec douleur au même niveau dans le dos. Cette douleur s'accroît en accès d'une durée variable, par l'ingestion d'aliment ou par la pression. Le *vomissement* alimentaire, glaireux ou de sang, qui peut être rouge ou noir, mais plus souvent rouge. Une partie de ce sang peut être rendue avec les matières fécales. Amaigrissement rapide et perte des forces.

EVOLUTION. La guérison est habituelle, lorsque le malade se soigne.

TRAITEMENT. Régime lacté* absolu; puis, après disparition des signes, retour progressif à l'alimentation ordinaire avec phase intermédiaire pendant laquelle on donnera du lait et des féculents. Contre les vomissements de sang, lavements chauds à 45° répétés plusieurs fois par jour. (Tripier.) V. HÉMORRAGIE.

XI. Cancer d'estomac. — SIGNES. Après une phase de troubles dyspeptiques ordinaires, apparaît une douleur plus persistante et aussi plus vague que dans l'ulcère. Les vomissements sont analogues à ceux de cette maladie, le sang rouge est cependant rendu plus rarement; leur couleur est d'ordinaire celle du marc de café. La distinction entre les deux maladies se fait surtout par l'âge du malade (le cancer survenant en général après cinquante ans), par la sensation d'une tumeur dure au creux de l'estomac, par la teinte jaune paille de la peau, par l'hydropisie des pieds, des jambes, des mains.

TRAITEMENT. Régime lacté et alcalins au début, puis glaces à la vanille; purées, particulièrement de végétaux verts et de féculents; supprimer les graisses. Lavement chaud (45° contre les vomissements de sang). Lavage d'estomac, au début, contre les troubles digestifs. Solution de morphine-cocaïne, injections de morphine.

Éternuement. — Expiration brusque, dans laquelle l'air va rencontrer les parois anfractueuses des fosses nasales, d'où le bruit particulier. Pour traitement. V. *coryza* à NEZ.

Éthers. — Liquides odorants, à saveur chaude, très légers, très volatils, très *inflammables;* on les obtient par la distillation de l'alcool avec certains acides dont ils prennent le nom.

Éther acétique. — Excitant, antispasmodique. DOSE. 10 à 40 gouttes. Employé surtout à l'extérieur, sous forme d'un baume dans lequel il est associé à du camphre.

Éther bromhydrique ou **bromure d'éthyle.** — Anesthésique, employé en pulvérisations et en inhalations.

Éther iodhydrique ou **iodure d'éthyle.** — Antiasthmatique. DOSE. 10 à 30 gouttes sur un mouchoir au moment des accès d'asthme. On peut répéter cette dose plusieurs fois.

Éther sulfurique. — Liquide très volatil, provenant de la combinaison d'un acide avec l'alcool. Médicament interne et externe.

DOSE. ACTION et MODE D'EMPLOI. A l'*intérieur*, comme excitant diffusible et antispasmodique, dans de l'eau sucrée ou sous forme de perles, chez l'adulte, 10 à 40 gouttes; chez le bébé jusqu'à douze mois, 1 à 3 gouttes; chez l'enfant de un à trois ans, 4 à 10; de trois à cinq ans, 10 à 20; de cinq à dix ans, 15 à 20 gouttes. On emploie aussi le sirop, qui contient 9 gouttes par cuillerée à café. L'éther est utilisé en inhalation pour le sommeil artificiel et, à l'*extérieur*, en pulvérisation, comme anesthésique local dans les opérations.

Empoisonnement. — Tractions rythmées de la langue. V. ASPHYXIE.

Éthyle (Chlorure d'). — Liquide *inflammable*, employé en pulvérisation pour produire l'anesthésie* (névralgies).

Étouffement. V. OPPRESSION, ASPHYXIE.

Étourdissement. — Impression que tout tourne autour de soi. V. Maladies du CERVEAU* (anémie et congestion).

Étranglement. — 1° Constriction de la gorge, forme d'asphyxie*; 2° Etranglement interne ou d'intestins. V. HERNIE et INTESTIN (maladies).

Étuve. — Principales variétés:

I. **Étuve à culture microbienne** (*fig.* 246), sorte d'armoire dans laquelle, par un

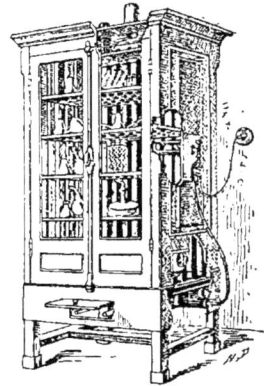

Fig. 246. — Étuve à culture microbienne de Roux.

(Elle est chauffée par des tubes dans lesquels passe de l'air chaud.)

chauffage au gaz, on obtient la température nécessaire à la végétation des bacilles.

II. **Étuve à désinfection.** — V. DÉSINFECTION.

III. **Étuve à stérilisation.** — Boîte métallique chauffée au gaz ou à l'alcool, à une température de 120° à 150°, pour stériliser les instruments de chirurgie.

IV. Étuve à vapeur sèche ou humide. (V. BAINS.) Il existe à Cransac, dans une montagne, des excavations formant des *étuves naturelles* dans lesquelles la température varie entre 32° et 48°.

Eucalyptus. — Plante de la famille des Myrtacées.

MODE D'EMPLOI et ACTION. L'infusion de feuilles (20 gr. par litre) est anticatarrhale.

Eucalyptol. — Essence de la plante employée en inhalations dans les laryngites, en injections et sous forme de perles (1 à 3 gr.) dans la phtisie. On s'en sert pour donner un goût agréable à l'huile de foie de morue.

Euphorbe. — Purgatif drastique violent à l'intérieur; vésicant à l'extérieur.

Eustache (Maladies de la trompe d'). — V. OREILLES.

Évanouissement ou **syncope.** — Suspension temporaire de l'intelligence, de la respiration et du mouvement par arrêt du cœur, qui cesse de battre.

SIGNES. L'individu tombe brusquement sur le sol et y gît inerte, sans respiration, ou, au contraire, la syncope se produit graduellement. Sa durée varie de quelques secondes à plusieurs minutes. Le retour à la vie est marqué d'abord par les battements du cœur, puis la poitrine se soulève de nouveau et l'intelligence reparaît progressivement. La syncope peut être incomplète et se réduire à une simple défaillance avec pâleur du visage et tintements d'oreilles.

CAUSES. Hémorragie abondante, anémie, maladies du cœur. Fatigue chez le convalescent. Émotion vive ou odeur pénible chez un nerveux. Fatigue, surtout si l'alimentation a été insuffisante.

TRAITEMENT. Coucher le malade, la tête plus basse que le reste du corps. On doit même, dans certains cas, faciliter l'afflux du sang vers la tête en soulevant le corps par les pieds. Affusions d'eau au visage, inhalation de vinaigre. Puis repos prolongé avec reconstituants et toniques.

Évaux (Creuse). — Station d'eaux minérales thermales, sulfatées sodiques et ferrugineuses. V. MINÉRALES thermales.

Évian (Haute-Savoie). — Station d'eaux bicarbonatées sodiques faibles, employées en boisson. Altitude 370 m., climat doux, saison 1er juin-15 septembre. Ressources complètes, beau pays.

INDICATIONS. Maladies des voies urinaires et de la matrice chez irritables et nerveux.

Évonymine. — Laxatif antibilieux extrait d'une plante, l'*Evonymus* (pilules de 5 à 10 centigr.).

Exanthème (du gr. *ex*, hors, et *anthos*, fleur). — Syn. d'*éruption*.

Exercice. — L'exercice, particulièrement celui pratiqué au grand air, est utile à tout âge pour maintenir la santé, pour préserver le corps des maladies et, lorsque celles-ci se sont produites, pour guérir nombre d'entre elles ; mais, fait dans de mauvaises conditions il peut être très nuisible. Les exercices peuvent être *actifs* ou *passifs*.

ACTION SUR LES FONCTIONS. L'exercice met en contraction les muscles ; or cette contraction a des effets locaux et généraux. Le *muscle* peut produire alors sept fois plus d'acide carbonique et recevoir neuf fois plus de sang qu'à l'état de repos, d'où un surcroît de nutrition et par suite de développement, et la combustion de produits inutiles (graisse) qui gênent les mouvements et alourdissent le corps. Cette suractivité circulatoire, si l'exercice fait contracter longtemps un muscle ou en intéresse plusieurs, se propage au loin et provoque à son tour une plus grande amplitude des deux temps de la respiration*, le poumon ayant besoin d'absorber plus d'oxygène, d'éliminer plus d'acide carbonique. La sueur peut augmenter de 500 à 1 000 gr., et l'urine de plus de moitié, d'où un double résultat : diminution de la tension du sang, plus grande élimination des poisons, déchets de la nutrition. Le travail musculaire est le régulateur de la chaleur et de la nutrition générale. Par la pression, les tiraillements qu'il exerce sur les organes voisins (vaisseaux, nerfs), le muscle en contraction excite les nerfs, facilite la circulation.

CONDITIONS D'UN BON EXERCICE. Il ne sera pas pratiqué immédiatement avant ou après les principaux repas, mais en laissant un intervalle minimum d'une demi-heure entre le repas et l'exercice ; cet intervalle devra être d'autant plus long que le repas aura été plus copieux, que la température sera plus élevée.

Une mise en train est nécessaire, c'est-à-dire que la mise en action des muscles devra croître progressivement du commencement au milieu de l'exercice pour décroître ensuite, afin de permettre à la respiration et à la circulation de s'opérer régulièrement et d'éviter l'épuisement du système nerveux.

La respiration ne doit pas être précipitée, mais *large et profonde*. Le but à poursuivre est de ne pas augmenter dans une proportion sensible le nombre des inspirations pendant l'exercice, mais de répondre par l'ampleur de chaque respiration au besoin d'air que l'accroissement d'action musculaire rend nécessaire. On ne devient habile dans un exercice qu'après être arrivé à ce résultat.

Les vêtements ne seront pas serrés autour du cou ni de la poitrine. Une transpiration, même abondante, est bienfaisante, à condition qu'elle soit absorbée à mesure par les vêtements, et que l'évaporation de l'eau qui pénètre ainsi dans les tissus soit assez lente pour ne pas produire le refroidissement du corps ; cet office est bien rempli par les vêtements de laine et notamment par le jersey.

On se gardera, étant en sueur, de s'arrêter immobile dans un courant d'air ou de boire une grande quantité d'eau froide ; il n'est pas nuisible, au contraire, de boire lentement une gorgée d'eau fraîche.

Chaque fois que la chose se pourra, il sera bon après l'exercice de faire une ablution rapide d'eau froide (tub, douche), mais en ne s'attardant pas sous l'eau et en faisant suivre cette pratique de frictions sèches et d'un rhabillage rapide (*Manuel officiel de gymnastique*). V. aussi ENTRAÎNEMENT.

INDICATIONS SPÉCIALES. Anémie, arthritisme (coliques hépatiques et néphrétiques, goutte, migraine, obésité), constipation, nervosisme.

CONTRE-INDICATIONS. Fièvre, hémorragie.

DANGERS DE L'EXCÈS D'EXERCICE. S'il y a excès d'exercice, les éléments nutritifs apportés dans le muscle sont brûlés incomplètement et donnent lieu alors à des substances nuisibles (acide urique, créatine, créatinine, acides gras, acide lactique) qui s'accumulent dans le muscle et sont l'origine de la *fatigue*. La formation facile d'acide urique chez les arthritiques leur fait éprouver avec intensité les troubles de la courbature, etjtoute fatigue exagérée peut provoquer une des manifestations de la diathèse (accès de goutte, migraine), d'où nécessité de s'arrêter avant qu'elle se produise. Les convalescents également supportent mal la fatigue.

Exercices actifs. — Le meilleur est celui qui met en jeu alternativement le plus grand nombre de muscles. Les jeux divers, qui ont l'avantage de l'excitation du plaisir, devraient être pratiqués *à tout âge*.

La boxe*, le cyclisme*, l'exercice avec les extenseurs*, l'escrime*, la gymnastique*, la marche*, la natation* sont particulièrement à recommander. Pour l'exercice-traitement, v. CURE DE TERRAINS.

Exercices passifs. — Le mouvement passif est celui provoqué par un agent extérieur (homme, animal, machine), et non par la contraction musculaire volontaire. V. ÉQUITATION, GYMNASTIQUE* SUÉDOISE, MASSAGE, MÉCANOTHÉRAPIE.

Les voyages en chemin de fer ou en voiture ont été employés comme mode de traitement.

Il y a lieu de remarquer qu'un mouvement originairement passif peut susciter des réactions actives se traduisant par des contractions musculaires, comme l'équitation chez un débutant (Lagrange).

EFFETS GÉNÉRAUX ET LOCAUX. Les mouvements passifs donnent les résultats suivants : sur les *articulations,* ils provoquent la sécrétion de la synovie, rendent leur souplesse aux ligaments, rétablissent l'état lisse du cartilage intra-articulaire ainsi les ankyloses; sur les *muscles,* par l'élongation qu'ils donnent aux fibres, ils combattent la tendance à la rétraction, conséquence de la fatigue, de l'immobilité, de l'inflammation (rhumatisme, myosite); sur les *vaisseaux,* ils accroissent la rapidité de la circulation ; sur les *nerfs,* ils ont une influence calmante générale par une action indirecte sur les centres nerveux ; sur les *poumons* (respiration artificielle), ils activent la nutrition générale.

Excipient. — L'excipient ou *véhicule* est la substance solide ou liquide dans laquelle on a incorporé un médicament.

VARIÉTÉS. Tantôt l'excipient ne joue lui-même aucun rôle actif (poudre de guimauve ou miel des pilules) ; tantôt, au contraire, il a son action propre (glycérine des glycérolés).

Excitants. — Médicaments qui activent le fonctionnement des organes. V. ALCOOL, CAFÉ, COCA, KOLA, THÉ.

Excitation cérébrale infantile. — État de certains enfants caractérisé par une agitation incessante, la difficulté de fixer l'attention, de l'insomnie, de l'incontinence d'urine nocturne.

ORIGINE. Hérédité (alcoolisme, goutte, nervosisme). V. aussi CONVULSIONS.

Exophtalmie (du grec *ex*, hors de, et *ophthalmos*, œil). — Saillie de l'œil en dehors de sa cavité.

Exostose. — Saillie anormale d'un os, produite par un coup ou la syphilis.

Expectorants. — Médicaments facilitant l'expulsion des crachats.

VARIÉTÉS. Les expectorants agissent soit en rendant les crachats plus liquides (tolu, térébenthine, goudron), soit en excitant les muscles des bronches (ipéca, kermès). Ces derniers sont aussi, à plus haute dose, des *vomitifs :* il faut donc les prendre avec prudence et en tâtant sa susceptibilité personnelle, pour ne pas produire une action sur l'estomac.

Extenseurs (*fig.* 247, 248). — Lanières ou tubes de caoutchouc avec les-

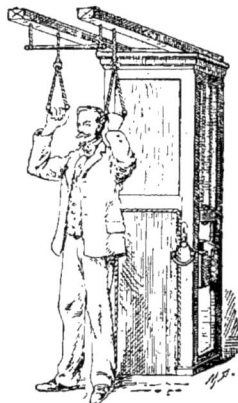

Fig. 247. — Extenseur en caoutchouc.

quels on exerce les muscles du corps, le caoutchouc servant de contre-extenseur. En dehors de l'activité donnée aux muscles, les appareils en question permettent de combattre l'obésité. Comme pour tous les exercices, il y a grand avantage à pratiquer l'extension au grand

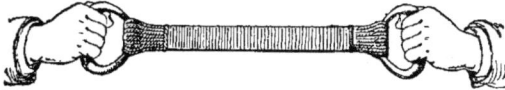

Fig. 248. — Appareil extenseur.

air, afin d'assurer la meilleure respiration possible.

Extinction de voix. — Degré élevé de l'enrouement. V. ENROUEMENT et VOIX.

Extrait. — Produit obtenu en traitant une substance végétale ou animale par un dissolvant approprié et évaporant ensuite le mélange, de façon à obtenir un résidu mou ou solide.

I. **Extrait de viande**. — Ces sortes d'extraits sont en général très peu nutritifs ; ils sont donc très inférieurs au jus de viande et surtout à la viande crue. Ils peuvent, tout au plus, servir à accroître l'appétit en excitant la sécrétion du suc gastrique.

II. **Extrait pharmaceutique**. — Partie active d'une plante qu'on obtient en dissolvant son suc dans de l'eau (extrait *aqueux*). Lorsque la substance est sèche, on la fait d'abord infuser dans de l'eau ; on peut aussi se servir d'une infusion dans l'alcool (extrait *alcoolique*).

Exutoire. — Ulcère artificiel, destiné à produire une suppuration révulsive. On utilisait dans ce but les vésicatoires permanents, les sétons et les cautères. Ces procédés ne sont plus guère employés.

F

F. — Dans une ordonnance, *F* est l'abréviation de *fiat*, soit fait, ou *fac*, faites. **F. s. a**, abréviation de *fiat secundum artem*, soit fait selon l'art.

Faciale. — V. NÉVRALGIE faciale, PARALYSIE faciale.

Faiblesse. — La faiblesse peut être la conséquence d'une hémorragie, d'une maladie générale longue, chronique comme la chlorose, ou d'une affection aiguë comme le rhumatisme, la fièvre typhoïde. Chez les bébés, elle a son origine dans l'âge avancé des parents, dans une mauvaise alimentation pendant la première enfance ; plus tard, dans une insuffisance d'exercice. Pour le traitement, v. TONIQUES et ANÉMIE.

Faim. — V. APPÉTIT.

Falsification. — V. substances falsifiées : PAIN, LAIT, VIN.

Faradisation. — V. ÉLECTROTHÉRAPIE.

Farcin et morve. — Maladie contagieuse des solipèdes (cheval, âne, mulet) à l'homme et quelquefois aussi d'homme à homme et de l'homme aux solipèdes. Elle est due à un microbe qui existe dans le pus (*fig.* 249), et elle se présente sous deux formes : *morve* et *farcin*.

I. **Farcin-morve chez l'homme**.
MODE DE PROPAGATION. La contagion se produit chez les personnes ayant des rapports avec les chevaux, ordinairement par ceux atteints de morve chronique qu'on laisse vivre plus ou moins longtemps.

I. *Par inoculation directe*. 1° A la surface d'une piqûre, d'une gerçure, d'une plaie, quelque minime qu'elle soit, mise inconsciem-

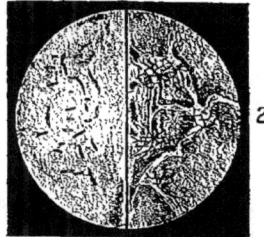

Fig. 249. — 1. Microbe de la morve.
2. Microbe du farcin, chez le bœuf.

ment en contact avec les éléments nocifs pendant le pansage ; 2° par morsure de la joue ; 3° par déchirure due à des fragments d'os pendant l'équarrissage (la virulence ne disparaît pas par la mort des animaux).

II. *Par inoculation indirecte*. Une petite ulcération antérieure de la peau peut être également mise en contact avec un objet infecté par le cheval (étrille, éponge, seau, licou, harnais, mangeoires, parois des stalles et mur de face, fourrage et litière). Quelquefois cet objet même produit l'écorchure virulente (brosse blessant la main, paille égratignant le pied ou la jambe ou s'introduisant sous l'ongle pendant le bouchonnage). Dans certains cas l'homme avait bu dans le même seau que le cheval. Enfin une femme a attrapé la morve en détressant des crins tordus dans un abattoir.

Il est douteux que la contagion se fasse par l'air et par la viande crue.

SIGNES. Dans la *morve aiguë*, 2 à 8 jours après l'époque de la contagion, on voit, dans certains cas, des traînées roses plus ou moins écartées les unes des autres partir du point blessé pour se répandre sur le membre; dans d'autres, celui-ci est, dès le début, rouge, tuméfié et chaud.

Mais ce ne sont là que des formes rares; en général l'infection s'annonce par des frissons, une grande augmentation de la température du corps, des maux de tête et des vomissements. Le malade se plaint de douleurs dans les jambes et dans les articulations; ces dernières se couvrent de plaques rouges, puis livides, qui se recouvrent de grosses bulles. On remarque la même éruption au visage, qui, deux semaines après environ, présente une grande quantité de boutons remplis de pus: ceux-ci peuvent du reste se développer sur le reste du corps.

On constate en même temps un écoulement fétide et sanguinolent par les narines; le malade n'avale et ne respire que difficilement, et en toussant il rejette des crachats rougeâtres.

La mort survient au bout de 2 à 3 semaines.

La *morve chronique* est exceptionnelle, et ses signes se rapprochent des précédents.

Le *farcin aigu* ne diffère de la morve que par l'absence d'écoulement nasal, l'existence d'abcès ulcérés et de tumeurs sous la peau.

Dans le *farcin chronique*, on retrouve les traînées rouges dont nous avons parlé plus haut, accompagnées, ou non, d'ulcères assez étendus. La guérison est fréquente; cependant, il arrive souvent aussi que le malade succombe aux progrès de la cachexie, qui se caractérise par un amaigrissement progressif et incoercible.

PRÉCAUTIONS CONTRE LA CONTAGION D'HOMME À HOMME. « Les personnes qui soignent doivent être averties de la possibilité d'une contagion. L'air de la chambre sera fréquemment renouvelé; les linges, les objets de pansement seront souvent changés et brûlés, ou plongés dans un liquide qui détruise les matières organiques. Il est inutile que les assistants prolongent leur séjour auprès des malades au delà du temps nécessaire. On surveillera attentivement les mains des personnes qui donnent des soins aux malades, et on les préviendra des mesures à prendre en cas d'écorchures. » (Brouardel.)

Nous croyons devoir ajouter que, comme pour les chevaux, on ne devra employer pour les pansements et le lavage des surfaces ulcérées que de la ouate ou de la gaze tenue à l'aide de pinces. En un mot, on devra éviter tout contact direct de la peau, même intacte en apparence, avec le pus virulent.

TRAITEMENT PRÉVENTIF. Quelque minime que soit la blessure, si elle a été mise en contact avec le pus d'un animal ou d'un homme morveux, elle est extrêmement grave, et il est indispensable non seulement d'agir, mais d'agir vite. *Au bout d'une heure, toute intervention est inutile.*

Le premier soin sera de faire saigner la partie blessée en serrant vigoureusement au-dessus et, au besoin, de faire la succion s'il n'existe pas d'écorchures aux lèvres.

« On doit ensuite débrider largement la plaie, la faire saigner, s'assurer qu'il ne reste dans son intérieur aucun corps étranger: bouts de paille, échardes de bois, puis pratiquer une cautérisation avec un caustique puissant: fer rouge, pâte de Vienne, acide nitrique. »

C'est le médecin qui doit appliquer ce traitement; lui seul est capable de voir jusqu'où doit s'étendre la destruction; mais, si l'homme de l'art ne peut arriver en temps utile, étant donnée la rapidité de l'absorption du virus, il y a lieu d'intervenir en son absence.

Quant aux cautérisations avec le nitrate d'argent (pierre infernale) ou avec l'ammoniaque, elles sont inefficaces et, par suite, plus nuisibles qu'utiles.

PRÉCAUTIONS CONTRE LA CONTAGION DE L'ANIMAL À L'HOMME. Pour pouvoir se préserver, il est nécessaire de savoir reconnaître la morve chez les chevaux; on trouvera donc ci-dessous un court exposé de leur maladie.

II. Farcin-morve chez le cheval.

SIGNES. *Période d'invasion* (durée 24 à 48 heures). L'animal est triste, il porte la tête basse et reste insensible aux excitations. L'appétit est nul, le regard sans expression, le poil terne et hérissé, la faiblesse et l'amaigrissement s'accroissent rapidement. De temps en temps, on observe de grands frissons.

Période d'éruption. Les yeux sont chassieux et un liquide séreux, jaunâtre, s'écoule des narines; la respiration devient sifflante. Sur la peau on constate des tumeurs plus ou moins volumineuses, à une distance variable les unes des autres, mais toujours dures et douloureuses à la pression. Elles sont reliées à de gros ganglions par des sortes de *cordes* qui disparaissent bientôt au milieu du gonflement des parties voisines et ne tardent pas à présenter, en certains points, de petits abcès.

Des collections purulentes peuvent du reste se produire en différents points du corps, notamment au pourtour des articulations.

Période d'ulcération. L'écoulement des narines devient séro-purulent. Il est mélangé de sang et répand une odeur infecte.

Les abcès s'ouvrent, et un pus huileux s'en écoule: en se desséchant, il forme des croûtes qui dissimulent la cavité des ulcères.

La *morve chronique*, le *farcin aigu* et *chronique* diffèrent trop peu de la morve aiguë pour qu'il soit nécessaire de les décrire.

MESURES À PRENDRE. I. Dès que la maladie est reconnue: 1° abattre les chevaux et enfouir leurs os et leur chair à une profondeur suffisante.

2° Désinfection des écuries, après avoir consulté à ce sujet un vétérinaire. Ne rien laver avec des éponges et ne se servir, pour le nettoyage, que d'instruments à manches mettant les mains à l'abri de toute infection (1).

II. Si la maladie n'est que soupçonnée, il y a lieu de faire le diagnostic d'une façon rapide par l'injection de la *malléine* de Nocard, produit soluble des cultures de bacille. D'autre part, « l'homme chargé du soin des chevaux doit être mis en garde contre la possibilité d'une contagion.

« On ne doit pas confier ce soin à des hommes insoucieux, inintelligents, de faible complexion ou maladifs.

« Le pansage des malades ne doit consister que dans l'époussetage de la peau. Inutile de recourir à l'étrille, qui implique des rapports plus immédiats et plus prolongés.

« Le lavage des narines devra se faire à grande eau, en dehors de l'écurie, et avec la brosse à long manche qui sert au lavage des voitures, afin que l'homme évite de souiller ses mains avec les matières de l'écoulement. Si les palefreniers ont des blessures aux mains, ils devront s'abstenir de rapports directs avec les animaux morveux et se contenter de leur donner leur nourriture, en se gardant bien d'entraîner avec leurs mains, dans le fond des mangeoires, les débris d'aliments qui peuvent les encombrer; des lavages fréquents devront être ordonnés à ces hommes. Une prescription essentielle, applicable non seulement dans les écuries où se trouvent des animaux soupçonnés de morve, mais en tout temps, consiste à obliger les domestiques qui soignent les chevaux à se garnir les mains de gants et à garantir leurs pieds et leurs jambes par des guêtres ou au moins des bas. Les chevaux peuvent être contagieux, bien avant que des personnes peu instruites et souvent négligentes aient reconnu la maladie; les paysans qui travaillent pieds nus dans les écuries s'exposent donc aux plus grands dangers. » (Bouley.)

Les cochers ne devraient jamais coucher dans les écuries; le leur permettre, lorsque des chevaux sont suspects, c'est les exposer à la mort, un séjour prolongé permettant la transmission par l'air.

Enfin, nous ne saurions trop répéter que, l'animal restant contagieux après la mort, le propriétaire qui n'avertirait pas l'équarrisseur serait extrêmement coupable.

Fard. — Substance qui a la prétention de donner de la fraîcheur au teint.

Chercher par des fards et des cosmétiques (v. ce mot) à dissimuler la trace des ans n'est pas seulement inutile, mais dangereux. Les annonces des journaux politiques et surtout des journaux de modes sont remplies des promesses les plus aimables. Rides, taches de rousseur et cheveux blancs, tout doit disparaître par l'emploi de quelques flacons d'eaux, de pâtes, de crèmes, de laits décorés des

(1) Le Code pénal (art. 459, 460, 461, 462) prévoit les peines à appliquer aux personnes qui n'auraient pas pris les mesures nécessaires pour éviter une contagion. Les diverses dérogations à la loi sont punies d'un emprisonnement dont la durée peut varier, suivant les circonstances, de 6 jours à 5 ans, d'une amende qui peut s'élever à 1 000 francs, et à laquelle viennent s'ajouter des dommages-intérêts.

noms les plus pompeux. Le prix de ces précieux liquides est ordinairement élevé, mais qui ne ferait un sacrifice pour recouvrer la jeunesse !

En réalité, la plupart de ces fards et de ces cosmétiques n'ont qu'un résultat : en obturant les glandes de la sueur, ils dessèchent la peau à l'excès et lui donnent une apparence parcheminée qui vieillit la personne au lieu de la rajeunir. Il ne faut pas, en outre, chercher d'autre cause que l'emploi de ces ingrédients à quantité de migraines persistantes, pour lesquelles antipyrine et quinine ont été absorbées sans succès.

De plus graves méfaits doivent leur être encore attribués : il suffit, pour s'en rendre compte, de lire les analyses faites au laboratoire municipal de Paris pour quelques-uns de ces compléments soi-disant *indispensables* de la toilette des femmes.

La quantité de sels de plomb contenus dans 1 000 gr. de certains fards et cosmétiques varie entre 9 gr., 12 gr., 80, 16 gr. et 28 gr. Certaines poudres de riz contiennent de 30 à 90 gr. de céruse (oxyde de plomb) pour 100 gr.

Une des poudres analysées renferme 30 gr. de sulfure d'arsenic, 30 gr. de litharge (sel de plomb) pour 1 000 gr. de poudre.

Une eau de teinture renferme 53 pour 1 000 de protochlorure de mercure (calomel); une autre 43 pour 1 000 de nitrate d'argent; une autre, encore, 93 pour 1 000 de nitrate d'argent.

Du reste, le rapport du laboratoire municipal de Paris nous apprend que, sur *31* eaux de teintures analysées, *24* contenaient des produits toxiques.

Farine. — Poudre obtenue par l'écrasement des semences de diverses plantes : blé, avoine, seigle, orge, maïs, sarrasin, lin, fève, haricot, etc.

On les emploie comme aliment, comme adoucissant (v. gruau d'AVOINE *), et comme émollient (CATAPLASME DE FARINE DE LIN *).

Farine Nestlé. — Préparation destinée à remplacer le lait, dans quelques-uns des repas des bébés.

COMPOSITION. On fabrique la farine Nestlé de la façon suivante : de la farine de froment est portée à 220°, ce qui la change en croûte de pain ; on y ajoute du lait et du sucre, puis on pulvérise finement. La haute température imposée à la farine a pour but de la rendre plus assimilable en transformant l'amidon en dextrine.

Fatigue. — La fatigue peut être le résultat d'un excès de travail physique ou intellectuel (v. SURMENAGE). Elle se produit alors d'autant plus rapidement et d'une façon d'autant plus intense que le travail n'a pas été graduellement progressif (v. ENTRAÎNEMENT), ou que l'individu était affaibli par une maladie aiguë actuelle (v. FIÈVRE), ou antérieure (v. CONVALESCENCE), ou par un état chronique (v. ANÉMIE).

Fausse couche. — V. COUCHES.

Fauteuil. — Il en existe diverses variétés pour les malades :

1° **Berceur** (*fig.* 250). — Les oscillations de la chaise berceuse, qui doit être très mobile pour pouvoir être mise en mouvement sans effort et assez inclinée sur son axe pour permettre au malade d'être étendu presque horizontalement, rendent de grands services aux personnes dont la digestion est lente ou difficile.

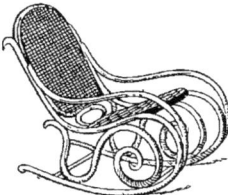

Fig. 250.
Fauteuil berceur.

2° **Porteur** (*fig.* 251). — Ces fauteuils

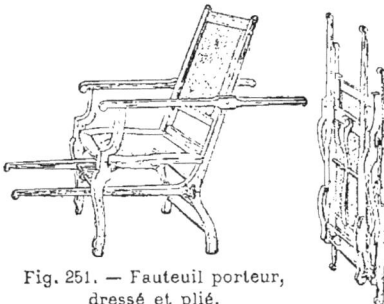

Fig. 251. — Fauteuil porteur, dressé et plié.

servent à transporter les malades convalescents ou paralysés d'un endroit à un autre.

3° **Appui-jambe** (*fig.* 252). — Il possède aussi des oreilles.

4° **Roulant** (*fig.* 252) — Il en existe une quantité de variétés. L'adjonction aux roues

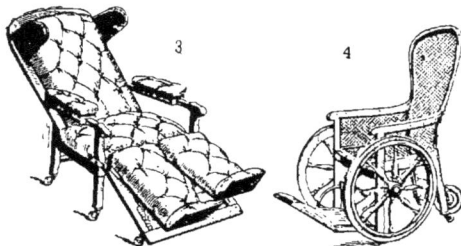

Fig. 252.
Fauteuil appui-jambe (3) et fauteuil roulant (4).

de pneumatiques a rendu ces sortes de voitures très légères à mouvoir.

Faux croup. — V. LARYNGITE striduleuse.

Favus. — V. TEIGNES.

Fébrifuges, antifébriles ou **antipyrétiques.** — Médicaments qui permettent de combattre (faire fuir) la fièvre. V. ANTIPYRINE, QUINQUINA, QUININE, ARSENIC, CAFÉ, FIÈVRE.

Fécales, Fécaloïdes. — Les matières fécales sont les déchets de la digestion expulsés par l'anus. Elles offrent des caractères spéciaux dans les maladies de l'intestin, du foie, le choléra, la fièvre typhoïde, la dysenterie. Les matières fécaloïdes sont celles expulsées par la bouche, à la suite du retour dans l'estomac des matières passées dans l'intestin. V. PÉRITONITE, HERNIE, INTESTIN (occlusion d').

Fécule. — V. AMIDON.

Féculent. — Aliment contenant beaucoup de fécules et particulièrement les graines des plantes de la famille des légumineuses : haricots, lentilles, fèves, pois. Ce sont des aliments très nourrissants, mais assez longs à digérer, surtout lorsqu'on n'a pas soin de les bien écraser.

Femme. — V. ALLAITEMENT, ACCOUCHEMENT, CORSET, GROSSESSE, RÈGLES.

Fémur (*fig.* 253 et au mot CORPS). — Os de la cuisse.

Le fémur est prismatique, triangulaire, à angles latéraux peu prononcés, tandis que le postérieur, *ligne âpre*, présente une saillie notable. L'extrémité supérieure, qui est reçue dans une cupule de l'os du bassin avec lequel elle constitue l'articulation de la hanche, est séparée par une partie rétrécie, le *col*, de deux saillies, le petit et le grand trochanter. L'extrémité inférieure s'articule à la fois par une trochlée (v. ce mot) avec

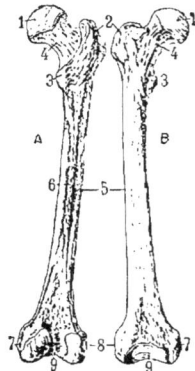

Fig. 253. — Fémur.
A. Face postérieure ;
B. Face antérieure.

1. Tête du fémur ; 2. Grand trochanter ; 3. Petit trochanter ; 4. Col ; 5. Corps du fémur ; 6. Ligne âpre ; 7. Condyle interne ; 8. Condyle externe ; 9. Poulie.

la face postérieure de la rotule et les petites cavités de la face supérieure du tibia.
(v. *fig.*, à GENOU.)

Fractures du fémur. — V. FRACTURE.

Fenouil. — Plante de la famille
des Ombellifères.

MODE D'EMPLOI. Les feuilles, les semences
et les racines sont apéritives (infusion, 10 gr.
par litre). Le fenouil fait partie du sirop apéritif des *cinq racines*.

Fenugrec. — Plante de la famille
des Légumineuses. La farine de fenugrec
est employée comme émollient.

Fer. — Médicament de l'anémie.

I. **Fer réduit par hydrogène.** DOSE,
5 à 50 centigr.

II. **Arséniate de fer,** en pilules de 1 centigr., dont on prend 10 à 20 par jour. — USAGE.
Anémie chez personnes lymphatiques ou atteintes de maladies de peau.

III. **Bromure de fer,** en dragées contenant 5 centigr. — DOSE, 4 à 10 par jour. —
USAGE. Anémie chez nerveux.

IV. **Cacodylate de fer.** DOSE, 10 à
30 centigr. en 2 à 6 pilules.

V. **Carbonate de fer** (pilules de Blaud
et de Vallet). — DOSE, 20 centigr. à 1 gr. en
4 à 10 pilules.

VI. **Chlorure de fer, Protochlorure**
(pilules de Rabuteau). — Bonne préparation
logique, le fer étant transformé en protochlorure dans l'estomac. — DOSE, 10 à 30 centigr.
en 2 à 6 pilules.

Perchlorure de fer. — Employé surtout comme hémostatique coagulant, mais
utile aussi dans l'anémie. — MODE D'EMPLOI.
La *solution officinale* vendue par les pharmaciens contient 1/4 de protochlorure pour 3/4
d'eau. *Pour les hémorragies externes,* on verse
30 gouttes (1 gr. 1/2) de la solution par *chaque* cuillerée à soupe d'eau. *Pour les hémorragies internes,* 30 gouttes pour *10* cuillerées
à soupe. Ces cuillerées seront prises tous les
quarts d'heure, puis à des intervalles de plus
en plus éloignés. On ajoutera avec avantage
à la potion 30 gr. de sirop d'opium * ou de sirop de fleurs d'oranger, en diminuant d'autant
la proportion d'eau.
Comme antianémique, la dose doit être de 3
à 6 gouttes de la solution officinale.

VII. **Citrate de fer,** en pilules de 5 centigr.
— DOSE, 4 à 8 ; ou en sirop ou vin, 1 à 3 cuillerées.

VIII. **Iodure de fer.** — DOSE, 10 centigr.
à 1 gr. : pilules de 5 centigr., sirop contenant 10 centigr. par 20 gr.

IX. **Lactate de fer,** en pilules ou dragées
de 5 centigr. — DOSE, 4 à 6.

X. **Oxyde ferrique hydraté** ou
Rouille. — *Safran de mars,* apéritif. — DOSE,
10 à 50 centigr.

XI. **Phosphate de fer** en pilules de 5 centigr. — DOSE, 4 à 6 ; sirop, 1 à 3 cuillerées.

XII. **Sulfate de fer** (vitriol vert). — Astrin-

gent. Employé en collyre ou sous forme d'*eau
chalybée,* 5 centigr. pour 500 gr. d'eau.

XIII. **Tartrate de fer.** Les boules de Mars
ou de Nancy sont un mélange de tartrate de
potasse et de tartrate de fer, associé à des
extraits de plantes aromatiques. En agitant
une de ces boules dans un litre d'eau, on obtient l'*eau de boules,* dont on prend 3 à 4 verres par jour, et qu'on employait autrefois à
l'extérieur contre les coups, les chutes.

XIV. **Valérianate de fer.** — Tonique,
antispasmodique, en pilules de 5 centigr. —
DOSE, 4 à 10.

Ferrée (Eau). — On prépare l'eau
ferrée en introduisant dans une bouteille
des clous bleus de fer, sur lesquels on
verse de l'eau ; on remplace celle-ci à
mesure qu'on en boit. Cette préparation
contient de l'oxyde et du carbonate de
fer. DOSE, un à trois verres.

Ferrugineux (Bains). — Variétés :

Bain à l'**arséniate de fer** (2 à 8 gr. par
bain); à l'**iodure de fer** (30 gr. par bain).
V. aussi Eaux MINÉRALES *ferrugineuses.*

Feu. — On emploie comme révulsif
les pointes de feu. (V. CAUTÉRISATION.)
Pour les accidents produits par le feu,
v. INCENDIE et BRÛLURES.

Fève. — Légumineuse très nourrissante.

Fève de Calabar. — Graine dont
l'extrait et l'alcaloïde, l'*ésérine,* sont employés pour faire contracter la pupille.
Ce sont des antagonistes de l'atropine. V. RÉFRACTION * et YEUX *.

Fève de Saint-Ignace. — V.
NOIX VOMIQUE, dont l'action est la même.

Fibrome. — Tumeur ordinairement guérissable par opération. Ce genre
de tumeur est particulièrement fréquent
dans la matrice.

Fiel de bœuf. — Bile du bœuf,
autrefois employé à la dose de 1 à
10 grammes en pilules, comme amer
excitant les fonctions de l'estomac.

Fièvre. — La fièvre est un état
de maladie caractérisé : 1° par une augmentation de la *température* du corps
(*fig.* 254-256) ; 2° par une accélération
des mouvements du cœur et, par suite,
des battements des artères (*pouls*) ;
3° par un accroissement du nombre
des *respirations* ; 4° par un *malaise
général ;* 5° par des maux de tête, l'éclat
des yeux, des sueurs plus ou moins
abondantes, une soif ardente. Ces derniers signes ne sont pas constants ; la
peau est, au contraire, très sèche dans

certains cas, et le regard peut être som- | du délire plus ou moins violent, des
nolent, surtout après plusieurs jours de | convulsions ou de simples soubresauts

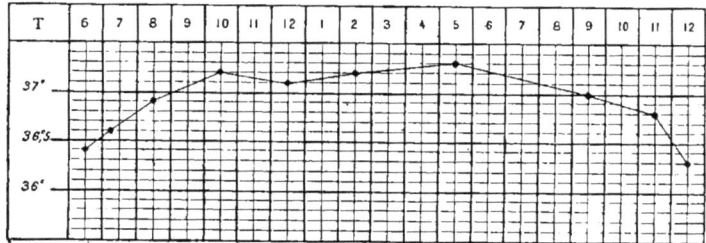

Fig. 254 — Courbe de la température normale, prise aux différentes heures
de la journée. (D'après Liebermeister.)

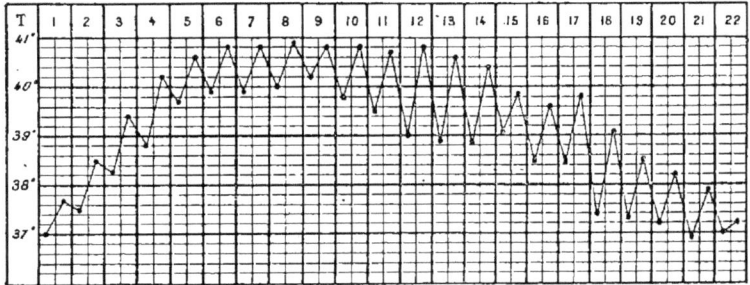

Fig. 255. — Courbe de la fièvre typhoïde [forme simple]. (D'après Wunderlich.)

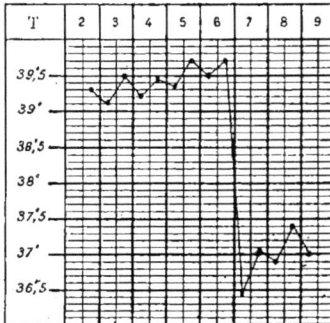

Fig. 256. — Fièvre continue (pneumonie).

fièvre. D'autres signes, frissons, nausées, vomissements, sont fréquents, au
début de la fièvre ; plus tard, on observe

nerveux, ou, au contraire, une prostration profonde.

CONSTATATION. La température normale,
chez l'individu sain, variant entre 36°,5 et
37°,5, la fièvre commence à 38°, reste *légère*
jusqu'à 38°,5, devient forte jusqu'à 39°,5, très
forte au-dessus de ce chiffre ; le maximum,
rarement atteint, est 42°. Pour constater la
température, on place un thermomètre (v. ce
mot) ordinaire ou à maxima sous l'aisselle
chez les grandes personnes, dans l'anus chez
les petits enfants ; les heures préférables pour
cet examen sont le matin entre 7 et 8 heures,
le soir entre 5 et 6. Dans les fièvres intermittentes, il faut prendre, en outre, la température entre midi et une heure.

Le pouls (v. ce mot) peut passer de la normale, 60 à 70 par minute à 80 ou 100 (fièvre
légère), 120 à 140 (fièvre forte) et 160 à 180
(fièvre très forte) ; mais ces chiffres se rapportent aux adultes (pour enfants et vieillards,
v. à POULS).

Dans certaines fièvres, il existe une dissociation, la température étant élevée et le pouls
relativement peu fréquent ; c'est là, du reste,
un signe en général favorable, mais qui a l'in-

convénient de donner des illusions dangereuses dans quelques maladies, comme certaines formes de grippe. Aussi est-il toujours nécessaire de prendre la température, dès qu'un état de malaise fait craindre la fièvre.

Le nombre des respirations passe de la normale, 16 par minute chez l'adulte, à 30, 40 et davantage; si la fièvre accompagne une affection de poitrine, l'accélération de la respiration se produit d'autant plus rapidement qu'une partie du poumon ne fonctionne plus.

Les urines sont, en général, très colorées, par suite de la suractivité des combustions organiques, combustions qui sont, du reste, en grande partie incomplètes. Comme conséquence de la fièvre, il se produit un amaigrissement, une diminution du poids du corps : les éléments organiques, brûlés plus rapidement qu'à l'état de santé, sont, en effet, insuffisamment remplacés par l'alimentation, qui, même dans les cas les plus favorables, est inférieure aux pertes subies.

A l'ensemble des signes qui constituent la fièvre s'ajoutent d'ordinaire, plus ou moins rapidement, d'autres signes visibles pour le malade ou seulement pour le médecin : éruption, diarrhée, phénomènes douloureux divers, troubles pulmonaires ou d'estomac, etc., qui permettent de rattacher la fièvre à une maladie proprement dite.

La fièvre suit une marche *régulière* ou *irrégulière :* dans le premier cas, elle s'élève progressivement, reste stationnaire (plateau), puis décroît brusquement ou peu à peu. Dans les fièvres ordinaires (*rémittentes*), la température, très forte le soir, s'abaisse sensiblement le matin; cet abaissement peut même atteindre la normale. Dans les fièvres *intermittentes*, la température la plus forte se produit au contraire le matin. Les fièvres *continues* sont celles dans lesquelles la rémission matinale est très faible; le type est la fièvre typhoïde, qui, du reste, est souvent ainsi dénommée.

RÉGIME ET HYGIÈNE DES FIÉVREUX. *Alimentation* : bouillon concentré dégraissé, bouillon avec un œuf délayé, lait, plus tard purées liquides. *Boisson :* eau, limonade, lait coupé d'eau de Vals, eau rougie, bière légère, thé léger. Il n'est pas nuisible de boire *frais*, surtout en été, à condition de boire lentement et peu.

Si le malade est *très affaibli*, une cuillerée à café de malaga délayé dans 6 cuillerées d'eau pour les enfants; grog pour les grandes personnes.

Soins de la bouche. Faire rincer la bouche plusieurs fois par jour avec de l'eau tiède, additionnée d'eau de Cologne.

Saupoudrer les petites ulcérations des gencives ou des lèvres avec de l'acide borique en poudre.

Soins des cheveux, chez les femmes. Natter les cheveux dès le premier jour, de façon qu'ils ne s'emmêlent pas.

Pour les autres soins, v. LIT, MALADE, OREILLER, SOMMEIL.

TRAITEMENT. La fièvre ne constitue, le plus souvent, que le *reflet* d'une maladie; les antifébriles peuvent donc être impuissants et inutiles, si l'on ne s'attaque pas à la cause même de la fièvre; mais, ce qu'on peut et doit toujours faire, c'est supprimer au plus tôt le foyer facilement infectieux formé par les matières fécales. Un lavement produira l'antisepsie intestinale. Le médecin examinera ensuite s'il y a lieu de faire antiseptiser la gorge par un gargarisme, la peau par un bain. Les autres médications principales contre la fièvre sont : les lotions, l'antipyrine, la quinine et le quinquina, le café et l'arsenic.

Fièvre d'accès. — V. PALUDISME (fièvre intermittente), FOIE (abcès du foie et ictère catarrhal).

Fièvre biliaire. — V. ESTOMAC (fièvre gastrique), PALUDISME (fièvre pernicieuse).

Fièvre cérébrale. — V. Fièvre TYPHOÏDE* et MÉNINGITE.

Fièvre chaude. — V. Fièvre TYPHOÏDE* (forme cérébrale), FOLIE (manie aiguë), ALIÉNATION mentale.

Fièvre éphémère. — La qualification d' « éphémère » provient de la faible durée de la maladie, qui varie entre vingt-quatre et quarante-huit heures. Elle succède à un travail musculaire exagéré (courbature), quelquefois aussi à un refroidissement.

SIGNES. Elle débute souvent par un frisson, par un état de lassitude absolue; l'urine dépose abondamment, et une sueur intense annonce la fin de la maladie.

TRAITEMENT. Repos prolongé au lit, alimentation très nourrissante sous un petit volume (jus de viande, œufs).

Fièvre éruptive. — V. ROUGEOLE, SCARLATINE, VARIOLE.

Fièvre des foins. — V. FOINS.

Fièvre gastrique. — V. ESTOMAC.

Fièvre intermittente. — V. PALUDISME.

Fièvre jaune. — V. JAUNE (Fièvre).

Fièvre de lait. — Mouvement fébrile qui se produit chez un certain nombre de femmes du troisième au quatrième jour après l'accouchement.

SIGNES ET ÉVOLUTION. — La température peut atteindre 39°, le pouls 100; il se produit de légers frissons avec chaleur et sueurs, du mal de tête et des névralgies dans différentes régions du corps; l'appétit est nul, la langue blanche, la soif vive, la face rouge et animée. Les seins sont augmentés de volume et durs. Tous ces troubles disparaissent après 12 ou 24 heures, dès que le lait est évacué soit par écoulement spontané, soit par la tetée.

CAUSES. La fièvre de lait, qui n'est nullement constante, se produit surtout lorsque le débit du lait n'est pas égal à sa production, soit que l'enfant ne tette pas suffisamment, soit que la femme ne veuille pas nourrir.

12

TRAITEMENT. Aider la sécrétion en donnant à intervalles réguliers l'enfant à la mère, dont on modérera l'alimentation. Pour les mères non nourrices, v. SEVRAGE.

PRÉCAUTIONS. On attribue souvent à la fièvre de lait des troubles qui sont dus à des gerçures du sein, à une déchirure du périnée, à une métrite, à une délivrance incomplète, à une fièvre puerpérale : il convient donc, dès qu'une nouvelle accouchée présente de la fièvre, de prévenir le médecin pour qu'un examen complet et une intervention, si elle est nécessaire, soient effectués immédiatement.

Fièvre larvée. — Fièvre masquée, déguisée. C'est une des formes de la fièvre intermittente. V. PALUDISME.

Fièvre maligne. — Fièvre à forme grave. V. aussi MALIGNITÉ.

Fièvre miliaire. — V. SUETTE.

Fièvre muqueuse. — Forme légère de fièvre TYPHOÏDE.

Fièvre ortiée. — V. URTICAIRE.

Fièvre paludéenne. — V. PALUDISME.

Fièvre pernicieuse. — Fièvre grave, notamment forme grave de fièvre intermittente. V. PALUDISME.

Fièvre puerpérale. — V. PUERPÉRALE.

Fièvre quarte. — Fièvre survenant tous les quatre jours ; c'est une des variétés de fièvre intermittente. V. PALUDISME.

Fièvre récurrente. — Fièvre à rechute, forme de fièvre TYPHOÏDE.

Fièvre rémittente. — Fièvre présentant une rémission le matin. V. FIÈVRE.

Fièvre thermale. — Mouvement fébrile qui se produit au cours ou à la suite d'un traitement dans une station d'eau minérale, notamment d'eau sulfureuse. V. MINÉRALES (eaux).

Fièvre tierce. — Fièvre revenant tous les trois jours ; c'est une des variétés de la fièvre intermittente. V. PALUDISME.

Fièvre typhoïde. — V. TYPHOÏDE.

Fièvre urineuse. — Fièvre se produisant à l'occasion d'un sondage, ou sous l'influence d'une maladie de l'urètre ou de la vessie.

Figue. — Fruit employé comme émollient, bouilli dans de l'eau ou du lait et placé entre la gencive et la joue dans les fluxions. On en fait aussi une décoction à 10 gr. par litre, comme calmant dans les bronchites.

Filariose. — Maladie provoquée par la présence dans les tissus d'un ver, la *filaire* de Médine ou dragonneau (*fig.* 257),

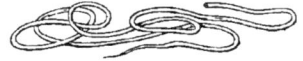

Fig. 257. — Filaire de Médine.

qui existe dans les cours d'eau de la Guinée, de l'Arabie et dans le Gange.

CAUSES. La filaire (le filaire est inconnu) vit d'abord librement dans l'eau douce, puis passe dans de petits crustacés, les cyclopes, où sa dimension ne dépasse pas un dixième de millimètre. Elle est absorbée alors par l'homme, chez lequel elle atteint 75 à 80 cent. de longueur et, pénétrant du tube digestif dans les tissus, va se loger sous la peau des chevilles, des jambes, de la cuisse, quelquefois aussi dans la langue, le nez ou le sein.

SIGNES. Lorsque la filaire s'est développée, elle produit sous la peau une saillie qui donne la sensation d'une corde enroulée, puis provoque l'apparition d'un abcès duquel sort une extrémité du ver.

TRAITEMENT : 1° *préventif*. Dans les pays à filaire, ne boire que de l'eau bouillie et ne pas marcher pieds nus, certains auteurs croyant à la possibilité de l'entrée directe du ver par la peau, à cause de la fréquence de la filariose aux chevilles. — 2° *curatif*. L'abcès étant ouvert spontanément ou artificiellement, saisir le ver par une extrémité et enrouler celle-ci autour d'un morceau de bois qu'on tourne jusqu'à ce que le ver soit sorti en entier.

Filtre (*fig.* 258). — Appareil destiné à débarrasser l'eau de boisson des substances nuisibles : 1° matières organiques ; 2° œufs de vers (lombrics, vers blancs) ; 3° microbes.

Le seul filtre qui donne ces résultats est le filtre Chamberland. Il se compose d'un tube de porcelaine dégourdie ou *bougie filtrante* qui est enclavée à sa partie inférieure dans un anneau de porcelaine émaillée, percée en bas pour permettre l'écoulement de l'eau filtrée. Ce tube est lui-même placé dans un tube métallique, qui s'adapte directement sur un robinet soudé sur une conduite d'eau.

Dans ces conditions, lorsqu'on ouvre le robinet, l'eau remplit la partie comprise entre le tube métallique et la bougie. Cette eau, sous l'influence de la pression qu'elle subit, traverse la paroi de la bougie de dehors en dedans, en se débarrassant, à l'extérieur de la porcelaine, de toutes les matières solides et des microbes qu'elle contient. Le débit est, avec la pression des conduites de grandes villes, de 15 à 20 litres par jour ; pour obtenir un débit plus grand, il suffit d'associer un certain nombre de bougies.

POUR RENDRE DE BONS SERVICES, le filtre Chamberland doit être chauffé *deux fois par semaine* sur un bec de gaz ou dans un four de boulanger. Malgré ses qualités, il est préférable en cas d'épidémie de boire de l'eau bouillie.

FABRICATION D'UN FILTRE EN PAPIER. On
prend un carré de papier joseph ; on le plie
en deux suivant la diagonale AC, comme
dans la *fig.* 259 ; on rabat A sur B pour obte-

en faisant alternativement les plis en sens
inverse, et ainsi de suite. Arrêter fortement
ces plis par la pression de l'ongle, mais ne
pas les prolonger jusqu'au centre O du papier

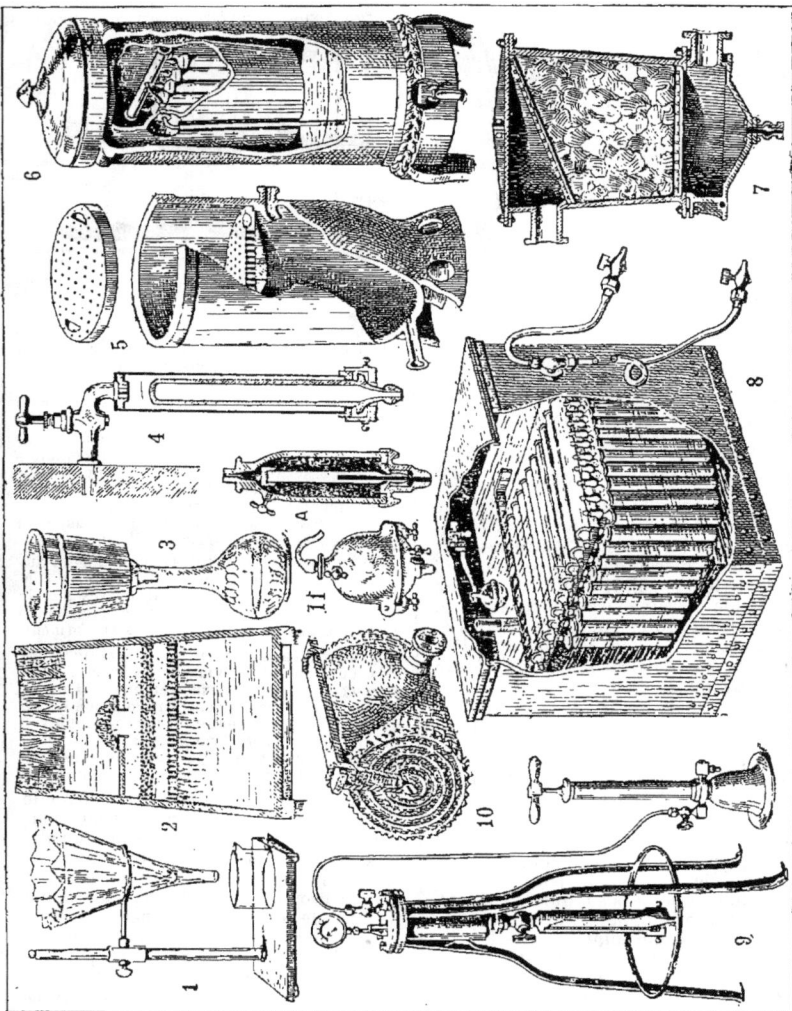

Fig. 258. — Principaux filtres.

1. En papier joseph ; 2. Au sable et charbon ; 3. De table, au charbon ; 4. Chamberland, à une bougie ; 5. Le même à vide, en grès ; 6. Le même, de ménage, sans pression ; 7. De la Cie du Nord ; 8. Industriel ; 9. A pression (médecine et bactériologie) ; 10. Escargot ; 11. Granjean (A, détail du filtre Granjean).

nir le pli OD, puis, toujours dans le même
sens, OA sur OD ; on plie en sens inverse
OA sur OE pour obtenir le pli OF, et, tenant ce pli serré entre les doigts, on fait un
pli de même sens entre ED. Ramasser tous
ces plis entre les doigts et plier l'espace AOD

afin de ne pas le percer. Rassembler enfin tous
les plis l'un contre l'autre et les couper à la longueur du pli le plus court OD. Introduire le
doigt dans l'intérieur jusqu'au centre, qu'on
passe dans le creux de la main pour lui donner
de la rondeur. On obtient ainsi un cône divisé

en parties égales formant des angles alternativement rentrants et saillants, sauf, pourtant, sur les deux points opposés correspondant à A et à C, qu'il faudra diviser par un angle

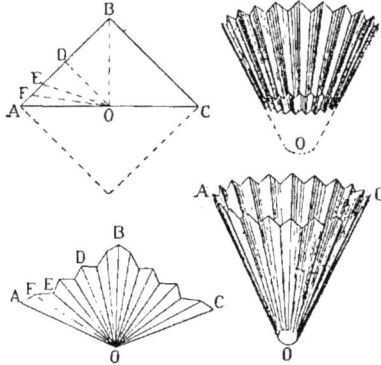

Fig. 259. — Filtres en papier.

rentrant à l'aide d'un pli intermédiaire. En opérant ainsi, on fabrique avec le papier joseph les filtres qui servent à filtrer les liquides.

Fioravanti. — V. BAUMES.

Fissures à l'anus. — Maladie caractérisée : 1° par une ulcération allongée à bords durs, placée entre les plis radiés de la marge de l'anus et donnant lieu à un léger suintement ; 2° par un spasme douloureux extrêmement intense, se produisant seulement après une selle, puis au cours même de celle-ci. Par crainte de ces douleurs, le malade retarde ses évacuations, d'où une constipation intense.

TRAITEMENT : 1° *préventif de douleurs,* lavements, bains de siège et grands bains, onctions de l'anus avec de la vaseline avant les selles ; 2° *curatif,* dilatation forcée de l'anus, l'individu étant préalablement anesthésié par le chloroforme.

Fistule. — Canal étroit, souvent sinueux, produit et entretenu par une collection de pus, en un point plus ou moins éloigné de la peau, qui finalement est perforée et donne issue à ce pus. L'abcès qui sert de point de départ à la fistule peut avoir diverses origines : 1° corps étranger à éliminer (partie d'un os nécrosé, grain de plomb) ; 2° inflammation d'un canal excréteur, *fistule lacrymale, fistule salivaire*, fistule *urétrale* (v. URÈTRE) ; 3° conformation spéciale d'une région rendant difficile la cicatrisation, *fistule à l'anus.* Les fistules ont un ou plusieurs orifices.

Fistule à l'anus (*fig.* 260). — Le canal fistuleux va, à travers la fesse, du rectum à la marge de l'anus. Il peut n'avoir qu'une ouverture soit sur le rectum (fistule borgne interne), soit sur la peau aux environs de l'anus (fistule borgne externe), ou être ouvert des deux côtés

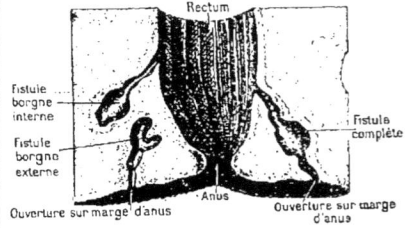

Fig. 260. — Fistules à l'anus.

(fistule complète). Les parois de la poche constituée par l'abcès ne peuvent se rapprocher parce qu'elles sont formées par deux muscles écartés l'un de l'autre.

CAUSES. Phtisie, hémorroïdes, abcès de la marge de l'anus.

SIGNES. Démangeaisons incommodes à l'anus, sentiment de plénitude et quelquefois douleur assez intense, surtout lorsque le suintement du pus que l'on constate sur les matières fécales (fistule borgne interne) ou sur la chemise (fistule borgne externe) est suspendu par l'occlusion temporaire de l'orifice.

TRAITEMENT. Les fistules à l'anus n'ont aucune tendance à la guérison ; bien au contraire, si l'on retarde l'opération très simple qui les fait disparaître, il y a grande chance pour que des trajets secondaires se forment.

Fistule lacrymale. — Canal fistuleux allant du conduit lacrymal (v. YEUX) à la joue, avec écoulement de larmes et, en cas d'abcès, de pus. La fistule est consécutive à une lésion quelconque de ce conduit, et notamment à son inflammation. V. *fig.* à YEUX (maladies). — TRAITEMENT. Cautérisation du trajet fistuleux, cathétérisme du conduit, pansement compressif.

Flanelle. — Le rôle de la flanelle appliquée directement sur la peau consiste à absorber la sueur à mesure qu'elle est sécrétée et à laisser évaporer lentement ce liquide, de façon à éviter le refroidissement produit : 1° par le contact d'une chemise de toile mouillée par la sueur ; 2° par l'évaporation très rapide qui s'y opère. La flanelle est, par suite, particulièrement utile en été, et si l'on s'est habitué à en porter, on doit se garder de la supprimer pendant cette saison. Par contre, on peut se dispenser d'en faire usage en endurcissant le corps contre les changements de température par des ablutions générales d'eau froide, faites quotidiennement en toutes saisons.

CONDITIONS NÉCESSAIRES. La flanelle ne peut rendre les services qu'on en attend qu'à condition d'avoir conservé toute sa souplesse ; la flanelle sèche et raide absorbe mal. Pour lui rendre ses propriétés, il est nécessaire, après l'avoir lavée dans l'eau savonneuse très chaude, de la rincer dans une seconde eau également chaude et savonneuse, puis de la laisser tremper pendant une heure environ dans un baquet d'eau chaude contenant 10 gr. d'ammoniaque par litre d'eau.

TISSU PRÉFÉRABLE. Pour les exercices violents du corps, il est préférable d'employer le jersey, tissu de laine fenestrée, sur lequel l'évaporation se fait d'une façon parfaite.

Fleurs. — Un grand nombre de fleurs sont employées en médecine.(V. notamment PECTORALES). D'autre part, beaucoup de fleurs contiennent des poisons. V. ACONIT (anémone, bouton d'or, clématite, rose de Noël ou ellébore), BELLADONE, COLCHIQUE, DATURA, DIGITALE, JUSQUIAME.

Asphyxie et empoisonnement. — L'accumulation de fleurs, notamment de celles à parfum intense (laurier-rose, lis, jasmin, sureau, rose, violette), dans une pièce ou une serre, surtout si la ventilation y est insuffisante, peut provoquer l'*asphyxie* (les fleurs absorbant l'oxygène de l'air et lui substituant de l'acide carbonique). Cette asphyxie peut être compliquée ou non d'un empoisonnement dont les signes sont des maux de tête, des vertiges, un malaise général, une oppression intense, des nausées, des vomissements, des troubles nerveux et une somnolence invincible qui peut aboutir à l'évanouissement. — TRAITEMENT. Ouvrir les fenêtres, inhalation d'oxygène.

Flueurs blanches. —V. LEUCORRHÉE.

Fluxion. — La fluxion est le premier degré de l'inflammation. Elle est caractérisée par une augmentation du volume de la région, par suite d'un apport anormal de sang.

Fluxion dentaire. — Gonflement douloureux des joues succédant à une inflammation dentaire ayant pour origine la carie d'une ou plusieurs dents et l'action du froid. Si la dent malade appartient à la mâchoire supérieure, le gonflement occupe toute la joue ; il est plus limité dans le cas contraire.

ÉVOLUTION. La fluxion dure ordinairement une huitaine de jours, avec maximum au 3ᵉ ou 4ᵉ jour ; elle se termine par résolution ou par l'ouverture d'un abcès sur la gencive, à l'intérieur de la joue ou même quelquefois à l'extérieur. Le pus a une odeur fétide.

Dans les fluxions dues à une dent de la mâchoire supérieure, le gonflement peut être tel qu'il masque presque l'œil du même côté. L'enlèvement de la dent doit donc être hâtif, car, plus tard, l'enflure le rend impossible.

TRAITEMENT : 1° *préventif*. Faire arracher ou cautériser par un dentiste les dents cariées. Si des douleurs et un début de fluxion se produisent après un plombage, le faire enlever (la fluxion est provoquée souvent par une obturation trop hâtive, due à l'insistance du client). 2° *curatif*. Lavage de la bouche avec eau boriquée. Application de figues* bouillies entre la gencive et la joue. Si l'abcès se produit, donner de bonne heure issue·au pus.

Fluxion de poitrine. — V. POUMON.

Foie. — Glande la plus volumineuse du corps (1 500 à 2 000 gr.), de forme ovoïde. Elle occupe tout l'hypocondre droit et s'avance dans l'épigastre, au-devant d'une partie de l'estomac, recouverte elle-même par le diaphragme, qui la sépare du poumon. V. ABDOMEN, *fig.* 3, 4, 5.

CONFORMATION. Sa face supérieure (v. ALCOOLISME, *fig.* 22), lisse et convexe, est séparée par un sillon en deux lobes, droit et gauche ; sa face inférieure (*fig.* 261) concavo

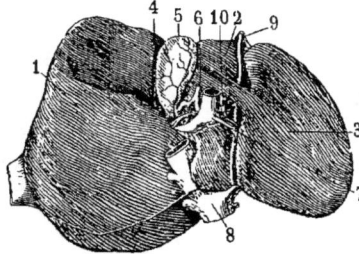

Fig. 261. — Face inférieure du foie, vue relevée de bas en haut.

1. Lobe droit ; 2. Lobe carré ; 3. Lobe gauche ; 4. Hile du foie ; 5. Vésicule biliaire ; 6. Canal cholédoque ; 7. Veine porte ; 8. Veine cave inférieure ; 9. Ligament rond ; 10 Artère hépatique.

présente deux sillons latéraux, réunis par un sillon transversal, le *hile* du foie. On voit sur cette face : 1° la *veine porte*, qui introduit dans la glande le sang noir chargé des produits de la digestion effectuée dans les intestins et qui se ramifie en capillaires dans l'intérieur du foie (*fig.* 262) ; 2° la *veine cave inférieure*, à laquelle vient aboutir un vaisseau, la veine *sushépatique*, formée par la réunion des capillaires de la veine porte ; 3° l'*artère hépatique*, qui apporte du sang rouge au foie ; 4° la *vésicule biliaire* ; 5° le *canal cholédoque* (celui-ci est constitué par la réunion du *canal hépatique*, qui apporte la bile venant directement du foie, et du *canal cystique*, qui rapporte celle sécrétée précédemment et qui a séjourné dans la vésicule biliaire). Le canal cholédoque vient s'ouvrir dans l'intestin grêle par une embouchure commune avec le canal pancréatique. V. *fig.* à DIGESTION.

FONCTIONS. Le foie a deux fonctions principales : 1° il sécrète par jour 1 200 à 1 300 gr.

de bile qui s'écoule dans l'intestin par le canal cholédoque ; ce liquide favorise l'absorption des graisses et s'oppose à la fermentation putride des matières fécales qu'il colore ; 2° il

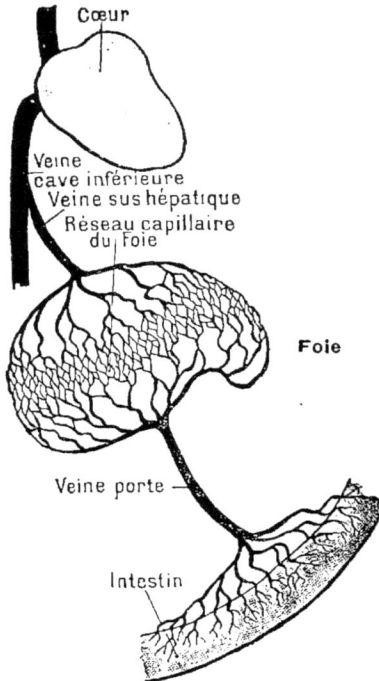

Fig. 262. — Système de la veine porte dans le foie (schéma).

fabrique un sucre spécial, le glycogène, qu'il verse dans la circulation par la veine cave et emmagasine le sucre lorsqu'il lui est apporté en trop grande quantité par la veine porte.

COMPOSITION DE LA BILE. La bile est un liquide normalement jaunâtre (d'où la coloration du corps après résorption de ce liquide par le sang), mais qui peut devenir verdâtre (vomissement bilieux) ; sa saveur est sucrée, puis amère. Elle est composée : 1° d'*eau*; 2° de sels, combinaison de soude avec des acides gras, le *cholate* et le *choléate de soude*; 3° de *cholestérine*, substance soluble dans la bile, seulement sous l'action du choléate de soude ; aussi, lorsque celui-ci vient à être en quantité insuffisante dans la vésicule biliaire, la cholestérine se précipite et forme à elle seule, ou réunie à d'autres substances, les calculs qu'on trouve si fréquemment dans cette cavité ; 4° de *matières colorantes* (la suppression du passage de la bile dans l'intestin a pour résultat une coloration blanchâtre des matières fécales).

La majeure partie de la bile est normalement résorbée dans l'intestin, mais après avoir subi des transformations.

Foie (Maladies du). — Il en existe plusieurs variétés.

Congestion du foie. — SIGNES. Sensation de plénitude, de pesanteur dans l'hypocondre droit, c'est-à-dire à la partie supérieure droite de l'abdomen, au niveau des fausses côtes. Quelquefois il existe une douleur sourde qu'accroît la pression de la main et qui peut s'irradier dans l'épaule droite. La peau est légèrement jaunâtre, la respiration gênée. L'individu n'a pas d'appétit et digère mal le peu qu'il prend. On observe aussi, dans certains cas, des vomissements de bile.

CAUSES. L'examen de la *fig.* 262 explique la fréquence des congestions ; la veine porte qui conduit le sang dans le foie et la veine cave qui reçoit ce sang au sortir de la glande étant d'un volume très faible en comparaison de la masse de vaisseaux contenus dans le foie.

Toutes les circonstances qui troublent la digestion et donnent lieu à de l'*embarras gastrique* produisent la *congestion du foie*.

Lorsque le sang qui vient de l'estomac et des intestins contient les résultats d'une alimentation trop copieuse ou des alcools en grande quantité, il irrite le foie en le traversant. Les épices (moutarde, poivre, piment, etc.), le thé et le café, lorsqu'ils sont très forts et absorbés en abondance excessive, peuvent également irriter le foie et amener sa congestion. Pour le thé, le café, et surtout les alcools, l'action est particulièrement nuisible, lorsque l'estomac est à jeun, parce qu'alors l'absorption s'effectue très rapidement. L'abus des purgatifs, la suppression brusque des hémorroïdes, les fièvres intermittentes, la goutte ont été aussi considérés justement comme des causes fréquentes d'une maladie qui n'est pas en général grave par elle-même, mais peut avoir des conséquences très sérieuses lorsque les accès se répètent.

Les personnes atteintes de maladies de cœur sont prédisposées aux congestions hépatiques par la gêne de la circulation dans la veine cave. Les urines, peu abondantes, offrent une couleur rouge brun et contiennent de la bile.

TRAITEMENT : 1° PRÉVENTIF. Il consiste naturellement à éviter les causes de la maladie, notamment les repas trop abondants, à ne pas les répéter à intervalles trop rapprochés, à supprimer l'usage quotidien du petit verre d'alcool. 2° CURATIF. Grand lavement de 1 litre. Eau de Vichy pure ou coupée de moitié de lait comme seule alimentation. Après la guérison, eau Perle de Vals n° 3, une semaine par mois d'abord, puis à intervalles plus éloignés.

Dans les congestions des maladies de cœur, l'usage de la digitale et des diurétiques est indiqué.

Jaunisse ou **ictère.** — La teinte jaune (en grec *ikteros*) de la peau et des muqueuses est un signe commun à un grand nombre de maladies du foie. Elle est due au passage dans le sang de la matière colorante de la bile.

CAUSES : 1° Résorption de la bile par excès de production de bile ou *polycholie*|congestion du foie, ictère catarrhal); 2° résorption de la bile par obstacle à son passage dans l'intestin ou *ictère par rétention* : l'arrêt peut être dû soit à un calcul (coliques hépatiques), soit à une inflammation obturant le canal cholédoque, soit à une altération du tissu hépatique (cirrhose, cancer, ictère grave).

SIGNES. La jaunisse apparaît d'abord aux conjonctives, puis au visage, sur les gencives, au tronc et aux membres ; la teinte varie du jaune pâle au jaune brun (ictère par rétention de la bile), au jaune vert (ictère chronique). La matière colorante passe dans la *sueur*, d'où la teinte que prend la peau du corps ; dans le *lait*, d'où la nécessité de supprimer l'allaitement ; dans l'*urine*, qui, avant même l'apparition de l'ictère sur la peau, devient jaune orangé, brunâtre, verdâtre et tache le linge (pour l'analyse, v. URINE).

Les matières fécales peuvent être, soit très *colorées* (ictère par polycholie) — soit, ce qui est plus fréquent, *décolorées* (ictère par rétention); elles prennent l'aspect du mastic par suite de l'absence de bile et de l'abondance des matières grasses non digérées, et sont très fétides; le retour de la coloration annonce la fin de la maladie.

Des *troubles digestifs* se produisent : bouche amère, langue pâteuse, dégoût des aliments, digestions lentes. Le *pouls est lent* (50, 40, et même 30 au lieu de 70). Des *démangeaisons* particulièrement vives aux pieds et aux mains provoquent l'insomnie. Dans l'ictère chronique, on observe une éruption spéciale, le xanthélasma (v. ce mot).

Ictère catarrhal. — CAUSES. Émotion, catarrhe gastro-intestinal (excès alimentaires ou de boissons, alcoolisme aigu, refroidissement), épidémie microbienne du printemps ou de l'automne (casernes, villages).

SIGNES. *Forme légère.* Dans l'ictère émotif, la jaunisse paraît en un temps très court, souvent une heure. Il n'y a pas de décoloration des matières; il en est de même lorsque l'inflammation gastro-intestinale est moyenne. La décoloration se produit, au contraire, lorsque l'inflammation propagée au canal cholédoque (canal allant du foie à l'intestin) est assez intense pour boucher l'orifice intestinal. *Forme intense* (fièvre bilieuse). Avant l'apparition de la jaunisse, le malade est pris de fièvre, avec langue sale, mal de tête, courbature, perte d'appétit, vomissements, saignement de nez, insomnie, constipation ou diarrhée bilieuse, à laquelle succède, 3 ou 4 jours plus tard, la décoloration des matières.

ÉVOLUTION. Ordinairement, la maladie ne dure que quelques jours (8 à 20); mais, dans certains cas, l'ictère peut se prolonger plusieurs mois.

TRAITEMENT. Purgatif salin — lait coupé à moitié ou aux 2/3 d'eaux alcalines. — macération de quinquina sucrée avec sirop d'écorces d'oranges amères.

Ictère grave. — CAUSES. L'ictère grave (rare) peut se produire comme maladie proprement dite ; mais, le plus souvent, il vient compliquer une autre maladie extra-hépati-que (fièvre typhoïde, pneumonie, choléra) ou hépatique (cirrhose, coliques hépatiques, cancer, kyste hydatique, syphilis hépatique).

SIGNES. Le début ressemble à celui de la grippe ou de la fièvre typhoïde (prostration, douleurs dans les membres); il est quelquefois marqué par des frissons violents. Puis, successivement, se produisent : une *jaunisse* généralisée, mais d'intensité variable ; des *hémorragies* par le nez, les gencives, l'estomac, l'intestin, quelquefois par le poumon ou la vessie; des *troubles nerveux* (délire, dyspnée, insomnie, stupeur).

TRAITEMENT. Lait, diurétiques, purgatifs salins.

Lithiase et coliques hépatiques (le mot *lithiase* vient du grec *lithos*, pierre) [*fig.* 263]. — MODE DE FORMATION ET DE PRO-

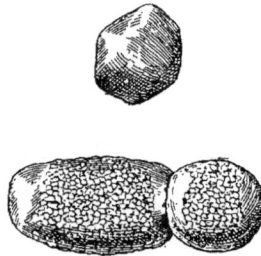

Fig. 263. — Calculs du foie.

GRESSION DES CALCULS. Les calculs se forment dans la vésicule biliaire ; ils sont composés de cholestérine, de chaux et de matières colorantes de la bile. Leur dimension varie de celle du sable à la grosseur d'un œuf ; ordinairement, il en existe plusieurs ; leur coloration est brun verdâtre.

Les coliques hépatiques sont produites par la progression des calculs de la vésicule biliaire à l'intestin, à travers le canal cystique, puis le canal cholédoque.

CAUSES. Les coliques hépatiques sont plus fréquentes chez les femmes, particulièrement pendant la grossesse et après l'accouchement, chez les gros mangeurs, les obèses, les arthritiques. Les coliques néphrétiques (v. REINS) peuvent alterner avec elles.

SIGNES. Quelques heures après un repas, apparaissent brusquement des *douleurs* extrêmement vives au niveau du foie; elles s'irradient au creux de l'estomac, vers l'ombilic, à l'épaule droite et à la partie inférieure de l'omoplate. Ces douleurs s'interrompent, puis reparaissent ensuite plus violentes, et durent en moyenne de 6 à 12 heures, ordinairement sans fièvre, mais elles peuvent aussi persister plusieurs jours. Des *vomissements* alimentaires, puis glaireux ou bilieux, sont fréquents. La jaunisse est la règle, et les matières fécales sont décolorées si l'accès a été assez long. On y trouve, après un intervalle de 1 à 3 jours, le calcul cause de tous les troubles. L'accès cesse brusquement, et le malade éprouve un sentiment de bien-être.

Forme légère. Il existe de simples crampes d'estomac avec jaunisse légère.

COMPLICATIONS. Fièvre à type souvent intermittent; quelquefois, péritonite par rupture des canaux biliaires.

TRAITEMENT : 1° *préventif*. Prendre, au moment du coucher, 50 gr. d'huile d'olive, plusieurs jours de suite, lorsqu'on appréhende un accès ; 2° de l'*accès*. Applications chaudes sur la région douloureuse. Bains chauds et même très chauds (Huchard). Prendre, en une ou deux fois, 200 à 300 gr. d'huile d'olive. On se gargarise ensuite avec du jus d'orange ou du grog léger. Rester couché ensuite 3 heures sur côté droit. Si la crise se prolonge, prendre plusieurs jours de suite, au réveil, 60 gr. d'huile. Lorsque les malades se refusent à absorber l'huile, on peut donner 400 à 500 gr. d'huile tiède en un lavement qu'on prend très lentement. On peut remplacer l'huile par de la glycérine ; la dose préventive est de 1 à 3 cuillerées à café dans un verre d'eau de Vals ; la dose curative, pendant la crise, est de 30 gr. à prendre en 3 fois dans une infusion de fleurs d'oranger.

RÉGIME : 1° PRÉVENTIF. Sont *autorisés :* toutes les viandes à condition de supprimer complètement la graisse, tous les légumes verts, les salades, les pommes de terre, les fruits, particulièrement ceux peu sucrés, les vins légers coupés avec de l'eau de Vals ou de Vichy. Sont *interdits :* les féculents, surtout les pois, les carottes. Prendre *peu* de pain et de pâtisserie, un seul œuf par jour. Faire de l'exercice et avoir une selle au moins par jour. 2° PENDANT LA CRISE. Lait et bouillon dégraissé.

Cancer du foie. — Il est rarement primitif, mais complique souvent les tumeurs de l'estomac, de l'intestin et des autres organes.

SIGNES. Les signes du début sont ceux des tumeurs des voies digestives (dyspepsie, dégoût de la viande, selles fétides) ; puis apparaissent des *douleurs sourdes* dans la région du foie, la *jaunisse*, l'*ascite* ou enflure du ventre, des selles noirâtres, l'émaciation progressive avec perte des forces. L'augmentation de volume du foie gêne la respiration. Quelquefois, il existe de la fièvre.

Kyste hydatique. — DÉFINITION. Ce sont des sortes de poches pleines d'un liquide transparent qu'on rencontre le plus souvent dans le foie, mais aussi dans le poumon et le péritoine. Elles sont produites par l'évolution des œufs d'un ténia spécial, l'*échinococcus* (v. TÉNIA échinocoque), qui vit à l'état adulte chez le chien, et dont la longueur complète ne dépasse pas 4 à 5 centimètres ; la grosseur est celle d'une petite épingle.

SIGNES. Pendant longtemps ils font défaut ; cependant, dans certains cas on observe, presque dès le début, une douleur dans l'épaule droite, une éruption ortiée et le dégoût des matières grasses. Plus tard, la tumeur devient apparente et s'accompagne de sensations de tiraillement, de pesanteur et quelquefois de saignements de nez. La respiration devient gênée par le développement du kyste, l'appétit se perd, les digestions deviennent difficiles, l'amaigrissement fait de

rapides progrès, et des hémorragies viennent compliquer la situation. — ÉVOLUTION ET TRAITEMENT. Le kyste pouvant s'ouvrir dans le péritoine, les voies digestives ou les voies aériennes, il convient au plus tôt de l'opérer (ponction aspiratrice).

CAUSES ET PRÉCAUTIONS. Il est à peu près certain que les œufs sont introduits dans l'intérieur de l'intestin, soit attachés à la partie extérieure des légumes qui ont été en contact avec les matières fécales de chiens, soit par l'eau. Les Islandais, qui vivent pêle-mêle avec leurs chiens, sont fort souvent atteints de cette maladie. Dans notre pays, on a remarqué l'existence fréquente de l'échinococcus dans l'intestin des chiens qui vivent au voisinage des abattoirs de moutons.

Les précautions à prendre se résument dans une bonne cuisson des légumes et l'interdiction de boire des eaux mal filtrées.

Cirrhose atrophique *(fig. 264).* — CAUSES. Alcoolisme, fièvres intermittentes.

SIGNES. *Au début*, perte d'appétit, difficulté de la digestion, alternative de constipation et de diarrhée, démangeaisons, saignement de nez, gêne ou douleur au niveau du foie, troubles indiqués précédemment au mot *congestion hépatique*.

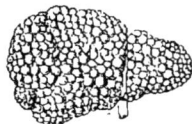

Fig. 264.
Cirrhose atrophique.

Puis apparaissent les signes spéciaux : *enflure du ventre* (ascite) par une quantité de sérosité qui peut atteindre 10 à 12 litres, *amaigrissement* considérable contrastant avec le ballonnement du ventre, *dilatation des veines* superficielles de l'abdomen, *hémorragie* (saignement de nez, crachement, vomissement de sang, selles sanglantes).

TRAITEMENT. Ventouses, pointes de feu, vésicatoires. Lait, iodure de potassium, paracentèse* ; régime déchloruré (V. l'*Appendice*).

Cirrhose hypertrophique *(fig. 265).* —

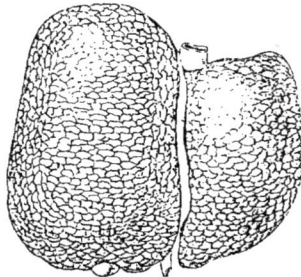

Fig. 265. — Cirrhose hypertrophique.

SIGNES. Au début, quelquefois troubles dyspepsiques ou de congestion du foie (v. précédemment), mais d'ordinaire le premier signe est une *teinte jaunâtre* (ictère) de tout le corps avec persistance de coloration des matières fécales et coloration brunâtre des urines. Le développement énorme du foie amène une voussure des derniers espaces intercostaux et une gêne de la respiration.

TRAITEMENT. Lait, iodure de potassium, diurétiques, eau de Vichy et de Carlsbad.

Abcès du foie. — CAUSES. Algérie, Sénégal, Cochinchine, Égypte, Martinique, Indes. Lié souvent à dysenterie. V. ce mot.

SIGNES. Au début, ceux de la congestion hépatique (v. précédemment) et de l'embarras gastrique, puis apparition d'un *point de côté* au niveau du foie, vomissement, diarrhée. Il peut se produire une fièvre intense avec frisson, sécheresse de la langue, prostration; puis, si l'on n'intervient pas, une péritonite* par ouverture de l'abcès dans le péritoine. — TRAITEMENT. 1 gr. d'ipéca en lavage, associé à l'opium, dans l'espace de 24 heures. Dès que l'abcès est reconnu, l'ouvrir.

Foie de soufre. — V. SOUFRE (*Trisulf.*)

Foins (Fièvre des). — Affection qui ressemble à la fois à l'asthme (*asthme d'été*) et à un rhume de cerveau compliqué de conjonctivite. La dénomination est mauvaise, car la fièvre ordinairement fait défaut, et la maladie se produit souvent dans l'intérieur des villes.

SIGNES. La maladie apparaît en général en été (*asthme d'été*), mais aussi en automne. Deux formes : 1° *Oculo-nasale*. Démangeaisons insupportables dans le nez, avec violents éternuements se répétant 20 à 30 fois de suite, et sérosité liquide « s'écoulant comme une fontaine »; picotements incessants dans les yeux qui, sous l'influence des frottements, se congestionnent et donnent lieu à un écoulement continu de larmes. La lumière et la chaleur exaspèrent ces troubles, qui s'amendent au contraire à l'ombre, la nuit et dans les endroits frais. 2° *Oculo-nasale-thoracique*. Aux signes précédents s'ajoute une oppression qui s'accroît graduellement et donne lieu à des accès très pénibles. Ceux-ci s'accompagnent souvent d'une expectoration abondante.

MARCHE. La durée totale de la maladie ne dépasse pas 6 semaines, mais l'accès peut se reproduire pendant plusieurs années, à une date presque identique à la première.

CAUSES : 1° Tempérament nerveux ou arthritique, héréditaire ou acquis; 2° excitabilité particulière de la muqueuse nasale ou maladie du nez (hypertrophie des cornets); 3° cause irritante extérieure (pollen des plantes, odeurs, chaleur, lumière, poussières).

TRAITEMENT : 1° PRÉVENTIF. Il doit répondre aux trois variétés de causes ; pour l'arthritisme* et le nervosisme*, v. le régime à ces mots; l'examen de l'intérieur du nez montre s'il y a lieu à cautérisation d'une hypertrophie. 2° CURATIF. Le Dʳ Ferber, ayant remarqué que le pavillon de l'oreille est très pâle pendant les accès, conseille de frotter avec énergie les oreilles jusqu'à ce qu'elles rougissent. Cette petite pratique, faite dès le début ou même au cours de l'accès, le prévient ou l'affaiblit notablement.

Folie. — La folie proprement dite comprend les affections mentales où le *fonctionnement* de l'intelligence est seul altéré ; pour les maladies liées à un *vice d'organisation* du cerveau, c'est-à-dire les *infirmités cérébrales*, soit congénitales (imbécillité*, idiotisme*, crétinisme*), soit acquise (démence*), on se reportera aux différents mots marqués d'un astérisque. Enfin, les traits communs (causes, signes, évolution et traitement) à *toutes* les maladies mentales ont été indiqués à l'article ALIÉNATION* mentale.

Les affections mentales qui constituent la folie proprement dite se réduisent à quatre formes primitives : la *manie*, la *mélancolie*, qui peuvent s'associer et créent ainsi la troisième variété, la *folie à double forme;* enfin, la quatrième est la *folie partielle*. Les trois premières sont des folies généralisées, c'est-à-dire accompagnées d'une réaction maladive (excitation ou dépression) sur l'individu tout entier ; elles constituent en général à elles seules la maladie, mais peuvent aussi compliquer différents états morbides ou physiologiques et prennent alors le nom de *folies associées*, dont un rapide résumé est donné à la fin du présent article.

I. Manie. — 1° *Forme aiguë* (*fig.* 266). « Folie caractérisée par un délire généralisé, avec une vive surexcitation de l'intelligence et un besoin tumultueux de mouvement. » (Ball.) — CAUSES. Personnes jeunes, printemps, été. (V. en outre ALIÉNATION*.) — SIGNES : INVASION, malaise, tristesse, insomnie, perte d'appétit, constipation; PÉRIODE D'ÉTAT (2 à 6 mois), absence d'enchaînement des idées, incohérence perpétuelle de langage, *illusions**, principalement visuelles (erreurs de forme, de position, de volume), entraînant une association rapide d'idées extraordinaires qui font continuellement varier la personnalité du maniaque (successivement cultivateur, militaire, avocat, médecin, pape, etc.), mobilité et incohérence des sentiments, tendance aux excès, attitude inconvenante, impulsions continuelles et instantanées à la destruction plus qu'à l'homicide, *mouvement* perpétuel de toutes les parties du corps, visage animé, yeux brillants, voix rauque, tenue en désordre, insomnie presque absolue pendant des mois sans fatigue apparente, accroissement même des forces, insensibilité aux changements de température, appétit exagéré avec constipation opiniâtre, amaigrissement rapide, pouls et température augmentés. — TERMINAISON. La *guérison* est fréquente (deux tiers des cas), surtout dans les premiers mois et en automne ; elle s'opère brusquement ou par oscillations successives, ou encore par diminution graduelle des symptômes. Le passage à l'état *chronique,* qui est la terminaison la plus ordinaire après la guérison, se fait insensiblement; la *mort* est due à une complication le plus souvent pulmonaire ou à un *délire aigu* surajouté, qui est une forme suraiguë de la manie, et s'accompagne de fièvre.

2° *Forme subaiguë.* Forme atténuée, mais plus grave, car elle est moins guérissable.

3° *Forme chronique.* Caractérisée par une atténuation des signes de la forme aiguë, elle se produit rarement d'emblée et succède sans transition bien nette à la forme aiguë. Des interruptions où le malade ressent un état

accrue et permet à ces malades de combiner leur plan et de dissimuler leurs mauvaises actions. — TERMINAISON. Ordinairement incurabilité.

II. **Melancolie** ou **lypémanie.** — 1° *Forme aiguë.* Folie généralisée, caractérisée par un délire triste et une dépression complète. — CAUSES. Chagrins et fatigues prolongés, maladies des viscères. (V. en outre ALIÉNATION* MENTALE.) SIGNES : INVASION. Mêmes symptômes que pour manie, mais plus lents et avec troubles gastro-intestinaux plus intenses. PÉRIODE D'ÉTAT. *Dépression générale* (paresse intellectuelle, annulation de

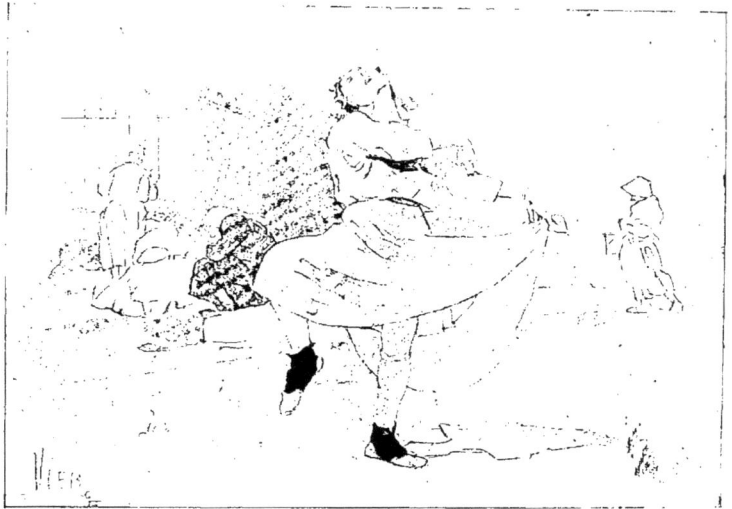

Fig. 266. — Folle, à la Salpêtrière. — Dessin de Vierge.

presque normal peuvent se produire au cours de son évolution, qui peut durer 30 ans et se terminer par la démence*.

4° *Forme intellectuelle* (excitation maniaque, *excentricité*). CAUSES. Ordinaires, mais surtout hérédité. — SIGNES. Surexcitation de l'imagination, de la mémoire, du langage ; inventions continuelles, en général irréalisables, mais non absurdes ; les idées sont très mobiles (orgueil, ambition, persécution), mais cependant *cohérentes ;* souvent mauvais sentiments et mauvais instincts, mais rendant les malades plus désagréables que dangereux ; tendance à la suractivité physique. — TERMINAISON. Guérison.

5° *Forme morale ou raisonnante.* CAUSES. Avant tout, hérédité. — SIGNES. Dégénérescences* physiques, altération du sens moral, perversion des sentiments (mensonge, vol, impulsion à boire, à tuer, à incendier), absence de volonté. L'intelligence est plutôt

l'énergie et de la volonté). Les idées délirantes ont pour sujet la ruine, le déshonneur, les fautes, les crimes des malades qui ne s'*en prennent qu'à eux-mêmes* de leur situation ; parole sourde, lente, gémissante ; *hallucinations*, surtout de l'ouïe (menaces), et toujours pénibles, quelquefois de la vue (flammes, tueries) ou de l'odorat (mauvaises odeurs) ; apathie et même aversion des proches ou, au contraire, préoccupation incessante de leur état ; *refus d'aliment ; tendance au suicide,* mais ordinairement sans conséquence grave, par suite d'absence d'énergie ; attitude et physionomie tristes, *torpeur, cauchemars* pendant le sommeil, respiration et circulation ralenties, extrémités refroidies, bleuâtres, haleine mauvaise.

ÉVOLUTION. Guérison fréquente après 1 à 10 mois par une amélioration progressive. Mort quelquefois par suicide ou par forme suraiguë (mélancolie avec stupeur), caractérisée par *anéantissement* supprimant totalement mouvement et alimentation ; le malade est continuellement en proie à des hallucinations effrayantes.

2° *Forme subaiguë.* Forme atténuée, mais plus grave, car elle est moins guérissable.

3° *Forme chronique.* Intervalle de dépression moins intense. TERMINAISON. *Démence*.

4° *Forme intellectuelle.* CAUSES. Hérédité. — SIGNES. Hypocondrie (préoccupation incessante de la santé), idées de persécution non systématiques, délire religieux (crainte de l'enfer), folie du doute. — ÉVOLUTION. Possibilité plus rare de guérison que dans les formes aiguës et terminaison assez fréquente par démence.

5° *Forme morale ou raisonnante.* Anxiété morale avec *impuissance d'action*, peur de traverser un espace (agoraphobie), peur de toucher, peur de se trouver devant de gros objets (mégalophobie) ou dans un endroit resserré (claustrophobie), *tendance au suicide* similaire à celui des parents comme forme ou date. ÉVOLUTION. Indéfinie, souvent incurable.

III. **Folie à double forme.** — Folie généralisée, constituée par la succession d'accès d'une des formes quelconques de manie et de mélancolie. Ordinairement, l'excitation maniaque précède la dépression mélancolique. La transition se fait quelquefois brusquement, mais, en général, progressivement, avec une période plus ou moins longue d'état normal entre les deux accès. Lorsque les accès se succèdent sans interruption, la maladie prend le nom de *folie circulaire.* — CAUSES. Hérédité, 20 à 30 ans, sexe féminin. — ÉVOLUTION. Périodique. L'accès dure de quelques jours à plusieurs mois ; ordinairement, la période de mélancolie est plus longue que celle de manie. La guérison est exceptionnelle, la mort est due à une complication ou au suicide. — TRAITEMENT. V. ALIÉNATION. Sulfate de quinine (30 centigr. à 2 gr.).

IV. **Folie partielle.** « Folie chronique, essentielle, sans réaction générale, caractérisée par des hallucinations, surtout de l'ouïe, par un délire tendant à la systématisation et aboutissant à la transformation de la personnalité. Dans cette forme d'aliénation, l'individu peut, en dehors de ce qui concerne son délire, penser et agir normalement, tandis que les maniaques et les mélancoliques, principalement dans leurs accès aigus, agissent toujours en malades. » (Régis.)

. CAUSES. Hérédité, misère, malheurs, sexe féminin, célibataires, enfants naturels. V. aussi ALIÉNATION*.

SIGNES : Ire PHASE. *Folie hypocondriaque.* Analyse par l'aliéné : 1° de fausses sensations internes ou externes (troubles digestifs, phénomènes nerveux du cœur ou de la matrice) ; 2° d'hallucinations de l'ouïe (bruits de voix), plus rarement de l'odorat et du goût (parfums désagréables, mauvais goût), du tact (torsion, brûlure). IIe PHASE. *Interprétation par l'aliéné* des sensations et des hallucinations, qui deviennent de plus en plus précises ; il les groupe, leur donne un but (systématisation, organisation du délire), les attribue soit

à Dieu (*délire mystique*) [*fig.* 267], soit à un individu ou à un groupe d'individus : jésuites, francs-maçons, police (*délire de persécution*). Le fou commence par se plaindre aux diverses autorités, change fréquemment de domicile pour échapper à ses ennemis, puis songe

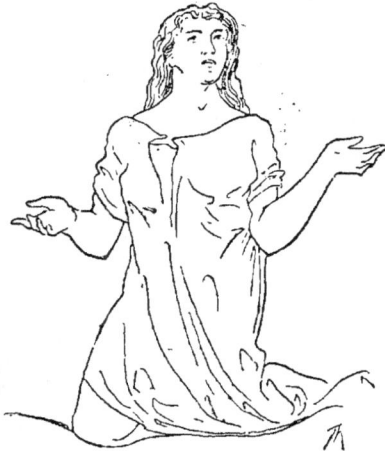

Fig. 267. — Extase.
D'après les études cliniques de Paul Richet.
(*Rev. Encycl.*, 1894.)

à se faire justice lui-même ; de persécuté, il passe persécuteur (Lasègue) et devient alors particulièrement *dangereux* (impulsion subite à l'assassinat et à l'incendie). Il emploie des expressions spéciales (langage pathologique), devient défiant, impoli, peu loquace sur ses projets. IIIe PHASE. *Transformation de la personnalité, folie ambitieuse* (révélation brusque ou lente à l'aliéné de sa haute situation, roi, pape, général).

La *folie à deux* est un délire identique chez un ou plusieurs individus vivant ensemble. ÉVOLUTION. La durée de chaque phase est très variable et la durée totale de la maladie, qui est à peu près incurable, est indéterminée. La terminaison a lieu par démence après 15 à 30 ans ou par la mort, qui est le résultat d'une complication quelconque (hémorragie cérébrale). — TRAITEMENT. V. ALIÉNATION*.

V. **Folies associées.** — On donne ce nom à l'association de la folie simple (manie, mélancolie, folie à double forme) avec quelques états physiologiques ou certaines maladies ou intoxications. (Régis.)

1° FOLIES ASSOCIÉES AVEC LES ÉTATS PHYSIOLOGIQUES. Enfance, puberté, règles, ménopause, grossesse, accouchement, état puerpéral*, lactation. Ces diverses folies sont, en général, curables et, par conséquent, transitoires, mais leur répétition doit faire craindre la chronicité.

2° FOLIES ASSOCIÉES À DES MALADIES GÉNÉRALES : 1° *aiguës* (rares), variole, érysipèle, fièvre typhoïde* ou, 2° *chroniques*, anémie, malaria, rhumatisme, goutte, tuberculose. Ces diverses folies sont également d'ordinaire guérissables, sauf celle de la tuberculose.

3° FOLIES ASSOCIÉES À DES INTOXICATIONS. Alcoolisme, saturnisme (plomb*), morphinisme.

4° FOLIES ASSOCIÉES À DES MALADIES DU CERVEAU OU DE LA MOELLE ÉPINIÈRE. Paralysie générale, ramollissement cérébral, ataxie, épilepsie, hystérie, chorée.

5° FOLIES SYMPATHIQUES, c'est-à-dire ASSOCIÉES À DES MALADIES DES APPAREILS GÉNITO-URINAIRE, DIGESTIF, ou DU CŒUR (notamment au goitre exophtalmique, aux affections de la matrice* et à la rétention d'urine).

Fomentation. — Applications CHAUDES, soit *sèches* (serviettes ou flanelles chaudes, briques, boules d'eau), soit *humides* (linges, flanelles, éponges trempées dans un liquide médicamenteux chaud : décoction d'espèces émollientes ou narcotiques, de fleurs de sureau*, huile d'amandes douces).

ACTION. Diminution ou suppression d'un état inflammatoire.

Fondant. — Médicament destiné à produire la résolution d'un engorgement, d'une inflammation : onguent napolitain (v. MERCURE), pommade à l'iodure* de potassium.

Fongosité (du latin *fungus*, champignon). — Végétations mollasses qui apparaissent à la surface d'une plaie, d'un ulcère, d'un cancer ; elles saignent facilement et nuisent à la cicatrisation. On les détruit d'ordinaire par une cautérisation au nitrate d'argent.

Fongus. — Tumeur cancéreuse, saillante en dehors d'une cavité close et ressemblant à un champignon.

Fontaine. — V. FILTRE.

Fontanelle (*fig.* 268). — Point de réunion des sutures du crâne, formé par une membrane fibreuse dépressible, qui est remplacée d'abord par du cartilage et ensuite par de l'os (18 ans). Les deux fontanelles principales sont l'antérieure ou *grande* formée par l'entre-croisement des sutures du frontal et des pariétaux et la posté-

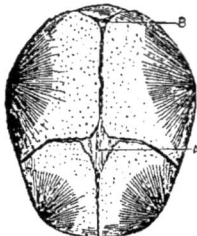

Fig. 268. — Fontanelle.
A. Grande fontanelle.
B. Petite fontanelle.

rieure ou *petite*, à l'union de l'occipital avec les pariétaux.

Forceps (*fig.* 269). — Appareil des-

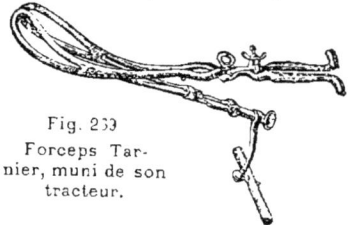

Fig. 269
Forceps Tarnier, muni de son tracteur.

tiné à faciliter les accouchements difficiles.

Forcipressure (Pince à). V. TROUSSE.

Forges-les-Bains (Seine-et-Oise). — Établissement de l'Assistance publique de Paris pour les enfants scrofuleux. Trois sources froides contiennent du chlorure de sodium et de magnésium, du sulfure de calcium et de magnésium.

Forges-les-Eaux (Seine-Inférieure). — Station d'eaux ferrugineuses (crénate de fer), froides gazeuses. Altitude 120 mètres, climat très chaud en août, saison 15 juin-1er octobre. Ressources, vie calme.

MODES D'EMPLOI. Boissons, bains, douches. — INDICATIONS. Celles des eaux MINÉRALES* ferrugineuses.

Formiate de soude, Formol. — V. à l'*Appendice*.

Formule. — Exposé des substances pharmaceutiques prescrites à un malade. Ces substances sont les unes actives, les autres destinées à servir de véhicules aux premières.

Fortifiants. — Les substances fortifiantes sont : 1° *alimentaires* : jus* de viande, viande* crue, saignante, poudre de viandes, peptone ; 2° *médicamenteuses* : v. AMERS, APPÉTIT, ARSENIC, FER, MORUE (huile de foie de), CHAUX (phosphate de), QUINQUINA.

Fosses d'aisances. — Les fosses d'aisances doivent être : 1° *étanches*, de façon à ne pas permettre les infiltrations vers les sources ou les puits voisins, dont il est nécessaire qu'elles soient éloignées le plus possible ; 2° pourvues de tuyaux d'*aérage*, de façon à éviter les odeurs nauséabondes. Pour leur désinfection, v. ce mot. V. aussi VIDANGES.

Foudre (*fig.* 270). — PRÉCAUTIONS. Éviter, pendant les orages, le voisinage d'une rivière, d'un lac, d'un arbre, des *fils télégraphiques*, des barres métalliques (ne pas surtout s'y appuyer), des rassemblements d'hommes et d'animaux. On peut, au contraire, se coucher dans un fossé. Les vêtements mauvais conducteurs de

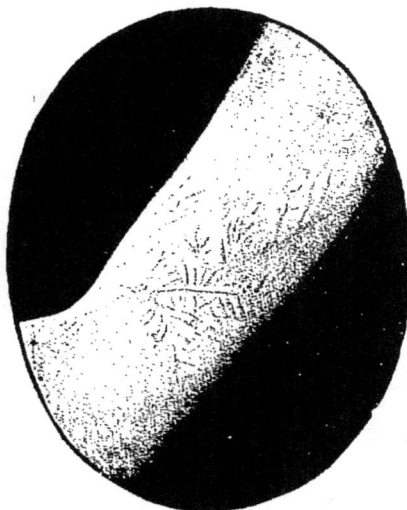

Fig. 270. — Bras d'un enfant sur lequel la foudre a dessiné des empreintes.
(*Rev. Encycl.*. 1894.)

l'électricité sont ceux de soie, de laine, de caoutchouc et les fourrures ; les habits mouillés, en transmettant l'électricité au sol, protègent l'individu. Ne pas se réfugier dans un édifice trop élevé (église). Fermer les portes et les fenêtres de son appartement, et ne pas se placer devant le courant d'air qui va de la cheminée à une porte.

Ne pas se précipiter aussitôt après le coup de foudre à l'endroit où celle-ci est tombée, car, souvent, un second succède rapidement au premier.

Pour le TRAITEMENT, V. ASPHYXIE. Continuer longtemps les manœuvres de sauvetage.

Fouet (Coup de). — V. COUP.

Fougère mâle. — On emploie le rhizome pour se débarrasser des ténias.

MODE D'EMPLOI : Poudre, 20 à 50 gr. ; huile éthérée, 2 à 8 gr. ; extrait oléo-résineux, 2 à 5 gr. en capsules.

Foulard, cache-nez. — Pour *éviter* les maux de gorge (angine) et les rhumes (trachéite, laryngite, bronchite), il faut accoutumer progressivement le cou à supporter des variations de température. Il est, par conséquent, nuisible de porter des foulards, dès le moindre refroidissement de l'air, mais il est au contraire utile d'en faire usage pour guérir un enrouement, un rhume, une angine, et pour se préserver contre un froid excessif.

Foulure. — Légère entorse (v. ce mot).

Fracture. — Solution de continuité, produite brusquement par une violence quelconque dans un os ou un cartilage. Les os les plus fréquemment fracturés sont : l'extrémité inférieure du radius et du péroné, les côtes, les os du bras et de la jambe. La fracture peut être *complète* ou *incomplète* (fissures, fêlures), *simple* ou *compliquée*, s'il existe une plaie communiquant avec l'os brisé.

SIGNES COMMUNS. 1° *Déformation* du membre par déplacement des fragments ; elle est surtout nette dans les premières heures, étant masquée plus tard par le *gonflement* de la région due à une infiltration de sérosité ; 2° *mobilité anormale* des deux parties d'un même os (mobilité qui ne doit être cherchée que par le médecin, sous peine d'accroître le mal) ; 3° *douleur* très exactement localisée au niveau de la brisure ; 4° *impotence fonctionnelle* (impossibilité de marcher, de remuer le membre malade) ; 5° *infiltration de sang* dans le tissu cellulaire sous-cutané (ecchymose) s'accroissant souvent pendant plusieurs jours.

Dans les fractures incomplètes, la douleur est le seul signe. les parties ayant conservé leurs rapports habituels. La radiographie donne, dans les cas douteux, des renseignements très précieux.

TRAITEMENT COMMUN. Le but à obtenir est le rétablissement de la continuité de l'os par la formation d'une cicatrice osseuse ou cal (*fig.* 271). Pour obtenir ce résultat,

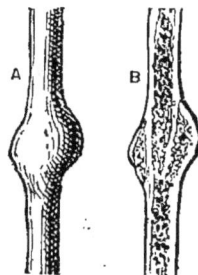

Fig. 271.
Cal après fracture.
A. Vue extérieure ;
B. Coupe de l'os.

on doit remettre en place les fragments (*réduction* de la fracture) et les maintenir dans une bonne situation par des appareils assurant l'immobilisation (*fig.* 272).

Ces appareils sont formés : 1° de *coussins* remplis de balle d'avoine, de son ou de sciure de bois, qu'on remplace au besoin par de la mousse ou même du foin.

2° D'une partie, solide *attelle*, faite avec une planchette de bois. On peut, à défaut de bois, en fabriquer avec du carton (ancien calendrier), mouillé avec de l'eau chaude et qu'on moulera facilement sur la région. On peut encore employer du fer-blanc, voire une baguette d'osier, une branche d'arbre

signes communs à toutes les fractures, v. l'article précédent.

Fracture du bassin (rare). — SIGNES. Douleur fixe, ecchymose considérable. — PREMIERS SOINS. Repos (gouttière de Bonnet) [*fig.* 272, n° 10], immobilisation avec bande de diachylon. Si la fracture frappe le sacrum, on

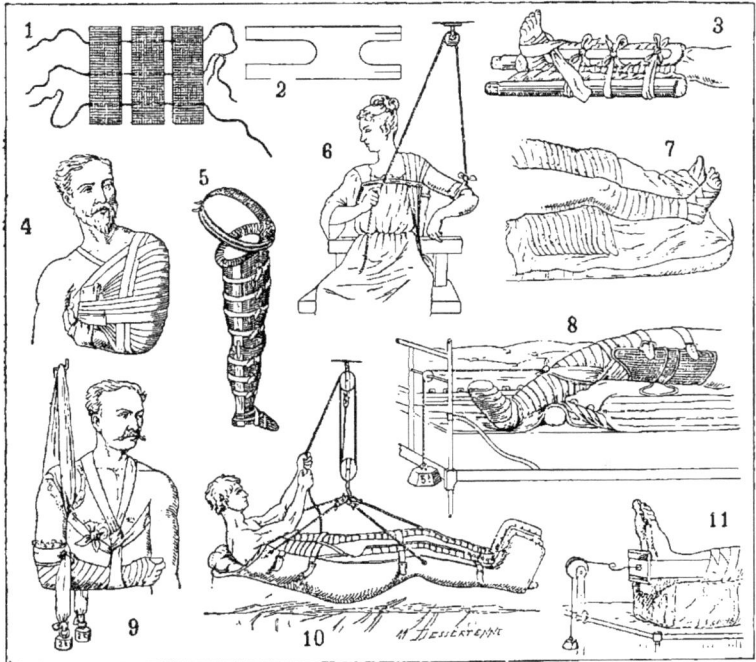

Fig. 272. — Appareils à fractures.

1. Appareil à attelles métalliques, développé; 2. Appareil plâtré de Hennequin, pour fracture de l'humérus (coupe de la tarlatane pliée en huit doubles); 3. Appareil de Scultet pour la jambe (terminé); 4. Appareil de Desault, simplifié, pour les fractures de la clavicule; 5. Appareil métallique pour la cuisse; 6. Appareil de Bonnet, pour mobiliser l'épaule; 7. Appareil de Scultet pour la cuisse (les bandelettes du pied et de la jambe sont appliquées); 8. Appareil de Hennequin, pour les fractures de la cuisse; 9. Appareil d'extension et de contre-extension d'Hennequin employé avant l'application de l'appareil plâtré; 10. Gouttière de Bonnet; 11. Appareil pour l'extension de la cuisse.

qu'on entoure de paille, serrée elle-même régulièrement par un lien.

Dans certaines fractures, notamment de la cuisse, on maintient les muscles en extension par un poids à la jambe (*fig.* 272, n° 11) pour lutter contre l'action des muscles fléchisseurs qui tendent à faire chevaucher les fragments.

Afin d'empêcher les ankyloses, on immobilise le moins longtemps possible les articulations, et, pour éviter l'atrophie qui succède à l'absence de fonctionnement des muscles, on masse de bonne heure les membres.

Fractures des divers os. — Pour les

peut être obligé de maintenir le fragment inférieur en introduisant dans le rectum une canule d'argent qui permet le cours des matières.

Fractures des os de l'avant-bras. — I. *Fractures simultanées du cubitus et du radius* (*fig.* 273). — SIGNES SPÉCIAUX. Forme cylindrique de l'avant-bras, par suite du rapprochement des fragments vers le centre du membre.

TRAITEMENT. Placer le membre, le dos de la main en haut, entre deux planchettes, en interposant de chaque côté un coussin entre le bois et la peau. Ne pas trop serrer, de crainte de gangrène (*fig.* 275).

II. Fracture du corps du cubitus. Mêmes signe et traitement que pour avant-bras.

III. Fracture du coude ou de l'olécrane (partie supérieure du cubitus). SIGNES. Difficulté d'étendre l'avant-bras ; déplacement de l'olécrane, qui est élevé au-dessus de sa place habituelle : il s'en rapproche quand on étend

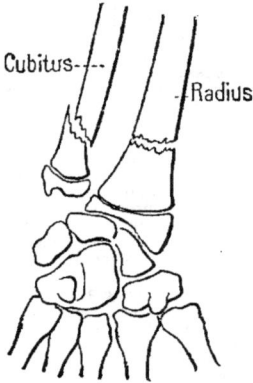

Fig. 273. — Fracture de l'avant-bras.
D'après une radiographie Radiguet.

l'avant-bras et s'en éloigne dans la flexion en laissant une dépression entre les deux parties de l'os.

TRAITEMENT. Immobiliser l'avant-bras dans l'extension modérée entre deux planchettes, comme ci-dessus. Pour éviter l'ankylose faire, après quelques jours, du massage et, dès le 10e jour, imprimer des mouvements.

IV. Fracture du corps du radius. Mêmes signes et traitement que pour *avant-bras*.

V. Fracture de l'extrémité inférieure du radius (la plus fréquente de toutes). CAUSES. Chute sur la paume de la main. — SIGNES

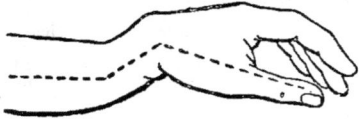

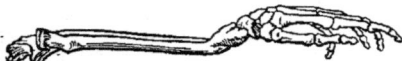

Fig. 274. — Fracture de l'extrémité inférieure du radius.

SPÉCIAUX. Le poignet est devenu *cylindrique*, par suite du refoulement en arrière du fragment inférieur. Le dos de la main et l'avant-

bras représentent assez bien un dos *de fourchette* (*fig.* 274) ; un premier plan étant formé par l'avant-bras, un second par la saillie du fragment inférieur, un troisième par les os du carpe et du métacarpe. La face palmaire présente une disposition inverse. L'extrémité inférieure du cubitus (os de l'avant-bras auquel fait suite le petit doigt) forme un *relief énorme*. La main est rejetée en dehors. Il n'existe pas de mobilité, par suite de l'engrenage des fragments.

TRAITEMENT. Réduire en tirant sur la main que l'on inclinera fortement sur le bord cubital et, avec les pouces, refouler le fragment inférieur en avant et le fragment supérieur en arrière. Appliquer des compresses graduées au niveau de la voussure sur le dos

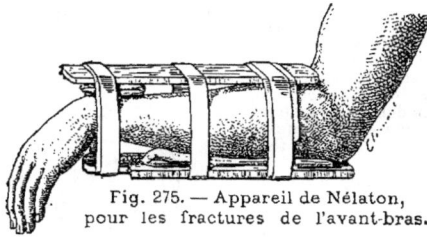

Fig. 275. — Appareil de Nélaton,
pour les fractures de l'avant-bras.

du poignet et au-dessous de lui ; maintenir avec des attelles et une bande en ne serrant pas trop fort. (V. *fig.* 275.) Cette bande sera remplacée rapidement par des circulaires de diachylon. Durée d'immobilisation : 25 jours, mais en rectifiant l'appareil.

Fracture du bras. — *Fracture du corps et de l'extrémité supérieure de l'humérus.* SIGNES communs. — TRAITEMENT. Entourer le membre avec 3 coussins et 3 attelles qu'on maintiendra d'abord avec une bande, puis avec des circulaires de diachylon.

Fracture de l'extrémité inférieure de l'humérus. SIGNES SPÉCIAUX. L'olécrane (terminaison du cubitus formant le coude) fait une saillie considérable au-dessus de laquelle existe une dépression, elle-même surmontée par le relief du fragment supérieur de l'humérus. — TRAITEMENT. Pendant qu'un aide tient le membre supérieur étendu, croiser les doigts sur la saillie qui occupe le pli du coude et la repousser en arrière, tandis que les pouces, placés sur l'olécrane, le refoulent en avant. Appliquer l'appareil plâtré d'Hennequin (*fig.* 272, n°s 2 et 9), qu'on maintiendra 20 à 30 jours.

Fracture de la clavicule. CAUSES. Fracture assez fréquente à la partie moyenne de l'os. Coup ou chute sur l'épaule, le coude ou la main. — SIGNES SPÉCIAUX. *Déformation* consistant en une saillie formée par l'élévation du fragment interne. Moignon de l'épaule abaissé. La tête est inclinée du côté de l'os brisé, l'avant-bras est fléchi, le bras tourné en dedans. Douleur fixe, accrue par la pression. Ecchymose.

TRAITEMENT. Attirer le moignon de l'épaule en arrière, en dehors et en haut, puis, l'avant-bras étant demi-fléchi et le coude rapproché du tronc, immobiliser avec l'écharpe (v. *fig.* à ce mot) de Mayor. On attache derrière le dos une serviette pliée en triangle ; puis, relevant les deux angles, on les ramène chacun vers une épaule, l'un en arrière, l'autre en avant de l'avant-bras, qui est ainsi fixé, puis on prolonge lesdits angles par deux bouts de bande qu'on dirige, l'un sur l'épaule sauve, l'autre sur l'épaule malade, et que l'on attache près de la partie nouée de l'écharpe. (V. aussi *fig.* 272, n° 4.) Massage de la région.

Fracture des côtes (*fig.* 276). SIGNES SPÉCIAUX. Ecchymoses, douleur très vive localisée à la brisure, augmentant pendant la toux et les respirations amples, d'où difficulté de la respiration. *Complications possibles* : pleurésie, pneumonie, emphysème.— TRAITEMENT. Immobiliser le thorax avec un bandage de diachylon ou une serviette pliée, de façon à recouvrir une surface très large de la poitrine et serrer fortement. (V. *fig.* à BANDAGE de poitrine.)

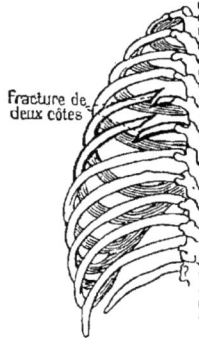

Fig. 276.
Fracture de côtes.

D'après une radiographie
Radiguet.

Fracture du crâne (base). SIGNES SPÉCIAUX. *Ecchymose* de la paupière inférieure, *hémorragie* ou *écoulement* d'un liquide par le nez, la bouche ou l'oreille, paralysies partielles des muscles de la face. — TRAITEMENT. Application de compresses trempées dans l'alcool pur ou camphré.

Fracture du cubitus.. — V. FRACTURE d'avant-bras.

Fracture de la cuisse. — *Fracture du col et du corps du fémur.* SIGNES SPÉCIAUX. Impossibilité pour le blessé de se relever, par suppression du point d'appui, et douleur très vive au moindre mouvement imprimé à la cuisse. *Raccourcissement* du membre, qui est *tourné en dehors.* — TRAITEMENT. (*fig.* 272, n°s 10, 11, 3, 7 et 8). Durée de consolidation : 50 jours ; gouttière de Bonnet ; appareil à extension continue, et surtout :

Appareil de Scultet. Composition : 1° Prendre un drap de largeur telle qu'il puisse faire deux fois le tour du membre et de la longueur de tout le membre inférieur. Les deux bords du drap seront repliés chacun autour d'une attelle, également de la longueur de tout le membre. 2° Placer sur ce drap des bandelettes larges de trois travers de doigt et assez longues pour faire une fois et demie le tour du membre. Ces bandelettes seront disposées de façon que la première en haut recouvre à moitié la suivante et ainsi de haut en bas. 3° Sur ces bandelettes, au niveau de la fracture, étendre

trois compresses. Le tout est enroulé autour des attelles, en les dirigeant vers le centre. On doit avoir, en outre, des coussins* de la longueur du drap, deux petites attelles supplémentaires de la longueur de la jambe et de la cuisse, et enfin cinq rubans ou rubans.

Application. Les deux attelles étant écartées de la largeur du membre, on les place sur le lit où doit être couché le blessé ; s'il y est déjà, on fait soulever par un aide le membre blessé tout d'une pièce, pendant qu'on glisse rapidement l'appareil au-dessous. L'aide pratique alors l'extension de la jambe en tenant une main au-dessous du talon, l'autre sur le dos du pied. On asperge les compresses et les bandelettes avec de l'alcool camphré coupé d'eau à moitié ; puis, commençant en bas par la première bandelette, on l'enroule obliquement autour du pied, en exerçant une traction assez forte pour que la compression soit suffisante et en glissant l'extrémité terminale au-dessous du membre. On procède de même pour les autres, en recouvrant à moitié celle au-dessous ; arrivé au niveau de la fracture, on enroule préalablement les compresses placées en ce point.

Toutes les bandelettes étant placées, on enroule chaque attelle jusqu'à deux travers de doigt du membre, et, dans les deux interstices, on glisse les deux coussins latéraux, puis, disposant deux petits coussins et deux attelles sur la jambe et la cuisse, on maintient l'appareil par cinq rubans de distance en distance. Pour soutenir le pied, on place au-dessous la partie moyenne d'une compresse dont les deux extrémités sont liées sur le drap entourant les attelles. On peut aussi réunir les extrémités inférieures des deux coussins, qui forment ainsi un support.

Fracture des os de la face. — SIGNES habituels des fractures, auxquels s'ajoutent un saignement de nez, la perte de l'odorat, l'infiltration d'air dans le tissu cellulaire sous-cutané. — TRAITEMENT. Redresser, s'il y a lieu, les os déplacés. Compresses d'alcool camphré.

Fractures des os de la jambe. — I. *Fracture du tibia et du péroné, fracture du tibia seul.* SIGNES GÉNÉRAUX énoncés au début de l'article.

II. *Fracture du péroné.* CAUSES. Faux pas. — SIGNES SPÉCIAUX. Si, ce qui est le cas le plus habituel, la fracture est à la partie inférieure de l'os, *dépression transversale* plus ou moins nette, avec douleur fixe, et *déviation du pied en dehors.* Quelquefois, la fracture est au niveau du tiers supérieur de l'os, et la douleur localisée en ce point est le signe principal.

Appareil plâtré de marche. — CONDITIONS NÉCESSAIRES. Cet appareil permet de se promener deux jours après une fracture de jambe ; mais, pour le poser d'une façon satisfaisante, il est nécessaire que le membre ne soit pas gonflé ; le *plus tôt* est donc le mieux. Si le temps écoulé depuis l'accident est tel que la jambe ait augmenté de volume, il faut placer provisoirement le membre, jusqu'à disparition du gonflement, dans une gouttière de fil de fer ouatée ou un appareil de Scultet (v. *fig.* 272, n° 3) et la description de l'appareil au mot FRAC-

ture de cuisse); le drap, les attelles et les coussins latéraux devront être de longueur suffisante pour que l'appareil arrive au tiers inférieur de la cuisse. En tout cas, le membre sera placé dans le lit de façon que le pied

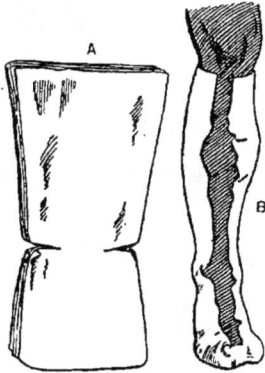

Fig. 277. — Gouttière.

A. Gouttière de contention ; B. Cette gouttière une fois placée.

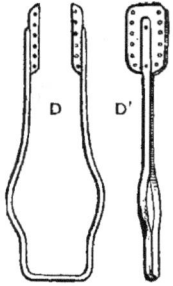

Fig. 278.
Attelle métallique.

D. Vue de face ; D'. Vue de côté.

soit plus élevé que le reste du corps, afin de faciliter la résorption de l'œdème.

OBJETS NÉCESSAIRES : 1° une *gouttière de contention* (*fig.* 277 A) formée de 8 épaisseurs de tarlatane, plus large en haut qu'en bas et de longueur suffisante pour arriver en haut un peu au-dessous du jarret et atteindre en bas l'extrémité du pied, qu'elle recouvre légèrement ; 2° deux *contreforts* (*fig.* 279 C) formés de 16 épaisseurs de tarlatane d'une hauteur de 30 centimètres sur une largeur de 10 ; 3° une *bande* de tarlatane de 15 à 20 cent. de hauteur ; 4° une *attelle métallique* ou étrier (*fig.* 278 D et D') : la branche horizontale doit être plus large que le pied ; les branches verticales s'évasent en bas pour faire place aux malléoles et portent en haut une plaque métallique concave vers l'intérieur et percée de trous ; la longueur totale de ces branches doit être égale à la distance qui sépare le sol de la pointe de la rotule du malade ; 5° des bandes de toile ; 6° une solution de *plâtre* qu'on a préparée en ajoutant progressivement, dans un vase de terre ou de grès à moitié rempli d'eau, une quantité égale de plâtre et en triturant

avec les doigts les grumeaux jusqu'à ce que la bouillie ainsi formée prenne une consistance crémeuse. Le mélange doit être fait *au moment* de l'application.

POSE DE L'APPAREIL. Premier jour. *Application de la gouttière de contention.* La jambe ayant été huilée pour éviter l'adhérence des poils au plâtre, un aide tient le pied de façon qu'il forme un angle droit complet avec la jambe pendant qu'on glisse sous celle-ci la gouttière de contention trempée dans la bouillie de plâtre. Celle-ci est appliquée comme il est montré (*fig.* 277 B), position dans laquelle elle est maintenue par une bande roulée qu'on enlève lorsque le plâtre est sec.

Deuxième jour. *Application de l'appareil de marche* (*fig.* 279) : 1° on roule quelques tours d'une bande de tarlatane plâtrée autour de la moitié supérieure de la gouttière de contention pour la bien maintenir et former un léger bourrelet ; 2° on applique les contreforts préalablement plâtrés (*fig.* 279 C) de chaque côté de la jambe, de façon que leur milieu corresponde au bord supérieur de la gouttière ; 15 centimètres de ces contreforts se trouvant ainsi libres ; 3° on place alors l'attelle-étrier de façon que les plaques se trouvent à quatre doigts de la rotule, qui leur servent à la fois de coussins et de moyens d'attache, car on rabat leur moitié supérieure sur la partie trouée des plaques, dans laquelle

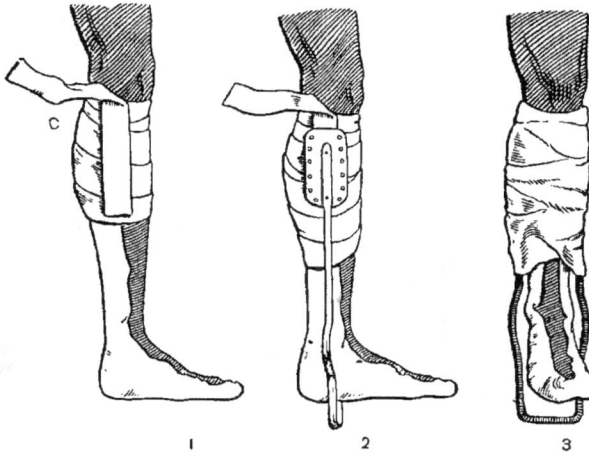

Fig. 279. — Application de l'appareil de marche.
1. Pose des contreforts ; 2. Pose de l'attelle-étrier ; 3. Appareil terminé.

le plâtre pénètre, ce qui accroît l'adhérence. Quelques tours de bandes plâtrées consolident le tout, et, l'appareil une fois sec, le malade peut marcher avec sa jambe légèrement plus longue que l'autre.

Transport après fracture de jambe : 1° A *petite distance.* S'il s'agit de transporter le blessé à quelques pas seulement, on le porte comme il est indiqué dans la figure 280, en ayant soin de placer une main au-dessus et

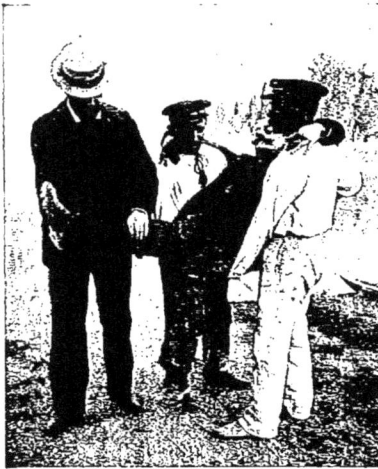

Fig. 280. — Manière de porter à petite distance une personne ayant une fracture de jambe.

une au-dessous de la fracture, de façon à éviter le déplacement des fragments. 2° A *plus grande distance.* Dans ce cas, il faut préalablement immobiliser les fragments en plaçant de chaque côté et au-dessus du membre des attelles faites au besoin avec des cannes, des parapluies, des grosses branches, un fourreau de sabre. On interposera entre ces attelles de fortune et le membre une étoffe quelconque, du foin, de l'herbe, de façon à éviter la compression d'un corps dur sur la peau, et on attachera le tout avec des mouchoirs.

Fracture de la main. — Signes communs. — Premiers soins. Compresses graduées avec attelles.

Fracture du maxillaire supérieur. — Signes. (V. au début de l'article.) — Traitement. Cravate nouée au-dessus de la tête. a'imentation liquide.

Fracture du maxillaire inférieur. — Traitement. Application du bandage dit fronde (v. bandage), ligature des dents des deux fragments.

Fracture de l'omoplate. — Signes. (V. au début de l'article.) — Premiers soins. Soutenir le bras avec une écharpe '.

Fracture du péroné. — V. ci-dessus *fracture de la jambe.*

Fracture du pied. — Immobiliser le pied dans un petit appareil plâtré. V. *fracture de la jambe.*

Fracture du poignet. — V. *fracture d'avant-bras.*

Fracture du radius. — V. *fracture d'avant-bras.*

Fracture de la rotu'e. — Causes. Chute ou effort violent pour éviter une chute en arrière. — Signes spéciaux. Dépression transversale entre les deux fragments, impossibilité de se relever, la jambe ne pouvant pas être étendue.

Fracture du sternum. — Traitement. S'il existe un déplacement d'un des fragments, le réduire en faisant incurver le tronc en arrière. Immobiliser la poitrine avec une bande de diachylon. Repos absolu sur le dos.

Fracture du tibia. — V. *fracture de jambe.*

Fracture des vertèbres. — Signes communs v. au début de l'article), et, en cas de lésion de la moelle épinière, *paralysie.* — Traitement. Repos absolu au lit.

Fragon (Petit houx). — Le rhizome en décoction (20/1 000) est diurétique.

Fraisier. — Les fraises sont stimulantes et diurétiques.

Framboisier. — Les framboises sont diurétiques, rafraîchissantes et laxatives.

Frayeurs nocturnes. — V. sommeil : *Terreurs nocturnes.*

Frêne. — L'infusion de feuilles (15 à 25 gr. par litre) est purgative.

Frictions. — V. mains et massage.

Frisson. — Tremblement produit par le froid extérieur ou par la fièvre.

Froid. — Sensation que fait éprouver une température inférieure à celle du corps.

Emplois divers du froid en médecine. Les indications sont très variées.

Un enfant souffre-t-il de la tête, on lui applique immédiatement des compresses d'eau froide qui calmeront sa douleur. Cet effet *sédatif* sera encore employé en cas de surexcitation nerveuse. Dans les convulsions et dans la méningite, la glace introduite dans une vessie de porc et placée sur le front, avec interposition d'une compresse de toile, atténuera les mouvements convulsifs.

Veut-on, au contraire, avoir un exemple de l'effet *excitant* de l'eau, il suffit de se rappeler qu'on l'emploie pour rappeler à la vie une personne évanouie. D'autre part, les lavements d'eau froide, en donnant aux muscles de l'intestin une excitation salutaire, rendent, chez les constipés, de bien meilleurs services que les lavements tièdes.

L'effet *astringent* du froid est utilisé en cas d'hémorragie, l'effet *anesthésique* pour les petites opérations. La peau devient insensible lorsque des morceaux de glace ont été maintenus, quelques minutes par exemple, autour d'un panaris qu'on doit ouvrir.

Les bains froids dans la fièvre typhoïde.

dans certaines formes de scarlatine et de pneumonie, ont été justement recommandés et démontrent l'effet *antifébrile* du froid.

On avait depuis longtemps remarqué que le froid pouvait amener des lésions en agissant à distance du point atteint. Les rhumes de cerveau et les maux de gorge succèdent ainsi souvent à un refroidissement des pieds. Cette action a été utilisée d'une façon bienfaisante, au contraire, dans les hémorragies du poumon, où l'on fait avaler de petits morceaux de glace, qui descendent le long de l'œsophage, puis pénètrent dans l'estomac, refroidissant sur leur passage le sang et les nerfs, et amenant ainsi une contraction des vaisseaux du poumon avec lesquels ils n'ont aucun rapport direct. La clef placée dans le dos des personnes atteintes de saignement de nez est une application vulgaire du même principe.

Coup de froid. — CAUSES. On donne le nom de « coup de froid » à l'action d'une température très basse sur l'organisme entier. Les fatigues, une nourriture insuffisante, l'*alcoolisme*, l'affaissement produit par des tristesses privées ou des malheurs publics prédisposent les individus à cet accident.

SIGNES. Engourdissement, affaiblissement de la vue, pâleur générale, difficulté de la parole, paresse musculaire. L'individu tombe dans une sorte de demi-paralysie intellectuelle et physique. Si, à ce moment, il ne résiste pas au sommeil qui l'accable, c'est la mort certaine.

TRAITEMENT PRÉVENTIF. Ralentir le pas un moment, mais ne pas cesser de marcher. Ne pas abuser des boissons alcooliques, qui, après une excitation passagère, diminuent les forces.

TRAITEMENT CURATIF. Frictions avec de la neige, puis des linges tièdes et enfin chauds; faire respirer des sels, du vinaigre. N'élever que progressivement la température de la chambre. Au besoin, respiration artificielle et tractions rythmées de la langue (procédé Laborde). V. ASPHYXIE.

Froidures et engelures. — CAUSES. Les froidures sont des lésions produites par le froid sur les tissus. L'action est d'autant plus intense : 1° que la transition d'une température à l'autre est plus brusque ; 2° que la partie est plus éloignée du centre du corps et plus étendue par rapport à son volume (nez, oreilles).

Les froidures superficielles (engelures) sont particulièrement fréquentes chez les personnes qui exposent trop rapidement à une chaleur intense les régions qui ont été particulièrement refroidies (mains, orteils, talons).

SIGNES. L'action du froid est analogue à celle de la chaleur.

1er degré (*engelures*) : la peau est rouge et gonflée. Les douleurs deviennent très vives (démangeaisons), surtout sous l'influence de la chaleur.

2e degré (*crevasses*) : la peau, tendue, violacée, se fendille (*gerçures*) et laisse écouler un liquide rosé par de petites ulcérations fort douloureuses dont la cicatrisation ne s'opère que très lentement.

3e degré (*gangrène*) : les tissus sont durs et ont perdu toute sensibilité. La surface mortifiée (*escarre*) s'élimine par suppuration des parties voisines.

TRAITEMENT PRÉVENTIF. Ne pas s'exposer à une chaleur trop vive en venant du dehors ; ne pas présenter au feu des mains humides ; bain quotidien des parties prédisposées (mains, pieds) dans de l'eau de feuilles de noyer.

TRAITEMENT CURATIF : 1er degré, enduire les mains d'un corps gras (vaseline boriquée, glycérine); 2e degré, liniment oléo-calcaire, eau boriquée; 3e degré, pansement ordinaire des plaies.

Le Dr Wright recommande l'emploi, dans les engelures persistantes, du chlorure de calcium à la dose de 0,50 centigr. à 2 gr., répété trois fois par jour.

Frôlement. — V. MASSAGE.

Fromages. — Par ordre nutritif, on a : 1° pour les albuminoïdes, le parmesan (44 pour 100), le gruyère (31), le hollande (29), le roquefort (26), le camembert (19), le brie (18); 2° pour la graisse, le neufchâtel (41 pour 100), le roquefort (30), le hollande (27), le brie (25), le gruyère (24), le camembert (21), le parmesan (15).

Fronde. — V. BANDAGE.

Frottoir (*fig.* 281). — Appareil destiné à opérer des frictions sur le corps pour activer la circulation.

Les frottoirs peuvent affecter diverses formes (gant, bande, tampon à l'extrémité d'une tige). Ils sont en crin ou en tissu rêche, de

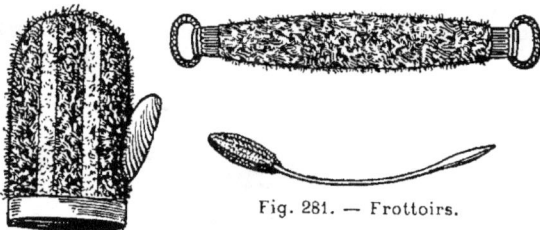

Fig. 281. — Frottoirs.

façon à exercer un grattage plus ou moins intense sur la peau.

Fruits. — COMPOSITION. Pour 1 000 gr., les substances utiles sont :

	ALBUMINOÏDES.	AMIDON. SUCRE.	ACIDES ET SELS.	EAU.
Abricots	1,7	164	18	744
Pêches	9	116	11,5	802
Poires	2	115	12	838
Cerises	6	160	21	750
Prunes	3	248	5	711
Raisin	7	150	5	810

Pour l'emploi en médecine, v. au nom de chacun des fruits.

Contrairement à une croyance erronée, les fruits *trop mûrs* (en voie, en somme, de putréfaction) sont bien plus souvent l'origine de diarrhées que les fruits *insuffisamment mûrs*. Les fruits *à point* comme maturité sont un excellent aliment pour les convalescents et pour les malades. Leur digestion est facile, à condition d'être pris en quantité modérée.

Fruits pectoraux. — Dattes, jujubes, figues sèches, raisins secs en quantité égale sont employés en décoction, à la dose de 50 gr. par litre dans les affections de poitrine, comme calmant.

Fuchsine. — Substance très nuisible par la forte proportion d'acide arsénieux qu'elle contient; elle a été et est encore quelquefois employée pour donner de la couleur aux vins mouillés. On décèle cette falsification en versant trois gouttes de vin sur un morceau de craie qui a été auparavant trempé dans du blanc d'œuf étendu d'eau, puis séché à 100 degrés et dont la surface a été légèrement grattée. S'il y a de la fuchsine, les gouttes de vin deviennent violettes.

Fumeterre. — La tisane de fumeterre (infusion de 20 gr. de plante fleurie par litre) est employée comme médicament tonique et dépuratif.

Fumigation (*fig*. 282, 283). — Médication qui consiste à diriger sur une partie du corps des vapeurs dont l'action varie avec la substance employée. Les plus employées sont les fumigations sul-

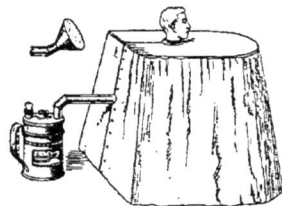

Fig. 282. — Appareil à fumigation.

fureuses, émollientes (eau chaude ou décoction de guimauve), mercurielles, narcotiques, astringentes. La fumiga-

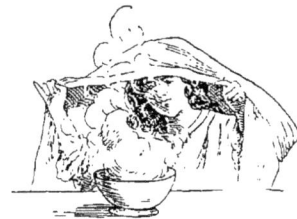

Fig. 283.
Manière de prendre une fumigation.

tion peut être limitée à un membre ou à une cavité naturelle (oreille, nez, poumons). V. aussi INHALATION.

Furoncles. — V. CLOU.

G

Gaïac (Jasmin d'Afrique). — Médicament stimulant et sudorifique.

MODE D'EMPLOI ET DOSE. Décoction, 50 gr. de bois de gaïac par litre; sirop, 20 à 60 gr.; extrait, 1 à 5 gr.

Gaïacol. — Ce médicament est un des éléments de la créosote.

ACTION ET MODES D'EMPLOI : *Antifébrile* à la dose de 4 à 8 gouttes en badigeonnages toutes les 3 heures (Dr Leduc, de Nantes); — *Antibacillaire*, dans la phtisie, sous forme d'un lavement composé d'une cuillerée d'huile et de 100 gr. d'eau tiède auquel on ajoute d'abord 20 gouttes de gaïacol, puis, en aug-

mentant chaque jour de 5 gouttes, jusqu'à 80 gouttes de cette substance; repos tous les mois pendant huit jours et, immédiatement, si les urines deviennent noires; — *Anesthésique*, à la dose de 1 à 3 gr. sur une compresse qu'on recouvre de toile gommée et qu'on applique pendant 10 minutes sur la région où l'on doit appliquer des pointes de feu. L'insensibilisation ainsi obtenue est suffisante pour supprimer la douleur (Dr Pize).

Galactorrhée. — Écoulement surabondant de lait, au cours ou après cessation de l'allaitement.

TRAITEMENT. Purgatifs, compression du sein avec ouate, tisane de pervenche.

Gale (*fig.* 284. et *fig.* coloriée au mot PEAU). — Maladie de la peau produite par l'introduction au-dessous de la peau d'un petit animal de la famille des arachnides, l'*acare de la gale*, qui, bien que

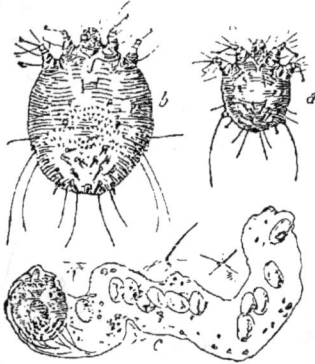

Fig. 284. — Gale.

a. Acare mâle; *b*. Acare femelle; *c*. Galerie.
(Le tout très grossi.)

fort petit, est cependant visible à l'œil nu. Il se présente sous la forme d'un corps hémisphérique blanc, jaunâtre, à mouvements très rapides.

MODE DE VIE DE L'ACARE. Le mâle loge dans des dépressions humides de la partie la plus superficielle de la peau, à l'intérieur de petites bulles placées elles-mêmes au voisinage des *sillons* habités par la femelle. Celle-ci, en effet, déchire la peau avec ses mandibules (mâchoires) et, après avoir creusé une galerie sous la peau, y dépose ses œufs et meurt. Chaque femelle pond 20 à 50 œufs, qui en quelquesjours arrivent à maturité et donnent de nouveaux acares, lesquels, quinze jours après, se reproduisent eux-mêmes aussi rapidement. Deux individus, mâle et femelle, peuvent donner lieu, en 3 mois, à 1 500 000 descendants. On comprend, d'après cela, qu'en peu de temps la maladie se répande sur tout le corps.

SIGNES. Le sillon a l'apparence d'une simple éraillure, légèrement courbe et ponctuée de distance en distance; il peut atteindre 1 à 2 centimètres de long, mais ordinairement ne dépasse pas 1 demi-centimètre. A son niveau, l'épiderme est sec, enfoncé, feuillé et détaché. Quelquefois, à sa partie terminale, on aperçoit l'acare avec sa couleur caractéristique.

On rencontre plus particulièrement les sillons au poignet (côté de la flexion), sur les parties latérales des doigts et dans les plis qui les séparent, puis à la paume des mains, au sein, sur les régions épaissies par un genre spécial de travail (épaules des porteurs d'eau).

La *démangeaison*, extrêmement vive, surtout la nuit, est produite non seulement par le creusement de l'acare, mais fort probablement aussi par un principe vénéneux sécrété par l'animal; elle entraîne au *grattage*, dont les marques restent sur la peau.

Des *éruptions*, variables de forme et d'étendue, sont dues aux diverses causes d'irritation. La peau prend une *teinte brune* au niveau des parties grattées.

RENSEIGNEMENTS ET PRÉCAUTIONS. Cette maladie, contrairement à l'opinion commune, est peu contagieuse.

L'acare voyage très peu sur la peau, surtout durant la journée; son passage d'un individu à un autre s'effectue donc seulement après un contact prolongé, le plus ordinairement un séjour dans un lit dont les draps n'ont pas été changés. Des habits et surtout des gants peuvent donner la maladie, ainsi que les coussins et les brassards des voitures publiques.

Souvent, du reste, la personne atteinte a complètement perdu le souvenir des circonstances où elle a pu contracter son mal; le premier sillon n'apparaît qu'après 15 jours, et c'est seulement après une semaine qu'une partie notable du corps est envahie. Des galeux peuvent donner leur maladie sans se douter qu'ils l'ont, soit qu'étant plus endurcis à la douleur ils souffrent peu de leurs démangeaisons, soit qu'ils se grattent inconsciemment.

La maladie est quelquefois transmise aux jeunes enfants par leurs nourrices, et alors les premières marques apparaissent aux cuisses, c'est-à-dire aux points en contact avec les bras sur lesquels ils ont été portés.

Après la guérison, il est absolument nécessaire de faire *passer à l'étuve* d'un teinturier ou dans un four de boulanger *tous les vêtements* et les *draps* qui peuvent receler l'acare.

TRAITEMENT. Frictionner, le soir, le corps du malade avec du *pétrole* ordinaire et laisser cette substance en contact avec la peau pendant toute la nuit. Le lendemain matin, savonnage général du corps. Le soir, on recommence le pétrole, et ainsi trois jours de suite. Ne pas oublier que le pétrole est inflammable et, par conséquent, ne pas s'approcher d'une lumière lorsqu'on en est enduit.

Galvanocautère (*fig.* 285). —

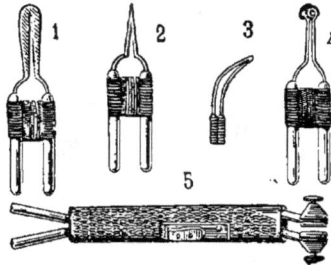

Fig. 285. — Galvanocautères.

1. Lame tranchante ; 2. Pointe ; 3. Pointe recourbée ; 4. en boudin ; 5, Manche porte-cautère.

Appareil destiné à détruire ou à couper un tissu, en le cautérisant.

COMPOSITION. Le galvanocautère comprend : 1° une source d'électricité (pile au bichromate de potasse) ; 2° un manche porte-cautère muni d'un interrupteur de courant permettant d'introduire *froid* dans une cavité (la bouche, par exemple) la 3° partie de l'appareil, le *cautère*, constitué par un fil ou une lame de platine dont les dispositions varient avec l'emploi.

PRINCIPAUX USAGES. Cautérisation des amygdales, des dents, de la gorge, de la matrice, du nez, du tympan, des yeux. Traitement des hémorragies et des fistules.

Ganglion.
— Petit corps arrondi placé sur le trajet d'un lymphatique (*fig.* 286) ou d'un nerf, ou formant une tumeur.

Ganglion de l'aine. — Un ganglion lymphatique devenu perceptible et douloureux à l'aine est facile à distinguer d'un début de hernie qui est *réductible*, c'est-à-dire diminue sous la pression du doigt ou par la position couchée et augmente par la station debout et la toux. Le ganglion est *dur*, sensible à la pression et ne change pas de volume. V. ADÉNITE.

Ganglion du poignet. Nom donné à une hernie de la synoviale* de l'articulation

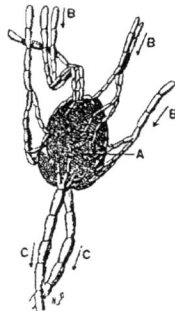

Fig. 286. — Ganglion lymphatique, avec (A) ses vaisseaux lymphatiques afférents (B) et efférents (C).

du poignet, quelquefois de celle du cou-de-pied, à travers une éraillure des ligaments.

SIGNES. Tumeur ayant le volume d'un pois ou d'une noisette, siégeant sur la face dorsale du poignet, indolente, fluctuante, à moins d'être très distendue. — TRAITEMENT. Écrasement.

Gangrène.
— Mortification d'une région plus ou moins étendue par arrêt de circulation dans cette partie.

CAUSES. *Brûlure, caustique, contusion, compression* par un bandage trop serré (*fig.* 287).

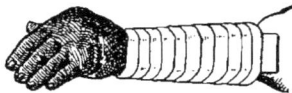

Fig. 287. — Gangrène de la main par un bandage trop serré.

ou pression permanente supportée par une portion de peau immédiatement appliquée sur les os, comme au bas du dos (sacrum), à la partie supéro-externe de la cuisse (trochanter), au talon. Cette dernière action est favorisée par l'existence d'une maladie infectieuse (fièvre typhoïde), la folie, une altération du sang (diabète, albuminurie), ou le contact de matières irritantes (matières fécales ou

urine). La *thrombose*° ou *l'embolie*°, *l'artériosclérose*°, certaines affections *nerveuses*, l'asphyxie des extrémités, sont également des causes de gangrène.

SIGNES. La gangrène est dite *humide* si la région malade est engorgée de liquides, *sèche* dans le cas contraire. On donne le nom de *sphacèle* à la gangrène qui occupe tout un membre ou tous les tissus d'un organe ; celui de *nécrose* à la mortification des os ; d'*escarre* à la partie morte. La gangrène est annoncée par la cessation de la douleur, si la mort *locale* succède à une inflammation. Cette *insensibilité* de l'escarre devient complète, elle s'accompagne d'une *coloration* brunâtre ou violacée, d'un refroidissement local, puis général, avec prostration d'autant plus grande que la région mortifiée est plus importante. L'odeur, à peu près nulle dans la gangrène sèche, est infecte dans la gangrène humide. L'escarre (*fig.* 288), à moins que la gangrène ne soit progressive, s'élimine par l'inflammation des tissus voisins, qui forment autour d'elle un sillon de pus ; après qu'elle s'est détachée, il

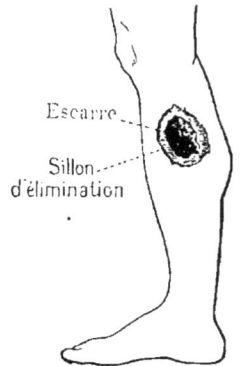

Fig. 288. Escarre limitée.

reste une plaie ordinaire avec perte plus ou moins grande de substance.

TRAITEMENT. Pansements antiseptiques.

Gangrène de la bouche, v. NOMA. **du poumon,** v. POUMON. **Gangrène du scorbut,** v. SCORBUT.

Gangrène sénile. Cette dénomination n'est pas rigoureusement exacte, car elle se produit quelquefois chez des adultes et même chez des enfants. Elle est due à une altération du cœur et des vaisseaux et se produit plus fréquemment chez les personnes riches. — SIGNES. Sensation de *froid*, de *fourmillements*, de crampes dans la partie malade qui est ordinairement le membre inférieur, quelquefois le membre supérieur, exceptionnellement le nez ou les oreilles. La peau d'un orteil devient violacée, se dessèche, se racornit, devient insensible et l'orteil tombe : mais, à ce moment, la maladie s'est déjà étendue à d'autres doigts, au pied, et même peut avoir envahi la jambe. Les battements des artères disparaissent et deviennent presque insensibles dans tout le membre. Quelquefois l'évolution est rapide, mais d'ordinaire la maladie peut se prolonger pendant plusieurs mois et même des années.

Garde-malade.
— Infirmière volontaire, membre de la famille du malade, amie ou personne à gages.

Qualités nécessaires. — *Être soigneuse.* Exécuter aux heures dites les prescriptions médicales (cuillerées de potions, repas, prises de température*). Pour les potions, on se sera informé du but de chacune d'elles afin de les donner en temps opportun. Le médecin indique fréquemment dans son ordonnance que, suivant l'apparition ou non d'un signe donné, on devra rapprocher ou écarter les doses ; d'autre part, à moins que cela ne soit expressément écrit, il convient de respecter le sommeil, surtout celui de la nuit et, par suite de ce retard, les cuillerées de potion se trouvent plus espacées. Que dire enfin d'une garde-malade réveillant un individu pour lui donner une potion calmante ou dormitive ? Observer les différents signes de la maladie, dont quelques-uns peuvent être temporaires et fugitifs (frisson, éruption, phénomènes convulsifs), pour renseigner exactement le médecin. Si les prescriptions sont nombreuses, établir un tableau où l'on marquera, heure par heure, les potions, les repas, les bains, les prises de température. Conserver ces fiches, surtout celles où les températures sont indiquées.

Être ferme, tout en étant douce et patiente, de façon à lutter efficacement contre la mauvaise volonté des malades. L'ingéniosité naturelle fournira souvent avec les enfants les moyens d'arriver au résultat nécessaire.

Être calme. L'agitation fatigue et énerve le malade.

Ne pas être bavarde, c'est-à-dire ne pas questionner le médecin qu'il a écrit son ordonnance, ne pas questionner sans raison le malade sur son affection ; lui répondre par des phrases courtes et précises. Ne jamais lui répéter les termes techniques dont le médecin a pu se servir et ne lui fournir aucun renseignement de nature à l'effrayer. Pas de chuchotements inquiétants.

Être raisonnable. Nombre de mères ou de filles ne veulent pas comprendre que, pour remplir avec utilité leur rôle de garde-malade, il faut prendre de temps en temps du repos, que la fatigue enlève la netteté d'esprit, indispensable à une bonne infirmière, d'où mauvais résultat pour le malade ; que la lassitude rend la garde-malade plus apte à contracter elle-même une affection contagieuse, ce qui désorganise complètement une maison. On ne doit veiller deux nuits de suite qu'à condition d'avoir pu dormir 6 heures au moins pendant la journée.

Costume. Pas de chaussures bruyantes, mais des chaussons à semelles de laine. Comme vêtement extérieur, une blouse, une robe de chambre en toile, au besoin une chemise de nuit longue, de façon à pouvoir laver ce vêtement. Tous les jours, le cadre des affections contagieuses s'élargit (grippe, pneumonie), cette précaution très simple est donc à généraliser.

Repas. La garde évitera de prendre son propre repas dans la pièce du malade, non seulement pour éviter d'absorber des éléments contagieux, mais parce que ce moment doit être un repos pour elle et que ses aliments pourraient tenter le malade (enfant, typhique).

Soins à donner au malade. — *Disposition de la chambre.* Supprimer autant que possible les meubles, les tapis, les tentures inutiles, surtout s'il s'agit d'une maladie contagieuse, les linges qui peuvent être tachés, mais égayer, au besoin, la pièce par des fleurs sans odeur, recouvrir de gros papiers les tables sur lesquelles on placera les potions.

La composition du lit* a été indiquée à ce mot ; la garde-malade disposera les oreillers de façon que le malade soit presque assis dans les maladies accompagnées d'oppression (affections du cœur et de la poitrine). Cette disposition devra être prise également à certaines heures pendant la convalescence de toute maladie longue (fièvre typhoïde), pour varier la position du malade. On pourrait, si le nombre des coussins n'est pas suffisant, placer derrière lui une chaise. V. DOSSIER-LIT.

Le lit horizontal est préférable, au cours de la fièvre typhoïde ; on pourra même, s'il s'agit d'une fracture, rendre le plan plus uni en interposant ou une planche quelconque au-dessous du matelas.

La table du lit sera tenue dans un état de propreté méticuleuse.

Aération, température, chauffage et éclairage. L'aération sera faite : par la cheminée, qui, en été comme en hiver, doit être maintenue ouverte ; par des vasistas, s'il en existe ; par l'ouverture de la fenêtre de la chambre (après autorisation du médecin) ou de la chambre voisine, si la température ne permet pas l'aération directe. Suivant le cas, on ouvrira ou non la porte de communication. Un paravent pourra, du reste, être installé de façon à préserver le malade. Il sera utile d'aérer après les repas et les selles.

La température de la pièce devra être maintenue entre 16° et 17°. Il conviendra de veiller à l'abaissement qui se produit souvent la nuit en activant le feu, en changeant les boules, ou en ajoutant des couvertures. Le chauffage se fera par une cheminée et, de préférence, au bois. La lumière de la lampe devra être protégée par un abat-jour. Pendant la nuit, la veilleuse doit être placée de façon que le malade ne puisse la voir.

Repas. Les aliments du malade doivent être servis seulement au moment nécessaire, et les restes doivent être enlevés immédiatement après la terminaison du repas.

Propreté : 1° *du malade.* Il n'est *jamais* interdit à un malade de se laver la figure, les dents, le cou, les mains avec de l'eau tiède ; ces pratiques, qui soulagent et délassent, seront répétées au moins deux fois par jour ; en cas de faiblesse, la garde y procédera elle-même. Elle lavera, en outre, souvent la bouche des malades dont la langue est sèche et la bouche mauvaise avec de l'eau de Vals et des eaux dentifrices. Le linge de corps et de lit sera changé aussi fréquemment que possible. Il devra toujours être très sec et, si la saison est froide, chauffé.

2° *de la pièce.* Le balayage et l'époussetage se feront avec des linges très légèrement imbibés d'eau. En tout cas, pendant qu'on y procédera aussi silencieusement que possible, il sera bon de placer le paravent devant le lit, pour que le malade soit préservé des poussières.

Pour la *désinfection,* v. ce mot.

PRISE DES POTIONS. Si le malade est faible, on fera bien d'employer de petits biberons (*fig.* 289) qu'on aura soin de laver chaque fois. Si l'on doit soulever la tête du malade, on passera la main sous l'oreiller, de façon à

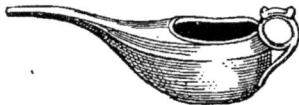

Fig. 289. — Biberon pour potions.

soulever celui-ci en même temps : une serviette aura été préalablement placée autour du cou pour éviter les taches.

VISITES. Ne permettre de visites qu'après avoir consulté à ce sujet le médecin. N'autoriser qu'un séjour très court dans la chambre et n'admettre que des personnes assez calmes pour ne pas effrayer le malade ; les avertir qu'elles doivent se retirer sur un signe, afin d'éviter une discussion pénible, le malade ne s'apercevant que plus tard de la fatigue produite par une longue conversation, même sur un sujet banal.

V. aussi BLESSÉ, CONVALESCENCE, PLAIES, TEMPÉRATURE, LIT, DOULEUR, ÉVANOUISSEMENT, CHALEUR.

Garde-robe. — Synon. de *selle*.

Garde-robe (chaise percée). — Ce meuble encombrant est remplacé actuellement par des seaux de toilette permettant de s'y asseoir.

Gargarisme. — Médicament liquide qu'on garde un moment dans la bouche et dans la gorge en l'agitant par des mouvements de la langue, des joues, et par l'action de l'air venant du larynx. On le rejette ensuite au dehors, sans l'avaler. On emploie les gargarismes dans les maladies de la bouche (stomatite) et de la gorge (angine).

VARIÉTÉS. Les principaux sont : 1° *émollient* ou *adoucissant* (décoction de guimauve, 250 gr.; miel, 30 gr.); 2° *astringent* (infusion de roses, 250 gr.; miel rosat, 50 gr.; alun, 4 gr.); 3° *antiseptique* (eau boriquée). Ce dernier peut être avantageusement remplacé par de grands lavages avec l'*abaisse-langue irrigateur*.

Gargouillement. — V. BORBORYGMES.

Gastralgie et **Gastrite.** — V. ESTOMAC (Maladies d').

Gastrorragie. — V. HÉMORRAGIE.

Gastrorrhée. — V. ESTOMAC (Maladies d'), *dilatation*.

Gastrotomie. — Opération qui consiste à ouvrir l'estomac pour en extraire un corps étranger. On emploie plutôt actuellement l'expression *laparo-*

tomie, l'ouverture des téguments devant précéder celle de l'estomac.

Gâtisme. — État des individus qui rendent involontairement leur urine et leurs matières fécales, par suite de paralysie ou d'altération de l'intelligence.

Gaulthérie (thé rouge ou du Canada) [*fig.* 290]. — L'infusion de feuilles (10 gr. par litre) est employée contre l'asthme.

Gavage. — Alimentation à l'aide d'une sonde introduite dans l'estomac par la bouche (V. LAVAGE) ou par le nez chez certains aliénés.

On adapte à la sonde un entonnoir dans le-

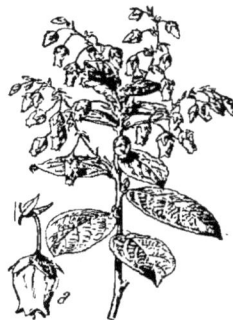

Fig. 290. — Gaulthérie.
a. Fleur.

quel on verse du lait, du bouillon, des peptones. V. GAVEUSE, à l'*Appendice*.

INDICATIONS. Phtisie, dyspepsie, cachexie.

Gaz : *Acide carbonique, d'éclairage, d'égout, des fosses d'aisances, oxyde de carbone.* — V. ASPHYXIE.

Gaze ou tarlatane. — Mousseline à trame lâche, en fil de coton, qui a été apprêtée dans un bain d'amidon.

EMPLOI. Elle sert à faire des bandes, qu'on plonge, au moment du pansement, dans de l'eau, puis qu'on exprime : la gaze s'adapte parfaitement, l'amidon en partie dissous formant une colle qui agglomère les circuits des bandes.

Débarrassée, par une préparation spéciale ou par l'ébullition, de cet amidon, la tarlatane est dite *hydrophile* et sert alors directement de pansement après avoir été plongée dans un liquide antiseptique.

La tarlatane est encore employée pour faire les bandages des fractures au plâtre ou au silicate.

Gazeuses (Eaux). — V. EAU gazeuse.

Gazost. — V. ARGELÈS.

Gélatine. — Substance qui s'extrait des os par l'action de l'eau bouillante et se transforme en gelée.

MODES D'EMPLOI. *Antihémorragique*, à la dose de 10 gr. pour 100 gr. d'eau : 1° en potion aromatisée par du sirop de menthe; 2° en lavement à 40° ou 45°; 3° en injection hypo-

dermique. On peut utilement y ajouter 2 gr.
de sel commun ou 5 centigr. de sublimé si on
l'emploie à l'*extérieur*. Dans ce dernier cas,
après avoir lavé la surface saignante avec
la solution, on en imbibe une couche d'ouate
qui sert de pansement. Contre l'hémorragie
nasale, on appliquera, à l'entrée de la narine,
un tampon d'ouate trempée dans l'eau gélatinée. La surface saignante se recouvre d'une
fine couche de gélatine, qui amène au-dessous
d'elle la coagulation du sang et, par suite,
l'arrêt de l'hémorragie. V. ANÉVRISME, HÉ-
MORRAGIE.

Antiprurigineux (notamment contre l'urticaire). Employer la même solution. La gélatine forme la base de plusieurs gelées utilisées
dans les maladies de la peau.

Bains gélatineux. 1 000 gr. de colle de Flandre
pour un grand bain.

Taffetas adhérent. La gélatine provenant
de la colle de poisson ou ichtyocolle est utilisée aussi pour le taffetas dit d'Angleterre.

Gelée. — Préparation de consistance
tremblante après refroidissement, et dont
la base est l'amidon ou la gélatine.

VARIÉTÉS. La *gelée d'amidon*, adoucissante :
amidon, 15 gr. pour 500 gr. d'eau bouillante
sucrée. La *gelée de corne de cerf*, antidiarrhéique : 60 gr. de corne râpée pour 500 gr. d'eau.
Les *gelées* au *salep*, à l'*orange* et au *quinquina*,
apéritives et toniques.

Gencive. — Partie de la muqueuse
de la bouche qui tapisse le bord libre
des maxillaires et l'intérieur des alvéoles qu'elle unit inti-
mement aux dents.

Gingivite (inflam-
mation des gencives).
— Pour l'éviter, il
faut se laver fré-
quemment la bouche
avec de l'eau bouil-
lie, et, si la gencive
s'excorie facilement,
employer les infu-
sions de thé, de feuil-
les de noyer et les
attouchements avec
une brosse trempée
dans un mélange à
parties égales de
poudre de quinquina,
de chlorate de po-
tasse et de bicarbo-
nate de soude.
Pour la gingivite
du scorbut, V. SCOR-
BUT.

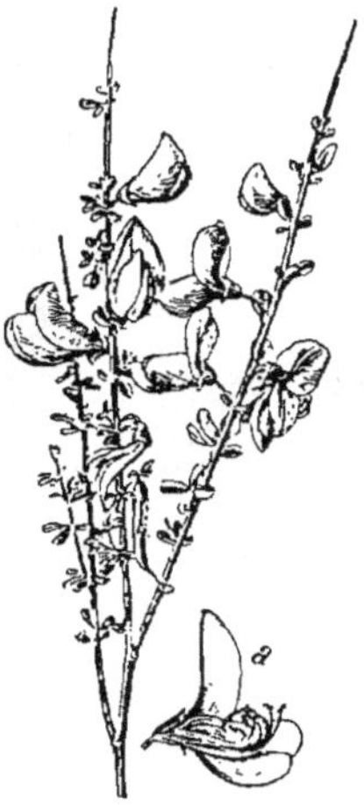

Genêt (*fig.*
291). — Plante de
la famille des Lé-
gumineuses. Les
fleurs de genêt sont

Fig. 291.
Genêt à balais.
a. Coupe de la fleur.

employées comme diurétique en infusion à la dose de 30 gr. par litre.

Spartéine. — On emploie surtout l'alcaloïde du genêt, la *spartéine* (sous forme de
sulfate), qui donne de la force au cœur et
en régularise les bat-
tements. DOSE pour
adultes, 10 à 15 cen-
tigr.

Genévrier
(*fig.* 292). — Plante
de la famille des
Conifères.

MODES D'EMPLOI.
Les baies à la dose
de 5-10 gr. pour 200
gr. d'eau en infusion
sont diurétiques. On
prépare aussi avec
ces baies un vin diuré-
tique dans lequel on
ajoute de l'azotate
de potasse.

Genou (*fig.*
293). — Articula-
tion de la cuisse
avec la jambe (fé-
moro-tibiale). Les
deux condyles de
l'extrémité du fé-

Fig. 292. — Genévrier.
a. Fleur mâle;
b. Fleur femelle.

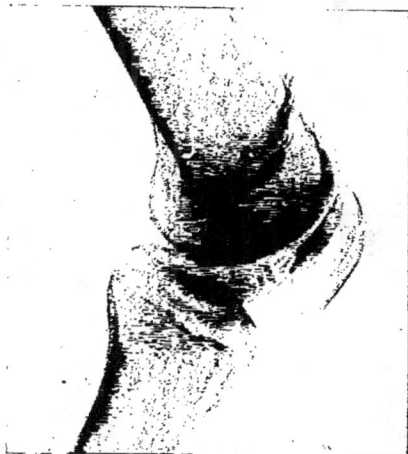

mur sont reçues dans deux concavités
de la tête du tibia. L'articulation est
complétée en avant par la rotule, dont

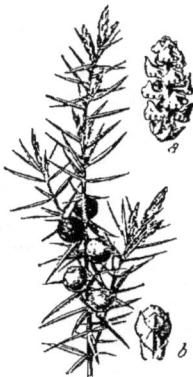

Fig. 293. — Genou normal.
Radiographie Radiguet.

la face postérieure vient s'appliquer sur
la surface creuse qui sépare les deux
condyles du fémur. Une synoviale enclôt
l'articulation; elle est doublée par une
capsule fibreuse et un grand nombre de
ligaments. Le tendon rotulien, qui va de

la rotule à la crête du tibia, est la continuation du tendon des extenseurs de la cuisse. Les seuls mouvements possibles sont la flexion et l'extension.

Genou (Maladies du).
— V. ARTHRITE, FRACTURE* de la rotule, HYDARTHROSE, TUMEUR BLANCHE.

Gentiane (*fig.* 294).
— Plante de la famille des Gentianées. La racine est un médicament tonique, apéritif et antiscrofuleux.

MODE D'EMPLOI. Infusion, décoction ou macération, 10 à 15 gr. par litre. Sirop ou vin, 20 à 100 gr. Dans les sirops antiscrofuleux, la gentiane est associée aux sirops d'écorce d'oranges amères, de quinquina et quelquefois de rhubarbe.

Fig. 294.
Gentiane.

Gerçures. — V. CREVASSES.

Géromorphisme (du grec *ge-*

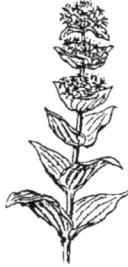

Fig. 295. — Géromorphisme.

raos, vieillesse, et *morphé*, forme). État de la peau, « donnant à la physionomie le *masque* de la vieillesse, en dehors de toute espèce d'autres conditions de la sénilité (1) ».

Le portrait ci-contre (*fig.* 295) est celui d'une jeune fille de vingt et un ans. « Le facies ridé et desséché existe chez cette malade depuis l'*âge de onze ans*, époque où le Dr Lallier la décrivait ainsi : « C'est à la face que cet aspect est le plus marqué ; la peau est lisse, flasque, pendante, les traits sont effacés, aplatis et rappellent la paralysie faciale ; il y a comme un allongement de toute la figure. A la lèvre inférieure, au pourtour de la bouche, existent des plis en patte d'oie, exagérés par chaque mouvement de physionomie. Sous le menton, pli cutané, flasque et ridé, et plissement de la partie antérieure du cou. On retrouve ces mêmes altérations sur d'autres régions du corps, mais les divers appareils et les autres tissus sont dans l'état d'une femme de son âge réel. »

Gingembre. — Cette racine est stimulante (2 à 10 gr. de teinture dans une potion).

Gingivite. — V. GENCIVE.

Girofle. — L'essence de girofle (eugénol) est employée dans les douleurs dentaires.

Glace. — Eau congelée par le froid

COMPOSITION ET DANGERS. Les microbes (notamment ceux de la fièvre typhoïde) ne sont nullement détruits par le froid nécessaire pour amener la congélation de l'eau. Il ne faut donc se servir pour la glace alimentaire que d'*eau pure* et réserver simplement pour refroidir *extérieurement* les carafes la glace provenant des rivières, des lacs ou des ruisseaux.

Prise en grande quantité, la glace peut produire des diarrhées.

EMPLOI MÉDICAL. La glace est antihémorragique. (V. HÉMORRAGIE). Les sirops glacés sont utilisés dans le régime lacté pour varier l'alimentation.

Glaires. — Mucosités visqueuses, gluantes, qui sont le résultat d'une sécrétion exagérée des muqueuses.

Glaires bronchiques (sécrétion de la muqueuse bronchique). — L'emploi du goudron, du tolu, de la térébenthine les liquéfie et en rend l'expulsion plus facile.

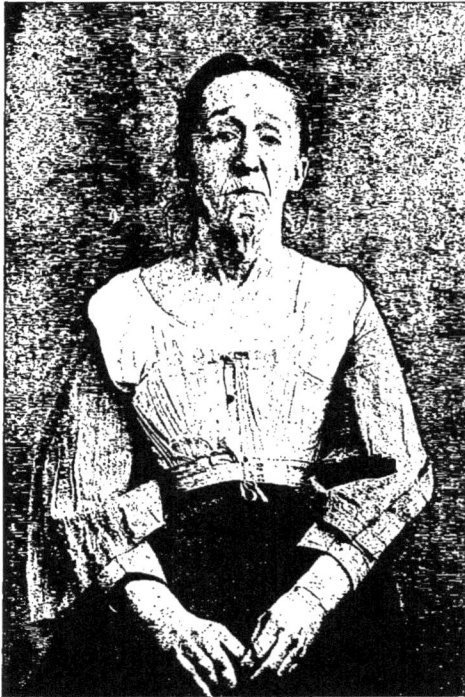

(1) Figure et résumé d'un article du Dr Levillain. (*Rev. Encycl.*, 1893.)

Glaires de l'accouchement. — Nom donné aux mucosités dont l'écoulement annonce le commencement de l'accouchement. V. ce mot.

Glaireux (Anti-). — Les antiglaireux des annonces pharmaceutiques sont quelquefois des expectorants*, mais le plus souvent des purgatifs violents. Ainsi, l'élixir antiglaireux de Guillié contiendrait, d'après Bouchardat, des drastiques, comme le jalap et la scammonée.

Glande. — Ce mot a deux acceptions. Au point de vue anatomique, les glandes sont des organes destinés à sécréter un liquide particulier qui peut, soit être versé sur la surface d'une muqueuse (glandes salivaires, glandes de l'estomac, de l'intestin, du foie), soit être absorbé par le sang (glande thyroïde). Dans le sens vulgaire, les glandes sont ordinairement des ganglions. V. ce mot.

Glaucome (du grec *glaukos*, vert, et *ôma*, indiquant une tumeur). — Maladie des yeux* (v. ce mot), caractérisée principalement par une tension extrême intra-oculaire.

Glossite. — Inflammation de la langue. V. LANGUE.

Glotte. — V. ŒDÈME, SPASME, VOIX.

Gluten (albumine végétale). — Le gluten est une substance azotée grisâtre, molle, très élastique et sans goût déterminé, qu'on extrait de la farine de froment.

Le pain de gluten est recommandé aux diabétiques parce qu'il est fabriqué avec une farine à laquelle on a enlevé par des lavages une partie de l'amidon transformable en sucre.

Glycérés. — Médicaments solides, à base de glycérine.

Glycérine (du grec *glukeros*, doux). — Liquide sirupeux, incolore, inodore, à saveur sucrée, dissolvant un grand nombre de médicaments.

MODES D'EMPLOI ET DOSES. *A l'intérieur*, contre la constipation, 15 à 20 gr. en potion ou 1 à 2 cuillerées à soupe dans un lavement ou encore sous forme de suppositoires, 4 gr. pour 8 gr. de beurre de cacao ; on emploie aussi la glycérine dans les coliques hépatiques (v. FOIE) et le diabète. — *A l'extérieur*, comme préventif des gerçures et contre les maladies de peau.

Glycérolés. — Médicaments liquides dont l'excipient est de la glycérine. Le glycérolé d'amidon contient 10 gr. d'amidon pour 120 gr. de glycérine.

Glycérophosphates. — Préparations de phosphate, considérées par le Dr Robin comme les plus assimilables.

Les glycérophosphates les plus employés sont ceux *de chaux* et *de fer* ; quelquefois on leur associe des glycérophosphates de potasse, de soude et de magnésie.

DOSES ET MODE D'EMPLOI. *Par la bouche*, en granulés, cachets, sirop ou pilules, 30 centigr. à 1 gr. pour tous les glycérophosphates, sauf celui de fer, pour lequel on ne dépasse pas 30 centigr. En *injection hypodermique*, 1-10 centim. cubes d'une solution à 5 pour 100.

Glycose et glycosurie. — La glycose est le sucre de raisin et d'amidon. Sa présence dans les urines constitue la glycosurie, état qui, en général, indique l'existence d'une maladie, le *diabète* (v. ce mot), mais qui peut aussi se produire d'une façon transitoire chez certains individus, à la suite d'un repas copieux. Une analyse *répétée* des urines (v. URINE) peut seule permettre de juger la question.

Goitre. — Le goitre est l'hypertrophie du corps thyroïde (*fig.* 296).

CAUSES. Plus fréquent chez les femmes, dans l'enfance et l'adolescence, souvent héré-

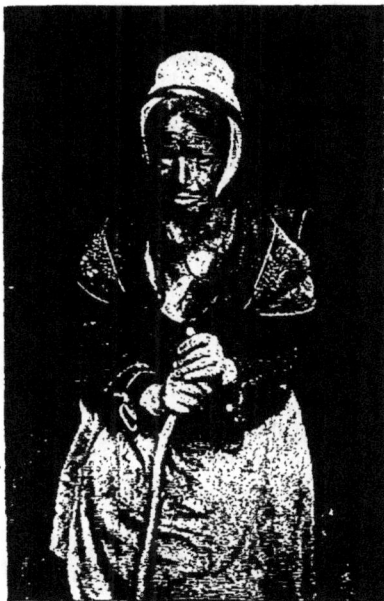

Fig. 296. — Goitreuse.

ditaire. Endémique en France dans les vallées des Alpes, des Pyrénées, en Lorraine. Epidémique quelquefois dans les casernes, les lycées. L'origine serait, suivant les auteurs, l'absence d'iode dans l'eau (?). Pour le D' Grasset, du Puy-de-Dôme, le goitre serait dû à un microbe spécial (*fig.* 297) qu'on trou-

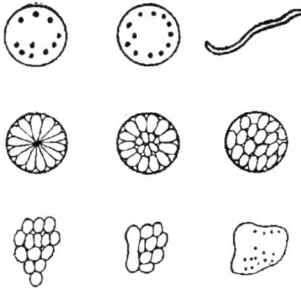

Fig. 297.
Microbe spécial du goitre (D' Grasset).

verait seulement dans le sang au début de la maladie. Le crétinisme existe fréquemment dans les pays à goitre et chez les enfants de goitreux. V. CRÉTINISME.

SIGNES. Tumeur de volume et de consistance variables existant de chaque côté ou d'un seul côté du larynx, dont elle suit tous les mouvements. Ordinairement le seul inconvénient du goitre est la difformité qu'il produit ; mais, dans certains cas, notamment lorsque son volume devient considérable, il peut gêner la respiration, soit d'une façon continue, soit sous forme de crises de suffocation. Quelquefois, aussi, il modifie le timbre de la voix (raucité) et peut même provoquer l'aphonie.

HYGIÈNE PRÉVENTIVE. Ne pas habiter les pays à goitre, les fuir si un goitre se produit ; n'y boire que des eaux bouillies.

TRAITEMENT. Iode en potion et en badigeonnage externe. Électricité. Opération chirurgicale, seulement si troubles sérieux.

Goitre exophtalmique. —
V. CŒUR (Maladies du).

Gomme. —
Ce mot a deux acceptions : 1° substance qui épaissit l'eau en la rendant visqueuse ; 2° tumeur spéciale d'origine syphilitique. V. SYPHILIS.

Gomme ammoniaque. — Gomme-résine retirée d'une ombellifère. — ACTION ET DOSES. Expectorant anticatarrheux, 50 centigr. à 2 gr. en potion, dans les bronchites.

Gomme arabique. — Gomme extraite de divers acacias. Médicament adoucissant.

MODES D'EMPLOI. Entre dans la composition du *julep * gommeux*, qui forme la base de nombreuses potions, et de la *poudre des voyageurs* (poudre de gomme et sucre de lait, aa 60 gr.; de réglisse, 20 gr. ; de guimauve et de nitrate de potasse, aa 10 gr.).

Sous forme de sirop. sert à sucrer diverses préparations.

Gomme-gutte. — Gomme-résine employée à la dose de 10 à 30 centigr. comme purgatif drastique violent, sous forme de pilules auxquelles on associe souvent de l'opium. Dans les pilules de Bontius, la gomme-gutte est associée à quantité égale d'aloès et de gomme ammoniaque. La gomme-gutte est employée pour les couleurs jaunes à l'eau.

Gorge
[pharynx] (V. *fig.* à ANGINE). — Carrefour formé en avant par l'ouverture postérieure des fosses nasales et l'ouverture postérieure de la bouche (isthme du gosier), c'est-à-dire par le voile du palais, ses piliers, la luette, les amygdales et la base de la langue ; en arrière, par les vertèbres du cou: en bas et en avant, par le larynx que ferme une membrane mobile, *l'épiglotte;* en bas et en arrière, par l'œsophage.

Gorge
(Corps étrangers dans la). — Chatouiller la luette avec une barbe de plume afin de provoquer des vomissements. Si la substance passe cependant dans l'estomac, faire absorber de la purée de pain (panade), puis provoquer de nouveau des vomissements.

Gorge
(Maladies de la). — V. ANGINE.

Gosier. —
V. GORGE.

Goudron. —
Il en existe deux variétés :

Goudron de houille. — V. COALTAR.

Goudron végétal. — Liquide sirupeux noirâtre, obtenu par la combustion et la distillation des pins et des sapins ; c'est un mélange de résines et de produits volatils dont le principal est la créosote.

ACTION. Stimulant, anticatarrheux, diaphorétique et diurétique (angines, bronchites et laryngites chroniques, chute des cheveux, leucorrhée, maladies de vessie).

MODES D'EMPLOI : *A l'intérieur.* Eau de goudron. 5 gr. par litre. L'émulsion contient 2 pour 100 de goudron ; elle sert à préparer rapidement les solutions de goudron. Capsules de goudron. — *A l'extérieur.* 1 de goudron pour 3 de pommade. de glycérine ou d'emplâtre (emplâtre du Pauvre homme).

Goudronnière
(*fig.* 298). — Appareil consistant en une série de lames ajustées ensemble et pouvant descendre et monter à volonté dans un récipient

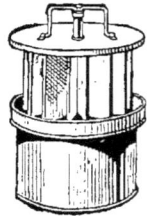

Fig. 298.
Goudronnière.

contenant du goudron. Les lames ont pour but de multiplier les surfaces d'évaporation du goudron.

Gourme. —
V. ECZÉMA, IMPÉTIGO.

Goutte, podagre (du grec *pous*. pied, et *agra*, proie,. — La goutte est une des principales manifestations de la diathèse arthritique (migraine. hémorroïdes. asthme, gravelle, coliques néphrétiques, éruptions eczémateuses, dyspepsie); aussi convient-il de se reporter au mot ARTHRITISME et à ses diverses manifestations pour la période qui précède l'attaque de goutte. Ces diverses manifestations peuvent, du reste, constituer la forme *larvée* de la *goutte anormale*.

Goutte aiguë. — Signes. Souvent, pendant les jours qui précèdent l'attaque, le caractère du malade devient difficile, sous l'influence de troubles digestifs et d'une inaptitude au travail.

Premières attaques. Les premières se produisent au milieu de la nuit (ordinairement de minuit à 3 heures du matin). Le malade est réveillé par une douleur très violente au niveau de l'articulation qui unit le pied au gros orteil. Le moindre attouchement, le moindre mouvement rend ces douleurs intolérables ; dans certains cas, elles s'étendent au pied et même à la jambe. La peau du gros orteil est rouge, luisante ; toute la région (notamment les veines) est tuméfiée. La figure est congestionnée ; il existe des douleurs de tête, des frissons ; la fièvre atteint 40° et les urines sont rouges.

Le matin tous ces signes s'atténuent, et durant la journée les douleurs sont faibles ; mais dès le soir elles reprennent leur acuité, et l'accès se reproduit ainsi pendant plusieurs nuits (3 à 8 jours). La soif est vive, l'appétit nul, la constipation habituelle.

Lorsque l'attaque est terminée, l'articulation reprend peu à peu sa souplesse et le malade se sent *mieux* qu'avant l'attaque.

Attaques ultérieures. Elles peuvent ressembler complètement aux précédentes, mais souvent en différent par l'envahissement de plusieurs petites articulations du pied et même des grandes jointures (cou-de-pied, genou, main, coude). Elles peuvent aussi être constituées par plusieurs petites attaques successives, interrompues par quelques jours de repos.

Évolution. L'attaque de goutte est rarement unique, mais chacune est séparée, d'ordinaire, par plusieurs années ; elle se produit avant 30 ans chez les enfants de goutteux. L'époque la plus habituelle d'apparition est le début de l'hiver pour les premiers accès, le printemps ou le début de l'automne pour les autres accès.

Goutte chronique (atonique) [*fig.* 299. 300 et 301]. — La goutte chronique ou des vieillards est caractérisée par des accès plus prolongés que ceux de la goutte aiguë, à laquelle elle succède, et dont les intervalles ne laissent jamais le malade complètement bien portant (Trousseau), car les engorgements articulaires persistent indéfiniment. Les pieds, les genoux, les mains sont déformés par de petites tumeurs bosselées (tophus) dont

le volume varie d'un pois à un petit œuf, d'une consistance d'abord demi-liquide, puis dure, et qui peuvent s'ulcérer. Ces bosselures sont formées par des sels d'urate de soude,

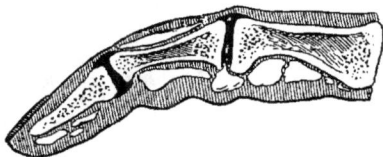

Fig. 299. — Goutte.
Coupe d'un doigt, destinée à montrer des dépôts d'urates au voisinage des os.

ou d'urate et de phosphate de chaux, qui se déposent au-dessous ou dans l'épaisseur de la peau après chaque accès. On constate aussi

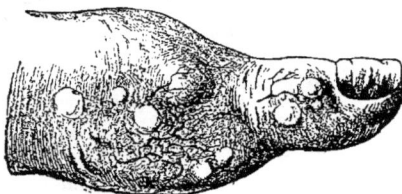

Fig. 300. — Goutte chronique.
Tophus près de provoquer des ulcérations.

la présence de ces tophus sur l'oreille. Le goutteux chronique s'affaiblit rapidement sous l'influence des troubles digestifs qui accom-

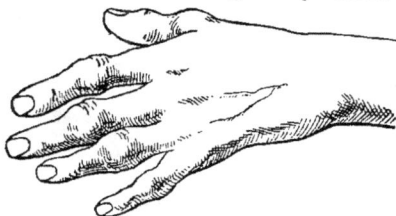

Fig. 301. — Main déformée par la goutte chronique.

pagnent souvent cette forme ou de complications (diabète, mal de Bright*, maladies du cœur).

Goutte anormale viscérale ou **remontée.** — La goutte *remontée* est constituée par divers accidents qui peuvent se produire au cours d'une attaque de goutte, alors que la manifestation articulaire avorte prématurément : crampes d'*estomac* ou d'*intestin* avec vomissements incoercibles, tendance à la syncope ; accidents *cérébraux* : délire, convulsions, attaque d'apoplexie ; troubles *cardiaques*, avec palpitations, oppression extrême, angine* de poitrine et syncope ; troubles de la sécrétion *rénale :* albuminurie, avec ou sans maladie de Bright. V. REINS.

CAUSES. Les causes *prédisposantes* sont celles de l'arthritisme. (V. ce mot.) Les causes *occasionnelles* de l'attaque de goutte sont souvent un choc, une chaussure trop étroite.

La maladie est due principalement à l'existence d'un excès d'acide urique par destruction incomplète *des matières organiques* (Bouchard) ou par formation excessive (Lecorché) de ces matières.

HYGIÈNE : 1° DE L'EXERCICE. L'oxydation étant incomplète, il faut l'accroître par un exercice quotidien et méthodiquement *graduel* (en dehors des périodes de crises).

2° DES ALIMENTS. Sobriété aux repas, qui doivent être faits à des intervalles réguliers, se composer de légumes, de fruits et d'un seul genre de viande, afin d'éviter les excès qu'entraîne la variété des mets. Les aliments seront mangés lentement et bien mastiqués. *Viandes.* De préférence, viandes blanches, volailles; viandes rouges en plus faible quantité; peu d'œufs, de poissons, d'aliments gras; pas de gibiers, ni de crustacés. *Légumes.* De préférence, salades crues et cuites; tous les légumes frais sont permis, sauf l'oseille, les tomates, les truffes, les champignons; prendre peu de féculents et de pain, qu'on remplacera par des pommes de terre à l'eau. *Fruits.* Tous sont bons, mais de préférence fraises et raisin (laxatifs). *Boissons.* Prendre en abondance de l'eau de Contrexéville, de Vals et Vichy avec un peu de vin léger, de préférence blanc; ni bière, ni cidre, ni poiré, ni liqueurs, ni apéritifs. Le café et le thé sont utiles.

3° DE LA PEAU. Lotions générales, *massage.*

4° DE L'INTESTIN. Selle quotidienne à la même heure, le matin, ou, de préférence, deux fois par jour.

TRAITEMENT : 1° DE GOUTTE AIGUË. Colchique, antipyrine, salicylate, boissons abondantes (lait, café, tisane d'orge), médication sous la *surveillance* d'un médecin; certaines attaques articulaires mal soignées peuvent amener les accidents de la goutte remontée.

Enveloppement de l'articulation avec de l'ouate et de la flanelle et, pendant les périodes de repos, exposition de l'articulation à des fumigations de tabac.

2° PRÉVENTIF ET CURATIF. *En dehors des accès,* cure de raisin et séjour dans les stations d'eaux minérales variant avec tempérament : chez sanguin, Vichy; chez anémique, Royat; chez nerveux, Néris, Luxeuil; chez lymphatique, Bourbon-l'Archambault; avec déformation (goutte chronique), Dax et Saint-Amand.

3° DES DÉFORMATIONS PAR TOPHUS. La tuméfaction des petites articulations goutteuses peut disparaître sous l'influence du massage; mais Rindfleisch a indiqué un procédé qui donne un résultat plus rapide et moins pénible. Il consiste à plonger la main dans un verre rempli au deux tiers de mercure. La sensation de pression qu'éprouve le membre ainsi immergé augmente au fur et à mesure qu'il s'enfonce, et, en lui imprimant à chaque séance 20 à 30 mouvements de va-et-vient, on opère un véritable massage.

Goutte saturnine. — V. PLOMB.

Gouttes. — Différents médicaments se prennent sous forme de gouttes; il est donc indispensable d'avoir un bon compte-gouttes. (V. l'article suivant.) Dans les ordonnances, les médicaments donnés sous forme de gouttes sont indiqués souvent en chiffres romains, afin d'éviter la confusion avec ceux donnés à la dose de grammes.

Le nombre de gouttes varie naturellement avec le poids du médicament. Voici quelques exemples du nombre de gouttes nécessaire pour le poids d'un gramme : perchlorure de fer, 19; ammoniaque, 24; liqueur de Fowler, 34; glycérine. 25; laudanum de Sydenham, 43; élixir parégorique, 53; créosote. 41; teintures d'aconit, de digitale. de belladone, 53; chloroforme, 59; teinture d'iode, 61; éther, 93.

Gouttes (Compte-) [*fig* 302]. — Appareil composé d'un tube de verre terminé d'un côté par une extrémité effilée, et de l'autre par une poire ou un tube en caoutchouc. On aspire le liquide en pressant le caoutchouc, puis on le relâchant lorsque la pointe est dans le liquide. Pour vérifier si l'appareil donne exactement la goutte pharmaceutique, on lui fait verser 20 gouttes d'eau, qui doivent peser 1 gr.

Fig. 302. Compte-gouttes.

Gouttes amères de Baumé. — Médicament contenant de la noix vomique, c'est-à-dire de la *strychnine.* Maximum pour adultes, 8 gouttes. Pour emploi et empoisonnement, v. STRYCHNINE.

Gouttes noires. — Médicament contenant de l'opium dissous dans du vinaigre. Les *gouttes noires anglaises des quakers* sont une préparation analogue. Maximum pour adultes 6 gouttes. Pour emploi et empoisonnement, v. OPIUM.

Gouttière (*fig.* 303, 304). — Appa-

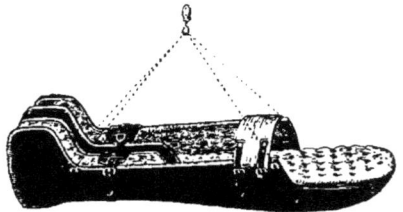

Fig. 303. — Gouttière de Bonnet.

reil en fil de fer qu'on garnit à l'intérieur d'un tissu ouaté, ou d'ouate entre deux épaisseurs de compresses pour permettre

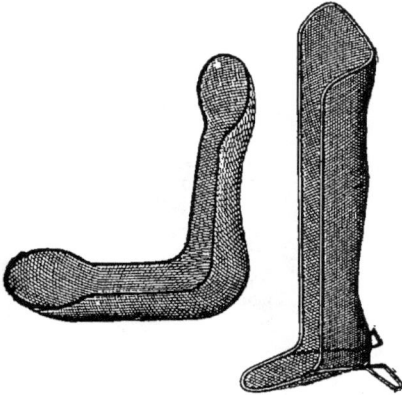

Fig. 304. — Gouttières en fil de fer, de bras et de jambe.

d'immobiliser un membre fracturé ou toute la région inférieure du corps.

Grain. — Préparation pharmaceutique ayant la forme sphérique ; ce nom est donné à une variété de pilules faites à l'avance (spécialités) employées comme purgatifs ou laxatifs : grain de *santé* ou grain de *vie* de Mesné, Franck, Cadet, à base d'aloès *.

Graisse. — Substance organique hydrocarbonée.

EFFETS NUISIBLES. Nombre de personnes digèrent mal les graisses et ne peuvent en absorber une certaine quantité sans être atteintes de diarrhée. Les malades, les convalescents ont une grande répulsion pour les graisses, aussi ne doit-on leur donner que du bouillon bien dégraissé ; le meilleur procédé consiste à laisser refroidir le liquide et à enlever la graisse qui s'est déposée à sa surface. Le dégoût des aliments gras est un des signes caractéristiques des kystes du foie.

EFFET UTILE : 1° *Dyspepsie*. Le Dr Akemositch-Peretz ayant constaté que, chez l'homme sain, l'usage des corps gras entrave la sécrétion du suc gastrique, a eu l'idée de faire prendre aux personnes atteintes de dyspepsie (v. ce mot) par hyperchlorhydrie (excès d'acide chlorhydrique) 100 gr. de beurre sur un peu de pain immédiatement après leur repas. Bientôt, les principaux troubles, notamment les douleurs au creux de l'estomac, les vomissements et la constipation diminuent, puis disparaissent, pour se renouveler si l'on interrompt trop tôt cette très simple médication. 2° *Coliques hépatiques*. Elles sont traitées avec succès par l'huile à haute dose. (V. FOIE.) 3° *Amaigrissement, obésité*. V. ces mots.

Granulation. — Petites élevures se produisant sur certaines muqueuses. V. ANGINE et YEUX (conjonctivite).

Granule. — Préparation pharmaceutique ayant la forme d'une très petite pilule. Un granule contient, enrobée dans du sucre et de la gomme, une très faible quantité (1/2 ou 1 milligr.) d'un médicament très actif ; ex. : atropine, digitaline.

Granulé. — Préparation pharmaceutique, encore plus petite que les granules ; le volume est égal ou inférieur à celui d'un grain de millet ; les granulés sont, en général, ovalaires ou sphériques. Le sucre y entoure un médicament de saveur faible qui doit être absorbé après dissolution dans un liquide, comme l'eau, le vin, le lait.

Grasse (Alpes-Maritimes). — Station d'hiver de 14 000 habitants, à distance de la mer. Le climat est analogue à celui de Cannes, mais la température moyenne est moins élevée et l'humidité plus grande que dans cette ville ; très peu de vent.

INDICATIONS. Nervosité, laryngite, tuberculose.

Grasseyement. — V. VOIX.

Gravelle. — Concrétions sableuses cristallines, qu'on trouve dans le fond du vase de nuit après refroidissement de l'urine. Elles peuvent être jaune orangé et formées d'acide urique pur ou uni à des urates, dans d'autres cas blanchâtres et constituées alors par des phosphates ou des oxalates. La gravelle est une des formes de l'arthritisme *, elle indique l'existence d'un ralentissement dans la nutrition et une combustion incomplète des résidus de cette nutrition : goutte, lithiase rénale, coliques néphrétiques (v. REIN), calcul de la vessie *. Par extension on a donné aussi le nom de « gravelle » à la lithiase biliaire.

RÉGIME DANS LA GRAVELLE : 1° gravelle *calcique*, lait ; 2° gravelle *phosphatique*, lait, eau de Seltz, poisson, viande ; 3° gravelle *oxalique*, sont autorisés toutes les viandes et les féculents, sauf les haricots blancs, tous les légumes verts, sauf l'oseille et les épinards ; sont interdits les fruits, sauf les figues, les condiments, le thé, le chocolat, les liqueurs. Boire abondamment du vin coupé d'eau.

Dans toutes les formes. exercice régulier et selle quotidienne à la même heure.

V. aussi ARTHRITISME et GOUTTE.

Gravide. — Matrice *gravide*, signifie matrice en état de grossesse.

Greffe animale (*fig.* 305). — Transplantation d'une portion de la peau d'une région sur une autre, la partie transplantée restant ou non adhérente par un de ses points à la partie du corps où elle était primitivement placée. Cette opération est pratiquée lorsqu'une partie importante de la peau a été enlevée par suite d'un accident; dans certains cas, on restaure ainsi un organe tout entier, comme

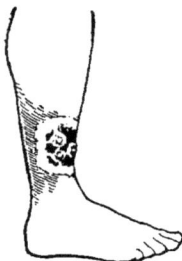

Fig. 305. — Greffe.

le nez. — La greffe dite *épidermique* est la transplantation, sur une plaie étendue, d'un ou plusieurs fragments de la partie épidermique d'une région éloignée. Les îlots ainsi formés se réunissent, et la cicatrisation s'opère rapidement.

Grenadier (*fig.* 306). — Plante de la famille des Myrtacées.

MODE D'EMPLOI. L'écorce est employée comme ténifuge, sous forme de décoction,

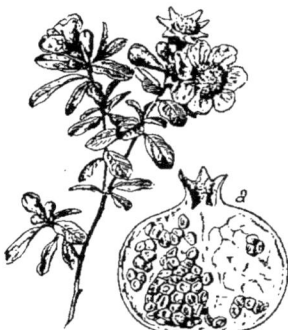

Fig. 306. — Grenadier.
a. Grenade ouverte.

60 gr. pour 750 gr. d'eau que l'ébullition ramène à 500 gr. et qu'on doit boire en 3 fois, à une demi-heure d'intervalle.

Pelletiérine. — Alcaloïde de grenadier employé comme ténifuge *chez les adultes*.

Grenouillette (*fig.* 307). — Tumeur placée sous la langue, contenant un liquide blanc et filant et pouvant être constituée par un kyste spécial ou par

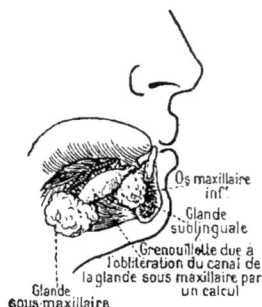

Fig. 307. — Grenouillette.

l'obstruction du canal de Warton qui sert de déversoir à la glande salivaire sous-maxillaire.

TRAITEMENT. Petite opération chirurgicale.

Grippe ou *influenza*. — Maladie infectieuse épidémique, contagieuse, ayant sa localisation la plus habituelle dans les bronches, mais pouvant en avoir simultanément ou isolément plusieurs autres. V. à l'*Appendice*.

Forme légère. — Bronchite accompagnée de maux de tête très intenses, d'un abattement général, de brisement des membres, de crampes et de frissons répétés; la fièvre est vive le soir, faible le matin. Le catarrhe atteint à la fois les yeux, le nez, la gorge, le larynx et les grosses bronches; les crachats sont épais. Quelquefois, il se produit, en outre, des nausées et des vomissements. La maladie se termine, après une quinzaine de jours, par une sueur abondante.

Forme grave. — 1° *Broncho-pulmonaire.* Signes de la broncho-pneumonie, de la pneumonie, de la fluxion de poitrine ou de la pleurésie.

2° *Nerveuse.* Douleurs atroces de tête et le long de la colonne vertébrale, délire, vertiges et syncope, névralgies multiples avec prostration complète.

3° *Gastro-intestinale.* Vomissements incessants ou diarrhée intense, signes simulant la fièvre typhoïde.

4° *Otite* (inflammation de l'oreille moyenne) avec douleur très vive, cessant avec la perforation naturelle ou artificielle du tympan, par lequel s'écoule une suppuration abondante qui se prolonge plusieurs semaines.

5° *Hémorragique.* Écoulement de sang par la matrice, la vessie, le nez.

HYGIÈNE. Repos absolu et prolongé au lit. Lait, grogs et thé chauds, café, champagne. Gargarismes boriqués et grands lavements à l'eau bouillie.

PREMIERS SOINS. *Contre vomissements et dou-leurs d'estomac* : Lait glacé, champagne frappé, eau de Seltz.
V. CALMANTS, BRONCHITE, FIÈVRE TYPHOÏDE *, OREILLE.

Grog. — Stimulant formé d'un cin-quième d'eau-de-vie pour quatre cin quièmes d'eau, de préférence chaude, à laquelle on ajoute une tranche de ci-tron.

Grossesse. — État d'une femme enceinte.

SIGNES (perceptibles par la femme) :
I. DE PROBABILITÉ (importants seulement par la réunion de plusieurs d'entre eux) : 1° *Suppression des règles* (des hémorragies peuvent se produire au cours d'une grossesse, mais en dehors de l'époque régulière et avec des différences dans la couleur et la quantité du sang) ; 2° *nausées et vomissements* répétés le matin, pendant les trois premiers mois, avec perte de l'appétit, appétit exagéré ou encore dépravé (désir de manger des substances non alimentaires), constipation, surtout dans les derniers mois ; 3° *picotements des seins* et *brunissement de l'aréole* des mamelles avec apparition de 12 à 15 petites bosselures qui, étant pressées, donnent un liquide blanchâtre ; 4° *coloration brune de la ligne médiane du ventre*, plaques jaunâtres (masque) au front, autour des narines, sur le cou ; 5° *salivation abondante* ; 6° *maux de dents, énervement*, évanouissements, susceptibilité extrême, né-vralgies faciales, démangeaisons ; 7° *oppres-sion*, palpitations, varices.
II. DE CERTITUDE : 1° *Mouvements actifs* du fœtus, perceptibles à partir de 4 mois et demi. Lorsqu'on promène une main froide sur le ventre, les mouvements deviennent souvent sensibles à la vue ; 2° *bruits du cœur* de l'en-fant (perceptibles par le père) comparables aux bruits d'une montre à travers un oreiller et variant entre 110 et 160 par minute. On les perçoit vers le 5° mois, près de l'ombilic, plus tard dans la ligne qui va de l'ombilic au milieu du pli de l'aine. Si les battements du cœur sont supérieurs à 130, les chances sont pour une fille, pour un garçon s'ils sont inférieurs ; mais ce n'est là qu'une pro-babilité.
DURÉE. Cette durée n'est pas la même chez toutes les femmes et chez une même femme à des grossesses différentes. Elle peut varier entre 260 et 290 jours. Aux termes de l'arti-cle 315 du Code civil, « la légitimité de l'en-fant né 300 jours après la dissolution du ma-riage pourra être contestée ». La moyenne est de 275 à 280 jours, ou 10 mois lunaires.
Tarnier et Budin, pour fixer la date de l'accouchement, comptent 9 mois du calen-drier depuis la fin de la dernière époque men-struelle et ajoutent 5 jours. Pour trouver rapidement cette époque, il suffit, après avoir ajouté 5 jours à la date de la cessation des règles, de reculer de 3 mois. Ainsi le der-nier jour des règles ayant été le 7 janvier, on ajoute 5 jours, ce qui conduit au 12 jan-vier, et porte l'accouchement au 12 octobre.

Le tableau-calendrier établi d'après Nægeli (v. p. suiv.) indique immédiatement la date en question ; mais on remarquera qu'il donne à la grossesse une durée de 2 jours plus longue que d'après le système de Budin. Les chiffres de la ligne supérieure indiquent la date du dernier jour de la dernière période menstruelle, et le chiffre en italique placé immédiatement en dessous, la date probable de l'accouchement.

Conduite à tenir pendant la gros-sesse normale.
— HYGIÈNE. Ne pas se serrer, sup-primer les corsets ou tout au moins faire usage des cor-sets de grossesse (*fig.* 308) ; ne pas employer de jar-retières afin d'évi-ter les varices ou, si elles se produi-sent, de ne pas les aggraver et les rendre définitives, alors qu'elles sont en général limi-tées à la durée de la grossesse ; por-ter des chaussures larges. Les femmes qui ont eu plusieurs

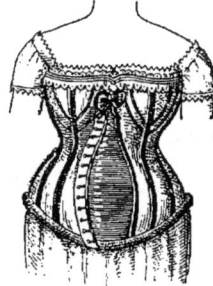
Fig. 308.
Corset de grossesse.

enfants feront bien, vers le 6° mois, de porter une ceinture abdominale (*fig.* 309). Se couvrir chaudement, le soir et en hiver, pour éviter les refroidissements et par suite les secousses

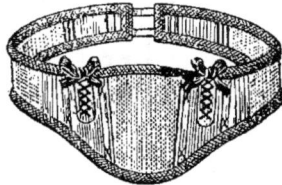
Fig. 309. — Ceinture abdominale.

de toux des rhumes. Alimentation suffisante, mais non excessive ; entretenir la régularité des selles, au besoin par des pilules laxatives (podophyllin, cascarine, rhubarbe), de la ma-gnésie, de l'huile de ricin, des eaux minérales purgatives (ces dernières à petite dose, le matin) ; en cas de diarrhée, prendre du sali-cylate de bismuth.
Exercice modéré régulier (promenade à pied quotidienne), mais suppression de la danse, de l'équitation, du cyclisme et des voyages, surtout au début et dans les dernières se-maines de grossesse ; repos *complet* à la date où les règles auraient dû se produire. Sup-pression du travail à la machine, cessation du travail pour les ouvrières travaillant le plomb, le sulfure de carbone.
S'il n'y a pas eu antérieurement de fausse couche, continuer l'usage du tub, les bains

14

	1	2	3	4	5	6	7	8	9	10	11	12	13	14	15	16	17	18	19	20	21	22	23	24	25	26	27	28	29	30	31	
Janvier / Octobre	8	9	10	11	12	13	14	15	16	17	18	19	20	21	22	23	24	25	26	27	28	29	30	31	1	2	3	4	5	6	7	Novembre.
Février / Novembre	8	9	10	11	12	13	14	15	16	17	18	19	20	21	22	23	24	25	26	27	28	29	30	1	2	3	4	5				Décembre.
Mars / Décembre	6	7	8	9	10	11	12	13	14	15	16	17	18	19	20	21	22	23	24	25	26	27	28	29	30	31	1	2	3	4	5	Janvier.
Avril / Janvier	6	7	8	9	10	11	12	13	14	15	16	17	18	19	20	21	22	23	24	25	26	27	28	29	30	31	1	2	3	4		Février.
Mai / Février	5	6	7	8	9	10	11	12	13	14	15	16	17	18	19	20	21	22	23	24	25	26	27	28	1	2	3	4	5	6	7	Mars.
Juin / Mars	8	9	10	11	12	13	14	15	16	17	18	19	20	21	22	23	24	25	26	27	28	29	30	31	1	2	3	4	5	6		Avril.
Juillet / Avril	7	8	9	10	11	12	13	14	15	16	17	18	19	20	21	22	23	24	25	26	27	28	29	30	1	2	3	4	5	6	7	Mai.
Août / Mai	8	9	10	11	12	13	14	15	16	17	18	19	20	21	22	23	24	25	26	27	28	29	30	31	1	2	3	4	5	6	7	Juin.
Septembre / Juin	8	9	10	11	12	13	14	15	16	17	18	19	20	21	22	23	24	25	26	27	28	29	30	1	2	3	4	5	6	7		Juillet.
Octobre / Juillet	8	9	10	11	12	13	14	15	16	17	18	19	20	21	22	23	24	25	26	27	28	29	30	31	1	2	3	4	5	6	7	Août.
Novembre / Août	8	9	10	11	12	13	14	15	16	17	18	19	20	21	22	23	24	25	26	27	28	29	30	31	1	2	3	4	5	6		Septembre.
Décembre / Septembre	7	8	9	10	11	12	13	14	15	16	17	18	19	20	21	22	23	24	25	26	27	28	29	30	1	2	3	4	5	6	7	Octobre.

Calendrier de la grossesse.

tièdes (33° à 35°), à condition qu'ils soient courts (maximum 20 minutes). Pour les bains de mer, consulter le médecin et les prendre, en tout cas, courts et par mer calme. Si l'on veut nourrir, faire des lotions avec de l'eau-de-vie sur le bout des seins, afin de les endurcir et de prévenir les gerçures. Continuer les soins locaux de propreté, à condition de les prendre étant couchée avec de l'eau bouillie qui devra passer *lentement* et *doucement ;* ne pas employer l'irrigateur, mais se servir du bock à faible hauteur.

CONSEILS À DEMANDER AU MÉDECIN. Lui envoyer des urines chaque mois à partir du 4ᵉ, depuis le début de la grossesse, afin de lui permettre, en cas d'albuminurie, d'établir le traitement préventif de l'éclampsie *. Le prévenir immédiatement en cas de cessation prolongée des mouvements du fœtus ou de l'apparition d'un des accidents ci-après énumérés. Aller le voir ou l'appeler chez soi un mois avant l'époque présumée de l'accouchement ; il sera à même ainsi de modifier la position de l'enfant dans la matrice si elle est défectueuse (*version* par manœuvres externes).

Troubles de la grossesse. — I. *Lésions de la bouche :* 1° *Inflammation des gencives.* Nettoyer la bouche et enlever le tartre qui entoure les gencives. (V. DENTS.) Essuyer tous les jours leur bord libre malade avec un bourrelet d'ouate, puis appliquer en ce point une solution de :

Hydrate de chloral. . . . ⎫
Alcoolat de cochléaria. . ⎬ aa 10 gr.

2° *Maux de dents.* Si la salive est acide, faire le traitement indiqué au mot DENTS, et donner du phosphate de chaux * ; s'il y a carie, pansements provisoires et même avulsion chez les femmes modérément nerveuses. Contre *névralgies,* sulfate de quinine à petite dose, sirop de chloral, opiacés, en ayant soin de combattre la constipation.

II. *Lésions de l'estomac :* 1° *Perte d'appétit :* quinquina, quassia * amara, exercice au grand air, promenade à pied avant les repas ; 2° *aigreurs, gaz brûlants et acides :* demi-verre d'eau de Vals un quart d'heure avant les repas, lait, œufs, viandes blanches, suppression du vin ; 3° *vomissements répétés graves* (incoercibles) : un changement d'habitation suffit quelquefois à faire disparaître ces vomissements ; essayer successivement les boissons et les aliments très chauds ou glacés ; vin de Champagne ; infusion aromatique (tilleul, oranger, thé, menthe, camomille) après le repas, avec une cuillerée d'eau-de-vie ou de kirsch ; repas fréquents, mais peu abondants, pris étant couchée ; au besoin essayer régime lacté absolu. Comme médicaments : employer la potion de Rivière ou donner 10 à 12 gr. de bicarbonate de soude par jour, en cachets ou dans un peu d'eau ; compression du pneumogastrique au cou (v. *fig.,* à ASTHME) ; purgatif et lavements si constipation ; lavements * alimentaires ; appliquer un quart d'heure avant les repas un sac de glace sur l'estomac avec, ou non, un second sac sur la colonne vertébrale, au même niveau, et pro-

longer cette action pendant deux ou trois heures.

III. *Maladies de l'intestin. Hernie.* S'il en existe, faire porter un bandage qu'on surveillera pendant l'accouchement. Pour *constipation* et *diarrhée,* v. précédemment *conduite à tenir pendant la grossesse.*

IV. *Varices.* (Pour les signes, v. à VARICES.) Fréquentes surtout chez les femmes forcées de rester longtemps debout. Elles diminuent et quelquefois même disparaissent après l'accouchement ; leur réapparition est souvent le premier signe d'une grossesse. La phlébite * est une complication qui n'est pas rare.

V. *Maladies de l'appareil urinaire :* 1° *Albuminurie.* Quelquefois les signes sont nuls, sauf albumine dans urine. Ordinairement, gonflement (œdème) des chevilles, pâleur et bouffissure du visage, notamment des paupières, et possibilité du mal de Bright. (V. REINS.) — Comme traitement, régime lacté * absolu, d'autant plus nécessaire à observer qu'il préserve de l'*éclampsie,* fréquente chez les albuminuriques. 2° *Incontinence d'urine *.* Elle se produit soit au début, par instabilité de la vessie, soit à la fin, par suite de compression de ce viscère par la matrice, qui doit alors être soutenue par un bandage. 3° *Rétention d'urine *.* Elle nécessite l'intervention du médecin, l'introduction de la sonde étant délicate.

L'incontinence et la rétention peuvent être produites par une mauvaise position de la matrice.

VI. *Maladies du système nerveux :* 1° *Crampes douloureuses.* Laxatifs si besoin, bains, massage local vigoureux, marche dès l'apparition, extension forcée de la jambe, du pied et des orteils si crampe des fléchisseurs ; dans le cas contraire, faire l'inverse. 2° *Éclampsie.* (V. ce mot.)

VII. *Maladies de la peau :* 1° *Masque.* Taches jaunâtres au front, joues, menton, disparaissant en général après accouchement. Faire des lotions matin et soir avec : sublimé, 50 centigr. ; sulfate de zinc, 3 gr. ; acétate de plomb, 2 gr. ; eau, 125 gr. (Hardy). 2° *Démangeaisons généralisées.* Bains * alcalins, lotions avec solution de chlorhydrate de cocaïne.

Hémorragies. (V. COUCHE * [FAUSSE].)

Action des médicaments sur l'évolution de la grossesse. — Le sulfate de quinine, le salicylate de soude, la belladone, l'antipyrine, l'opium, le chloral, l'éther, le chloroforme, les préparations mercurielles peuvent *sans aucun inconvénient* être employés pendant la grossesse.

Les médicaments défendus sont : les purgatifs drastiques (eau-de-vie allemande, aloès) et les substances agissant sur les règles (l'ergot de seigle, la rue, l'armoise). Il n'y a pas de médicaments abortifs, mais il y a des médicaments qui, à *doses toxiques,* tuent la femme en même temps que son enfant.

Gruau. — V. AVOINE.

Guêpes. — V. PIQÛRES.

Guimauve (*fig.* 310). — Plante de la famille des Malvacées.

MODES D'EMPLOI. Les feuilles, les fleurs, et surtout la *racine* de guimauve sont employées à l'*intérieur,* en infusion, à l'*extérieur* en décoction à la dose de 20 gr. par litre, comme calmant et émollient, notamment en gargarisme, dans les angines.

Gutta-percha. — Suc épais et solide, extrait du Dichopsis gutta.

MODES D'EMPLOI. Après avoir été trempée dans de l'eau à 50° ou 60°, la gutta se moule sur les surfaces où on l'étend et garde la forme

Fig. 310. — Guimauve :
a. étamines ; *b.* fruit.

donnée en se refroidissant, d'où son utilité pour différents appareils, notamment pour ceux à fracture. Dissoute dans le chloroforme (1 de gutta pour 9 de chloroforme), elle forme un enduit-pellicule, la *traumaticine,* qui protège et cicatrise les plaies ou guérit certaines maladies de peau (psoriasis).

Gymnastique. — La gymnastique est l'éducation du mouvement (1).

Elle ne se propose ni la recherche exagérée de la force musculaire ni l'habileté excessive à vaincre des difficultés exceptionnelles, ce qui est le rôle de l'athlétisme ; son but est le perfectionnement harmonieux du corps pour établir l'équilibre entre l'activité physique et l'activité intellectuelle (*gymnastique de développement*). Les *exercices* faits avec certains appareils (*gymnastique d'application*) ont pour but de familiariser l'homme avec des pratiques qui trouvent leur application dans la vie, en particulier dans la vie militaire.

PRESCRIPTIONS POUR L'ENFANCE. Dans le jeune âge (sauf si la taille s'accroît d'une façon exagérée), les mouvements de force doivent être absolument défendus, car les contractions trop énergiques ou trop durables arrêtent la croissance (ne pas prolonger, par exemple, les exercices d'appui sur les mains). On doit alterner, chez les enfants, les mouvements des membres supérieurs et inférieurs, et faire suivre chaque groupe de mouvements d'un court instant de repos. Les mouvements se feront symétriquement. Tout exercice qui met en jeu particulièrement la partie droite du corps doit être répété identiquement par la partie gauche. Pour les autres prescriptions hygiéniques, v. EXERCICE.

(1) *Manuel officiel de gymnastique,* 1891.

Gymnastique médicale française (*fig.* 311, 312). — La gymnastique curative utilise comme mode de traitement les mouvements de la gymnastique de développe-

Station accroupie,   Station accroupie,
les genoux écartés.   les genoux réunis.

Fig. 311, 312. — Types de gymnastique de mouvement.

ment et un certain nombre des appareils de la gymnastique d'application. V. CONSTIPATION et COLONNE VERTÉBRALE.

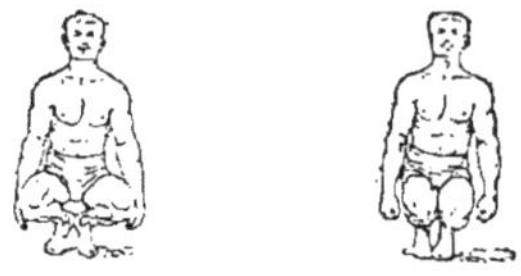

Gymnastique de chambre. — Ensemble d'exercices praticables chez soi, les uns consistant simplement dans des mouvements des membres et du tronc (gymnastique abdominale, dorsale et respiratoire), les autres avec des appareils très simples (haltères, tendeurs élastiques (v. *fig.* à EXTENSEURS), scie, établi de menuisier). L'inconvénient est l'ennui qui découle de l'absence d'émulation et de plaisir.

Gymnastique suédoise (*fig.* 313 et à RESPIRATION). — Dans cette forme de gymnastique, les *exercices du plancher,* ou de mouvements qui ont pour but de faire successivement travailler tous les membres, diffèrent des nôtres, où l'on recherche surtout la vigueur, tandis que les Suédois visent surtout l'amplitude complète du mouvement et sa durée.

Les *appareils* y ont pour but non de donner, comme dans la méthode française, de l'exercice aux bras et aux épaules, qui dans la vie normale sont déjà suffisamment mis en action, mais de mettre en mouvement les muscles, qui ont un rôle dans la digestion (muscles de l'abdomen), dans la respiration (muscles de la poitrine), dans l'attitude droite (muscles du dos), muscles qui restent souvent inactifs pendant la période scolaire.

Le matériel se réduit à une poutre horizontale, à des cordes verticales, à des échelles obliques, à l'espalier (série de barreaux horizontaux appliqués contre un mur), qui est surtout utilisé pour l'extension de la colonne vertébrale, enfin au banc, dont une traverse étroite courant dans le sens de la longueur du siège sert à faire des exercices d'équilibre.

La gymnastique *médicale* suédoise « vise deux résultats : doser l'exercice et le localiser à une région déterminée, de façon à éviter son retentissement sur des organes qu'il importe de ménager » (1).

Deux procédés sont encore employés par les Suédois, la *mécanothérapie* (v. ce mot) et l'*exercice à deux personnes :* « l'une, par exemple, cherchant à étendre le bras, pendant que l'autre, lui tenant la main, lutte contre ce mouve-

(1) Lagrange, *Médication par l'exercice* (F. Alcan).

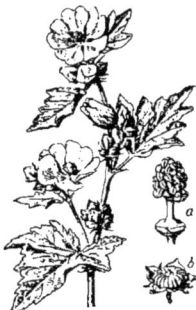

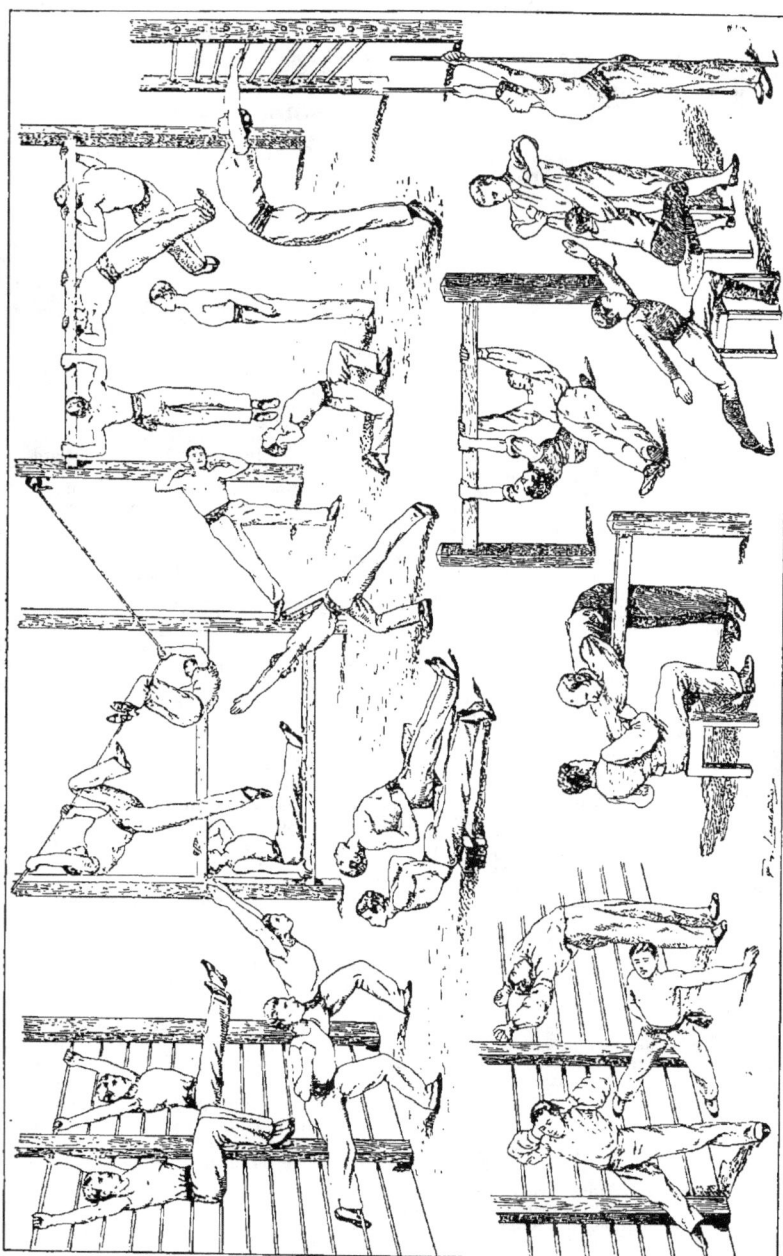

Espalier.

Exercice à deux personnes.

Mouvements respiratoires.

Fig. 313. — Exercices de la gymnastique suédoise.

ment et lui oppose une résistance plus ou moins grande, sans toutefois prolonger son effort »; le second gymnaste, s'il sait bien calculer sa résistance, peut augmenter ou diminuer à volonté la dépense de force du premier.

Dans certains cas, le sujet subit simplement des mouvements passifs ou du *massage*. (V. ce mot.) La localisation de l'exercice s'obtient par des attitudes spéciales et différents modes de fixation qui suppriment les mouvements associés.

Gynécologie. — Partie de la médecine qui s'occupe spécialement des maladies des femmes. V. MATRICE, OVAIRES, RÈGLES.

H

Habillement des enfants. — (Pour les grandes personnes, v. VÊTEMENT.)

I. **Des bébés** (*fig.* 314). — Il en existe trois variétés.

Maillot. Ce costume se compose d'une chemise de toile dont les manches ont été préalablement introduites dans celles d'une brassière de flanelle, de façon à ne former qu'un vêtement. Pour faciliter l'introduction des petits bras de l'enfant dans ces manches, on peut, les premiers jours, coiffer leurs mains d'un cornet de papier un peu fort. Cela fait, on leur passe une brassière de piqué, et voilà le haut du corps habillé par trois pièces qui toutes s'ouvrent par derrière et s'arrêtent un peu au-dessus des fesses. En réalité, la chemise de toile mériterait aussi le nom de « brassière ».

On couche alors l'enfant sur le ventre et l'on croise l'une sur l'autre les deux moitiés de chacun des vêtements pour que le dos soit bien couvert. On entoure alors le bas du corps avec une couche de toile pliée en triangle dont le sommet est ramené entre les jambes, qui sont ainsi séparées. Puis un lange de laine et un lange de coton sont enroulés autour du corps, au-dessous des bras, et leur partie inférieure est soit laissée libre, soit pliée, ramenée au-dessous des pieds et épinglée à la hauteur de la ceinture, de façon à former une sorte de sac. Dans ce système, les bras ont pleine liberté, et les jambes elles-mêmes peuvent se déplacer, à condition que les langes ne soient pas trop serrés.

Habillement dit « à l'anglaise ». Dans cet habillement, les langes sont remplacés : 1° par une culotte de flanelle qui double la couche ; 2° par une robe de flanelle sans manches et par une robe de toile ou de piqué avec manches, toutes deux très longues. Les membres inférieurs de l'enfant, dans ces conditions, ont leur liberté complète.

Système mixte. Certaines personnes emploient un système mixte ; le maillot la nuit, les robes le jour. C'est le système qui nous paraît le plus logique.

But à poursuivre. — En tout cas, l'important est de veiller à ce que les urines et les matières fécales ne séjournent pas longtemps au contact de la peau de l'enfant ; sans quoi, des éruptions et même des ulcérations se produiraient. Pour éviter ces inconvénients, l'enfant sera saupoudré d'amidon, chaque fois qu'il se sera mouillé. On doit savoir, du reste, qu'on peut assez facilement et assez rapidement habituer le bébé à la propreté, dès les premiers mois, en s'astreignant à lui faire faire ses besoins à des intervalles d'abord très courts, puis peu à peu plus éloignés.

Si l'on emploie le maillot, il faut veiller à ce qu'il ne soit pas trop étroit et à bien séparer les jambes l'une de l'autre ; sinon, le frottement amènerait des excoriations, notamment au niveau des saillies que forment les os à la partie inférieure des jambes (malléoles).

II. **Des jeunes enfants.** — Se bien persuader, que pour éviter les rhumes aux enfants, il faut : 1° les endurcir contre les changements de température par l'usage quotidien des ablutions d'eau froide ; 2° tenir compte dans l'habillement de l'enfant de l'exercice qu'il fera ainsi vêtu, de la possibilité qu'il aura ou non de revêtir un paletot après cet exercice.

Habitation. — CONDITIONS D'UNE BONNE HABITATION. *Sol sec*, absorbant rapidement les eaux pluviales : double *exposition* dont la face principale regardera le nord-est ou le sud-est et l'autre face le nord-ouest ou le sud-ouest afin d'éviter les vents froids du nord, les vents pluvieux de l'ouest, l'intense chaleur du sud. Éviter le voisinage des eaux stagnantes (fossés de fortifications, mares), des vapeurs nuisibles (usines), des amas de fumier. Éloigner les eaux ménagères par des égouts dont les parois soient parfaitement étanches, de façon à éviter les infiltrations vers les puits. Ne pas habiter trop près d'une forêt, qui donnera de l'humidité à la maison ; mais rechercher le voisinage d'un jardin, d'un espace découvert qui permet au soleil de rayonner sur les murs, d'avoir dans les chambres le plus possible d'air et de lumière. V. CHAUFFAGE, LUMIÈRE, LIEUX, VENTILATION.

Habitude. — L'usage habituel d'un médicament atténue ses effets sur l'or-

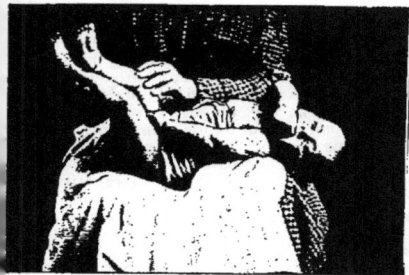
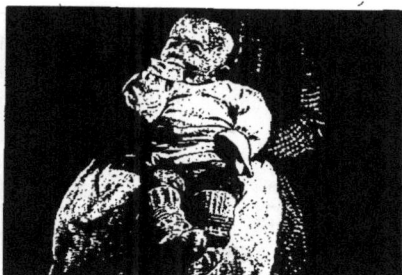
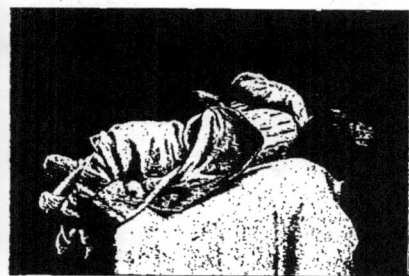
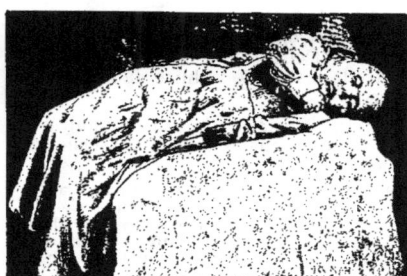
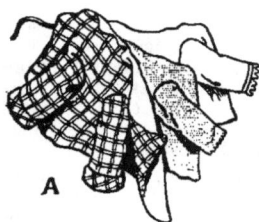
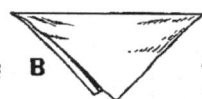
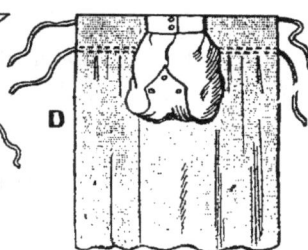
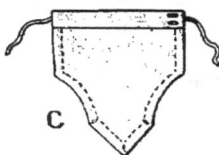
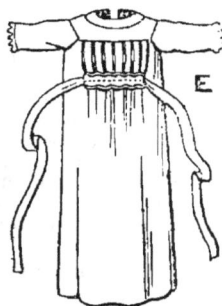
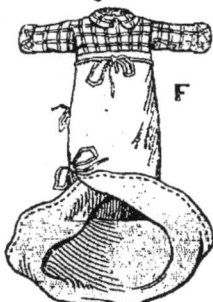
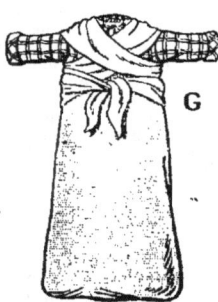

Fig. 314. — Phases de l'habillement des bébés.

A. Brassières superposées (chemise, flanelle, piqué); B. Couche; C. Culotte ouverte;
D. Culotte fermée et jupon de flanelle; E. Robe; F. Habillement de nuit (maillot-lange de laine ouvert)
G. Le même fermé, avec fichu.

ganisme et entraîne à élever les doses (ex. : opium). La diminution d'action s'accroît avec la durée de l'usage. Cette règle n'est pas absolue et l'effet inverse peut même se produire lorsque le médicament n'est pas éliminé à mesure, et qu'il s'accumule dans l'organisme (ex. : digitale).

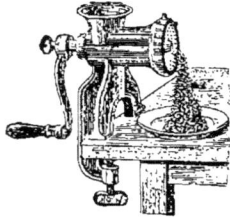

Hache-viande (*fig.* 315). — Petit appareil destiné à réduire la viande en pulpe.

Fig. 315. — Hache-viande.

Hâle. — État de la peau produit par un air sec et chaud qui la dessèche et la flétrit.

Hâle du visage. — TRAITEMENT. Passer sur le visage, matin et soir, un tampon d'ouate trempée dans une solution (conservée dans l'obscurité) contenant 10 centigr. de permanganate de potasse pour 200 gr. d'eau de rose.

Hâle des mains. — TRAITEMENT. Enduire les mains, au moment du coucher, d'une légère couche de vaseline parfumée, et porter des gants de peau la nuit.

Haleine. — La mauvaise haleine tient, le plus souvent, à la décomposition de matières alimentaires restées dans les dents, à une altération de celles-ci (carie), à l'absorption de matières aromatiques (ail, oignon, tabac, liqueurs et eau-de-vie), à des renvois de l'estomac, à des maladies de la gorge, du larynx, des poumons.

TRAITEMENT. Éviter la cause (v. DENTS) et soigner la maladie cause de l'infirmité. Pour détruire la mauvaise odeur, on peut employer une des solutions suivantes : 1° 6 gouttes d'une solution de permanganate de potasse à 1 pour 100 dans une cuiller à soupe d'eau simple ; 2° chlorate de potasse, 2 gr. pour 100 gr. d'une infusion légère de feuilles de noyer ; 3° une infusion de feuilles de sauge 200 gr., glycérine 25 gr., teinture de lavande 10 gr. ; chlorure de soude 30 gr. ; 4° pastilles de cachou.

Hallucinations. — Persuasion de l'existence d'un objet qu'on croit voir, goûter ou sentir, ou d'un bruit que l'on croit entendre, et qui en réalité n'existent pas.

La perte de l'ouïe, de l'odorat ou de la vue n'est pas un obstacle aux hallucinations, qui peuvent exister sans folie, notamment au moment du passage de l'état de veille au sommeil et aussi au réveil.

Le sens le plus souvent atteint est l'ouïe, et cette forme d'hallucination, fréquente dans la mélancolie et le délire de la persécution, suffit à elle seule à indiquer que l'aliéné peut être dangereux. Les sons, d'abord inarticulés, prennent ensuite une voix qui est attribuée à un être imaginaire (dieu, diable, fantôme), à un animal, à un inconnu ou le plus souvent à une personne connue. Les paroles sont en général des injures, des accusations ou la répétition des propres pensées des malades, qui imaginent les procédés les plus bizarres pour expliquer l'émission des sons (électricité, téléphone, etc.). Les hallucinés de l'ouïe, absorbés par leurs pensées, semblent toujours regarder sans voir ; ils parlent tout seuls, répondant à leur voix, et se livrent tout à coup sous l'action de ces commandements aux actes les plus bizarres.

L'hallucination de la vue est constituée par la vision de personnages ou d'objets souvent terrifiants (folies liées à un empoisonnement, à une maladie nerveuse).

Celles de l'odorat et du goût sont les plus rares ; elles coïncident en général avec des troubles de la digestion (mélancolie), et sont souvent aussi de nature désagréable.

Enfin, le malade peut ressentir des hallucinations de la sensibilité générale (secousses, sensation d'enlèvement).

Hamac. — V. BRANCARD.

Hanche. — Articulation du bassin avec la cuisse (V. *fig.* à ARTICULATION). Pour tumeur blanche, v. COXALGIE.

Haricot. — Les haricots verts sont rafraîchissants ; les haricots secs, très nourrissants, ont l'inconvénient d'être un aliment d'une digestion assez lente, surtout lorsqu'ils n'ont pas été soigneusement écrasés, et de provoquer la formation de gaz dans l'intestin.

Harlem (Huile de). — Préparation ancienne antigoutteuse, formée d'un mélange à parties égales d'huile de cade et d'huile de baies de genièvre. (On en prenait 4 capsules, de 20 centigr. chacune, par jour.)

Haut mal. — Synonyme d'*épilepsie*.

Hébétude. — Sorte de stupeur, symptôme d'une commotion cérébrale ou d'une attaque d'apoplexie, pendant laquelle on ne peut mettre en œuvre qu'une partie très restreinte de son cerveau et on se trouve presque hors d'état de comprendre une question et d'y répondre.

Hellébore. — Ancienne orthographe de *ellébore*.

Helminthes. — V. TÉNIA.

Hématémèse (du grec *haima*, *haimatos*, sang, et *emein*, vomir). — Vomissement de sang. V. HÉMORRAGIE.

Hématocèle (du grec *haima*, sang, et *kélé*, tumeur). — Tumeur sanguine, dont le siège varie suivant le sexe.

1° **Hématocèle chez l'homme.** — Infiltration ou épanchement de sang dans les enveloppes du testicule. Lorsqu'il y a simplement *infiltration* du sang dans l'épaisseur des enveloppes externes, la peau des bourses est bleuâtre, peu tendue. Lorsque le sang est *épanché*, les bourses sont violacées, tendues, et présentent une tumeur en forme de poire, à grosse extrémité inférieure, d'abord molle, puis pâteuse, si l'épanchement s'est fait dans les enveloppes externes, et restant fluctuante si l'épanchement occupe la tunique vaginale ou profonde. Dans le premier cas, la cause est une contusion ; dans le second, la tumeur se produit spontanément ou à la suite d'une hydrocèle*.

PREMIERS SOINS. Repos, application d'eau froide sur les bourses, qui devront être soutenues par un morceau de carton (vieux calendrier). Ce traitement suffit, en général, pour les hématocèles des enveloppes externes ; une intervention chirurgicale est nécessaire pour l'hématocèle de la tunique vaginale.

2° **Hématocèle chez la femme** ou **rétro-utérin.** — Épanchement de sang dans le cul-de-sac péritonéal placé entre la matrice ou utérus et le rectum. Il se produit d'ordinaire chez des femmes dont les règles sont irrégulières. Le début est souvent brusque ; les règles s'arrêtent tout à coup avec frissons, fièvre, douleurs dans le bas-ventre, nausées, vomissements ; puis ces signes de péritonite* partielle se calment après quelques jours et la malade souffre seulement d'un affaiblissement externe et d'une constipation opiniâtre (compression de l'intestin par l'hématocèle). La maladie peut avoir deux terminaisons : la guérison par résorption du sang après un ou plusieurs mois, ou l'inflammation de la tumeur avec réapparition des signes du début et évacuation par l'anus ou le vagin d'une certaine quantité de sang noirâtre et poisseux.

PREMIERS SOINS. Repos absolu au lit. Avaler des fragments de glace contre les vomissements et mettre une vessie de glace sur le bas-ventre ; en introduire même dans le vagin. Lavements contre la constipation et injections antiseptiques dans le vagin.

Hématome (du grec *haima*, *haimatos*, sang, et *ôma*, désignant une tumeur). — Tumeur formée par du sang.

Hématurie (du grec *haima*, *haimatos*, sang, et *ourein*, uriner). — Hémorragie par l'urètre. V. HÉMORRAGIE. REINS.

Héméralopie (du grec *hémera*, jour, lettre de liaison *l*, et *ôps*, *ôpos*, œil). — État dans lequel la vision normale à la lumière solaire, est anormalement affaiblie dès que cette lumière devient faible (crépuscule) et qu'elle est remplacée par la lumière artificielle.

CAUSES. Cet état est : 1° un des signes de diverses maladies de la cornée, du cristallin et de la rétine, de certains états généraux débilitants (ictère, fièvre intermittente, alcoolisme), ou : 2° constitue une maladie proprement dite, l'*héméralopie essentielle*, qui se produit à l'état endémique ou épidémique sous l'influence d'un excès de lumière (notamment sous les tropiques), de la fatigue, d'une alimentation insuffisante ou défectueuse sur les navires, dans les casernes (recrues) et les prisons.

ÉVOLUTION ET TRAITEMENT. L'héméralopie essentielle débute brusquement ; elle est particulièrement nette lorsque le soleil disparaît le soir et se guérit sous l'action du repos, du séjour dans des pièces sombres et des toniques, en un temps qui varie de quelques semaines à plusieurs mois. Les mêmes causes peuvent être l'origine de récidives. Il est donc nécessaire, surtout en cas d'atteinte antérieure, de porter des lunettes lorsque la lumière est excessive. Quant à l'héméralopie liée à des lésions oculaires, son traitement varie avec la nature de l'affection qui en a été l'origine.

Hémianesthésie (du grec *hémisus*, demi, et de *anesthésie*). — Suppression de la sensibilité d'un des côtés du corps.

Hémiopie (du grec *hémisus*, demi, et *ôps*, *ôpos*, œil). — Disparition de la vision dans une moitié de la rétine.

Hémiplégie (du grec *hémisus*, demi, et *plégé*, coup). — Paralysie d'une moitié du corps. Dans certains cas, l'hémiplégie est alterne, la face étant paralysée du côté opposé à la paralysie du reste du corps.

L'hémiplégie faciale est la paralysie d'un des côtés du visage.

Hémoglobine (du grec *haima*, sang, et lat. *globus*, globe). — Préparation ferrugineuse extraite des globules sanguins, donnée à la dose de 3 à 10 gr.

Hémoglobinurie. V. REINS (maladies).

Hémophilie (du grec *haima*, sang, et *philia*, amitié). — Disposition de naissance et héréditaire à des hémorragies abondantes et difficiles à arrêter même à la suite de la blessure de simples capillaires. Cette disposition tend à s'atténuer avec l'âge ; aussi faut-il attendre pour vacciner un hémophilique et ne jamais lui arracher même une dent de lait, ni lui faire aucune opération.

ASPECT DES HÉMOPHILIQUES. Individu maigre, à peau fine, à muscles peu développés, saignant facilement du nez. — PREMIERS SOINS. Irrigation d'eau à 45° ou 50°, simple ou additionné de 10 pour 100 de gélatine. Sulfate de soude à la dose de 10 centigr. toutes les heures. V. HÉMOSTATIQUES.

Hémoptysie (du grec *haima*, sang, et *ptusis*, crachement). — Crachement de sang. V. HÉMORRAGIE et à l'*Appendice*.

Hémorragie (du grec *haima*, sang, et *règnumi*, je romps). Ecoulement de sang par un vaisseau rompu.

Le but à obtenir est l'obturation du vaisseau par un caillot (*fig.* 316) formé par du sang coagulé. Ce caillot, au début, peut facilement se détacher; il est donc nécessaire de ne pas lui imprimer de secousse. Plus tard, il devient fibreux, et l'occlusion est alors définitive.

Les hémorragies peuvent être de cause externe ou de cause interne.

Hémorragie de causes externes (*plaies*). — 1° *Par les capillaires* ou *par les veines.* Le sang qui sort des capillaires est rouge et s'écoule en bavant; celui

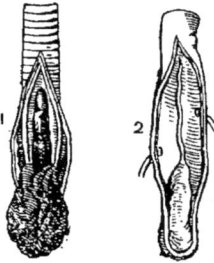

Fig. 316.
Caillot sanguin :
1. Au début;
2. Devenu fibreux.

hémorragies, d'appliquer un morceau d'amadou, ou à son défaut plusieurs épaisseurs de toile, en serrant fortement.

La vapeur d'eau chaude arrête très rapidement les hémorragies, même de vaisseaux importants.

2° *Par les artères.* Le sang, rouge vermeil, s'écoule en jets saccadés.

PREMIERS SOINS. La *première chose* à faire est d'appeler un médecin, qui opérera la *ligature* du vaisseau. En *attendant* sa venue, il convient de mettre en pratique les conseils ci-après. Elever le membre. Comprimer avec un morceau d'amadou ou une compresse recouverte d'un corps plat et dur (caillou, sou) enveloppé de toile et qu'on serre fortement sur la plaie. Si le sang continue à couler, pincer la partie saignante avec une pince à forcipressure (v. TROUSSE) ou, si l'on n'en a pas, appliquer entre le cœur et la plaie un lien élastique (bretelle) dont les extrémités seront serrées au besoin avec un morceau de bois (garrot) que l'on fait tourner pour diminuer la longueur du lien en le tordant (*fig.* 317). On aura soin de placer entre le lien circulaire et la peau qui recouvre le vaisseau blessé une compresse* graduée, et sur la partie opposée à la compresse on mettra une lame de corne ou de métal pour donner point d'appui au bâtonnet.

Inconvénient du garrot. Après quelques heures, le membre devient engourdi, et même

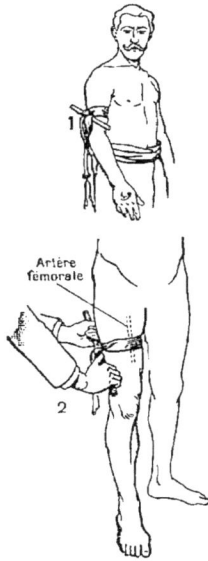

Artère radiale
Artère cubitale
Artère humérale

Fig. 318. — Points de compression des artères du bras et de l'avant-bras.

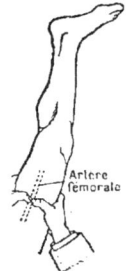

Artère fémorale

Fig. 319. — Point de compression de l'artère de la cuisse.

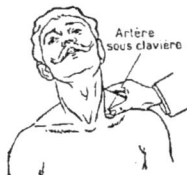

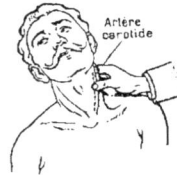

Artère fémorale

Fig. 317.
Application du garrot :
1. Sur l'artère du bras;
2. Sur l'artère de la cuisse.

Artère sous clavière

Fig. 320. — Compression de l'artère sous-clavière.

Artère carotide

Fig. 321. — Compression de l'artère carotide.

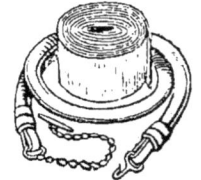

Fig. 322. — Bande élastique pour compression.

des veines est plus foncé et donne lieu à un jet continu.

PREMIERS SOINS. Il suffit, pour arrêter ces

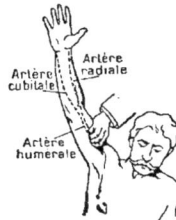

douloureux, gonflé. Cela a peu d'importance, si le médecin peut supprimer le garrot en liant l'artère; mais, dans le cas contraire, la

gangrène survient. On doit donc, après avoir bourré fortement la plaie avec de l'ouate trempée dans la solution de gélatine*, puis bien exprimée et bien comprimée par une bande serrée, enlever doucement le garrot après quatre à cinq heures. Si le sang ne coule plus, on recommande au blessé de ne pas bouger et on le surveille de très près pour qu'il ne fasse aucun mouvement inconsciemment, et l'on se garde de toucher au pansement pendant trois jours. Si le bandage est trop serré, on se contentera de desserrer la bande et de remettre au-dessous du pansement une nouvelle couche d'ouate imbibée de liquide antiseptique.

Si l'hémorragie se reproduit, faire la compression à distance de l'artère avec les doigts, d'abord en appuyant perpendiculairement à la peau le doigt, puis, pour reposer celui-ci, les quatre derniers doigts aux lieux d'élection où l'on *sent battre les artères* (fig. 318-321) : pour le membre supérieur, on comprime l'humérale à la face interne du bras à son tiers supérieur ; pour le membre inférieur, on comprime la fémorale à la racine de la cuisse. Pour le cou, on comprime la carotide sur la colonne vertébrale.

Cette compression devant durer de quelques heures à deux jours, il est nécessaire que deux individus au moins puissent se suppléer. Il est bien entendu que le premier n'enlève son doigt qu'après que le remplaçant a appuyé les siens et qu'on ne multiplie pas trop souvent l'expérience pour voir si l'hémorragie est arrêtée ; la compression, pour être utile, devant être *permanente*.

On peut aussi comprimer en partant de l'extrémité du membre avec de l'ouate et une bande très serrée (la bande peut être en coton ou mieux en tissu élastique) [*fig.* 322]. Dans ces conditions, pas de gangrène possible.

Maintenir au lit, en tenant élevé le membre blessé par le moyen d'un lien dont l'autre extrémité sera fixée au-dessus du lit.

Hémorragie de causes internes. — L'hémorragie peut se faire extérieurement ou à l'intérieur du corps (thorax, abdomen) à la suite d'une plaie pénétrante ou de la rupture d'un viscère. Dans ce dernier cas les signes sont la pâleur du visage, la petitesse du pouls, la tendance à l'évanouissement, un affaiblissement extrême très rapide.

1º *Hémorragie des gencives.* — Quelques gouttes d'essence de térébenthine arrêtent instantanément ces petites hémorragies.

2º *Saignement du nez (épistaxis)* [*fig.* 323]. — Signes. Le sang s'écoule ordinairement par les narines ; mais il peut aussi, si les capillaires intéressées sont en arrière, couler par l'orifice postérieur des fosses nasales, c'est-à-dire dans le gosier, ce que l'on constate en faisant ouvrir la bouche du malade. Si la quantité de sang qui tombe ainsi dans l'estomac est importante, elle peut être rendue par des vomissements.

Causes. Séjour dans une pièce trop chaude ; action d'avoir la tête penchée au-dessus d'un poêle ; dans l'anémie et le début des maladies fébriles, notamment des fièvres éruptives ; maladies de foie.

Premiers soins. Mettre le malade dans une pièce fraîche, lui faire lever le bras du côté de la narine qui saigne. La tête étant inclinée en bas, comprimer contre la cloison l'aile du nez pendant cinq minutes (montre en main). Si le résultat est insuffisant, faire dans le nez, en se souvenant que sa direction est d'avant en arrière et non de bas en haut, une injection d'eau contenant 10 pour 100 de gélatine et aussi chaude qu'on pourra la supporter. En cas d'insuccès, introduire dans la narine de l'ouate trempée dans la solution de gélatine ou un morceau d'amadou. Eviter d'éternuer et de se moucher, s'essuyer simplement le nez. — Prendre un lavement à 45°. Soigner la cause.

3º *Crachement de sang (hémoptysie)* et *vomissement de sang (hématémèse).* — Signes. Si le sang vient du poumon, il est ordinairement rose et rempli de bulles d'air ; s'il vient de l'estomac, il est plus foncé et dépourvu de bulles.

Causes : 1º des *hémoptysies*, exercice exagéré de la voix, respiration de vapeurs âcres, efforts de toux, phtisie ; fracture de côtes ; 2º des *hématémèses*, ulcère et cancer d'estomac, coups ou chutes, poisons, émotions.

Premiers soins. Placer le malade dans une chambre fraîche et aérée. Immobilité, silence. Boissons froides et acides au citron ou au vinaigre, café glacé. Avaler de petits fragments de glace ou, à son défaut, une à trois cuillerées à café de sel marin sec ou dissous dans un peu d'eau. Prendre dans la journée, en trois fois, 60 gr. de gélatine dissous dans 600 gr. d'eau. Application de sinapismes, de ventouses sèches sur le thorax, d'une vessie de glace sur l'estomac ou de cataplasmes chauds. Bains de pieds chauds. Lavement* de 500 gr. à une température de 45° à 50°, qu'on répète de deux à trois fois, en laissant le malade dans la situation horizontale. V. à l'*Appendice*.

Dans les hémorragies par ulcère d'estomac, on instituera le régime lacté absolu et même la diète à l'eau en nourrissant le malade par des lavements* nutritifs. En cas d'évanouissement, voir le traitement à ÉVANOUISSEMENT.

4º *Hémorragie intestinale (entérorragie).* — Signes. Evacuation par l'anus de sang rouge ou de caillots noirâtres. — Traitement. Repos absolu, lavement d'eau chaude à 45°-50° simple, ou mieux gélatinisé (10 pour 100 de gélatine et 2 pour 100 de chlorure de sodium). Glace sur le ventre.

5º *Pissement de sang (hématurie).* — Même traitement que pour hémorragie intestinale.

6º *Hémorragie de la matrice.* — Signes. Evacuation de sang rouge ou de caillots rouges ou noirâtres par le vagin. — Traitement. Injection d'eau chaude ayant bouilli

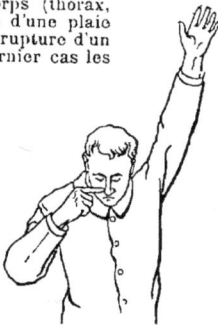

Fig. 323. — Procédé pour arrêter les hémorragies du nez.

et revenue à 45°-48°, avec un bock qui ne devra pas être placé à plus de 50 centimètres au-dessus du lit ; l'action sera continuée jusqu'à ce que l'eau sorte claire du vagin. Au besoin, comprimer le bas-ventre avec des compresses et un bandage de corps très serré. Bain de soleil.

Traitement général commun à toutes les hémorragies. — Le sulfate de soude pris à la dose de 10 centigr. toutes les heures est un excellent hémostatique. Il en est de même des lavements chauds, de 45° à 50°, répétés au besoin trois fois par jour ; on doit les prendre dans la position horizontale et les rendre sur un bassin plat avec le moins possible de mouvements. V. aussi HÉMOSTATIQUES.

Hémorragie cérébrale. —
V. CERVEAU (Maladies du).

Hémorroïdes (du grec *haima*,
sang, et *rheó*, je coule). — Tumeurs variqueuses, constituées par la dilatation des veines de la partie terminale du gros intestin. Elles font ou non saillie à son orifice (anus), d'où la distinction en hémorroïdes *internes* et *externes*. Leur nombre est variable ; elles peuvent former un bourrelet annulaire et, en tout cas, gênent l'expulsion des matières fécales et la rendent douloureuse. Ces troubles s'accroissent à proportion du gonflement des tumeurs veineuses, qui est dû à une fluxion sanguine, laquelle se produit à des intervalles plus ou moins éloignés, suivant les individus. Des hémorragies en quantité également variable sont la conséquence de la tension exagérée des vaisseaux ou d'écorchures par contact de substances dures contenues dans les matières. Au moment de ces fluxions, le malade éprouve une sensation locale de tension, de pesanteur ; le nombre des selles peut s'accroître et quelques-unes peuvent être composées exclusivement de mucosités et de sang, mais, dans les cas les plus ordinaires, les matières sont simplement teintées par le sang.

CAUSES. Hérédité (arthritisme*). alimentation trop forte, trop abondante, insuffisance d'exercice, position assise et séjour au lit trop prolongés, constipation, grossesse.

HYGIÈNE PRÉVENTIVE. Régime doux, pas de boissons ni de condiments excitants, potages très liquides, viandes dépourvues de graisse, légumes verts. fruits (fraises), régime et hygiène de la constipation. (V. ce mot.) Comme purgatif, préférer l'huile de ricin. Exercice régulier, s'habituer à écrire de temps en temps debout. Prendre fréquemment des bains tièdes ou froids suivant la saison, faire matin et soir des lotions froides sur l'anus.

TRAITEMENT : 1° *Contre gonflement et tension.* Bains, cataplasme tiède de fécule, lotion quatre à cinq fois par jour avec éponge ou tampon d'ouate imbibée d'eau très chaude (50° à 55°) et lavements au même degré,

pommade et suppositoire calmants extrait de belladone*, onguent populéum*). V. *Append.*

Les applications de *collodion* sur les hémorroïdes externes, outre un soulagement rapide des démangeaisons, provoquent une réduction considérable des tumeurs variqueuses. La cuisson qui suit les badigeonnages est de courte durée et peut être supprimée par l'application préalable de glace ou de cocaïne. Les badigeonnages de teinture d'iode rendent aussi des services.

2° *Contre hémorragies.* Lavement chaud (45° à 50°) d'eau contenant 10 p. 100 de gélatine. Hémostatiques* à l'intérieur. Si les hémorragies sont assez abondantes pour provoquer l'anémie, une intervention chirurgicale (dilatation de l'anus ou excision sous l'anesthésie peut devenir nécessaire) ; mais, dans le cas contraire, il faut respecter les hémorroïdes. Sel marin à l'intérieur, à la dose d'une à deux cuillerées à café, dissous dans un peu d'eau, ou d'une demi-cuillerée à café

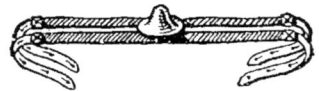

Fig. 324. — Pelote pour maintenir les hémorroïdes.

dans un verre d'eau tiède en lavement qu'on répète au besoin toutes les heures. puis à intervalles de plus en plus longs.

On emploie dans certains cas un appareil de contention des hémorroïdes (*fig.* 324), formé d'une pelote qui appuie sur la tumeur et qui est maintenue en place par une ceinture et deux sous-cuisses.

Hémostase et Hémostatiques. — Les *hémostatiques* sont des
médications ayant pour but l'arrêt des hémorragies ou *hémostase.*

I. COMMUNS À TOUTES LES HÉMORRAGIES :

1° *Repos. silence, calme.*

2° *Sulfate de soude* à la dose de 10 centigr. toutes les heures.

3° *Lavement* de 500 gr. d'eau de 45° à 50°, à prendre couché. sans faire le moindre mouvement et sans se livrer à des efforts considérables pour le garder. Ne pas se lever pour le rendre, se servir du bassin plat.

4° *Essence de térébenthine* à la dose de deux à dix gouttes dans une cuillerée d'eau pour l'usage interne, et pure pour l'usage externe. V. EAU* DE TISSERAND.

5° *Iodure de sodium* ou *de potassium* à la dose de 20 à 30 centigr. ; répéter deux fois par jour chacune dans un demi-verre de lait.

6° Solution de 10 gr. de *gélatine* et 3 gr. de *chlorure de sodium* par 100 gr. d'eau en application externe, en injection (nez) ou en boisson (estomac).

7° *Eaux hémostatiques.* Ces eaux sont à base de térébenthine (eau de Broccheri, de Lechelle, de Memphis ou Tisserand), d'alun (eau de Pagliari) ou d'acide sulfurique (eau de Rabel). Pour la composition. voir au mot EAU suivi du nom de l'inventeur.

8° *Alcool* à haute dose sous forme de potion à l'eau-de-vie ou de vin.

9° *Sel marin*, à l'intérieur (1 à 2 cuillerées de solution saturée).

10° *Jus de citron*, soit à l'extérieur, soit à l'intérieur (2 à 8 cuillerées à soupe).

II. LOCAUX. Eau glacée et mieux eau chaude à 45°-50° avec gélatine*; amadou*, poudre* hémostatique, compression. Voir, du reste, au mot HÉMORRAGIE pour le traitement de chaque variété.

Henné. — Les feuilles de cette plante sont employées sous forme de cataplasmes pour teindre les cheveux en roux; lorsqu'on veut obtenir la couleur noire, on applique ensuite des feuilles d'indigo.

Hépatique (du grec *hépatikos*, du foie). — Coliques hépatiques. V. FOIE.

Herbe. — Nom donné vulgairement à un grand nombre de plantes, surtout annuelles, employées comme médicaments. Syn. de *simples*.

Hérédité. — L'hérédité est l'ensemble des particularités d'organisation transmises des ascendants aux descendants. Elle peut être *directe*, si ces particularités viennent du père ou de la mère; *en retour*, si elles viennent d'un grand-parent; *indirecte*, si la ressemblance est avec un collatéral, oncle, tante ou cousin. Au point de vue des maladies, l'hérédité a d'autant plus de chances de se produire que les deux ascendants sont atteints de la même affection ou d'affections d'origine analogue, comme, par exemple, celles de l'arthritisme (goutte, obésité, coliques hépatiques ou rénales).

L'hérédité peut se présenter sous trois formes :

1° Un état de faiblesse, d'absence de résistance de l'organisme rendant facile la pénétration, puis la multiplication d'un microbe (phtisie).

2° La reproduction, chez le descendant, d'une maladie *identique* à celle de l'ascendant (goutte chez fils de goutteux), ou appartenant à la *même diathèse* (obésité chez fils de goutteux, diabète chez fils d'eczémateux, colique néphrétique chez fille d'une mère ayant eu des coliques du foie, etc.).

3° Une manifestation maladive différente de celle des parents, mais qui n'en est pas moins la conséquence de l'état de santé de ceux-ci (alcoolisme chez le père, épilepsie chez l'enfant).

L'hérédité n'est nullement fatale et ne se révèle que chez un ou plusieurs enfants, et avec une intensité très variable; les chances d'y échapper sont d'autant plus grandes que le père ou la mère ont une nature, un tempérament différents l'un de l'autre, que le genre de vie du descendant se rapproche moins de celui de l'ascendant. L'enfant d'un bureaucrate goutteux doit s'attendre à souffrir de son gros orteil, s'il embrasse une carrière sédentaire et néglige les exercices physiques. L'enfant d'un ivrogne est à la fois porté à boire dès le jeune âge (dipsomanie) et supporte moins facilement la boisson (ivresse, delirium tremens) qu'un individu sain.

CONDUITE À TENIR POUR ÉVITER LES CONSÉQUENCES DE L'HÉRÉDITÉ. Hygiène rationnelle (régime sobre, exercice, usage quotidien de l'eau froide, repos suffisant, mais non exagéré). V. aussi MARIAGE.

Hermaphrodite. — V. MONSTRES.

Hernies (*fig.* 325 et 326). — Les hernies sont des tumeurs formées par la sortie d'un viscère hors de la cavité

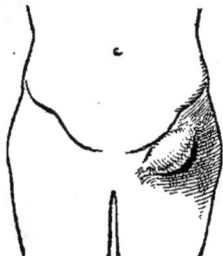

Fig. 325.
Hernie crurale.

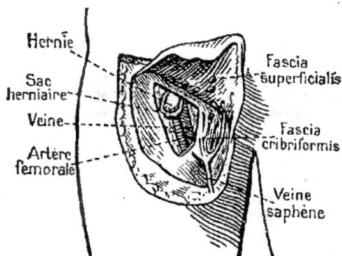

Fig. 326. — Conformation anatomique d'une hernie crurale.

qui le contient à l'état normal. Ce viscère est ordinairement l'intestin, dont une portion plus ou moins grande fait irruption soit à l'orifice de l'ombilic, soit par un des anneaux placés au niveau de l'aine, *anneau inguinal* et *anneau crural*, destinés à laisser passer en dehors du ventre les vaisseaux et les nerfs de la cuisse. Le relâchement anormal des anneaux qui facilite l'issue de l'intestin existant souvent des deux côtés, les hernies sont assez fréquemment doubles : dans ce cas, leur apparition peut être simultanée ou successive. Les hernies inguinales sont dix fois plus nombreuses que les crurales ; les hernies ombilicales sont les plus rares.

CAUSES. C'est pendant la première année de la vie que les hernies se montrent le plus souvent ; mais une grande partie d'entre elles guérissent rapidement et complètement, pour peu qu'on fasse porter un bandage aux bébés. Les cris, la toux facilitent ces hernies temporaires. Les hernies se produisent ensuite le plus fréquemment après vingt ans, et leur nombre s'accroît proportionnellement à l'âge par suite de l'existence des travaux de force et des métiers pénibles. Pour la même raison, l'homme est plus souvent atteint que la femme. Quant à la proportion des hernieux par rapport à la population, elle serait de 1 pour 30. Les individus très grands y sont prédisposés, ainsi que ceux dont le ventre forme une triple saillie dans le sens de la hauteur. Les causes qui provoquent les hernies sont : les affections pulmonaires (efforts de toux), la constipation (effort pour aller à la selle), l'anémie et l'alcoolisme, par le relâchement des parois abdominales dû à l'amincissement des muscles de cette région (plus l'amaigrissement est rapide et intense, plus la hernie est à craindre). Enfin, les efforts violents et exagérés sont les causes déterminantes les plus habituelles. Le nombre des hernies de droite est presque le double de celui des hernies de gauche. Dans un cas sur trois, on constate une influence d'hérédité.

SIGNES. La tumeur formée par la hernie est *indolente* et n'apporte aucune modification de la couleur de la peau. Sa caractéristique est d'être *réductible,* c'est-à-dire de diminuer de volume et même de disparaître complètement par la rentrée de l'intestin dans le ventre sous l'influence de la pression des doigts ou simplement de la position couchée, en produisant un bruit de *gargouillement* provoqué par un mélange de gaz et de liquide. Elle augmente, au contraire, de volume lorsque le hernieux se tient debout, tousse et surtout fait de violents efforts ; aussi tend-elle toujours à s'accroître si on ne la maintient pas à l'aide d'un bandage qui doit être conservé toute la journée et enlevé seulement après le coucher.

Le *volume* est très variable ; les hernies crurales restent ordinairement petites, mais les autres peuvent prendre un développement considérable. La *forme* est allongée et ovalaire dans la hernie inguinale, plus ou moins hémisphérique dans les hernies crurale et ombilicale.

CONFORMATION. La tumeur herniaire comprend deux parties : 1° le contenu, c'est-à-dire ordinairement l'intestin grêle, quelquefois le gros intestin ; 2° le contenant, qui est formé de dehors en dedans par la peau, le tissu cellulaire sous-cutané, les aponévroses et une enveloppe spéciale, le *sac herniaire.* Celui-ci est constitué par le refoulement au-devant de l'intestin d'une portion du péritoine, c'est-à-dire de la membrane séreuse qui facilite le glissement des anses de l'intestin les unes sur les autres. Le rétrécissement ou *collet* du sac, au niveau de l'anneau de la paroi abdominale par laquelle s'effectue la hernie, est formé par des plis qui peu à peu arrivent à adhérer entre eux et constituent ainsi un anneau rigide inextensible. Le collet est uni bientôt aux parties voisines par des adhérences qui empêchent le sac de suivre l'intestin lorsqu'on le réduit et laissent ainsi une porte toujours ouverte pour l'issue en dehors de l'intestin. Ces renseignements sont nécessaires pour faire comprendre le danger de la réduction brutale d'une hernie.

TROUBLES PRODUITS PAR UNE HERNIE. Souvent, aucun trouble ne rappelle la hernie lorsqu'elle est bien maintenue par le bandage ; mais, dans certains cas, on observe des *coliques sourdes* dans son voisinage, une sensation de *pesanteur,* des *tiraillements* que le repos fait disparaître ; les digestions peuvent devenir pénibles et, quelquefois, on observe de véritables douleurs après les efforts de toux.

ÉVOLUTION et TRAITEMENT. La hernie tend toujours à s'accroître, et, lorsqu'elle arrive à être très volumineuse, elle peut devenir irréductible. On peut guérir les hernies, dans certains cas, par une opération dite *cure radicale ;* mais le plus souvent on emploie simplement les bandages, qui font disparaître cette

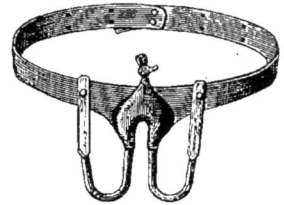

Fig. 327. — Bandage de bébé, pour la hernie inguinale.

infirmité d'une façon définitive *souvent* chez les petits bébés, *assez souvent* chez les enfants et les jeunes gens, *quelquefois* chez les adultes, très soigneux de la bonne application de l'appareil et ne se livrant à aucun travail nécessitant des efforts. Il existe trois formes principales de bandage. Pour les bébés, on emploie de petites pelotes en caoutchouc gonflées d'air et maintenues par des tubes de même

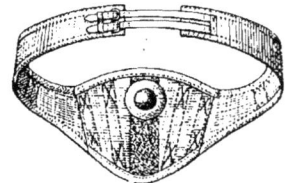

Fig. 328. — Ceinture pour hernies ombilicales.

matière (*fig.* 327) ou par une ceinture (*fig.* 328). Pour les grandes personnes, on se sert pour les hernies inguinales et crurales soit : 1° du *bandage français* (*fig.* 329), formé d'une pelote à laquelle s'attache un ressort en acier entouré d'une garniture en peau (celle-ci se prolonge au delà de la lame de métal et porte à son extrémité de petits trous qui vont se fixer sur un bouton de la pelote) ; soit 2° du *bandage dit anglais* (*fig.* 330), dans lequel le ressort se termine par deux pelotes dont l'une comprime la hernie et l'autre prend un point d'appui sur le sacrum (os médian du bassin). Ce système est celui qui donne les meilleurs résultats. Pour les hernies ombilicales, on emploie une ceinture portant à l'in-

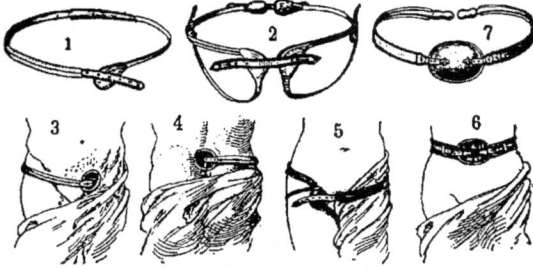

Fig. 329. — Bandages herniaires.

1. Bandage français inguinal simple ; 2. inguinal double ; 3 et 4. anglais appliqué ; 5. crural appliqué ; 6. ombilical ; 7. ombilical à pelote concave.

térieur une pelote pour comprimer l'ombilic (*fig.* 328 et 329).

Il suffit, d'ordinaire, de porter le bandage le jour ; lorsqu'on peut espérer la guérison, il est quelquefois préférable de le maintenir d'une façon continue. La toux oblige aux mêmes précautions.

MODE D'APPLICATION DU BANDAGE. La première précaution à prendre avant l'applica-

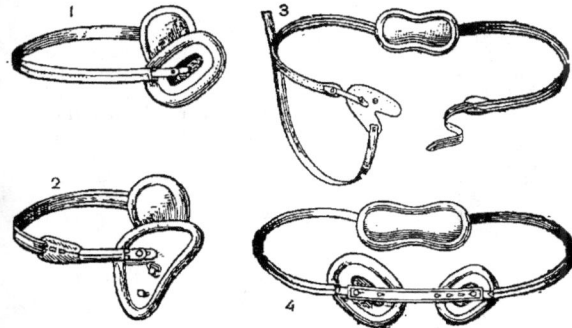

Fig. 330. — Bandages dits « anglais ».
(Modèles du Dr Wickham.)

1. Inguinal simple, dit « du côté opposé » ; 2. à vis de pression ; 3. testiculaire ; 4. double.

tion d'un bandage consiste à réduire la hernie bien complètement ; sinon, la pression de la pelote amènerait des coliques, un malaise général, des douleurs et même des vomissements.

Le malade apprendra facilement du médecin à opérer cette réduction : le hernieux doit, pour cela, se coucher, les cuisses légèrement écartées et à demi fléchies sur le bassin, les jambes à demi fléchies sur les cuisses, de façon à relâcher les muscles. Le bandage

n'est bon et bien appliqué que si la pelote ne se déplace pas dans les positions assis, debout, accroupi, même lorsque le malade tousse et fait un violent effort ; la peau de la région ne doit pas non plus être contusionnée. En cas d'irritation de la peau, employer la poudre de riz ou d'amidon et interposer une feuille d'ouate ou de flanelle. Au début, on pourra, au besoin, s'accoutumer au port d'un appareil, en employant un ressort très doux. Un bandage qui, par suite de l'amaigrissement ou d'un accroissement d'embonpoint, ne maintient plus soigneusement une hernie, est plus nuisible qu'utile.

Complications : 1° *Engouement, inflammation.* Cet état se produit de préférence dans les hernies volumineuses non réduites, où le collet du sac étant très large la circulation du sang et des matières continue à être possible, malgré l'augmentation du volume de l'intestin ; il est dû à la congestion de l'organe, qui est elle-même provoquée par une violence extérieure.

SIGNES. Grande sensibilité de la hernie, douleur dans le ventre, constipation, puis résolution ou symptômes de l'étranglement. —
PREMIERS SOINS. Cataplasmes, diète, repos.

2° *Etranglement de l'intestin.* — CAUSES. Cette complication est produite par un arrêt de la circulation du sang et des matières fécales, dû : 1° à la congestion des parois (coup, fatigue, troubles digestifs) ; 2° à l'accumulation de matières ou de gaz dans la hernie ; 3° à la brusque pénétration dans le sac, sous l'influence d'un effort, d'une trop grande longueur d'intestin. L'étranglement est d'autant plus fréquent que les hernies sont plus petites (hernies crurales) ; aussi cette complication s'observe-t-elle plus fréquemment chez les femmes, bien qu'elles soient moins souvent hernieuses que l'homme. La cause prédisposante habituelle est l'irrégularité dans le port du bandage.

SIGNES. En l'un des points où se produisent les hernies, on constate une tumeur dure, irréductible, douloureuse, recouverte d'une peau enflée, rouge. Après évacuation des matières contenues dans la partie de l'intestin inférieure à la hernie, la constipation devient opiniâtre et il se produit des vomissements d'abord alimentaires, puis bilieux et enfin fécaloïdes. La situation est très grave, et l'intervention d'un chirurgien s'impose au plus tôt.

PREMIERS SOINS : 1° Faciliter la réduction

spontanée en couchant le malade de telle sorte que son siège soit notablement plus élevé que les épaules et la tête ; les cuisses doivent être fléchies et tournées en dehors.

2° Appliquer de la glace sur la hernie dans une vessie de porc en interposant un linge.

3° Verser 50 grammes de collodion dans une soucoupe, y plonger une mince couche d'ouate large comme la main ; l'appliquer ensuite sur la hernie (après avoir rasé, s'il y a lieu, la surface) et l'arroser avec le restant du liquide. La compression produite par le collodion, unie à l'action réfrigérante de l'éther contenu dans le collodion, amène la réduction (Dr Schliepe, de Stellen).

4° Faire boire toutes les heures une demi-tasse de café fort et froid, faite avec 10 gr. de grains.

5° Lavement avec une infusion de 2 gr. (une cigarette) de tabac pour 250 gr. d'eau.

Herpès. — Affection de la peau. Éruption de petites vésicules, d'abord transparentes, puis opalines, puis se couvrant de croûtes noirâtres.

Herpès fébrile. — SIGNES. Au cours d'une période de malaise général, d'inappétence, de courbature, de fièvre, ou à la suite de cette période, apparaissent à la face (le plus souvent sur les lèvres, le nez, les paupières, le menton), sur la muqueuse de la gorge ; quelquefois, mais beaucoup plus rarement au cou ou sur d'autres parties de la peau, de petites plaques roses accompagnées de sensations, de picotements et d'élancements. Ces plaques, dont la dimension va d'une pièce de 50 centimes à une pièce de 2 francs, se couvrent après quelques heures de petites *cloques* de la grosseur d'une tête d'épingle, transparentes et contenant un liquide clair et citrin. Vingt-quatre heures après, ce liquide devient louche, purulent ; la vésicule s'affaisse alors et se dessèche en s'exfoliant, ou se transforme en une croûtelle jaunâtre. Ordinairement, tout a disparu au bout de huit jours, à moins que de nouvelles poussées ne se produisent. La fièvre tombe fréquemment dès l'apparition des vésicules, mais des démangeaisons, souvent assez vives, persécutent le malade pendant l'éruption. V. aussi TEIGNES (*herpès circiné*).

CAUSES. L'herpès peut se produire isolément, mais complique souvent aussi d'autres affections : grippe, embarras gastrique, pneumonie, fièvre intermittente. Il peut se reproduire à diverses reprises chez certaines femmes, au moment des règles. Les enfants y sont particulièrement sujets.

TRAITEMENT. Appliquer de la vaseline boriquée sur l'éruption. Purgatif.

Herpès génital récidivant. — Éruption de cloques de la grosseur d'une tête d'épingle dans le sillon formé par le prépuce chez l'homme, sur les petites lèvres et la face interne des grandes chez la femme. L'éruption ne dure que quelques jours, mais de petites exulcérations peuvent y succéder et prolonger un peu la maladie.

CAUSES. Arthritisme, contagion (?).

GRAVITÉ. L'herpès n'a pas de gravité par lui-même, mais les exulcérations qu'il produit peuvent servir de porte d'entrée au virus du chancre syphilitique : les personnes qui sont sujettes à ces éruptions doivent donc redoubler de précautions.

TRAITEMENT : 1° PRÉSERVATIF. Lotions biquotidiennes des régions avec une solution astringente (eau de feuilles de noyer*, eau d'alun* [30 à 50 gr. par litre]. Séjour aux eaux de Luchon, Saint-Gervais, Uriage.

2° CURATIF. Employer les mêmes lotions ou une pommade formée de parties égales d'oxyde de zinc et de vaseline.

Herpétique. — Personne sujette à l'herpès.

Hêtre. — L'écorce de hêtre est employée comme astringent en décoction (50 gr. par litre).

Hibernales ou d'hiver (Stations). — RENSEIGNEMENTS NÉCESSAIRES. Lorsqu'on veut faire choix, en connaissance de cause, d'une station hibernale, il est important de savoir, pour *la saison* du séjour : 1° la moyenne de température par mois et ses variations au cours d'une même journée ; 2° le chiffre moyen des jours de pluie et de brouillard ; 3° les variations de pression atmosphérique ; 4° les vents régnant le plus habituellement et l'existence, ou non, d'abris naturels (collines, bois) protégeant la station ; 5° la fréquence des orages ; 6° l'intensité de la lumière (sérénité du ciel).

Souvent, il y a lieu de tenir compte de la combinaison de différents éléments du climat. Pour prendre un exemple, il importe peu, ainsi que cela arrive dans le Midi, que les pluies soient abondantes si elles sont rares, si le sol les absorbe rapidement ou si un soleil radieux fait évaporer l'eau assez vite pour permettre presque journellement la promenade ; tandis que des pluies fines, mais se succédant souvent pendant une ou plusieurs semaines, comme dans les ports de l'Ouest, forcent les malades à une claustration pénible. Un climat un peu froid, comme celui de Pau en hiver, est mieux supporté par certains malades, à cause du calme ordinaire de l'atmosphère, que les sauts de température observés dans quelques stations méditerranéennes.

L'exposition de la maison a aussi un grand intérêt. Il faut préférer celle est-ouest, qui permet une insolation successive des pièces, tandis que dans l'exposition midi-nord, la différence de température est très grande entre les chambres du devant et du derrière de la maison.

NÉCESSITÉ DE CLIMATS DE TRANSITION. On a fait connaître, à l'article Altitude*, la nécessité d'arrêts aux stations de faible et de moyenne altitude ; il est également utile pour les malades venant du nord de la France et surtout du nord de l'Europe de ne pas passer brusquement d'un climat froid et humide à un climat chaud et sec. Ainsi que Bennet le conseillait à ses compatriotes anglais, notamment aux phtisiques, des séjours à Fontainebleau, puis à Valence, Aix, Arles ou Nîmes doivent servir d'étapes aux malades avant l'arrivée sur la côte méditerranéenne et à leur retour dans leur pays.

ÉPOQUES D'ARRIVÉE ET DE DÉPART. Ne pas arriver, surtout dans les stations de la Méditerranée, avant le milieu d'octobre, la chaleur étant encore élevée en automne. Ne pas partir avant le milieu de mai, le printemps étant souvent froid dans le nord de la France. V. au mot STATION le tableau des stations d'hiver et d'été suivant les maladies.

MODE DE VIE. Promenade en terrain plat de 11 heures à 4 heures, sans trop hâter le pas; abstention de sorties, tout au moins pour les phtisiques, avant 9 heures du matin ou après le coucher du soleil. Vie calme.

Principales stations. — Il y a lieu de différencier les stations en quatre classes : deux sont *continentales*, c'est-à-dire à l'intérieur des terres, les unes dans les montagnes ou stations d'*altitude* (v. ce mot) et les autres dans les vallées ou stations de *plaine*; deux sont *marines* : stations marines atlantiques et stations marines *méditerranéennes*.

1° *Stations de plaine.* En France, Pau*; en Suisse, Montreux* et Vevey*. V. aussi SANATORIUM.

2° *Stations d'altitude.* V. ALTITUDE (Cure d').

3° *Stations marines atlantiques.* Arcachon*, Biarritz*. On trouvera à ces mots de plus grands développements; il suffit de dire ici que la formule climatologique d'Arcachon est : température *constante* (5 à 6° en hiver), état hygrométrique *élevé et stable* (air assez humide), forte pression barométrique, sérénité du ciel inférieure à la normale; *climat calmant et tonique*. A Biarritz, la température est plus élevée, mais moins constante, l'état hygrométrique est moyen.

4° *Stations marines méditerranéennes* (*fig.* 331). Cannes*, Grasse*, Hyères*, Menton*, Nice*, Saint-Raphaël*, Ajaccio*, Alger*. Les variétés dépendent de la situation

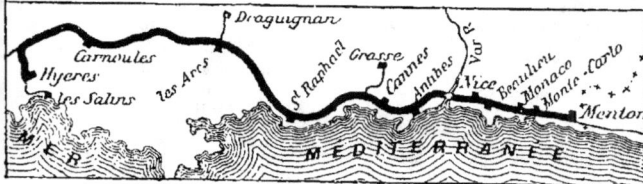

Fig. 331. — Stations d'hiver méditerranéennes.

de chaque station (protection contre le vent par la direction des montagnes et éloignement de la mer) sont indiquées aux noms de ces localités. Leur formule climatologique générale est. au point de vue des *avantages,* la température élevée (moyenne 8° à 9° l'hiver, 13° à 16° au printemps, 15° à 17° à l'au-

tomne), l'abondance de la lumière solaire, la sérénité presque constante du ciel (70 jours seulement de pluie par an) : au point de vue des *désavantages,* la sécheresse souvent excessive de l'air, l'instabilité de la température au cours de la même journée, par suite, notamment à Nice, de la violence du vent. *Climat excitant et tonique.*

Hochet. — Jouet en ivoire ou en os, qu'on donne aux bébés pour mâchonner. Ceux en forme d'anneaux présentent le danger d'introduire dans la bouche de l'enfant des substances sales qui fatalement s'attachent à ces os. Les hochets plus luxueux, ornés notamment de petites clochettes, sont l'occasion fréquente d'accidents; en effet, les enfants arrachent et avalent les ornements du hochet. Tous sont donc inutiles et dangereux.

Homard. — V. CRUSTACÉS.

Homéopathie (du grec *homoios,* semblable, et *pathos,* maladie).—Méthode de traitement inventée par Hahnemann, de Leipzig, mort en 1843. Elle a pour base la pensée que « les semblables sont guéris par les semblables » (*similia similibus curantur*), par opposition à la médecine proprement dite qui est établie sur l'adage d'Hippocrate « les contraires sont guéris par les contraires » (*contraria contrariis curantur*). La doctrine homéopathique résulte de la croyance que toute maladie consiste dans un changement nuisible opéré par une « force sans matière ». Un peu de réflexion et la connaissance si exacte aujourd'hui des maladies microbiennes montrent la valeur de cette doctrine. Quant à la thérapeutique, elle est au moins aussi extraordinaire. Luttant contre une force sans matière, Hahnemann a réduit la matière des médicaments à des doses infinitésimales : le *millionième d'une dose active.*

Cependant, dira-t-on, les homéopathes obtiennent, dans certains cas, des résultats. La médecine *expectante,* c'est-à-dire la médecine des bras croisés, en obtient également : tous les médecins ont endormi les malades avec des boulettes de *mica panis* (mie de pain), et la puissance de la suggestion est aujourd'hui reconnue par tous. D'autre part, certains homéopathes semblent employer dans leurs

15

granules des alcaloïdes comme les médecins ordinaires. Quelques-uns enfin, et cela les juge, emploient pour eux-mêmes et certains malades la médecine ordinaire, l'homéopathie pour les autres !

Hôpital et Hospice. — RENSEI-GNEMENTS PRATIQUES :

I. **Hôpital.** — Etablissement où l'on traite gratuitement les malades indigents; quant aux personnes ayant des ressources, on leur fait payer une redevance, du reste peu élevée. A Paris, il faut, en outre, justifier d'un domicile depuis plusieurs mois : cette règle a pour but d'éviter l'afflux des provinciaux dans les services de chirurgie. Elle n'est pas en contradiction avec la loi du 7 août 1851, d'après laquelle tout individu sans ressources tombant malade dans une commune doit être admis, sans condition de domicile, dans l'hôpital municipal, car elle est appliquée seulement lorsque la maladie est très antérieure à la demande d'admission.

Les malades doivent se présenter, à Paris, à l'hôpital de leur circonscription (laquelle est indiquée par les gardiens de la paix) *avant 9 heures* du matin. Si leur état ne nécessite pas l'alitement, le médecin se contente de donner une ordonnance, le chirurgien de faire opérer le pansement nécessaire : dans le cas contraire, le malade reçoit un bulletin d'admission pour une salle. Quand il s'agit d'une affection fébrile, d'une maladie contagieuse, de blessure ou de fracture, une voiture des ambulances urbaines, pourvue d'une couchette et contenant une infirmière ou un interne, vient prendre le malade à domicile : les commissariats de police ou la direction de l'hôpital, sur un certificat de médecin, font effectuer ce transport.

Chaque service d'hôpital, à Paris, comprend un médecin ou un chirurgien, un interne, un ou plusieurs externes, tous nommés après concours; une surveillante, des infirmières et des infirmiers chargés de la distribution des médicaments et des soins de propreté. Les médicaments sont préparés au laboratoire par le pharmacien et les internes en pharmacie nommés également au concours.

Les hôpitaux de Paris se divisent : 1° en hôpitaux *spéciaux*, qui reçoivent les femmes près d'accoucher (Maternité, Baudelocque, Tarnier), les enfants (Trousseau, Enfants malades, Bretonneau), les individus atteints de maladies de la peau (St-Louis), vénériennes (Cochin annexe, Broca); 2° en hôpitaux *généraux*, qui reçoivent tous les autres malades (Hôtel-Dieu, Tenon, Pitié, Charité, Necker, St-Antoine, Cochin, Laënnec, Lariboisière, Beaujon, Bichat, Andral). Il existe aussi des hôpitaux fondés par des œuvres privées, notamment à Paris Saint-Joseph, Rothschild, Boucicaut et le dispensaire Furtado-Heine; en province les hôpitaux marins pour enfants scrofuleux d'Arcachon, Banyuls-sur-Mer, Berck-sur-Mer, Cannes, Cap-Breton, Cette, et pour adultes l'établissement du Grau-du-Roi. Les asiles de Vincennes (hommes) et du Vésinet (femmes) reçoivent les malades convalescents.

CONDITIONS NÉCESSAIRES. Les hôpitaux doivent être établis à l'*extérieur* des villes, dans des bâtiments ne comportant qu'un rez-de-chaussée ou un seul étage, au milieu de jardins; l'air et la lumière doivent y être prodigués par de larges fenêtres avec impostes : 50 mètres cubes d'air sont un minimum par malade. Plafond, murs et planchers doivent pouvoir être lavés, les points de rencontre des murs et des plafonds seront arrondis pour empêcher les dépôts de microbes.

II. **Hospice.** — Etablissement où l'on reçoit les aliénés (Sainte-Anne, Charenton), les incurables (Bicêtre, Salpêtrière), les enfants trouvés, les sourds-muets, les aveugles (Quinze-Vingts). V. aussi MATERNITÉ et AVEUGLE.

Hoquet. — Contraction brusque du diaphragme, muscle qui sépare la poitrine du ventre : elle détermine une secousse de ces deux cavités et s'accompagne d'un bruit rauque, produit par le passage rapide de l'air à travers la glotte. Les hoquets peuvent, en se répétant à plusieurs reprises, devenir très pénibles.

TRAITEMENT. Les médications les plus simples consistent à respirer profondément plusieurs fois de suite, à boire un verre d'eau froide, à mâcher du sucre vinaigré ou enfin à priser. Le Dr Lépine (de Lyon) a constaté qu'on pouvait arrêter et guérir un hoquet datant de quatre jours en faisant maintenir la langue hors de la bouche pendant quelques minutes. D'autre part, le Dr Leloir a obtenu d'excellents résultats dans des cas analogues par la compression du nerf phrénique. On opère cette compression en enfonçant l'index entre les deux attaches inférieures du muscle sterno-cléido-mastoïdien, immédiatement au-dessus du sternum. V. *fig.*, à ASTHME.

Hôtel. — Le principe général de toute chambre d'hôtel doit être le nettoyage général après le séjour de chaque voyageur. Pour répondre à ce *desideratum*, qui deviendra certainement obligatoire à bref délai, tout au moins dans les stations d'été, les stations d'hiver et les établissements placés autour des sources minérales, il est nécessaire que local et mobilier soient, ainsi que le demande avec juste raison le Touring-club, facilement lavables.

LOCAL. Murs recouverts de peinture vernissée. Pas de moulures, pas de corniches, une gorge unie évitera l'angle formé par l'intersection du plafond et des murs. Fenêtre aussi haute que possible, avec imposte : pas de jalousies, mais des volets. Cheminée toujours ouverte, avec système Fondet à prise d'air à l'extérieur par conduit sous plancher. Parquet sur bitume régulièrement lavé.

MOBILIER. Lit de fer, sommier tout entier métallique; pas de rideaux, pas de portières.

sièges en bois tourné et cannés. Table et
commode en pitchpin. Large cuvette, tub.
CABINET D'AISANCES à effets d'eau.

Houblon (*fig.* 332). — Plante de la
amille des Ulmacées. Ses fleurs sont em-

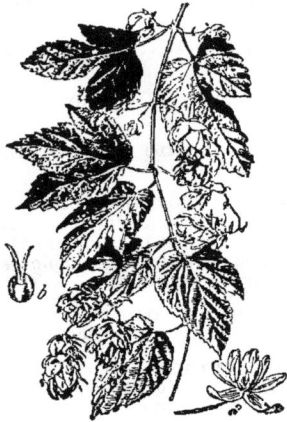

Fig. 332. — Houblon.
a. Fleur mâle; *b.* Fleur femelle.

oyées comme tonique amer et calmant
ous forme d'infusion (10 gr. par litre).

Houx (*fig.* 333). — Plante de la

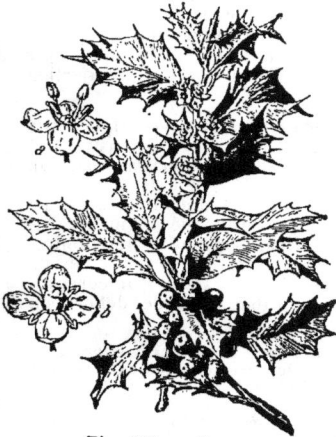

Fig. 333. — Houx.
a. Fleur mâle; *b.* Fleur femelle.

amille des Ilicinées. Ses feuilles fraî-
hes sont utilisées comme sudorifique en
écoction (30 à 60 gr. par litre).

Huchets (Les). — Source d'eau ferrugineuse froide, aux environs d'Amiens
(exportation).

Huiles. — Les principales huiles
employées en médecine sont l'huile
d'amandes* douces, de cade*, camphrée*, de camomille*, de millepertuis*,
de croton*, de foie de morue*, de Harlem*,
de marron* d'Inde, d'olive*, de ricin*.
(V. ces mots.) Les unes sont extraites par
compression (amande, olive, marron),
les autres sont obtenues par la macération ou la digestion d'une plante dans
de l'huile (camomille, millepertuis).

Huîtres. — Aliment très facile à
digérer et assez nourrissant; aussi est-il
donné de bonne heure aux convalescents.
L'huître contient 80 pour 100 d'eau, 14 de
matières azotées, 1 1/2 de matières
grasses; 2 1/2 de sels et 1 1/2 de substances non azotées. L'eau des huîtres, qui
contient beaucoup de sels, est apéritive.
Des accidents purgatifs et une éruption
d'urticaire se produisent quelquefois lorsqu'on mange des huîtres en
août ou septembre, c'est-
à-dire à l'époque où s'effectue la reproduction de
ces mollusques.

Humage. — Intro-
duction dans les voies respiratoires et absorption
par celles-ci de gaz et de
vapeurs de certaines eaux
minérales recueillis et introduits dans lesdites voies
par des appareils spéciaux.
V. aussi INHALATEURS.

Humérale (Artère).
— Artère du bras (v. *fig.*
à CŒUR) qui continue
l'artère axillaire et se bi-
furque au pli du coude
pour former les deux ar-
tères de l'avant-bras, la
radiale et la *cubitale*.

Humérus (*fig.* 334).
— Os du bras. Son extré-
mité supérieure arrondie,
tête, s'articule avec la cupule, légèrement concave,
de l'omoplate. Le corps de
l'humérus est arrondi en
haut, triangulaire en bas;
la partie inférieure, aplatie
et élargie, présente : 1° une
poulie, *trochlée*, qui s'articule avec la
cavité formée par la tête du cubitus;
2° une partie arrondie, *condyle*, qui roule

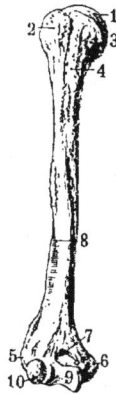

Fig. 334.
Humérus.

1. Tête de l'humé-
rus ; 2, 3. Saillies
placées de cha-
que côté de 4, la
gouttière du bi-
ceps ; 5. Epicon-
dyle ; 6. Épitro-
chlée ; 7. Ca-
vité coronoïde;
8. Gouttière de
torsion de l'os ;
9. Trochlée;
10. Condyle.

dans la cupule de l'extrémité supérieure du radius. Aux deux extrémités se trouvent les saillies de l'épicondyle et de l'épitrochlée qui donnent attache à des muscles. Pour fracture, v. FRACTURE* DU BRAS.

Humeurs. — V. HUMORISME.

Humeurs froides. — V. SCROFULE et ADÉNITE.

Humidité. — Si une pièce est très humide, on constate que le papier de tenture se détache, que la partie inférieure des murs porte des traces de salpêtre, que des champignons se produisent dans les coins. Lorsqu'on soupçonne une humidité moins visible, il suffit de placer dans la chambre, sur un plat, un kilo de chaux récemment éteinte, de fermer hermétiquement portes et fenêtres et de peser après 24 heures la chaux : si son poids a augmenté de 10 grammes, l'humidité est suffisante pour rendre la pièce insalubre. V. CLIMAT, RHUMATISME.

Humorisme. — Ancienne doctrine médicale, actuellement abandonnée, qui expliquait les maladies par l'action des humeurs, c'est-à-dire des liquides de l'économie (sang, lymphe, bile).

Hunyadi Janos. — Nom d'une source d'eau minérale purgative froide de Hongrie; cette eau contient par litre environ 16 gr. de sulfate de soude et 16 gr. de sulfate de magnésie. Dose comme laxatif, un verre à bordeaux le matin; comme purgatif, deux grands verres à une demi-heure d'intervalle.

Hydarthrose (du grec *hudôr*, eau, et *arthron*, articulation). — Distension d'une articulation par du liquide clair et transparent analogue à celui existant normalement dans la séreuse* (synoviale) qui tapisse l'intérieur de la jointure, mais dont la quantité est très accrue.

CAUSES : 1° PRÉDISPOSANTES. Lymphatisme et rhumatisme. 2° DÉTERMINANTES. Coups, entorse, marche forcée, froid. — SIÈGE. Ordinairement le genou, quelquefois le cou-de-pied, le coude. — SIGNES. *Déformation de la jointure* (deux bourrelets de chaque côté de la rotule au genou, au-devant des malléoles, au cou-de-pied). — MARCHE. Tendance à la chronicité, possibilité de transformation, chez les prédisposés, en *tumeur* blanche. — TRAITEMENT. Repos, compression ouatée. Pointes de feu. Bains de vapeur sèche ou humide. Faradisation des muscles de la cuisse et de chaque côté de la rotule.

Hydatide. — Tumeur kystique, c'est-à-dire formée d'une enveloppe entourant un liquide ayant pour caractère spécial de contenir des ténias nommés échinocoques. Le kyste hydatique le plus fréquent est celui du foie*. V. la figure des *hydatides*, à TÉNIA échinocoque.

Hydatique. — V. ci-dessus HYDATIDE.

Hydrargyre. — Synonyme de *mercure*.

Hydrargyrisme. — Intoxication par le mercure*.

Hydrastis Canadensis. — Plante renonculacée; la teinture de sa racine (20 à 30 gouttes) et l'alcaloïde, l'*hydrastine* (5 à 20 centigr.), sont employés contre les hémorragies utérines.

Hydrencéphaliques (Cris). — Gémissements des hydrocéphales.

Hydrocarbonés (Aliments). — Aliments contenant du carbone et de l'eau : amidon ou fécule et sucre.

Hydrocèle (du grec *hudôr*, eau, et *kélé*, tumeur). — Distension de la séreuse* (la tunique vaginale) qui entoure le testicule par un liquide clair et transparent. Il donne à une des moitiés des bourses la forme d'une poire à base inférieure, dont la surface est unie et lisse. La tumeur est indolente, elle ne gêne le malade que par son poids et son volume et peut s'accroître si l'on n'intervient pas. — TRAITEMENT. Évacuation du liquide par une ponction suivie d'une injection d'iode.

Hydrocéphalie. — Hydropisie du cerveau, c'est-à-dire distension des cavités internes du cerveau par un liquide séreux. Elle est le plus souvent congénitale et due à un arrêt de développement provoqué lui-même habituellement par la syphilis héréditaire. Dans certains cas, l'hydropisie existe dans les enveloppes externes du cerveau, qui est comprimé alors de dehors en dedans.

SIGNES : 1° FORME CONGÉNITALE CHRONIQUE. Déformation du crâne dont les sutures sont distendues, d'où une augmentation considérable de la tête, alors que la face semble au contraire rapetissée par suite du contraste. Intelligence à peu près nulle, mouvements incomplets, appétit vorace, convulsions fréquentes; à la fin, cris spéciaux dits hydrencéphaliques. L'enfant meurt quelquefois rapidement, mais il peut survivre jusqu'à dix ou quinze ans. — 2° FORME AIGUË ACQUISE. D'abord phase d'excitation (délire, convulsions, contractions), puis de dépression (coma, asphyxie). Cette forme n'est pas fatalement mortelle.

Hydrolat. — Eaux chargées de principes volatils par la distillation. L'alambic est disposé de telle sorte que la vapeur d'eau traverse une couche des plantes dont on veut retirer les substances actives et les leur enlève ainsi, en passant.

Hydromel. — Boisson contenant 100 gr. de miel par litre d'eau. Elle est adoucissante et laxative.

Hydropéricarde. — Hydropisie du péricarde, enveloppe séreuse du cœur.

Hydrophobie (du grec *hudór*, eau, et *phobos*, crainte). — Synonyme inexact de *rage*, le chien buvant au contraire tous les liquides qu'il rencontre. V. RAGE.

Hydropisie. — L'hydropisie est constituée par un épanchement de *sérosité*, c'est-à-dire d'un liquide dont la composition est analogue au sérum du sang : 1° dans le tissu cellulaire lâche qui réunit à la fois et isole les organes entre eux (*œdème* et *anasarque*); 2° dans les cavités des *séreuses*, sortes de sacs sans ouverture qui enveloppent les organes et les isolent au milieu des grandes cavités du crâne, de la poitrine et du ventre: cœur, *hydropéricarde;* poumon, *hydrothorax;* intestin, *ascite;* cerveau, *hydrocéphalie;* 3° dans les *synoviales*, séreuses qui tapissent l'intérieur des jointures et assurent le glissement des deux surfaces l'une sur l'autre (*hydarthrose*).

CAUSES. L'hydropisie est tantôt *active*, c'est-à-dire produite par un afflux anormal de sang dans les capillaires de la région, tantôt *passive*, c'est-à-dire le résultat d'un obstacle au cours du sang, comme dans la cirrhose du foie*.

Les formes d'hydropisie les plus fréquentes sont l'enflure de la région des malléoles, œdème du cou-de-pied (maladies du cœur et des *reins*), l'enflure des pieds et de la jambe (*varices*), des paupières (maladies des *reins*), du ventre ou *ascite* (maladies du *foie*, du *cœur*).

TRAITEMENT. Purgatifs salins, diurétiques (lait, café), sudorifiques, frictions sèches.

Hydrothérapie. — L'hydrothérapie est la médication par l'eau froide ou chaude sous forme d'affusions*, de bains*, d'enveloppement* (drap mouillé), de lotions* et surtout de *douches*. Ces dernières seules, ainsi que quelques considérations générales sur l'hydrothérapie, ont leur place ici, les autres modes de médication ayant fait l'objet d'articles spéciaux.

PRINCIPES GÉNÉRAUX. L'eau froide produit d'abord la contraction des vaisseaux avec accélération du courant sanguin, puis leur dilatation avec ralentissement de ce courant. Au début d'une douche, les mouvements respiratoires s'accélèrent, puis se ralentissent et deviennent plus larges et plus profonds. L'excitation produite par le froid sur les nerfs sensitifs de la surface du corps agit sur la moelle qui, à son tour, propage cette excitation aux nerfs moteurs.

EFFETS HYGIÉNIQUES. L'hydrothérapie stimule et régularise l'innervation, la circulation, la calorification, la nutrition et, en habituant les individus à réagir sous l'action de l'eau froide, elle les accoutume à réagir contre le froid.

Ces effets sont particulièrement bienfaisants pour les lymphatiques, les nerveux et surtout les personnes qui réunissent les deux tempéraments. L'hydrothérapie devra être employée dès le jeune âge chez les prédisposés par hérédité à ces tares organiques : ainsi chez les descendants de tuberculeux, d'arthritiques et d'aliénés, les enfants qui s'enrhument au moindre froid ou ceux qui sont affaiblis par la croissance ou par la formation ; elle donne aux personnes fatiguées par la vie mondaine ou des travaux intellectuels le ressort indispensable.

Jusqu'à *trois ans*, on emploiera les bains frais (25 à 30 degrés) en hiver, froids en été, d'une durée de deux à trois minutes (d'autant plus courts que la température de l'eau est plus basse). Après trois ans, à la suite du bain (surtout si l'on emploie des bains plus chauds) et après le lavage du matin dans le tub, on fera une rapide affusion froide (contenu d'un pot à eau) sur les épaules de l'enfant debout ; puis, après quelques semaines de cette pratique, on pourra commencer à administrer la douche en jet ou en pluie à la température de 14 à 16 degrés pendant quelques secondes. L'enfant, après quelques jours, acceptera avec plaisir ces douches.

Les douches peuvent être continuées, avec grand avantage, chez les vieillards. Il est bien entendu que chez eux, comme chez l'enfant, elles seront courtes et suivies de frictions énergiques, avec le gant de crin, la flanelle sèche ou imbibée de liquide excitant (eau de Cologne).

EFFETS CURATIFS. Les principales maladies dans lesquelles l'hydrothérapie est indiquée sont la chlorose et l'anémie, les cachexies, notamment celles de la fièvre intermittente, les maladies nerveuses (neurasthénie, névralgies, hystérie, épilepsie, hypocondrie, chorée, asthme nerveux, gastralgie, entéralgie), la dyspepsie, les maladies mentales, certaines affections du foie et de la matrice, la tuberculose au début, le rhumatisme.

Douches. — VARIÉTÉS. La pression de l'eau doit être d'une atmosphère à une atmosphère et demie. Lorsqu'on emploie d'abord un jet d'eau chaude, puis un jet d'eau froide, la douche est dite *écossaise*. Si des jets de température différente sont alternés plusieurs fois, la douche est dite *alternative*.

Douche en jet ou mobile (fig. 335). C'est la forme la plus usitée; elle peut, au besoin,

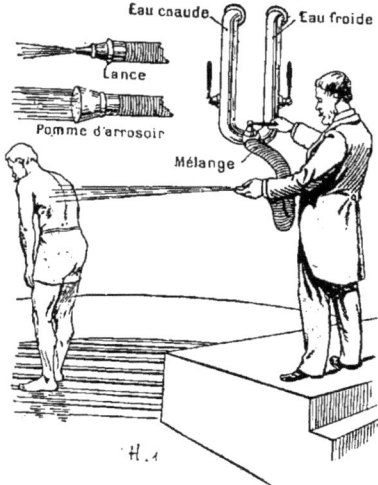

Fig. 335. — Douche dans un établissement
médical d'hydrothérapie.

A droite, le mélangeur Béni Barde, pour l'eau
chaude et l'eau froide.

avec quelques modifications, suppléer à toutes les autres. Le tuyau de caoutchouc en rapport avec la conduite d'eau se termine par ou par un bec aplati en éventail pour la douche en lame. Mais on emploie plutôt dans ce but le doigt ou une *palette* en cuivre que l'opérateur presse plus ou moins sur la colonne liquide afin d'en graduer la force de projection : il brise ainsi le jet. Le malade doit être à 2 mètres environ du médecin.

Douche en pluie. La pluie tombe verticalement d'une large pomme d'arrosoir placée à 2m,50 du sol. Le malade la reçoit la tête couverte d'un bonnet de caoutchouc et le haut du corps penché de façon que l'eau arrive sur le dos et non sur le derrière de la tête (*fig.* 338 C).

Douche en colonne ou en poussière. Neuf à dix cerceaux creux superposés horizontalement sur une colonne verticale, avec un écartement de 12 à 15 centimètres, portent une multitude de petits trous d'un demi-millimètre de diamètre. Chaque segment peut agir isolément. L'appareil est en général complété par une douche en pluie. Ce mode de douche est particulièrement excitant et ne doit pas être employé en dehors d'ordonnances médicales.

Douches locales. Des baignoires ou des sortes de bains de siège portent une ouverture par laquelle passe un tuyau auquel s'adaptent des embouts permettant de lancer un jet d'eau sur le *périnée*, dans le *vagin*, sur le *dos.* La douche ascendante ou rectale constitue un lavement forcé avec un tube en rapport avec une colonne d'eau.

APPAREILS CHEZ LES PARTICULIERS (*fig.* 336-338). — *Douche en pluie :* 1° L'appareil le plus simple est *l'éponge américaine,* vase cylindrique en fer-blanc percé à sa partie inférieure d'une quantité de petits trous et dont la partie supérieure, qui est close, communique avec l'air par un orifice T placé sur

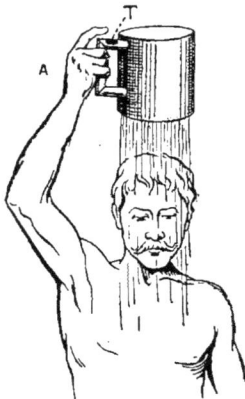

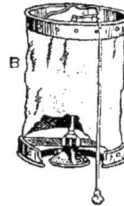

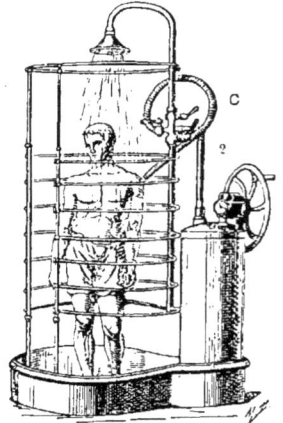

Fig. 336-338.
Appareils d'hydrothérapie
chez les particuliers.

Douche en pluie : A. Éponge
américaine ; B. Seau à valve
en toile ; C. Douche en pluie,
en cercle et en jet avec (2) appareil à pression.

un robinet auquel est adapté un tube de cuivre ou lance de 15 millimètres d'ouverture. Cette lance peut être remplacée par une pomme d'arrosoir pour la douche en pluie. l'anse. Lorsque ce récipient est plongé dans un seau d'eau, celle-ci pénètre à l'intérieur par les trous jusqu'à remplissage complet. Il suffit alors de fermer l'orifice de l'anse avec l'index de la main qui tient cette anse, pour pouvoir enlever l'éponge sans qu'une goutte d'eau en tombe ; elle se vide au contraire lorsque, l'ayant mise un peu au-dessus de la tête, on soulève l'index, ce qui permet à l'air de pénétrer dans l'éponge et de chasser l'eau par les trous inférieurs. 2° *Seau à valve* (*fig.* 337 B). C'est un seau dont la partie inférieure est percée d'orifices clos par une valve qu'un cordon permet de soulever. Ce seau est suspendu à un clou au plafond du cabinet de toilette, ou placé au-dessus des colonnettes entourant le baquet (tub) en métal dans lequel se tient la personne qui désire se doucher.

Douches en jet. Il est facile et peu coûteux d'installer une douche en jet dans une pièce d'un appartement, voire dans une cuisine, en adaptant sur le robinet de la conduite d'eau un ajutage spécial dont le prix est très modique. La pression est largement suffisante dans les conduites pour avoir un jet puissant.

Douches en cercle. Il faut, pour ces douches, recourir à l'appareil de la *fig.* 338, où l'eau arrive sous pression, grâce au réservoir placé à côté (2).

V. aussi à MINÉRALES (Eaux) les appareils employés dans les stations thermales.

HYGIÈNE DES DOUCHES. La salle de douches doit être chauffée en hiver à 15° ou 16°. Le malade devra avoir fait de l'exercice (marche) et avoir déjeuné *avant* sa douche (s'il est en sueur, il ne doit pas attendre qu'elle ait disparu pour recevoir le jet, pourvu que la respiration et le pouls soient revenus à la normale). Il devra faire de l'exercice *pendant* la douche (mouvement) et *après* la douche (marche, gymnastique, escrime ou massage). Il devra, avant ces derniers exercices, être frictionné et il aura soin de s'habiller rapidement. Il ne faut jamais essayer de faire la réaction en se chauffant à un poêle.

Au début du traitement, il est, en général, préférable de ne prendre qu'une douche par jour ; plus tard, on en prendra deux, de préférence de 10 à 11 heures et de 5 à 6.

MODE D'APPLICATION SUIVANT L'EFFET DÉSIRÉ. Comme *calmant,* eau froide de 16° à 20° ou eau chaude de 25° à 35°. pendant 5 à 10 minutes, sous forme d'affusions, de douche à faible pression et à jet brisé ; si l'on emploie la douche écossaise ou alternative, employer les températures moyennes, 35° comme chaude et 20° comme froide.

Comme *excitant et tonique,* eau froide à 11° ou eau chaude de 37° à 55° pendant 10 à 30 secondes, au maximum une minute, sous forme de douches à forte pression à jet direct (non brisé), en pluie ou en cercle ; si l'on emploie les douches écossaises ou alternatives, faire se succéder les températures extrêmes, 55° et 14°.

Pour l'usage de l'eau froide, v. aussi PEAU.

Hydrothorax. — Collection de sérosité dans une des séreuses* (plèvres) qui entourent le poumon ou dans les deux. Cette hydropisie diffère de la pleurésie par l'absence de douleur et de fièvre ; c'est une complication des mala-

dies de cœur et du mal de Bright. Pour le traitement, v. HYDROPISIE.

Hyères (Var, ville de 15 000 habitants). — *Station d'hiver* calme à distance de la mer.

CLIMAT. Ville assez bien protégée contre les vents d'est et de sud-est par des collines, mais pas contre le mistral.

Température moyenne (Vidal) ; varie de 12° en novembre à 8° en janvier.

Humidité. Air assez sec (l'état hygrométrique varie entre 60 et 70), pluies rares.

INDICATIONS. Convalescence, scrofule, épuisement nerveux, angine et laryngite chroniques, bronchite chronique avec abondante sécrétion. Emphysème et *asthme.* Tuberculose, mal de Bright.

CONTRE-INDICATIONS. Laryngite tuberculeuse, excitation nerveuse, hypocondrie, congestion cérébrale.

Hygiène. — Science de la santé. V. notamment CHAUFFAGE, COLONIALE (Hygiène), DÉSINFECTION, GYMNASTIQUE, HABITATION, HYDROTHÉRAPIE, MER, RÉFRACTION.

Hygroma (du grec *hugros,* humide, et *ôma,* qui indique une tumeur). — Inflammation des bourses séreuses*.

Forme aiguë. CAUSES. Ordinairement une contusion, quelquefois le rhumatisme ou l'extension d'une maladie inflammatoire voisine (anthrax, lymphangite).

SIGNES. Tumeur douloureuse du volume et de la forme d'une noix à une orange sur laquelle la peau présente une rougeur plus ou moins diffuse, qui s'accompagne souvent de fièvre. La maladie se guérit en quelques jours, ou se transforme en abcès.

TRAITEMENT. Repos, cataplasmes, compressions, pointes de feu. Si transformation en abcès, ouverture.

Forme chronique. CAUSE. Pressions répétées ; aussi l'hygroma chronique existe-t-il surtout au genou chez les frotteurs et les reli-

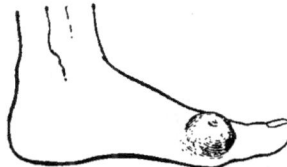

Fig. 339. — Hygroma.

gieuses, au pied chez les personnes qui ont au niveau de la tête du premier métatarsien un *oignon,* c'est-à-dire un épaississement de l'épiderme au-dessous duquel s'est formée une bourse séreuse (*fig.* 339).

SIGNES. Simple gêne croissant avec le volume, qui peut atteindre celui d'un œuf. L'évolution est lente et silencieuse, à moins qu'une contusion n'entraîne la transformation en hygroma aigu.

Hygrométrie (du grec *hugros*, humide, et *metron*, mesure). — Mesure de la quantité de vapeur contenue dans l'air. V. CLIMAT.

Hyoïde [Os] (*fig.* 340 et os en place à LARYNX). — Ainsi que l'indique son étymologie grecque, *u*, et *eidos*, aspect, l'hyoïde a la forme d'un U ou d'un fer à cheval. Il est placé entre le larynx et la base de la langue, qui s'y attache par ses principaux muscles. La partie moyenne, *corps*, se prolonge par de *petites* et *grandes cornes.*

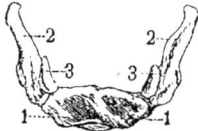

Fig. 340. — Os hyoïde.

1, 1. Corps de l'os ; 2, 2. Grandes cornes ; 3, 3. Petites cornes.

Hyosciamine. — V. JUSQUIAME.

Hyperchlorhydrie. — État constitué par une production excessive d'acide chlorhydrique dans l'estomac. V. ESTOMAC (Maladies d'), *Dyspepsie.*

Hyperémie (du grec *huper*, au delà, et *haima*, sang). — Afflux excessif de sang dans un organe, congestion.

Hyperesthésie (du grec *huper*, au delà, et de *aisthésis*, sensation). — Sensibilité exagérée lorsqu'on touche la surface de la peau ou d'une muqueuse, et seulement à ce moment. — CAUSES. Hystérie, maladies de la moelle épinière, névroses, névrites, eczéma, intoxication.

Hypermétropie (du grec *huper*, au delà, et *metron*, mesure). — Trouble de la réfraction de l'œil. V. RÉFRACTION.

Hypertension. V. à l'*Appendice.*

Hypertrophie (du grec *huper*, au delà, et *trophê*, nutrition). — Accroissement exagéré du volume et du poids d'un organe ou d'une partie d'organe sans modification dans sa texture.

Hypnal (du grec *hupnos*, sommeil). — Médicament somnifère et anesthésique donné à la dose de 1 gr. à 1 gr. 1/2 en cachets ou potion.

Hypnone. — Médicament anesthésique et somnifère qui ne doit être employé qu'avec précaution, notamment chez les cardiaques. Dose maximum : 8 gouttes.

Hypnotisme (du grec *hupnos*, sommeil). — Sommeil artificiel obtenu par différents procédés (concentration de la vision sur les yeux du médecin, sur un objet brillant placé à 20 ou 30 centimètres, compression des globes oculaires et même simple occlusion des yeux, etc. chez des sujets nerveux et permettant à l'opérateur de mettre l'endormi dans des positions cataleptiques, de lui suggérer des pensées et des actes.

Le sommeil arrive après une période qui varie entre quelques secondes et 3 à 4 minutes ; elle est très courte chez les personnes qui ont déjà été hypnotisées. Le battement des paupières avec une respiration coupée de soupirs annonce que l'action est produite.

L'hypnotisme peut, dans certaines maladies, rendre de grands services, mais peut sans dangers sérieux être employé par d'autres que des médecins compétents.

Hypochlorhydrie. — État produit par insuffisance d'acide chlorhydrique dans l'estomac. V. ESTOMAC (Maladies d'), *Dyspepsie.*

Hypocondre (du grec *hupo*, sous, et *chondros*, cartilage). — Région de l'abdomen placée sous les fausses côtes, de chaque côté de l'épigastre. V. la *fig.*, à ABDOMEN.

Hypocondriaque. — Individu atteint d'hypocondrie.

Dans le langage vulgaire, l'hypocondriaque est un individu ayant un mauvais caractère parce qu'il a un mauvais estomac (les viscères placés dans les *hypocondres* ne digérant pas bien les aliments).

Hypocondrie. — Mélancolie. V. ALIÉNATION et FOLIE.

Hypodermique (du grec *hupo*, sous, et *derma*, derme). — L'*injection hypodermique* consiste dans l'introduction sous la peau de la fine aiguille d'une seringue contenant soit la solution d'un alcaloïde qui le plus souvent est la morphine, soit un liquide microbicide (sérum antibacillaire), soit un liquide reconstituant (sérum artificiel). Dans le premier cas, la quantité de liquide injecté est très minime et l'on fait usage de la seringue dite « de Pravaz » dont la contenance est de 1 gr. ; dans les autres cas, au contraire, la quantité de liquide est beaucoup plus considérable et on emploie la seringue de Roux. V. *fig.*, aux mots ANESTHÉSIE et SÉRUM.

PRÉCAUTIONS À PRENDRE. Laver avec de l'eau et du savon, puis avec un liquide antiseptique (solution de sublimé*, la partie de la peau sous laquelle l'injection doit être faite. Avoir soin également de laver la seringue après s'en être servi, en y faisant passer de l'eau bouillie, flamber l'aiguille, qui doit être en platine iridié. Ne pas oublier d'y introduire un fil d'argent après s'en être servi.

INTRODUCTION DE L'AIGUILLE. Plisser la peau et enfoncer brusquement l'aiguille dans le pli. *Points à choisir* pour les injections : face externe des cuisses, ventre, fesses. Si l'on fait plusieurs piqûres, les espacer les unes des autres de quelques centimètres.

Hypogastre (du grec *hupo*, sous et *gastêr*, estomac). — Partie inférieure du ventre qui recouvre la vessie. V. *fig.*, à ABDOMEN.

Hypogastrique (Ceinture). — Cette ceinture est employée pour maintenir le bas-ventre. V. GROSSESSE.

Hypoglosse. — Douzième paire des nerfs craniens; elle est destinée aux muscles de la langue.

Hypophosphate et **Hypophosphite.** — V. CHAUX et SOUDE.

Hypopyon (du grec *hupo*, sous, et *puon*, pus). — Collection de pus dans la chambre antérieure de l'œil. V. YEUX.

Hypospadias. — Vice de conformation consistant dans l'ouverture de l'urètre au-dessous du pénis et non à son extrémité. V. URÈTRE (Maladies de l').

Hypostatique (du grec *hupo*, au-dessous, et *statikos*, qui se tient). — La *congestion hypostatique* des poumons a son siège à leur partie inférieure, et a pour origine le décubitus dorsal (coucher sur le dos), surtout lorsqu'il est prolongé au cours des maladies (notamment dans la fièvre typhoïde chez les bébés et chez les vieillards).
On en préserve le malade par la position assise. V. DOSSIER-LIT.

Hypotension. V. à l'*App.*

Hypothénar (du grec *hupo*, et *thénar*, paume de la main). — *Éminence hypothénar.* Saillie formée à la partie interne de la paume de la main par les muscles court fléchisseur, court adducteur et opposant du petit doigt.

Hysope (*fig.* 341). — Sommités fleuries d'une labiée, employées, comme stimulant de l'estomac, en infusion (10 gr. par litre).

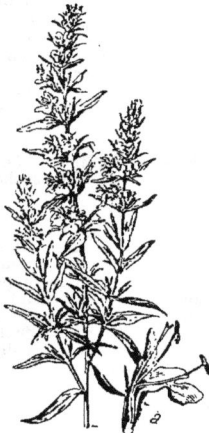

Fig. 341. — Hysope.
a. Coupe de la fleur.

Hystérie (du grec *hustera*, matrice) [Syn. : attaques et mal de nerfs, vapeurs] *fig.* 342-345. — Névrose se produisant en général chez la femme, mais quelquefois

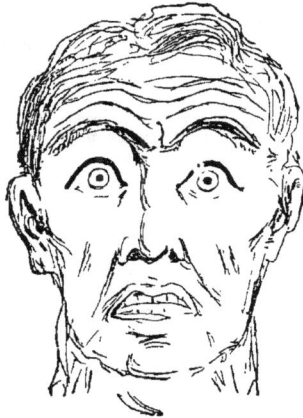

Fig. 342. — Hystérique pendant une crise.
(D'après un croquis de Charcot.)
Rev. Encycl., 1894.

aussi chez l'homme. Elle est annoncée dans l'enfance et l'adolescence par une excessive impressionnabilité, des maux de tête, des palpitations, des suffocations, un appétit capricieux. Le caractère est spécial : exagération, mensonge, désir incessant d'occuper le public, simulations, troubles neurasthéniques.

CAUSES. Contagion par imitation chez les personnes prédisposées par l'anémie et surtout par l'hérédité nerveuse. Émotions, amour malheureux, intoxications par l'alcool, le plomb, le mercure, maladies infectieuses (pneumonie, fièvres intermittentes, rhumatisme), maladies de matrice, grossesse.

Hystérie convulsive faible (petite hystérie). — L'attaque est précédée de bâillements, de malaise, de pleurs ou de rires sans motifs. Elle est annoncée par une *aura* ou avertissement consistant dans une *douleur* qui part d'un ovaire (*ovarie*) [c'est-à-dire de la partie droite ou gauche du bas-ventre], gagne le creux de l'estomac, ensuite remonte le long de la partie médiane antérieure de la poitrine avec sensation d'une boule qui, arrivée au cou, provoque une sorte d'étouffement et s'accompagne de troubles de la vue et de l'ouïe. L'attaque débute alors; elle est constituée par : 1° la *chute* du corps (cette chute n'étant pas instantanée comme dans l'épilepsie, la malade peut choisir son emplacement); 2° des *vociférations* avec suffocation et congestion du visage; 3° des *mouvements convulsifs* très étendus (contorsion des membres, salutations, mouvements du bassin) précédés quelquefois de spasmes ou contractures*; 4° une *perte de connaissance* plus ou moins complète.

Après une période de temps qui varie de quelques minutes à plusieurs heures suivant que l'attaque est isolée ou que plusieurs se succèdent, le repos se rétablit, le visage exprime la peur, la colère, puis le malade pleure abondamment ou urine.

Hystérie convulsive forte (grande hystérie ou hystérie épileptiforme). Elle est constituée par : 1° une *aura* analogue à celle précédemment décrite; 2° une phase *épileptiforme* de '3 à 4 minutes : contracture,

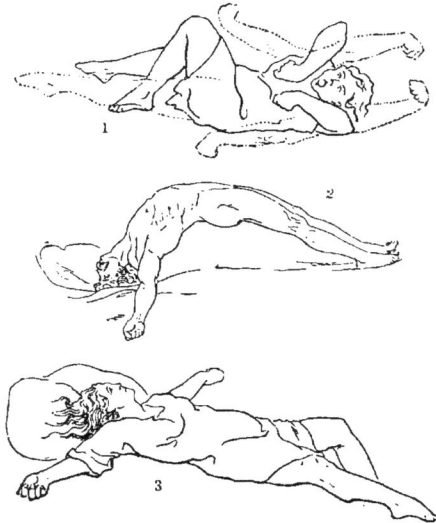

Fig. 343-345. — Hystérie.
1. Convulsions épileptiformes; 2. Contorsions (corps en arc); 3. Attitudes passionnelles (crucifiement).
(D'après Charcot et Richet, *Rev. Encycl.*, 1897.)

convulsions, puis affaissement; 3° une phase de *contorsions,* position anormale (le corps couché formant un arc de cercle à concavité inférieure dont les deux extrémités, tête et talon, reposent seuls sur le sol); 4° une phase d'*attitudes passionnelles* sous l'influence d'hallucinations diverses; 5° une phase de *visions effrayantes* (animaux dangereux). Le malade peut, en outre, être pris de *syncope*, de *léthargie*, ou entrer en catalepsie*.

Cette forme est relativement rare; elle peut durer plusieurs semaines, pendant lesquelles les attaques se reproduisent à intervalles plus ou moins rapprochés.

Hystérie non convulsive : I. FORME PARALYTIQUE. La paralysie apparaît spontanément ou à la suite d'une attaque convulsive; brusque ou graduelle, elle atteint la moitié du corps soit inférieure, soit gauche ou droite, en laissant intacte, en général, la face; quelquefois aussi elle se localise à un seul membre (bras). Provoquée par un coup ou une émotion, elle disparaît pour reparaître dans certains cas, après un intervalle plus ou moins long.

II. FORME ANESTHÉSIQUE. L'insensibilité peut être restreinte au toucher, à la douleur, au froid et au chaud, ou être totale avec pâleur et refroidissement de la peau et parésie*.

III. FORME HYPERESTHÉSIQUE. Les douleurs peuvent être très diverses : *clou* à la partie supérieure et médiane du crâne, migraine, rachialgie, névralgie intercostale, angine* de poitrine. Il existe en des points variables, suivant les individus, des *zones* ou *plaques hystérogènes,* douées d'une sensibilité spéciale et qui s'exalte encore au début des attaques.

IV. FORME APHONIQUE OU APHASIQUE. Perte transitoire de la voix, de la faculté de s'exprimer, pouvant aboutir à un mutisme complet pendant plusieurs mois.

V. FORME À TREMBLEMENTS. Les tremblements peuvent affecter des formes diverses et avoir une durée très longue ; le rythme en est régulier.

VI. FORME A CONTRACTURES. Les contractures sont permanentes et douloureuses, et se localisent à un muscle, à un membre ou à toute une moitié du corps (côté gauche, côté droit ou région inférieure). L'apparition et la disparition de la contracture s'opèrent en général brusquement. Le bras est dans la flexion forcée, la jambe dans l'extension, la contracture des muscles de la hanche simule une coxalgie* (elle disparaît pendant le sommeil chloroformique). La contracture des muscles du cou provoque un torticolis; celle de l'œil, le strabisme.

FORME À TROUBLES DE NUTRITION. Chute des cheveux, des ongles; ecchymoses spontanées; sueurs de sang; œdèmes violacés aux mains, bras, jambes; atrophies plus ou moins étendues.

FORMES VISCÉRALES. Les troubles peuvent siéger dans : 1° l'appareil *respiratoire* (suffocations, bâillements, hoquets, aboiements, toux sèche incessante, crachement de sang); 2° l'appareil *digestif* (perversion du goût, vomissements alimentaires ou de sang, constipation avec formation excessive de gaz dans l'intestin, perte absolue d'appétit, crampes d'estomac); 3° l'appareil *urinaire* (rétention ou suppression des urines ou, au contraire, polyurie); 4° les *organes des sens* (perte du sens des couleurs, diminution ou suppression totale de la vue, strabisme, myopie, troubles de l'audition et du goût); 5° les organes maternels : règles difficiles (dysménorrhée) ou supprimées (aménorrhée), douleurs dans les seins.

Traitement général de l'hystérie : 1° PRÉVENTIF. Vie calme à la campagne, plus physique qu'intellectuelle; exercices quotidiens, hydrothérapie* dès le jeune âge, fer et viandes rouges si anémie, cresson; éviter la constipation.

2° DE L'ATTAQUE. Placer la malade sur un matelas par terre, asperger le visage d'eau froide et en faire boire abondamment, inhalation d'éther, comprimer successivement l'un des ovaires en appuyant fortement le poignet dans le bas-ventre à droite, puis à gauche, appliquer les doigts sur les paupières fermées et ordonner le repos. Bains de tilleul tièdes (300 gr. en infusion dans 2 litres d'eau).

3° PENDANT L'INTERVALLE DES ATTAQUES. Suggestion. L'électricité, les aimants, la métallothérapie font disparaître les paralysies, les contractures, les anesthésies.

Hystérogènes (Plaques). — V. HYSTÉRIE.

Hystérotomie (du grec *hustera*, matrice, et *tomé*, section). — Opération qui consiste à inciser par le vagin le col de la matrice pour faciliter un accouchement, ou à enlever une tumeur placée à l'intérieur de l'organe maternel.

I

Ichtyocolle (du grec *ichthus*, poisson, et *kolla*, colle). — Colle de poisson. V. GÉLATINE.

Ichtyol. — Médicament pour l'usage externe, extrait d'une roche bitumineuse.

ACTION. Calmant (douleurs rhumatismales), cicatrisant (maladies de la peau). — MODE D'EMPLOI. Pommade, 10 pour 100 d'axonge ou de vaseline.

Ichtyose (du grec *ichthus*, poisson). — Maladie de la peau, caractérisée par un épaississement de l'épiderme, dont la surface sèche et rugueuse s'exfolie incessamment sous forme d'écailles petites comme du son, ou, au contraire, assez larges, et qui, suivant les variétés, sont molles ou dures et cornées. Ces écailles peuvent être blanches nacrées ou noirâtres et, dans des cas exceptionnels, être même assez saillantes pour former des sortes de piquants (hommes porcs-épics des foires). La maladie est généralisée avec prédominance aux coudes et aux genoux; les lésions n'existent pas, au contraire, dans les plis.

CAUSES. Cette affection est congénitale; mais elle ne fait son apparition que quelques mois après la naissance, en tout cas toujours avant la troisième année. Elle est souvent héréditaire.

TRAITEMENT : 1° *externe*. Lubrifier la peau par des frictions savonneuses, par des bains alcalins, savonneux, glycérinés, de Louèche*, de Luchon*; par des douches, par un graissage avec des pommades au naphtol ou à l'acide salicylique; 2° *interne*. Huile de foie de morue, arsenic, goudron.

Ictère ou **jaunisse.** — V. JAUNISSE et FOIE (Maladies du).

Idées fixes, idées noires. — V. ALIÉNATION MENTALE, FOLIE, VOLONTÉ.

Les idées fixes ou noires sont souvent le fait d'une excitation cérébrale temporaire, et il est alors exagéré de les classer dans la folie, mot toujours un peu effrayant pour le public, qui ignore l'existence des formes très légères et très fugitives.

Idiopathique (du grec *idios*, propre, et *pathos*, affection). — Une maladie idiopathique est une maladie qui existe par elle-même; elle peut se produire au cours d'une autre affection, mais n'en a pas moins son évolution, ses caractères propres.

Idiosyncrasie (du grec *idios*, propre; *sun*, avec, et *krasis*, tempérament). — Ensemble de dispositions spéciales à chaque individu qui font que les agents extérieurs les influencent différemment. Ainsi, quelques tempéraments sont d'une susceptibilité exagérée pour certains médicaments, ou, au contraire, sont entièrement réfractaires à leur action. Les bromures, les iodures, l'opium, les purgatifs agissent très activement chez quelques personnes, et peuvent même ne pas être tolérés.

Idiotie et **Idiotisme.** — Forme d'aliénation* mentale congénitale, caractérisée par un arrêt partiel ou complet de développement du cerveau et, par suite, de l'intelligence.

CAUSES. Hydrocéphalie, microcéphalie, méningite, myxœdème (absence ou atrophie de la glande thyroïde). L'hérédité a une grande influence (alcoolisme, épilepsie, folie, syphilis, consanguinité); il faut y ajouter les émotions vives pendant la grossesse, les chutes sur la tête, les maladies infectieuses (fièvres typhoïde ou éruptives).

SIGNES. Très variables suivant le degré de la maladie. Les idiots à figure intelligente (idiotie acquise) sont incurables, ceux sans expression perfectibles. Excitation ou inertie, voracité, strabisme, bec-de-lièvre, paralysies diverses, convulsions. L'enfant ne marche, ne parle, n'entend, ne dort pas comme les autres; il crie sans raison; cependant, il est difficile, avant qu'il ait deux ans, de déterminer exactement le degré de la maladie.

TRAITEMENT. Education physique et morale. Dans le myxœdème, emploi de la glande thyroïde* en tablettes.

Iléo-cæcale (Valvule). — V. INTESTIN (structure).

Iléon. — Partie de l'intestin grêle. V. INTESTIN (structure).

Iléus (du grec *eilein*, serrer). — Obstruction intestinale. V. INTESTIN (Maladies de l').

Iliaque (du latin *ilia*, flancs). — Qui se rapporte aux flancs.

Os iliaque (coxal ou innominé). — Les deux os iliaques forment le bassin (*fig.* 346 et à BASSIN) avec le *sacrum*, qui les sépare en arrière. L'iliaque est constitué par trois parties qui sont soudées chez l'adulte : l'*ilion*, dont le bord supérieur forme la saillie de la hanche; l'*ischion*, sur lequel le corps repose lorsqu'on est assis ; le *pubis*,qui porte une articulation, la *symphyse pubienne*, par laquelle les deux os iliaques s'unissent en avant.

Sur la face externe se trouve la *cavité cotyloïde* qui reçoit la tête du fémur.

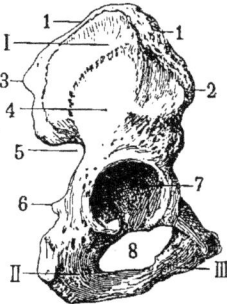

Fig. 346. — Os iliaque.

I. Ilion ; II. Ischion, III. Pubis.
1. Crête iliaque; 2 Epine iliaque antérieure ; 3. Epine iliaque postérieure ; 4. Fosse iliaque externe ; 5. Grande échancrure sciatique; 6. Epine sciatique ; 7. Cavité cotyloïde ; 8. Trou obturateur.

La face interne répond aux viscères contenus dans le bassin.

Muscle iliaque. — Il tapisse la face interne de l'os iliaque et fléchit la cuisse et la tourne en dehors.

Artère iliaque. — Elle résulte de la bifurcation de l'aorte et donne naissance aux iliaques externe et interne.

Illusion. — Fausse interprétation d'une perception (le plus souvent de la vue) se produisant dans certaines maladies mentales ordinairement curables (manie, folies toxiques, folies associées à des maladies des organes digestifs ou de la matrice).

Imagination. — Si les maladies *simulées* sont de fausses maladies, les maladies *d'imagination*, c'est-à-dire provoquées par une idée fixe, sont des maladies réelles et dont il convient de s'occuper d'autant plus hâtivement que la négligence à les soigner les accroît.

Comme l'a dit justement Féré, si un de ces malades consulte un médecin qui, sur l'énonciation de ses douleurs, lui répond : « Ce n'est rien, un peu d'imagination », ce malade, qui s'est suggestionné une douleur et qui en souffre, acquiert la conviction que sa maladie n'est pas connue et qu'on ne peut rien pour lui. L'idée d'incurabilité devient d'autant plus intense qu'il a une plus haute opinion de son médecin. Les charlatans agissent tout autrement : ils inspirent tout d'abord confiance au malade en l'écoutant, en acceptant ses dires, et, lorsqu'ils lui affirment qu'il guérira sous l'action d'une drogue au nom inconnu ou d'une influence surhumaine, la persuasion de la guérison l'a déjà en partie assurée.

Les manifestations imaginaires les plus fréquentes sont des douleurs, des paralysies, des spasmes qui dérivent de l'hystérie. L'origine est souvent une douleur réelle antérieure que ressuscite l'imagination, douleur qui peut entraîner une cessation d'abord consciemment, puis, plus tard, inconsciemment volontaire du fonctionnement d'une région. L'exagération des recommandations des parents peut provoquer des maladies imaginaires chez les enfants nerveux.

TRAITEMENT. Médication frappant l'imagination par son caractère anormal et par l'autorité de l'affirmation de la guérison : on la fera de préférence le soir, afin de bénéficier du travail cérébral nocturne.

Imbécillité. — Infirmité cérébrale, forme de l'aliénation* mentale, caractérisée par une malformation du crâne (front bas et étroit , des yeux inexpressifs, souvent atteints de strabisme, une anomalie du voile du palais (blésité), une intelligence très rudimentaire n'excluant pas un certain esprit naturel; état moral défectueux : mauvais instincts, excès de tous genres. — TERMINAISON. Guérison ou mélancolie, manie (V. FOLIE) ou démence.

Imitation. — Un certain nombre de maladies nerveuses sont contagieuses par imitation inconsciente ou consciente. Le bâillement est le type des phénomènes nerveux se produisant par imitation involontaire. L'hérédité et les prédispositions données par un état d'affaiblissement (anémie, convalescence. rhumatisme), par le jeune âge. le sexe féminin, ou une grande émotion récente ont une grande influence sur la production d'un ou de plusieurs accès à la suite du spectacle d'un accès du même genre. Il est donc important d'éviter à une personne, surtout si elle se trouve dans les conditions précédentes, la vue d'un accès d'hystérie, d'épilepsie, de chorée, de tics. C'est pour ces derniers surtout qu'on a constaté des faits de contagion à la suite d'imitation volontaire par moquerie. Ce mauvais sentiment est, on le voit, cruellement puni, car l'affection peut persister des années.

La folie à deux (v. FOLIE, folie partielle) montre le danger dans certains cas de la cohabitation avec un aliéné.

Imminence morbide. — Cette expression, qui ne doit pas être confondue avec l'opportunité* morbide, signifie qu'un individu est sous le coup d'une maladie dont les premiers signes peuvent ne pas être encore suffisamment démonstratifs pour permettre d'en déterminer la nature, mais dont l'évolution est cependant inévitable.

Immunité. — Propriété que possède un individu de ne pouvoir contracter une maladie, soit qu'une atteinte antérieure l'ait en quelque sorte vacciné, soit par suite de causes inconnues. Même, dans le premier cas, il peut n'être préservé que temporairement (v. VARIOLE), et dans le second, il sera prudent de sa part de ne pas se croire à l'abri d'une façon absolue. Des personnes qui avaient soigné beaucoup de cholériques sans être contagionnées ont été frappées lors d'une seconde épidémie après des imprudences dues à leur croyance à une sorte d'invulnérabilité. V. MICROBES pour l'explication de l'immunité.

Impaludisme. — Syn. de *paludisme*.

Impétigo (Syn.: dartres croûteuses, gourme, croûtes de lait). — Maladie de la peau (v. fig. coloriée à PEAU) caractérisée par des taches rouges qui se couvrent de petites pustules disposées en groupes plus ou moins étendus. Ces pustules se rompent après 2 à 4 jours et le liquide qu'elles contiennent forme des croûtes jaunâtres épaisses qui tombent et laissent voir alors une surface rouge, luisante, suintante, quelquefois exulcérée, sur laquelle se forment de nouvelles croûtes. Le contenu des pustules apporté en d'autres points provoque en ces points une nouvelle éruption.

ÉVOLUTION. Elle se perpétue quelquefois pendant des semaines ou des mois et, finalement, la peau revient à l'état normal sans trace de cicatrice. Des démangeaisons, souvent assez vives, provoquent le grattage et par suite des inoculations. Le siège habituel est la face et le cuir chevelu. En général, il n'y a pas de fièvre; cependant, elle peut se produire et être accompagnée de courbature, de frissons et de troubles digestifs.

L'impétigo complique souvent l'eczéma, qui prend alors le nom d'*eczéma impétigineux*.

CAUSES. Maladie de l'enfance et de l'adolescence, l'impétigo se produit surtout chez les lymphatiques. La fatigue, les excès alimentaires et de boissons, l'existence de parasites (poux, gale), la malpropreté sont des causes occasionnelles.

TRAITEMENT. Antisepsie locale par des lavages à l'eau boriquée. Provoquer la chute des croûtes par la vaseline boriquée, puis employer les pommades antiseptiques et astringentes : 2 gr. de tanin, 1 gr. de calomel et glycéré d'amidon, 30 gr., ou les applications d'une solution d'acide picrique*.

Impuissance. — Impossibilité, pour un homme ou une femme, des rapports sexuels. Elle peut être accompagnée ou non de stérilité*.

CAUSES. Malformation ou absence des organes sexuels, maladie du système nerveux (ataxie locomotrice), diabète, faiblesse temporaire. — TRAITEMENT. Reconstituants, hydrothérapie, électricité dans le cas de faiblesse. Opération chirurgicale dans certains cas de malformation.

Inanition. — Affaiblissement considérable résultant d'une insuffisance ou d'une privation complète d'aliments. Elle peut être le résultat de la fièvre ou d'une maladie nerveuse (hystérie). — Le fait d'être *à jeun* accroît l'opportunité morbide pour les maladies contagieuses, d'où l'utilité de ne jamais sortir de chez soi avant d'avoir pris des aliments. V. MICROBES.

La *diète* absolue est rarement prescrite aujourd'hui par les médecins.

Inappétence. — Manque d'appétit*.

Incendie. — Si le feu prend aux vêtements, chercher à étouffer les flammes sous une étoffe épaisse (paletot, tapis, couverture, rideau), ou, à défaut, en se roulant par terre. Ne pas courir, car le courant d'air activerait la flamme; mais ramper plutôt par terre. V. BRÛLURES.

Incinération. — La destruction *rapide* des cadavres par le feu présente des avantages au point de vue hygiénique sur la destruction *lente* opérée dans la terre par les microbes saprophytes. Elle offre de grands inconvénients en ce qui concerne la recherche des empoisonnements, dont un grand nombre restent déjà impunis.

Incision. — Coupure méthodique des parties molles (peau, muscles) à l'aide d'un bistouri, de ciseaux ou d'un galvanocautère, pour ouvrir un abcès ou faire une opération quelconque.

Incompatibilité. — L'absorption simultanée de deux médicaments peut soit annuler l'effet de chacun d'eux, soit donner à l'un ou à l'autre une action différente de celle recherchée et qui, dans certains cas, peut être nuisible. Les principales incompatibilités ont été signalées dans ce livre.

Incontinence. — V. URINE.

Incubation. — Période qui s'écoule entre l'absorption d'un virus et l'apparition des signes de la maladie. Elle peut varier, suivant les affections, de quelques heures (scarlatine) à plusieurs mois (certains cas de rage).

Pendant cette période, les microbes se multiplient; ils ne peuvent, en effet, agir qu'en bataillons assez nombreux pour triompher des résistances de l'économie.

Incurabilité et **Incurable**. — Maladie et Malade que la médecine est impuissante à guérir.

Indications. — Maladies pour lesquelles une certaine médication est utile. — Notions fournies par l'examen du malade.

Contre-indications. — Maladies pour lesquelles une certaine médication serait nuisible.

Indigestion. — Embarras gastrique simple. V. ESTOMAC (Maladies de l').

Induration. — Accroissement de la dureté d'un tissu consécutive, dans certains cas, à l'inflammation de ce tissu. L'induration est due à la substitution de cellules et de fibres très serrées aux éléments normaux.

Infantilisme. — Retard dans la croissance, dû ordinairement à une hérédité morbide (tuberculose, folie, alcoolisme, albuminurie, syphilis).

Cet état peut ne durer que quelques années; l'enfant regagne alors le temps perdu grâce à une hygiène rationnelle dont une bonne alimentation et la vie au grand air sont la base. Le traitement par la glande thyroïde a donné de bons résultats dans certains cas.

Infectieuses (Maladies). — « Les maladies infectieuses sont produites par l'accumulation en un espace limité d'une masse de matières organiques éliminées et nuisibles (casernes, camps, hôpitaux,

prisons, navires, garnis). L'infection n'agit que dans la sphère du foyer ainsi créé. » (PROUST.) Les principales maladies infectieuses sont la fièvre typhoïde, le typhus, la peste, le choléra; elles ont pour origine des *microbes* (v. ce mot).

Infection purulente. — V. PURULENTE (Infection).

Infirmier. — Individu employé pour soigner les malades. V. GARDE-MALADE.

Infirmité. — Suppression incomplète ou complète d'une fonction avec possibilité d'une santé générale parfaite. La perte d'un organe des sens, l'existence d'un pied bot constituent des infirmités et non des maladies.

Inflammation. — État maladif constitué par un afflux plus considérable de sang dans les capillaires d'une partie du corps avec ses conséquences : chaleur, rougeur, exsudation du sérum sanguin et par suite gonflement et douleur. L'inflammation se termine par *résolution* avec rétablissement d'une circulation normale, par *suppuration* ou par mortification ou *gangrène*.

V., à MICROBES, la lutte entre les globules blancs du sang et les bacilles.

Influenza. — Nom italien de la grippe.

Infusion. — Genre de tisane dans lequel on obtient la dissolution des principes actifs d'une plante en versant de l'eau bouillante sur des fragments de cette plante, fraîche ou séchée. Ex.: infusion de tilleul.

Inguinale (Hernie). — V. HERNIES.

Inhalateurs et **Inhalation**. — L'inhalation est l'introduction dans les voies respiratoires et l'absorption par celles-ci 1° des vapeurs qui se dégagent d'eaux minérales, soit naturellement, soit par l'effet de leur ébullition; 2° de gaz (v. OXYGÈNE); 3° d'une poussière extrêmement fine

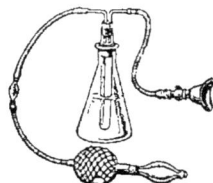

Fig. 347. — Inhalateur pulvérisateur.

produite par la pulvérisation de certaines eaux à travers un appareil spécial (*fig.*347);

4° d'une vapeur s'élevant d'un liquide froid ou chaud (*fig.* 348).

L'inhalation peut se faire très simplement : 1° en coiffant d'un entonnoir un bol contenant le liquide médicamenteux bouillant (ex. : infusion d'eucalyptus) ; 2° en entourant le lit du malade d'une série de cuvettes dans lesquelles

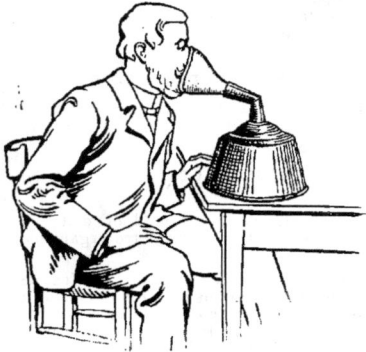

Fig. 348. — Inhalateur Moura, pour vapeur.

on verse sur des feuilles (eucalyptus) ou des fleurs (tilleul) de l'eau bouillante de façon à saturer l'atmosphère de vapeurs. On complète, dans certains cas, cette action en établissant des lampes à esprit-de-vin sous les vases remplis de liquide et en entourant en partie le lit de toiles de façon à concentrer ces vapeurs. Cette *tente de vapeurs* rend les plus grands services, notamment dans les laryngites ; mais il faut avoir soin que l'air ordinaire puisse parvenir aussi au malade.

L'inhalation peut s'opérer par le séjour dans des salles dont l'atmosphère est saturée des vapeurs d'une eau minérale. Ex. : salles d'inhalation du Mont-Dore. V. aussi FUMIGATIONS.

Inhumation. — Aucune inhumation ne peut être opérée sans autorisation sur papier libre de l'officier de l'état civil, qui ne peut la délivrer qu'après s'être transporté auprès de la personne décédée, pour s'assurer du décès, hors les cas prévus par les règlements de police (Code civil, art. 77). En fait, la visite en question est faite par un médecin délégué par le maire.

Toutes les fois que, dans les cas prévus par les règlements de police, une inhumation doit être opérée avant le délai de 24 heures, celle-ci ne doit avoir lieu que sur l'avis des médecins qui ont donné des soins au malade ou du médecin chargé de la constatation des décès.

Injecteurs et Injection (*fig.* 349). — L'injection est l'introduction, naturelle ou accidentelle, d'un liquide

dans une cavité du corps. Elle se fait avec une seringue* de verre, de caoutchouc, d'étain, avec le bock*, avec un irrigateur*, ou une poire* en caoutchouc. On peut employer aussi des bouteilles ordinaires auxquelles on adapte un bouchon muni d'un système de tubes qui permet soit l'introduction de l'air lorsque la bouteille est renversée, soit de provoquer une pression intérieure par l'intermédiaire d'une poire en caoutchouc. Le même office est rempli par un *siphon* établi avec un simple tube de caoutchouc dont une des extrémités plonge dans une bouteille placée à une certaine hauteur, tandis que l'autre, dans une situation inférieure, est amorcée par une aspiration. Enfin un entonnoir, auquel on adapte un tube en caoutchouc, peut encore être utilisé.

L'extrémité du récipient destinée à pénétrer dans la cavité peut être arrondie (seringue pour l'oreille), ou être constituée par une aiguille creuse (injection hypodermique). Les cavités naturelles dans lesquelles se font des injections sont : la gorge (v. abaisse*-langue injecteur), l'oreille externe et la trompe d'Eustache, le nez, la vessie, l'urètre, le

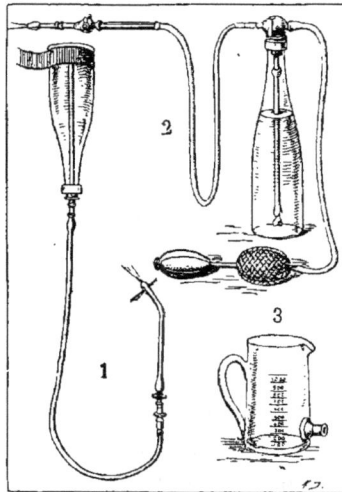

Fig. 349. — Injecteurs :
1. à bouteille renversée ; 2. à pression intérieure ; 3. Bock.

vagin et la matrice. Le tissu cellulaire sous-cutané constitue une cavité accidentelle dans laquelle on injecte différents médicaments, notamment la morphine, les sérums. Les veines sont des cavités naturelles dans lesquelles on pénètre artificiellement pour y injecter des médicaments destinés à guérir certaines maladies (chloral dans le tétanos).

Inoculation. — Introduction artificielle dans l'économie d'un principe ou virus existant chez les malades atteints d'une affection contagieuse, principe capable de propager ladite maladie. Cette inoculation peut se faire d'une partie du corps à une autre du même individu (ex. : auto-inoculation de l'impétigo), d'un animal à un homme (vaccine *), entre humains (maladies vénériennes). Elle s'opère par contact avec une éraillure involontaire de l'épiderme (chancre simple, syphilis), ou volontaire et artificielle (vaccination), ou par une morsure (rage, vipère).

Le mot « inoculation » était autrefois réservé à un procédé de préservation contre la variole qui consistait à recueillir sur une lancette un peu de pus d'une pustule variolique et à l'injecter sous l'épiderme d'un homme bien portant. Ce procédé, qui n'est plus employé depuis la propagation de la vaccine, rendait des services, mais offrait de graves dangers : une variole bénigne pouvait engendrer une variole grave.

Insalubres (Établissements). — Établissements nuisibles à la santé. V. HABITATION, CHAUFFAGE, DÉSINFECTION.

Sont dits *insalubres* les établissements industriels nuisibles à la santé par les vapeurs et les fumées qu'ils produisent, par la contamination que leurs eaux vaseuses apportent dans les cours d'eau, par les incendies et les explosions que le traitement des matières employées peut provoquer ; certains d'entre eux ajoutent à ces dangers l'inconvénient d'un bruit assourdissant.

VARIÉTÉS. Ces établissements sont divisés en trois classes, d'après les précautions à prendre contre eux.

Ceux de 1re classe doivent être éloignés des habitations : fabriques de dynamite, de poudre, de pétrole, de vernis gras, de sulfure de carbone, d'éthers, de collodion, d'étoffes imperméables, d'acide sulfurique, d'affinage d'or et d'argent, de phosphore, d'allumettes chimiques, de varech, d'engrais organiques, de bleu d'outremer, les abattoirs.

Ceux de 2e classe peuvent être placés dans les villes, à condition que certaines conditions soient remplies : fabriques de couleurs d'aniline, de chlore, de caoutchouc, de gutta-percha, de superphosphate de chaux, de noir de fumée, tanneries, chamoiseries, raffineries,

Enfin, ceux de 3e classe où la surveillance

se réduit aux mesures hygiéniques concernant les ouvriers : industries du plomb, de la céruse, du cuivre, du zinc, de la céramique, de la papeterie, du papier peint, du carton, teintureries, huileries, féculeries, glucoseries, mégisseries, scieries.

Certaines industries forment une classe mixte, étant rangées suivant le mode d'exploitation dans une des précédentes.

Pour l'action des *vapeurs* industrielles, V. VAPEUR.

Insectes. — V. PIQÛRES.

Insensibilisateur. — Appareil destiné à provoquer l'anesthésie de la peau. V. ANESTHÉSIE.

Insolation. — Coup de soleil ou de chaleur.

VARIÉTÉS. L'action du soleil et celle de la chaleur peuvent avoir sur notre organisme des effets très différents.

I. **Coup de soleil.** — Tantôt, et c'est le cas le plus fréquent dans nos climats, il s'agit simplement d'une sorte de brûlure légère des parties de la peau restées découvertes, brûlure caractérisée par de la *rougeur,* une sensation de *cuisson,* le soulèvement et la *chute de l'épiderme.* Dans certains cas, lorsque la peau est fine et délicate, et que l'action solaire a été plus vive et plus prolongée, le coup de soleil peut provoquer l'apparition de cloques, la brûlure ayant été très intense.

II. **Insolation** et coup de chaleur. — Le coup de soleil provoque, en somme, des accidents insignifiants ; il en est tout autrement des lésions produites par la véritable *insolation.* Les *coups de chaleur* qui se produisent dans les chambres de chauffe des bateaux à vapeur et dans les fabriques où les ouvriers ont à subir une température très élevée peuvent avoir également les conséquences les plus graves.

SIGNES. La peau présente quelquefois les lésions énumérées précédemment ; mais, le plus souvent, bien que l'action du soleil ait été considérable, il n'existe aucune altération des tissus. On constate simplement que la peau est extrêmement chaude (sa température peut dépasser 44°) et qu'elle exhale une odeur spéciale.

Les personnes éprouvent d'abord une soif ardente, de la lassitude, une sensation de constriction à l'estomac, des besoins fréquents d'uriner, de la faiblesse dans les jambes, puis des douleurs à la tête et à la poitrine. Les troubles de la vision sont très curieux : tous les objets semblent avoir une couleur uniforme. La respiration devient difficile et très fréquente. Il y a tendance à l'évanouissement ou même évanouissement complet ; l'écume se montre à la bouche, la face est congestionnée, les vaisseaux de la peau deviennent très apparents ; le malade semble sur le point d'asphyxier.

Une autre forme s'observe assez fréquemment : l'individu atteint tombe à terre tout à coup, parfois au milieu d'une conversation. Si le malade après cette perte de connaissance ne peut pas être rappelé à lui, il entre dans le *coma,* c'est-à-dire dans une sorte de sommeil léthargique, de profond assoupissement où intelligence, sentiment, mouvement, tout est aboli, et qui aboutit à la mort après quelques heures. Quelquefois, au contraire, la mort est précédée de délire et de convulsions.

ÉVOLUTION. La durée de la maladie est très variable : dans les cas légers, 2 ou 3 jours ; dans les cas graves suivis exceptionnellement de guérison, 8 à 15 jours. Cette guérison s'annonce par l'abaissement de la température, l'apparition d'une sueur abondante, la régularité et l'ampleur du pouls, le retour de l'intelligence.

L'accident peut être suivi d'une faiblesse persistante, d'inaptitude au travail, de maux de tête, se reproduisant chaque fois que la température s'élève. Le caractère est devenu irritable, l'acuité de la vision et de l'audition est diminuée.

CAUSES PRÉDISPOSANTES. Les vêtements qui, par la nature des étoffes employées et par l'application trop directe sur la surface du corps, empêchent la circulation de l'air et par suite l'évaporation facile de la sueur (casques, shakos, chapeaux noirs et lourds, cols. cravates, tuniques *serrées* et *boutonnées*), sont l'origine la plus constante des accidents. On doit signaler ensuite les marches en colonnes serrées, la course ou tout autre effort violent, les tentes ou les baraquements étroits ou mal ventilés, l'*alcoolisme* et l'abus des liqueurs glacées.

HYGIÈNE PRÉVENTIVE. Coiffures légères permettant l'accès de l'air autour de la tête. Vêtements amples et non serrés, surtout au cou. Boissons abondantes toniques. sans être excitantes (café ou thé très étendus d'eau, pas d'alcool). Surveiller la *constipation,* qui est à elle seule une cause de congestion, et qu'on observe très fréquemment dans les insolations graves.

« Si la chaleur est suffocante, si les hommes sont essoufflés, il faut les disséminer pendant la marche et augmenter le nombre des haltes pendant lesquelles on restera *debout* ou *assis,* mais non couché, la terre étant plus chaude que l'air. » (SADOUL.) Employer des casques ou des couvre-nuque mouillés. Boire modérément et d'autant plus lentement que l'eau est plus fraîche.

La lumière intense se réfléchissant sur un sol blanc a une action certaine, d'où l'utilité de porter des lunettes-conserves modérément sombres.

TRAITEMENT. Coucher le malade dans un endroit frais et aéré. Éloigner le public, qui le priverait d'une partie de son air. Enlever tous les vêtements qui entretiennent la chaleur et gênent la circulation ; faire des lotions fraîches sur le visage, le cou, la poitrine, et les accompagner de frictions énergiques sur les membres. Thé et café légers si le malade peut boire, ou eau additionnée d'eau-de-vie. Purgatif le lendemain. Lorsqu'il y a perte de connaissance, ou seulement affaissement, il faudra, en outre, faire de larges affusions froides sur la surface du corps, au besoin des frictions avec de la glace pilée, et appliquer de la glace sur la tête. Des lavements tièdes devront dégager l'intestin. La respiration artificielle a également des avantages. En cas de coma, entourer de sinapismes les deux membres et appliquer sur la poitrine un marteau trempé préalablement dans l'eau bouillante.

Insomnie. — V. SOMMEIL.

Inspiration. — Temps de la respiration, pendant lequel l'air s'introduit dans la poitrine.

Instillateur (*fig.* 350). — Sonde creuse percée d'un ou plusieurs trous à sa partie inférieure, afin de permettre de

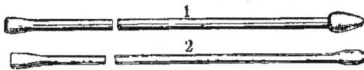

Fig. 350. — Instillateurs.
1. A boule perforée ; 2. En pomme.

porter en un point précis d'un canal étroit, ordinairement l'urètre, un liquide médicamenteux (par exemple une solution de nitrate d'argent) qu'on fait couler goutte à goutte.

Instillation. — Action de faire tomber goutte à goutte un liquide sur une surface malade (yeux, urètre).

Instruments. — V. TROUSSE.

Insufflation. — Action de souffler

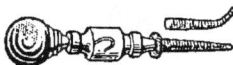

Fig. 351. — Insufflateur à poudre.

avec un soufflet spécial (*fig.* 351, 352) une poudre médicamenteuse (nez, oreille). On peut également faire pénétrer dans une cavité un gaz (injection d'acide carbonique dans la vessie), ou des vapeurs (trompe d'Eustache).

L'insufflation d'air bouche à bouche a été employée aussi pour faire revenir à la vie un enfant nouveau-né ou un adulte en état d'asphyxie '.

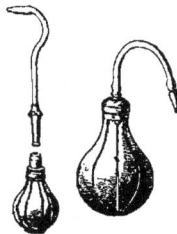

Fig. 352.
Insufflateur à air.

Intercostale (Névralgie). — V. NÉVRALGIE.

Intermittence. — Interruption temporaire d'action. Intervalle de bonne santé au milieu d'une fièvre ou d'un état maladif quelconque.

Intermittence du cœur et du pouls. — Arrêt momentané du cœur, caractérisé par l'absence d'un ou de plusieurs battements du cœur et du pouls. Il peut être dû soit à une action nerveuse (émotions), soit à une maladie du cœur. V. cœur.

Intermittente (Fièvre). — La fièvre intermittente est une des formes du paludisme. V. paludisme.

Intermittente (Folie). — V. aliénation mentale et folie.

Interne. — V. hôpital.

Intertrigo (du latin *inter*, entre, et *terere*, frotter). — Maladie de la peau siégeant dans les points où deux parties de peau sont adossées et frottent l'une contre l'autre (aisselles, aines, anus, périnee, plis de la cuisse, du ventre, du cou, dessous des seins). Tantôt il existe une simple rougeur plus ou moins intense des surfaces, tantôt une véritable ulcération avec suintement d'un liquide fétide. La démangeaison est toujours vive.

Evolution. La durée de la maladie varie avec la persistance des causes.

Causes. Obésité, diabète ; sexe féminin, enfance ; contact prolongé avec sueur ou urine.

Traitement. Propreté méticuleuse. Changement de linge chaque fois qu'ils sont souillés chez les bébés. Lavage avec de l'eau de feuilles de noyer ou d'écorce de chêne (50 à 60 gr. par litre) ou de l'eau d'alun*, puis application de poudres fines formées de parties égales de talc, lycopode, oxyde de zinc. Bain de son et d'amidon.

Intestin [Structure de l'] (*fig.* 353 et 354). — L'intestin est la partie du tube

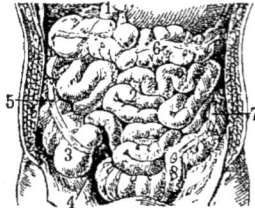

Fig. 353. — Intestins.

1. Duodénum ; 2. Jéjunum ; 3. Cœcum ; 4. Appendice ; 5. Côlon ascendant ; 6. Côlon transverse ; 7. Côlon descendant ; 8. Rectum.

digestif qui fait suite à l'estomac, dont il est séparé par la valvule du pylore. Sa longueur est d'environ 9ᵐ,50 : les huit premiers mètres, *intestin grêle*, ont un calibre plus étroit (2 à 3 centimètres) que le reste, *gros intestin*, qui a 7 centimètres de diamètre. L'intestin est formé, de dedans en dehors, par une muqueuse, une couche musculaire et une séreuse, le péritoine.

L'intestin grêle se replie un grand nombre de fois sur lui-même (circonvolutions) et porte successivement les noms de *duodénum*, partie dans laquelle viennent s'ouvrir le canal cholédoque du foie

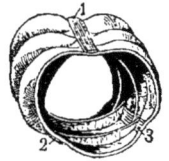

Fig. 354. — Portion du gros intestin.
1, 2, 3. Ses trois bandes musculaires.

et les deux canaux pancréatiques, de *jéjunum* et d'*iléon*. Sa surface interne est considérablement augmentée par plus de huit cents replis, *valvules conniventes*, et de minces bosselures, les *villosités* (v. digestion), qui servent à l'absorption des aliments. La muqueuse contient : 1° des organes lymphatiques, les *plaques* de Peyer et les *follicules clos* ; 2° des glandes en grappe (de Brunner) et des glandes en tube (de Lieberkühn) ; ces dernières produisent le *suc intestinal*, qui transforme les viandes en peptones et les substances amidonnées en glycoses absorbables.

Le **gros intestin** commence par un cul-de-sac placé dans la fosse iliaque droite, le *cæcum* (l'aveugle), terminé lui-même par une partie rétrécie, l'*appendice* * vermiculaire. Dans le cæcum vient s'aboucher l'intestin grêle, dont il est séparé par une valvule dite iléo-cæcale, qui empêche le retour en arrière des aliments.

L'intestin se continue : par le *côlon*, qui se dirige 1° de bas en haut (*côlon ascendant*) : 2° transversalement au-dessous de l'estomac (*côlon transverse*) ; 3° de haut en bas (*côlon descendant*) ; 4° se contourne pour former l'*S iliaque* et aboutit à une partie droite, le *rectum*, qui suit la direction de l'os sacrum pour se terminer à l'anus. La muqueuse est lisse et renferme des glandes de Lieberkühn : trois bandes longitudinales (*fig.* 354) lui donnent un aspect bosselé. La digestion s'y achève, et les parties non digestibles des aliments sont expulsées par les selles.

Intestin (Maladies de l'). — Les maladies inflammatoires de l'intestin portent le nom d'*entérites*.

Entérite aiguë. — Causes. Refroidissement ; multiplication d'un microbe, le *coli bacille*, sous l'influence de conditions diverses : intoxication par l'acide urique (goutte). printemps.

Signes. Coliques, souvent très pénibles, partant du pourtour de l'ombilic et se produisant ordinairement par accès. *Diarrhée* formée d'abord de matières alimentaires plus ou moins digérées et delayées, puis tout à fait liquide (sérosité jaunâtre). Langue sale, *appétit* nul, *soif* vive, ventre tendu et douloureux, *fièvre* dans les cas intenses.

ÉVOLUTION. Dans les formes *légères,* tout se calme en quelques jours ; dans les formes *graves,* la diarrhée devient très abondante, cholériforme. Si l'estomac participe à l'inflammation intestinale (gastro-entérite), il existe, en outre, des douleurs au creux de l'estomac et des vomissements.

Lorsque la maladie s'étend au gros intestin (entéro-colite), les selles peuvent être, dans certains cas, imprégnées de sang, et le malade souffre de fausses envies d'aller à la selle.

TRAITEMENT. Purgatifs salins, puis opiacés, eau de chaux*, salicylate de bismuth*. Comme régime, diète lactée, eau de riz ou albumineuse.

Entérite chronique. — SIGNES. *Forme diarrhéique.* Elle succède souvent à la forme aiguë. La diarrhée, qui se répète plusieurs fois par jour, est formée d'aliments mal digérés (lienterie) ou de mucosités visqueuses nageant dans un liquide jaune verdâtre, très fétide. L'amaigrissement est rapide, les douleurs en général peu intenses.

· *Forme sèche* ou *pseudo-membraneuse.* Le malade est constipé : les selles peuvent n'avoir lieu qu'à des intervalles de 5, 8 et même 15 jours ; elles sont formées de matières dures arrondies et contiennent des filaments blanchâtres ressemblant à du vermicelle ou du blanc d'œuf, quelquefois teintés de sang. Cette forme existe de préférence chez les femmes nerveuses, chez les sédentaires, particulièrement chez ceux qui se livrent à des travaux intellectuels.

RÉGIME et TRAITEMENT. *Forme diarrhéique.* Lait additionné d'eau de chaux, puis œufs à la coque, plus tard purée de féculents (riz) ou gruau d'avoine, enfin purées de légumes verts et viandes.

Comme traitement : potions à l'opium, sulfate de soude 5 à 8 grammes tous les matins, salicylate de bismuth*. Hydrothérapie, eaux de Plombières*, Carlsbad*, Évian*.

Forme sèche. Viande crue en pulpe dans du bouillon, bœuf rôti, poisson cuit à l'eau, purées de légumes secs. Supprimer crudités, salades, fruits acides, condiments, sucre. Comme boisson, vin coupé d'eau de Pougues*.

Le traitement consiste, au début, dans l'huile de ricin, 30 à 40 gr., puis l'usage quotidien de graines de lin ou de psyllium qu'on remplacera de temps en temps par du podophyllin ou de la cascarine ; des lavements froids ou très chauds (ces derniers surtout si les matières sont teintées de sang). Massage, hydrothérapie, eaux de Chatel-Guyon*, Plombières*, Carlsbad*, Cauterets*, Aulus*, Montmirail*. V. aussi CONSTIPATION.

Entérite enfantine ou choléra infantile. — CAUSES. Maladie épidémique pendant les grandes chaleurs en été, particulièrement chez les bébés élevés au biberon. Les causes prédisposantes sont le mauvais lait, l'usage de biberons sales, l'absence de régularité pour les heures des repas et d'intervalles suffisants entre eux, l'usage prématuré d'aliments autres que du lait. V. NOURRISSON.

SIGNES. *Vomissements,* d'abord de lait caillé, puis d'un liquide verdâtre. *Diarrhée* verdâtre très abondante et très liquide. *Amaigrissement*

et refroidissement rapide. Le ventre, d'abord ballonné, se creuse dans les formes graves.

TRAITEMENT : 1° Supprimer les causes énumérées précédemment ; 2° purger d'abord avec huile de ricin (1 gr. à six mois, 2 à 3 gr. à deux ans), puis potion à l'acide lactique (2 gr. pour 80 gr. de sirop simple) à la dose de 2 à 6 cuillerées à café ou potion à l'eau de chaux, au salicylate de bismuth et au laudanum.

Dans beaucoup de cas, la seule médication consiste à supprimer tout aliment et à donner au bébé de l'eau stérilisée par petites gorgées toutes les demi-heures et même plus souvent lorsqu'il en demande. Après 48 heures, on reviendra au lait stérilisé, additionné d'eau stérilisée dans la proportion de deux tiers, puis de moitié d'eau. On pourra remplacer l'eau simple par de l'eau de riz ou de l'eau d'orge. Des bains chauds et de grands lavements d'eau bouillie rendent aussi service. On doit recourir quelquefois, en outre, au lavage* de l'estomac.

Entérite chronique tuberculeuse. — V. TUBERCULOSE.

Entéralgie (Coliques nerveuses). — CAUSES. Constipation, dilatation *(entéroptose)* de l'intestin, qui est à la fois mal soutenu et bridé en certains points par le péritoine ; affections nerveuses, émotions, goutte, rhumatisme, syphilis ; anémie, paludisme, maladies des reins, notamment rein flottant.

SIGNES. Début brusque, ballonnement du ventre, douleurs vives et profondes s'irradiant autour de l'ombilic et pouvant être assez intenses pour provoquer une sensation d'angoisse et l'évanouissement. — ÉVOLUTION. Crises intermittentes durant de quelques heures à quelques jours. — TRAITEMENT : 1° PRÉVENTIF. Surveiller la constipation ; exercice, cure d'altitude*. 2° CURATIF. Calmants, antispasmodiques, courants continus, ceinture de Glénard (v. *fig.*, à ESTOMAC [Maladies d']). *Eaux minérales :* Royat*, Néris*.

Cancer de l'intestin. — SIGNES. Douleurs dans le ventre, alternative de constipation et de diarrhée, hémorragies de sang noir ressemblant à du goudron, sensation à la main de la tumeur, affaiblissement et amaigrissement progressif avec teinte jaune paille de la peau.

COMPLICATIONS. Péritonite, perforation, occlusion intestinale.

TRAITEMENT. Purgatifs, opiacés, intervention opératoire.

Occlusion intestinale. Syn. : colique de miséréré, iléus. — CAUSES. L'occlusion peut être produite : 1° par la compression qu'exerce une tumeur placée dans le voisinage de l'intestin ; 2° par l'étranglement d'une anse intestinale dans un orifice anormal du péritoine ou à travers une bride, reliquat d'une ancienne péritonite chronique ; 3° par la torsion de l'intestin ; 4° par l'invagination, c'est-à-dire la

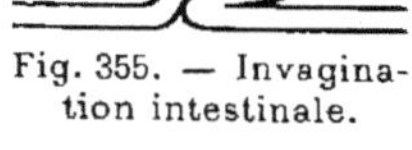

Fig. 355. — Invagination intestinale.

pénétration d'une partie d'intestin dans une autre portion à la suite d'une accumulation de matières fécales *(fig. 355).*

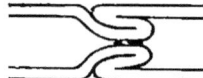

Signes : *Forme lente. Douleur* vive dans un point du ventre, avec irradiations en divers sens. Deux ou trois jours après, *suppression absolue de gaz et de matières,* celles placées dans le bout inférieur ayant précédemment été expulsées. *Vomissements* d'abord alimentaires, puis bilieux et, dès le 3e et 4e jour, fécaloïdes. *Ballonnement du ventre,* prostration extrême, pouls petit, figure pâle, tirée, amaigrie, peau froide, voix cassée, soif vive.

Forme rapide. Mêmes signes, mais début brusque et évolution rapide.

Marche. La mort survient dans les deux formes après quelques jours, si le traitement ne réussit pas à rétablir le cours des matières.

Traitement. Ne pas employer de purgatifs sans ordonnance médicale, mais de simples *lavements* purgatifs ou gazogènes (20 gr. de bicarbonate de soude et 10 gr. d'acide tartrique). Électricité (courants continus) ou opération chirurgicale.

Appendicite. — V. ce mot.

Vers. V. LOMBRICS, TÉNIA, VERS.

Intolérance. — Impossibilité pour un malade de supporter certains remèdes, ou du moins de les supporter à la dose généralement employée; ainsi, des doses très minimes d'émétique ou de kermès (v. ANTIMOINE) provoquent chez quelques malades des vomissements violents. L'expérience seule peut faire connaître cette intolérance au médecin. V. aussi TOLÉRANCE.

Intoxication. — Empoisonnement, mais plus particulièrement empoisonnement lent chronique : intoxication *mercurielle* (v. MERCURE), intoxication *phosphorée* (v. PHOSPHORE), intoxication *saturnine* (v. PLOMB), intoxication *alcoolique* (v. ALCOOLISME). On emploie aussi ce mot pour les fièvres intermittentes : intoxication *paludéenne* (v. PALUDISME). V. EMPOISONNEMENT.

Invagination. — Reploiement d'une partie d'un tube à l'intérieur de ce tube.

Invagination intestinale. — Forme d'occlusion intestinale. V. INTESTIN (Maladies de l').

Inversion. — Chez certains individus, les organes (cœur, foie, rate) placés à droite sont à gauche, et inversement.

Iode. Médicament employé à l'intérieur comme antiscrofuleux, à l'extérieur comme fondant et résolutif ou comme irritant et résolutif. *Incompatibilités :* amidon, alcaloïdes, alcalis et carbonates alcalins, sels métalliques.

Modes d'emploi et doses. A l'*intérieur*, 1 à 5 centigr. sous forme de teinture d'iode (15 gouttes répondent à 25 milligr.). Le sirop de raifort iodé, le sirop iodotannique et l'huile de foie de morue, qui renferment chacun 1 gr. d'iode par litre, en contiennent par suite 2 centigr. par cuillerée à soupe.

A l'*extérieur*, la teinture d'iode est appliquée sur la peau contre les rhumes, les bronchites, les douleurs névralgiques, les arthrites, les ganglions du cou et pour la désinfection de la peau près des plaies.

Cette préparation rend les plus grands services, lorsque les conditions suivantes sont remplies. La teinture sera étendue 1° *le plus près possible de l'organe malade :* de la pomme d'Adam à l'origine du cou dans les enrouements; de l'origine du cou à la moitié de la poitrine dans les rhumes; sur la région douloureuse dans les lumbagos; 2° *en couche suffisamment légère chaque soir* pour qu'il n'en reste plus le lendemain matin. Lorsqu'on applique une nouvelle couche sur une région qui est encore teintée, on fait une chose *absolument inutile,* la peau n'étant plus perméable. Cette pratique défectueuse offre, en outre, des *inconvénients sérieux* chez les enfants et les jeunes filles, qui conservent souvent sur la peau des taches indélébiles, alors que le médicament bien employé ne laisse aucune trace (l'altération est encore plus grande lorsque la teinture d'iode date de plus d'un an, par suite des décompositions qui s'y produisent, notamment la formation d'acide iodhydrique). Enfin, il est important de ne pas mettre la peau dans un état d'irritation tel qu'il devienne impossible ensuite d'appliquer un vésicatoire qui peut devenir nécessaire. L'action sera, au contraire, notablement accrue, sans présenter de désavantage, si l'on recouvre la couche d'iode d'ouate épaisse, elle-même recouverte d'un morceau de taffetas gommé.

Empoisonnement. — Signes. Douleurs dans l'estomac; vomissements jaunâtres ou bleuâtres si une substance se trouve dans l'estomac ; diarrhée, vertige.

Premiers soins. Faire vomir : amidon dans de l'eau de gruau, eau albumineuse ; morphine contre la douleur.

Iodoforme. — Médicament employé à l'extérieur comme cicatrisant anesthésique; à l'intérieur, comme antiscrofuleux, antibacillaire.

Doses et modes d'emploi. A l'*extérieur,* en poudre sur les plaies, qu'il cicatrise rapidement; son seul inconvénient est son odeur désagréable : il est aussi utilisé dissous dans l'éther, en injections (abcès ganglionnaires) et sous forme de crayons (maladies de matrice). A l'*intérieur,* dans des perles d'éther ou de créosote, 10 à 50 centigr.

Iodure. — Préparation contenant de l'iode associé à une autre substance.

Iodure d'amidon. — Préparation pharmaceutique antiscrofuleuse. Dose, 1 à 2 gr.

Iodure d'éthyle. — V. ÉTHER iodhydrique.

Iodure de fer. — Médicament antiscrofuleux, tonique, fondant, dépuratif. *Incompa-*

tibilités. Acides, alcalis, sulfates, tanin. — Doses et modes d'emploi. En pilules de 5 centigr. (pilules de Blancard) à la dose de 4 à 6, ou sous forme de sirop, 1 à 3 cuillerées à soupe.

Iodure de plomb. — Pommade et emplâtres fondants et résolutifs.

Iodure de potassium. — Médicament employé dans les maladies du cœur, l'asthme, l'obésité, la syphilis, et comme fondant résolutif.

Dose, 50 centigr. à 8 et même 10 gr. en solution dans de l'eau et du sirop d'écorces d'oranges amères. — Précautions : 1° prendre l'iodure dans du lait, surtout si la dose est forte et répartir les doses dans la journée ; 2° prendre, en même temps que les cinq premières doses, une pilule d'un demi-milligr. d'atropine, qui, généralement, supprime l'écoulement nasal que provoque fréquemment l'iodure de potassium à haute dose.

Iodure de sodium. — Action analogue au précédent; mais, cependant il semble moins puissant. Les doses peuvent être plus fortes.

Ioduré. — Préparations contenant de l'iode et de l'iodure de potassium.

Bain ioduré : iode, 10 gr.; iodure de potassium, 20 gr.; eau, 250 gr., à verser dans l'eau d'un bain.

Gargarisme ioduré : teinture d'iode, 10 gr.: iodure de potassium, 1 gr. 50, et eau, 250 gr.

Teinture d'iode ioduré : iodure de potassium, 4 gr., pour teinture d'iode, 30 gr.

Ions. V. à l'*Appendice*.

Ipéca (*fig.* 356). — Médicament *vomitif*

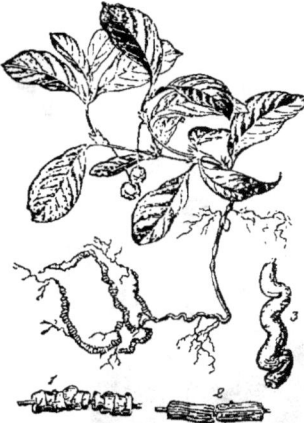

Fig. 356. — Ipécacuana.
1. Annelé; 2. Strié; 3. Ondulé.

et *expectorant* constitué par la racine l'une rubiacée dont le principe actif est un alcaloïde, l'éméline.

Doses et modes d'emploi. Le *sirop d'ipéca* est employé chez les petits enfants à la dose de 20 à 30 gr. par cuillerées à dessert toutes les dix minutes. La *poudre* doit être donnée aux doses suivantes : nouveau-né, 5 à 10 centigr. ; de 2 mois à 1 an, 20 centigr. ; de 1 à 3 ans, 30 centigr ; de 3 à 5 ans, 50 centigr. ; de 5 à 10 ans, 1 gr.; chez l'adulte, 1 gr. 50. Jusqu'à 50 centigr., on donnera l'ipéca dans un demi-verre d'eau tiède, 1 gr. sera donné dans 2 demi-verres d'eau tiède, 1 gr. 50 dans 3 ; en tout cas, on divisera le vomitif en trois parts à prendre à 10 minutes d'intervalle. Chez l'adulte, on ajoute souvent à l'ipéca 5 centigr. d'émétique. Les pastilles expectorantes d'ipéca contiennent chacune 1 centigr. et la dose est de 1 à 10 par jour. Lorsque la poudre d'ipéca est utilisée comme expectorant, on en fait infuser dans 120 gr. d'eau une dose qui doit être le tiers ou la moitié de la dose vomitive, et on donne cette infusion par cuillerées d'heure en heure. Dans la *dysenterie*, on emploie une décoction de 8 gr. d'ipéca dans 200 gr. d'eau à prendre en 3 fois à 3 heures d'intervalle.

Indications. Bronchite, congestion pulmonaire, croup et faux croup, dysenterie, empoisonnements.

Remarque importante. L'ipéca était et est encore trop souvent employé sans nécessité ou à contretemps dans la médecine infantile des familles. Dès qu'un enfant tousse, on lui fait prendre de l'ipéca ; or, à ce moment (v. bronchite), il existe des phénomènes simplement congestifs, sans expectoration, l'ipéca est donc au moins inutile. Il est même nuisible : 1° en affaiblissant l'enfant : 2° en lui donnant de la diarrhée ; 3° en rendant difficile dans les deux raisons précédentes l'emploi du médicament lorsque cet emploi deviendrait utile. Il convient donc de ne pas en faire usage, au moins chez les bébés, sans avoir consulté un médecin.

Iridectomie (du grec *iris*, et *ektomé*, amputation). — Excision d'une partie de l'iris faite pour créer une pupille artificielle afin de faciliter une autre opération sur l'œil ou de guérir le glaucome*.

Iris. — Membrane, colorée formant cloison entre la chambre antérieure de l'œil et la chambre postérieure : elle est percée d'une ouverture, la pupille, derrière laquelle est placé le cristallin. Pour les maladies, v. yeux (Maladies des).

Irrigateur (*fig.* 357, 358). — Petit

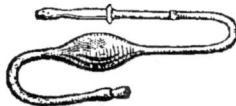

Fig. 357. — Énéma.

appareil, destiné à produire un jet continu d'eau. Il en existe trois modèles, suivant que la pression est donnée par la main (appareil à corps de pompe et énéma), par un ressort (irrigateur Éguisier), ou par le poids de l'eau elle-même (bock ; v. ce mot). V. aussi INJECTEURS.

Irrigation. — Arrosage par l'eau d'une surface malade, soit pour enlever toutes les substances qui peuvent s'être introduites dans une plaie, soit comme méthode de cicatrisation (irrigation continue par un siphon).

Fig. 358. — Irrigateur Éguisier.

INDICATIONS. Hémorragies, fractures compliquées de plaies, plaies par arrachement.
EFFETS. Sensation de fraîcheur, disparition de la tuméfaction, de la douleur et de la chaleur.

Irritation. — Inflammation d'un organe. L'expression vulgaire *toux d'irritation* signifie toux sans expectoration, c'est-à-dire à la période de congestion. Elle est synonyme souvent de « toux nerveuse ».

Ischion. — Partie de l'os iliaque*.

Ischurie (du grec *ischein*, retenir,

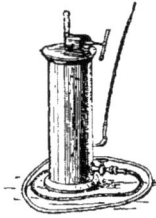

et *ouron*, urine). — Rétention d'urine.

Isolement. — L'isolement est employé dans les maladies contagieuses et dans les maladies mentales.

Isolement chez les contagieux. — Cet isolement a un double but :
I. EMPÊCHER LA PROPAGATION d'une affection transmissible qui entraîne : 1° pour le *malade*, la nécessité d'un lit et d'une chambre qui lui seront exclusivement réservés pendant toute la période où il peut être contagieux ; 2° pour la *garde-malade*, l'obligation d'un vêtement spécial (blouse) qu'elle enlèvera et remettra au seuil de la chambre du contagieux, le lavage soigneux des mains et du visage à chaque sortie de cette pièce.
II. EMPÊCHER LA CIRCULATION DES MICROBES de la maladie même ou d'une autre maladie chez l'alité. Il est nuisible, par exemple, à un rubéolique de vivre dans une salle commune avec d'autres rubéoliques ; le fait est démontré par la gravité beaucoup plus faible des affections contagieuses dans les familles, quelle que soit la situation sociale des parents, qu'à l'hôpital. Les personnes qui rapprochent les lits de deux enfants dont l'un est encore bien portant et l'autre atteint de rougeole ou scarlatine, « de façon à en avoir fini une bonne fois », commettent donc une grande imprudence. V. aussi MICROBES.

Isolement chez les aliénés. — V. ALIÉNATION MENTALE.

Ivresse. — V. ALCOOLISME.

J

Jaborandi. — Plante brésilienne de la famille des Rutacées, employée comme médicament. — PRINCIPE ACTIF. *Pilocarpine.* — ACTION. Le jaborandi provoque la *sueur* et la *salivation.*

MODES D'EMPLOI. Ordinairement, *infusion* de feuilles (pour *adultes,* 2 à 4 gr. pour un demi-litre d'eau) ou sirop (1 à 4 cuillerées à bouche). Ne prendre la tisane qu'à une assez longue distance d'un repas. — INDICATIONS. Bronchite, rhumatisme, névralgie, pleurésie.

Pilocarpine. — *Alcaloïde* du jaborandi. Médicament *dangereux,* qui s'emploie à la dose de 5 milligr. à 2 centigr. — ACTION. Sueur et salivation. — MODES D'EMPLOI. Injection *hypodermique, collyre* (maladies des yeux), lotion externe (chute des cheveux*).

Empoisonnement par jaborandi ou pilocarpine. — SIGNES. Salive et sueur en quantité excessive, vomissements, abattement.
TRAITEMENT. Teinture de belladone (dose variable suivant l'âge).

Jalap (*fig.* 359). — Racine d'une convolvulacée employée comme purga-

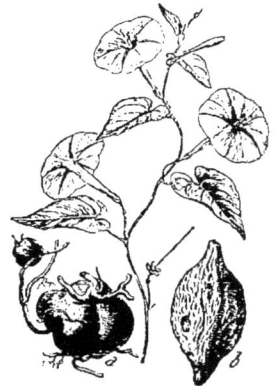

Fig. 359. — Jalap.
a. Racine ; *b.* Jalap du commerce.

tif drastique*. Médicament pouvant être *dangereux* à haute dose.

Mode d'emploi. 1 à 2 grammes dans un bouillon aux herbes.

Forme la partie active des *biscuits purgatifs*, de l'*eau-de-vie allemande*, de plusieurs spécialités purgatives (poudre du baron de Castelet, poudre d'Ailhaud, sucre orangé purgatif, élixir antiglaireux).

Jambe (Structure). — Partie du membre inférieur qui s'étend du genou au pied. Elle comprend deux os, le *péroné*, très mince, et le *tibia*, beaucoup plus volumineux. La *fig.* 360 montre les muscles qui recouvrent ces os et donnent le mouvement à la jambe et au pied.

Jambe (Lésions). — Fractures. V. ce mot.

Maladies. Les plus fréquentes sont les *varices* et les ulcères variqueux, puis les ostéomyélites. V. os.

Jambe artificielle (*fig.* 361). —

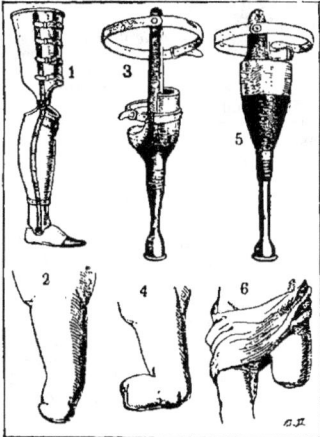

Fig. 360. — Jambe.

A. *Face antérieure* (os) : 1. Tibia ; 2. Péroné. — B. *Face externe*, et C. *Face interne* (muscles superficiels) : 1. Jumeau ; 2. Soléaire ; 3. Long péronier ; 4. Extenseur commun ; 5. Jambier antérieur ; 6. Péronier antérieur ; 7. Long fléchisseur commun ; 8. Jambier postérieur ; 9. Tendon d'Achille. — D. *Face postérieure* (muscles profonds) : 1. Poplité ; 2. Long péronier ; 3. Jambier postérieur ; 4. Long fléchisseur commun ; 5. Fléchisseur du gros orteil ; 6. Court péronier.

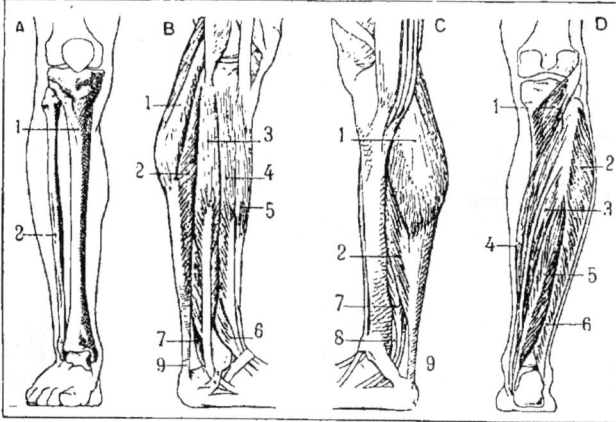

Fig. 361. — Jambes artificielles.

1. Jambe articulée pour 2. Amputation au niveau du genou ; 3. Jambe de bois pour 4. Amputation au-dessous du genou ; 5. Pilon pour 6. Amputation à mi-cuisse.

A la suite des amputations de jambes on remplace le membre par des appareils mécaniques qui permettent la marche dans des conditions suffisantes.

Jardins (Plantes dangereuses des). — L'aconit napel, l'arum, la rose de Noël (ellébore noir), la belladone, la ciguë, le colchique, le datura stramonium, la digitale, la jusquiame, le genêt à balai contiennent dans leurs feuilles et leurs fleurs des alcaloïdes qui peuvent provoquer de très graves empoisonnements ; aussi doit-on défendre aux enfants de *sucer* des *feuilles*, des *fleurs* ou des *fruits quelconques*.

Jarretelles. — Bandes élastiques destinées à remplacer les jarretières, qui présentent de graves inconvénients. Les femmes les attachent par des pinces au corset et aux bas ; les hommes (cyclistes) doivent les faire coudre en haut à la ceinture du pantalon et les attacher en bas soit par des pinces, soit par des cordons aux bas.

Jarretières (*fig.* 362). — Liens en tissu simple ou caoutchouté avec lesquels on serre la jambe au-dessus ou en dessous du genou pour soutenir les bas. Les jarretières sont toujours nuisibles, car elles gênent la circulation de retour dans les veines et provoquent ainsi les varices ; la constriction au-dessus du genou est moins mauvaise, parce qu'elle porte moins directement sur les vaisseaux. Les jarretelles*, qui rendent les mêmes services, n'ont pas ces inconvénients.

Jaune (Fièvre).
Syn. : Vomito negro. — Maladie infectieuse des pays chauds.

SIGNES. La maladie débute brusquement par un frisson, des douleurs le long de la colonne vertébrale, des maux de tête, de la courbature et un sentiment d'angoisse au niveau de l'estomac.

La fièvre est forte, accompagnée d'agitation et d'insomnie ; la soif vive, les yeux injectés, le visage et le reste du corps très rouges. La constipation est la règle. Des vomissements se produisent ; ils sont d'abord alimentaires, puis liquides et bilieux.

Fig. 362.
Jarretières.

Cette figure est destinée à montrer la gêne apportée à la circulation veineuse par les jarretières.

Vers le quatrième jour, tous les accidents s'arrêtent d'une façon définitive (forme légère) ou temporaire (forme grave), et la teinte jaune ou jaune verdâtre qui a fait donner son nom à la maladie apparaît sur toute la surface de la peau.

A ce moment, on constate chez la moitié environ des malades des vomissements de sang noir (*vomito negro*) qui peuvent coïncider avec des hémorragies par l'intestin et des plaques rougeâtres sur la peau.

La mortalité varie entre 15 et 50 pour 100, suivant les épidémies.

MODE DE PROPAGATION. Le véritable foyer de la maladie se trouve sur les rivages du golfe du Mexique et des grandes Antilles, d'où les navires peuvent emporter les germes morbides avec leur cargaison. Lorsque, en 1861, elle fut importée à Saint-Nazaire, elle s'y éteignit assez rapidement. Mais il n'en est pas de même dans les colonies françaises du Sénégal et de la Guyane, où elle fait de nombreuses victimes.

AGENT INFECTIEUX. Le microbe *amaril* appartient à la catégorie des bacilles invisibles ; il vit dans le sérum du sang en abondance telle qu'un 33/1000e de centimètre cube de ce sérum injecté suffit à provoquer la maladie (Dr Marchoux), mais n'y existe que pendant quelques jours. Un moustique spécial, le *stegomyia*, découvert par Finlay, l'absorbe en piquant les individus atteints de fièvre jaune dans les trois premiers jours de cette affection et le transmet à son tour par ses piqûres qu'il effectue d'ordinaire seulement la nuit. Il peut être transporté au loin par les navires chargés de sucre dont au besoin il se nourrit. Il ne vit que dans les plaines des pays chauds.

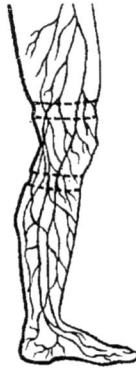

Le froid fait disparaître l'épidémie, qui ne règne, du reste, qu'au bord de la mer, à l'embouchure des fleuves, dans les ports où les conditions susénoncées sont réunies. Dès qu'on s'enfonce à l'intérieur des terres, surtout lorsqu'on gagne les hauteurs, on se trouve à l'abri.

CAUSES PRÉDISPOSANTES. La maladie frappe seulement les étrangers ; mais l'acclimatement n'est que temporaire, et les personnes qui abandonnent pendant un temps assez prolongé les pays à fièvre jaune peuvent être atteintes à leur retour. Les sujets débilités par des émotions, des fatigues, des excès, des privations sont en opportunité morbide pour contracter le terrible *vomito negro*.

PRÉCAUTIONS. Les personnes qui doivent se rendre dans les pays où la fièvre jaune est endémique feront sagement de choisir la saison froide pour y aborder. Lorsque l'été arrivera, elles seront déjà en partie acclimatées et, du reste, pourront quitter les villes du littoral pour se rendre dans les localités de l'intérieur où le fléau ne sévit pas. Elles devront s'astreindre, en outre, à une alimentation légère, analogue à celle des habitants du pays, et à un usage très modéré des boissons alcooliques.

Comme la contagion se fait surtout après le coucher du soleil et la nuit, les personnes qui débarqueront, par exemple, dans les ports mexicains devront choisir le milieu du jour pour traverser les localités contaminées, et ne jamais y coucher. Si elles sont forcées de rester dans la ville, pour y veiller un malade, par exemple, elles devront munir les fenêtres et les portes de grillages métalliques, de façon à éviter l'entrée du moustique. Avec ces précautions, la maladie n'est pas contagieuse. L'aération et la désinfection devront être soigneusement opérées au cours de la maladie.

Le stegomyia pond dans les flaques d'eau à l'intérieur et au voisinage des maisons ; il importe donc de les supprimer et de *désinfecter* les pièces par l'acide sulfureux.

TRAITEMENT. Le traitement *préventif* par des inoculations fait avec du sérum de convalescent semble avoir donné de bons résultats.

Le traitement *curatif* consiste dans l'huile de ricin additionnée de jus de citron, des lotions froides aromatiques, des limonades vineuses, du quinquina et du champagne.

Jaunisse (nom scientifique, *ictère*,
même sens).—Coloration jaune de la peau et des muqueuses (yeux, gencives) par la matière colorante de la bile qui passe dans le sang, soit par suite de surabondance (congestion du foie), soit par suite d'un obstacle empêchant son écoulement dans l'intestin (calculs biliaires, ictère catarrhal, cirrhose, tumeur). Dans la jaunisse par rétention de la bile, les urines prennent une teinte vieil acajou, les matières fécales sont blanchâtres. Pour les diverses maladies énumérées dans cet article, v. au mot FOIE (Maladies du).

Jeûne. — V. DIÈTE, INANITION.

Jouets dangereux. — Nombre
de jouets (notamment ceux à bas prix)

sont enduits de couleurs d'aniline qui contiennent une notable quantité d'acide arsénieux; il est donc nécessaire d'interdire aux enfants de sucer leurs jouets et de leur faire soigneusement laver les mains avant qu'ils se livrent à un repas.

Jugulaire. — Veine du cou. V. *fig.* à CŒUR et CIRCULATION.

Jujube. — Fruit d'un arbrisseau, le jujubier (*fig.* 363), du midi de la France.

MODES D'EMPLOI. Tisane en décoction, 50 gr. pour un litre d'eau, ou en pâte. La jujube est un des 4 fruits pectoraux*. — ACTION. Adoucissant. — INDICATIONS. Bronchite, pneumonie.

Julep. — Potion adoucissante ou calmante, composée d'eau et de sirop auxquels ou ajoute une ou plusieurs substances. Le *julep calmant* ou *potion calmante* contient de l'eau distillée de laitue et de fleur d'oranger et du sirop d'opium. Le *julep gommeux* contient du sirop de gomme et de guimauve et de l'eau de fleur d'oranger.

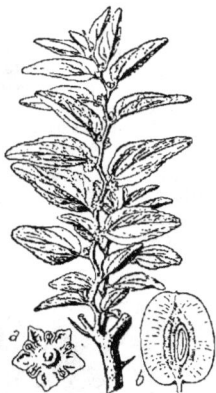

Fig. 363. — Jujubier.
a. Fleur; *b.* Coupe du fruit.

Jus de viande. — On peut le faire avec de la tranche bien dégraissée de bœuf ou au besoin de cheval. Prendre une demi-livre de viande, la taillader

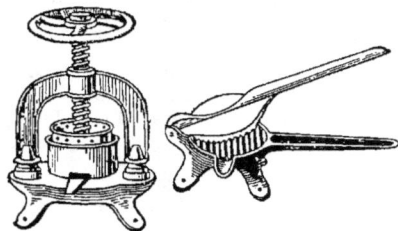

Fig. 364, 365. — Presses à jus de viande.

dans les deux sens, saler et poivrer, passer sur feu ardent, puis presser dans presse spéciale (*fig.* 364, 365) en inclinant celle-ci légèrement sur une tasse à café qui devra être remplie par le jus de cette

quantité de viande. Il est plus utile de presser longtemps que très fortement. Lorsque la viande ne donne plus de jus, la repasser sur le feu, et il en sortira encore un peu. La gangue qui reste peut servir à faire un bol de bouillon en la faisant bouillir avec les légumes nécessaires.

Jus d'herbes ou **suc d'herbes**. — Feuilles fraîches de chicorée, fumeterre, cresson, laitue en parties égales, pilées dans un mortier de façon à former 120 gr. de suc qu'on prend le matin à jeun en une fois.

ACTION. Dépuratif, tonique.

Jusquiame (*fig.* 366). Autres noms : *hyoscyamus niger*, potelée, hanebane,

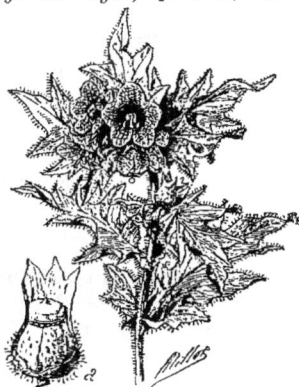

Fig. 366. — Jusquiame.
a. Fruit.

porcelet, herbe aux engelures. — Plante de la famille des Solanées; elle croît dans toute la France. La récolte doit être faite lorsque la plante est en pleine végétation, un peu avant la floraison. La dessiccation sera effectuée rapidement à l'étuve.

PARTIES UTILISÉES. Feuilles, semences, racines. — PRINCIPE ACTIF. Hyoscyamine. — ACTION. Calmant, narcotique analogue à belladone.

DOSE. Infusion 1 gr. pour 100. d'eau. — MODES D'EMPLOI. A l'*extérieur*, baume tranquille, onguent populéum, huile et emplâtre, liniment calmant (huile de jusquiame, 80 gr.; chloroforme, 5 gr.; teinture d'opium, 10 gr.). A l'*intérieur*, pilules de Méglin (adulte, 1 par jour au début). Extrait, 2 à 5 centigr. — INDICATIONS. V. BELLADONE*.

Empoisonnement. — Les pousses de jusquiame ressemblent à des pissenlits, d'où des confusions et des empoisonnements. Pour les signes et le traitement, v. BELLADONE.

K

Karabé (Sirop de). — V. OPIUM.

Kéfir. — Lait de vache fermenté sous l'influence du contact avec des graines de kéfir, champignon spécial (*dispora Caucasia*). Il en existe deux sortes : le kéfir vieux contient 2,50 pour 100 d'alcool et le kéfir jeune 1,60.

INDICATIONS. Maladies d'estomac et consomption.

Kératite. — Inflammation de la cornée (*keras* en grec), pouvant avoir pour conséquence de graves altérations de la vue et notamment des taies, d'où la nécessité d'une intervention hâtive. V. YEUX (Maladies des).

CAUSES : 1° GÉNÉRALES. Rhumatisme, lymphatisme et tuberculose (kératite interstitielle de l'enfance), variole. 2° LOCALES. Blessures, granulations de la conjonctive.

Kératotomie. — Section de la cornée.

Kermès minéral ou **Poudre des chartreux.** V. ANTIMOINE.

Kinésithérapie (du grec *kinésis*, mouvement, et *therapeuein*, guérir). — Application de la gymnastique* à la guérison des maladies. Plusieurs variétés:

Gymnastique sans appareil dite aussi *de chambre* ou *d'assouplissement.* — *Gymnastique avec appareils* (bâtons, haltères, perches, cordes, anneaux, échelles, trapèzes, barres parallèles). — *Gymnastique suédoise,* où l'on provoque la contraction de certains muscles en leur opposant une résistance avec la main ou des bandes élastiques. — *Gymnastique mécanique,* dans laquelle des appareils provoquent des mouvements automatiques. — *Gymnastique locale* du ventre (v. CONSTIPATION) ou de la respiration.

La gymnastique calme l'excitation nerveuse, facilite et améliore nos diverses fonctions : circulation, respiration, nutrition, à condition d'être proportionnée aux forces.

INDICATIONS. Maladies nerveuses (neurasthénie, chorée, hystérie, épilepsie). Maladies de la nutrition (anémie, obésité, goutte, diabète). Maladies du poumon (emphysème, asthme, étroitesse de poitrine, tuberculose au début). Maladies du cœur, de l'estomac et des intestins.

Kleptomanie (du grec *kleptein*, voler). — La manie du vol est une forme de manie raisonnante. (V. FOLIE.)

Le kleptomane vole pour entasser. Il a conscience que son acte est coupable, mais ne peut résister à l'obsession qui le domine et dont l'*intérêt est absent.* Il ne fait aucun emploi de l'objet volé et l'oublie même souvent dans le meuble où il a dû rejoindre le produit de ses précédents larcins. La grossesse est une des causes occasionnelles de cette manie, qui, souvent, est simulée par de véritables voleuses.

Kola (*fig.* 367). — Graine d'une plante africaine.

PRINCIPE ACTIF. Caféine, théobromine, tanin. — INDICATIONS. Reconstituant tonique et

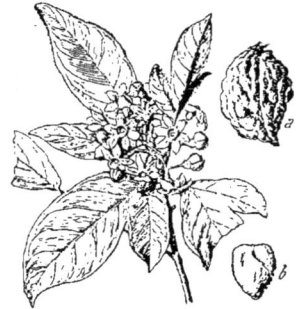

Fig. 367. — Kola.
a. Fruit; *b.* Noix de kola.

constipant. — MODES D'EMPLOI et DOSES. Granulés (sucre et kola) à la dose d'une cuillerée à café, ou teinture qu'on ajoute à un vin (un verre à bordeaux après les repas).

Koumys. — Lait de jument fermenté. Le koumys vieux contient 2 à 3 pour 100 d'alcool et le jeune 1 pour 100.

INDICATIONS. Maladies de l'estomac et consomption.

Kousso. — Fleur d'une plante de la famille des Rosacées, d'origine abyssinienne.

INDICATIONS. Ténifuge*. Pour adultes, 15 à 20 gr. en infusion.

Kyste. — Tumeur liquide, entourée d'une enveloppe. Les plus importants sont les kystes de l'ovaire, du foie. Nécessité d'une intervention chirurgicale.

L

Labassère (Hautes-Pyrénées). —
Eau sulfurée sodique froide, surtout
exportée.

La Bourboule. — V. BOURBOULE.

Lacrymal. — Glande, canal :
V. YEUX (structure); maladies : V. YEUX
(maladies); pour fistule, v. ce mot.

Lactate de fer. — V. FER.

Lacté (Régime). — DOSE. Trois à
quatre litres de lait contiennent une
quantité suffisante de graisse et d'albuminoïdes pour la ration d'entretien d'un
adulte; il y manque seulement un peu
d'amidon ou de sucre.

ACTION CURATIVE et INDICATIONS : 1° Le lait
est très digestible et il *régularise l'acidité du
suc gastrique*, dont il corrige l'*excès* par la
précipitation de la caséine, l'*insuffisance* par
la formation d'acide lactique; d'où son utilité
dans la gastrite et l'ulcère d'estomac. 2° Il
constipe en ne laissant pas de résidu, tous ses
éléments étant absorbables; aussi est-il employé dans les diarrhées simples et tuberculeuses. 3° Il fait *uriner* par la forte proportion
d'eau qu'il contient (90 pour 100), d'où son
indication aussi dans l'hydropisie produite
par les maladies du cœur et des reins, et dans
l'éclampsie. Tarnier n'a jamais vu une femme
enceinte soumise au régime lacté depuis une
semaine avoir un accès d'éclampsie. 4° Il est
reconstituant, d'où son emploi dans la cachexie
et la débilité.

GENRE DE LAIT. On emploie en général le
lait de vache, mais on peut avoir recours à
celui de chèvre, au koumys ou au kéfir.

MODES D'EMPLOI. Le régime peut être *mitigé*
(lait simplement comme boisson aux repas et
en dehors des repas) ou *absolu*. Dans ce dernier cas, le malade ne prend absolument que
du lait comme boisson, aliment et médication,
ou du moins les substances qu'on y ajoute
servent seulement à le parfumer.

Le lait doit être pris par tasses toutes les
2 ou 3 heures (suivant la capacité de la tasse),
de façon que la quantité totale atteigne 3 à
4 litres. Pour y habituer le malade, dans le
cas où il n'y a pas urgence, on peut, les trois
premiers jours, supprimer progressivement
les autres aliments en les remplaçant par du
lait. Dans certains cas, on essayera de donner
le lait par 1/4 de verre toutes les demi-heures
avec un chalumeau. Il pourra être bu chaud
ou tiède, froid ou glacé, mais toujours après
avoir été bouilli (v. STÉRILISATION), à cause
de la contagion possible de la tuberculose.
Afin de lui enlever le goût de lait cuit, qui
répugne à beaucoup de personnes, on peut
employer le procédé du Dr Bang, de Copenhague, qui consiste à chauffer le lait à 85°

pendant peu de temps, puis à le refroidir rapidement en jetant de l'eau froide sur le récipient ou en l'entourant de glace. Enfin, par
exception, à la campagne, on pourrait, après
vérification de la bonne santé de la vache
par l'emploi du sérum* de Nocard, faire usage
du lait cru.

Adjuvants et parfums. On modifiera, d'autre
part, le goût du lait en le salant, en le sucrant
ou en l'aromatisant avec du citron, de la vanille, du thé, du kirsch; en y faisant bouillir
des carottes, des oignons ou certains fruits
qu'on enlève après qu'ils ont donné leur parfum, ou encore en y ajoutant une eau alcaline.

PRÉCAUTIONS CONTRE LES INCONVÉNIENTS DU
RÉGIME. L'adjonction de café diminuera la
tendance à la *constipation* lorsque celle-ci
n'est pas recherchée. On pourra combattre,
du reste, également cette constipation en associant au lait des fruits laxatifs (pulpe de
raisin) et même de la manne, des eaux ou des
pilules laxatives, ou encore des lavements.
En cas de *diarrhée*, au contraire, par l'effet
du régime, il y aura lieu de faire examiner
le lait et de vérifier s'il ne contient pas trop
d'eau ou trop de graisse.

Pour éviter d'avoir l'*haleine* mauvaise et un
mauvais goût à la bouche, troubles qui sont
dus au séjour entre les dents de parcelles de
matières grasses, on conseillera aux malades
de se rincer soigneusement la bouche de
temps en temps.

INTERVALLES DE REPOS. On se reposera, à
certains moments, du régime, en prenant des
glaces au café, à la vanille, au citron et des
fruits bien mûrs. On pourra essayer, notamment chez les enfants, de couper de temps
en temps le lait avec du bouillon ou de remplacer une des rations de lait par de la purée
de viande crue, du jus de viande, des œufs ou
des fromages à la crème.

RÉGIME APRÈS LE LAIT. Huîtres, légumes
verts, farineux, poissons (on ne prendra de
ces derniers qu'avec précaution à la suite
d'un mal de Bright). V. REINS, et à l'*Appendice*.

Lactique (Acide). — Médicament
employé pour activer la digestion, dans
l'entérite des enfants, sous forme d'une
potion : acide lactique 2 à 4 gr., sirop
de sucre 30 gr. et eau 80, dont on donne
une cuillerée toutes les 2 heures.

**Lacto-butyromètre, Lacto-
densimètre**. — V. LAIT, *Falsifications*.

Lactose. — Sucre de lait, très
diurétique.

DOSE. 30 à 100 gr. par jour.

MODE D'EMPLOI. Dissoudre 30 à 50 gr. dans
un verre d'eau d'Evian, de Martigny ou de
Vittel, qu'on restitue ensuite à la bouteille

dont on l'avait retiré. Si le goût ne satisfait pas le malade, y ajouter du jus de citron ou du champagne. On prendra quotidiennement un ou deux litres de cette boisson, par verres, aux repas et entre les repas.

Lactucarium. — V. LAITUE.

Lagophtalmie (du grec *logós*, lièvre, et *ophthalmos*, œil). — Disposition vicieuse de la paupière supérieure qui ne peut plus recouvrir l'œil. Elle est due au raccourcissement ou au renversement de cette paupière, provoqué par le gonflement de la conjonctive à la suite d'une plaie, d'une brûlure ou d'une tumeur.

Lait. — Liquide opaque, blanc, légèrement sucré, sécrété par les glandes mammaires de la femme (v. SEINS) et des femelles des mammifères.

COMPOSITION. Le lait est un aliment complet, c'est-à-dire suffisant à lui seul non seulement à entretenir la vie chez l'adulte, mais à faciliter la croissance chez l'enfant. Le tableau comparatif suivant des différents laits alimentaires est emprunté au formulaire de Dujardin-Beaumetz :

	FEMME	ANESSE	VACHE	CHÈVRE
Densité. . .	1 033,50	1 032,10	1 033,40	1 038,85
Eau.	900,10	914,00	910,08	869,52
Extrait sec.	133,40	118,10	123,32	164,33
Beurre . . .	43,43	30,10	34.00	60.68
Sucre (1) . .	76,14	69,30	52,16	48,56
Caséine (2) .	10,52	12,30	28,12	44,37
Sels (3). . .	2,14	4,50	6,00	9,10

Le lait doit sa couleur à des globules sphériques (*fig.* 368), visibles seulement au microscope et composés de matières grasses ; le nombre de ces globules est accru par un régime abondant et le repos.

Lorsqu'on laisse le lait à lui-même, il se sépare en trois parties superposées : la supérieure, blanche, opaque, molle, d'une

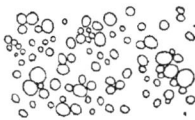

Fig. 368.
Globules du lait.

saveur agréable, constitue la crème et contient surtout du *beurre* ; la moyenne, blanche, opaque, est formée de caséine ou *fromage blanc* ; l'inférieure ou *petit-lait* est composée d'eau, d'un peu de matière albuminoïde, de lactose, d'acide lactique et de presque tous les sels.

UTILITÉ et INDICATIONS. La composition démontre l'utilité alimentaire ; les questions relatives au lait de femme ont été étudiées au mot ALLAITEMENT ; quant à l'action thérapeutique, elle est indiquée au mot LACTÉ (Régime).

CONTRE-INDICATIONS. Le lait pris en grande quantité est nuisible dans la dilatation d'estomac.

(1) Lactose. — (2) Matière albuminoïde. — (3) Phosphates de chaux, de magnésie, de fer et de soude, chlorures de potassium et de sodium, carbonate de soude.

Altérations naturelles. — 1° *Lait bleu.* Faible, la couleur bleue indique que le lait est additionné d'eau ou écrémé ; intense, la présence d'algues spéciales.

2° *Lait rougeâtre* (rare). La couleur rougeâtre résulte soit de la présence de sang (maladie du pis de la vache) ou du fourrage.

3° *Lait jaune.* Il contient du colostrum et indique que la vache a mis bas récemment. Le lait, dans ce cas, est visqueux et filant.

4° *Lait amer, salé* ou *acide.* Ces goûts proviennent d'une maladie ou d'une mauvaise alimentation de l'animal ou de la façon défectueuse dont le lait a été recueilli.

Les grumeaux de crème sont souvent le résultat du mélange de deux traites.

Falsifications. — 1. *Addition d'eau et écrémage.* On reconnaît cette altération par trois procédés qui se contrôlent l'un par l'autre et qui devront être précédés d'une agitation du lait avec une cuiller pour le rendre bien homogène.

1° *Procédé du crémomètre* (mensuration de la crème). Le crémomètre est une éprouvette portant une graduation descendante de 0 à 100 (*fig.* 369). Le lait est versé jusqu'au 0 de l'échelle. Si, 24 heures après, la couche de crème qui s'est rassemblée à la partie supérieure répond à 15 ou 16 divisions, le lait est bon, de 10 à 14 assez bon, de 8 à 10 passable, au-dessous de 8 insuffisant (écrémé).

La présence d'acide borique retarde la déposition de la crème.

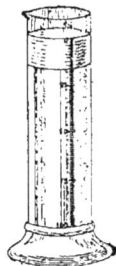

Fig. 369.
Crémomètre.

L'opération peut, au contraire, être faite instantanément en versant de l'eau distillée additionnée d'une pincée de bicarbonate de soude dans le crémomètre jusqu'au 50 de l'échelle, puis en terminant avec du lait le remplissage jusqu'au 0. Le chiffre donné par le dépôt de crème devra être alors doublé pour indiquer la quantité réelle.

2° *Procédé du pèse-lait* (*fig.* 370). Cet instrument plonge d'autant plus dans le lait que ce liquide a été additionné d'eau. On n'a qu'à lire les indications portées sur le tube pour se rendre compte de la falsification.

3° *Procédé du lacto-densimètre de Quévenne* (*fig.* 371). Cet appareil est un tube gradué qui s'enfonce d'autant plus dans le lait que ce liquide est plus additionné d'eau. Il existe une échelle de chaque côté du tube : les chiffres, suivant le côté, indiquent si l'eau a été ajoutée au lait ou après l'écrémage.

4° *Procédé du lacto-butyromètre de Marchand* (mensuration du beurre) (*fig.* 372). Ce lacto-butyromètre est partagé de bas en haut en trois parties égales. L'inférieure est remplie de lait additionné de 2 gouttes de lessive de soude (3 gr. de soude pour 8 gr. d'eau), la moyenne est remplie d'éther et la supérieure d'alcool. Le tube étant alors bouché, on l'agite jusqu'à disparition de tout flocon, puis on le plonge dans une large éprouvette contenant de l'eau à 45°. Après dix minutes, le beurre s'est réuni au sommet du tube, et il est facile de mesurer sa hauteur avec un curseur gradué, placé sur le tube et dont chaque divi-

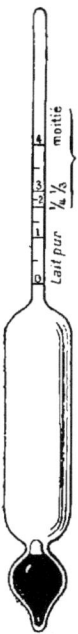

Fig. 370.
Pèse-lait.

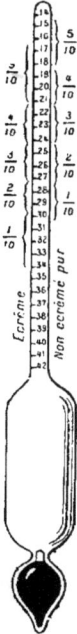

Fig. 371.
Lacto-
densimètre.

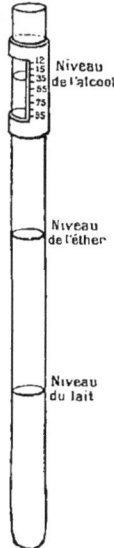

Fig. 372.
Lacto-
butyromètre.

sion répond à peu près à 3 gr. 15 de beurre. Le bon lait doit graduer dix divisions, soit 31 gr. 5 de beurre.

II. *Addition de farine* ou *de dextrine* pour épaissir le lait rendu trop liquide par l'écrémage. On la décèle en faisant chauffer le lait, qui brûle, *attache* à la casserole, ou en ajoutant après ébullition quelques gouttes de teinture d'iode qui donne une belle couleur bleue.

III. *Addition de sucre.* En y jetant de la levure de bière on provoque la fermentation alcoolique.

IV. *Addition de bicarbonate de soude.* Pour la reconnaître : 1° verser dans le lait de l'alcool à 90°, il fait précipiter la caséine, qu'on enlève par filtration ; 2° le sérum évaporé donne un résidu qui, traité par un acide, fait effervescence. Quand le bicarbonate de soude dépasse 4 à 5 gr. par litre, il suffit d'évaporer le lait pour constater l'effervescence avec un acide.

V. *Addition d'acide borique* (fréquente). On peut la déceler par deux moyens : 1° en évaporant le lait, puis en calcinant les cendres, auxquelles on ajoute de l'alcool. En allumant celui-ci, on obtient une coloration verte.

2° *Procédé de M. P. Langlois.* « On verse un peu de lait dans une cupule en porcelaine et on ajoute quelques gouttes d'une solution de curcuma à 5 pour 100, puis 2 gouttes d'acide chlorhydrique. En évaporant à siccité, on voit se développer une coloration rose. En laissant refroidir et en humectant la tache avec quelques gouttes d'une solution de potasse diluée, la coloration rose vire au noir bleuâtre. »

VI. *Addition d'acide salicylique.* Le lait, coupé de moitié eau, est acidifié avec de l'acide acétique. On agite, et on filtre. Le petit-lait est traité par l'éther dans un tube. Après agitation et repos, on décante en versant la partie supérieure, éther, dans un verre de montre : l'évaporation se fait et, si l'on verse sur le verre quelques gouttes de perchlorure de fer, la coloration violette caractéristique apparaît nettement.

VII. *Addition de bichromate de potasse.* Les laitiers ajoutent généralement de 20 à 30 centigr. de ce sel par litre de lait. On traite le lait avec une solution de nitrate d'argent à 2 pour 100. D'après la quantité de sels de chrome existante, on obtient une coloration du jaune doré au jaune rougeâtre. Dans des laits présentant de la fermentation lactique, quelques traces de carbonate de potasse favorisent la réaction. (Denigès.)

VIII. *Addition d'aldéhyde formique, formaline.* Quelques gouttes seulement de lait coupé de moitié d'eau sont versées dans un tube à essai renfermant de l'acide sulfurique concentré avec une trace de perchlorure ferrique. La présence de la formaline fait apparaître un anneau violet au contact des deux liquides. La couleur persiste plusieurs jours si l'on a soin de ne pas agiter le tube. 1/200.000e de formaline peut ainsi être décelé. Le lait pur, sans antiseptique, donne lieu à la formation d'une couleur brun rougeâtre, mais qui ne se développe que lentement, et non au point de contact des deux liquides, mais dans une région plus basse, dans la région acide. (Hener.)

Petit-lait. — Le petit-lait est le liquide qui se produit lorsque, le lait ayant subi une première fermentation, la caséine se coagule avec l'acide lactique provenant du sucre de lait ou lactose. Le petit-lait de vache contient 1 pour 100 de matière albuminoïde, de la lactose, de l'acide lactique et des sels du lait. (V. au début de cet article.) La cure de petit-lait se pratique en France, en Suisse et dans le Tyrol.

INDICATIONS. Catarrhe d'estomac, entérites, diathèse urique, consomption.

Petit-lait médicamenteux. Lait sur lequel on a fait agir de l'acide citrique et de l'acide tartrique. Le petit-lait de Weiss est purgatif.

Lait de beurre. — Liquide qui reste après l'extraction du beurre; sa couleur est blanchâtre et il est formé de petit-lait contenant en suspension quelques globules de beurre. Le lait de beurre est rafraîchissant, laxatif.

Lait fermenté. — V. KÉFIR et KOUMYS.

Lait stérilisé. — V. STÉRILISATION.

Lait d'amandes. — V. AMANDES.

Laitdechaux.—Bouillie blanche, formée par l'eau contenant en suspension de la chaux*.

Lait (Croûtes de). — V. IMPÉTIGO.

Lait (Fièvre de). — V. FIÈVRE DE LAIT.

Lait de poule. — Préparation qui est à la fois un aliment et un médicament calmant.

MODE DE PRÉPARATION. Battre 2 jaunes d'œufs avec du sucre en poudre et quelques gouttes d'eau de fleur d'oranger jusqu'à ce que les œufs blanchissent, puis verser dessus un verre d'eau chaude ou de lait chaud, mêler rapidement et faire boire immédiatement. INDICATIONS. Rhume, affaiblissement, notamment chez enfants et vieillards.

Lait de poule aromatique. — On ajoute au lait de poule 10 gr. d'eau distillée de laurier-cerise, 50 gr. de rhum et 50 gr. de sirop de tolu.
INDICATION. Bronchite.

Lait purgatif.— Médication purgative enfantine. Manne, 10 à 60 gr., suivant l'âge, dans 200 gr. de lait chaud. — Prendre le tout en une fois, le matin.

Lait répandu. — Nom donné à la fièvre puerpérale, par suite d'idées fausses sur l'origine de cette maladie.

Lait de soufre. — V. SOUFRE.

Lait virginal.— Cosmétique destiné à conserver la fraîcheur du teint, mais qui, si l'on en fait fréquemment usage, arrive à dessécher la peau. On le prépare en versant goutte à goutte 10 gr. de teinture de benjoin dans 400 gr. d'eau de mélilot ou d'eau de roses, ou encore dans du lait d'amandes.

Laitue. — Salade rafraîchissante, qu'on mange crue ou cuite. Ses feuilles contiennent du *lactucarium*, suc épaissi qui est calmant et somnifère, particulièrement pour les enfants.

DOSES ET MODES D'EMPLOI. Sirop de lactucarium ou d'Aubergier, 30 à 50 gr. Extrait ou *thridace*, 20 centigr. à 2 gr. dans une potion ou sous forme de sirop qui en renferme 50 centigr. par cuillerée à soupe. Le sirop de lactucarium *opiacé* contient, en dehors du lactucarium, 5 milligr. d'extrait d'opium par cuiller à soupe. L'*eau distillée de laitue* se prépare en pilant dans un mortier une quantité donnée de feuilles avec moitié de son poids d'eau, puis en distillant à feu doux jusqu'à réduction au tiers du mélange.

Lamalou(Hérault).— Station d'eau ferrugineuse chaude (46°-47°), gazeuse. Altitude, 170 mètres; climat doux; saison 1er mai-15 octobre.
MODES D'EMPLOI. Boissons, bains, douches.

INDICATIONS. Celles des eaux ferrugineuses, particulièrement rhumatisme, nervosisme et névralgies chez débilités, maladies de la moelle (ataxie).

Lambdacisme. — V. VOIX.

Laminaire. — Racine d'une algue, la *laminaria digitata*, qui en s'imbibant de liquide prend un développement considérable. On utilise cette propriété pour dilater les orifices, notamment le col de la matrice.

Lampes. — V. LUMIÈRE.

Lance-poudre.—Petit instrument (*fig*. 373) destiné à lancer des poudres dans

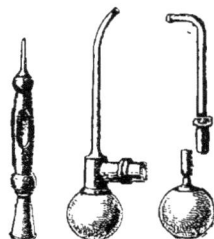

Fig. 373. — Lance-poudre.

des cavités, notamment dans le nez, les oreilles. Il en existe plusieurs modèles.

Lancette. — Instrument de chirurgie, constitué par une lame rentrant dans une gaine (*fig*. 374). La lancette sert

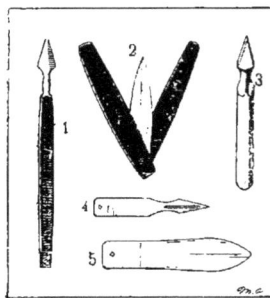

Fig. 374. — Lancettes.

1. A vaccine; 2. A saignée; 3. Plume pour vacciner; 4. Lame cannelée; 5. Lame pour ouverture d'abcès.

à opérer la saignée et à ouvrir de petits abcès. On l'employait aussi pour la vaccination, mais on se sert de préférence actuellement, pour cet office, de plumes spéciales. V. VACCINATION.

Lange. — V. HABILLEMENT.

Langouste. — V. CRUSTACÉS.

Langue (Structure de la). — La langue (du latin *lingua*, même sens) est l'organe principal du goût et a un rôle important dans la déglutition et la parole.

La langue est constituée (*fig.* 375), de dedans en dehors : 1° par des *muscles* qui

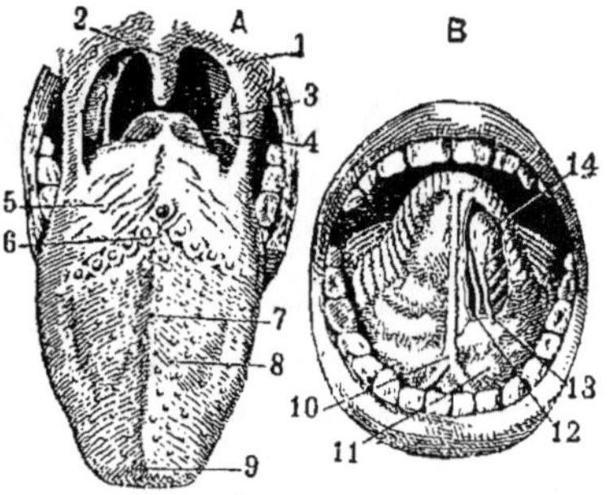

Fig. 375. — Langue.

A. *Face supérieure* : 1. Voile du palais ; 2. Luette. 3. Amygdale ; 4. Épiglotte ; 5. Glandes folliculaires ; 6. Papilles caliciformes formant le V lingual ; 7. Sillon médian ; 8. Papilles fongiformes ; 9 Pointe de la langue.
B *Face inférieure* : 10. Frein ou filet ; 11. Plancher buccal ; 12. Artère ranine ; 13. Nerf lingual ; 14. Glande de Nuhn.

s'attachent à la mâchoire inférieure et à l'os hyoïde, placé à la partie supérieure du cou ; ils permettent à la langue de se mouvoir en tous sens, de se recourber, de se raccourcir ; 2° par une *muqueuse* qui, notamment à la base, à la pointe et sur les bords, renferme des saillies ou *papilles* dans lesquelles viennent se terminer les nerfs du goût, qui donnent la connaissance des saveurs salées, acides, sucrées et amères. Au-dessous de la langue se trouvent les glandes salivaires, dites *sublinguales*, et un repli de la muqueuse, le *filet*, que les nourrices accusent faussement d'être trop court lorsque leur bébé parle d'une façon trop tardive ou trop indistincte. Il faut se garder de les écouter lorsqu'elles conseillent de le sectionner.

Langue (Altérations de la). — L'état de la langue donne d'utiles renseignements pour reconnaître diverses maladies.

VARIÉTÉS D'ASPECT. Couverte d'un enduit blanchâtre dans les maladies de l'estomac, sèche dans les maladies fébriles, notamment dans la pneumonie, elle est noirâtre dans la fièvre typhoïde et rouge, vernissée, hérissée de saillies analogues à la surface d'une framboise dans la scarlatine. Pour les maladies. V. STOMATITE.

Inflammation (Glossite). — Elle est très rare, et se produit en général à la suite d'un empoisonnement ou d'une blessure. Elle est caractérisée par le gonflement de l'organe. — TRAITEMENT. Gargarisme émollient et antiseptique (eau de guimauve boriquée).

Ulcérations. — Elles sont produites par la présence d'un chicot dentaire qu'il importe de supprimer au plus tôt, ou par la syphilis et la tuberculose. V. aussi APHTES.

Tumeurs. — Elles peuvent être bénignes ou malignes, et nécessitent une opération chirurgicale.

Langueur. — Affaiblissement général. V. ANÉMIE et CACHEXIE.

Lanoline. — Substance molle, extraite du suint de la laine de mouton.

PROPRIÉTÉS. Elles sont analogues à celles de la vaseline ; la lanoline est employée comme elle à titre d'excipient des pommades médicamenteuses. La lanoline boriquée contient 10 pour 100 d'acide borique, la phéniquée 5 pour 100, la salicylée 2 pour 100.

Laparotomie (du grec *lapara*, flanc, et *tomé*, section). — Opération qui consiste à ouvrir l'abdomen pour agir sur les organes contenus dans cette cavité : corps étranger ou tumeur de l'estomac, occlusion intestinale, plaie d'un des viscères, kyste de l'ovaire ou de la matrice.

Larmoiement. — Écoulement de larmes sur la joue. État produit en général par une obstruction du canal lacrymal. V. YEUX (Maladies des).

Laryngite. — V. LARYNX (Inflammation du).

Laryngoscopie. — Examen du larynx par l'application du laryngoscope,

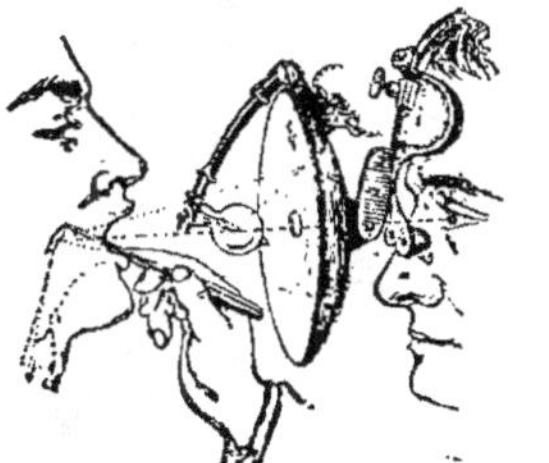

Fig. 376. — Laryngoscope.

appareil qui se compose d'un miroir plan appliqué sur le voile du palais, au fond de la bouche (*fig.* 376). La lumière qui est envoyée sur le miroir est projetée par lui sur le larynx, dont l'image vient se reproduire sur la glace. Au cours de cet examen, le médecin peut faire des applications de médicaments sur les parties malades.

Larynx (Structure du) [*fig.* 377]. — Le larynx, situé à la partie supérieure du cou, au-dessous de l'os *hyoïde*, auquel il est uni par le ligament thyro-hyoïdien, est une sorte de dilatation du

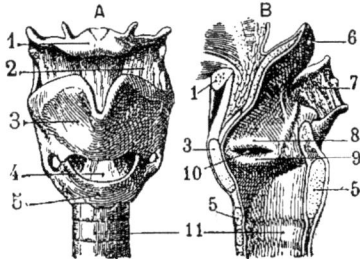

Fig. 377. — Larynx.

A. *Face antérieure.* B. *Coupe d'avant en arrière, à la partie moyenne.* 1. Os hyoïde ; 2. Ligament thyro-hyoïdien ; 3. Cartilage thyroïde ; 4. Cartilage crico-thyroïdien ; 5. Cartilage cricoïde ; 6. Épiglotte ; 7. Membrane thyro-hyoïdienne ; 8, 9. Cordes vocales ; 10. Ventricules du larynx ; 11. Trachée.

canal de l'air, la *trachée*. Il sert à la fois à la respiration et à la phonation ; étant mobile dans le sens de la hauteur, il s'élève ou s'abaisse à l'occasion de la déglutition, de la parole et de la toux.

La charpente du larynx est constituée par des cartilages : le *cricoïde*, sorte d'anneau uni en bas à la trachée et en haut au deuxième cartilage, le *thyroïde*, qui a la forme d'un bouclier saillant en avant (pomme d'Adam). Enfin, deux autres cartilages, les *aryténoïdes*, qui ont la forme de pyramides triangulaires, s'articulent avec deux facettes placées sur la partie postérieure du cricoïde. Une membrane mobile, l'*épiglotte*, ferme le larynx au moment où les aliments passent du pharynx dans l'œsophage. L'intérieur du larynx présente une partie rétrécie, la *glotte*, qui se ferme plus ou moins par le rapprochement des *cordes vocales*, lesquelles sont actionnées, ainsi que les différentes parties du larynx, par des muscles. La muqueuse qui tapisse l'intérieur de l'organe est la continuation de celle de la bouche et de l'arrière-gorge en haut, de celle de la trachée en bas : elle est très sensible à la moindre irritation (air froid, corps étrangers), qui donne lieu à l'acte de la toux. Le larynx contient de nombreux vaisseaux sanguins. (On trouvera à l'article voix d'autres détails sur le larynx.)

Larynx (Corps étranger dans le). — Pour expulser un objet tombé dans le larynx ou la trachée, il faut provoquer la toux par de petites tapes dans le dos, la tête étant maintenue baissée.

Larynx (Inflammation du) ou **Laryngite.** — Il en existe plusieurs variétés :

Laryngite aiguë. — SIGNES. *Chatouillement* dans le fond de la gorge ; *toux*, d'abord sèche, puis humide (grasse), avec crachats épais, grisâtres. La voix est rauque, pénible, puis enrouée et finalement presque éteinte ; la respiration est gênée, particulièrement dans la forme grave qui s'accompagne de fièvre.

ÉVOLUTION, en général rapide (8 à 15 jours).

CAUSES. Froid à la gorge, surtout quand on parle au dehors ; froid aux pieds ; action de gaz irritants, mais surtout propagation d'inflammation voisine (bronchite, angine, rhume de cerveau).

TRAITEMENT. Parler le moins possible et à voix basse. Inhalation de vapeur d'eau de tilleul ou de lavande en plaçant la bouche au-dessus du tuyau d'un entonnoir renversé, qui sert de couvercle au bol rempli de liquide bouillant. Tisanes chaudes. Bain de pieds chaud et sinapisé prolongé, 10 minutes à un quart d'heure tous les jours. Appliquer sur le devant du cou une éponge ou un mouchoir trempé dans de l'eau très chaude qu'on recouvre d'ouate et de taffetas gommé. Cette application sera plusieurs fois répétée. Gargarismes très chauds adoucissants. Application de teinture d'iode sur le cou. V. aussi INHALATEURS.

Laryngite chronique. — Il existe plusieurs variétés : laryngites catarrhale, granuleuse, hypertrophique.

SIGNES. Enrouement, voix rauque ; chez les chanteurs, perte des notes aiguës, puis des notes graves et enfin du médium. Quelquefois, gêne respiratoire.

CAUSES. Laryngite aiguë, pharyngite aiguë ou chronique, usage exagéré de la voix, excès de boissons ou de tabac, arthritisme.

TRAITEMENT. Nécessité d'un examen laryngoscopique par spécialiste, qui devra souvent faire des applications locales. Au début, traitement de laryngite aiguë. Eaux de Mont-Dore*, Bourboule*, Cauterets*, Eaux*-Bonnes.

Laryngite tuberculeuse ou **phtisie laryngée.** — CAUSES. V. TUBERCULOSE. SIGNES. Au début, la voix est simplement enrouée et rauque, avec, quelquefois, sensation de chatouillement pénible provoquant des quintes de toux qu'on attribue à la présence d'un débris alimentaire dans le larynx. Le voile du palais et le fond de la gorge sont très pâles. La maladie peut s'arrêter là ; mais, dans d'autres cas (phtisie laryngée), la voix se perd complètement, des douleurs très fortes se produisent au moment de la déglutition, même simplement au passage de la salive, et on constate une oppression continue ou par accès (dyspnée). Cet état peut se produire brusquement dans certains cas.

ÉVOLUTION. Elle est souvent très lente, et le malade est emporté par la phtisie pulmonaire.

TRAITEMENT. Inhalation de poudre d'iodoforme, à laquelle on ajoute de la cocaïne. Ces inhalations seront faites avec un tube à double courbure. Application d'une solution de cocaïne avant les repas. Cautérisations locales.

Laryngite diphtéritique ou croup.
— V. DIPHTÉRIE.

Laryngite striduleuse ou faux croup.
— Laryngite aiguë accompagnée d'accès d'étouffements nocturnes, se produisant dans l'enfance, particulièrement avant six ans.

SIGNES. Au milieu de la nuit, l'enfant se réveille avec une *toux rauque*, fréquente, forte et bruyante; la respiration est entrecoupée, haletante, avec une sorte de sifflement au moment de l'inspiration. La voix est rauque entre les accès d'oppression, pendant lesquels elle est très affaiblie, mais cependant moins éteinte que dans le croup. La crise d'oppression, qui s'accompagne de fièvre intense et d'une congestion du visage, a une durée d'une demi-heure à trois heures; puis le calme revient progressivement, le sommeil reprend, et, si la toux se reproduit, elle est plus humide. L'examen de la gorge montre qu'il n'y a pas d'angine. Dans la journée, la voix est presque normale et la toux simplement enrouée. L'accès peut revenir plusieurs nuits de suite, mais de plus en plus faible, et les journées sont bonnes.

DIFFÉRENCE AVEC LE CROUP VRAI. L'invasion est plus brutale que dans le croup, l'état se modifie beaucoup dans la journée, la voix n'est pas éteinte entre les accès.

CAUSE. Froid. Possibilité de récidive.

TRAITEMENT. Application d'eau très chaude sur le cou (v. précédemment, *Laryngite aiguë*), maintenue pendant un quart d'heure. Placer plusieurs cuvettes d'eau bouillante autour du lit et entourer le tout avec les rideaux, de façon que l'enfant respire un air chargé d'humidité. V. INHALATION.

Latrines.
— V. LIEUX D'AISANCES.

Laudanum.
— Préparation d'opium*.

Laurénol.
— Spécialité antiseptique, à base de sulfate de cuivre.

Laurier-cerise (*fig.* 378). — Les feuilles de cet

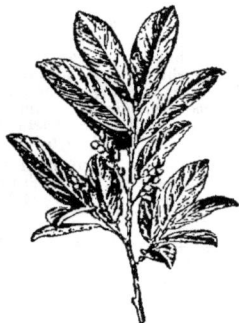

Fig. 378. — Laurier-cerise.

arbuste, qui contiennent comme principe actif de l'acide cyanhydrique, sont employées comme calmant.

MODES D'EMPLOI ET DOSES. Se donne à la dose de : Eau distillée, 1 à 5 gr. par jour (0 gr. 25 par année d'âge pour enfant). Sirop, 10 à 20 gr.

Lavage du corps. — V. PEAU.

Lavage d'estomac.
— Procédé thérapeutique employé dans les maladies d'estomac*, notamment dans la dilatation.

1º *Appareil* (*fig.* 379). Les appareils de Faucher ou de Debove se composent d'un tube en caoutchouc de 1ᵐ,50 de long et de 8 à 10 millimètres de diamètre, portant une marque à

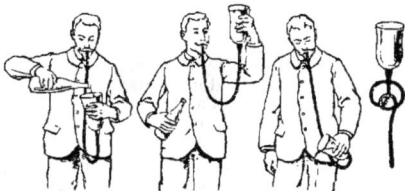

Fig. 379. — Lavage de l'estomac :

Positions successives du bol laveur.

40 centimètres de l'une de ses extrémités; cette extrémité, dite inférieure, offre latéralement une ouverture d'un demi-centimètre de long sur 1 centimètre de large, destinée à suppléer l'ouverture terminale si celle-ci venait à être bouchée. L'extrémité supérieure reçoit un entonnoir en verre.

2º *Mode d'exécution du lavage*. Le malade, après avoir trempé l'extrémité inférieure du tube dans du lait ou de l'huile, pour faciliter le glissement, place celle-ci sur la langue; puis, la poussant légèrement, l'avale peu à peu par des mouvements de déglutition, jusqu'au moment où, ayant introduit à peu près 40 centimètres du tube, la marque vient affleurer ses lèvres. L'entonnoir est alors rempli d'eau bouillie, de Vichy ou de Vals, et, lorsqu'il est sur le point d'être vidé on le retourne pour constituer un siphon et amener le reversement au dehors du liquide qui a lavé l'estomac et qui est reçu dans une cuvette.

INDICATIONS : 1º *Dilatation de l'estomac.* L'évacuation des matières solides, liquides ou gazeuses accumulées dans l'estomac et qui dilatent mécaniquement cette poche, en provoquant, en outre, des fermentations putrides, a des résultats d'autant meilleurs que l'eau employée vient modifier la vitalité des parois de l'estomac et annihiler, s'il y a lieu, l'excessive acidité des liquides gastriques.

2º *Empoisonnements.* La dilution et l'évacuation du poison sont opérées dans les meilleures conditions par ce procédé.

CONTRE-INDICATIONS. — Le lavage de l'estomac ne peut et ne doit être opéré qu'après avis d'un médecin. Il peut, en effet, être dangereux chez certains individus, notamment chez ceux dont l'estomac saigne facilement (ulcère et cancer d'estomac).

17

Lavande. — L'essence de lavande est quelquefois employée comme excitant, en frictions, dans les paralysies.

Lave-dos (*fig.* 380). — Sorte de brosse à peu près circulaire, munie d'un manche recourbé de façon à permettre de faire le lavage du dos et surtout d'opérer des frictions sur cette région.

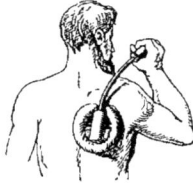
Fig. 380. — Lave-dos.

Lavement (Syn. : clystère, remède). — Injection d'une quantité variable de liquide dans l'anus à l'aide d'un bock*, d'un irrigateur*, d'une seringue ou d'une poire (*fig.* 381). On peut aussi employer dans le même but la douche ascendante. Enfin, dans certains cas, on introduit un tube en caoutchouc ou une sonde assez profondément dans l'intestin (*entéroclyse*), de façon à amener le liquide le plus haut possible.

Le liquide d'un grand lavement arrive jusqu'à l'extrémité du gros intestin, c'est-à-dire à la valvule iléocæcale qui le sépare du petit intestin.

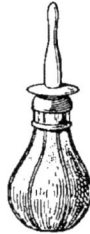
Fig. 381.
Poire
à lavement.

MODE D'EMPLOI. Se coucher sur le côté droit, les cuisses légèrement pliées et le siège relevé par un coussin de façon à donner à l'intestin une déclivité naturelle; pour relâcher les muscles du ventre, respirer sans effort et éviter de tousser; introduire la canule d'abord d'arrière en avant à la profondeur de 3 centimètres, puis légèrement en arrière de façon à pénétrer de 6 à 7 centimètres; sinon, le liquide n'entre pas dans l'intestin et sort à mesure par l'anus.

VARIÉTÉS. La *quantité* de liquide peut être d'un litre (grand lavement), d'un demi-litre (lavement entier), d'un quart de litre (demi-lavement) et de 125 grammes (quart ou petit lavement).

La *durée* est *courte* (lavement ordinaire) ou *prolongée* (un quart d'heure à une demi-heure): [pour les lavements prolongés, voir plus loin les dispositions spéciales].

La température est *tiède, froide, chaude* ou *très chaude* (45° à 55°). L'effet local varie avec cette température : *tiède* (35° à 37°), le lavement n'agit que par sa quantité, et la dilution des matières est temporaire, l'intestin s'habituant à la distension; *froid*, il produit la contraction de l'intestin et peut, en consé-

quence, être pris en faible quantité; *chaud*, il a d'abord la même action, mais celle-ci s'émousse assez rapidement, d'où la possibilité de supporter des lavements prolongés très chauds.

INCIDENT. Chez les grandes personnes, mais surtout chez les enfants, un lavement peut ne pas être rendu, lorsqu'il était très abondant, l'intestin perdant sa contractilité sous l'effet de l'excessive distension. Il suffit, dans ce cas, d'introduire une sonde dans le rectum; l'eau s'écoule alors facilement.

INDICATIONS. *Lavement tiède entier* (évacuation de l'intestin dans constipations non habituelles). — *Quart* ou *demi-lavement froid* (constipation habituelle). — *Lavement chaud* (48° à 50°), *court* (Tripier, de Lyon), répété au besoin deux fois par jour pendant plusieurs jours et pris couché, sans faire effort pour le garder. (On opère ainsi une révulsion dans les hémorragies d'intestin, d'estomac, du nez, de la matrice, de la vessie, du poumon) — *Lavements très chauds prolongés* (45° à 55°), à prendre le matin une demi-heure avant le lever ou le soir au coucher, quelquefois même deux fois par jour, en restant immobile et en ayant soin d'entr'ouvrir seulement le robinet. Si les besoins d'expulsion deviennent intenses, interrompre, quitte à recommencer ensuite (maladies inflammatoires de la matrice et de ses annexes, hémorragie de la matrice, prostatites aiguë et chronique, rétention d'urine, hémorroïdes).

Les lavements destinés à être *conservés* et contenant des substances très actives se donnent avec une poire de la contenance de 100 gr., 60 gr. et même moins.

Lavement médicamenteux. — *Lavement huileux ou glycériné à l'eau.* L'addition d'une à deux cuillerées à soupe d'huile ou de glycérine à un lavement simple accroît son action expulsive.

Lavement d'huile d'olive pure. On donne 400 à 500 grammes d'huile pure, avec une seringue ou le bock, en 10 à 20 minutes et en ayant soin d'élever le bassin avec un coussin. Une et même plusieurs heures se passent avant l'expulsion. Ce traitement peut être employé dans les coliques hépatiques et dans la constipation habituelle. Dans ce dernier cas, on diminue chaque jour la quantité d'huile.

Lavement purgatif. V. SÉNÉ.

Lavement laudanisé. V. OPIUM.

Lavement d'amidon, d'assa fœtida, de créosote, de savon, de sel, de tabac. V. ces mots.

Lavements alimentaires ou **nutritifs.** — Jaune d'œuf 1, salep 1 à 2 gr., bouillon de viande sans sel 125 gr. V. aussi PEPTONE.

Lave-oreille. — Petite éponge à forme d'olive, montée sur un petit manche d'ivoire ou d'os (*fig.* 382), dont on se sert pour nettoyer les oreilles après

Fig. 382.
Lave-oreille.

l'avoir trempée dans de l'eau *chaude* (les oreilles étant très susceptibles au froid).

Laxatifs. — Aliments et médicaments qui produisent des selles normales ou à peu près normales sans diarrhée.

VARIÉTÉS : 1° *Aliments*. Jus de pruneau, miel, marmelade de pommes. 2° *Médicaments*. Casse, cascara, manne, tamarin, podophyllin, eau de Montmirail, suppositoires glycérinés.

Layette. — V. HABILLEMENT de l'enfant.

Lécithine (du grec *lekithos*, jaune d'œuf). — Médicament reconstituant extrait du jaune d'œuf et de la cervelle d'animaux. Il contient de l'acide glycérophosphorique uni à un acide gras et à une base, la choline.

DOSE ET MODES D'EMPLOI. 20 à 30 centigr. en pilules ou injection hypodermique. — INDICATIONS. Tous les états de dénutrition rapide et notamment la tuberculose et le diabète.

Légumes. — COMPOSITION CHIMIQUE. Les légumes forment 3 groupes :

1° Les *féculents* (pois, haricots, fèves, lentilles), qui contiennent plus de moitié de fécule (575 à 540), beaucoup de graisse et quantité égale d'albuminoïdes (225 à 215 pour 1 000 gr.), 25 à 30 grammes de sels et, enfin, de l'eau.

2° Les *pommes de terre et les châtaignes*, qui contiennent moitié moins de fécule (250), très peu d'albuminoïdes (15 à 45 pour 1 000 gr.) et de graisse (1 à 15 gr.).

3° Les *herbacés*, qui contiennent beaucoup d'eau. Les plus nutritifs, au point de vue des albuminoïdes (20 à 30 pour 1 000 gr.), sont les asperges, le cresson, les choux, les champignons, les truffes ; au point de vue du sucre (92 pour 1 000 gr.), la carotte et la betterave. L'oseille et les tomates contiennent beaucoup d'acide oxalique.

DIGESTIBILITÉ. Elle n'est possible qu'à condition que les légumes soient très cuits, très écrasés, l'enveloppe qui recouvre un grand nombre d'entre eux étant indigestible. Cette enveloppe rend les choux particulièrement difficiles à digérer. Les légumes arrosés avec des liquides contenant des microbes peuvent donner la fièvre typhoïde et le choléra s'ils sont mangés crus (salades), d'où la nécessité de s'en abstenir en temps d'épidémie.

Lentigo. — V. ÉPHÉLIDES.

Lentille. — Graine d'une légumineuse (V. FÉCULENTS). — Fait partie de la revalescière*.

Lèpre (*fig.* 383). — Maladie chronique de la peau et des muqueuses, s'accompagnant de phénomènes nerveux et dont l'origine est un bacille spécial (*bacillus lepræ*), ressemblant beaucoup à celui de la tuberculose.

LOCALISATIONS. On l'observe le plus fréquemment au nord, en Suède ; au sud, en Grèce et en Algérie.

SIGNES : 1° *Communs de début*. Fièvre, insomnie, somnolence, sentiment d'anéantissement.

2° *Forme tuberculeuse*. Taches plus ou moins arrondies, livides, vineuses ou grisâtres, remplacées, après un temps qui varie de quelques mois à des années, par des élevures hémisphériques ou aplaties, de la grosseur d'un grain de plomb à une noisette, dures, rou-

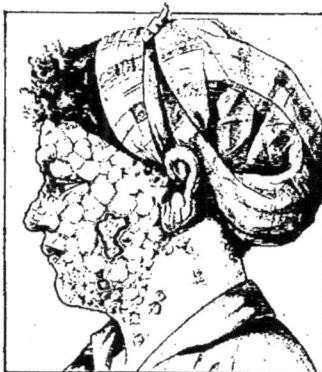

Fig. 383. — Lèpre.

geâtres, brunâtres ou grisâtres, qui peuvent se résorber en laissant après elles une dépression ou provoquer des ulcérations ; ces dernières sont, dans certains cas, assez profondes pour provoquer des mutilations. Les diverses lésions ont pour siège d'élection la face, mais peuvent envahir les membres avec épaississement des mains et des pieds (éléphantiasis). Des tubercules peuvent se produire sur les diverses muqueuses : conjonctive, langue, larynx.

3° *Forme anesthésique*. Elle est caractérisée par des taches assez analogues à celles de la forme tuberculeuse, mais qui s'étendent progressivement, en se décolorant au centre. Elles s'accompagnent d'abord d'hyperesthésie, puis d'anesthésie des régions atteintes ; en même temps, la peau et les muscles s'atrophient (mains en griffe), les ongles, les dents tombent et des ulcérations provoquent des mutilations diverses.

4° *Forme mixte*. Combinaison des deux formes précédentes.

ÉVOLUTION. La forme tuberculeuse dure en moyenne 8 à 10 ans, la forme anesthésique 15 à 18 ans ; la mort survient à la suite d'un affaiblissement progressif général de la santé ou d'une complication pulmonaire.

TRAITEMENT. Propreté méticuleuse. Climat sain. Ichtyol, bains sulfureux, pommades à la résorcine, poudre d'iodoforme sur les ulcérations.

Lésion (du latin *læsio*, blessure). — Modification maladive quelconque des organes, soit dans leur texture, soit dans leur rapport avec les organes voisins.

Léthargie (du grec *léthé*, oubli, et *argia*, engourdissement). — Sommeil continu très profond, pendant lequel le malade n'a pas conscience des paroles qu'on peut lui faire dire lorsqu'on interrompt un moment son sommeil et dont il ne se souvient pas à son réveil. Pour différence avec *mort*, v. ce mot.

Leucémie (du grec *leukos*, blanc, et *haima*, sang). — Synonyme de *leucocythémie*.

Leucocyte (du grec *leukos*, blanc, et *kutos*, cellule). — Globule blanc du sang. Il joue le rôle le plus important dans la nutrition des tissus (v. CŒUR) et dans la lutte contre les microbes (v. MICROBES).

Leucocythémie (du grec *leukos*, blanc, *kutos*, cellule, et *haima*, sang). — Maladie constituée par la formation exagérée et permanente de globules blancs; c'est une des formes de la diathèse lymphogène. V. LYMPHOGÈNE.

Leucocytose (du grec *leukos*, blanc, et *kutos*, cellule). — Augmentation momentanée, *transitoire*, des globules blancs du sang, se produisant pendant un temps variable au cours de diverses maladies : cancer, diphtérie, dysenterie, tuberculose.

Leucorrhée (du grec *leukos*, blanc, et *rheô*, je coule). Syn. : flueurs blanches. — Écoulement blanchâtre crémeux, plus ou moins épais, produit par l'hypersécrétion des glandes de la muqueuse du vagin ou de celle-ci et de la muqueuse de la matrice. Il évolue d'une façon insidieuse et s'accroît progressivement. Au début, il n'existe pas de douleur; puis elle se produit sous forme d'une sensation de brûlure, qui plus tard disparaît, bien que l'écoulement augmente. Il est particulièrement abondant au moment des règles et après une fatigue quelconque; il empèse le linge de taches blanc jaunâtre et quelquefois verdâtres, et fatigue la femme, qui s'anémie, mange mal, souvent aussi dort mal, et dont le caractère devient irritable.

CAUSES. La leucorrhée n'est pas une maladie, mais elle est le signe, qui peut longtemps être unique, d'un mauvais état général (chloro-anémie, lymphatisme) ou d'une maladie du vagin (inflammation) ou de la matrice* (métrite, déviations, corps fibreux, cancer), ou des annexes de la matrice, c'est-à-dire des trompes ou de l'ovaire (ovarosalpingite). La métrite chronique est la cause la plus fréquente.

CONDUITE À TENIR. Si des flueurs blanches *peu abondantes* se produisent seulement au moment des règles ou pendant une grossesse, il n'y a pas lieu de s'en préoccuper. Si, au contraire, la leucorrhée se prolonge plusieurs jours après les règles ou apparaît chez une femme qui a cessé d'être réglée. il convient d'instituer au plus tôt un traitement général et local.

Nécessité d'un examen. Pour que ce traitement soit bien dirigé, il serait désirable qu'un examen local permette de distinguer si la leucorrhée vient du vagin ou de la matrice : mais en fait, les femmes, par un sentiment de pudeur, se refusent le plus souvent, au début, à cet examen, et alors, de deux choses l'une : ou elles ne font rien (cas le plus fréquent), ou elles réduisent la médication à une injection quelconque conseillée par une amie et qu'elles n'emploient, du reste, qu'à des intervalles plus ou moins irréguliers.

Quant aux jeunes filles, elles ne disent même rien de cet écoulement à leurs mères, qui, ne songeant pas non plus à les interroger, mettent sur le compte d'une banale anémie la pâleur de leur visage et la fatigue de leurs traits. Le résultat de cette absence de traitement est l'aggravation du mal, l'affaiblissement progressif : la chloro-anémie avait été une des origines de la leucorrhée; celle-ci, à son tour. rend plus intense cet état général.

Nombre de femmes doivent leur stérilité à des flueurs blanches dont le traitement a été négligé pendant qu'elles étaient jeunes filles et que le mariage a accrues.

On doit donc soigner par le traitement *médical* toutes les leucorrhées persistantes et abondantes, en se bornant à arrêter le traitement local deux jours avant, pendant et deux jours après les règles, et en se servant, chez les jeunes filles, pour les injections, d'une canule de caoutchouc mou. Si, après essai de ce traitement, un résultat satisfaisant n'est pas obtenu, un examen de la région malade chez la femme s'impose, et, plus on le retardera, plus on courra risque d'être obligé de recourir à un traitement chirurgical.

TRAITEMENT LOCAL. *Pendant la période douloureuse*, matin et soir, injections avec le bock de décoctions tièdes de graines de lin. de pavot, de racine de guimauve ; ovules de gélatine simple ou belladonée.

Lorsque la *douleur a disparu*, injections de décoctions de feuilles de noyer. d'alun, de tanin, de permanganate de potasse. de sublimé ou de levure* de bière.

TRAITEMENT GÉNÉRAL. Fer, quinquina, coca; séjour le plus possible au soleil, au grand air, exercice modéré et sans fatigue, repos local le plus possible, hydrothérapie, eaux minérales de Salies-de-Béarn* et Salins*, eau de mer.

Lèvres (Gerçures des). — V. CREVASSES.

Levure de bière (*fig. 384*). — Fraîche, la levure a l'aspect d'une crème;

il faut bien la mélanger avant de s'en servir. On la trouve chez tous les brasseurs, mais elle a l'inconvénient de s'altérer rapidement. Sèche, elle est inaltérable.

DOSES, INDICATIONS et MODES D'EMPLOI. A l'intérieur, contre la *furonculose*, l'*acné*, l'*anthrax*, trois cuillerées à café par jour (matin, midi et soir) délayées dans un demi-verre de bière ou d'eau légèrement gazeuse.

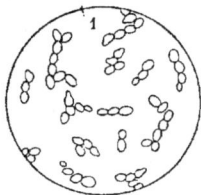

Fig. 384. — Levure de bière.

Peut se prendre aussi en cachets. Pour la *leucorrhée*, dissoudre une cuillerée à café de levure dans une cuillerée à soupe d'eau et y tremper un tampon d'ouate entouré d'un fil qu'on introduira le plus profondément possible dans le vagin, en laissant le fil en dehors pour pouvoir le retirer facilement après 24 heures.

Lichen (*fig.* en couleurs au mot PEAU). — Maladie de la peau et des muqueuses, ordinairement chronique, caractérisée par une éruption de petits boutons durs, plats, rougeâtres, groupés ou épars, provoquant une démangeaison assez intense. Ils siègent aux avant-bras, aux poignets (face antérieure), au cou, à la face antérieure et externe de la jambe, à la cuisse, aux points de pression du corset, plus rarement à la face et aux autres régions du corps

TRAITEMENT : 1° *Interne*. Arsenic (liqueur de Fowler). 2° *Externe*. Lotion vinaigrée ou au sublimé. Bain prolongé d'amidon, emplâtre de Vigo.

Lichen d'Islande. — Plante employée comme pectoral sous forme : de tisane de lichen lavé (par macération de 24 heures dans une première eau), 15 gr. par litre en décoction ; de pâte où le lichen est associé à de la gomme et du sucre ; de sirop.

Lientérie (du grec *leios*, glissant, et *enteron*, intestin). — Diarrhée dans laquelle les aliments sont rendus à peine digérés ; ils semblent avoir *glissé* sur l'intestin. V. INTESTIN (Maladies de l').

Lierre terrestre (*fig.* 385). —

Les sommités fleuries sont employées dans les maladies chroniques ou aiguës

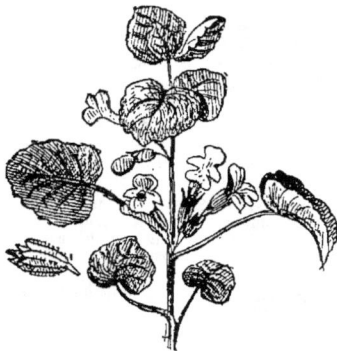

Fig. 385. — Lierre terrestre.

de la poitrine sous forme de tisane (10 gr. par litre en infusion).

Lieux d'aisances. — Cabinets, latrines.

Le tuyau d'évacuation des lieux d'aisances doit être pourvu d'un siphon qui se trouve toujours rempli d'eau de façon à interposer ce liquide entre les gaz venant de la fosse et l'air de la pièce, lequel devra pouvoir être renouvelé par une large fenêtre. Les cabinets doivent être tenus très proprement et ne renfermer aucun objet pouvant être contaminé. Pour la désinfection, v. ce mot.

Ligament. — Faisceau de tissu fibreux, blanc argenté, très solide et peu extensible. Les ligaments servent : 1° de moyen d'union pour les articulations (ligaments *articulaires*) et pour certaines parties des os ou des cartilages (ligaments non *articulaires*, ligaments *intero-seux*) ; 2° de soutien aux viscères (ligaments du foie, de la vessie, de la matrice).

Ligature. — La ligature des artères s'opère en nouant un fil autour du vaisseau coupé. Cette opération est délicate, l'artère se trouvant cachée au milieu des tissus ; elle ne peut donc être faite que par un chirurgien. V. aussi HÉMORRAGIE.

Limonades. — Boissons à base de fruits. Il en existe plusieurs variétés :

1° **Simple.** — Boisson faite avec les tranches de 2 citrons qu'on fait macérer* dans un litre d'eau et auxquelles on ajoute du sucre. Par extension, on appelle aussi *limonades* des boissons faites avec d'autres fruits ou des sirops faits avec ces fruits. Ces boissons sont rafraîchissantes, à condition de n'être pas trop sucrées.

2° **Cuite**. — On emploie de l'eau bouillante au lieu d'eau froide.

3° **Citrique**.— Sirop d'acide citrique 100 gr. pour 900 gr. d'eau.

4° **Vineuse**.— Limonade citrique à laquelle on ajoute 250 gr. de vin par litre.

5° **Sèche**. — Acide citrique 5 gr., sucre 150 gr., essence de citron 10 gouttes ; une cuillerée par verre d'eau.

6° **Gazeuse**. — En poudre, deux paquets : l'un, contenant 2 gr. d'acide citrique et 50 gr. de sucre, est versé dans un litre d'eau ; puis on y ajoute le 2° paquet contenant 2 gr. de bicarbonate de soude.

7° **Au vinaigre**. — Vinaigre blanc 30 gr., sirop de sucre 100 gr., eau 1 000 gr.

Lin (graine, farine). — Plante

de la famille des linacées. Les graines du lin ordinaire sont employées :

1° Comme *laxatif, à l'intérieur*. Verser une cuillerée à soupe de graines de lin dans un verre à bordeaux d'eau simple. Laisser macérer au moins 10 minutes et boire graines et eau, au moment du coucher. Si la constipation est opiniâtre, on peut prendre, en outre, une cuillerée ainsi préparée au repas du soir et même à celui de midi. Chez les enfants et même chez les grandes personnes, on pourra aussi employer l'infusion de *lin sauvage*, 12 gr. pour 120 gr. d'eau.

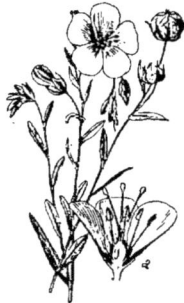
Fig. 386. — Lin.
a. Coupe de la fleur.

2° Comme *émollient, à l'extérieur*. Les graines de lin sont utilisées *en farine* pour les cataplasmes. Il faut employer de la farine *fraîche*, c'est-à-dire *broyée tout récemment*. car la vieille aigrit, fermente et provoque des éruptions. Il convient donc, surtout à la campagne, d'acheter des graines et non de la farine et de les moudre soi-même. On place la farine ainsi obtenue dans une assiette creuse, qui contient déjà un peu de l'eau bouillante en délayant avec le dos d'une cuiller et en agitant vivement jusqu'à ce que le mélange soit exact et plutôt liquide que solide. On doit avoir soin de ne pas laisser de grumeaux, qui durciraient après l'application. La quantité nécessaire varie naturellement avec la surface malade, qui doit toujours être dépassée par le cataplasme de deux ou trois travers de doigt ; l'épaisseur du mélange sera ordinairement d'un centimètre. Pour la confection d'un cataplasme, v. CATAPLASME.

Liniments. — Médicaments ex-

ternes, onctueux, employés pour faire des frictions ou des pansements. Leur consistance est intermédiaire entre la graisse et l'huile, substances qui, l'une ou l'autre, forment la base de leur composition ; on y ajoute, suivant le cas, des médicaments excitants ou calmants.

VARIÉTÉS. Les principaux liniments sont : 1° Pour le PANSEMENT des BRÛLURES, le liniment *oléocalcaire* (mélange à parties égales d'eau de chaux et d'huile d'amandes douces), auquel on peut ajouter 40 gouttes de laudanum, ce qui constitue le liniment calcaire opiacé.

2° Comme RÉVULSIF dans les DOULEURS rhumatismales, le liniment *ammoniacal* (4 gr. d'ammoniaque liquide et 32 gr. d'huile d'olive agités ensemble dans une fiole) ; le liniment *camphré* (1 à 4 gr. de camphre pour 32 gr. d'huile).

3° Comme CALMANT dans les DOULEURS et les NÉVRALGIES, le liniment *chloroformé* (baume de Fioravanti 8 gr., chloroforme 1 gr.), qui par l'adjonction de 1 gr. de laudanum devient le liniment *chloroformé-opiacé*.

4° Comme DESTRUCTEUR DE LA GALE, le liniment *hydrosulfuré*.

Lipome (du grec *lipos*, graisse, et

ôma, indiquant une tumeur). — Petite tumeur formée par de la graisse. Elle est ordinairement arrondie et peut siéger sur un point quelconque du corps. Elle ne produit de douleur que par compression des organes voisins et n'offre aucune gravité. On ne doit l'opérer que si elle gêne l'individu.

Liqueurs. — Nom donné à cer-

taines boissons et à des solutions médicamenteuses :

I. **Liqueurs** (boissons). — Les liqueurs sont des boissons distillées auxquelles on donne un goût et un parfum spécial par l'adjonction d'essences naturelles ou artificielles. Il en existe deux variétés : celles, faussement appelées *apéritives*, qu'on boit avant les repas, et celles, faussement appelées *digestives*, qu'on boit à la suite des repas. Les principales liqueurs dites « apéritives » sont : le *vermout*, qui contient 18 pour 100 d'alcool ; le *bitter*, qui en contient 42 ; l'*absinthe*, qui, suivant les marques, en contient 47 à 70 ; les principales liqueurs dites « digestives » sont : le *kummel*, qui contient 46 pour 100 d'alcool ; le *genièvre* et le *kirsch* 50, les *chartreuses* et les *amers* quinquina ou autres 50 à 62, l'*anisette*, le *curaçao*, le *cassis*, la *prunelle*, la *framboisine* et les *liqueurs de ménage* fabriquées avec de l'eau-de-vie blanche et certains fruits 30 à 33.

Le danger de ces boissons, au point de vue de la diffusion de l'alcoolisme, est : 1° leur goût agréable, qui incite à boire par petits verres successifs une dose relativement importante d'alcool ; 2° la mauvaise distillation de cet alcool, dont le goût est masqué ; 3° l'effet très nuisible des essences, qui sont des poisons à très faible dose, notamment lorsque celles-ci sont artificielles, ce qui est le cas presque général, leur prix étant très minime, tandis que la création d'essences naturelles ne s'opère qu'à grands frais. L'usage habituel et même simplement fréquent de ces boissons entraine les lésions de l'alcoolisme.

II. **Liqueurs** (médicaments). — Solutions de médicaments dans de l'alcool, de l'éther, du vinaigre ou d'autres liquides.

VARIÉTÉS. *Liqueur de Fowler* et *liqueur de Pearsons* (v. ARSENIC). *Liqueur d'Hoffmann*, mélange d'éther et d'alcool à parties égales. *Liqueur de Van Swieten* (v. MERCURE). *Liqueur de Labarraque* (v. SOUDE). *Liqueur de Villate*, solution très irritante contenant du sous-acétate de plomb, du sulfate de zinc, du sulfate de cuivre et du vinaigre.

Lit. — Meuble servant au coucher.

CONDITIONS À REMPLIR. L'homme bien portant endormi absorbe le double d'oxygène qu'éveillé; malade, il a encore plus besoin d'oxygène pour lutter contre la maladie : il est donc indispensable que le lit soit placé dans une pièce aussi vaste que possible et de préférence en son milieu, que des rideaux ne gênent pas l'accès de l'air. Les alcôves, les lits fermés bretons ou auvergnats sont heureusement abandonnés aujourd'hui.

Il est utile que le nombre des couvertures

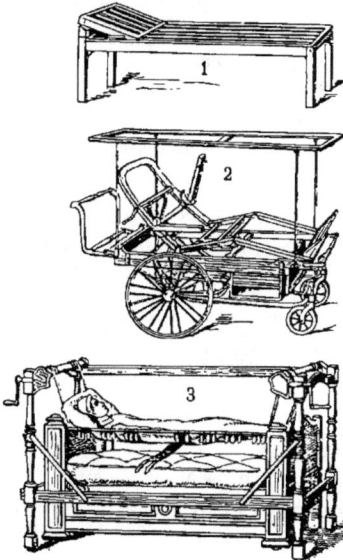

Fig. 387. — Lits.
1. Lit de massage ; 2. Lit-fauteuil ;
3. Lit mécanique.

soit suffisant pour que l'homme endormi ait chaud, mais il faut éviter les fatigantes trans-

pirations que provoquent les matelas de plume. Dans le même but, on emploiera les oreillers de crin.

Toutes ces prescriptions doivent être appliquées aux bébés, qui respirent plus souvent que l'adulte.

Lit mécanique. — Lit disposé pour pouvoir élever le malade sur des sangles, de façon à permettre d'opérer certains pansements sur les personnes atteintes d'affections chirurgicales, notamment à celles ayant une maladie de la colonne vertébrale, d'être déplacées et descendues dans un bain. V. DÉSINFECTION, DOSSIER-LIT, LITERIE, MATELAS D'AIR ET D'EAU.

Lit garni. — Le lit garni représenté dans la figure 387 est destiné aux malades qui demandent des soins continuels de propreté.

Literie. — Le lit doit être fait la fenêtre ouverte ; les draps et les couvertures doivent tous les jours être secoués au grand air; la laine des matelas sera battue une fois par an et le crin étiré. N'employer que des sommiers entièrement métalliques. V. aussi DÉSINFECTION.

Litharge. — V. PLOMB.

Lithiase. — 1° **biliaire**, V. FOIE. 2° **urinaire**, V. REINS.

Lithine. — Médicament employé dans la *goutte* et la *gravelle urique*. Les principales préparations sont :

Benzoate de lithine. — 20 centigr. à 2 gr., en cachets ou paquets.

Bromure de lithine. — 20 centigr. à 1 gr., en sirop.

Carbonate de lithine. — 10 à 50 centigr., en granules ou pilules.

Salicylate de lithine. — 50 centigr. à 2 gr., en cachets.

Lithotritie (du grec *lithos*, pierre, et *tribein*, broyer). — Opération qui consiste à broyer, dans l'intérieur même de la vessie, un calcul en fragments assez petits pour qu'ils puissent sortir par l'urètre. V. VESSIE (Calculs de la).

Lobe. — Partie arrondie d'un organe (lobe du cerveau, de l'oreille).

Lobélie enflée. — Cette plante est employée comme *antiasthmatique* sous forme de teinture à la dose de 1 à 4 gr.

Lochies. — Liquide plus ou moins épais et sanguinolent, qui s'écoule du vagin après l'accouchement. Son odeur caractéristique s'atténue, ainsi que sa quantité, à mesure qu'on s'éloigne de la délivrance. Une accouchée ne doit avoir localement aucune odeur; si celle-ci existe, la cause réside dans une insuffisance des injections et des toilettes.

Lombaires (Douleurs). — V. LUMBAGO et RHUMATISME.

Lombes. — Région de l'abdomen correspondant aux *flancs* et s'étendant en arrière jusqu'à la colonne vertébrale.

Lombrics (*fig.* 388). — Vers de 12 à 15 centimètres, qui sont probable-

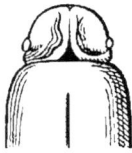

Tête de lombric (très grossie).　Œuf de lombric (très grossi).

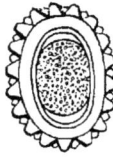

Fig. 388. — Lombric.

ment absorbés à l'état d'œuf avec de l'eau de boisson, notamment chez les enfants. Leur présence provoque des troubles spéciaux et quelquefois l'appendicite, la fièvre typhoïde, le choléra, par inoculation des microbes.

SIGNES. Diarrhée nocturne avec état satisfaisant dans la journée. Les paupières sont bleuâtres, l'haleine est mauvaise, et la nuit l'enfant se plaint, s'agite, a des rêves pénibles. Il se fatigue assez rapidement et maigrit un peu. Lorsqu'on tâte le ventre, on constate une certaine douleur au niveau de l'ombilic. A intervalles plus ou moins éloignés, des vers sont rendus par vomissements ou par l'anus.

TRAITEMENT. Santonine après régime lacté la veille, puis purgatif.

Longévité. — Prolongation de la vie au delà de la durée moyenne.

CONDITIONS DE VIE. D'après M. Varner, les premières conditions de longévité sont que le cœur, les poumons et les organes digestifs, aussi bien que le cerveau, soient larges. Si ces organes sont larges, le tronc sera long et les membres relativement courts. Le sujet paraîtra grand quand il est assis et petit quand il est debout. La main aura une paume longue et un peu épaisse et les doigts courts. Le cerveau sera profondément situé, ce que révélera l'orifice de l'oreille, qui sera bas. Des yeux bleus, noisette ou brun noisette, sont un signe favorable. Les narines larges, ouvertes, libres, indiquent des poumons spacieux; des narines pincées ou demi-closes indiquent des poumons petits ou faibles.

Il n'est pas douteux que l'hérédité joue un grand rôle, et chacun de nous connaît des familles où la mode est de ne mourir que très tard. Le sexe a aussi une influence prépondérante : il a été constaté que la durée moyenne

de la vie est plus longue chez la femme que chez l'homme.

La meilleure règle pour arriver à un âge avancé est de suivre une bonne hygiène. V. EXERCICE, HYGIÈNE.

Looch. — Médicament liquide de la consistance d'un sirop et constitué par une potion gommeuse, à laquelle on ajoute une huile qui s'y trouve en suspension sous forme très divisée.

Le *looch huileux* est fait avec 16 gr. d'eau de fleur d'oranger dans laquelle on dissout 16 gr. de gomme arabique pulvérisée, puis on y verse 16 grammes d'huile d'amandes douces. Pour le *looch blanc pectoral*, on pile 12 amandes douces et 2 amandes amères pelées; on y ajoute 16 gr. de sucre et 128 gr. d'eau, puis ce lait est versé dans un mortier où l'on a écrasé 60 centigr. de gomme avec 16 gr. d'huile d'amandes douces. Le tout est parfumé avec 8 gr. d'eau de fleur d'oranger. Le *looch gommeux* a une composition analogue.

INDICATIONS. Maladies des voies respiratoires et de la gorge. Les loochs ont une action bienfaisante, notamment chez les enfants.

Lordose (du grec *lordos*, courbé). — V. COLONNE VERTÉBRALE (déviations de la).

Lotion. — Application sur une région du corps d'un linge trempé dans de l'eau simple, froide ou chaude, de l'eau additionnée de vinaigre ou d'alcool, ou dans un liquide médicamenteux, infusion, décoction, solution de médicaments quelconques.

Lotion calmante. Extrait de jusquiame 10 gr., glycérine 50 gr., eau 450 gr.

Lotion excitante et résolutive, ammoniacale, camphrée. Ammoniaque 6 gr., alcool camphré 1 gr., chlorure de sodium 6 gr., eau 100 gr.

Lotion contre les démangeaisons. Carbonate de potasse 1 gr., eau distillée de laurier-cerise 20 gr.

Lotion antiparasitaire. Sublimé 20 centigr., eau de Cologne 10 gr., eau 120 gr.

Lotion contre les taches de rousseur. Borate de soude 10 gr., bichlorure de mercure 50 centigr., alcool de lavande 30 gr. et eau 120 gr.

Lotion contre la chute des cheveux. Eau de Cologne 200 gr., glycérine 25 gr., teinture de cantharides 10 gr., nitrate de pilocarpine 50 centigr.

Loucherie. — V. STRABISME.

Louèche (Valais, Suisse). — Station de cure d'altitude et d'eaux minérales sulfatées calciques de 38° à 46° de température, à 1 415 mètres d'altitude. Buvette, bains, douches. Saison, 1er juin-30 septembre.

INDICATIONS. V. Cure d'altitude et Eaux MINÉRALES sulfatées.

Loupes (*fig.* 389). — Tumeurs siégeant ordinairement sur le cuir chevelu, au front, plus rarement à la face, aux épaules, produites par l'hypertrophie d'une des glandes sébacées annexée à un poil.

SIGNES. Arrondies ou aplaties, les loupes augmentent, en général, graduellement de volume; tantôt dures et résistantes, tantôt molles et donnant même la sensation de contenir un liquide, elles sont plus ou moins mo-

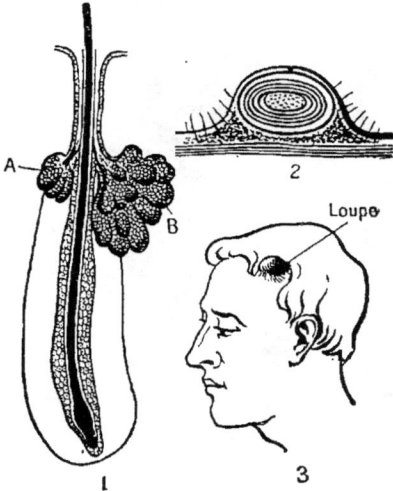

Fig. 389. — Loupe.
1. Poil avec une glande sébacée normale (A) et une hypertrophiée (B);
2. Coupe de la loupe : 3. Loupe en place.

biles sous la peau, qui est amincie et peut laisser voir par transparence le contenu du kyste. Ce contenu a un aspect variable; il a la consistance d'une bouillie ou ressemble soit à du miel, soit à du suif, et peut, en général, sortir de la tumeur sous l'influence des pressions, mais il ne tarde pas à se reformer et à gonfler de nouveau la tumeur. Son odeur est fade, nauséabonde.

Ordinairement, les loupes ne sont pas douloureuses et sont seulement gênantes par leur volume; cependant, dans certains cas, elles provoquent des maux de tête.

ÉVOLUTION et TRAITEMENT. La rareté de la guérison spontanée, la difformité produite par l'accroissement continu des loupes, la possibilité de leur inflammation, de leur transformation en tumeur cancéreuse doit engager les personnes qui en sont atteintes à les faire extirper par un chirurgien.

CAUSES. Sexe masculin, âge 20 à 40, maladies du cuir chevelu, érysipèle.

Luchon. — Station d'eau thermale sulfurée sodique, située dans une vallée de la Haute-Garonne. Elle est entourée par les Pyrénées, qui la protègent contre les vents froids. Altitude 630 mètres, climat doux avec air assez vif. Saison, 1er juin-1er octobre. Petite ville possédant des villas et des hôtels pour toutes les bourses. Très belles excursions au voisinage. Dix-neuf sources à des degrés de sulfuration très divers et dont la température varie entre 38° et 68°. Dans plusieurs des sources, l'eau *blanchit* par suite de la décomposition du sulfure de sodium au contact de l'air.

ACTION CURATIVE. Celle des eaux MINÉRALES' sulfureuses. Se reporter à ce mot, Luchon ayant été pris pour type.

Luette (V. *fig.*, à ANGINE). — Appendice mobile du voile du palais. Dans certains cas, elle est engorgée, hypertrophiée, et son accroissement de volume et de longueur produit une gêne dans la gorge. L'excision d'une partie de la luette peut devenir nécessaire.

En touchant avec le doigt la luette, on provoque des vomissements; ce procédé si simple doit toujours être employé pour faire évacuer immédiatement un poison.

Lumbago. — Douleurs dans les lombes, ne s'accompagnant ni de gonflement, ni de rougeur, ni ordinairement de chaleur de la région malade.

CAUSES. Névralgie ou rhumatisme musculaire. Courant violent, effort violent, mouvement brusque ou prolongé de torsion ou de flexion du corps.

TRAITEMENT. Massage et frictions avec liniments antirhumatismaux. Repassage avec un fer chaud sur une flanelle recouvrant la peau. Électricité continue. Sinapisme et pointes de feu. Bains de vapeur.

Lumière. — La lumière sera étudiée ici aux points de vue : 1° de l'hygiène de l'éclairage; 2° de son action sur les microbes; 3° de son emploi en thérapeutique, lequel a pris un grand développement dans ces dernières années et semble appelé à donner des résultats très intéressants.

I. **Éclairage.** CONDITIONS D'UN BON ÉCLAIRAGE NATUREL. L'éclairage par la lumière solaire n'est satisfaisant pour lire ou faire un travail minutieux que si l'on peut voir un coin du ciel de la place où l'on est assis.

CONDITIONS D'UN BON ÉCLAIRAGE ARTIFICIEL. La condition principale est de donner une lumière le plus blanche et le plus fixe possible avec le moins possible de chaleur. Cette lumière doit parvenir aux yeux sans que ceux-ci en voient la source, d'où l'utilité d'abat-jour. Lorsqu'on se livre à un travail minutieux (lecture, écriture), il est nécessaire que l'abat-jour soit *opaque*, concentrant les rayons lumineux sur le livre ou l'objet que l'on tient entre les mains. Les meilleurs modes d'éclairage sont, par ordre, l'électricité, le bec Auer au gaz, à l'alcool, le pétrole, l'huile.

SOLAIRE. La lumière exerce une action destructive intense sur les microbes contenus dans l'air et dans l'eau, mais à condition de pouvoir agir directement sur eux. Lorsqu'on expose au soleil des objets de literie impré-

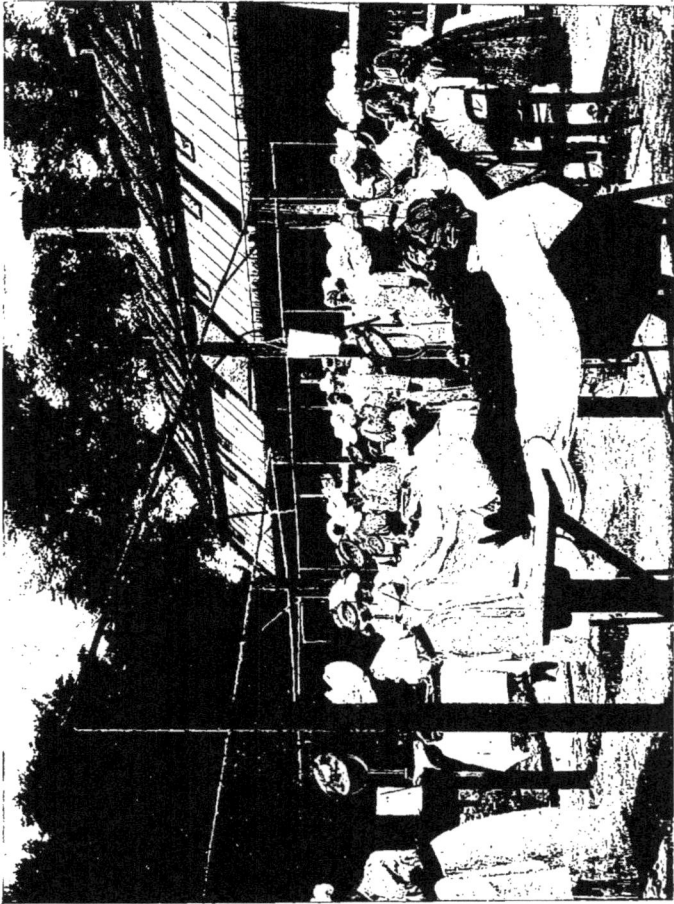

Fig. 390. — Bain de lumière à l'établissement Finsen.

L'insuffisance habituelle de lumière peut produire la cécité; l'usage habituel pendant la journée de lumière artificielle peut produire des maladies des yeux.

II. **Action sur les microbes.** — DESTRUCTION DES MICROBES PAR LA LUMIÈRE

gnés de microbes, la désinfection ne s'opère que sur les couches superficielles.

III. **Traitement par les rayons lumineux.** — La lumière peut être employée avec ou sans chaleur.

1º *Emploi des rayons chimiques.* — Le

Dr Finsen, de Copenhague, a été amené à supprimer de la lumière solaire ou de la lumière électrique à arc qu'il emploie à une intensité de 20 000 bougies, les rayons calorifiques qui brûlent les tissus (rayons ultra-rouges, rouges, orangés et jaunes), et à ne garder que les rayons chimiques. Les radiations bleues ou violettes sont donc seules utilisées ; il les obtient en faisant passer les rayons lumineux à travers une couche d'eau colorée par le bleu de méthylène ou le sulfate de cuivre ammoniacal, placée elle-même à l'intérieur d'une lentille creuse qui sert à concentrer et à filtrer la lumière. On a ainsi une lumière bleue ou bleu-violet qui est microbicide par excellence.

Pour rendre perméable à la lumière les tissus vivants qui le sont peu ou point, on les rend exsangues par compression. L'action sur la peau n'est pas immédiate : « ce n'est que 6 à 10 heures après la séance que se produisent une rougeur, une tuméfaction, c'est-à-dire les réactions d'une inflammation légère et sans douleur ». (Dr BANG.) Un suintement séreux, des phlyctènes « jamais purulentes » se produisent parfois. La rubéfaction persiste longtemps (15 à 30 jours après le traitement).

L'action de la lumière peut être portée sur le corps nu tout entier, ou sur une région restreinte (*fig.* 390).

INDICATIONS. Finsen emploie la lumière dans le lupus ; d'autres médecins l'ont utilisée, avec des dispositifs divers, contre d'autres maladies de la peau (acné, pelade, épithélioma), le rhumatisme, la sciatique, le lumbago, les tics douloureux, les névralgies, les nævi, l'ophtalmie granuleuse,

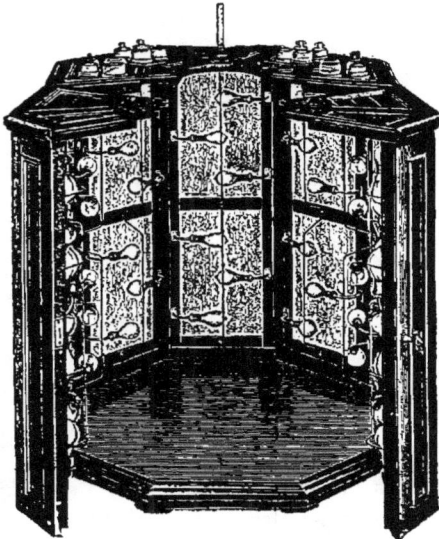

l'obésité, les dyspepsies et, d'une façon générale, contre les maladies par ralentissement de la nutrition ; on l'a employée contre l'ataxie locomotrice.

Le Dr Minine se sert d'une seule lampe à incandescence de la force de 50 bougies, munie d'une ampoule en verre bleu et d'un réflecteur. Cette lampe est placée à 70 centimètres du malade.

Enfin, le Dr Foveau de Courmelles emploie une lampe à incandescence ou à arc, placée au foyer d'un miroir parabolique (*fig.* 391). Il a pu réduire ainsi avec la même puissance d'action l'intensité électrique à 50 bougies. Son appareil, d'un prix peu élevé, permettra de généraliser cette nouvelle méthode de traitement.

2° *Emploi de la lumière blanche.* — On fait usage aussi de caisses portant sur leurs parois des lampes à incandescence dont l'action est accrue par des glaces-réflecteurs (*fig.* 392). On obtient ainsi des bains de vapeur sèche locaux où l'action de la lumière s'ajoute à celle

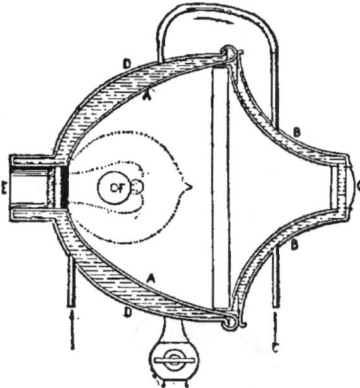

Fig. 391. — Appareil de Foveau-Trouvé.

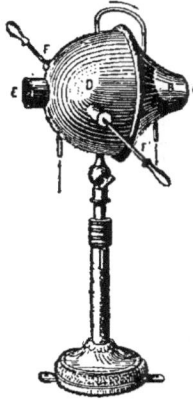

A. Réflecteur parabolique ; B. Prolongement du cône de concentration ; C. Chambre de quartz compresseur pour l'utilisation des rayons chimiques totalisés ; D. Enveloppe extérieure refroidissante ; E. Ouverture pour l'utilisation des rayons directs et, en outre, pour voir et régler l'arc ; FF. Charbons rapprochables à volonté ; G. Pied articulé et extensible de l'appareil.

Fig. 392. — Bain de lumière ouvert, montrant les lampes à incandescence et les glaces.

de la chaleur : le malade commence à suer vers 45°.

3° *Emploi de la lumière rouge.* — Le D' Finsen, en remplaçant par des vitres rouges les vitres ordinaires, est arrivé à supprimer la suppuration chez les varioliques. Le D' Wenternitz, de Vienne, a expérimenté un traitement analogue dans l'eczéma : les surfaces atteintes, après avoir préalablement été recouvertes d'une fine étoffe de soie d'un rouge intense, sont exposées à la lumière solaire pendant plusieurs heures ; la régression des lésions serait rapide. La lumière rouge est

Lupus vulgaire (*fig.* 393-394). — SIGNES. De petites élevures de la grosseur d'un grain de millet ou d'une tête d'épingle, de teinte vieux cuivre et faisant plus ou moins saillie sur la peau, s'agglomèrent pour constituer des plaques de forme et d'étendue variables ; puis elles progressent lentement en surface ou s'ulcèrent. Dans ce dernier cas, la perte de substance se couvre de croûtes jaune noirâtre, la suppuration peut être nulle ou au contraire très notable.

SIÈGE. La face est la région la plus fréquemment atteinte, notamment le nez et les

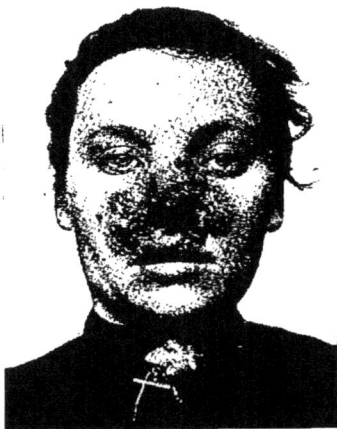

Fig. 393. — Lupus avant le traitement par la lumière Finsen.

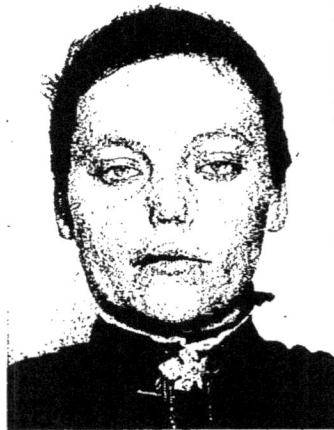

Fig. 394. — Lupus après le traitement.

excitante : elle a été expérimentée avec succès, sous forme de chambre teinte en rouge et éclairée par des rideaux rouges, dans les formes mélancoliques de la folie.

4° *Emploi des lumières bleue, verte.* — Ces lumières sont *calmantes :* elles ont été utilisées dans la forme maniaque de la folie avec des résultats rapides (D' Donza).

Lunettes. — Instruments d'optique destinés à remédier aux imperfections de la vue (ex. : astigmatisme, myopie, presbytie) et à étendre le champ visuel des vues normales (lunettes de spectacle). V. RÉFRACTION (Maladies de la).

Lupus. — Maladie de la peau siégeant de préférence au visage et présentant diverses formes.

joues, puis les jambes et les pieds : toutes les parties du corps peuvent, du reste, être atteintes.

ÉVOLUTION. Elle est très lente, sauf dans le lupus vorax, qui détruit en profondeur peau, muscles, cartilages et os. La maladie apparaît de bonne heure (3° à 6° année, rarement après 30 ans) et se prolonge pendant de longues années. La guérison laisse des cicatrices.

CAUSES. Le lupus est produit par le bacille de la tuberculose et est inoculable.

TRAITEMENT : 1° GÉNÉRAL. C'est le même que pour le lupus érythémateux. 2° LOCAL. Cure de lumière (la *fig.* 394 représente le résultat obtenu par cette médication). Cautérisations électriques ou chimiques, rayons X.

Lupus érythémateux. — SIGNES. Sur le dos du nez et les pommettes apparaissent des taches plus ou moins saillantes, de dimension et de forme variables. Leur teinte, qui est rougeâtre, disparaît en partie sous la pression du doigt; l'extension se fait par les bords, qui sont d'un rouge plus vif, tandis que le centre se déprime et prend un aspect de cicatrice.

L'ÉVOLUTION est lente; l'ORIGINE semble scrofulo-tuberculeuse.

TRAITEMENT : 1° GÉNÉRAL. Huile de foie de morue, fer, arsenic, iodoforme. 2° LOCAL. Savon de goudron, emplâtres mercuriels, scarifications, cure de lumière.

Luxation. — Déplacement de deux surfaces articulaires, l'une par rapport à l'autre, succédant à une violence extérieure (luxation proprement dite) ou à une altération du tissu d'une des parties de l'articulation (*luxations spontanées* des tumeurs blanches). Suivant que les rapports entre les surfaces articulaires sont complètement ou partiellement supprimés, la luxation est *complète* ou *incomplète*.

CAUSES : 1° PRÉDISPOSANTES. Les luxations sont plus fréquentes à mesure qu'on avance en âge, chez l'homme, pendant l'hiver (fréquence des chutes), et chez les personnes ayant déjà eu des déboîtements ou des maladies des articulations. 2° DÉTERMINANTES. Chute sur l'articulation même ou plus fréquemment sur un os en rapport avec cette articulation (coude dans la luxation de l'épaule); contraction exagérée d'un ou plusieurs muscles (luxation de la mâchoire à la suite de bâillement).

SIGNES. Déformation, attitude spéciale du membre, dont la longueur est modifiée (raccourcissement ou allongement), abolition des mouvements actifs avec possibilité de certains mouvements passifs (exagération de situation anormale du membre) et de mouvements anormaux.

ÉVOLUTION. La réduction est nécessaire, et elle doit être faite au plus tôt, car elle est d'autant plus difficile à réaliser que la luxation est plus ancienne. Si on ne l'opère pas, il peut se former une fausse articulation au niveau du point de contact des deux os.

TRAITEMENT. *Ne pas essayer de réduire la luxation,* car c'est une manœuvre délicate, que seul un médecin saura faire. En essayant cette réduction, on peut déchirer des vaisseaux et des nerfs, provoquer une fracture.

Après la réduction, l'immobilisation est nécessaire pendant un temps variable.

VARIÉTÉS. Les luxations étant très rares, exception faite de celle de l'épaule, on décrira seulement ici les symptômes des principales.

Luxation de l'épaule (*fig.* 395). — CAUSES. Chute sur le coude, quelquefois aussi contusion directe.

SIGNES. L'épaule est aplatie, le coude écarté du corps, le bras tourné en dehors, le

tronc et la tête penchés du côté malade, les mouvements actifs impossibles.

TRAITEMENT. Traction avec des tubes de

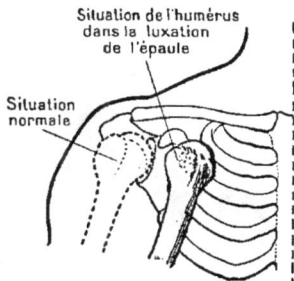

Fig. 395. — Luxation de l'épaule.
(D'après une radiographie Radiguet.)

caoutchouc, le corps étant immobilisé par des liens.

Luxation du coude (*fig.* 396). — CAUSE. Chute sur la main.

SIGNES. Le sommet du coude (olécrane) forme une saillie considérable au-dessus de

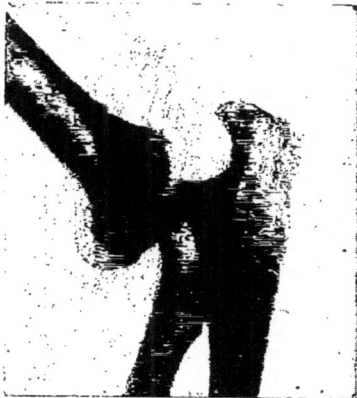

Fig. 396. — Luxation du coude.
(D'après une radiographie Radiguet.)

l'extrémité de l'os du bras, l'avant-bras est à demi fléchi, tout mouvement de flexion ou d'extension est impossible.

Luxation de la première phalange du pouce (*fig.* 397). — La première phalange fait saillie à la face palmaire de la main.

TRAITEMENT. Le métacarpien étant fixé dans l'opposition par un aide, la phalange est saisie avec la pince de Farabeuf, fléchie en arrière et ramenée de haut en bas. C'est là une manœuvre délicate et qui ne peut

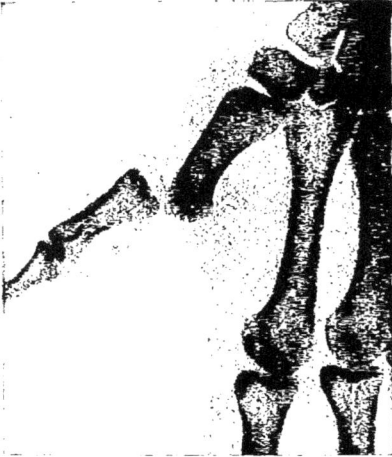

Fig. 397. — Luxation du pouce.
(D'après une radiographie Radiguet.)

être opérée que par un chirurgien expérimenté.

Luxation de la mâchoire. — CAUSES. Bâillement, rire, convulsions, coup de poing.

SIGNES. La bouche, largement ouverte, ne peut se refermer; les arcades dentaires sont très éloignées en avant et se touchent en arrière ; les joues sont aplaties; on sent à l'intérieur de la bouche une saillie et au dehors, au contraire, au-devant du trou auditif, une dépression.

TRAITEMENT. Appuyer avec les deux pouces sur les dernières molaires de la mâchoire inférieure, en tenant le reste avec les autres doigts. Faire basculer cet os en pressant vers le bas et en refoulant le menton en arrière. Immobiliser la mâchoire pendant 4 à 5 jours.

Luxeuil (Haute-Saône). — Ville d'eaux ferrugineuses chaudes (52° à 21°). Altitude 310 mètres, climat doux; saison, 15 mai-1er octobre; ressources nombreuses, vie calme.

MODES D'EMPLOI. Boissons, douches, bains d'eaux et de boues, étuves, massage.

ACTION. Sédatives et reconstituantes.

INDICATIONS. Celles des eaux MINÉRALES * ferrugineuses, y compris rhumatisme et paralysies rhumatismales.

Lycopode. — La poudre jaunâtre formée par les spores de ce cryptogame est employée comme dessiccative contre les excoriations des plis de la peau. Les pharmaciens s'en servent pour entourer les pilules, qu'elle empêche d'adhérer l'une à l'autre.

Lymphadénie (du latin *lympha*, lymphe, et du grec *adén*, glande). — V. LYMPHOGÈNE.

Lymphangite (du latin *lympha*, lymphe, et du grec *aggeion*, vaisseau). — Inflammation des vaisseaux lymphatiques et des ganglions.

CAUSES. Écorchures superficielles mal soignées, notamment aux doigts, aux orteils.

SIGNES. Des stries rouges partent de l'écorchure et, en se rapprochant, forment des plaques dont les bords ont un relief plus ou moins net. Ces stries aboutissent, d'autre part, à des ganglions gonflés et douloureux (adénite*). Le malade éprouve une sensation de cuisson au niveau de la lymphangite et quelquefois un peu de fièvre ; le membre est légèrement enflé.

ÉVOLUTION. Ordinairement, tout se calme rapidement; mais, dans quelques cas, rares, il peut se produire de la suppuration.

TRAITEMENT : 1° PRÉVENTIF. Laver soigneusement les petites plaies superficielles, les recouvrir d'un pansement ou tout au moins de baudruche gommée. 2° CURATIF. Tenir le membre élevé pour faciliter la circulation, appliquer des compresses trempées dans une solution de sublimé (50 centigr. par litre).

Lymphatique (Diathèse) ou **Lymphatisme.** — Le tempérament lymphatique est caractérisé par la blancheur et la finesse de la peau. Les ganglions s'enflamment facilement et provoquent ainsi une certaine enflure. Le tempérament lymphatique a été attribué à un développement excessif du système lymphatique. On le considère souvent comme la première étape de la scrofule.

MOYENS DE COMBATTRE LE LYMPHATISME. Vivre le plus possible au grand air, au soleil, de préférence au bord de la mer, faire quotidiennement de l'exercice, à pied ou à bicyclette. Massage. Nourriture saine et abondante.

Lymphatiques (Vaisseaux). — Canaux qui transportent la lymphe. V. CŒUR.

Lymphogène (Diathèse). — Nom donné (du latin *lympha*, lymphe, et du grec *genesis;* production) par le professeur Jaccoud à un ensemble d'altérations des organes lymphatiques produites par un développement exagéré du tissu des ganglions lymphatiques, de la rate, de la moelle des os et par l'apparition anormale d'un tissu analogue dans le foie, les reins, les séreuses (*lymphadé-*

nie). Ces altérations peuvent se produire isolément, mais coïncident le plus souvent avec un accroissement considérable des globules blancs du sang (*leucocythémie* ou *leucémie*), qui peut-du reste, exister aussi isolément. Chez le leucocythémique, la proportion des globules blancs, qui d'ordinaire est de 1 pour 500 ou 1 000 rouges, suivant que la numération a lieu à une distance plus ou moins longue de la digestion, peut s'élever à 1 pour 20, pour 10 et même pour 3.

SIGNES. Le début est insidieux et lent : faiblesse et pâleur progressives, essoufflement rapide, amaigrissement croissant. Lorsqu'il y a lymphadénie, les ganglions s'hypertrophient successivement ; ils forment de grosses tumeurs de chaque côté du cou (ganglions du cou), provoquent par compression de la trachée une grande difficulté de la respiration et de la déglutition (ganglions trachéo-bronchiques) et l'enflure de la face et des bras, gênent les mouvements des bras et des jambes (ganglions de l'aisselle et de l'aine) et y provoquent également de l'enflure par gêne de la circulation de retour. Ces ganglions n'ont,

du reste, aucune tendance à la suppuration.

ÉVOLUTION. Après une durée qui peut s'étendre à deux ans, on voit se produire des hémorragies multiples (vomissements de sang, hématurie, hémorragie cérébrale), une diarrhée presque continue ; l'enflure se généralise, et la cachexie aboutit à la mort.

CAUSES : 1° PRÉDISPOSANTES. Sexe masculin, âge moyen, maladies antérieures, déprimantes (alcoolisme, malaria, fièvre typhoïde, syphilis); privations, émotions morales, grossesses trop répétées. 2° DÉTERMINANTE. Microbe spécial.

TRAITEMENT. Le fer, l'arsenic, l'iode ont été employés sans grand succès.

Lypémanie (du grec *lupé*, tristesse). — Folie à forme mélancolique. V. FOLIE.

Lysis (du grec *lusis*, solution). — Terminaison graduelle d'une crise ou d'une maladie, sans incidents bruyants.

Lysol. — Spécialité pharmaceutique antiseptique. Elle contient des produits du goudron (acide phénique, créosote) rendus solubles par l'adjonction de savon.

M

M. — Dans une ordonnance, abréviation du latin *misce*, mêlez.

Macération. — Opération consistant à verser une substance médicamenteuse dans de l'eau froide, la dissolution des principes actifs se faisant par simple contact, prolongé pendant un temps variable suivant la substance.

Ex. : Macération de quinquina, de quassia* amara, de graines de lin*.

Mâchoire (V. *fig.*, à CORPS et à DENTS). — La mâchoire est formée par deux arcs osseux : l'inférieur, mobile, est constitué par le maxillaire inférieur; le supérieur, par la réunion sur la ligne médiane des deux os maxillaires supérieurs qui sont soudés aux autres os de la face.

Des muscles puissants, le masséter et le temporal, relèvent la mâchoire inférieure, qui est abaissée par de petits muscles insérés à l'os hyoïde, aidés par l'action de la pesanteur. D'autres muscles permettent les mouvements latéraux de glissement, utiles dans le broiement des aliments. Des cavités (alvéoles) creusées dans les deux os reçoivent les dents.

Lésions. — V. FRACTURE des maxillaires, LUXATION de la mâchoire. Pour nécrose, V. PHOSPHORE (Intoxication par le).

Mâchonnement. — Action incessante de mâcher un objet imaginaire, avec écartement insignifiant des mâchoires.

CAUSES. Maladies du cerveau, notamment la paralysie générale et les tics.

Macrocéphalie (du grec *makros*, grand, et *kephalé*, tête). — Tête d'une grosseur anormale. Cette monstruosité est souvent un signe de rachitisme ou de maladie du cerveau.

Madagascar. — Des renseignements *généraux* ont déjà été donnés à AFRIQUE (Hygiène en) et à-COLONIALE (Hygiène); on trouvera ci-dessous quelques renseignements spéciaux.

CLIMAT. Chaleur intense le jour, froid vif la nuit. — Sur la côte orientale, les pluies sont continuelles de la fin de novembre à avril (*saison des pluies*); elles coïncident avec la grande chaleur; pendant la *saison dite sèche*, il pleut encore, mais plus rarement et surtout plus faiblement. Sur la côte occidentale, il ne pleut jamais d'avril à fin octobre ; il en est de même sur la région qui sépare Majunga de Tananarive, dans l'Imérina et le Betsiléo ; dans ces deux dernières provinces, juin et juillet sont froids. A Tananarive, la température maximum est de 26° et la température minimum de 10°, de mai à novembre, le thermomètre est en moyenne à 15°.

Toutes les côtes, sauf celles de l'extrême Sud, sont malsaines.

MALADIES. Les plus fréquentes sont : 1° le *paludisme*, qui a produit 72 pour 100 de l'énorme mortalité du corps expéditionnaire en 1895 ; il débute souvent par des troubles gastro-intestinaux ; 2° des *maladies de la peau* : la gale boutonneuse ; 3° le bouton malgache (ecthyma impétigineux) ; 4° l'ulcère de jambe, la syphilis.

RÈGLES À SUIVRE (Dr Lemure). Lorsqu'on traverse les régions à fièvre : Prendre matin et soir 25 centigr. de quinine à titre préventif, puis absorber du café ou du thé chaud. Emporter avec soi du café pour en prendre dans la journée. S'abstenir d'excès de tout genre. Ne pas se baigner dans les lacs ou mares à eau stagnante. Éviter les refroidissements brusques, fréquents après le coucher du soleil, en portant des vêtements de flanelle et surtout une ceinture de flanelle, qu'on met le soir et qu'on retire le matin. En cas de coliques, de diarrhée et de vomissements, faire des frictions et prendre des infusions excitantes (vin ou, mieux, thé chauds). Ne jamais travailler à la terre, tout au moins dans la région des côtes ; pas de chasse dans les marais. Ne jamais prendre d'alcool et étendre de beaucoup d'eau les vins qui, pour pouvoir se conserver, sont très chargés en alcool. Les enfants français ne supportent pas le climat ; les femmes, au contraire, s'acclimatent plus facilement que les hommes. Ne venir à Madagascar que pendant la saison sèche.

Magnésie. — Substance formée de magnésium et d'oxygène. Il existe plusieurs substances chimiques médicinales contenant de la magnésie.

Magnésie calcinée (oxyde de magnésie, magnésie anglaise). — Poudre blanche peu soluble dans l'eau, à goût faiblement alcalin.

INDICATIONS ET DOSES. 20 à 40 centigr. comme *absorbant* chez les enfants ; — 1 à 2 gr. comme *antiacide* chez adultes ; — 1 à 12 gr. comme *purgatif*, suivant l'âge ; — 25 à 30 gr. comme antidote d'acide arsénieux.

MODES D'EMPLOI. Chez les enfants, donner la magnésie dans du lait sucré (une pincée à la naissance, une cuillerée à café à deux ans). On prépare aussi des chocolats à la magnésie et des granules au sucre.

Carbonate de magnésie. — Employé à la dose de 1 à 10 gr. comme absorbant et antiacide.

Citrate de magnésie (limonade purgative ou limonade Rogé). — Purgatif agréable, 30 à 60 gr. dans une bouteille d'eau avec du sirop simple ou du sirop de cerise, à prendre en 3 ou 4 verres. On prépare aussi une limonade non gazeuse et en quantité moindre avec : acide citrique 30 gr., carbonate de magnésie 18 gr., sirop de cerise 30 gr., eau 120 gr.

Sulfate de magnésie (sel de Sedlitz, sel d'Epsom). — Purgatif à la dose de 15 à 60 gr. — MODE D'EMPLOI. L'eau de Sedlitz contient 30 gr. de sulfate par bouteille, qu'on boit par grands verres à un quart d'heure d'intervalle. Il est plus agréable d'employer la formule d'Yvon : sulfate de magnésie 30 gr., essence de menthe 2 gouttes, à prendre en une seule dose dans 60 gr. d'eau.

Tartrate de magnésie. — Même mode d'emploi que le *citrate de magnésie*.

Magnétisme. — V. HYPNOTISME, SUGGESTION.

Magnéto-électrique (Machine). — V. ÉLECTROTHÉRAPIE.

Maigreur. — V. AMAIGRISSEMENT.

Maillot. — V. HABILLEMENT et VÊTEMENTS.

Mains. — La main est formée du carpe, du métacarpe et des phalanges (v. *fig.*, à CORPS).

Les mouvements de la main sont produits par des muscles fléchisseurs et extenseurs de l'avant-bras et par des muscles spéciaux de la main qui constituent à la paume deux saillies : l'éminence thénar (muscles du pouce) et l'éminence hypothénar (muscles du petit doigt) ; enfin, de petits muscles, les interosseux et les lombricaux, contribuent aux mouvements des doigts.

Les réseaux compliqués formés par les artères (*fig.* 398) rendent particulièrement difficile la ligature de ces vaisseaux. V. HÉMORRAGIE. V. aussi BRÛLURES, ÉCORCHURE, PANARIS, VERRUE.

Main bote. — Déformation, assez rare, de la main qui est déviée de sa direction naturelle et souvent fléchie sur l'avant-bras.

CAUSES. Malformation congénitale ; paralysie ou raccourcissement des muscles, consécutifs à des convulsions*.

TRAITEMENT. En cas de lésion congénitale, appareil de prothèse*. — En cas de paralysie, massage, électricité, section des tendons.

Maison. — V. CHAUFFAGE, DÉSINFECTION.

Maison de santé. — On désigne sous ce nom des établissements payants destinés à trois variétés de malades : les aliénés, les malades atteints d'affections médicales et les malades atteints d'affections chirurgicales.

Les maisons de santé pour les aliénés ne reçoivent que cette catégorie de malades (pour les conditions d'internement, v. ALIÉNATION mentale). Les autres établissements reçoivent tous les autres malades, exception faite cependant pour les personnes atteintes d'affections contagieuses, qui ne sont pas admises dans certaines maisons de santé.

Tous les établissements publics d'aliénés ont un quartier payant. A Paris, un seul

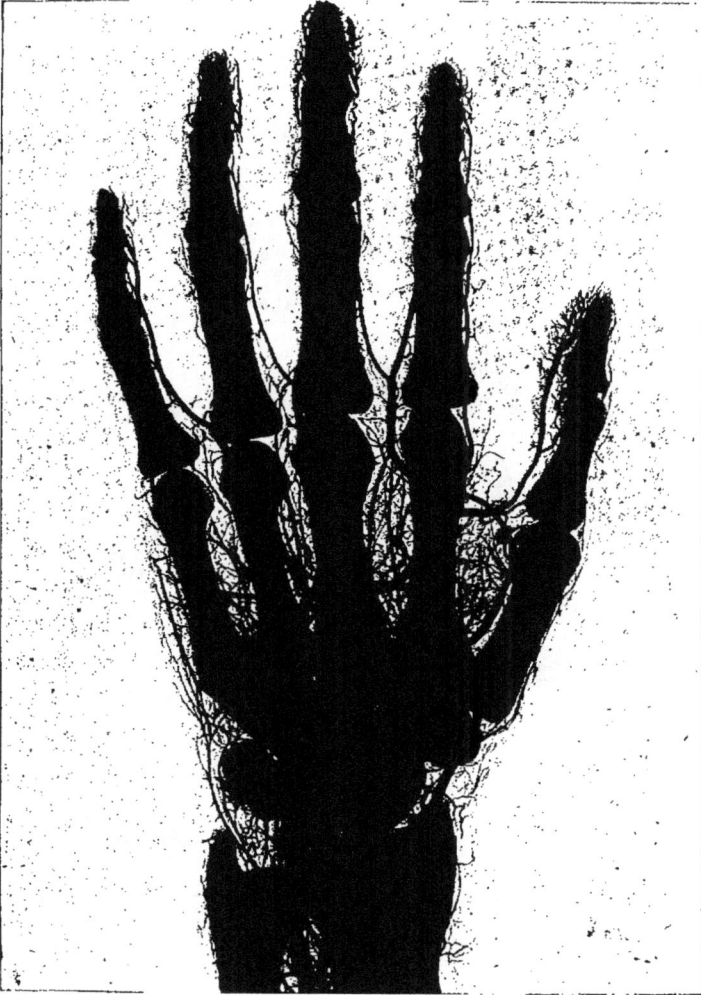

Fig. 398. — Os et vaisseaux (artères, veines, capillaires) de la main.
Radiographie d'une main injectée (extraite des *Rayons X*, par Niewenglowski).

18

établissement public, la maison Dubois, reçoit les malades non aliénés que les hôpitaux ne recevraient pas, parce qu'ils ont une condition aisée. Le prix varie suivant que le malade est seul ou avec une ou plusieurs personnes dans une chambre. En province, nombre d'hôpitaux louent également des chambres. Les maisons de santé privées sont très nombreuses; il est utile de n'y entrer qu'après avoir pris l'avis d'un médecin. On trouvera au mot OPÉRATION des renseignements complémentaires sur les maisons où les chirurgiens placent leurs malades.

Mal d'aventure ou **mal blanc.** — V. PANARIS.

Mal de bassine. — V. MAL DE VERS.

Mal de Bright. — V. REINS.

Mal caduc. — V. ÉPILEPSIE.

Mal au cœur (ou *de cœur*). — Expression fausse qui signifie envie de vomir, *nausée* (v. ce mot), par conséquent gêne de l'estomac et non du cœur.

Mal divin. — Synonyme de *épilepsie*.

Mal de mer. — Le mal de mer peut se présenter sous trois formes :

1° **Forme céphalique,** caractérisée par un mal de tête violent avec vertige, bruits dans les oreilles, nausées et perte absolue d'appétit.
TRAITEMENT. Lavement, puis bromures, antipyrine ou chloral. Comme aliment, biscuits et champagne glacé.

2° **Forme gastrique,** dont le signe principal est le vomissement.
TRAITEMENT. Laver l'estomac avec un grand verre d'eau chaude qui est rapidement rendu, puis prendre de l'eau chloroformée, des petits morceaux de glace, ou du thé léger glacé. Comme aliment, tapioca au lait. Ne pas s'embarquer à jeun.

3° **Forme mixte** ou commune, dans laquelle les deux formes précédentes sont réunies.
TRAITEMENT. Bicarbonate de soude dans la journée. Laxatif le soir. Comme aliment, viandes rôties, pain sec, fruits.

Mal des montagnes (mal des hauteurs). — Il apparaît vers 3 000 mètres pour les ascensionnistes de montagnes, vers 7 000 pour ceux de ballons et s'accroît avec la hauteur.

CAUSES : I. PRÉDISPOSANTES. Le *froid*, à la limite des neiges perpétuelles, limite qui varie de 3 000 mètres (Alpes) à 4 000 ou 5 000 mètres (Andes et Himalaya); la *fatigue* (marche longue, insomnie, mauvais repas); cette origine est attestée par le fait que les troubles disparaissent lorsqu'on est porté; le *non-acclimatement,* soit que le voyageur fasse pour la première fois une ascension, soit que la

montagne ait une inclinaison continuellement forte; la *nature individuelle,* qui est très variable.

II. DÉTERMINANTES. La diminution de la pression atmosphérique produit une diminution de l'oxygène contenu dans le sang, d'où la facilité de l'asphyxie sous l'influence de l'accroissement d'acide carbonique dû au travail musculaire.

SIGNES : I. PRÉCURSEURS. Malaise général, jambes cassées, genoux rompus, impression d'un poids énorme.

II. DE PÉRIODE D'ÉTAT. Nausées, vomissements alimentaires, puis, dans les cas graves, muqueux et bilieux, quelquefois même vomissements de sang : coliques et diarrhée; sueur froide, maux de tête intenses (cercle de fer), bourdonnements d'oreilles, obscurcissement de la vue; oppression, palpitations; stupeur, besoin impérieux de dormir, perte absolue de volonté, quelquefois syncope.

Tous ces signes disparaissent dès qu'on se couche, mais reparaissent si l'on reprend la marche. La gravité de cet état tient surtout à l'impossibilité pour le voyageur de reprendre sa route.

TRAITEMENT. Respiration d'oxygène, eau alcoolisée et recul vers la région inférieure (1).

Mal de Naples. — Nom donné autrefois à la syphilis*.

Mal du pays. — V. NOSTALGIE.

Mal perforant. — Maladie rare, consistant en un ulcère de la plante du pied au niveau des articulations métatarso-phalangiennes, plus rarement au-dessous des orteils et du talon, tendant incessamment à progresser en profondeur.

SIGNES. Le mal débute par un épaississement de l'épiderme, sorte de *durillon* qui s'ouvre pour laisser passer du pus séro-sanguinolent. Un petit ulcère arrondi entouré d'un cercle épais d'épiderme apparaît alors, le tissu qui le tapisse n'a pas de sensibilité et peut impunément être piqué avec une épingle. La maladie gagne les os; d'où ostéite, carie et nécrose.

CAUSES. Compression de la peau entre les os des pieds et la semelle d'une chaussure mal faite, entraînant : 1° la formation d'un durillon; 2° la formation d'une bourse séreuse au-dessous de ce durillon; 3° l'inflammation de celle-ci, puis des os. (Il semble que dans certains cas, cette inflammation osseuse est, au contraire, primitive.)

TRAITEMENT. Repos, injection irritante, opération.

Mal de Pott (ou *tuberculose vertébrale*) [*fig.* 399-400]. — Maladie chronique de la colonne vertébrale, observée surtout pendant l'enfance et l'adolescence. Elle est produite par la tuberculose du corps d'une ou plusieurs vertèbres qui

(1) Résumé d'un chapitre des *Cures d'altitude,* du Dr Regnard. (Masson, édit.)

se creusent d'excavations et, n'offrant plus un point d'appui suffisant, s'aplatissent en provoquant une déformation.

SIGNES. *Douleurs* continues ou intermittentes au niveau des vertèbres malades, s'irradiant sur les côtés de la poitrine ou vers les

en arrière) et formé par une collection de pus qui a fusé à travers les tissus depuis les vertèbres malades. *Paralysie* de la moitié infé-

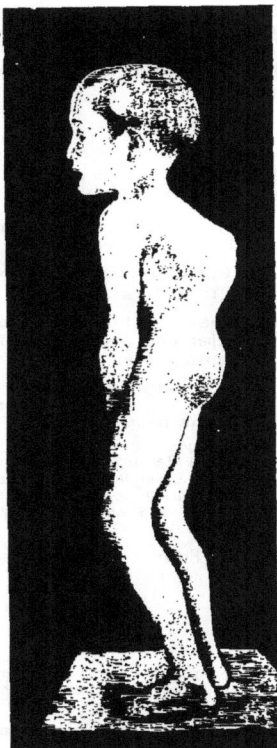

Fig. 399. — Mal de Pott
avant le traitement du Dr Calot.

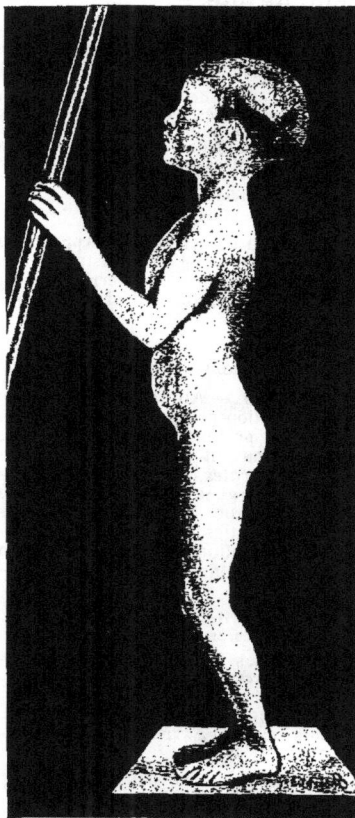

Fig. 400. — Mal de Pott
après le traitement.

cuisses, ou pouvant former une sorte de ceinture. *Gibbosité* se produisant d'ordinaire lentement (plusieurs mois), mais quelquefois, au contraire, brusquement. *Attitude* spéciale du malade dont les épaules sont élevées, le cou renversé en arrière, le visage tourné en haut, les bras appliqués le long du corps ; les mouvements du bassin et des jambes sont lents et peu étendus, de façon à éviter la douleur. Obligé de se baisser pour saisir un objet, le malade s'arrange de façon à le prendre entre ses genoux. *Abcès* par congestion apparaissant ordinairement à la cuisse (en avant ou

rieure du corps, y compris vessie et rectum (paraplégie).

EVOLUTION. Les malades sont faibles, présentent souvent les signes de la phtisie (v. TUBERCULOSE), mais, cependant, dans nombre de cas, peuvent guérir complètement.

TRAITEMENT GÉNÉRAL : Celui de la tuberculose. LOCAL. Révulsif ou opération chirurgicale, notamment traitement du Dr Calot, de Berck-sur-Mer.

Mal de reins. — V. LUMBAGO, REINS.

Mal sacré. — Synonyme de *épilepsie*.

Mal de tête. — V. TÊTE (Mal de).

Mal de vers ou **de bassine.** — Maladie de peau se produisant chez les dévideuses de cocons de soie.

SIGNES. Le mal de vers est constitué par une éruption de petites cloques remplies de pus sur la main (intervalles des doigts, dos et plis de la main), dont la durée varie de 4 à 15 jours et qui s'accompagnent, dans certains cas, de douleur et de fièvre. Une première atteinte donne l'immunité.

TRAITEMENT. Lotions astringentes*.

Malacie ou **pica.** — Appétit bizarre, dépravé, pour des substances non alimentaires (charbon, pierre tendre, craie, etc.), se produisant chez les femmes enceintes.

Malade. — V. GARDE-MALADE, DÉSINFECTION, DÉSODORISATION.

Maladie. — Altération de la santé, dont l'évolution peut être rapide (*aiguë*), ou lente et prolongée (*chronique*). Les maladies peuvent être générales (diathèse) ou *locales*, c'est-à-dire circonscrites à un organe tout entier ou à une portion d'organe (estomac, peau). Les causes principales sont le froid, l'humidité, l'introduction et la multiplication de microbes dans l'organisme. V. MICROBES.

I. **Maladies des femmes.** — V. LEUCORRHÉE, RÈGLES, MATRICE, OVAIRE.

II. **Maladies rouges.** — Synonyme de *fièvres éruptives*. V. ROUGEOLE, SCARLATINE, VARIOLE.

III. **Maladies vénériennes.** — V. BLENNORRAGIE, CHANCRE, SYPHILIS. V. aussi VÉNÉRIENNES (Maladies).

Malaise. — Etat dans lequel, sans être à proprement parler malade, on éprouve différents troubles, notamment un sentiment de faiblesse générale, d'inaptitude au travail, de vertige, quelquefois aussi quelques nausées.

Malaria. — Synonyme de *paludisme*.

Malformation. — Anomalie dans la constitution des organes, antérieure à la naissance.

Malignité. — Une maladie a le caractère de malignité lorsqu'elle présente des symptômes anormaux, des irrégularités insolites dans son évolution. Une affection maligne est toujours grave par la difficulté qu'elle implique pour le traitement.

Malléoles (chevilles). — Saillies formées à la partie inférieure de la jambe, en dedans par l'extrémité du tibia, en dehors par celle du péroné.

Malt. — Poudre d'orge germée contenant de la diastase ou maltine, c'est-à-dire la partie active de la salive, le *ferment*, qui a la propriété de transformer l'amidon en sucre.

ACTION. Digestif.

MODES D'EMPLOI et DOSES. 2 à 4 gr. de poudre; bière ou sirop de malt 1 à 2 cuillerées à soupe avant et après les repas.

Maltine. — Poudre blanchâtre à prendre comme digestif à la dose de 10 à 30 centigr. associé ou non en quantité égale à de la magnésie et du bicarbonate de soude.

Mamelle, mamelon. — V. SEINS, ÉROSION, ALLAITEMENT.

Manganèse. — Il existe plusieurs variétés de préparations pharmaceutiques contenant du manganèse.

Le **carbonate**, l'iodure et le peroxyde de manganèse sont employés comme toniques, à la place du fer, à la dose de 10 à 50 centigr.

Permanganate de potasse. — Désinfectant; antiseptique, employé à l'*intérieur*, à la dose de 10 à 20 centigr. par litre d'eau; à l'*extérieur*, 50 centigr. à 1 gr. par litre.

Manie. — Forme de folie. V. FOLIE.

Manne. — Médicament purgatif doux, constitué par le suc extrait de plantes de la famille des Oléacées.

MODE D'EMPLOI et DOSE. 10 à 50 gr. à prendre dans du lait chaud. On l'associe souvent aussi au séné.

Mannite. — Principe actif de la manne. Purgatif à la dose de 10 à 20 gr.

Manuluve. — Bain de main. V. PÉDILUVE.

Marais. — V. PALUDISME.

Marasme. — V. CACHEXIE.

Marche. — Le décret du 20 octobre 1892 sur le service des troupes d'infanterie contient sur la marche une instruction très bien comprise, dont les principales dispositions sont les suivantes :

Avant de faire une marche, les hommes s'assurent que leurs effets ne les gênent pas;

ils se munissent des ingrédients nécessaires pour parer aux accidents de la marche. Ils veillent surtout à la chaussure, qui doit avoir été portée, brisée, être souple aux pieds, dont les ongles, les cors ou les durillons peuvent être une cause de douleur. Susceptibles de se blesser, les hommes graissent les parties délicates avant chaque marche avec du suif ou tout autre ingrédient autorisé (de la vaseline par exemple).

Les pieds doivent être l'objet de soins constants; dès qu'une partie quelconque est pressée douloureusement, il faut remédier à la gêne produite en quittant les chaussures, s'il est possible, et graisser fortement la partie lésée et la partie de la chaussure qui frotte. S'il y a écorchure, il faut enduire la plaie de l'ingrédient autorisé et la protéger avec un linge; on évitera soigneusement que le linge ne fasse des plis dans le soulier. Les hommes qui ont des ampoules doivent les traverser, au moyen d'une aiguille, d'un fil graissé, laisser le fil dans l'ampoule et graisser ensuite. Chaque jour, à l'arrivée, on doit se nettoyer les pieds avec un linge légèrement humide et les essuyer. Il ne faut pas se laver les pieds à grande eau.

On ne saurait trop surveiller l'usage de la boisson pendant les marches; en principe, il faut boire le moins possible, se gargariser si la soif est trop vive. L'ingurgitation rapide de grandes quantités d'eau pendant les marches est souvent suivie d'accidents graves et même de mort. A la grande halte ou à l'arrivée, il est prudent de manger un peu avant de boire.

Quand on est en transpiration, on doit boire lentement et à petites gorgées. On doit s'abstenir de boissons alcooliques, qui ne donnent qu'une excitation factice et passagère, et prendre de préférence du thé ou du café mélangés avec une grande quantité d'eau. On évitera le vin doux, le cidre nouveau, le poiré. Si l'eau à employer comme boisson est trouble, on la passe un linge pour enlever les impuretés et les sangsues.

Autant que possible, on ne part pas à jeun: on réserve toujours quelque aliment pour la grande halte; il ne faut manger de fruits, même bien mûrs, qu'avec modération. A l'arrivée, s'assurer que la viande est parfaitement cuite, particulièrement la viande de porc.

Éviter au repos les endroits humides ou trop frais, et, si l'on est en transpiration, se prémunir contre le vent: se donner du mouvement si l'on sent qu'on se refroidit et se garder de s'étendre sur l'herbe.

Lorsque le soleil est trop chaud, il faut se garantir la tête avec un mouchoir, en l'interposant entre la tête et la coiffure de telle manière que la partie postérieure fasse l'office de couvre-nuque.

A la suite d'une longue marche, d'un exercice fatigant, après la pluie et particulièrement pendant les grandes chaleurs, en arrivant on ne doit pas se dévêtir, à moins qu'on ne veuille changer de linge; dans ce cas, on le fait sans perdre de temps et en se garantissant des courants d'air. Après une grande fatigue suivie de transpiration, un repos

complet et immédiat est pernicieux; le mouvement fait éviter les refroidissements.

Si l'on n'a pas de lit, il faut ôter sa chaussure, se déshabiller en partie ou tout au moins desserrer toutes les parties des vêtements et se couvrir le mieux possible, en évitant les courants d'air. On ne doit jamais se coucher sur la terre même, mais, autant que possible, sur de la paille, du foin ou des copeaux. V. aussi INSOLATION.

Marche en montagne. — 1° *Ascension* (*fig.* 401). L'attitude du corps[1] dans la marche

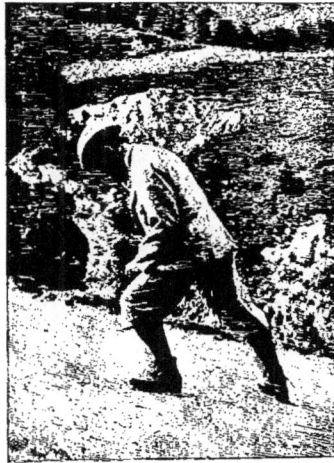

Fig. 401. — Ascension de côte en montagne (pente de 35 %). Marche en flexion en avant.

Extension de la jambe droite et du tronc en avant, flexion de la jambe gauche. Poids du corps projeté de droite à gauche sur la jambe gauche en flexion; il sert à soulever, par une action opposée, le poids de la jambe droite. Le poids de la tête tendue en avant, de droite à gauche. vient s'ajouter à celui du segment gauche du corps; le plus grand effort porte sur les muscles de la région lombaire gauche, qui servent à soulever la jambe droite. Celle-ci, en se pliant, vient placer le pied sans effort sur le plan incliné supérieur de la côte. Pieds placés à angle droit.

(Phot. du Dr Sempé.)

en montagne diffère selon l'inclinaison du terrain. Alors qu'en plaine elle doit être droite, en montagne elle doit être *penchée en avant* dans l'ascension: la montée dans ces conditions est moins pénible, parce qu'on met en

[1] Résumé d'un article du Dr Philippe Tissié dans l'*Éducation physique* (Librairie Larousse). auquel sont empruntées les figures.

action les muscles des lombes, bien plus développés que les extenseurs des cuisses employés dans l'attitude droite.

L'allure de cette marche est lente, à balancements doux et alternatifs de gauche à droite et de droite à gauche. Les groupes musculaires extenseurs d'un côté attirent le segment opposé du corps en formant pour cela une masse rigide qui prend un point d'appui fixe sur la jambe fléchie en avant et du même côté.

On monte avec son dos en utilisant le poids de la tête et du buste incliné vers le sol, qui a pour effet de déplacer en avant le centre de gravité du corps.

Descente (fig. 402). L'attitude doit être *verticale en arrière* dans la descente : on doit

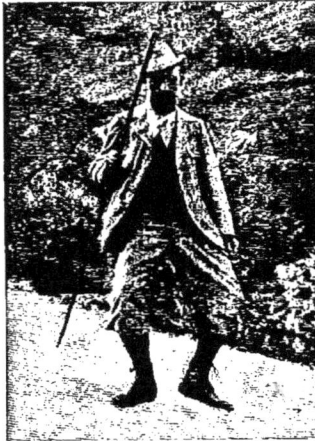

Fig. 402. — Descente de côte en montagne (pente de 35 °/o). Marche en flexion.

Jambes fléchies en losange ouvert ; buste droit, perpendiculairement à l'horizontale ; pieds en équerre.
L'attitude a été intentionnellement exagérée pour mieux faire comprendre l'importance de la flexion des jambes dans la descente d'une côte rapide : le choc est atténué dans l'articulation du genou et dans celle du bassin.
(Phot. du Dr Sempé.)

tendre à reporter le centre de gravité du corps d'avant en arrière, selon un plan perpendiculaire à l'horizontale. Pour cela, tout le poids du corps doit reposer en entier sur la plante des pieds ; les pieds attaquent le sol selon un plan oblique parallèle à celui de la côte.

La descente sur les talons (*fig.* 403) ne doit se faire que sur des plans très inclinés. Les talons jouent alors le rôle de pieux rigides

qui s'enfoncent pour soutenir le poids du corps contre la chute en avant ; la tête est fortement rejetée en arrière pour faire con-

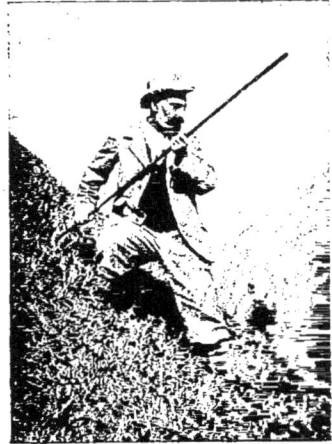

Fig. 403. — Descente d'un plan incliné en montagne (pente de 61 °/o).

Jambes alternativement tendues et très fléchies, appui sur les talons et sur le bâton ; buste projeté en arrière dans le plan perpendiculaire à l'horizontale. (Phot. du Dr Sempé.)

trepoids ; un pieu sert de point d'appui en arrière, en même temps que d'arrêt. V. CURE DE TERRAINS, ESSOUFFLEMENT, EXERCICE.

Mariage. — Au point de vue légal, une femme peut se marier à quinze ans et six mois ; au point de vue de l'hygiène et de la médecine, tout mariage avant vingt ans est ordinairement un acte *imprudent* si la jeune fille est parfaitement bien portante, *très dangereux* si elle est d'une constitution faible, si son enfance a été maladive, si, étant enfant de parents âgés ou affaiblis par des maladies, elle est par ce fait seul prédisposée à la tuberculose.

DANGERS DES MARIAGES TROP HÂTIFS. Mariée trop jeune, la femme, si elle a des grossesses successives très rapprochées, a grande chance d'être atteinte d'une affection chronique de la matrice et de ses annexes qui, en l'obligeant à la chaise longue, au séjour prolongé au lit, aura pour conséquence la chlorose, sinon la multiplication du bacille de Koch (tuberculose *).

Quant à l'enfant né d'une mère de moins de vingt ans, il naît souvent chétif, et les inquiétudes, les fatigues dont sa médiocre résistance vitale est la cause viennent ajouter leur influence nuisible à celles énoncées précédemment pour affaiblir la mère.

Les mariages consanguins ne sont dangereux pour les enfants que si les deux parents ont une constitution analogue, s'ils sont tous les deux faibles, nerveux ou, au contraire, atteints d'une des formes de l'arthritisme (obésité, goutte, rhumatisme, asthme).

DANGERS DE MALADIES CONTAGIEUSES. On s'occupe *toujours* des apports de fortune, bien *rarement* des apports de santé. Résultat trop fréquent : la mort prématurée d'un des époux laissant après lui de lourdes charges de famille ; quelquefois la transmission du mari à la femme, ou inversement, d'une affection contagieuse (tuberculose, syphilis ou blennorragie) avec ses conséquences : métrite, salpingite. La patente nette délivrée par le médecin devrait être au moins aussi obligatoire que le contrat de mariage. Le procédé pratique pour être certain de la bonne santé du futur conjoint est d'exiger de lui une assurance sur la vie, laquelle ne s'accorde qu'après sérieux examen médical.

AVANTAGES. Le mariage accroît les chances de santé ; les célibataires ont une mortalité beaucoup plus forte que les personnes mariées. La régularité de la vie atténue ou supprime certains états maladifs, comme les éruptions d'acné, d'eczéma, les irrégularités et les douleurs des règles, les troubles nerveux.

INTERDICTION. Le mariage doit être interdit aux épileptiques, aux phtisiques, aux syphilitiques (pour ces derniers l'interdiction est limitée à une période de 4 ans), aux individus atteints de blennorragie chronique pendant la période où ils peuvent provoquer des affections de matrice.

Marienbad

(Bohême). — Ville d'eaux gazeuses bicarbonatées sodiques (1 gr. 60), chlorurées sodiques (1 gr. 70) et sulfatées sodiques (3 gr.) froides. Il existe en outre une source ferrugineuse et des boues médicamenteuses. Altitude, 644 mètres, climat à variations brusques, saison 15 mai-15 octobre ; ressources abondantes, promenades.

MODES D'EMPLOI. Ceux des eaux MINÉRALES' alcalines. Bains ferrugineux, bains de boue.

ACTION. Diurétiques, laxatives, facilitant la sécrétion de la bile et le rappel de flux hémorroïdal ou des règles.

INDICATIONS. Obésité, maladies du foie, troubles des règles, hémorroïdes.

Marmelade.

— On donne ce nom à des substances végétales confites dans du sucre en vue de préparations alimentaires et pharmaceutiques.

1° **Marmelade alimentaire.** — La marmelade de pommes est laxative, celle de coings constipante. Ces marmelades et celles d'autres fruits peuvent servir, en outre, à dissimuler des médicaments. Laillier a donné la formule suivante d'une marmelade de viande pour l'alimentation des affaiblis, la suralimen-

tation des phtisiques, la diarrhée chronique : viande crue râpée 100 gr., sucre pulvérisé 40 gr., vin de Bagnols 20 gr., teinture de cannelle 3 gr. Son seul inconvénient est la possibilité de donner ainsi le ténia ; mais on verra au traitement de la phtisie que ce parasite est quelquefois utile.

2° **Marmelade médicament** — La *marmelade laxative de Tronchin* est un mélange de manne, de pulpe de casse, d'huile d'amandes douces et de sirop de violette, parfumé par de l'eau de fleur d'oranger.

Marmite américaine.

— Récipient à fermeture hermétique servant à faire un bouillon concentré et à stériliser le lait. V. *fig.*, à BOUILLON.

Marron et marronnier.

— L'huile de marronnier a été employée en friction contre la goutte, la décoction de jeunes branches comme fébrifuge. Que dire de la croyance populaire d'après laquelle on se préserve de la goutte en conservant trois marrons dans sa poche ?

Mars

(Boule de). — Tartrate de fer. V. FER.

Marteau de Mayor.

— Procédé révulsif très actif dans l'asphyxie des nouveau-nés et l'angine de poitrine. Il consiste à tremper dans de l'eau très chaude, mais cependant pas bouillante, un marteau ordinaire, qu'on applique ensuite sur la peau, au creux de l'estomac ; ces applications peuvent être répétées plusieurs fois de suite.

Martigny

(Vosges). — Station d'eaux MINÉRALES sulfatées calciques froides. Altitude, 360 mètres, climat variable, saison, 1er juin-1er septembre. Ressources ; vie calme.

MODES D'EMPLOI et INDICATION. Ceux des eaux MINÉRALES' calciques.

Martinique.

— V. TROPIQUES (Pays des).

Massage

(du grec *massein*, pétrir) [*fig.* 404-411]. — Manœuvres faites sur le corps avec la main sèche ou enduite d'un corps gras (huile, vaseline), nue ou armée d'instruments parti-

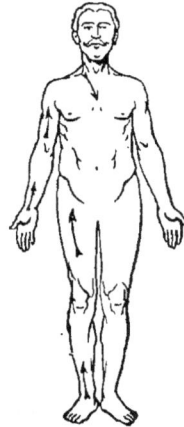

Fig. 404. — Direction dans laquelle doit se faire le massage.

culiers, dans le but d'entretenir la santé ou de guérir une maladie.

ACTION. Accroissement des fonctions de la peau et de la résorption des liquides épan-

malade variera suivant l'effet désiré ; si l'on veut obtenir la résorption de liquides extravasés, les parties doivent être dans le relâchement le plus complet ; si, au contraire, on veut favoriser la circulation artérielle, la tension

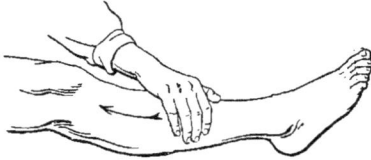

Fig. 405. — Effleurements.

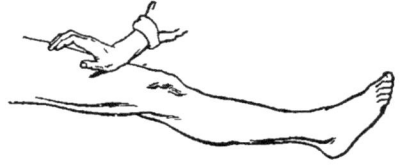

Fig. 406. — Friction.

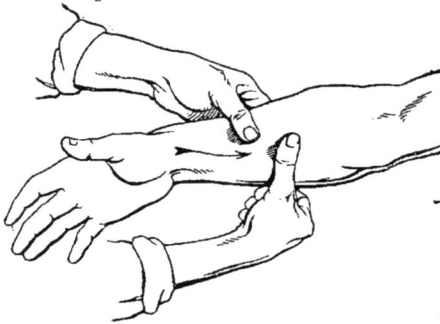

Fig. 407. — Pression avec les pouces.

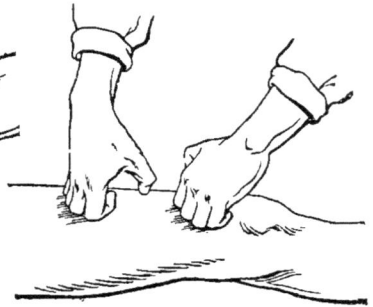

Fig. 408. — Pression avec les poings.

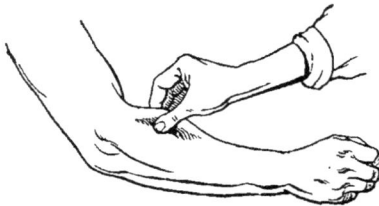

Fig. 409. — Pincement.

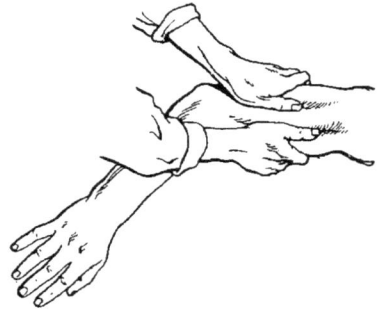

Fig. 410. — Pétrissage.

Fig. 405 à 410. — Manœuvres de massage.

chés (œdème, hydarthrose, entorse) ; diminution ou suppression de la douleur (névralgie, migraine) ; modification des phénomènes musculaires (chorée, constipation, dilatation d'estomac, raideurs articulaires, torticolis) ; accroissement de la nutrition (entraînement pour les sports) ; accroissement de la sécrétion urinaire.

RÈGLE GÉNÉRALE. L'attitude à donner au

musculaire est indiquée. Le massage doit toujours être fait dans le sens du retour du sang vers le cœur (fig. 404).

Variétés de manipulations.

La SIMPLE APPLICATION DES MAINS avec ou sans pression sur le front, la nuque, le creux de l'estomac et, d'une façon générale, sur une région douloureuse (migraine, gastralgie), apporte souvent un soulagement marqué et quelquefois définitif, à condition d'être maintenue pendant un temps qui varie de 5 à 20 minutes. Si les deux mains sont appliquées en même temps, l'action ordinairement s'accroît ; cette action peut être effectuée soit par les mains du malade lui-même, soit par celles d'une autre personne.

Des FRÔLEMENTS OU EFFLEUREMENTS (*fig.* 405), c'est-à-dire des frictions douces soit sur la région douloureuse elle-même, soit à distance sur les mains et les pieds, agissent sur le système nerveux par action réflexe. Elles peuvent faire disparaître des *névralgies* fort pénibles. Ces frôlements doivent toujours être dirigés de la périphérie vers le centre du corps, dans le sens du retour du sang veineux vers le cœur. Dans l'*amygdalite*, des frictions douces de haut en bas le long des vaisseaux du cou diminueront la congestion de ces organes. Il en est de même des pressions faites entre le pouce et les doigts sur les os du nez en cas de *rhume de cerveau*. Enfin, des frictions circulaires à mains ouvertes sur le thorax dans les *rhumes de poitrine* (trachéites) amènent fréquemment un apaisement de la toux et de la douleur.

Dans le *torticolis*, dans le *lumbago* et le *tour de reins*, des pressions circulaires ont été employées avec succès.

Les FRICTIONS (*fig.* 406) proprement dites se font avec une pression plus forte ; elles agissent principalement sur le système vasculaire. On les fait précéder dans certains cas de frôlements qui les préparent (entorse, fractures, maladies de cœur).

Les PRESSIONS (*fig.* 407, 408) se font avec la main entière, la paume ou les pouces dans la

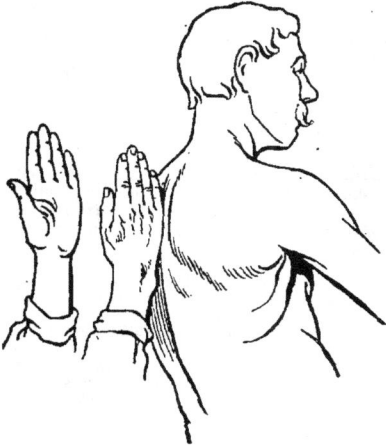

Fig. 411. — Tapotements.

direction du cœur et dans l'état de relâchement du corps.

Le PINCEMENT (*fig.* 409) s'opère en saisissant assez énergiquement les tissus entre deux doigts.

Le PÉTRISSAGE (*fig.* 410) consiste à comprimer, à écraser les tissus avec une ou les deux mains, comme si l'on voulait exprimer une éponge qui s'imbiberait sans cesse (Dujardin-Beaumetz). On l'emploie, précédé ou non de frôlements et de frictions, dans la *constipation*, les mains suivant le gros intestin dans le sens du passage des matières ; dans les *dilatations d'estomac*, dans les *affections articulaires* avec gonflement (*hydarthrose*), les *raideurs*, l'*ankylose*, la *chorée*, les *névroses*.

On y associe aussi des TAPOTEMENTS (*fig.* 411) avec la face interne de la main (claquement) ou le bord de la main du côté du petit doigt (hachure) ou un ou plusieurs doigts (pointillements).

Divers appareils permettent de faire un massage spécial soit à sec, soit après les douches. Enfin, on fait subir aux articulations les différents *mouvements* qui sont propres à chacune d'elles soit artificiellement, le sujet étant passif, soit avec résistance de ce sujet, soit par un mouvement actif naturel dudit malade.

Masticateur (*fig.* 412). — Petit appareil destiné à remplir artificiellement le rôle des dents. Il est fort utile pour les vieillards chez lesquels une mastication insuffisante provoque des dyspepsies.

En serrant les branches avec la main, on réduit en pulpe la viande placée entre les mors.

Mastication. — Le broiement des aliments par les dents ne produit pas seulement leur division en petites particules, mais accroît, en outre, la secré-

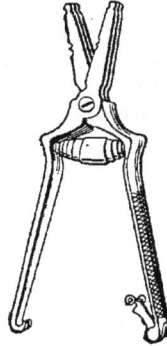

Fig. 412.
Masticateur.

tion, par les glandes salivaires*, de la salive, c'est-à-dire d'un liquide qui transforme en sucre les substances amylacées et facilite le glissement dans l'arrière-bouche du bol alimentaire.

Masticatoire. — Substance qu'on mâche pour provoquer la sécrétion de la salive : rond d'ivoire des petits enfants ; pierre mise dans la bouche par les soldats en marche.

Le mastic, résine d'un térébinthe, qui devait son nom à son usage comme masticatoire, n'est plus employé.

Mastite. — Inflammation des mamelles. V. SEINS.

Mastoïde (Apophyse). — L'apophyse mastoïde est la saillie de l'os temporal que l'on sent en arrière de l'oreille. V. OREILLES.

Maté. — Thé du Paraguay (famille des Ilicinées). Il contient de la caféine et est employé comme stimulant et digestif sous forme d'infusion, 30 à 40 pour 100 d'eau.

Matelas d'eau ou d'air (*fig.* 413). — Il est destiné aux personnes

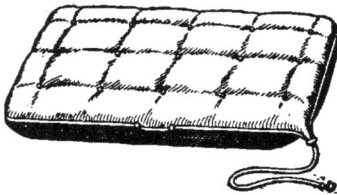

Fig. 413. — Matelas d'eau.

qui, à la suite d'un long séjour au lit, présentent des ulcérations de la peau du dos.

Maternité. — Maison d'accouchement (boulevard Port-Royal, 123, à Paris). Les femmes sont renseignées à la consultation sur l'époque présumée de leur délivrance et admises dans les services lorsqu'elles sont près de leur terme (8ᵉ mois). Elles ne sont pas obligées de dire leur nom et leur adresse, et peuvent figurer sur les pancartes sous le nom de X. Aucun étranger n'est admis dans les salles où sont les mères et futures mères ; leur état peut donc rester secret. Les nouveau-nés abandonnés par leur mère sont aussitôt transportés dans les maisons d'enfants trouvés.
Les soins locaux d'asepsie et d'antisepsie sont donnés actuellement dans des conditions d'exactitude qui égalent et surpassent souvent les soins donnés en ville par les gardes.
L'Asile maternel, avenue du Maine, 201, fondé sur l'initiative du Pʳ Pinard, reçoit les femmes auxquelles leur état de grossesse ne permet plus les travaux fatigants. — Un autre asile existe rue de Tolbiac, 233.

Matico. — L'essence de cette pipéracée est utilisée contre la blennorragie à l'intérieur sous forme d'huile, 25 cent. à 1 gr.; en injection sous forme d'infusion, 10 pour 1 000 gr. d'eau.

Matricaire (*fig.* 414). — Plante de la famille des Composées, employée comme stimulant et antispasmodique sous forme d'eau distillée (30 à 100 gr. en potion).

Matrice ou **utérus** (structure). — La matrice est l'organe destiné à contenir le fœtus pendant la grossesse.

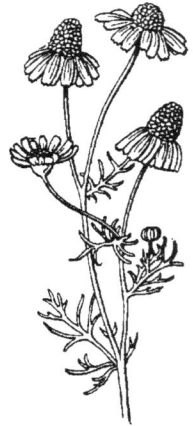

Fig. 414.
Matricaire
camomille.

Elle est placée dans le petit bassin, au-dessous de l'intestin grêle ; sa longueur est de 7 à 8 cent. sur 5 de large et 2 à 3 d'épaisseur. La partie supérieure plus large, le *corps*, forme un cône aplati d'avant en arrière, dont la base regarde en haut et dont les deux angles sont constitués par l'ouverture des *trompes*, canaux qui sont en rapport avec l'*ovaire*. La partie inférieure, le *col*, qui est rétrécie et cylindrique, regarde en bas et fait légèrement saillie dans le vagin ; cette partie proéminente présente un orifice par lequel s'écoulent les règles. La matrice est constituée par une muqueuse et une couche musculaire. Elle est maintenue en place par de nombreux ligaments qui permettent à l'organe de se distendre pendant la grossesse et de modifier en partie sa direction sous l'influence de la dilatation plus ou moins grande de la vessie placée audevant d'elle et du rectum placé en arrière. Après la grossesse, la matrice reprend peu à peu ses dimensions normales.

Matrice (Maladies de la). — Les maladies de la matrice sont de quatre sortes : des *descentes*, des *déviations*, des *inflammations* et des *tumeurs* (fibromes, cancer).

I. **Descente de matrice**. — CAUSES : 1º DÉTERMINANTES. Rupture complète ou incomplète du périnée à la suite d'accouchement, ayant pour conséquence un relâchement des parois du vagin. 2º PRÉDISPOSANTES. Grossesses répétées à faibles intervalles, lever trop hâtif après accouchement, métrites chroniques, sénilité diminuant la tonicité des parois du vagin, habitude de retenir l'urine jusqu'à distension complète de la vessie.
SIGNES. Ils restent d'ordinaire longtemps inaperçus, souvent même on ne consulte le médecin que lorsque la matrice est très abaissée. Les troubles consistent dans des tiraillements, une sensation de pesanteur dans le bas-ventre, des douleurs dans les reins, de la

fatigue pendant la marche, l'impossibilité de soulever des objets lourds ; des fluours blanches, de la constipation et des besoins fréquents d'uriner. Ces derniers signes sont liés à une hernie de la vessie (*cystocèle*) et de l'intestin (*rectocèle*) qui accompagnent souvent les descentes de la matrice. Les parois du vagin étant distendues, la vessie et le rectum font saillie l'un en avant, l'autre en arrière. TRAITEMENT : 1° PRÉVENTIF. Toute femme qui n'a pas eu un accouchement parfaitement normal et surtout celle dont le périnée a été déchiré *doit* rester au lit un mois ou six semaines au minimum. Elle doit, en outre, porter une ceinture abdominale (v. GROSSESSE) après ses relevailles. 2° CURATIF. Faire le plus tôt possible la restauration du périnée. Pessaire.

II. Déviations de la matrice.
— Les déviations sont constituées par une inflexion en sens inverses des deux parties de la matrice, le col et le corps. Ces inflexions peuvent se produire dans plusieurs directions, d'où quatre variétés : *antéversion, antéflexion, rétroversion, rétroflexion*.

CAUSES. Lever trop hâtif après fausse couche ou accouchement, alors que la matrice n'avait pas encore repris sa forme normale ; grossesses répétées à faibles intervalles ; constipation prolongée.

SIGNES COMMUNS. Quelquefois nuls, dans d'autres cas très caractérisés, sans que l'accentuation de la déviation explique ces différences. Douleurs dans les lombes, pesanteur dans le bas-ventre avec tiraillement dans l'aine, fatigue par la marche et par la position debout, règles douloureuses et prolongées ; sensation de gêne et de poids au fondement, troubles digestifs et nerveux, vertiges, migraine, névralgie dentaire ou faciale, métrite, dysménorrhée et stérilité : cette dernière est particulièrement fréquente dans l'antéversion et l'antéflexion.

TRAITEMENT. S'adresser à un médecin dès les premiers signes, la maladie étant d'autant plus curable qu'elle est soignée de bonne heure. Ceinture abdominale, pessaire*, pansements spéciaux.

III. Métrite
(du grec *métra*, matrice). — Inflammation de la matrice, pouvant-être aiguë ou chronique.

Métrite aiguë. — CAUSES : 1° DÉTERMINANTES. Introduction dans la matrice et multiplication de microbes existant à l'état normal dans le vagin et le col ou venus du dehors. 2° OCCASIONNELLES. Lever hâtif après les couches, suppression brusque des règles par le froid, infection septique après accouchement, propagation de vaginite.

SIGNES. Malaise général avec ou sans frisson, sensation de poids dans le bas-ventre, qui est sensible à la pression, douleurs dans les reins, les aines et les cuisses, brûlure dans le vagin avec besoins fréquents d'uriner et d'aller à la selle. Puis, après quelques jours, écoulement par le vagin d'un liquide visqueux, épais, d'abord blanchâtre, puis jaunâtre, quelquefois sanguinolent.

MARCHE. Guérison après un mois à six semaines ou passage à l'état chronique. Quelquefois, une péritonite peut compliquer la situation.

TRAITEMENT. Repos au lit, cataplasmes laudanisés sur le ventre, injections chaudes avec décoction de pavot additionnée de 40 gr. par litre d'acide borique ou avec solution de sublimé (25 centigr. par litre d'eau).

Métrite chronique. — Elle succède quelquefois à la métrite aiguë, mais, le plus souvent, est chronique d'emblée et se produit à toutes les périodes de la vie féminine avec prédominance entre vingt et quarante ans.

CAUSES : I. PRÉDISPOSANTES. 1° *Générales.* Toutes les causes d'affaiblissement de l'organisme : constitution faible, chloro-anémie, scrofule, tuberculose, allaitement prolongé, insuffisance de nourriture, d'aération, d'exercice. 2° *Locales.* Grossesses et fausses couches très rapprochées, lever trop hâtif après accouchement, déplacements et déviations de la matrice, vaginite.

II. DÉTERMINANTES. Les mêmes que pour métrite aiguë .V. précédemment.

SIGNES : I. LOCAUX. Fluours blanches plus ou moins abondantes. Les *règles* deviennent irrégulières, elles se prolongent, se rapprochent, ou, au contraire, mais plus rarement, retardent, sont plus espacées ; des hémorragies (métrorragies) peuvent en outre se produire dans leur intervalle. Elles s'accompagnent en général de coliques très fortes, notamment dans la forme dite *membraneuse*, où la malade expulse de grands lambeaux de muqueuse.

Les *douleurs* sont plus ou moins tardives ; elles sont d'abord sourdes et ont pour siège la partie inférieure du dos, puis deviennent plus intenses et s'irradient en divers sens.

Il existe en général de la *constipation*, et quelquefois il se produit des besoins fréquents d'uriner et d'aller à la selle.

II. GÉNÉRAUX. *Troubles digestifs et nutritifs :* dyspepsie, gastralgie, amaigrissement avec altération des traits. *Troubles nerveux :* névralgies diverses, palpitations.

MARCHE ET ÉVOLUTION. La métrite chronique est une maladie longue et rebelle, à rechute et à récidive, par suite de la difficulté de supprimer certaines causes, comme les déplacements de la matrice et l'état constitutionnel de la malade, de la difficulté aussi d'agir efficacement sur certaines régions de la muqueuse utérine ; enfin, par suite de la fréquence de complications du côté des annexes (trompes, ovaire) et de l'ancienneté des lésions, au moment où la malade se décide à se faire soigner sérieusement.

TRAITEMENT : 1° GÉNÉRAL. Il doit être reconstituant et varier suivant l'état constitutionnel ; les cures aux diverses eaux minérales sont particulièrement indiquées.

2° LOCAL. Irrigations vaginales matin et soir, prolongées pendant 10 à 15 minutes avec de l'eau à 45° additionnée par litre de 40 gr. d'acide borique ou de 25 centigr. de sublimé, la malade étant couchée, et le siège élevé sur un bassin* plat ; la quantité totale d'eau sera de 3 à 4 litres ; on aura soin d'élever peu le bock et de faire l'injection lentement (robinet ouvert à moitié seulement). Ovules glycérinés pendant 24 heures. Badigeonnage local fait par le médecin avec de la teinture d'iode ou des antiseptiques, introduction de crayons antiseptiques et cicatrisants dans le col, curetage, c'est-à-dire grattage de la muqueuse sous le chloroforme ; massage spécial.

Fibromes de la matrice. — Tumeurs se produisant fréquemment chez la femme (1 sur 5, d'après Reclus), de préférence de trente à quarante-cinq ans, ordinairement à l'intérieur de la matrice, mais quelquefois à l'extérieur dans le ventre.

SIGNES. *Troubles fonctionnels.* Écoulement leucorrhéique pouvant devenir sanguinolent, avec véritables hémorragies à intervalles de plus en plus rapprochés. Sensation de pesanteur. Rétention d'urine, constipation, douleurs dans la partie inférieure des reins, par compression du voisinage de la tumeur. Quelquefois douleur d'expulsion analogue à celle d'un accouchement.

MARCHE. Variable suivant le volume et la situation de la tumeur.

TRAITEMENT. Ceinture et, le plus tôt possible, opération chirurgicale.

Cancer. Il se produit généralement chez les personnes âgées.

SIGNES. Hémorragies non caractéristiques, leucorrhée extrêmement fétide. Douleurs.

TRAITEMENT. Suivant les formes, calmants ou opération.

Mauve (*fig.* 415). — Plante de la famille des Malvacées.

MODES D'EMPLOI ET DOSES. L'infusion de fleurs (10 gr. par litre) est employée comme calmant dans la toux, les angines. La décoction de feuilles (30 gr. par litre) sert pour des lavements adoucissants. La mauve fait partie des fleurs ou espèces* pectorales.

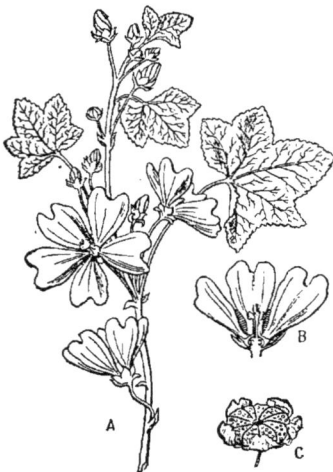

Fig. 415. -- Mauve.
A. Plante ; B. Coupe de la fleur ; C. Fruit.

Maxillaire. — Os de la mâchoire. Pour fracture et luxation, V. FRACTURE, LUXATION. Pour figures, V. DENTS et CORPS.

Mayor. — V. MARTEAU et BANDAGE.

Mécanothérapie. — Traitement des maladies à l'aide de moyens mécaniques. Cette forme de médication est établie sur les constatations suivantes :

1° L'exercice physique produit des effets locaux et des effets généraux (action sur le cœur et les poumons, transpiration du corps entier);

2° Les mouvements naturels sont dus non à l'action d'un muscle, mais à l'association de plusieurs muscles ;

3° Cette association rend impossible le traitement isolé d'un muscle par des mouvements naturels ;

4° Il n'est possible de doser l'exercice et de le localiser qu'à condition soit de mettre le malade entre les mains d'un gymnaste qui lutte contre l'effort et le proportionne aux

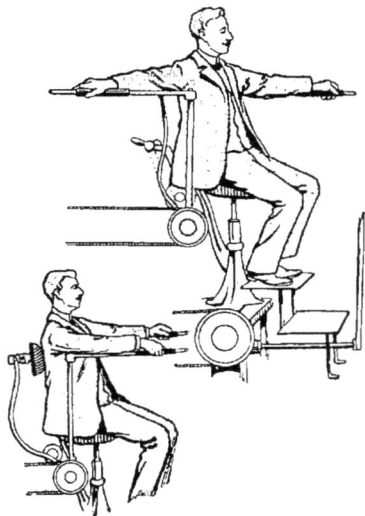

Fig. 416. — Mécanothérapie respiratoire.
(Institut de mécanothérapie de Paris.)

forces (gymnastique suédoise), soit de remplacer l'action du gymnaste par des mécaniques (mécanothérapie de Zander) appropriées à chaque groupe musculaire et à chaque articulation (*fig.* 416).

Ces mécaniques sont des leviers gradués, diversement articulés selon les besoins, le long desquels on peut fixer des contrepoids à des distances variables de l'axe d'appui. La résistance à vaincre par le malade varie donc proportionnellement à la longueur du bras de levier : le travail et la dépense de force peuvent être alors dosés mathématiquement. C'est la direction des leviers et leur mode d'application qui déterminent la forme du mouvement, dont l'ampliation est réglée par la course même du bras de levier qu'on peut limiter d'avance à volonté.

Le malade est placé devant la machine, debout, assis ou couché, suivant les cas, de manière que ses mouvements soient localisés rigoureusement dans le groupe de muscles ou dans l'articulation malade (G. Maneuvrier). Pour les mouvements actifs, le malade actionne lui-même l'appareil avec une manette ou une pédale. Pour les mouvements passifs, les machines sont actionnées à l'aide de moteurs. Les diverses pratiques du massage (tapotement, friction, pétrissage, effleurage, vibration) sont produites par des tampons capitonnés, également mis en mouvement par le moteur. Enfin, certaines machines sont disposées pour guérir les déviations de la colonne vertébrale, soit par l'attitude dans des appareils à suspension, soit par la combinaison de ces appareils avec des machines provoquant des mouvements actifs (appareils à cordages et à poulies). V. COLONNE.

PRINCIPALES APPLICATIONS. Maladies chroniques des muscles et des articulations, notamment ankylose, scoliose, arthritisme, diabète, goutte, obésité, dyspepsie, congestion hépatique, maladies de cœur, emphysème, bronchite chronique, asthme, neurasthénie et maladies nerveuses.

Méconium (du grec *mékônion*, suc de pavot). — Nom donné, par analogie de couleur et de consistance avec le suc de pavot, aux matières visqueuses brun verdâtre qui s'accumulent dans l'intestin du fœtus pendant la grossesse et que l'enfant expulse peu de temps après sa naissance, quelquefois même avant (dans le cas de présentation du siège); cette expulsion hâtive est en général un signe de souffrance du fœtus. Le méconium est constitué par de la bile mélangée avec des sécrétions intestinales (cellules de la muqueuse). Sa quantité varie entre 30 et 127 gr. avec une moyenne de 75 gr.; l'évacuation diminue donc de ce chiffre le poids de l'enfant.

Médecin. — La profession médicale est de toutes les professions non manuelles celle où la vie est le plus courte, par suite des fatigues spéciales et des chances de contagion. Les trois quarts des médecins meurent avant cinquante ans, et ils occupent le dernier rang pour la longévité jusqu'à soixante-dix ans.

Les études médicales durent au minimum cinq ans; elles se prolongent en moyenne entre sept et huit ans pour les internes.

Choix d'un médecin. — Dans son pays, il est facile d'être renseigné par des amis sur le choix d'un médecin; à l'étranger, notamment en Angleterre, où l'on peut tomber entre les mains d'un sinistre charlatan, il est nécessaire de consulter son consul à ce sujet.

Secret professionnel. — V. SECRET.

Médecine. — Art de guérir.

La *médecine expectante* consiste à attendre, pour donner des médicaments, actifs que la maladie ait suffisamment évolué.

Médecine dosimétrique. Traitement des maladies par des alcaloïdes répartis à petite dose dans le cours de la journée.

Médecine homéopathique. V. HOMÉOPATHIE.

Médecine légale. — Connaissances médicales nécessaires pour renseigner la justice sur l'état de santé ou de maladie d'un individu, ou les traces d'un crime (taches de sang, lésions des organes, poisons, asphyxie, inanition, stigmates professionnels).

Médecines. — Potions purgatives.

Médecines noires. Potions contenant de la casse et du séné qui donnent une teinte noire.

Médecines blanches. Potions purgatives dont la teinte est due à l'émulsion d'amandes.

Médian (Nerf). — Nerf du membre supérieur.

Médicaments. — Substances qu'on fait absorber, dans le but de guérir un malade, soit à l'intérieur (bouche, anus, poumon), soit par l'extérieur sous forme d'injection sous-cutanée, de pommade ou d'emplâtre.

Association de médicaments. V. ASSOCIATION.

Mégalocéphalie (du grec *megas*, grand, et *kephalé*, tête). — Grosseur anormale de la tête (épilepsie, hydrocéphalie, manie).

Mégalomanie (du grec *megas*, grand, et *mania*, manie). — Manie des grandeurs. V. FOLIE.

Mégalosplénie (du grec *megas*, grand, et *splén*, rate). — Augmentation anormale de la rate.

Mélænéa ou **Méléna** (du grec *melas*, noir). — Hémorragie intestinale. Le sang, qui est noir, est évacué, mélangé ou non avec des matières fécales. Pour le traitement, V. HÉMORRAGIE.

Mélancolie (du grec *melas*, noir, et *cholé*, bile). — Forme de folie. V. FOLIE.

Mélanémie (du grec *melas*, noir, et *haima*, sang). — État de la peau qui, selon les cas, prend une teinte gris cendré ou jaune brun. La cause ordinaire est le paludisme *.

Mélanome, Mélanose (du grec *melas*, noir).—Tumeur noirâtre de la peau.

Mélanurie (du grec *melas*, noir, et *ouron*, urine). — Urine noirâtre (intoxication par l'acide phénique).

Mélilot (*fig.* 417). — Plante de la famille des Légumineuses, dont les sommi-

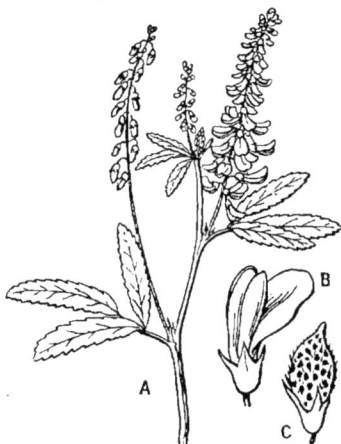

Fig. 417. — Mélilot.
A. Plante ; B. Fleur ; C. Fruit.

tés fleuries sont employées en infusion (10 gr. par litre) comme adoucissant.

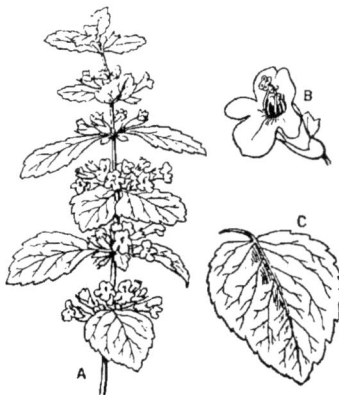

Fig. 418. — Mélisse.
A. Plante ; B. Fleur ; C. Feuille.

Mélisse ou citronelle (*fig.* 418). — Cette plante, de la famille des Labiées,

est excitante pour l'estomac, sudorifique et antispasmodique (infusion 10 gr. par litre). La mélisse entre dans la composition de l'*eau de mélisse des Carmes* et de l'*élixir de la Grande-Chartreuse*, dont on prend quelques gouttes sur un morceau de sucre, en cas de faiblesse ou de douleurs d'estomac.

Mellite. — Sirop de miel.

Melon. — Le melon est un excellent fruit. S'il produit des diarrhées et des coliques, c'est parce que, souvent, on le mange trop mûr, et qu'on le prend au début du repas au lieu de le prendre au dessert, avec du sucre, comme tous les autres fruits. Une poire très mûre, prise avant le déjeuner, provoquerait les mêmes troubles.

Mémoire. — La perte de la mémoire se produit souvent au cours de maladies cérébrales, de la neurasthénie, de l'intoxication par l'alcool ou le tabac.

Méninges (du grec *ménigx, iggos*, membrane). — Enveloppes du cerveau. V. ce mot.

Méningisme. — État morbide présentant plusieurs des signes de la méningite, mais se terminant par la guérison.

CAUSES : 1° DÉTERMINANTES. Intoxication alcoolique, vers intestinaux, corps étrangers dans l'oreille ou ailleurs, dentition, embarras gastrique. Au cours ou dans la convalescence d'une maladie infectieuse (grippe, fièvre intermittente, pneumonie, entérite aiguë). 2° PRÉDISPOSANTES. Enfant nerveux, descendant de nerveux.

SIGNES. Ceux de la méningite *, dont il est très difficile de distinguer cet état. L'existence d'une crise analogue antérieure est une chance favorable lorsque la santé a été parfaite depuis.

TRAITEMENT. Celui des causes possibles : lavement, purgatif, quinine, médications contre les lombrics et les ténias. V. aussi MÉNINGITE.

Méningite cérébrale. — Inflammation des enveloppes du cerveau. Il existe deux formes de cette maladie :

I. **Méningite tuberculeuse.** — Inflammation de deux des enveloppes du cerveau (l'arachnoïde et la pie-mère), par suite de la présence de granulations analogues à celles du poumon dans la phtisie et dues à la même cause, c'est-à-dire à la multiplication du bacille de Koch. Le plus habituellement, la tuberculose du poumon ou de l'intestin accompagne la méningite.

CAUSES PRÉDISPOSANTES. L'âge le plus habituel est de 2 à 7 ans, mais la méningite existe aussi chez l'adulte ; hérédité, coup sur la tête.

Forme enfantine. SIGNES : 1° PÉRIODE DE DÉBUT (quelques jours à 3 mois). Tristesse, modification de caractère, amaigrissement, accès de fièvre, ganglions au cou, aux aisselles ou à l'aine, maux de tête, vomissements, troubles de la vue.

2° PÉRIODE D'EXCITATION (4 à 15 jours). Les signes précédents s'accentuent et se précisent : les *douleurs de tête* deviennent très intenses ; les *vomissements*, formés de matières verdâtres, se répètent fréquemment ; il existe du *strabisme* et du *rétrécissement des pupilles*. La *constipation* est tenace et la *fièvre* s'établit, plus forte le soir et variant souvent d'intensité au cours de la même journée ; enfin, le malade pousse des gémissements brefs et plaintifs, qui sont dénommés *cris hydrencéphaliques*. Quelquefois, il existe des contractures dans les muscles de la nuque ; l'insomnie est plus ou moins persistante, la peau est irritable.

3° PÉRIODE DE DÉPRESSION (quelques jours). Somnolence, indifférence, torpeur, fièvre plus faible avec pouls au-dessous de la normale. Le ventre est *creusé en bateau*, la respiration irrégulière, le visage rougit et pâlit alternativement, et une raie faite avec l'ongle sur la peau du bras prend une teinte rose persistant assez longtemps : ce signe n'a d'importance que réuni à d'autres. (V. Raie MÉNINGITIQUE*.) On observe des *convulsions généralisées* ou *limitées* à un membre, à la face, ou des *contractures* du cou, des mâchoires.

4° PÉRIODE PARALYTIQUE. Disparition du mouvement et de la sensibilité dans une région plus ou moins éloignée, fièvre de nouveau intense, ballonnement du ventre, perte de connaissance et mort précédée quelquefois de convulsions.

Forme des adultes. — Dans certains cas, début brusque par des signes d'apoplexie, des convulsions, un délire violent ; chez d'autres, par une paralysie limitée à un membre. Les autres signes sont ceux de la forme enfantine. V. aussi MÉNINGO-ENCÉPHALITE.

II. **Méningite simple,** c'est-à-dire non tuberculeuse. — CAUSES. Coup sur la tête, insolation, maladies de l'oreille, grippe, pneumonie, érysipèle, fièvre typhoïde et fièvres éruptives, rhumatisme, syphilis.

SIGNES. Ordinairement ceux de la méningite tuberculeuse, dont elle diffère par les signes de la maladie qui en est l'origine, par l'absence des ganglions. Il existe des formes foudroyantes qui tuent en 24 heures avec convulsions, douleurs de tête très violentes.

Méningite cérébro-spinale. V. APPENDICE. — **Méningite rachidienne.** V. MOELLE (maladies de la).

Méningitique (Raie). — Raie rose persistant un temps assez long (plusieurs minutes) lorsqu'on passe l'ongle sur la peau d'un malade atteint de méningite, de fièvre typhoïde, de grippe.

Méningocèle (du grec *méninx, iggos*, membrane, et *kélé*, tumeur). — Tumeur formée par la hernie hors du crâne d'une partie des enveloppes du cerveau.

Méningo-encéphalite. — Inflammation aiguë du cerveau et de ses enveloppes (méninges).

CAUSES. Complication de fièvres graves et surtout de blessures.

SIGNES. Souvent, ils n'apparaissent que plusieurs jours après la blessure. Torpeur, somnolence, mal de tête, faiblesse musculaire, convulsions passagères avec engourdissement dans les membres et impression pénible donnée par la lumière. Dans certains cas, l'abattement est remplacé par une excitation fébrile, avec nausées et vomissements. La situation s'aggrave rapidement, la fièvre devient intense et s'accompagne de délire et de convulsions, suivies de troubles paralytiques aboutissant en général à la mort.

Ménopause (du grec *mên*, mois, et *pausis*, cessation). — Cessation des règles. V. RÈGLES.

Ménorragie (du grec *mên*, mois, et *régnumi*, je romps). — Écoulement de sang menstruel trop abondant Pour le traitement, V. HÉMORRAGIE* de matrice.

Menstruation et **menstrues.** — V. RÈGLES.

Mentagre. — Manifestation sur le menton de la teigne* tondante.

Menthe (*fig.* 419). — Plante de la

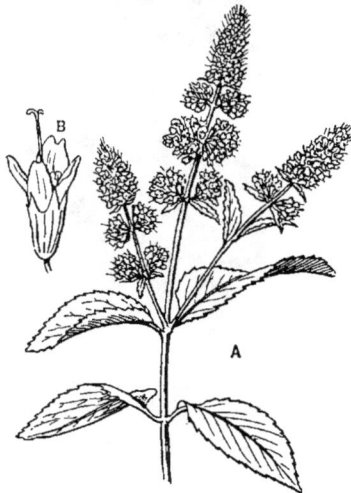

Fig. 419. — Menthe.
A. Plante ; B. Fleur.

famille des Labiées (Syn.: menthe crépue, verte, aquatique, pouliot), dont on emploie les sommités fleuries comme antispasmodique, stimulant et digestif.

MODES D'EMPLOI. Infusion 10 gr. par litre; eau distillée et sirop 20 à 100 gr.; alcoolat 2 à 10 gr.; esprit 2 à 10 gouttes. Les pastilles sont formées de sucre, de gomme, d'essence de menthe poivrée.

Menthol. — Camphre d'essence

ou dissous avec quantité égale de gaïacol dans de l'alcool 1/18. Dans les *maux de dents*, on en imbibe un tampon d'ouate qu'on place dans la cavité douloureuse.

Menton (Alpes-Maritimes; ville de 11 000 hab.) [*fig.* 420]. — *Station d'hiver*

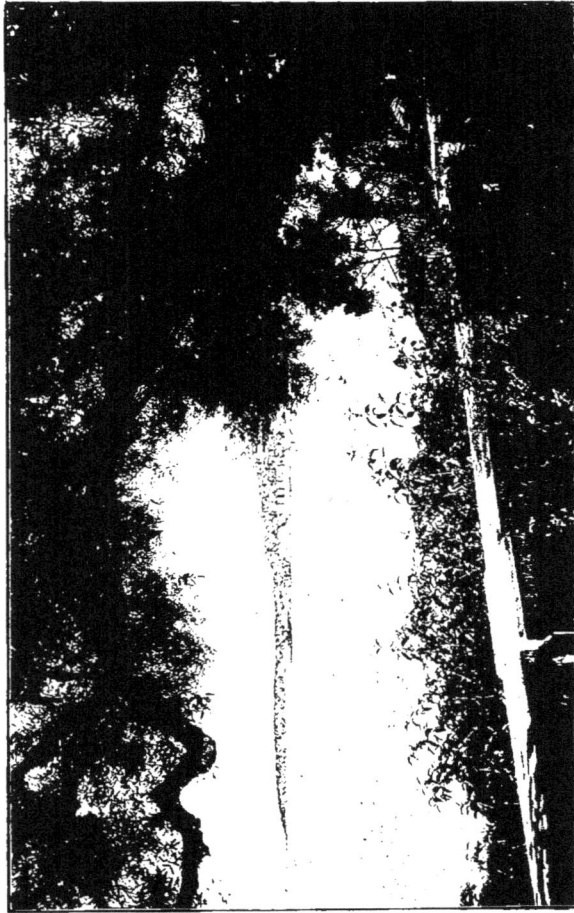

Fig. 420. — Menton.

Cette station d'hiver est l'une des meilleures, sinon la meilleure, de toute la côte méditerranéenne, par suite de sa protection très particulière contre les vents, ce qui la rend précieuse dans les diverses affections de poitrine et pour les personnes âgées.

de menthe, se présentant sous forme de cristaux incolores.

ACTION. Antinévralgique (crayon antimigraineux) et antiseptique.

MODE D'EMPLOI. Dans les *névralgies*, en applications, associé à parties égales avec du thymol, de l'hydrate de chloral, du camphre,

au bord d'un petit golfe de la Méditerranée, très calme, avec belles promenades.

CLIMAT : 1° *Vents*. Des collines forment un demi-cercle autour de Menton et la protège contre les vents : le quartier de Garavan est particulièrement bien abrité.

2° *Température* (Bennet, Reimer, Bréa).

Douce, égale, la plus chaude du littoral ; ciel pur, varie de 18°,5 (octobre) à 9°,3 (janvier).

4° *Humidité* faible. L'état hygrométrique varie de 61° à 79°. Donc air sec.

INDICATIONS. Convalescence, affaiblissement avec perte d'appétit, anémie, bronchite des vieillards, pleurésie chronique, tuberculose au début, tuberculose avec expectoration abondante, mais sans tendances inflammatoires. Albuminurie.

CONTRE-INDICATIONS. Asthme nerveux, affections nerveuses, surtout si insomnies et excitation.

Mentonnière. — Sorte de bandage. V. ce mot.

Méphitisme. — Viciation par une cause quelconque de l'air, qui devient irrespirable.

Mer : Air marin, Bain de mer. — L'action hygiénique et curative de l'air marin et des bains de mer est considérable.

Climats variables suivant régions. — Les côtes de la France peuvent être divisées, au point de vue du climat, en trois divisions, qui elles-mêmes présentent des différences assez grandes pour nécessiter des subdivisions :

1° *De Dunkerque à la Loire.* L'exposition générale est le nord-ouest, la latitude est assez élevée ; la moyenne de température est de 17°,6 en été et de 4° en hiver avec prédominance des vents du sud-ouest, puis du nord-ouest, c'est-à-dire de vents violents venant de la mer et dont le premier surtout provoque assez souvent des pluies. Le climat est, par suite, vif, et saturé d'air marin ; l'été n'y est jamais très chaud.

Suivant l'inclinaison de la plage et l'existence ou non de falaises, le vent est plus ou moins atténué ; c'est ainsi que certaines plages de la Seine-Inférieure, comme les Petites et les Grandes-Dalles et les plages du sud de la Bretagne, notamment Benodet, Bec-Meil, ont un climat plus doux que Calais, Boulogne, Le Tréport. D'autre part, le courant du Gulf-Stream contribue à réchauffer la côte de Roscoff.

2° *De la Loire à l'Espagne.* L'exposition générale est l'ouest ; la latitude étant moins élevée que dans la zone précédente, la température moyenne en été est de 20°,6 et en hiver de 5°, avec prédominance du vent du sud-ouest qui, par suite de la direction des côtes, a une action cependant moins intense dans cette région. Le climat est moins vif, moins saturé d'air marin que dans la région précédente. La chaleur augmente naturellement à mesure qu'on se rapproche de la frontière. L'existence de forêts de pins au bord de la mer rend plus agréable le séjour dans certaines localités, particulièrement à Arcachon.

3° *De la frontière d'Espagne à la frontière d'Italie* (Méditerranée). L'exposition générale est au sud, mais la partie du Languedoc est plate et voisine de marais, tandis que la partie provençale, bordée de falaises, présente à petite distance une ligne de montagnes ; la latitude est relativement élevée, avec une température moyenne en été de 22°,6, en hiver de 7°,5 et prédominance du vent du nord-ouest ou mistral, vent terrien sec, violent, repoussant l'air marin souvent pendant plusieurs jours de suite. Ce climat est chaud, sec, inégal, beaucoup moins saturé d'air marin que dans les deux autres régions, très pluvieux en automne. Ici, encore, la situation varie suivant les localités, le voisinage des montagnes ayant sur certaines plages une très grande influence.

Conditions à éviter. — On évitera : 1° le voisinage de marais, surtout dans le Midi, à cause de la possibilité du paludisme ; 2° les alentours de l'embouchure d'une rivière, qui diminue la salure de la mer ; 3° les plages de sable mou ou couvertes de trop gros galets.

Action de l'air de la mer. — Il agit, par sa pureté et son ozone, sur la *respiration* et la *digestion :* accroissement de l'ampleur des inspirations et, par suite, des modifications du sang dans le poumon ; suractivité de la circulation ; augmentation de l'appétit et accélération du travail digestif. Conséquence : assimilation et désassimilation plus rapide, coup de fouet donné à l'action nerveuse. L'air de la mer est donc fortifiant, reconstituant, excitant.

Action de l'eau de mer. — La température de l'eau de mer est variable suivant les régions : 1re zone (de Dunkerque à la Loire), en été 15° à 20° ; 2e zone (de la Loire à l'Espagne), 18° à 25°, et 3e zone (Méditerranée), 18° à 28°. Le vent, la pluie diminuent temporairement cette température, qui est égale le matin, supérieure la nuit, inférieure à midi à celle de l'air.

L'eau de mer est plus dense que l'eau de rivière (1032 au lieu de 1000) à cause de la présence du chlorure de sodium qui forme les deux tiers des principes fixes ; le dernier tiers est représenté par du sulfate de magnésie, du chlorure de magnésium, du sulfate de chaux et de soude, des carbonates alcalins, d'où la saveur salée, amère.

Les sensations provoquées par le bain de mer dans la 1re et la 2e zone sont analogues à celles données par les autres bains froids : cependant, il y a lieu de noter que la densité plus forte diminue la dépression du début et accélère le retour du bien-être, que la lame n'agit pas seulement par percussion révulsive, mais par le balancement qu'elle donne au corps.

Les effets généraux du bain sont ceux analysés précédemment pour l'air salin ; l'action sur le système lymphatique est particulièrement remarquable.

Règles à suivre pendant le bain. — COSTUME. Choisir de préférence un costume en laine, assez large pour permettre l'arrivée de l'eau sur la peau, pour ne pas gêner les mouvements de nage, pour pouvoir être facilement enlevé au sortir de l'eau. Les femmes recouvriront leur tête d'un bonnet imperméable (caoutchouc, toile cirée), afin que les cheveux ne soient pas mouillés ; hommes et femmes ont avantage, lorsque le soleil est très ardent, à se couvrir la tête d'un chapeau de paille.

HEURE ET DURÉE. De 10 heures à midi, de 3 à 5 heures l'après-midi, c'est-à-dire entre les repas. Ne pas hésiter à entrer dans l'eau ayant chaud, la réaction n'en sera que plus faible. Le bain devra durer 2, puis 3, puis 5 et enfin 10 minutes comme fortifiant : plus longtemps si l'effet calmant est recherché. Cet espace de temps sera très allongé dans les pays tropicaux (une demi-heure et même une heure). En tout cas, ne pas s'attarder dans l'eau, si l'on ressent un frisson.

ENTRÉE, SÉJOUR, SORTIE. Il est préférable, surtout si l'on vient pour la première fois à la mer, de s'acclimater pendant deux ou trois jours à l'air de la mer avant de prendre le premier bain et de choisir un temps favorable. On pourra, pendant cette période d'attente, prendre des bains chauds d'eau de mer.

Lorsqu'on entre dans l'eau, se hâter de s'y plonger tout entier et rester complètement immergé, sauf la tête, pendant tout le bain ; faire des mouvements (nage, jeu, alternatives d'accroupissement et de station droite). Les affusions générales avec des seaux d'eau de mer versés sur la tête sont une bonne pratique chez les personnes qui ne savent pas nager.

Les enfants devront peu à peu être habitués à la mer par un séjour très court, avec jeu dont on fera une récompense. On évitera surtout d'en faire une punition surexcitante, en contraignant brutalement l'enfant à s'immerger complètement, tête comprise.

Au sortir de l'eau, on s'enveloppera d'un peignoir de laine ; puis, entré dans la cabine, on enlèvera rapidement le costume de bain et, après s'être vigoureusement essuyé, on se hâtera de se vêtir, puis de faire une petite promenade. Le bain de pieds chaud est utile, mais non indispensable, pour faire la réaction. Il a, en outre, l'avantage de débarrasser les pieds du sable fin interposé entre les orteils.

Accidents. — Ils sont ordinairement provoqués par la trop longue durée du bain et le refroidissement qui en résulte ; le froid et la fatigue peuvent suffire seuls à les produire ; les plus graves sont les *crampes* et la *syncope*, qui peuvent entraîner la submersion. V. NOYÉ.

Dans certains cas, les bains de mer produisent des *maux de tête* ou des *troubles digestifs* (vomissements, diarrhée) qu'on évitera en prenant, au début surtout, des bains très courts. Les troubles des *règles* sont assez fréquents ; elles peuvent être rapprochées, éloignées et même supprimées, mais cet état est transitoire et sans gravité. Il en est de même des éruptions diverses (notamment de l'urticaire marin) qui se produisent chez certaines personnes.

Douches et bains chauds d'eau de mer. — L'eau de mer peut être employée sous forme de douches lorsque l'hydrothérapie est indiquée. Il y a lieu de remarquer que « l'eau de mer provoque un saisissement moins vif et moins pénible que l'eau douce, mais l'excitation de la peau est plus forte, la rougeur plus marquée et le retour de la chaleur plus prompt et plus facile ; on observe ensuite une moindre impressionnabilité de la peau à l'air extérieur ». (DUTROULEAU.) Dans ces conditions, la douche d'eau de mer est mieux acceptée et sa durée peut être plus prolongée (5 minutes) que celle d'eau douce.

Les bains chauds d'eau de mer sont d'au-

tant plus excitants que la température en est plus forte ; aussi leur durée doit-elle être abrégée suivant le nombre de degrés : 20 minutes à 35°, une demi-heure à 33°.

Pour préparer les personnes impressionnables, notamment les enfants, aux bains à la lame, on peut leur faire prendre des bains chauds à 30°, puis à 28° et 25°.

Bain de sable, de varech. — V. BAINS *de sable,* VARECH.

Cure hygiénique à la mer. — INDICATIONS et CONTRE-INDICATIONS. Le séjour au bord de la mer et les bains de mer donnent d'excellents résultats par l'excitation qu'ils produisent dans l'organisme des personnes lymphatiques, notamment des enfants, des femmes, des individus fatigués, chez lesquels le système nerveux est affaissé et dont les diverses fonctions s'effectuent lentement et mal. Il en est tout autrement pour les personnes excitables, les enfants issus de parents atteints d'affections nerveuses, qui dorment mal à Paris et plus du tout au bord de la mer, les personnes qui ont eu récemment des crises nerveuses ou simplement la coqueluche, les apoplectiques chez lesquels la circulation est déjà excitée, et par conséquent tous ceux qui souffrent d'une maladie de cœur, enfin les individus sujets aux maux d'yeux ou d'oreilles et à certaines éruptions de la peau. Les rhumatisants (sauf ceux à forme atonique, avec empâtement articulaire, mais sans douleur vive et sans fièvre) supportent assez mal l'humidité de l'air marin.

CHOIX DE LA PLAGE ET DE L'ÉPOQUE. Si l'on recherche un climat vif et fortifiant, choisir la 1ʳᵉ zone ; si l'on redoute un air trop vif, adopter la seconde partie de la 1ʳᵉ zone ou la 2ᵉ zone. Si l'excitation nerveuse et l'impressionnabilité au froid sont grandes, se rendre à la Méditerranée, en tenant compte cependant de l'affaiblissement que les fortes chaleurs du Midi peuvent produire. L'époque à préférer dans le Nord est le mois de septembre, puis juillet et août ; dans le Sud, mai à juillet, puis novembre.

HABITATION ET VÊTEMENT. Dans une famille, il existe en général un ou plusieurs individus pour lesquels le séjour au bord même de la plage, au moins pour la première année, peut être désagréable ou même nuisible, ne fût-ce que par la répétition de fatigantes insomnies. L'expérience a appris cela aux marins ; aussi ont-ils soin, d'ordinaire, de bâtir leur maison à une certaine distance de l'eau et de tourner sa face principale du côté opposé au vent du large, ou du moins de n'offrir à ses assauts que la face la plus étroite, celle qui n'a que peu ou pas de fenêtres. Il convient donc de ne louer et surtout de n'acheter une maison au bord de la mer qu'après expérience favorable. si la maison est trop éloignée, on aura à la fois les bénéfices de la mer et de la simple campagne.

La même prudence doit présider au choix des vêtements. Rien n'est plus fréquent que les sautes de température sur la plupart des côtes ; l'enfant qui à midi pourra sortir en chaussettes et vêtu de toile devra, le matin et dans la soirée, porter de la laine. Le mieux donc est de le vêtir toute la journée de laine légère, de flanelle. Les marins ne quittent jamais leur tricot de laine et ils s'en trouvent bien. Le jersey est le meilleur vêtement au bord de la mer; son emploi évitera nombre de rhumes.

maladies chroniques des os. Pour les affections des organes respiratoires (bronchite, phtisie au début, asthme), l'indication varie avec les individus.

Les reproductions de photographies ci-

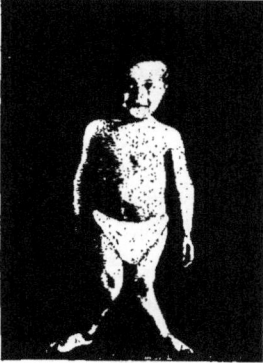

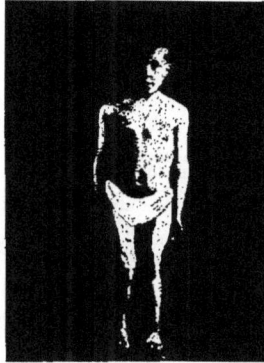

Arrivée.   Départ.

Fig. 421. — Traitement marin : Rachitisme guéri après un séjour de trois ans consécutifs au bord de la mer.

(Photographie communiquée par l'œuvre des *Hôpitaux marins.*)

Cure thérapeutique (*fig.* 421, 422). — INDICATIONS. Anémie, chlorose, scrofulo-tuber-

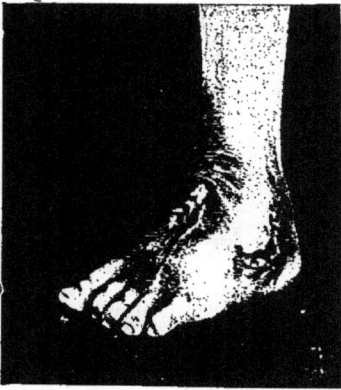

Fig. 422. — Pied atteint de tuberculose osseuse.

Il a été guéri après un séjour de trois ans au bord de la mer.

(Photogr. communiq. par l'œuvre des *Hôp. marins.*)

culose (ganglions, tumeurs blanches au début), rachitisme, maladies de matrice, forme atonique de l'hystérie, dyspepsie, goutte,

contre montrent d'une façon absolument concluante les merveilleux résultats obtenus dans les *sanatoria* marins. Pour les renseignements pratiques, v. à l'*Appendice*.

La statistique de ces *sanatoria* prouve que l'on peut guérir complètement au bord' de la mer trois sur quatre enfants atteints d'anémie, de scrofule, de tuberculose osseuse, de rachitisme ; mais ces résultats ne sont obtenus qu'à condition : 1° d'un séjour *prolongé* (un an au moins, en moyenne trois ans) et *ininterrompu* ; 2° de l'envoi à la mer le plus tôt possible après l'apparition des lésions. A Banyuls, les bains sont pris dès les premiers jours de mai et continués jusqu'à fin octobre ; à Cannes, ils sont pris pendant tout l'hiver.

Bain de mer artificiel. — Sel gris, 3 kilogrammes ; sulfate de soude, 3 500 grammes ; chlorure de calcium, 700 grammes ; chlorure de magnésium, 2 950 grammes pour 300 litres d'eau.

Eau de mer, en injections sous-cutanées. — V. à l'*Appendice.*

Mer (Mal de). — V. MAL DE MER.

Mercure et préparations mercurielles. — Médicaments à base de mercure pur ou associé à d'autres substances.

I. **Mercure.** — Médicament résolutif et antisyphilitique.

MODES D'EMPLOI. *A l'extérieur.* Emplâtre de Vigo, qui adhère facilement à la peau ; onguent mercuriel simple ou gris (1 de mercure pour 7 d'axonge); onguent mercuriel double ou napolitain (quantité égale de mercure ou d'axonge), dose 1 à 5 gr.; huile grise (40 p. 100 de mercure). On se sert de ces onguents et de cette huile pour faire des *onctions* sur la peau, notamment aux jambes. — *A l'intérieur.* Pilules dites *bleues,* qui contiennent 5 centigr. de mercure et dont on prend une à deux. Les pilules de *Plenk* ont une composition analogue. Les pilules *purgatives de Belloste* contiennent à la fois du mercure et de l'aloès.

II. **Protochlorure de mercure** ou **calomel** (mercure doux). — On donne le nom de *précipité blanc* au protochlorure de mercure préparé par voie humide, le *calomel,* moins actif, étant préparé par voie sèche.

ACTION. Médicament vermifuge, antisyphilitique, fondant, diurétique, purgatif, surtout employé chez les enfants. -- INCOMPATIBILITÉS. Sel marin, acides, alcalis, bromures, iodures, fer, looch et lait d'amandes, eau de laurier-cerise.

DOSE. Enfant de six à quinze mois, 5 à 10 centigr.; de quinze mois à trois ans, 10 à 20 centigr.; de trois ans à cinq ans, 20 à 30 centigr.; au-dessus, 30 à 50 centigr.; chez adulte, 30 centigr. à 1 gr.; comme diurétique, 10 centigr. en 10 paquets.

MODES D'EMPLOI : *A l'intérieur.* Mélangé à du sucre dans de l'eau ou du lait, ou dans de la confiture, des biscuits, du chocolat; 2° *à l'extérieur,* la pommade au calomel est ordinairement à 1/10, celle au précipité blanc au 1/20 (blépharites ciliaires). V. YEUX (Maladies des).

III. **Bichlorure de mercure** ou **sublimé corrosif.**—Médicament antiseptique, désinfectant, antisyphilitique, cautérisant. — INCOMPATIBILITÉS. Alcalis, carbonates, sulfures, iodures, bromures alcalins, savons, émétique, décoctions astringentes, albumine, matières animales, métaux.

DOSES. *A l'intérieur,* 3 à 5 centigr.; *à l'extérieur,* 25, 50 centigr. et 1 gr. par litre en solution, en injection (ne pas employer sans ordonnance plus de 50 centigr.).

MODES D'EMPLOI. *A l'extérieur.* Bain dans une baignoire en bois, 10 à 20 gr. avec 20 gr. de chlorhydrate d'ammoniaque et carmin d'indigo pour grands bains (syphilis). Collyre, 5 centigr. pour 200 gr. d'eau (conjonctivite). Eau *phagédénique,* bichlorure 40 centigr., eau pure 31 gr. et eau de chaux 125 gr. pour lotions (ulcères vénériens). Gaze au sublimé, 1 gr. par kilogr. (pansement). Papier Balme du Codex, chaque feuille est imbibée de 50 centigr. de sublimé et contient de l'indigo qui colore en bleu la solution.

A l'intérieur. Liqueur de Van Swieten, 1 gr. de sublimé par litre d'eau; la dose par jour est de 2 à 20 gouttes jusqu'à deux ans, 2 gr. à trois ans, 4 gr. à cinq ans, 10 gr. à dix ans, 1 à 2 cuillerées à soupe chez les adultes dans du lait.

IV. **Hectargyre.** V. à l'*Appendice.*

V. **Protoiodure de mercure.** — Médicament antisyphilitique. — INCOMPATIBILITÉS. Alcalis, sulfures, iodures, chlorures, lumière. — DOSES : *A l'intérieur,* 1 à 10 centigr. en pilules; celles le plus généralement employées contiennent 5 centigr. *A l'extérieur,* en pommade, 50 centigr. à 1 gr. pour 20 gr. d'axonge.

VI. **Biodure de mercure** (iodure rouge). — Médicament antisyphilitique. — INCOMPATIBILITÉS. Les mêmes que pour le protoiodure. -- DOSES ET MODE D'EMPLOI : *A l'intérieur,* 5 à 25 milligr. en pilules ou sous forme de sirop de *Gibert,* qui contient par cuillerée à soupe 5 milligr. de biodure de mercure et 1 gr. d'iodure de potassium. *A l'extérieur,* en pommade contenant 5 à 50 centigr. de biodure pour 30 gr. d'axonge.

VII. **Oxyde mercurique (précipité rouge** préparé par voie sèche, et **précipité jaune,** par voie humide) -- Médicament employé contre les ulcérations de la cornée et les blépharites. — DOSES : 1 à 3 gr. pour 30 gr. vaseline.

Empoisonnement aigu par le mercure ou ses sels (ordinairement par le sublimé). — SIGNES. Toutes les parties de la bouche sont gonflées et blanchâtres; il existe un goût métallique et une sensation de constriction de la gorge. Douleurs au niveau de l'estomac, vomissements sanguinolents, diarrhée striée de sang. Respiration difficile, convulsions, syncope.

PREMIERS SOINS. Faire vomir en chatouillant la luette, faire boire un demi-verre d'eau albumineuse (5 blancs pour 2 verres d'eau), puis faire vomir de nouveau. Recommencer ainsi plusieurs fois. Lorsque les évacuations sont suffisantes, tisane de graine de lin ou eau de riz.

Intoxication lente par le mercure (hydrargyrisme). — CAUSES. L'intoxication est produite rarement par les médicaments énoncés plus haut, car les doses actuellement employées sont faibles; la mauvaise réputation du mercure tient à l'abus qu'on en faisait autrefois. L'intoxication est assez fréquente chez les prédisposés dans les professions où l'on manie le mercure ou ses sels (doreurs, miroitiers, fabricants de baromètres, chapeliers et surtout ouvriers des mines de mercure).

SIGNES. *Forme aiguë.* Inflammation de la bouche caractérisée par une douleur au niveau de la dernière molaire, du côté où dort le malade; goût métallique, haleine mauvaise; mastication pénible; les gencives, molles, exulcérées, saignent facilement; les dents sont déchaussées; la salivation est continuelle. Palpitations, essoufflement, perte d'appétit, insomnie, pâleur, diarrhée, abattement considérable. Éruption de petites cloques au ventre et aux cuisses pouvant s'étendre à tout le corps, avec fièvre.

Forme chronique. Les troubles sont analogues aux précédents; il s'y ajoute un tremblement qui atteint d'abord les membres supérieurs, puis les jambes, la tête et la langue, et se produit surtout à l'occasion des mouvements.

TRAITEMENT : 1° PRÉVENTIF. Soins méticuleux de propreté, bains, soins particuliers aux dents. 2° CURATIF. Chlorate de potasse 6 à 8 gr. par jour dans 150 gr. d'eau. Iodure de potassium. Hydrothérapie. Électricité.

Mercuriale (Syn. : sarolle, craquenlil) [*fig.* 423]. — Plante de la famille des Euphorbiacées, employée comme émolllient et purgatif sous forme de décoction simple (20 gr. par litre), ou en lavement additionné de quantité égale de miel (miel de mercuriale de 20 à 60 gr.).

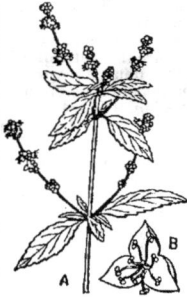

Mercuriaux. — Préparations à base de mercure.

Mercuriel et **Mercurielles.**

Mercuriel (Emplâtre). — V. MERCURE : *Emplâtre de Vigo.*

Mercurielles (Onctions). — V. MERCURE.

Fig. 423.
Mercuriale.
A. Plante ; B. Fleur.

Mercurique (**Bain**). — V. MERCURE : *Bichlorure de mercure.*

Merlan. — Espèce de poisson ; il est de digestion facile.

Mesures et **Pesées.** — Les mesures varient suivant que la substance est liquide ou solide.

MESURES POUR LES SUBSTANCES LIQUIDES (ces chiffres sont des moyennes, et le plus sûr est de faire mesurer exactement la contenance des cuillers et des verres) :

Contenance d'une cuillerée :

	ALCOOL A 60° OU HUILE	EAU	SIROP
à café	3 gr.	4 gr.	5 gr.
à dessert . . .	9 gr.	12 gr.	16 gr.
à soupe	12 gr.	16 gr.	20 gr.

Un verre à liqueur contient. . . 30 gr. d'eau.
— à madère — 60 gr. —
— à bordeaux — 100 gr. —
— à eau — 160 gr. —

MESURES POUR LES SUBSTANCES SOLIDES.

Une pincée de fleurs ou de feuilles pèse à peu près. . . . . 2 gr.
Une poignée de farine pèse. . . . . 100 gr.

PESÉES. — Pour les pesées, on peut employer, faute de poids, des pièces de monnaie. Les pièces de : 0 fr. 50 pèsent 2 gr. 50 ; de 1 fr. pèsent 5 gr. ; de 2 fr. pèsent 10 gr. ; de 5 fr. pèsent 25 gr.

Mésentère (du grec *mesos*, au milieu, et *enteron*, intestin). — Replis du péritoine qui maintiennent les intestins.

Métacarpe (du grec *meta*, après, et *karpos*, carpe). — Partie de la main comprise entre le poignet et les doigts. Elle est formée de cinq métacarpiens. V. MAINS, CORPS.

Métallothérapie. — Forme de médication inventée par le Dr Burq et consistant dans l'application de plaques de métaux (fer, argent, or, cuivre) réunis ou non en bracelet ou anneau. La substance doit varier suivant la sensibilité des individus pour tel ou tel métal. Il est certain que, par ce procédé, qui semble se rapprocher des actions électriques, on a obtenu dans certaines maladies nerveuses quelques résultats.

Métastase (du grec *metastasis*, changement de place). — Modification dans le siège ou la forme d'une maladie avec disparition plus ou moins complète des signes de l'affection au point primitif. Ex. : Métastase des oreillons, l'inflammation se transportant de la glande parotide aux testicules ou aux ovaires.

Métatarse (du grec *meta*, après, et *tarsos*, le tarse). — Partie du pied comprise entre le talon et les orteils. Il est formé des os métatarsiens. V. PIEDS, CORPS.

Météorisme. — Dilatation du ventre par des gaz.

Méthode Raspail. — Le camphre y joue un rôle important : alcool et eau-de-vie, pommade, huile camphrés ; camphre à priser, cigarette au camphre, eau sédative.

Méthyle (Chlorure de). — Liquide qui, pulvérisé, produit un refroidissement intense et l'anesthésie. On l'emploie principalement dans la sciatique (Debove).

Métralgie. — Douleur dans la matrice.

Métrite. — V. MATRICE (Maladies de la).

Métrorragie. — Ce mot est pris en général comme synonyme de *ménorragie* ; cependant, il s'applique plus spécialement aux hémorragies qui s'effectuent dans l'intervalle des règles. V. HÉMORRAGIE de la matrice.

Miasmes. — Les miasmes sont les émanations qui s'exhalent des eaux croupissantes et surtout des marais : miasmes *paludéens**. On verra au mot PALUDISME que l'agent nocif des marais est un microbe d'une forme spéciale.

Microbes et **maladies microbiennes** (*fig.* 424-445). — Les microbes (bacilles, bactéries) doivent leur nom à la petitesse de leurs dimensions qui ne permet de les voir qu'au microscope, leur plus grand diamètre variant entre la moitié d'un millième de millimètre et deux millièmes de millimètre. Ils forment une branche de la famille des Algues.

Structure des microbes. — Forme
(*fig.* 433-444). Il existe trois variétés principales. Les microbes peuvent être : 1° arrondis, *micrococques*, dont les cellules sont isolées ou réunies soit par paire, *diplocoque* (gonocoque de la blennorragie), soit en masse, *sarcine*, soit en grappe, *staphylocoque ;* 2° en bâtonnet court et isolé, *bactérie,* ou plus long et réuni à d'autres, *bacille,* ou allongé en filaments isolés et plus ou moins cloisonnés, *leptothrix ;* 3° en spirale, courte et courbée en virgule, *vibrion,* ou plus longue et courbée plusieurs fois sur elle-même, *spirille.*

Il existe des transitions insensibles entre ces formes, surtout au début de l'existence des microbes ; d'autre part, des déformations peuvent se produire par l'effet de dégénérescence ou d'adaptation à une fonction spéciale. Ces formes ne sont, du reste, qu'un des éléments servant à déterminer chaque variété, les autres étant donnés par de multiples réactions qui permettent, par exemple, d'isoler un microbe d'autres familles microbiennes.

Couleur. La plupart sont incolores, mais il en est de colorés en violet, bleu, rouge, vert ou jaune ; certaines variétés sont phosphorescentes.

Constitution. Les microbes sont des cellules entourées d'une enveloppe. Dans un certain nombre d'espèces, la couche externe se gonfle et forme une enveloppe gélatineuse, *zooglée*, dans laquelle les microbes qui naissent du premier peuvent rester enfermés, constituant ainsi une sorte de colonie. La zooglée peut en quelques heures prendre un développement énorme en s'associant ou non à des cellules de levure (ex. : kéfir).

Mobilité. Les microbes, suivant les espèces, possèdent ou non une mobilité propre : cette mobilité peut être due à l'existence de cils vibratiles (v. *fig.* 434-436 et 444).

Multiplication. Elle s'opère : 1° par *division* (streptocoque, gonocoque), ordinairement transversale, quelquefois longitudinale : 20 à 30 minutes suffisent souvent entre deux divisions successives, ce qui explique l'envahissement si rapide d'une région par ces êtres ; 2° par formation de sortes d'œufs, *spores*, qui se transforment elles-mêmes en microbes lorsqu'elles trouvent un milieu favorable ; 3° à la fois par *division* et par *spores.* Une même espèce peut n'avoir qu'un de ces modes de multiplication ou, suivant les circonstances, employer l'un ou l'autre. Les spores ont une vitalité supérieure à celle des microbes ; elle peut dépasser un quart de siècle.

Nutrition. Les microbes vivent en parasites aux dépens d'un être vivant ou en produisant sa destruction s'il est mort ; dans ce dernier cas, ils prennent le nom de *saprophytes.* Les uns empruntent l'oxygène à l'air (microbes *aérobies*), les autres à la décomposition de substances contenant ce gaz (*anaérobies*). Chez les êtres vivants, ils dédoublent l'amidon et les matières albuminoïdes par les substances analogues à la partie active de la salive (diastase) et du suc gastrique (pepsine) qu'ils

contiennent. L'aliment qu'ils consomment est plus de 250 fois supérieur à la quantité qu'absorberait proportionnellement l'homme ; encore n'utilisent-ils qu'une faible partie des substances qu'ils décomposent pour se nourrir. Des expériences faites dans les tubes à culture il résulte que les microbes ont besoin d'une nourriture très complexe ; aussi les liquides nourriciers dans lesquels on les multiplie (*fig.* 424-426) contiennent-ils des aliments azotés et hydrocarbonés, ainsi que des sels minéraux.

Origine et localisation des microbes.
— 1° Dans l'*air* le nombre des microbes est au minimum pendant le printemps et après les pluies qui balayent l'atmosphère, au maximum en automne. Nul ou presque nul sur les hautes montagnes (v. altitude), il varie à Paris, par mètre cube d'air, de 200 au sommet du Panthéon à 3 480 rue de Rivoli, 4 500 dans l'intérieur d'une maison neuve, 36 000 dans une vieille maison et 79 000 dans de vieux hôpitaux comme la Pitié (Miquel). Un gramme de poussière recueillie rue de Rennes en contenait 1 300 000. La majeure partie paraissent être des microbes inoffensifs ; cependant, on y trouve des microbes origines de maladies (ex. : staphylocoque, microbe de Koch). La courbe quotidienne du nombre des microbes est, du reste, en concordance parfaite avec la courbe des maladies épidémiques.

Fait à noter, l'air exhalé par des malades est d'ordinaire absolument pur : ainsi, on n'a jamais trouvé de microbe de Koch dans l'air expiré par un phtisique. L'agent virulent se trouve, au contraire, en abondance dans les déjections solides (matières fécales) ou liquides (crachats) ; lorsque ces déjections se sont desséchées, les microbes se répandent dans l'air sous forme de poussières qu'on absorbe en respirant ou qui tombent sur les plaies.

2° Le *sol* contient des microbes dans ses couches superficielles, notamment celui du tétanos, du charbon (qui y subsiste inaltéré pendant des années), de la fièvre typhoïde, de la fièvre intermittente.

3° Parmi les bacilles qu'on trouve dans l'eau sont ceux de la fièvre typhoïde, du choléra, de la tuberculose, du pus. Pour Miquel, l'eau peut être considérée comme pure lorsqu'elle contient de 0 à 1 000 bactéries par centimètre cube ; elle est médiocre de 1 000 à 10 000, impure au-dessus de 10 000. Dans l'eau des égouts de Paris, il en existe 63 millions par centimètre cube ; l'eau de Seine en contient déjà de 20 à 140 000. La glace participe de toutes les impuretés de l'eau dont elle est formée : certaines espèces de bactéries ont pu être exposées à un froid de 120° au-dessous de 0 sans périr ! Toutes les eaux renferment des microbes, à l'exception des sources d'origine profonde, qui doivent leur pureté à l'action filtrante du sol.

4° Le *lait* peut contenir des microbes, notamment celui de Koch, s'il provient de vaches atteintes de la tuberculose des mamelles.

5° On trouve enfin ces germes sur les *meubles*, les *tentures*, les *parquets*, les *murs*, les *étoffes* (linges, vêtements), les *ustensiles* de cuisine et de table, les objets de toilette, les objets de pansement et d'une façon générale

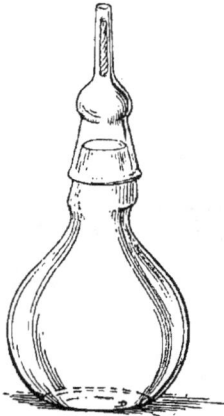

Fig 424.
Ballon de Pasteur.

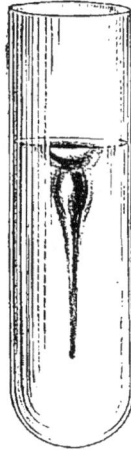

Fig. 425.
Culture de vibrion cho-
lérique en piqûre dans
la gélatine.

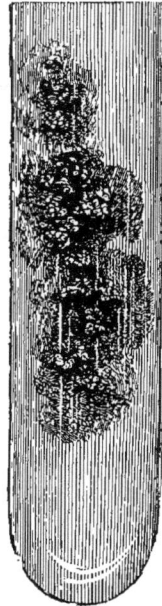

Fig. 426. — Tube de culture.

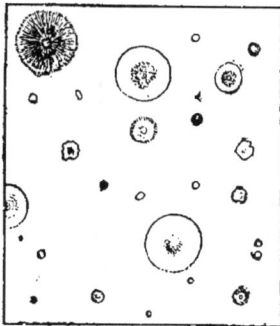

Fig. 427.
Colonies de bacilles sur gélatine.
(Réduction de 1/4.)

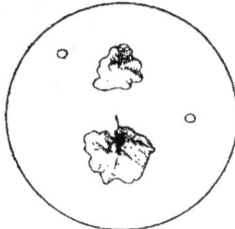

Fig. 428. — Colonies sur gélatine (bacilles typhiques).
(Réduction de 1/4.)

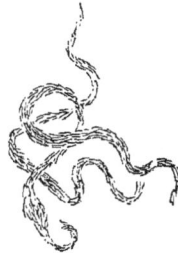

Fig. 429.
Serpents de bacilles.
(2 colonies. Grossi 6 700 fois.)

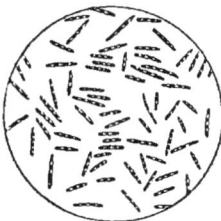

Fig. 430.
Bacilles de la tuberculose.

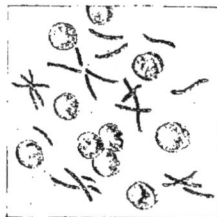

Fig. 431.
Bacilles de Koch
(tuberculose).

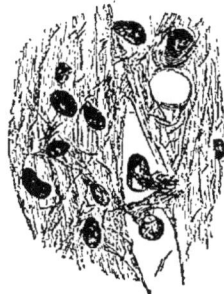

Fig. 432.
Bacilles dans un crachat.
(Grossis 600 fois.)

Fig. 424 à 432. — Examen et cultures de bacilles.

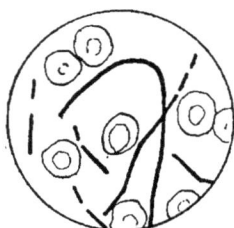

Fig. 433.
Vibrions du pus.

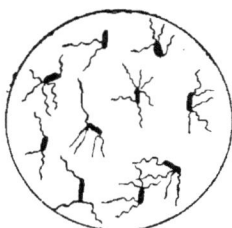

Fig. 434. — Bacilles coli
(choléra nostras).

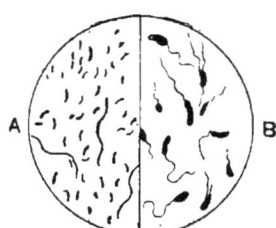

Fig. 435. — A. Bacilles virgules
(choléra asiatique);
B. Les mêmes très grossis.

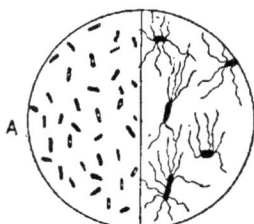

Fig. 436. — A. Bacilles typhiques;
B. Les mêmes avec leurs cils.

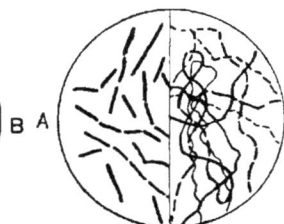

Fig. 437. — A. Bactéries charbonneuses dans le sang;
B. Dans les cultures.

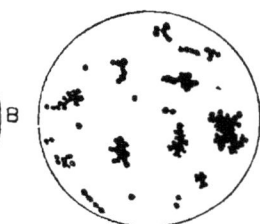

Fig. 438. — Staphylocoques
du pus.

Fig. 433 à 438. — Formes diverses de microbes, vus dans le champ arrondi du microscope.

les objets variés qui ont été en contact avec un malade.

6° *Localisation dans le corps.* La localisation principale des microbes en ce qui concerne l'homme, c'est le *corps* lui-même : peau, bouche, nez, gorge, tube digestif (notamment intestin). voies génito-urinaires. Strauss a découvert le microbe de la phtisie dans le nez de 9 individus sains sur 10.

Certains microbes, le *pneumocoque,* origine de la pneumonie, le *streptocoque* (érysipèle, péritonite), le bacille de la *diphtérie* se rencontrent à l'état normal dans la bouche d'un grand nombre de personnes bien portantes ; le microbe en virgule du choléra a été trouvé dans les déjections d'individus en bonne santé, mais vivant dans un milieu où régnait le choléra.

D'autre part, le professeur Kelsch a écrit : « La fièvre typhoïde peut naître des germes que nous portons en nous et qui, silencieux dans les conditions ordinaires, deviennent aptes à remplir temporairement des fonctions virulentes sous l'empire de grandes infractions à l'hygiène et notamment des fatigues prolongées, des écarts de régime, des souillures banales de l'eau, toutes circonstances qui, par leur réunion, sont propres à créer la putridité du milieu intérieur. »

Le microbisme est latent, l'ennemi est dans la place ; mais, pour que la maladie soit provoquée, il faut qu'un autre élément vienne s'ajouter, l'*opportunité* morbide, qu'il est en notre pouvoir souvent d'éviter.

« L'ensemencement est peu de chose ; ce qu'il faut, c'est ne pas germer. »

Mode de production des maladies. — Les microbes créent la maladie par leur action propre, mais surtout à l'aide de leurs sécrétions ou plutôt de leur excrétion, c'est-à-dire de liquides qu'ils rejettent au dehors et qu'on peut comparer à l'urine ; on les nomme des *toxines* (poisons).

PROPRIÉTÉS DES TOXINES. Les toxines sont des substances analogues aux alcaloïdes que l'on extrait des végétaux (ex. : atropine, digitaline). Comme ces alcaloïdes, elles peuvent se combiner avec des acides pour constituer des sels. Elles peuvent se présenter sous forme d'huiles incolores ou ambrées, d'odeur très variable. tantôt vireuse et cadavérique, quelquefois agréable. analogue au parfum de l'aubépine, du seringa.

On a démontré les effets nuisibles des toxines en provoquant par leur injection chez les animaux tous les accidents des maladies : fièvre, somnolence, torpeur, convulsions, paralysie, anesthésie, albuminurie. Ces effets, qui varient avec la toxine employée. sont obtenus avec des doses infimes : 2 dixièmes de milligramme de toxine du microbe du tétanos suffisent à tuer un cobaye.

Chaque microbe donne naissance à une famille dont certains membres peuvent avoir une action différente, l'un produisant la paralysie et un autre une angine ou des formes variables d'une même maladie (tuberculose).

ASSOCIATIONS MICROBIENNES. — Dans nombre

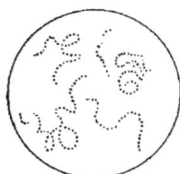

Fig. 439. — Strepto-
coques (bactéries
du pus).

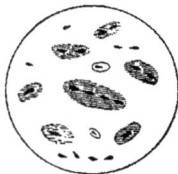

Fig. 440. — Pneumo-
coques (bactéries
de la pneumonie).

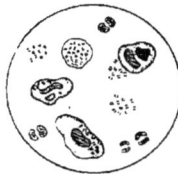

Fig. 441. — Gonocoques
(bactéries de la blen-
norragie).

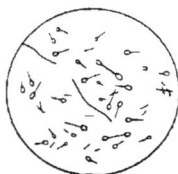

Fig. 442. — Bacilles
du tétanos.

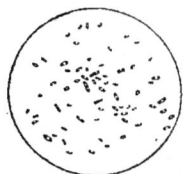

Fig. 443. — Bacilles
de la peste.

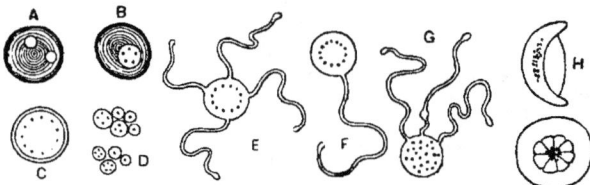

Fig 444. — Phases du microbe du paludisme.
A. B, C. D. Corps sphériques ; E, F. G. Emission des flagelles ; H. Corps
en croissant ; I. Corps en rosace.

Fig. 439 à 444. — Formes diverses de microbes.

de cas, plusieurs variétés de microbes peuvent soit agir en même temps, soit se succéder. Un premier groupe ouvre la brèche par laquelle viennent passer les parasites qui végétaient aux alentours(infection secondaire). L'association aggrave la maladie : lorsque, par exemple dans une diphtérie, des microbes communs, comme le staphylocoque ou le streptocoque, viennent ajouter leur action à celle du microbe spécial, créateur de la maladie, celle-ci prend un caractère particulier de malignité.

Circonstances favorisant l'action des microbes. — I. ACTIONS EXTÉRIEURES À L'ORGANISME. 1º Le *climat* des pays chauds, qui facilite la multiplication des microbes de la fièvre jaune, de la peste, du choléra.

2º L'*encombrement* (typhus), qui accroît la *quantité* des microbes absorbés par chaque individu (gravité de la rougeole dans les hôpitaux).

II. ACTIONS SPÉCIALES À L'ORGANISME. L'*âge* (fièvres éruptives de l'enfance); le *sexe* (grossesse, allaitement, fréquence de l'érysipèle après les règles). La résistance vitale est affaiblie dans le premier cas par le travail de la croissance (diminution des phosphates du sang qui sont utilisés par les os), dans le second cas par les modifications apportées à la circulation. Le *surmenage*, le *froid*, la *chaleur*, le *jeûne* et l'*inanition* (facilité des contagions chez les individus à jeun); l'*absence de lumière* d'*air* et d'*exercice* (prisonniers); la *diminution d'activité des cellules* du corps par des intoxications (alcoolisme) ou des altérations du sang (diabète), le sucre activant la vitalité des microbes; la *dilacération des tissus*(blessures), qui donne aux microbes une porte d'entrée facile.

Quand un microbe provoque une maladie, c'est fréquemment parce qu'il s'est produit, dans le milieu où il se trouvait, un changement qui lui a permis de se multiplier, de sécréter à son aise des toxines. Ces causes favorisantes ne sont pas, cependant, nécessaires si les microbes introduits sont *très abondants* et *très violents*; c'est ainsi que s'explique l'apparition de la maladie chez des individus parfaitement sains.

Circonstances défavorables aux microbes. — Elles provoquent la destruction ou l'*atténuation* des microbes.

I. ACTIONS EXTÉRIEURES À L'ORGANISME. 1º *Température*. La végétation des microbes n'est possible qu'entre certaines limites de température : le maximum de chaleur supporté est en général 60º. Certains microbes des eaux thermales de Plombières et de Cauterets vivent cependant dans les eaux à 65º, et quelques spores ne sont tuées que par une température de 140º, d'où l'utilité des hautes températures dans les étuves à désinfection. Les microbes sont très résistants au froid: certains peuvent subir un froid de 200º au-dessous de 0. Cependant, on peut les détruire à un degré très supérieur par des alternances de congélation et de retour à la température normale.

2º *Lumière*. Pour la plupart des microbes, la lumière est nuisible à partir d'un certain degré. Les rayons bleus et violets sont bactéricides. (V. cure de LUMIÈRE.) Le soleil de juin, juillet, détruit des bacilles dans un lac jusqu'à 3 mètres de profondeur.

3º *Oxygène*. Il détermine une combustion lente, utilisée par Pasteur pour l'atténuation de la virulence. L'oxygène de l'air détruit avec une facilité particulière les microbes anaérobies.

4° *Altitude.* Dès 300 mètres, les microbes commencent à devenir rares. V. ALTITUDE.

II. DÉFENSE DE L'ORGANISME PAR LA PEAU ET LES MUQUEUSES. Les microbes pénètrent dans l'organisme ordinairement par le tube digestif, quelquefois par les voies respiratoires, la peau, les organes génitaux; mais partout ils rencontrent : 1° des *cils vibratiles* qui tendent à les rejeter au dehors ; 2° des cellules de revêtement (peau et muqueuse) qui les empêchent de pénétrer; 3° des liquides *bactéricides* (destructeurs des microbes) : la salive, les sucs gastrique, pancréatique, intestinal, la bile, les acides ou les alcalis contenus dans les matières intestinales ; la sueur, le mucus nasal, qui agit d'autant plus longuement que la cavité du nez est très tortueuse ; le mucus de la matrice. L'intestin contient des substances toxiques pour les microbes (acides, phénols, leucomaïnes). Le sang n'est pas non plus un milieu très favorable aux microbes ; les reins les éliminent dans l'urine ; le foie les détruit également.

III. DÉFENSE DE L'ORGANISME PAR LA PHAGO-CYTOSE. Certains globules blancs du sang ou leucocytes sont chargés, suivant l'expression de M. Duclaux, de la police intérieure de l'organisme. « Doués d'une grande mobilité, ils se dirigent rapidement et en grand nombre vers un point donné ; il semble qu'un odorat, un flair plus ou moins subtil, leur indique à distance l'existence d'une proie. Dès qu'ils atteignent le microbe, ils l'englobent et finissent par le faire disparaître en le digérant par suite de l'action des sucs digestifs particuliers qu'ils sécrètent à cet effet (*fig.* 445).

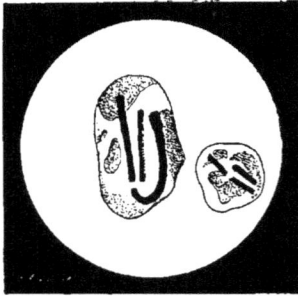

Fig. 445. — Leucocytes-phagocytes dévorant des microbes.

Ils méritent donc leur nom de cellules mangeuses (*phagocytes*). Les phagocytes sont répandus un peu partout dans le sang, dans les viscères, surtout dans le foie, les ganglions ; ils traversent les vaisseaux capillaires (diapédèse) pour pénétrer dans le tissu envahi par les microbes. La phagocytose s'exerce d'une façon permanente, elle s'exagère au moment d'une maladie.

« Seulement, il arrive que le leucocyte et le microbe ne sont pas toujours d'égale force. Tantôt, par exemple, le microbe est affaibli dans ses moyens de défense, *atténué*, selon l'expression introduite dans la science par Pasteur, et alors le leucocyte, qui a détruit ces microbes atténués, devient de plus en plus capable de détruire les microbes virulents de même espèce. La défense « leucocytaire » est plus active. » Par contre, dans certains cas, ce sont les phagocytes qui s'altèrent et se dissolvent, le microbe est vainqueur.

Le pouvoir phagocytaire semble exister aussi dans les cellules fixes placées dans les séreuses, dans l'intérieur des vaisseaux et des muqueuses, mais à un degré plus faible que chez les leucocytes.

Action de la porte d'entrée. La voie par laquelle pénètrent les microbes a une grande influence sur l'atténuation de leur action et le triomphe des phagocytes. Un exemple nous en est donné par la vaccine et aussi même, dans une certaine mesure, par le procédé employé antérieurement, l'inoculation de la variole. Les phagocytes, n'ayant sur eux qu'un nombre relativement peu élevé de microbes avant que ceux-ci soient arrivés dans des milieux favorables à leur pullulation, les annihilent plus facilement. On trouve, du reste, au niveau du point vacciné, un nombre de phagocytes centuple de celui qui se trouve au même point chez un non-vacciné.

Lorsque, au contraire, les microbes sont apportés par le sang dans un organisme faible comme celui du fœtus, la multiplication est très intense, d'où la gravité de la variole ou de la syphilis fœtales.

Ces diverses défenses de l'organisme montrent la vérité de la formule qui n'a que l'apparence d'un pléonasme : « Il est difficile de devenir malade lorsqu'on est bien portant. »

Prévention, atténuation et guérison des maladies. — I. EXALTATION DU POUVOIR PHAGOCYTAIRE. L'augmentation de la puissance des phagocytes peut être effectuée : 1° en diminuant le nombre des microbes par l'expulsion de ceux qui recouvrent notre corps (lavage général du corps., qui se sont arrêtés dans la bouche et la gorge (gargarisme et lavage avec l'abaisse-langue injecteur) et surtout de ceux qui séjournent dans l'intestin (selles quotidiennes régulières, lavement, purgatif); 2° d'une façon générale, en supprimant toutes les causes favorables à l'évolution des microbes, causes qui ont été énumérées précédemment ; 3° en accroissant par une bonne alimentation, par une large aération (V. ALTITUDE, SANATORIUM), le nombre et la vitalité des globules blancs phagocytes ; 4° par l'absorption d'alcalins faibles, de phosphate de chaux, de solutions de chlorure de sodium, d'où l'utilité des injections, chez certains malades, de sérum artificiel, liquide contenant 5 à 7 gr. de sel marin pour 1 000 gr. d'eau distillée ; 5° par l'absorption d'antiseptiques et de substances activant la sécrétion des sucs digestifs toxiques par les microbes ; 6° en facilitant l'élimination des parasites par l'urine et la sueur.

II. ANTITOXINE ET IMMUNITÉ. Si l'on injecte à un animal un microbe ou sa toxine à dose insuffisante pour provoquer la maladie produite par ce microbe, ou atténuée par un des procédés défavorables, lumière, oxygène, etc., on rend réfractaire l'animal à la maladie par la formation dans son sang de matières toxiques pour le microbe en question et même, dans certains cas, pour d'autres. On appelle ces matières des *antitoxines;* elles créent l'immunité contre une maladie donnée. Les antitoxines n'apparaissent que plusieurs jours après l'injection et alors que le liquide injecté est en partie éliminé. Ces matières, d'après Charrin, naissent donc partiellement, sinon complètement, des cellules mêmes de l'animal dont la nutrition a été modifiée par le microbe. Les modifications peuvent être transmises aux rejetons : la vaccination opérée chez une femme enceinte peut rendre l'enfant inapte à contracter la variole. Le sang ou simplement le sérum de ce sang contenant l'antitoxine annihile en dehors de l'animal le microbe et ses sécrétions, soit en les détruisant, soit en provoquant la vitalité des tissus et des phagocytes. La dose nécessaire est presque infinitésimale; la propriété est durable. La sérothérapie contre les maladies contagieuses et notamment contre la diphtérie est née de cette constatation.

L'immunité contre une maladie ou l'atténuation de ses signes par la sélection qu'entraînent des épidémies successives devient héréditaire dans sa race. C'est ce qui explique le caractère de gravité extrême que prend, au contraire, une maladie contagieuse lorsqu'elle frappe une population où elle est importée pour la première fois par des étrangers. Des maladies relativement bénignes comme la rougeole, importées en Océanie, ont fait disparaître la population entière de certaines îles.

Explication des diverses phases des maladies microbiennes. — L'*incubation*, période qui s'écoule entre le moment d'introduction dans l'organisme de microbes nuisibles et l'apparition des premiers symptômes, diffère suivant la variété du microbe. Quelques-uns ne peuvent agir qu'après s'être considérablement multipliés.

La *durée des crises* est en rapport avec l'évolution des microbes, qui ont des phases de naissance, de maximum et de décroissance de virulence.

Les *accalmies* correspondent à une accumulation de substances bactéricides créées, à un moment donné, par les tissus, sous l'influence de la médication.

Les *rechutes* sont produites par une diminution de la résistance vitale (fatigue, émotion, froid, écart de régime), par une augmentation de puissance des microbes, ou l'arrivée d'un appoint nouveau de ces parasites.

Dans des affections infectieuses chroniques, le plus ordinairement les germes ont disparu, mais les cellules lésées sont impuissantes à reprendre leur forme, leur structure, leur fonctionnement normal (Charrin).

Microcéphalie (du grec *mikros*, petit, et *kephalé*, tête). — Tête dont le cerveau pèse moins de 1 030 gr. C'est un des signes de l'idiotisme.

Miction. — Action d'uriner. Pour les troubles de la miction, V. URINE.

Miel. — Médicament-aliment adoucissant, rafraîchissant, laxatif.

DOSES et MODES D'EMPLOI. Pour sucrer les tisanes, 60 gr. par litre; 20 à 60 gr. en lavement. Le miel pris comme aliment est aussi laxatif, notamment chez les enfants.

Le miel forme la base des sirops ou *mellites* dans lesquels le miel remplace le sucre. Ces mellites sont formés de 3/4 de miel pour 1/4 d'eau.

Miel rosat. — Mélange à parties égales de miel et d'infusion de roses rouges (50 gr. pour 300 d'eau). Astringent.

Migraine. — Accès de douleur dans une moitié de la tête survenant à intervalles plus ou moins éloignés (semaines, mois) et durant chacun de six à quarante-huit heures.

SIGNES : I. *Forme ordinaire.* 1º *Phase préparatoire.* Inaptitude au travail, perte d'appétit ou, au contraire, excitation cérébrale, sommeil lourd.

2º *Phase d'accès.* D'abord, c'est une simple sensation de tension au niveau et au-dessus de l'œil, ainsi qu'à la tempe; puis la douleur s'étend, devient diffuse, mais de plus en plus pénible, s'exagérant par tous les mouvements; l'artère temporale bat avec force et il se produit des bâillements, des nausées, des vomissements sans douleur d'estomac. La constipation est habituelle.

3º *Phase terminale.* A la douleur succède un état de torpeur qui disparaît enfin, après qu'on a dormi et surtout après avoir mangé.

II. *Forme ophtalmique.* Elle est caractérisée, en dehors des signes précédents, par des troubles visuels (étincelles, vue d'une moitié seulement des yeux).

CAUSES : 1º PRÉDISPOSANTES. Hérédité de diathèse arthritique (goutte, obésité, asthme, gravelle, rhumatisme). La migraine, fréquente dans l'enfance, ne se produit pas, en général, pour la première fois après 25 ans. 2º DÉTERMINANTES. Veilles prolongées, digestions pénibles, excès de travail, variations de temps.

TRAITEMENT : 1º PRÉVENTIF. Surveiller constipation, régime sévère, alimentation légère, pas d'alcool, boire beaucoup d'eau, exercice, hydrothérapie.

2º DE L'ACCÈS. Le café noir, dès le début de l'accès, le fait souvent avorter. Antipyrine (2 à 4 gr.), morphine, pulvérisation de liquides réfrigérants (éther, chloréthyle), salicylate, bromure, arsenic, aconit, caféine. Le Dr Gallois conseille l'emploi de bicarbonate de soude sous forme d'eau de Vals.

Migrainine. — Sous cette dénomination, que certains pharmaciens ont spécialisée en y ajoutant leur nom, on vend en général un mélange d'antipyrine, de caféine et de bicarbonate de soude destiné à supprimer les douleurs de tête. Quelquefois, on y ajoute de la phénacétine.

Miliaire. — Eruption caractérisée par de petits boutons rouges, isolés ou groupés, faisant une faible saillie au-dessus de la peau et qui, dès le second jour, sont surmontés d'une cloque, de la grosseur d'un grain de millet, d'abord rouge, puis blanche et transparente. Cette cloque disparaît bientôt, et l'épiderme tombe sous forme d'écaille.

Cette éruption, qui est précédée et ac-compagnée souvent de picotements, de démangeaisons, provoque souvent un peu de fièvre; elle se produit sous l'influence de la chaleur, au cours de diverses ma-ladies, ou pendant les couches, ou sim-plement à l'occasion d'une grande élé-vation de la température de l'air.

TRAITEMENT : 1° PRÉVENTIF. Ne pas trop sur-charger les malades de couvertures. 2° CURA-TIF. Poudre d'amidon, lotions avec de l'eau de feuilles de noyer.

Pour la suette miliaire, V. SUETTE.

Minérales (Eaux). — Eaux na-turelles employées comme traitement préventif ou curatif, en raison de leur constitution chimique, de leur tempéra-ture et de leurs propriétés spéciales. La minéralisation provient de la dissolution des sels rencontrés dans leur trajet sous terre, et la température résulte de la profondeur dont elles émergent (un de-gré par 33 mètres).

CHOIX D'UNE STATION. Dans une cure ther-male, l'action bienfaisante est due naturelle-ment en premier lieu à l'eau minérale; mais certaines cau-ses adjuvantes ne sont pas à négliger : climat, altitude, vents régnants, ex-position de la station et de la maison occu-pée par le malade, exercice régulier, distractions diver-ses; aussi la station choisie doit-elle dif-férer suivant le ma-lade.

La température des eaux varie de 80°(Chaudesaigues) à 4°. Quelques stations (Cauterets, Luxeuil, Plombières) possè-dent, à peu de dis-tance les unes des autres, des sources d'une température très différente (*gam-me de thermalité*).

D'une façon géné-rale, les sujets irritables ont avantage à choisir des stations à une basse altitude; ceux chez lesquels la nutrition se fait mal iront, au contraire, dans des stations d'une altitude élevée, combinant ainsi la cure d'*al-titude* avec la cure thermale.

RENSEIGNEMENTS PRATIQUES. *Frais.* Dans les grandes stations, il est toujours facile de se loger et de se nourrir dans des conditions de prix assez analogues à ceux de chez soi, parce qu'il existe une très grande variété d'hôtels pour toutes les bourses. Il n'en est pas toujours de même dans les petites stations; il sera donc bon de prendre à l'avance des renseignements.

Contagion. Dans les stations qui reçoivent des malades atteints de tuberculose du larynx ou des poumons, il est *indispensable* de ne pren-dre possession d'un appartement qu'après s'être assuré qu'il a été désinfecté. On devra refuser toute chambre dont le mobilier ne se prête pas à une désinfection *complète*, refuser notamment les grands rideaux de fenêtre et de lit, qui sont de véritables nids à microbes.

Nourriture. Les maîtres d'hôtels, dans nom-bre de stations, semblent prendre plaisir à détruire l'action des eaux minérales par une nourriture échauffante et compliquée; il y aura donc lieu de n'accepter que les mets compris dans le régime prescrit par le méde-cin et de les *exiger* au besoin de l'hôtelier.

Plaisirs. Si les amusements de certaines stations jouent un rôle non douteux dans le succès de la cure par la suppression des pré-occupations habituelles, qui sont souvent parmi les causes importantes de la maladie (neurasthénie), il est de simple bon sens que ces plaisirs n'ont d'utilité qu'à condition de ne pas entraîner une fatigue.

MODES D'EMPLOI et DOSES. La dose de *boisson* à absorber varie suivant les stations; elle va en croissant, puis diminue progressive-

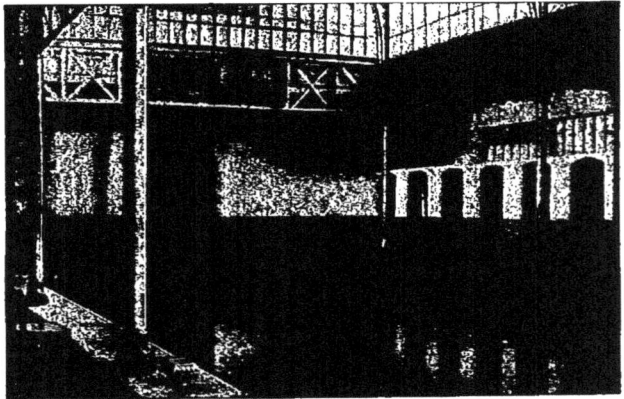

Fig. 446. — Piscine d'eau courante, à Royat. — Phot. du Dr Bouchinet.

ment; ordinairement, les verres ou demi-verres sont répartis en 5 à 6 fois dans la jour-née, avec intervalle d'un quart d'heure à une

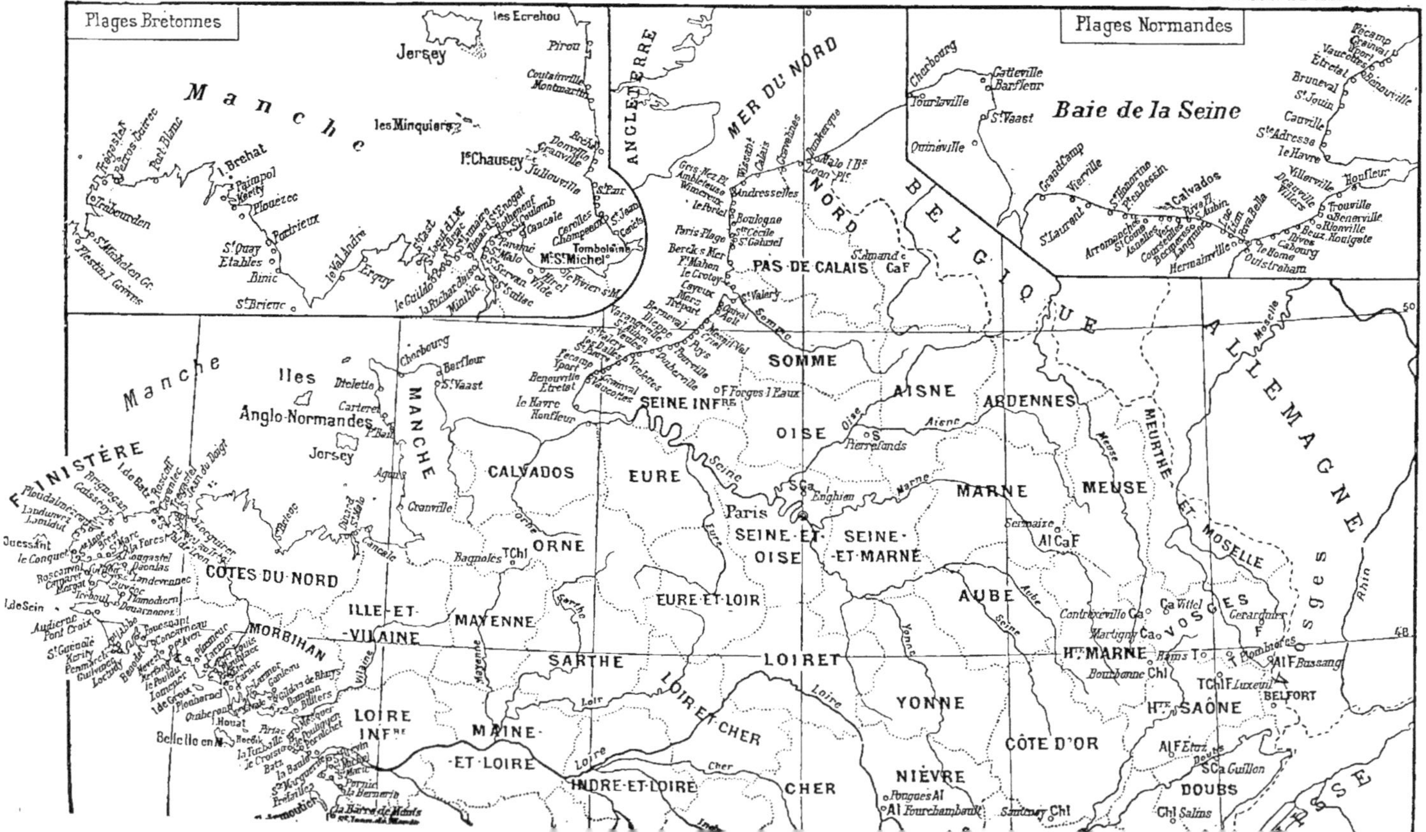

300 bis.

Plages Bretonnes

Plages Normandes

Baie de la Seine

ALLEMAGNE

BELGIQUE

ANGLETERRE

MER DU NORD

Manche

NORD

PAS-DE-CALAIS

SOMME

AISNE

ARDENNES

MEUSE

MEURTHE-ET-MOSELLE

MARNE

HTE-MARNE

AUBE

SEINE-INFRE

OISE

SEINE-ET-OISE

SEINE-ET-MARNE

EURE

EURE-ET-LOIR

YONNE

CÔTE-D'OR

NIÈVRE

LOIRET

LOIR-ET-CHER

CHER

INDRE-ET-LOIRE

CALVADOS

ORNE

SARTHE

MAYENNE

MAINE-ET-LOIRE

MANCHE

ILLE-ET-VILAINE

LOIRE-INFRE

CÔTES-DU-NORD

MORBIHAN

FINISTÈRE

Jersey

les Ecrehou

les Minquiers

Îles Anglo-Normandes

DOUBS

Paris

Seine

Rhin

EAUX MINÉRALES ET PLAGES DE FRANCE

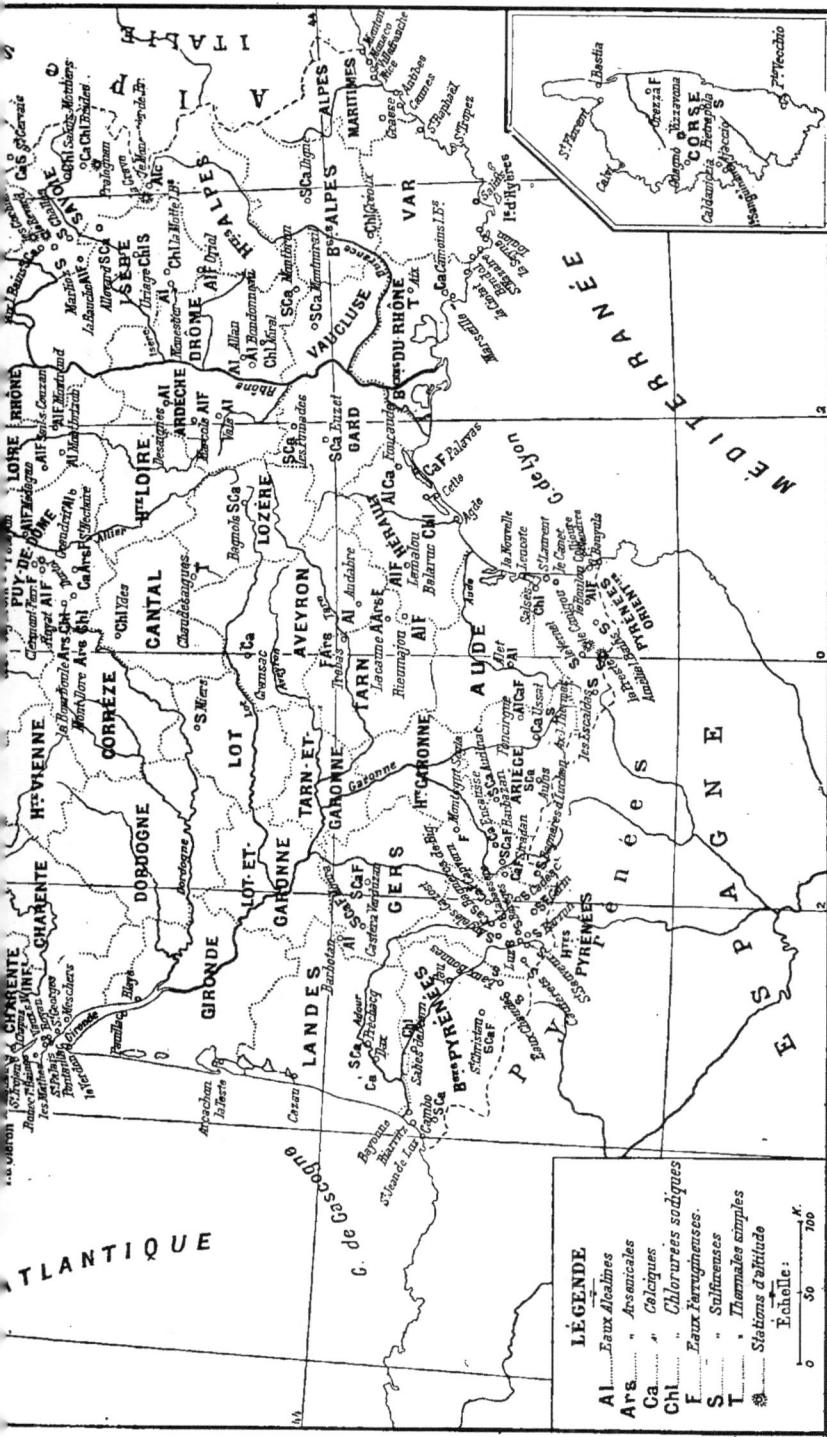

Cette carte a été dressée en partie d'après la *carte hydrominérale* de M. Jacquot (Baudry, édit.).

LÉGENDE

Al .... Eaux Alcalines
Ars. " .. Arsenicales
Ca .. " .. Calciques
Chl. " .. Chlorurées sodiques
F .... Eaux Ferrugineuses
S .... Sulfureuses
T .... Thermales simples
⊗ .... Stations d'altitude

Échelle :

0   50   100 K.

demi-heure entre chaque absorption ; la majeure partie de la dose est prise à jeun le matin. L'eau est bue en nature ou coupée avec une eau refroidie ou différentes préparations (lait, infusions, sirops). En général, on prescrit la marche entre les verrées.

La durée des *bains* varie de quelques minutes (bains à 45°) à une demi-heure, une heure et plus. Ils sont pris dans des baignoires individuelles ou des piscines communes (*fig.* 446), de préférence le matin à jeun ou vers 5 heures (bains sédatifs). Ces bains ont une action particulièrement puissante lorsque l'eau y est courante.

On emploie aussi la *douche*, le *massage*, l'*étuve*, les *inhalations*, le *humage*, les *pulvérisations*, les *bains** de boue.

Dans certaines stations, notamment à Salies-de-Béarn et au Mont-Dore, les bains sont pris à des heures très matinales, et, pour que

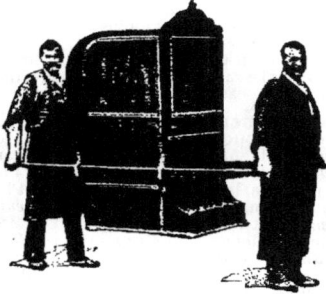

Fig. 447. — Chaise à porteurs, à Salies-de-Béarn.

le malade ne se refroidisse pas, on a coutume de le transporter chez lui enfermé dans une chaise à porteurs (*fig.* 447).

Composition chimique. Les substances qui se trouvent dans les eaux minérales sont très variées, et celle qui, étant *prépondérante*, donne son nom à l'eau (qui est dite *sodique, sulfurée, calcique, ferrugineuse*) est souvent en proportion minime par rapport à l'action qu'elle produit et qui peut être très supérieure à celle que produirait cette même substance donnée isolément dans une potion. Il faut donc tenir grand compte, pour l'effet produit par les eaux minérales, de l'union de la substance type avec d'autres, et cela sous forme de combinaisons chimiques souvent difficiles à déterminer ou même encore ignorées. Certaines de ces combinaisons sont essentiellement transitoires ; aussi l'eau minérale transportée est-elle inférieure à l'eau bue à la source, de même que l'eau transportée est elle-même très supérieure à l'eau faite artificiellement avec les principales substances de l'eau minérale naturelle. Les eaux minérales contiennent des microbes, notamment des *sulfobactéries* et des *ferrobactéries*, qui jouent probablement un rôle important dans la médication à la source.

Mode d'action. Les eaux minérales peuvent avoir une action *générale* (tonique, reconstituante, stimulante, calmante) ou *localisée* à un *système* (par exemple, aux systèmes respiratoire, circulatoire) ou à un *organe* (par exemple, au foie, à la matrice) ; elles peuvent aussi posséder à la fois les deux actions.

Origine des eaux minérales. — Le prof. Gautier explique ainsi la formation des eaux thermales sulfureuses : « A une température suffisante, les gaz qui se forment dans les roches *ignées*, en particulier les gaz carburés et sulfurés, réagissent sur les matériaux de ces roches et substituent une petite quantité de soufre à l'oxygène des silicates ; il se forme ainsi des sulfosilicates, lesquels sont décomposables par l'eau chaude qui se charge alors de sulfures solubles. Ces transformations ont pu être obtenues expérimentalement ; il est probable que des phénomènes analogues se produisent pour la formation des autres eaux minérales ».

Eaux minérales alcalines. — Compo-

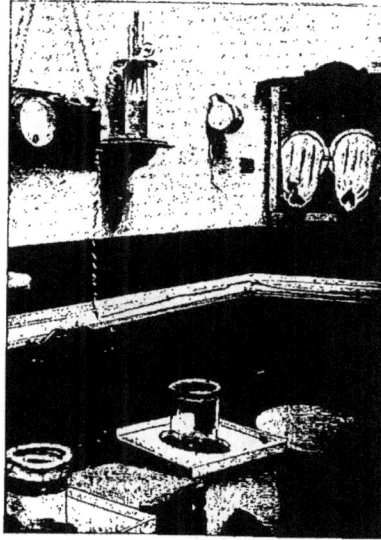

Fig. 448. — Bain hydro-électrique, à Royat.

En haut, à droite, est le rhéostat, appareil destiné à mesurer le courant électrique.
En bas, en avant, bocaux pour bains de mains. On les remplit d'eau minérale et on fait passer le courant jusqu'à 25 milliampères.
En bas, au fond, extrémité de la baignoire dans laquelle on donne les bains complets hydro-électriques.
En haut, au fond, accrochés au mur, sortes de jambières en caoutchouc dans lesquelles le malade passe les cuisses pour faire traverser le corps par le courant électrique.

sition chimique. Ces eaux forment 4 groupes, suivant qu'elles contiennent : 1° du bicarbonate de sodium (*alcalines pures*) ou associé ;

2° avec du bicarbonate de calcium (*alcalines mixtes*), ou 3° avec du chlorure de sodium (*alcalines chlorurées*), ou 4° avec du sulfate de sodium (*alcalines sulfatées*).

I. Les *bicarbonatées sodiques pures* renferment 8 milligr. (Evian), 1 gr. 60 (Audabre), 5 gr. (Vichy et Le Boulou) ou 7 gr. (Vals-Madeleine) de bicarbonate de soude, avec une quantité d'acide carbonique libre variant de 1 cent. cube (Evian) à 830 cent. cubes (Vichy-Célestins) et 2 000 cent. cubes (Vals-Madeleine). La températire des eaux est froide, exception faite de deux sources de Vichy (Grande-Grille 41° et Chomel 44°).

II. Les *bicarbonatées mixtes* renferment de 4 centigr. (Alet) à 85 centigr. (Saint-Alban) de bicarbonate de soude associé à une dose de bicarbonate de calcium qui varie de 1 gr. (Condillac) à 1 gr. 70 (Pougues). On y trouve aussi du bicarbonate de magnésium et une proportion d'acide carbonique libre qui varie de 53 cent. cubes à 1 500 cent. cubes (Saint-Galmier). Toutes sont froides, sauf Alet (39°).

III. La seule *bicarbonatée chlorurée* française est Royat (Sainte-Eugénie), qui contient 1 gr. de bicarbonate de soude, 1 gr. 60 de chlorure de sodium et 700 cent. cubes d'acide carbonique. Le Dr Bouchinet y emploie avec succès les bains hydro-électriques (*fig.* 448) dans le traitement des raideurs articulaires et des tophus goutteux.

IV. Les *bicarbonatées sulfatées* n'existent qu'en Bohême. L'une d'elles, Carlsbad (Sprudel), est chaude, 73°; les autres sont froides.

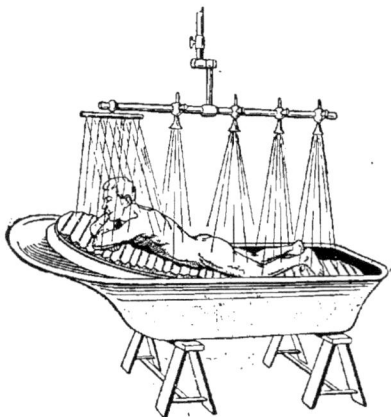

Fig. 449. — Douche de Vichy.

Elles contiennent une notable proportion d'acide carbonique (1 276 cent. cubes à Franzensbad); du bicarbonate de sodium (50 centigr. à 1 gr. 60), du chlorure de sodium (1 gr. à 1 gr. 70) et du sulfate de sodium (2 à 5 gr. à Marienbad).

MODES D'EMPLOI. Boissons. Bains, douches, inhalations d'eau ou du gaz carbonique qui se dégage des eaux. On y ajoute dans certaines stations, notamment à Vichy, un massage sous l'eau (*fig.* 449).

EFFET SUR LES FONCTIONS DU CORPS. Les eaux alcalines stimulent la sécrétion du suc gastrique, émulsionnent les graisses dans l'intestin, accroissent l'activité respiratoire par leur action sur les globules du sang.

INDICATIONS. 1° Les eaux *bicarbonatées sodiques pures* agissent dans les maladies chroniques de l'estomac, les maladies du foie (congestion, lithiase, coliques hépatiques), notamment celles produites par les fièvres intermittentes et le séjour dans les pays chauds; contre l'obésité, la goutte, le diabète, la gravelle urique, le catarrhe des voies urinaires. 2° Les eaux *mixtes* ont une action atténuée; elles servent surtout comme eaux de table (apéritives et digestives). 3° Les *chlorurées* sont particulièrement indiquées lorsque les affections susnommées se produisent chez des lymphatiques. 4° Les eaux *bicarbonatées sulfatées* ont la double action du bicarbonate et du sulfate.

CONTRE-INDICATIONS. Maladies du cœur et des gros vaisseaux, tendance aux congestions, tuberculose, cancer.

Eaux minérales arsenicales. — COMPOSITION CHIMIQUE. Ces eaux forment deux groupes, suivant que l'arsenic est sous forme : 1° d'*arséniate de sodium :* La Bourboule 14 milligr. par litre, le Mont-Dore 1 milligr., Plombières 3 dix millièmes de gr., ou 2° d'*arséniate de fer :* Saint-Nectaire 2 milligr.

Elles contiennent en outre : 1° du *chlorure de sodium :* La Bourboule 3 gr., Saint-Nectaire 2 gr., Mont-Dore 36 centigr., Plombières 12 milligr.; 2° du *bicarbonate de sodium :* La Bourboule 1 gr. 86, Saint-Nectaire 2 gr., Mont-Dore 65 centigr., Plombières 8 centigr.

La température, de 30° à 70° à Plombières, de 60° à La Bourboule, varie dans les autres entre 41° et 45°.

L'altitude est élevée : Mont-Dore 1 050 mètres, La Bourboule 846, Saint-Nectaire 781, Plombières 430, et exerce parallèlement son action.

MODES D'EMPLOI. Boissons, gargarismes, humages, inhalations, pulvérisations, bains très chauds (hyperthermaux), douches, étuves de vapeur (*fig.* 450).

EFFET SUR LES FONCTIONS. Celui de l'arsenic. V. ce mot.

INDICATIONS. Catarrhe des voies respiratoires, asthme, scrofule, phtisie au début et chez lymphatiques; fièvres intermittentes; maladies de peau. V. aussi au nom de chaque source.

CONTRE-INDICATIONS. Maladies du cœur et des gros vaisseaux, tendance aux congestions et aux hémorragies, excitation nerveuse, goutte, gravelle.

Eaux minérales calciques. — COMPOSITION CHIMIQUE. Ces eaux contiennent : 1° du *sulfate de calcium* 1 gr. 5 à 1 gr. 8 (Bagnères-de-Bigorre, Brides, Contrexéville, Capvern, Martigny); 60 centigr. à 95 centigr. (Saint-Gervais, Saint-Amand, Vittel); 2° du *sulfate de magnésium* 1 gr. à 25 centigr.; 3° du *bicarbonate de calcium et de magnésium*, 25 à 40 centigr. Certaines sources contiennent en outre une quantité notable de *chlorure de sodium*

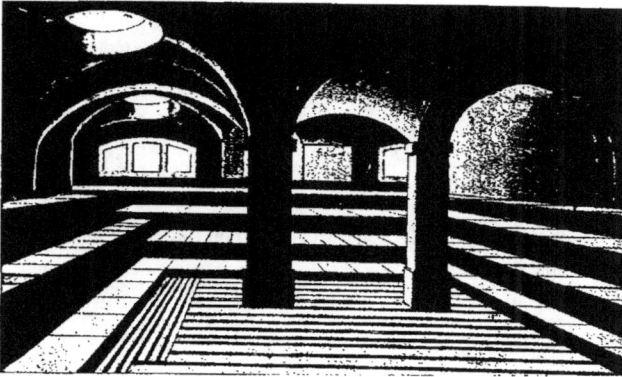

Fig. 450. — Bain de vapeur, à Plombières.

(1 gr. à Brides) ou d'*hydrogène sulfuré* (Saint-Gervais).

Leur température est chaude, à Dax (60°), Bagnères-de-Bigorre (41°), Saint-Gervais (39°), Brides (35°), ou froide : Contrexéville, Vittel, Martigny (11°).

MODES D'EMPLOI. Boissons dans les stations d'eaux froides ; boissons, inhalations, bains et douches dans les stations d'eaux chaudes, bains de boues à Dax (*fig.* 451) et à Saint-Amand.

EFFET SUR LES FONCTIONS. — INDICATIONS. En boissons, les eaux calciques sont : 1° *diurétiques*, enlevant aux reins les sables de la gravelle et entravant la formation nouvelle de ces sables ; 2° *apéritives* et *laxatives* par l'accroissement des sucs digestifs de l'estomac et de l'intestin, et des contractions de ces organes ; en outre, 3° elles *fluidifient* la bile, balayent les sables biliaires ; 4° elles *activent la circulation* des vaisseaux dans le petit bassin. Leur action est plus douce que celle des eaux salées et alcalines.

INDICATIONS. Gravelle, coliques néphrétiques, goutte, diabète goutteux. Dyspepsie, congestions du foie et coliques hépatiques. Maladies des femmes. Rhumatisme. V. aussi au nom de chaque source.

Eaux minérales chlorurées sodiques. — Ce sont les eaux dites *salées*.

COMPOSITION CHIMIQUE. Les eaux françaises forment plusieurs groupes, suivant qu'elles sont, ou non, sulfurées et froides ou chaudes.

I. *Chlorurées sodiques pures, chaudes.* La température varie entre 31° et 65°, la quantité de chlorure entre 1 gr. et 12 gr. : Salins, Moutiers, 12 gr. et 34° ; Balaruc, 7 gr. et 48° ; Bourbonne, 5 gr. et 65° ; L'Echaillon, 3 gr. 50 et 35° ; La Motte, 3 gr. et 58° ; Châtel-Guyon, 2 gr. et 53° ; Bourbon-l'Archambault, 1 gr. 75 et 53° ; Bourbon-Lancy, 1 gr. 25 et 56° ; Rouzat, 1 gr. et 31°.

II. *Chlorurées sodiques pures, froides.* Biarritz, 295 gr. ; Salies-de-Béarn, 245 gr. ; Rennes, 56 gr. ; Salies-de-Salat, 30 gr. ; Salins, 22 gr. 75 ; Roucas-Blanc, 20 gr. ; Lons-le-Saunier, 10 gr. ; Santenay, 5 gr. ; Redon, 4 gr. ; Salses, 1 gr. 75.

III. *Chlorurées sodiques sulfurées.* Uriage, 6 gr. et 27° ; Digne, 2 gr. 50 et 43°.

MODES D'EMPLOI. L'eau salée est employée : 1° en *boisson*, qui sera absorbée d'autant plus facilement et sera d'autant plus digestible que l'eau est modérément chlorurée et légèrement gazeuse ; 2° en *bains*, qui agissent à la fois localement et d'une façon générale sur le système nerveux. On emploie aussi les *douches*, les applications locales de boues, les *étuves*, les *fomentations*.

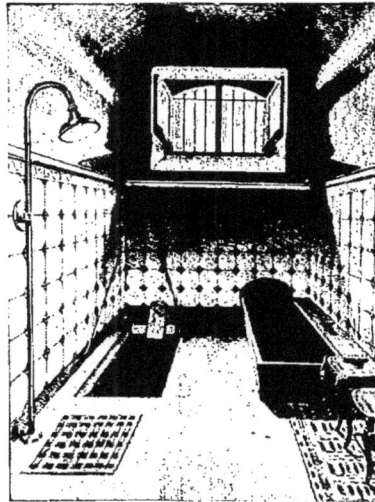

Fig. 451. — Salle de bains de boues, à Dax.

EFFET SUR LES FONCTIONS. Le chlorure de sodium : 1° fluidifie le sang, facilite son oxygénation et, par suite, la nutrition générale ; 2° stimule la sécrétion des sucs digestifs (salive, suc gastrique, suc pancréatique) de la bile et de l'urine et réveille la contractilité des muscles, de l'estomac et de l'intestin; l'action est donc *digestive, laxative, diurétique.* 3° Par le même fait, il décongestionne les muqueuses, le foie, les engorgements lymphatiques, ceux du cerveau, de la matrice. Son action semble particulièrement intense sur le système lymphatique.

La quantité de chlorure variant de 1 à 295 gr., l'action est naturellement très différente, l'altitude et le climat sont également très variables suivant les stations; enfin, le mode d'emploi diffère beaucoup d'une station à l'autre, le traitement externe ou interne prédominant suivant chacune d'elles.

INDICATIONS. Les eaux salées doivent être employées contre le *lymphatisme* et la *scrofule,* surtout pour modifier la *cause* profonde de cet état général. La médication sulfureuse agit plutôt sur les manifestations superficielles. La débilité générale, quelle qu'en soit l'origine, les anciennes blessures, les maladies de l'appareil digestif, les engorgements de la matrice sont améliorés par les eaux chlorurées; il en est de même du rhumatisme chronique chez le lymphatique.

CONTRE-INDICATIONS. Maladies de la moelle (ataxie, atrophie musculaire progressive, paralysie générale). Prédispositions aux congestions et aux hémorragies; maladies du cœur. États aigus.

Eaux minérales ferrugineuses. — COMPOSITION CHIMIQUE. Ces eaux forment trois groupes : 1° les eaux *froides gazeuses :* Bussang, Renlaigue, Orezza, Saint-Moritz.

2° Les eaux *froides non gazeuses :* Forges-les-Eaux, Saint-Christau.

3° Les eaux *chaudes :* Luxeuil (52°), Lamalou (46°).

Le fer est sous forme de bicarbonate (Saint-Christau) ou de crénate (Forges).

L'altitude est très élevée à Saint-Moritz (1 775 m.), qui est surtout une station pour la cure d'altitude.

MODES D'EMPLOI. Boisson, bains et surtout douches dans les stations d'eaux chaudes. Boisson et eau chauffées pour bains dans les stations d'eaux froides.

EFFET SUR LES FONCTIONS. Le fer transforme les globules blancs en rouges; il est donc excitateur de la nutrition, reconstituant. Absorbé dans des eaux minérales, le fer est particulièrement bien toléré et assimilé. Les eaux ferrugineuses relèvent l'appétit, facilitent la digestion, régularisent le fonctionnement du système nerveux.

INDICATIONS. Anémie, débilité, convalescence trainante, neurasthénie; dyspepsie anémique ; maladies de la matrice chez les anémiés. Dans les stations d'eaux chaudes : rhumatisme, ataxie locomotrice.

Eaux minérales sulfureuses. — COMPOSITION CHIMIQUE. Ces eaux forment deux groupes, suivant que le principe prédominant est le *sulfure de sodium* ou le *sulfure de calcium.* Ces dernières sont appelées aussi *hydrosulfurées* parce qu'elles contiennent en outre de l'hydrogène sulfuré *libre,* qui ne se pro-

duit dans les premières que par décomposition au contact de l'air.

I. *Sulfurées sodiques.* 1° Eaux des Pyrénées. Les principales sont : Amélie, Ax, Barèges, Cauterets, Eaux-Bonnes, Eaux-Chaudes, Gazost, Labassère, Le Vernet, Luchon; 2° Eaux de Savoie : Challes. Les substances minérales, dont la quantité totale varie de 25 à 35 centigr., sont, en dehors du sulfure de sodium (1 à 7 centigr.), des sulfites, du chlorure de sodium et une substance organique, la *barégine;* les gaz qui se dégagent sont de l'azote, de l'acide carbonique, de l'hydrogène sulfuré : en s'évaporant, ils enlèvent à l'eau son odeur et son goût spéciaux, mais atténuent aussi son action.

Ces eaux sont (sauf Amélie) à une altitude supérieure à 600 mètres (Luchon 635, Cauterets 980, Barèges 1 230), qui ajoute son action tonique et stimulante. Leur température, généralement élevée, varie entre 77° (Ax), 32° (Eaux-Bonnes) et 10° (Challes).

II. *Sulfurées calciques.* Aix-les-Bains, Allevard, Bagnols, Cambo, Enghien, Saint-Honoré, Pierrefonds. Les substances sont, en dehors du sulfure de calcium, des sulfates et des carbonates de calcium et de magnésium, du chlorure de sodium et une forte proportion d'hydrogène sulfuré. L'altitude est faible et la température de l'eau, très élevée à Bagnols (62°), varie généralement entre 30° (Saint-Honoré) et 12° (Pierrefonds).

MODES D'EMPLOI. Boissons, gargarismes ;

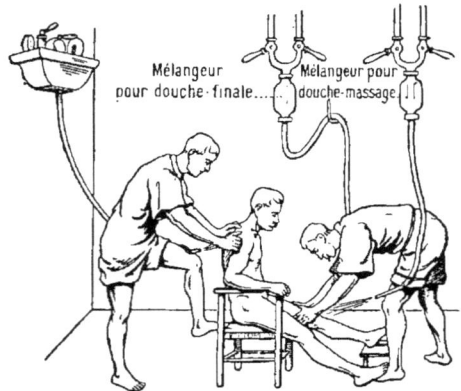

Fig. 452. — Massage-douche, à Aix.

(D'après une photographie du Dʳ Forestier.)

bains, demi-bains, bains de piscine, bains de vapeur, étuves, douches; inhalations, humage, pulvérisations. On y ajoute, notamment à Aix, le massage-douche fait d'une façon spéciale (*fig.* 452).

EFFET SUR LES FONCTIONS. L'*hydrogène sulfuré* s'élimine par le poumon et par la peau, les sulfates passent dans l'urine, les hyposulfites et les sulfites fluidifient le sang et l'éclaircissent, d'où une *excitation générale* de l'organisme. L'action principale s'exerce probablement sur les nerfs. Le soufre très divisé qui se dépose en faisant blanchir les eaux dans certaines sources agit très activement à ce moment sur la peau. Certaines eaux sulfureuses ont une action calmante (Saint-Sauveur).

INDICATIONS. On emploiera les eaux sulfureuses chaque fois que l'évolution des maladies dont la liste figure ci-après s'opère avec *lenteur*, atonie, sans réaction vive, sans irritabilité notable. D'une façon générale, les sulfurées calciques sont moins excitantes et plus facilement tolérées que les sulfurées sodiques.

1° Maladies chroniques des *muqueuses*, des fosses nasales, du pharynx, des bronches et des poumons ; des yeux et des oreilles ; de la matrice, de la vessie, de l'estomac et de l'intestin.

2° Maladies de la *peau : eczéma, acné, herpès.*

3° Rhumatisme (peau, muqueuses, nerfs, muscles, articulations) ; vieilles blessures, ulcères, syphilis.

4° Scrofule à marche lente (peau, muqueuses, ganglions, articulations, os).

5° Phtisie au début.

CONTRE-INDICATIONS. Personnes excitables, sujettes aux congestions et aux hémorragies (maladies du cœur, cancer, tuberculose, goutte aiguë). Pour les particularités, voir au nom de chaque source.

Eaux minérales thermales simples. — On donne ce nom aux eaux dont la minéralisation est très faible et dont l'action doit être surtout attribuée à leur degré de chaleur. Les principales sont Néris (52°), Bagnoles-de-l'Orne (27°), Aix-en-Provence (36°), Chaudesaigues (81°), Évaux (57°), Sail-les-Bains (34°), Sylvanès (36°).

MODES D'EMPLOI. Bains simples, de vapeur, d'étuves ou de piscine, douches.

EFFET SUR LES FONCTIONS. Les eaux thermales accélèrent la circulation et, par suite, provoquent la sueur, calment le système nerveux, produisent une révulsion sur la peau.

INDICATIONS. Excitation nerveuse, rhumatisme chronique, maladies de la peau avec sensibilité extrême.

Mines et mineurs (hygiène). —

La vie sous terre entraîne des modifications *spéciales* de la santé.

INFLUENCES NUISIBLES : 1° *Altérations de l'air* (où l'oxygène a notablement diminué, 18 au lieu de 21 °/₀), par la respiration, par la combustion des lampes, par les émanations provenant de l'action de l'humidité sur les charpentes de soutien des galeries ; 2° *Altérations* produites sur l'individu lui-même par cette humidité (rhumatisme, fluxion de poitrine), par la différence de température et de pression de l'air dans la mine et au dehors, par l'absorption de poussières, par l'absence de lumière.

HYGIÈNE. Usage de costumes en laine, en flanelle, en tricot de coton. Lavage entier du corps au savon à chaque retour de la mine, avec changement de vêtement.

MALADIES : 1° de l'*appareil digestif* (gastrite, entérite), par suite des mauvaises conditions pour les repas au fond de la mine, de l'obligation des attitudes couchées, courbées, pendant le travail, des refroidissements répétés, de l'usage de l'eau saumâtre qu'on trouve dans la mine ; 2° des *poumons et des bronches* (bronchite, pneumonie, asthme), par suite du froid et des poussières qui s'introduisent dans les bronches et s'implantent dans le poumon en constituant une maladie nommée *anthracose* (v. POUSSIÈRES); les cas d'asphyxie sont assez fréquents (production très abondante d'acide carbonique et de grisou); 3° du *cœur et des vaisseaux* (émotions, abus des alcools); 4° *générales* (rhumatisme, scrofule, anémie profonde, alcoolisme).

Minium. — V. PLOMB.

Misanthropie (du grec *misos*, haine, et *anthrôpos*, homme). — Forme de mélancolie.

Miséréré (Colique de). —
V. INTESTIN (Maladies d') : *Occlusion intestinale.*

Mitte. — Émanation des fosses d'aisances, formée d'ammoniaque et d'acides carbonique et sulfhydrique, très irritante pour les yeux. V. PLOMB (asphyxie).

Mixture. — Mélange de plusieurs médicaments liquides à prendre par *gouttes*, par conséquent très actifs.

VARIÉTÉS. *Mixture antinévralgique*, à employer en frictions sur les gencives à la dose de quelques gouttes : teinture de feuilles d'aconit 4 gr., teinture de coca 2 gr., chloroforme 1 gr. — *Mixture antigastralgique* (J. Simon) : teinture de feuilles d'aconit, de belladone et élixir parégorique, de chacune 5 gr., teinture de colombo 10 gr. ; à la dose de 5 à 10 gouttes avant les repas. — *Mixture calmante* (Guéneau de Mussy) : alcoolat de mélisse 4 gr., alcoolature de feuilles d'aconit, 2 gr., chloroforme 1 gr., à prendre dans une journée.

Moelle épinière (structure). —
V. CERVEAU.

Moelle épinière (maladies). —
Les maladies de la moelle épinière sont nombreuses. Une des plus fréquentes, l'*ataxie locomotrice*, est décrite au mot ATAXIE. On trouvera ci-après un court résumé des plus importantes de ces affections, dont les causes et le traitement sont souvent encore inconnus.

Atrophie musculaire progressive. — SIGNES. L'atrophie débute par les muscles chargés d'opposer la pulpe des pouces à la pulpe de l'index et du médius fléchis ; l'action de lever un crayon, une plume, un pinceau est donc abolie. L'atrophie s'étend ensuite aux autres muscles de l'éminence thénar (pouce), dont la saillie est remplacée par un méplat ; le long extenseur du pouce, devenant ainsi prédominant, attire en arrière le 1ᵉʳ métacarpien, et la main prend l'aspect de la *patte de singe*. La destruction gagne ainsi toute la main, qui ressemble alors à une griffe et, plus tard, à une main de squelette. L'atrophie s'étend ensuite progressivement et symétriquement aux avant-bras, aux bras, au tronc et enfin aux muscles de la déglutition et de la respiration.

DURÉE. Deux à douze ans. — CAUSES. Hérédité ? Fatigues excessives ?

TRAITEMENT. Courants faradiques. V. ÉLECTROTHÉRAPIE.

Maladie de Friedreich. — CAUSES. Début avant quatorze ans dans des familles dont plusieurs membres sont atteints de la même affection au même âge. Hérédité.

SIGNES. L'enfant marche à pas lourds, irréguliers, les jambes écartées, en titubant ; difficulté de la station debout, par suite d'oscillations du corps ; mouvements analogues à ceux de la chorée et tremblements.

Méningite rachidienne. — CAUSES. Lésions des vertèbres (mal de Pott), escarre du sacrum.

I. *Forme aiguë.* SIGNES. 1ʳᵉ *Période* (36 à 48 heures). Douleurs le long de la colonne vertébrale, douleurs en ceinture et dans les membres ; crampes, contracture pouvant incurver le tronc (opisthotonos). Rétention d'urine et des matières fécales. — 2ᵉ *Période*. Disparition des douleurs, qui sont remplacées par la paralysie incomplète des membres et de l'incontinence d'urine et des matières fécales.

II. *Forme chronique.* — Mêmes signes, mais marche plus lente.

ÉVOLUTION. Guérison possible dans les deux formes. — TRAITEMENT. Révulsifs, calomel.

Myélite diffuse. — I. *Forme aiguë.* CAUSES. Maladies infectieuses, froid, syphilis, tuberculose des vertèbres (mal de Pott), poussée aiguë au cours d'une myélite chronique. — SIGNES. Frissons, fièvre, douleurs, fourmillements, crampes dans les jambes ; sensation pénible lorsqu'on touche la colonne vertébrale. Paralysie et anesthésie plus ou moins complète des membres inférieurs, rétention, puis incontinence d'urine et des matières fécales. Escarres aux bourses, aux chevilles, au sacrum. — ÉVOLUTION. Le malade peut mourir en quelques jours dans une attaque d'apoplexie ou dans le coma ; mais la guérison est possible, surtout dans la forme syphilitique. — TRAITEMENT. Celui de la syphilis, si elle peut être incriminée. Révulsifs.

II. *Forme chronique.* Mêmes signes que dans la forme aiguë, mais avec une évolution beaucoup plus lente. — TRAITEMENT. Le même que dans la myélite aiguë.

Paralysie spinale atrophique de l'enfance (Syn. : paralysie infantile). — CAUSES. Ordinairement chez enfant de un à trois ans. Froid. Maladie infectieuse (rougeole, scarlatine, variole). La paralysie infantile est contagieuse et épidémique. V. à l'*Appendice*.

SIGNES. 1ʳᵉ *Période* ou *de début*. Il se produit *un* ou *plusieurs* des signes suivants : fièvre durant quelques heures à quelques jours, convulsions, diarrhée, douleurs le long de la

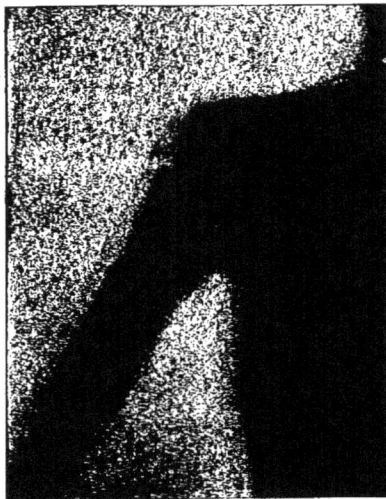

Fig. 453. — **Atrophie de l'os du bras droit, chez un individu atteint de paralysie infantile.** (Radiographie Radiguet.)

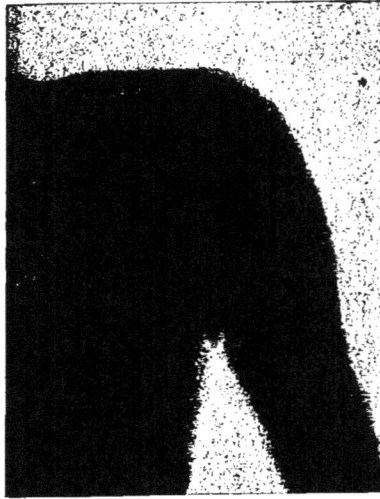

Fig. 454. — **Bras gauche sain de l'individu atteint de paralysie infantile.** (Radiographie Radiguet.)

colonne vertébrale, contractions de quelques muscles. — 2e *Période*. Très rapidement la paralysie se produit dans les deux jambes, dans une seule ou dans un bras, au tronc, au cou. Quelques mois après, la paralysie disparaît dans un certain nombre de muscles et se localise définitivement à quelques-uns : ce sont ordinairement des muscles de la jambe, l'extenseur des orteils, les péroniers latéraux, le jambier antérieur (v. *fig.* à CORPS), quelquefois des muscles du dos, de l'épaule et du bras (v. *fig.* 453-454). — 3e *Période*. Les muscles paralysés s'atrophient, ainsi que les os sous-jacents, qui n'atteignent pas leur longueur normale, entraînant la claudication ou l'impossibilité de marcher sur les jambes (cul-de-jatte). L'action des muscles restés sains provoque des déformations (pied bot).

TRAITEMENT. Isoler, désinfecter le pharynx et le nez; électricité faradique à la phase d'atrophie, massage, bain salé, cure à Salies.

Paralysie spinale de l'adulte.

I. *Forme aiguë*. SIGNES. Ce sont les mêmes que dans la paralysie chez l'enfant; mais, la croissance étant achevée, les déformations sont rares et peu prononcées.

II. *Forme subaiguë*. SIGNES. La *paralysie* et *l'atrophie* débutent par les membres inférieurs, puis envahissent tous les membres du corps à l'exception de ceux de la face ; mais, après quelques semaines, elles disparaissent sans laisser de traces. La guérison est la règle.

Sclérose latérale amyotrophique. —

SIGNES : 1re *Période*. Affaiblissement des bras, qui sont souvent le siège de douleurs et de spasmes. Après quelques mois, la contracture envahit les membres supérieurs : les doigts sont fléchis dans la main, l'avant-bras est à moitié fléchi sur le bras, et le bras lui-même est fortement appliqué le long du corps ; puis l'atrophie atteint les muscles de ces régions. — 2e *Période*. Un an environ après le début de la maladie, les membres inférieurs sont à leur tour envahis par la contracture : les jambes sont étendues, rigides, les pieds sont tournés en dedans. — 3e *Période*. Troubles de la parole, de la mastication, de la déglutition, de la respiration.

ÉVOLUTION. Elle est rapide : un à trois ans.

Sclérose en plaques. — SIGNES. Ils

varient selon le siège des plaques: les plus habituels seront seuls décrits. — 1re *Période* ou *de début*. Troubles de la parole, tremblement des mains, difficulté croissante de la marche par suite d'un affaiblissement des muscles des membres inférieurs. L'évolution peut être interrompue par des retours de santé de plusieurs mois. — 2e *Période*. Les jambes deviennent raides (contracture), le genou ne peut plus se fléchir, et le malade ne peut porter ses pieds en avant qu'en élevant alternativement de chaque côté le bassin et le tronc ; la pointe du pied, incomplètement détachée du sol, frotte ce sol à chaque pas. Quelquefois, le malade marche en titubant et un tremblement généralisé se produit dès qu'il se lève. Ce tremblement est plus fréquent encore au membre supérieur, mais seulement à l'occasion des mouvements voulus. Il se produit

souvent du nystagmus (oscillations rapides involontaires des globes oculaires), et la vision est diminuée. — 3e *Période*. Amaigrissement progressif, diarrhée; l'intelligence baisse rapidement et la parole s'embarrasse de plus en plus ; cachexie.

ÉVOLUTION. Guérison possible et phases longues de retour à la santé. La mort peut être produite par une complication pulmonaire, par la paralysie générale ou par une hémorragie cérébrale.

CAUSE. Les maladies infectieuses seraient la cause déterminante.

Syringomyélie (de *surigx*, canal, et *muelos*, moelle). Syn. : maladie de Morvan. —

SIGNES. *Perte de la sensibilité* superficielle et profonde ayant son siège le plus habituel aux membres supérieurs, atteignant dans certains cas les membres inférieurs et pouvant même y être exclusivement localisée. Cette anesthésie porte sur la sensation du froid, de la chaleur, de la douleur, avec conservation de la sensibilité au contact. *Atrophie des muscles* des mains, des avant-bras, quelquefois des membres inférieurs. Contracture de certaines régions ou incoordination des mouvements, enflure blanche des extrémités, escarres, panaris analgésiques à répétition avec perte de phalange (maladie de Morvan), scoliose dorso-lombaire. Plus tard, la respiration peut devenir difficile ; des troubles de la vue, des palpitations se produisent. — CAUSES PRÉDISPOSANTES. Jeunesse, sexe masculin.

Molaire. — V. DENTS.

Mole. — Masse charnue qui se forme quelquefois dans la matrice après une fausse couche. Elle est constituée soit par la muqueuse, soit par des débris de l'œuf fœtal.

Molluscum. — V. VERRUES sébacées.

Mollusques. — La composition des principaux mollusques, d'après Dujardin-Beaumetz, est la suivante:

	HUITRE	MOULE	ESCARGOT
Eau	80,385	81,74	76,47
Matières azotées.	14,010	11,72	16,25
Matières grasses.	1,515	2,42	0,953
Sels	2,695	2,73	2,925
Substances non azotées.	1,395	1,39	4,602
	100,000	100,000	100,000

L'escargot est le plus nourrissant des mollusques, mais le beurre avec lequel on le prépare en fait un mets assez lourd ; on lui attribue une action calmante dans les affections de poitrine (bouillon d'escargot 10 pour 100 d'eau). L'huître est le plus digestible des mollusques ; son eau elle-même est apéritive ; aussi est-elle un aliment de convalescent. Les moules sont moins nourrissantes; certaines d'entre elles ont l'inconvénient de contenir une ptomaïne toxique. V. MOULES.

Monaco. — Station d'hiver d'un climat analogue à Menton, mais trop fré-

quenté par les mondains pour que les malades y trouvent le repos nécessaire à leur état.

Monesia. — Écorce employée comme astringent : extrait, 50 centigr. à 4 gr.

Monétier-de-Briançon (Le) (Hautes-Alpes). — Village, station d'altitude (1 495 mètres) et d'eaux bicarbonatées calciques chaudes (45°). Abritée contre le vent du nord; arbres, courses à pied faciles, ressources modestes. Médecin à Briançon.

Monoblepsie (du grec *monos*, seul, et *blepein*, voir). — Maladie où la vision est nette avec l'un des yeux, confuse avec les deux.

Monocle. — V. RÉFRACTION : *Lunettes*.

Monomanie. — V. ALIÉNATION MENTALE et FOLIE.

Monoplégie (du grec *monos*, seul, et *plessein*, frapper). — Paralysie limitée à une seule région.

Monorchide. — Se dit d'un homme qui n'a qu'un testicule dans les bourses, l'autre étant atrophié ou n'ayant pas effectué sa descente hors du ventre.

Monstres et monstruosités (Etym., êtres qu'on montre) [*fig*. 455-

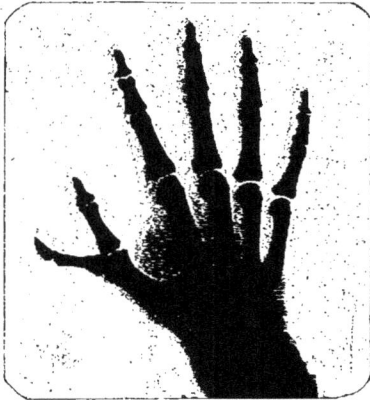

Fig. 455. — Main à six doigts.
(Radiographie Radiguet.)

456]. — Anomalies d'organisation imprimant au corps humain des modi-

fications importantes et une forme vicieuse.

CAUSES. Dans la grande majorité des cas, les malformations sont dues à l'action de causes physiques extérieures sur l'évolution d'un ovule après la fécondation (par exemple, anomalie dans le liquide amniotique qui entoure le fœtus); dans certains cas, cependant, les malformations sont antérieures à la fécon-

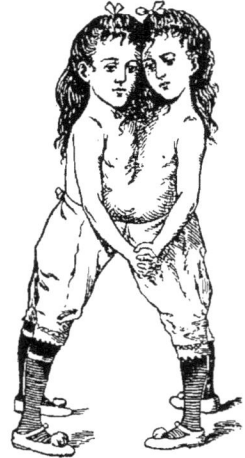

Fig. 456. — Rosalina-Maria avant l'opération.

Monstre double thoraco-xiphopage, opéré le 31 mai 1900 à Rio-Janeiro par le Dr Chapot-Prévost. Rosalina seule a survécu.
(*Rev. Encycl*., 1900.)

dation et préexistent dans le germe mâle ou femelle (hérédité). « L'influence de l'imagination de la mère sur la production de malformations n'est guère admissible aujourd'hui, si l'on songe à l'indépendance des deux organismes fœtal et maternel et si l'on tient compte de ce fait que les anomalies du fœtus ont été retrouvées chez les animaux. » (BUDIN.)

MODE DE FORMATION. Les anomalies peuvent être produites :

1° *Par un arrêt de développement*, qui peut être complet ou répondre à un état transitoire, être lié à une anomalie des nerfs ou des vaisseaux, ou à une adhérence entre l'embryon et ses enveloppes;

2° *Par la fusion d'organes habituellement distincts*.

VARIÉTÉS. Il existe quatre variétés principales : 1° les anomalies simples, comprenant les inversions d'organes; 2° les hermaphrodites; 3° les monstres simples; 4° les monstres doubles.

Les tableaux suivants, établis d'après la classification d'Isid. Geoffroy Saint-Hilaire, donnent une idée de ces diverses anomalies.

I. — *Anomalies.*

I. De volume.	Taille	Diminution (nanisme). Augmentation (gigantisme).		
	Volume propre- ment dit. . . .	Diminution ou augmentation partielle	des régions. des systèmes (hypertrophie des poils : femme à barbe). des organes (mamelle volumineuse chez l'homme).	
II. De forme.	Des régions. . .	Difformité de la tête.		
	Des organes. . .	De l'estomac, du cœur, de la matrice, etc.		
III. De structure.	Couleur.	Diminution (albinisme). Augmentation (mélanisme).		
	Structure pro- prement dite.	Persistance de l'état cartilagineux des os. Ossifications anormales.		

IV.
De disposition.

Déplacement des organes splanchniques :
- à l'intérieur du corps. . :
  - partiels (direction anormale du cœur).
  - généraux (changement de place des viscères (inversion).
- en dehors du ventre. . . . :
  - hernie intestinale ou de l'ovaire.

Déplacement des autres organes (pied bot).

Changement de connexions (dents hors rang, articulations anormales, points anormaux d'attache des muscles, ouvertures des canaux dans des points anormaux.

Continuité . . . . : Imperforation de l'anus, du vagin, réunion des doigts.

Cloisonnement. . . . . : Vagin double.

Disjonction . . . . :
- Perforations anormales (persistance des orifices du cœur).
- Divisions anormales (fissures, bec-de-lièvre, hypospadias).

V.
De nombre.

Diminution numérique . . . . :
- de parties d'organes (faisceaux musculaires).
- d'organes entiers (doigts, dents, vertèbres).

Augmentation numérique. . :
- de parties d'organes (plus de dix doigts, *fig.* 455).
- d'organes entiers.

II. — *Hermaphrodites.*

Au début du développement, l'embryon est d'abord à l'état indifférent ; il possède dans chaque moitié du corps et l'un à côté de l'autre les éléments qui donnent naissance aux attributs de chaque sexe. La différenciation des sexes se fait par l'évolution continue d'un de ces éléments et l'atrophie de l'autre. La loi normale est qu'il y ait soit deux ovaires, soit deux testicules, et que les organes annexes se produisent dans les mêmes conditions. L'anomalie hermaphrodite peut consister dans une des formes suivantes : sexe double des deux côtés ; sexe masculin et féminin d'un côté, féminin seulement de l'autre ; masculin d'un côté, féminin de l'autre (cas le plus fréquent) ; organes extérieurs féminins ou masculins, avec glandes de sexe différent.

III. — *Monstres simples.*

1. — AUTOSITES (de *autositos*, capable de se nourrir par ses propres organes), possédant un cœur.

Ectroméliens (du grec *ektroô*, je fais avorter, et *melos*, membre). Avortement d'une ou plusieurs parties d'un membre ou d'un membre entier.

Syméliens (du grec *sun*, avec, et *melos*, membre). Fusion médiane de deux membres d'une même paire, une partie du membre pouvant manquer.

Célosomiens (du grec *kêlé*, hernie, et *sôma*, corps). Éventration avec anomalies des membres et des organes génitaux.

Exencéphaliens (du grec *ex*, hors, et *egkephalos*, encéphale). Cerveau mal conformé, incomplet, en totalité ou en partie hors du crâne.

Anencéphaliens (du grec *an* privatif, et *egkephalos*, encéphale). Cerveau absent.

Cyclocéphaliens (du grec *kuklos*, globe de l'œil, et *kephalé*, tête). Œil unique à la place du nez.

Otocéphaliens (du grec *ous, ôtos*, oreille, et *kephalé*, tête). Réunion des deux oreilles en une seule sous le menton.

2. — Omphalosites ...	{	(du grec *omphalos*, ombilic, et *sitos*, nourriture). Incapables de vivre après la rupture du cordon qui les unit à la mère, car ils ne possèdent pas de cœur. Ils proviennent d'une grossesse gémellaire, dans laquelle l'un des fœtus est bien conformé, tandis que l'autre est monstrueux.
3. — Parasites	{	Masse confuse qui contient des éléments organiques (os, dents, poils) adhérant à la matrice sans l'intermédiaire d'un cordon.

IV. — *Monstres doubles.*

Ils proviennent d'un œuf unique. (Dareste.)

1.—Autositaires (de *autositos*, qui se procure soi-même sa nourriture). Ils ont tous deux un volume à peu près égal.	{	*Eusomphaliens* (du grec *eu*, bien, et *omphalos*, ombilic). Sujets complets viables, à ombilic distinct, adhérant par un seul point, qui peut être la région fessière (sœurs Millie-Christine), le front, le front pour l'un, la nuque pour l'autre. *Monomphaliens* (du grec *monos*, seul, et *omphalos*, ombilic). Sujets viables, à ombilic commun et à viscères fusionnés (frères siamois, Rosalina-Maria, *fig.* 456). *Sycéphaliens* (du grec *sun*, avec, et *kephalé*, tête). Fusion interne des deux têtes. *Monocéphaliens* (du gr. *monos*, seul, et *kephalé*, tête). Tête unique. *Sysomiens* (du grec *sun*, avec, et *sôma*, corps). Fusion incomplète des deux troncs. *Monosomiens* (du grec *monos*, seul, et *sôma*, corps). Fusion complète des deux troncs.
2. — Parasitaires. ...	{	Le volume d'un des monstres est très inférieur à celui de l'autre ; dans certains cas, il se réduit à une partie seulement, tête, bras ou jambe.

Montagnes (Cure de). V. ALTITUDE.
— (Mal des). V. MAL *des montagnes*.
— (Marche dans les). V. MARCHE.

Mont-Dore (Puy-de-Dôme). — Station d'eaux faiblement arsenicales sodiques (0,001), chlorurées sodiques (36 centigr.), bicarbonatées sodiques (60 centigr.), chaudes (44°). Altitude 1 050 mètres, climat variable de montagnes, saison 1er juillet-1er septembre. Ressources, beau pays.

MODES D'EMPLOI. Ceux des eaux arsenicales, notamment les inhalations.
INDICATIONS. Maladies humides des voies respiratoires. Asthme.

Montmirail (Vaucluse). — Station d'eaux sulfurées calciques froides ; d'eau sulfurée sodique magnésienne, purgative ; d'eau ferrugineuse.

INDICATIONS. Celles des eaux sulfureuses chez les anémiques, les constipés et les individus excitables.
L'eau de la source purgative est exportée ; la dose est de un verre le matin comme laxatif.

Montreux (Suisse) [10 000 habitants]. — Station d'hiver, mais surtout d'automne au bord du lac de Genève avec, à proximité, les stations d'altitude de Glion (700 mètres), Caux (1 100 mètres) et Naye (2 444 mètres), placées sur des montagnes qui protègent la ville contre les vents du nord.

Le soleil brille au moins cinq à six heures par jour. L'air est assez calme. Températures moyennes (Buhrer) : septembre, 15° ; octobre, 10° ; novembre, 5° ; décembre, 2° ; janvier, 1°.5 ; février, 1°.6 ; mars, 4°.6 ; avril, 10°. Air pas trop sec (moyenne hygrométrique, 77). Jours de pluie par mois : huit à douze. Cure de raisin*, qui est très sucré ; cette cure est nourrissante et même engraissante.

ACTION. Calmante. — INDICATIONS. Bronchite et phtisie congestives, névroses, neurasthénie, maladies du cœur.

Moral. — L'influence du moral sur le physique est incontestable : un individu déprimé par des malheurs privés ou publics (défaites) est prédisposé aux maladies, notamment aux maladies infectieuses (typhus, paludisme). D'autre part, les maladies sont plus graves chez lui : tel est le cas pour les cholériques.

Traitement moral. — Au cours ou à la suite d'une maladie affaiblissante, il est fréquent de voir le malade se croire beaucoup plus atteint qu'il ne l'est réellement ; il porte une attention excessive aux moindres troubles des organes (légère palpitation, sueur, refroidissement des pieds) et même aux signes de leur fonctionnement normal (choc du cœur, modification normale de la température du corps au cours de la journée).

Le traitement moral doit consister, dans ces cas, à montrer au malade que les mêmes phénomènes se produisent chez les individus qui l'entourent, à changer le cours de ces idées par des conversations ou des lectures, quelquefois à lui donner des preuves matérielles de sa convalescence par une nourriture plus forte, qui aura aussi l'avantage d'agir sur l'anémie cérébrale. On hâtera son lever et le retour aux occupations habituelles ou à des distractions, afin d'éviter l'apparition de la *neurasthénie*. V. ce mot et IMAGINATION, VOLONTÉ (Maladies de la).

Morbidité. — Ensemble des causes qui peuvent produire une maladie, et ensemble des maladies qui peuvent atteindre un individu ou une agglomération d'individus.

Les tables de morbidité indiquent le rapport entre le nombre des malades et celui des individus vivants dans une année moyenne avec mention comparative des âges et des sexes ; on y ajoute le chiffre exprimant la durée moyenne desdites maladies.

Morelle (Syn. : crève-chien, raisin de loup). — Plante de la famille des Solanées.

MODE D'EMPLOI ET DOSES. La morelle est employée en décoction 5 °/₀ d'eau sous forme de fomentations calmantes et narcotiques. On y associe en général quantité égale de capsules de pavot.

Morille. — V. CHAMPIGNONS.

Moritz (Suisse, canton des Grisons, Engadine). — Station d'altitude (1 775 mètres) et d'eau ferrugineuse gazeuse froide. MODE D'EMPLOI : Boisson.

INDICATIONS : Celles des cures d'altitude* chez anémiques.

Morphée (sclérémie ou sclérodermie partielle) [*fig.* 457]. — Maladie de la peau caractérisée par un épaississement spécial.

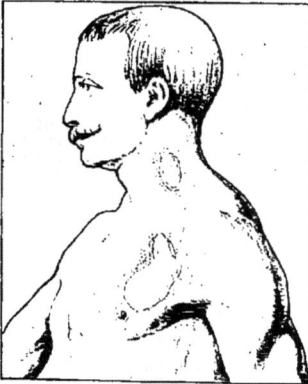

Fig. 457. — Morphée.

CAUSES. Plus fréquente chez les femmes, les individus nerveux et rhumatisants.

SIGNES. Au cou, au front, à la poitrine, au ventre, aux bras ou aux cuisses apparaissent une, deux ou trois petites taches, ordinairement planes, mais faisant quelquefois une légère saillie, plus ou moins arrondies ou irrégulières et de couleur variant du blanc au rose ou au mauve. Cette ou ces plaques s'agrandissent peu à peu, en se décolorant à leur centre, qui est blanc jaunâtre ivoiré, lisse, brillant, épaissi et plus ou moins insensible. En général, il n'existe pas de douleur ; quelquefois, cependant, le malade ressent des fourmillements.

ÉVOLUTION. Sous l'influence du traitement, la tache disparaît peu à peu, mais le plus souvent après de longs mois.

TRAITEMENT. Application d'onguent mercuriel. Électrothérapie.

V. aussi SCLÉRODERMIE généralisée.

Morphine et morphinomanie. — V. OPIUM.

Morsure. — Plaie faite par les dents d'un animal. Pour les morsures simples, V. PLAIES. Pour les morsures compliquées de l'introduction d'un virus, V. RAGE, VIPÈRE.

Mort. — Cessation de la vie.

Mort réelle. — SIGNES. *Absence de la respiration*, démontrée par la netteté persistante d'une glace approchée des lèvres et qui, dans le cas de vie, serait ternie par la buée de la vapeur d'eau exhalée.

Absence de battements du cœur, qui ne sont plus perceptibles à la main et à l'oreille.

Relâchement des sphincters de la vessie et de l'anus, et évacuation des urines et des matières.

Rigidité. Elle débute par la mâchoire inférieure, d'où elle descend jusqu'au pied et disparaît dans le même ordre. Elle apparaît quelquefois immédiatement après la mort (épuisement, soldats sur le champ de bataille ; tétanos, empoisonnement par strychnine) ; presque immédiatement (foudre, insolation, froid ou chaleur extrêmes : —10 ou + 45°) ; mais d'ordinaire après quelques heures ; dans certains cas, enfin, tardivement après 16 heures. Sa durée moyenne est de 40 heures chez l'enfant, 60 à 80 chez l'adulte.

Refroidissement. Il commence souvent pendant l'agonie et amène progressivement le corps à la température extérieure (le minimum pour la vie est de 20°). Quelquefois, pendant quelques heures, la température se maintient ou même augmente (maladies cérébrales, choléra, fièvres éruptives, insolation, tétanos).

Taches rouge bleuâtre. Elles sont dues à des extravasations sanguines vers les parties déclives (dos chez les personnes couchées ; pieds chez les pendus). Elles se produisent 5 heures environ après la mort et, suivant leur place, indiquent la position du corps à ce moment.

Aspect spécial de la face. Front ridé, yeux caves, nez pointu bordé d'un cercle violet ou noirâtre, tempes affaissées, couleur plombée un violette de la peau, flaccidité et obscurcissement du globe oculaire par une substance glaireuse.

Absence de contraction musculaire.

Insensibilité aux incisions, aux cautérisations, aux excitations électriques, absence de cloque lorsqu'on provoque une brûlure de la peau par un fer rouge.

Putréfaction. — V. à l'*Appendice*.

Mort apparente. — Suspension de la vie animale avec continuation de vie végétative. Les battements du cœur sont faibles, mais, cependant, perceptibles, alors que le pouls a disparu. V. CATALEPSIE, LÉTHARGIE.

TRAITEMENT CHEZ NOUVEAU-NÉS ET ADULTES. Désobstruer les voies aériennes, puis *tractions* rythmées de la *langue* (v. ASPHYXIE), *flagellations* sur diverses parties du corps, *frictions* sèches ou avec du vin, du vinaigre, de l'alcool. Bain chaud. Continuer ces soins avec persévérance au moins 2 h. 1/2.

Mort aux rats. — Préparation à base d'arsenic* ou de strychnine*.

Mortalité. — Rapport du nombre des morts avec celui des vivants pendant une période donnée, avec mention comparative d'âge, de sexe, de profession. V. LONGÉVITÉ, SURVIE.

Mort-né. — Enfant mort soit avant, soit pendant, soit immédiatement après l'accouchement, sans qu'aucune respiration ait eu lieu.

Morue. — Poisson de mer.

Morue (Huile de foie de). — I. CHOIX DE LA VARIÉTÉ. Beaucoup de gens pensent que la meilleure huile de foie de morue est la brune. La vérité est qu'en compensation de sa mauvaise odeur, de son goût si désagréable et des éruptions fréquentes qu'elle occasionne, celle-ci ne présente aucun avantage dans sa composition, bien au contraire. La teinte des diverses huiles tient à la différence de préparation. L'huile vierge, légèrement ambrée, qui ne doit avoir qu'un goût de sardine, est faite avec des foies frais, à peu de distance du lieu de pêche ; l'huile brune, au contraire, provient de foies en putréfaction qui sont traités sur la côte européenne à l'arrivée des navires souvent chargés de 25 000 morues, c'est-à-dire longtemps après la sortie de l'eau des poissons. C'est au dégoût bien naturel d'un produit si déplaisant qu'est due la lutte qu'ont trop souvent à soutenir les médecins, partisans à juste titre d'un médicament héroïque contre le *lymphatisme*, la *faiblesse de poitrine* et le *rachitisme*, et qui est assez facile à prendre quand il est de bonne qualité.

II. MOYENS DE MASQUER LE GOÛT. On peut masquer le goût de ce produit, soit en y associant de l'essence de menthe ou d'amandes amères (4 à 5 gouttes pour 100), de l'eucalyptol (1 gr. pour 100), soit en la faisant prendre sur du vin ou mieux encore de la bière dont on a la couleur : l'huile, étant plus légère, est absorbée la première, et la bouche se trouve lavée par les liquides restés au-dessous. L'eau

ferrée, qu'on fabrique économiquement en plaçant une douzaine de simples clous dits « pointes de Paris » dans une bouteille d'eau, masque bien le goût de l'huile de foie de morue. On peut employer pour cela deux procédés : soit verser l'huile sur un verre d'eau ferrée, soit faire gargariser l'enfant avec cette eau *avant* et *après* l'absorption de l'huile.

Contrairement à la croyance de beaucoup de personnes, la grande majorité des enfants non seulement s'habituent à l'huile, mais, après un certain temps, la prennent avec *plaisir*.

DOSE. La dose de début doit être une cuillerée à café ou à soupe suivant l'âge, avec augmentation d'une cuillerée tous les 3 jours jusqu'à 4. Interrompre 5 à 6 jours par mois et chaque fois qu'il y a perte d'appétit ou diarrhée. On peut aussi interrompre régulièrement tous les dimanches ; cette courte interruption a l'avantage de ne pas nécessiter chez les enfants difficiles une nouvelle campagne pour les y accoutumer.

Morvan. — V. MOELLE (maladies) : *Syringomyélie*.

Morve. — V. FARCIN.

Motte (La) [Isère]. — Station d'eaux chlorurées sodiques (2-3 gr.), chaudes (51°). Altitude 700 mètres · climat doux, mais variable. Saison 1er juin-15 septembre. Vie calme.

MODES D'EMPLOI ET INDICATIONS. Ceux des eaux chlorurées. V. Eaux MINÉRALES *chlorurées*.

Mouche de Milan. — Petit vésicatoire fait avec la mouche cantharide. V. VÉSICATOIRE.

Mouches. — Pour la préservation contre les mouches, V. PIQÛRES.

Mouches volantes. — Points brillants qui passent devant les yeux. Lorsque le phénomène se produit chez un individu normal, à la suite de l'action de regarder le soleil, une lumière très intense (électricité) ou un mur blanc, il est transitoire et sans gravité. Il n'en est pas de même chez un individu ayant un trouble de réfraction (myopie) ou une maladie du corps vitré ou de la rétine, et le malade devra consulter un spécialiste ; car ce signe, de peu d'importance dans beaucoup de cas, peut, dans d'autres, être l'indice d'une complication sérieuse.

Moules. — Pour les qualités nutritives, V. MOLLUSQUES.

Les moules peuvent produire des empoisonnements par suite de l'absorption d'une toxine élaborée dans le foie des moules, la *mytylotoxine*, notamment lorsque ces moules sont mangées dans les mois de mai à septembre.

SIGNES. Phénomènes congestifs intenses, éruptions cutanées, quelquefois troubles paralytiques, indigestions.

TRAITEMENT : 1° CURATIF. Il consiste à faire vomir le malade, en chatouillant sa luette ou

en faisant prendre un vomitif (v. ce mot);
2° PRÉVENTIF. Pour éviter l'intoxication, on a
conseillé d'ajouter à l'eau de cuisson des
moules 3 à 4 gr. de carbonate de soude ou une
cuillerée à bouche de ce sel par litre d'eau.

Mousse de Corse. — Algue em-
ployée comme vermifuge sous forme de
décoction, 5 à 20 gr. par litre d'eau, ou de
sirop, 20 à 40 gr.

Moustiques (*fig.* 458). — Cet in-
secte, outre les piqûres très pénibles qu'il

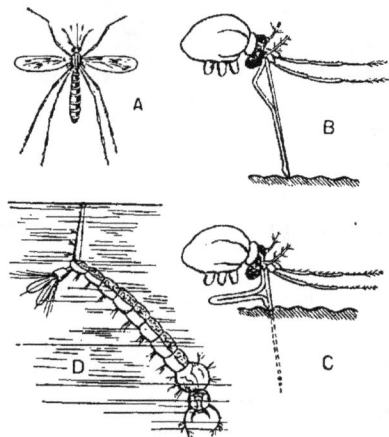

Fig. 458. — Moustique.

A. Moustique; B. Moustique attaquant la surface
de la peau; C. Moustique enfonçant son stylet
dans la peau; D Larve dans l'eau.

produit, semble l'origine de maladies épidémiques, notamment du paludisme, dont
il introduit les microbes sous la peau
avec son aiguillon.

Mœurs des moustiques (d'après Laveran). — Les moustiques femelles déposent
leurs œufs à la surface des eaux stagnantes;
de ces œufs naissent des larves qui vivent
dans l'eau jusqu'au moment de la transformation en insectes parfaits. L'eau est donc
nécessaire pour que les moustiques se reproduisent dans une localité; il faut, en outre,
que cette eau soit *stagnante;* les larves de
moustiques ne se développent ni dans les eaux
courantes, ni dans les pièces d'eau de grande
étendue qui sont poissonneuses et dont les
bords ne deviennent pas fangeux en été.

Les mares dans lesquelles existe une végétation aquatique sont particulièrement favorables au développement des espèces de
moustiques qui propagent le paludisme.

Les larves des moustiques ont besoin pour
vivre de venir à la surface de l'eau remplir d'air les tubes ou trachées qui servent à

leur respiration; aussi est-il facile de les détruire en versant dans l'eau de l'huile ou du
pétrole; les gouttelettes d'huile oblitèrent les
tubes aériens des larves, qui meurent as-
phyxiées.

Les moustiques issus des larves vivent
d'une vie aérienne; en général, ils ne s'éloignent pas beaucoup des eaux stagnantes où
ils ont pris naissance; les vents peuvent les
entraîner, mais à des distances qui ne sont
jamais grandes.

Les moustiques aiment les endroits bas et
humides dans lesquels l'atmosphère est très
calme; il fuient les hauteurs, les endroits dé-
nudés et bien ventilés.

Pendant le jour, les moustiques se cachent
dans les buissons, dans les bois ombreux, dans
les grottes, etc. C'est le soir et pendant la
nuit que l'homme a le plus à souffrir de leurs
piqûres. Certaines espèces piquent le jour
aussi bien que la nuit. En général, les femelles
seules sucent le sang de l'homme ou des animaux; les mâles se nourrissent de sucs végétaux.

Dans nos climats, les moustiques apparaissent au mois de mai et disparaissent à la fin
du mois d'octobre; les larves peuvent subsis-
ter dans l'eau pendant tout l'hiver.

**Mesures préventives contre les pi-
qûres.** — Le conseil d'hygiène et de sa-
lubrité du département de la Seine a émis,
à propos des moustiques, les conclusions suivantes :
1° Surveiller les divers réseaux d'égouts et
spécialement les bouches d'égout sous trottoir, ainsi que les canalisations privées, dont
l'entretien laisse souvent à désirer; y éviter
toute stagnation d'eau, inspecter chaque semaine leurs parois et détruire tout amas d'insectes soit par flambage à la torche, soit par
badigeonnage à la chaux. 2° Maintenir en
parfait état de propreté les abords des fosses
et cabinets d'aisances; ne jamais y laisser le
moindre essaim d'insectes, quels qu'ils soient;
3° Éviter toute stagnation d'eau, toute
mare, etc., dans les jardins et cours. Cette
prescription sera surtout observée dans les
agglomérations. 4° Les fontaines, les bassins, etc., des promenades publiques devront
être vidés et nettoyés au moins une fois par
semaine. Dans les pièces d'eau de grande
surface, les lacs, etc., on devra entretenir
de nombreux poissons. 5° Pour les bassins,
tonneaux. etc.. situés dans les propriétés
privées et dans les quartiers infestés, on se
trouvera bien de disposer à la surface de l'eau
une couche de pétrole, ou, s'il s'agit d'une
pièce d'eau servant à la boisson, une couche
d'huile alimentaire. 6° Dans les quartiers infestés, l'usage d'une moustiquaire (sorte de
tulle) autour du lit peut être recommandé aux
habitants. 7° Sur les piqûres de moustiques,
appliquer une goutte de teinture d'iode ou
une goutte de gaïacol au centième.

Moustiques, paludisme et filariose
(Laveran). — Certaines espèces de moustiques
sont seules susceptibles de propager le paludisme; on s'explique ainsi que des localités
dans lesquelles abondent les moustiques puissent être salubres.

Le microbe du paludisme se développe en subissant des transformations assez compliquées dans le corps des moustiques qui ont sucé du sang palustre ; au bout de huit à dix jours, les germes abondent dans la sécrétion salivaire des insectes, et, quand les moustiques infectés piquent des individus sains, ils leur inoculent ces germes.

De là deux indications nouvelles : il faut, d'une part, s'efforcer de détruire les moustiques, ou du moins se protéger contre leurs piqûres en s'entourant le visage d'un morceau de tulle ; d'autre part, traiter longtemps les malades atteints de paludisme de manière à éviter les rechutes de fièvre, cause d'infection pour les moustiques. Chez les malades atteints de paludisme, les microbes ne se trouvent, heureusement, en grand nombre dans le sang que pendant les accès fébriles.

Une maladie grave et très répandue dans certaines régions tropicales, la *filariose* *, est inoculée à l'homme comme le paludisme par les moustiques ; dans les pays où la filariose règne en même temps que les fièvres palustres, les mesures de protection contre les moustiques sont donc doublement indiquées.

Moutarde. — Il existe deux variétés de moutardes médicinales, appartenant toutes deux à la famille des Crucifères.

I. Moutarde blanche. — Les semences de la moutarde blanche sont *laxatives* à la dose d'une demi-cuillerée à bouche aux principaux repas.

II. Moutarde noire. — La farine de semences de moutarde noire est employée comme révulsif sous forme de feuilles de *sinapisme* (v. ce mot) ou de cataplasme * sinapisé constitué par un cataplasme de farine de lin qu'on saupoudre de farine de moutarde. Ce cataplasme doit seulement être *tiède*, car la chaleur ferait évaporer le principe actif de la moutarde.

Pour le *bain sinapisé*, on verse un kilo de farine de moutarde dans un linge qu'on place dans l'eau du bain.

Moxa. — Procédé de révulsion aujourd'hui rarement employé et qui consiste dans un cône de coton entouré de toile qu'on applique sur la peau après l'avoir allumé afin de produire une cautérisation énergique.

INDICATIONS. Maladies nerveuses. Il y a lieu de placer un linge mouillé autour du moxa pour en limiter l'action.

Mucilages. — Médicaments liquides, mais présentant une certaine consistance qu'ils doivent à des substances analogues à la gomme.

MODE DE PRÉPARATION. On les prépare en versant 3 gr. de la drogue (semences de lin ou de coing, racine de guimauve) dans 150 gr. d'eau tiède, qu'on agite de temps en temps pendant 6 heures, puis qu'on passe en exerçant une pression.

Muco-pus. — Pus très liquide.

Mucosités. — V. GLAIRES.

Mucus. — V. MUQUEUSES.

Muet. — V. SOURDS-MUETS.

Muguet (maladie). — Manifestation secondaire d'un état général mauvais, produite par la multiplication d'un champignon du genre des levures (*fig.* 459). Sa manifestation principale est dans la bouche ; mais on trouve également ce champignon dans le pharynx, l'œsophage, l'estomac, sur les cordes vocales inférieures.

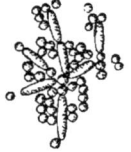

Fig. 459.
Champignon du muguet.

CAUSES. Dans la première enfance, le muguet est associé à des troubles digestifs, à l'entérite, à une mauvaise alimentation (lait mauvais ou en quantité insuffisante, biberon mal lavé rendant acide le lait), à l'athrepsie. Chez l'adulte et surtout chez les vieillards, le muguet apparaît à la suite des maladies chroniques affaiblissantes (phtisie, cancer, suppuration prolongée), quelquefois aussi des maladies aiguës (fièvre typhoïde, cystite, pneumonie). La maladie est contagieuse entre individus affaiblis.

SIGNES. Enduit blanchâtre crémeux, en forme de plaques sur la langue, la face interne des joues, le voile du palais, les amygdales, le pharynx. La salive est acide.

La déglutition chez le nouveau-né est difficile, il refuse bientôt le sein ; chez l'adulte, la mastication est, en outre, douloureuse. Ordinairement, les enfants ont des vomissements et de la diarrhée.

MARCHE ET ÉVOLUTION. Lorsque le muguet n'est pas lié à un mauvais état général, il guérit facilement ; mais il n'en est pas de même dans le cas contraire, et chez l'enfant athreptique ou l'adulte atteint d'une affection grave (tuberculose, cancer), il est souvent le prélude de la mort.

TRAITEMENT : 1° PRÉVENTIF. Propreté méticuleuse des biberons. 2° CURATIF. Collutoire de Trousseau, borax et miel à parties égales, ou lavage : 1° de la bouche avec de l'eau de Vichy ; 2° de l'estomac, deux fois par jour, avec la sonde de Nélaton (n° 20) et 150 gr. d'eau de Vichy qu'on évacue ensuite.

Muguet (plante). — Le muguet (*convallaria maialis*) est une Liliacée.

MODE D'EMPLOI ET DOSES. L'extrait de fleurs de muguet a été employé comme tonique dans les maladies de cœur, à la dose de 1 à 3 gr. ; mais on fait surtout usage de son alcaloïde, la *convallamarine*, à la dose de 1 à 5 centigr.

Muqueuses. — Membranes qui tapissent la face interne de tous les organes creux du corps ; ex. : tube digestif, vessie, matrice, urètre, organes de la respiration, lèvres. Elles sécrètent toutes un liquide, le *mucus*.

Fièvre muqueuse. V. TYPHOÏDE (Fièvre).

Mûres et mûrier. — Le sirop de
mûres est employé comme astringent en gargarisme.

Musc. — Substance odorante que
l'on trouve dans une poche du bas-ventre d'un chevrotain. C'est un stimulant et un antispasmodique puissant.

MODES D'EMPLOI ET DOSES. A la dose de 5 centigr. à 2 gr., en pilules ou dans un petit lavement de 200 gr. d'eau.

Muscade. — Le baume ou beurre
de muscade entre dans la composition du baume nerval. V. BAUME nerval.

Muscles (structure et fonctions)
[du latin *musculus*, petit rat, les muscles semblant courir sous la peau]. — Les muscles constituent la *chair;* ils sont formés par la juxtaposition de cellules allongées en fuseau dont les unes sont striées en travers et soumises à la volonté, ex. : muscles des membres (locomotion, déglutition, mastication), les autres lisses sur lesquelles la volonté n'a pas d'action (ex. : muscles des viscères, œsophage, estomac, intestins, de la vessie, de la matrice). Le cœur, muscle strié, fait exception à la règle, car la volonté n'a aucune part à son action.

La couleur des fibres est rougeâtre plus ou moins foncé. Les fibres forment des faisceaux dont les extrémités s'attachent aux os par un tissu blanchâtre, ferme, inextensible, le *tendon ;* elles peuvent se raccourcir (contraction) et rapprocher ainsi les deux os auxquels elles s'attachent, ou se relâcher (repos), laissant les deux os s'éloigner l'un de l'autre. Les muscles sont isolés les uns des autres et séparés de la peau par des enveloppes résistantes, les *aponévroses,* qui protègent les fibres et facilitent le glissement des muscles les uns sur les autres. Lorsqu'un muscle se contracte, il gagne en épaisseur et en largeur ce qu'il perd en longueur ; dès que l'action est terminée, il entre en repos et reprend sa forme primitive. Les fibres contractiles et élastiques sont les organes actifs du mouvement qui leur est commandé par les nerfs.

Pendant la contraction, le muscle emprunte au sang et absorbe plus d'éléments nutritifs (aliment, oxygène) qu'à l'état de repos, créant ainsi de l'acide carbonique qui est absorbé par le sang.

Muscles (Lésions des). — Les
principales lésions musculaires sont les suivantes :

Atrophie. — Elle se produit chaque fois que le muscle n'agit pas, qu'un membre est immobilisé, notamment dans un appareil après une fracture. Elle est un signe fréquent de maladies de la moelle épinière.

Contusion. — CAUSES. Chute, coups, fractures compliquées.

SIGNES. Infiltration de sang avec rupture de fibres. Douleur profonde intense, engourdissement du muscle ; gonflement formé par une collection sanguine, si la déchirure est plus importante. Pour les lésions profondes, V. CONTUSION.

TRAITEMENT. Repos au lit, massage avec compression légère entre les séances. Si les douleurs sont très vives, morphine.

Hernie musculaire. — La hernie d'un muscle à travers l'aponévrose qui l'enveloppe est très rare ; il n'en est pas de même des hernies, suite de rupture musculaire. V. plus loin.

TRAITEMENT. Ligature de l'aponévrose.

Myosite (Inflammation des muscles). — CAUSES. La myosite peut être *primitive,* c'est-à-dire succéder à une piqûre, à une coupure, avec séjour ou non de corps étranger dans la plaie, à une contusion, à une rupture musculaire, au froid, au surmenage ; ou être *secondaire,* c'est-à-dire se produire au cours ou à la suite d'une maladie générale, fièvre typhoïde, rougeole, variole, scarlatine, infection purulente, morve, scorbut, tuberculose.

SIGNES. Douleur, gonflement avec résistance ligneuse de la région enflammée qui, plus tard, peut se ramollir et former un abcès. Fièvre ordinairement légère. Dans une *forme chronique,* appelée *myosite ossifiante progressive,* divers groupes musculaires (nuque, dos, épaules, bras, etc.) s'infiltrent de cartilages, puis d'os ; c'est une sorte de pétrification.

TRAITEMENT. Repos, émollients. Pour suppuration, V. PLAIES.

Rupture par contraction excessive. — CAUSES : 1° PRÉDISPOSANTES. Fièvre typhoïde, alcoolisme, syphilis, rhumatisme, rougeole, variole, ataxie, surmenage. 2° DÉTERMINANTES. Epilepsie, éclampsie, tétanos, effort intense et maladroit, involontaire ou non.

SIGNES. Dans les muscles superficiels : *douleur* localisée survenant insidieusement lorsque la lésion se produit au cours d'une maladie infectieuse, et brusquement, au contraire, lorsqu'elle succède à un effort ; sensation de *craquement* avec chute s'il s'agit du muscle du membre inférieur ; gonflement, ecchymose, dépression.

TRAITEMENT. Position du membre favorisant le relâchement. Immobilisation, ligature des tronçons, massage.

Plaies. — Les sections incomplètes ou dans le sens de la longueur du muscle se guérissent rapidement parce que l'écartement des fibres est alors faible ; il peut être considérable en cas de section transversale complète. Cependant, le muscle se répare bien, sans trouble dans le fonctionnement, lorsqu'on le place dans une position favorable (relâchement). On est souvent obligé, en outre, de faire la ligature des deux tronçons et d'immobiliser le membre dans un appareil plâtré avec électrisation du membre pour empêcher son atrophie. V. PLAIES et PLOMB.

Musculaire progressive (Atrophie). — V. MOELLE (maladies).

Musique. La musique exerce une action intense sur les personnes qui l'aiment et même sur les autres. On l'a employée avec succès comme calmant dans diverses affections nerveuses, notamment contre les migraines et certains troubles neurasthéniques. La répétition de sons monotones sous forme de chant

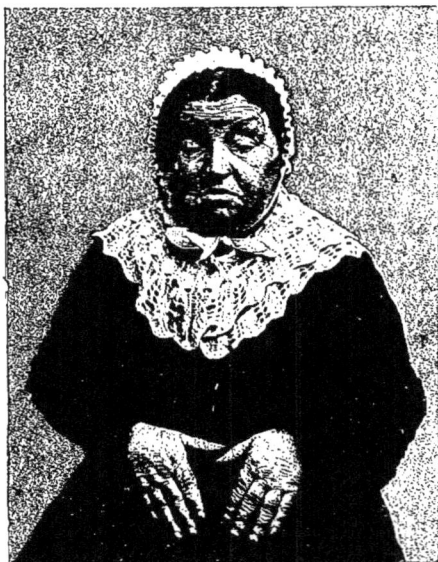

Fig. 460. — Femme atteinte de myxœdème.
Phot. Londe (*Revue Encycl.*, 1893).

ou d'un instrument comme le piano ou le violon provoque le sommeil, non seulement chez les bébés, mais quelquefois chez des grandes personnes pour les-

quelles cette musique est un remède souverain à une insomnie persistante et très affaiblissante. Dans certains cas de folie, on a fait aussi usage de la musique comme calmant; dans d'autres, au contraire, on y a eu recours comme excitant.

Mutité. — V. SOURDS-MUETS.

Mydriase. — Paralysie de l'iris entraînant la dilatation permanente de la pupille. Quelquefois congénitale, elle est un des signes d'une névrose ou de la présence des vers dans le tube digestif.

Myélite. — Maladie de la moelle épinière.

Myocardite. — Inflammation de la substance musculaire du cœur.

Myome. — Tumeur musculaire.

Myopie. — V. RÉFRACTION.

Myosite. — V. MUSCLES.

Myringite. — Inflammation du tympan. V. OREILLES.

Myxœdème (cachexie pachydermique) [*fig.* 460]. — Maladie rare, observée principalement en Bretagne (Dr Morvan), puis en Angleterre, en Espagne et en Italie. Elle semble une des formes du crétinisme et se produit par suite de causes peu connues, de préférence chez la femme et l'enfant.

SIGNES. La peau est épaisse, dure, sèche, rugueuse, jaunâtre; l'épiderme s'exfolie en lamelles. Le visage est élargi, bouffi, pâle, le nez épais et aplati, les paupières gonflées, la lèvre inférieure pendante. Les mains sont violacées, les pieds déformés et comparables à ceux d'un pachyderme; les dents et les poils tombent. L'intelligence est faible, lente et paresseuse.

TRAITEMENT. La glande thyroïde* a semblé être la médication préférable.

Myxome. — Tumeur du tissu muqueux.

N

n°. — Dans une ordonnance, abréviation du latin *numero*, nombre. Ex. : *jaune d'œuf n° 1* signifie : *un jaune d'œuf*.

Nævus (*fig.* 461). Syn. : envie, signe, tache, angiome. — Malforma-

tion apportée en naissant et persistante d'une partie limitée de la peau, produite soit par un excès de pigment ou matière colorante, *nævus pigmentaire*, soit par un développement exagéré des petits vaisseaux sanguins, *nævus vasculaire*. Le nævus est quelquefois héréditaire.

ÉVOLUTION. Ordinairement stationnaires, les nævi peuvent, dans certains cas, disparaître spontanément; mais ils peuvent aussi se développer.

Nævus pigmentaire. Syn. : tache pigmentaire. tache de café, grain de beauté. — SIGNES. 1° *Forme plane.* Taches de teinte variant du jaune au noir; ordinairement petites

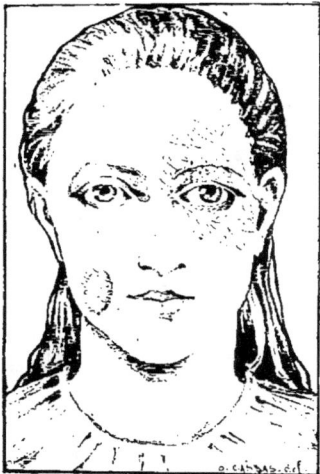

Fig. 461. — Nævi.

A la joue droite, et sur le menton, à gauche, nævi *pigmentaires;* autour de l'œil et sur le front, à gauche, nævus *vasculaire.*

(grains de beauté), mais pouvant dépasser les dimensions d'une pièce de 5 francs en argent; de forme souvent arrondie, mais quelquefois très irrégulière; couvertes ou non de poils; en quantité très variable et disséminées sans ordre ou, au contraire, suivant le trajet d'un nerf; leur siège le plus fréquent est au visage ou au cou, mais elles peuvent aussi se produire sur les membres.

2° *Forme saillante* (nævus verruqueux ou hypertrophique). Saillie variable comme élévation, étendue, irrégularité, nombre; couleur rouge plus ou moins foncé ou noir, hérissée de poils noirs.

TRAITEMENT. Raclage, cautérisations électriques, frictions matin et soir avec solution de sublimé à 1/500.

Nævus vasculaire. Syn. : angiome, tumeur érectile. — SIGNES. 1° *Forme plane.* Taches roses, rouges ou violettes, dont la teinte s'accroît sous l'action des efforts, notamment des cris; la dimension varie dans des proportions considérables; la forme est

ou non irrégulière; elles siègent ordinairement à la face, à la nuque, au cou, au dos.

2° *Forme saillante.* Petites tumeurs, arrondies ou non, rouges ou brunes, plus ou moins granuleuses, pouvant saigner très abondamment.

TRAITEMENT. Compression. cautérisation, scarification, *vaccination* sur le nævus, radium.

Nain. — V. MONSTRES.

Naissance. — La déclaration de naissance doit être faite à la mairie dans les trois jours qui suivent la mise au monde avec deux témoins. Pour les soins à donner à la naissance, V. NOURRISSON, NOUVEAU-NÉ.

Naphtol. — Substance blanchâtre à odeur de phénol. Il existe sous deux formes, *a* et *b*.

USAGE. Antiseptique, désinfectant, parasiticide.

MODES D'EMPLOI. Cachets, pommade.

DOSE. 50 centigr. à 2 gr.

Narcose (du grec *narkôsis*, assoupissement). — Sommeil lourd provoqué par des médicaments.

Narcotine. — Un des alcaloïdes de l'opium. Il n'est pas employé.

Narcotiques. — Médicaments produisant le sommeil : opium et ses alcaloïdes, chloral, sulfonal, trional. Les *plantes narcotiques* sont la belladone. la jusquiame. la morelle, le tabac, le pavot et la stramoine.

Pour les conditions qui favorisent l'action des narcotiques, V. SOMMEIL.

Nasillement. — Timbre particulier donné à la voix par l'oblitération plus ou moins complète des fosses nasales. V. VOIX.

Nasonnement. — Timbre particulier de la voix lorsque le son s'arrête dans le nez et y retentit. V. VOIX.

Naso-pharyngiennes (Végétations). — V. ADÉNOÏDES (Tumeurs).

Naso-pharynx. — Partie supérieure du pharynx, en arrière de l'ouverture postérieure des fosses nasales. V. NEZ.

Natalité. — Rapport des naissances à la population.

Natation. — La natation est un des meilleurs exercices physiques; elle met en jeu, en effet, harmoniquement tous les muscles du corps (*fig.* 462-466). C'est une gymnastique respiratoire ex-

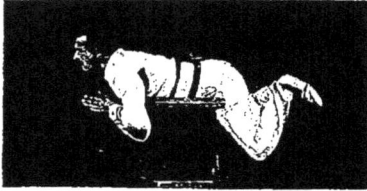

Fig. 462. — La brasse. Première position.

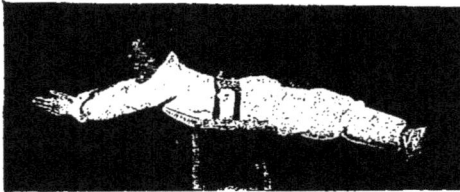

Fig. 463. — La brasse. Deuxième position.

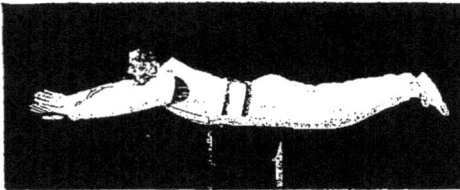

Fig. 464. — La brasse. Troisième position.

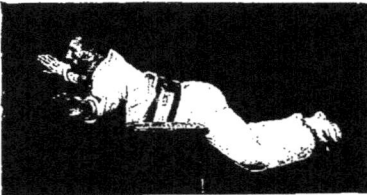

Fig. 465. — La brasse. Quatrième position.
Fig. 462 à 465. — La Natation : Différentes positions du nageur dans la brasse.

cellente et « avant tout une école de volonté, préventive des névroses, qu'il faut fréquenter dès sept à huit ans (1) ».

Action sur l'organisme. — Le Dʳ Turbaux, auquel est empruntée la citation précédente, conseille les bains non seulement en été, mais en hiver : « L'action de l'eau froide sur l'organisme se borne à l'anémier légèrement, par le retrait qu'elle imprime aux parois contractiles des artères, retrait d'autant plus prononcé que le bain est plus froid ou *seulement plus prolongé*. Le sang qui circule en moins dans les artères s'écoule dans les veines, deux fois plus nombreuses que les artères, plus largement calibrées et plus élastiques. Le poumon dans l'eau ou sous l'eau aux plus basses températures est exempt de tout encombrement vasculaire. Dans l'eau glaciale, l'homme respire aussi amplement qu'à l'air libre ; mais l'anémie atteint les muscles, d'où une diminution d'énergie. » L'expérience a amené le Dʳ Turbaux à employer comme réaction, après un bain très froid, le procédé suivant, *qu'il est difficile de recommander sans avoir eu l'occasion d'en contrôler les effets* : attendre nu et immobile, à l'abri du vent, 5 ou 6 minutes, se rhabiller lentement sans s'être essuyé. En vertu de la vasodilatation réactionnelle, le sang ramène la chaleur à la peau ; mais celle-ci la cède immédiatement aux étoffes, qui sont très conductibles, d'où soustraction de calorique, assez considérable pour pouvoir provoquer une syncope, si on se rhabille immédiatement, minime au contraire si, l'effet de vasodilatation ayant été suffisamment prolongé l'échauffement de la peau est assez intense.

Mécanisme des accidents. — La *peur* est la cause la plus fréquente des accidents, soit par brusque syncope, soit par les mouvements désordonnés que cette peur provoque : sortie des bras hors de l'eau et béance de la bouche. Le calme sauve l'individu au contraire, car l'eau soutient le corps lorsqu'il est immobile, en détente complète avec ampleur respiratoire, les bras flottant au-dessus de la tête qui doit être bien renversée, le masque seul émergeant. « *Une tête mal piquée de haut,* si la tête n'est pas fléchie menton sur poitrine, cause un choc frontal (commotion cérébrale) qui peut ne pas laisser au plongeur le temps de se ressaisir avant de remonter à la surface. »
Pour les secours en cas d'asphyxie par submersion, V. ASPHYXIE.

Ce qu'on doit apprendre. — Avant de se baigner en rivière ou en mer, il est indispensable de savoir faire la planche, qui sauve l'individu en cas de malaise (vertige, crampes) ou d'épuisement. Il est utile, d'autre part, de connaître les différents modes de natation, de façon à pouvoir se reposer de l'un par l'autre. Pour pouvoir porter secours à un indi-

(1) *L'Éducation physique* (Larousse, éditeur).

vidu en péril de submersion, il est nécessaire de savoir plonger et évoluer sous l'eau, les yeux ouverts; de savoir nager tout habillé; de savoir nager avec les pieds seuls, de façon à avoir les mains libres; de savoir se dégager

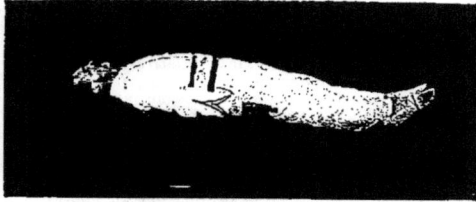

Fig. 466. — La Natation. La planche.

lorsqu'on est agrippé par une personne en détresse. V. ces derniers renseignements à NOYÉ.

Nausées. — Envies de vomir.

TRAITEMENT. Une boisson stimulante chaude, thé, camomille ou quelques gouttes d'alcool de mélisse ou d'alcool de menthe font disparaître les nausées si leur origine est une mauvaise digestion accidentelle. V. aussi VOMISSEMENT et ESTOMAC.

N'Diank. — Maladie de l'Ouest africain.

SIGNES. Diarrhée bilieuse avec coliques, puis vomissements et selles décolorées, quelquefois cholériformes, et refroidissement général. Dans la même journée, il se produit ensuite des sueurs abondantes qui laissent une grande faiblesse. — TRAITEMENT. Potion au laudanum et à l'éther (20 gouttes de chaque), à prendre par jour, en trois fois, dans une cuillerée d'eau.

Néarthrose (du grec *neos*, nouveau, et *arthron*, articulation). — Fausse articulation qui se forme au point où deux os se trouvent anormalement en contact à la suite d'un déplacement devenu permanent (luxation irréductible) ou de la suppression d'une portion d'os.

Nécrose (du grec *nekros*, mort). — Mortification d'un os ou d'une portion d'os qui devient ainsi un corps étranger que la nature tend à éliminer du corps soit en totalité, soit par fragments avec formation d'un abcès. Ex. : la *nécrose* phosphorée est une mortification des os de la mâchoire. La nécrose est souvent produite par la tuberculose. V. os (Maladies des), PHOSPHORE.

Nénufar. — Les propriétés soi-disant calmantes du nénufar sont peu sérieuses.

Néomembranes. — Membranes se produisant à la suite d'inflammation à l'intérieur des séreuses dont elles réunissent les parois par des brides contenant des vaisseaux.

Néoplasme (du grec *neos*, nouveau, et *plassein*, former). — Synonyme de *tumeur*.

Néphralgie (du grec *nephros*, rein, et *algos*, douleur). — Douleur dans les reins. V. REINS (maladies).

Néphrétiques (Coliques). — V. REINS (maladies).

Néphrite (du grec *nephros*, rein). — Inflammation des organes sécréteurs de l'urine, les reins. V. REINS (maladies).

Néphrotomie (du grec *nephros*, rein, et *tomé*, section). — Opération consistant dans la section des reins.

Nerfs (structure). — V. CERVEAU.

Nerfs (attaque de nerfs, mal de nerfs, vapeurs). — Malaise général, d'abord sans détermination précise, puis se localisant avec angoisse croissante et accidents convulsifs (v. CONVULSION, HYSTÉRIE, ÉPILEPSIE). Changement de caractère, qui devient triste, irritable, impressionnable.

PREMIERS SOINS. Aération. Veiller sur constipation. Faire respirer de l'éther et en faire prendre quelques gouttes en potion.

Nerfs (Lésions des). — Les principales lésions des nerfs sont les suivantes :

Compression et contusion. — CAUSES. La *compression lente* peut être due à l'augmentation progressive de volume d'un ganglion (adénite), d'un anévrisme, d'une (exostose), au déplacement graduel d'un organe voisin, comme celui des vertèbres dans le mal de Pott, à l'étranglement d'un nerf à son passage dans un canal inextensible (canal osseux du nerf facial). La *compression rapide* est provoquée : 1° par une mauvaise position pendant le sommeil (tête sur le bras, aisselle pressée contre le dossier d'un banc) ou pendant la veille (aisselle pressée par le manche d'une béquille); 2° par le déplacement d'un os luxé, l'anse d'un seau ou une corde. La *contusion* est due le plus souvent à une luxation ou à un choc. Le siège le plus fréquent de ces lésions est le bras.

SIGNES. Si l'action est violente, il y a d'abord une douleur très vive; sinon, il se produit des fourmillements, des crampes, une sensation de chaleur; la peau a d'abord une sensibilité excessive, puis devient, au contraire, insensible, et les muscles se paralysent. La perte de la sensibilité et l'impuissance à se servir du membre ont une durée très variable.

TRAITEMENT. Repos, compression légère du membre. Si crainte d'atrophie, électrothérapie (Reclus).

Coupures. — CAUSES. Éclat de verre, couteau, projectile. — SIGNES. Perte de la sensibilité et du mouvement. Signes de la névrite (v. ci-après ce mot). — TRAITEMENT. Opération chirurgicale réunissant les deux fragments. Antisepsie, éviter le froid.

Névrite. — Inflammation des nerfs. Elle peut être aiguë ou chronique.

I. *Névrite aiguë.* CAUSES. Blessure déchiquetée, luxation, brûlure, gelure, lésions de voisinage (mal de Pott, pleurésie, périostite dentaire, cal osseux); maladies infectieuses (diphtérie, fièvre typhoïde); froid humide, rhumatisme, goutte, syphilis.

SIGNES. 1er *Période.* Douleur vive sur le trajet d'un nerf, qui est dur et gonflé, rougeur de la peau. 2e *Période.* Après un temps variable apparaissent des troubles de nutrition : cloques d'herpès ou de pemphygus, ulcérations rebelles, chute ou hypertrophie des poils et des ongles, atrophie musculaire. La douleur sur le trajet du nerf peut persister même quand un nerf, qui est dur et gonflé, rougeur de la sensibilité de la peau (anesthésie douloureuse). Les muscles, après ou non une phase convulsive, se paralysent et s'atrophient.

EVOLUTION. L'impotence peut être incurable après les névrites intenses.

TRAITEMENT. Immobilisation, injections de morphine, traitement général si rhumatisme, goutte ou syphilis.

II. *Névrite chronique.* La névrite chronique se produit par les mêmes causes que la névrite aiguë, mais lui succède rarement. Elle en diffère par une évolution plus lente. Le traitement, qui est le même, est souvent inefficace.

Néris (Allier). — Ville d'eaux minérales thermales simples (52°); altitude, 385 m.; climat variable; ressources; saison 15 mai au 1er octobre.

MODES D'EMPLOI et INDICATIONS. V. MINÉRALES (Eaux) *thermales.*

Nerprun. — Plante de la famille des Rhamnées. On extrait des baies et de l'écorce du nerprun un purgatif qu'on emploie sous forme de sirop à la dose de 20 à 40 gr. dans une tasse de thé, à prendre en deux fois à une demi-heure d'intervalle.

Nerveux (Épuisement). — V. NEURASTHÉNIE.

Nervosisme. — V. NEURASTHÉNIE.

Neurasthénie (Syn. : épuisement nerveux, nervosisme, névropathie, hyperesthésie générale, névralgie générale). — Maladie nerveuse accompagnée d'affaissement général.

SIGNES. *Maux de tête* occupant le haut de la tête (douleurs en casque), limités à la nuque ou à diverses régions du crâne, durant toute la journée, mais cessant, en général, la nuit; accrus par les bruits, les odeurs, les fatigues intellectuelles ; diminuant après les repas; *douleurs dans le bas des reins* (pression, cha-

leur); *dépression morale*, perte de mémoire, inaptitude au travail, notamment pour le calcul, découragement ; *dépression physique*, fatigue générale dès le réveil; *troubles digestifs*, dilatation d'estomac avec gonflement du creux épigastrique, bouffées de chaleur, somnolence dans la journée, constipation; *troubles nerveux*, vertige, névralgies, *insomnie persistante*, bourdonnement d'oreilles, troubles de la vue et de l'odorat, excentricités; *troubles respiratoires et circulatoires*, pouls fréquent, palpitations, crises d'oppression, sueurs ou, au contraire, refroidissement des extrémités.

A ces signes viennent s'ajouter un état spécial d'anxiété provoqué par des peurs diverses (phobies) spéciales à chaque malade qui peut être atteint d'une ou de plusieurs à la fois : peur de la solitude ou au contraire des foules, des grands espaces vides (agoraphobie) ou des espaces clos (claustrophobie), des accidents, du tonnerre, mais surtout des *maladies.* Cette dernière crainte est due à une analyse constante par l'individu de toutes ses fonctions et à une terreur très grande dès que la moindre modification s'y produit.

ÉVOLUTION. Un seul de ces nombreux troubles peut former toute la maladie; dans d'autres cas, ils se succèdent tous ou peuvent même se produire simultanément, les formes variant avec les individus.

CAUSES. Quelquefois héréditaire et, dans ce cas, précoce et difficilement curable, l'hérédité pouvant, du reste, être constituée par une névropathie analogue ou par une des manifestations de l'arthritisme. Plus fréquente chez la femme (maladies de matrice, genre de vie, grossesse) et chez les israélites, mais surtout chez les intellectuels, les financiers, les commerçants et les débauchés. L'origine la plus ordinaire est, en effet, le *surmenage intellectuel et moral* (ennuis, peines, abus de plaisirs), puis l'abus des *excitants* (alcool, café, nicotine), les *intoxications* par le plomb, la morphine, le mercure (ouvriers), les *traumatismes* (accidents de voitures ou de chemins de fer, coups, chutes), l'*anémie* ou au contraire l'*arthritisme*, enfin les maladies de l'estomac.

TRAITEMENT. *Régime.* En cas de maladie caractérisée de l'estomac, suivre le régime spécial indiqué aux maladies de cet organe; il en est de même si le neurasthénique est nettement goutteux ou anémique. Dans le cas contraire, trois règles doivent dominer le régime : 1° les repas doivent être *simples*, c'est-à-dire se composer de peu de plats, ne comprendre aucun excitant (condiment, sauces relevées, crustacés, gibier faisandé); on y ajoutera 2 à 3 jaunes d'œufs frais et crus dans une cuillerée de bouillon; 2° les légumes devront être très cuits : c'est-à-dire facilement digestibles : 3° les petits repas intercalaires devront être radicalement supprimés, de façon que le malade apporte aux véritables repas un estomac reposé et ayant faim. *Comme boisson*, vin blanc léger coupé d'eau ou bière légère, café au lait le matin, mais ni thé, ni café entre les repas.

Hygiène thérapeutique. Cessation absolue du travail et des plaisirs fatigants : éviter discussions et procès; éloignement de la maison de famille, *cure d'altitude,* voyages peu fatigants, massage, *cyclisme* modéré, qui réunit le bénéfice de l'exercice de plein air aux distractions si utiles pour un neurasthénique. Appartements calmes, simples, pas trop éclairés. Vêtements de laine préservant des refroidissements, pour lesquels le malade a une grande susceptibilité.

Médication. Bains à 35° si excitation, à 30° si dépression ; hydrothérapie médicale, massage simple ou électrique. Comme médicament, suivant les cas, fer et arsenic (cacodylate de fer), bromure et opium, sérum artificiel ; phosphate* de chaux bibasique, si hyperacidité de suc gastrique.

Névralgie.

— Maladie caractérisée par une douleur vive sur le trajet d'un nerf, se produisant en général seulement à certains moments de la journée, à des intervalles à peu près fixes et se prolongeant d'un quart d'heure à une heure ; quelquefois, cependant, cette douleur est faible, mais continue, avec périodes plus ou moins longues d'exaspération. La douleur est particulièrement vive en certains points.

CAUSES : 1° GÉNÉRALES: Anémie, rhumatisme, goutte, paludisme, syphilis. 2° LOCALES. Froid, compression par congestion ou altération des tissus voisins, comme dans la carie dentaire. 3° ACTION RÉFLEXE (c'est-à-dire à distance). Vers intestinaux.

TRAITEMENT : 1° GÉNÉRAL. Variable suivant la maladie origine de la névralgie, quinine, aconitine, morphine.

2° LOCAL. Applications chaudes (boule d'eau, sac de sable, fer à repasser) ; sinapismes, frictions avec de l'alcool ou de l'essence de térébenthine ; pulvérisations de liquides réfrigérants (chlorure d'éthyle* ou de méthyle*).

Névralgie faciale (ou du nerf trijumeau, *fig. 467*). — I. *Branche ophtalmique.* Les points

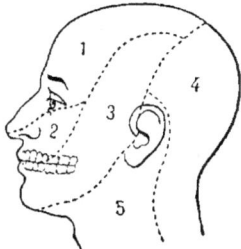

Fig. 467. — Territoires sensitifs de la tête.

I. **Nerf trijumeau :** 1. Territoire de l'ophtalmique ; 2. Territoire du maxillaire supérieur ; 3. Territoire du maxillaire inférieur.
II. **Nerfs cervicaux :** 4. Nerf sous-occipital ; 5. Plexus cervical superficiel.

douloureux se trouvent au point d'émergence des filets nerveux hors des os du crâne : point palpébral (partie externe de la paupière supérieure) ; point susorbitaire (au-dessus de l'œil);point nasal (au nez, au-dessus de l'angle interne de l'œil ; point nasolobaire (lobule du nez). Pendant l'accès, l'œil, rouge, douloureux, laisse écouler des larmes.

II. *Branche du maxillaire supérieur.* Point sous-orbitaire (au-dessous de l'œil) ; point malaire (pommette) ; points dentaires supérieurs (racines des dents supérieures).

III. *Branche du maxillaire inférieur.* Point de la tempe et du pavillon de l'oreille ; point de la langue ; points dentaires inférieurs (racines des dents inférieures) ; point du menton.

COMPLICATIONS. Apparition de vésicules d'herpès sur le trajet du nerf: atrophie ou hypertrophie de la peau ; mouvements convulsifs (tic douloureux de la face).

Névralgie du diaphragme (ou du nerf phrénique). — CAUSES SPÉCIALES. Pleurésie diaphragmatique, maladies du foie, de la rate, de l'aorte, péricardite. — SIGNES SPÉCIAUX. Douleurs au niveau des attaches du diaphragme, aux dernières côtes, au cou, à l'épaule ; engourdissement de la main ; gêne de la respiration. V. aussi PLEURÉSIE diaphragmatique.

Névralgie intercostale. — CAUSE SPÉCIALE. Sexe féminin. — SIGNES SPÉCIAUX. Côté gauche de la poitrine ; points douloureux entre les côtes en arrière, sur les côtés et en avant. Le *point de côté* est considéré comme une variété de névralgie.

COMPLICATION. Zona. V. ce mot.

Névralgie lombaire. — V. LUMBAGO.

Névralgie-migraine. — V. MIGRAINE.

Névralgie sciatique. — V. SCIATIQUE.

Névralgie générale. — V. NEURASTHÉNIE.

Névrite.

— Inflammation d'un nerf. V. NERFS (lésions).

Névrome

(du grec *neuron*, nerf, et *ome*, qui désigne une tumeur). — Tumeur très douloureuse qui se développe dans le tissu d'un nerf.

Névropathie.

— V. NEURASTHÉNIE.

Névropathie cérébro-cardiaque.

— Névrose.

SIGNES. Graduellement en général, mais soudainement dans quelques cas, se produit une sensation de *vide* cérébral très pénible, des vertiges, de l'insomnie, des cauchemars, des palpitations, de l'angine de poitrine, une exaltation des sens de l'ouïe, de la vue, du toucher, qui rend pénibles les sensations ; impression d'étranglement ; névralgies de la tête, de l'oreille.

ÉVOLUTION. Quelques mois à plusieurs années.

CAUSES. Excès de tous genres, anémie cérébrale.

Névroses.

— Maladie du système nerveux. V. CHORÉE, CRAMPE, ÉPILEPSIE,

HYSTÉRIE, NEURASTHÉNIE, NÉVROPATHIE cérébro-cardiaque, PARALYSIE agitante, SPASMES, TÉTANOS, TÉTANIE.

Nez (structure). — On peut pour la description partager l'organe de l'odorat en trois régions : les narines, les fosses nasales, les arrière-fosses nasales.

I. Narines. — Partie saillante du nez, les narines sont constituées par les bords des parties montantes des deux maxillaires supérieurs, complétés par les os propres du nez et les cartilages qui forment les ailes du nez et la partie antérieure de la cloison. Les ouvertures des narines regardent en bas, ce qui induit en erreur sur la véritable direction des fosses nasales, qui est d'avant en arrière.

L'entrée des narines est revêtue par un prolongement de la peau, et on y trouve des poils gros et assez longs qui empêchent, en partie tout au moins, les poussières de pénétrer dans le nez.

II. Fosses nasales (*fig.* 468, 469). — Placées au-dessus du palais, au-dessous de la

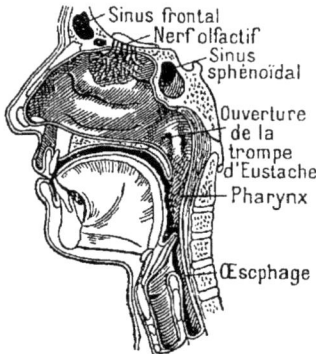

Fig. 468. — Fosses nasales.

voûte du crâne, les fosses nasales sont séparées de la cavité cranienne par la lame criblée de l'ethmoïde, que traversent les rameaux du *nerf de l'odorat*, et elles présentent un *orifice antérieur* qui se continue avec les narines, un *orifice postérieur* qui répond à la partie supérieure du pharynx. Elles sont partagées en deux par une *cloison* constituée en avant par le cartilage déjà cité, en arrière par une lame osseuse (os vomer et lame perpendiculaire de l'os ethmoïde); la tendance à l'incurvation d'un côté ou d'un autre de cette lame est l'origine de lésions. Les parties latérales des fosses nasales présentent trois saillies osseuses enroulées sur elles-mêmes et étagées les unes au-dessus des autres, qu'on nomme les *cornets*. Les espaces qui séparent les cornets portent le nom de *méats :* dans le méat inférieur se trouve l'orifice du canal nasal; dans le méat moyen, les orifices des sinus maxillaire et frontal, sortes de poches osseuses qui ac-

croissent l'étendue des fosses nasales ; dans le méat supérieur, l'orifice du sinus du sphénoïde. La muqueuse *pituitaire* tapisse toute l'étendue des narines, des fosses nasales et de ses annexes (sinus), sauf au niveau de l'orifice antérieur; elle est couverte de cils vibratiles

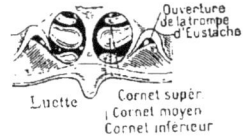

Fig. 469. — Ouverture postérieure des fosses nasales.

et sécrète un liquide qui est destructeur des microbes. Les vaisseaux, surtout les veines, y sont très nombreux. Le nerf olfactif se distribue au tiers supérieur des fosses nasales (région olfactive) ; le reste, région respiratoire, reçoit des rameaux du nerf trijumeau.

III. Arrière-cavité des fosses nasales (cavité naso-pharyngienne). — Carrefour formé en *avant* par les ouvertures postérieures des fosses nasales, en *arrière* par la colonne vertébrale, en *bas* par le voile du palais, qui, en se relevant, constitue une sorte de plancher entre cette cavité et le reste du pharynx, d'où la possibilité de faire passer en arrière un courant d'eau d'une narine dans l'autre. Sur les faces *latérales* se trouve, de chaque côté, l'orifice de la trompe d'Eustache; la *voûte*, très oblique de haut en bas vers la face postérieure, porte l'amygdale pharyngée qui, lorsqu'elle s'accroît d'une façon exagérée, se transforme en tumeur adénoïde[*]. V. ce mot.

La muqueuse est la continuation de la pituitaire, mais elle n'a plus de cils vibratiles.

Nez (Examen du). — Il se fait à l'aide de petits dilatateurs appelés *speculum nasi* (*fig.* 470, 471) et en éclairant

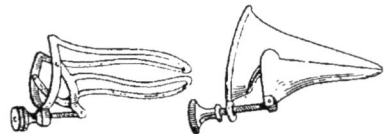

Fig. 470.   Fig. 471.
Spéculum fenêtré.   Spéculum plein.

l'intérieur des narines avec un miroir frontal, comme pour l'examen du larynx. V. la figure à LARYNGOSCOPE.

Nez (Maladies du). — Les principales sont les suivantes :

Corps étrangers (perle, haricot, boulette de papier). — SIGNES. Obstruction plus ou moins complète d'une narine, entrainant, si l'objet n'est pas enlevé, un coryza chronique (V. plus loin). — PREMIERS SOINS. S'il est accessible, retirer l'objet avec une pince ; mais celle-ci glisse souvent à sa surface, d'où l'utilité du procédé suivant : Félizet injecte par la narine *saine* un courant d'eau tiède boriquée* avec le bock* placé à une hauteur de 2 mètres. L'eau, refluant par l'orifice postérieur de la narine opposée, projette en avant le corps étranger ou permet de le saisir facilement avec une pince. On aura soin : 1° d'employer un embout obturant bien la narine et dont l'orifice sera dirigé d'*arrière* en *avant* et non de bas en haut ; 2° de commencer l'injection en tenant le bock peu élevé, puis en le portant progressivement à 2 mètres.

Coryza aigu ou rhume de cerveau. — Cette dernière dénomination est due à la croyance ancienne que l'écoulement de sérosité venait du cerveau.
CAUSES : 1° PRÉDISPOSANTES. Enfants arthritiques et nerveux, variations brusques de température. 2° OCCASIONNELLES. Refroidissement, notamment par courant d'air froid et humide sur les pieds ou le front ; coup de soleil sur une tête atteinte de calvitie ; vapeurs et poussières irritantes ; contagion ; épidémie de rougeole, grippe, érysipèle, typhus, diphtérie ; ingestion de médicaments (iodure de potassium).
SIGNES : 1° GÉNÉRAUX. Malaise général, petits frissons ; plus tard courbature, mal de tête frontal. 2° LOCAUX. Sensation de sécheresse, chatouillements provoquant des éternuements répétés, obstruction d'une ou des deux narines, diminution, puis suppression d'odorat, « voix du nez », écoulement très abondant, d'abord séreux, incolore, puis, après 24 ou 48 heures, de plus en plus épais et jaune verdâtre. 3° D'ENVAHISSEMENT DU VOISINAGE. Bourdonnement d'oreilles (trompe d'Eustache), mal de tête frontal, au-dessus des yeux (sinus frontaux), larmoiement (canal nasal et sac lacrymal), angine et laryngite.
EVOLUTION. Ordinairement guérison après 6 à 8 jours, mais possibilité de poussées successives et de transformation chronique. Les récidives sont d'autant plus fréquentes que les coryzas antérieurs ont été plus nombreux.
TRAITEMENT : 1° ABORTIF. Dès le début, bains de pieds chauds. Atropine, 1/2 milligr. pour une pilule à prendre à chacun des principaux repas, pendant 2 jours 1/2. 2° CURATIF. Enduire de vaseline* boriquée l'orifice des narines, badigeonnage avec 1/10 de solution de cocaïne.

Coryza aigu infantile. — Chez le nouveau-né, le coryza a une gravité spéciale, à cause de l'étroitesse des fosses nasales à cet âge et de la gêne qu'apporte à la tétée l'oblitération du nez, par lequel l'enfant ne peut plus respirer.
CAUSES : 1° PRÉDISPOSANTE. Scrofule. 2° DÉTERMINANTES. Changements brusques de température. — SIGNES SPÉCIAUX. Ronflement, bruyante respiration par la bouche, oppression, suffocation, surtout pendant que l'enfant est étendu. — EVOLUTION. 8 à 15 jours. — COMPLICATIONS. Conjonctivite, bronchite. —

TRAITEMENT : 1° LOCAL. Lavage de l'orifice des narines avec de l'eau de guimauve ou même injection de ce liquide ; onction des orifices avec de la vaseline boriquée. 2° ALIMENTAIRE. Si l'enfant ne peut teter, lui donner le lait à la cuiller et au besoin avec une sonde introduite dans l'œsophage.

Coryza chronique. — Inflammation chronique de la muqueuse nasale.
I. *Forme simple.* — CAUSES : 1° PRÉDISPOSANTES. Vice de conformation (déviation de la cloison), tumeurs adénoïdes*, vapeurs ou poussières irritantes, tabac à priser, alcoolisme, scrofule et arthritisme. 2° DÉTERMINANTES. Coryzas aigus répétés.
SIGNES SPÉCIAUX. Enchifrènement obligeant à respirer par la bouche, d'où sécheresse de cette cavité, surtout après le sommeil ; voix nasonnée, odorat altéré, maux de tête fréquents ; sécrétion épaisse, difficile à expulser, obstruant la gorge le matin et pouvant produire des nausées et même des vomissements. — EVOLUTION. Indéfinie, si pas de médication sérieuse ; quelquefois interruptions pendant l'été. — COMPLICATIONS. Pharyngite, otite.
TRAITEMENT. 1° Supprimer la cause ; 2° Douche-lavage (v. plus loin) avec eaux salée, boriquée ou sulfureuse ; pulvérisations. Saison à Argelès-Gazost, à Cauterets et aux autres eaux des Pyrénées ; saison à la mer.

II. *Coryza puant* ou *ozène* (du grec *ozaina*, puanteur). — Inflammation chronique, avec élargissement des fosses nasales et accumulation de croûtes dans ces cavités. — CAUSES : 1° PRÉDISPOSANTES. Scrofule, hérédité, coryza chronique simple ; il apparaît d'ordinaire de 10 à 20 ans, mais existe aussi chez les adultes. 2° OCCASIONNELLES. Déviation de la cloison, poussières irritantes.
SIGNES. Visage des scrofuleux, nez en selle ; sécrétion tantôt abondante, puriforme et épaisse, tantôt nulle avec expulsion difficile de croûtes jaune verdâtre à odeur fétide qui rendent pénible l'approche du malade. — COMPLICATIONS. Inflammation des sinus, c'est-à-dire des cavités placées en dehors des fosses nasales, conjonctivite, otite. — EVOLUTION. Guérison très difficile à obtenir.
TRAITEMENT : 1° LOCAL. Lavage du nez (v. plus loin *Médications*). avec eau salée ou solution d'acide borique, de chloral, d'acide phénique (on devra changer de liquide tous les mois) ; pulvérisations de solutions d'alun, de tanin, additionnées de chloral ; insufflations de poudre d'acide borique. Ces traitements doivent être faits *très régulièrement matin et soir* et accompagnés d'applications locales par le médecin, à intervalles et avec les solutions qu'il peut seul déterminer suivant les cas ; si pas de résultat, opération imaginée par le Dr Luc. 2° GÉNÉRAL. Huile de foie de morue, iodure de fer ; saison à la mer (irrigation avec eau de mer au 1/4, 1/2, puis 2/3) [Dr Moure], ou aux eaux sulfureuses des Pyrénées (Argelès, Cauterets, etc.).

Coryza périodique. — V. FOINS (Fièvre des).

Catarrhe aigu naso-pharyngien. — Inflammation aiguë de la muqueuse tapissant la partie supérieure du pharynx en arrière de l'ouverture postérieure des fosses nasales et notamment de l'amygdale pharyngée.

CAUSES. Froid, fièvres éruptives, fièvre typhoïde.

SIGNES. 1. Chez *l'adulte*. Gêne et cuisson en arrière des cavités nasales, d'où l'on voit s'écouler, en regardant la gorge, une abondante sécrétion glaireuse ; souvent douleur de tête en casque et bourdonnements d'oreilles (inflammation de la trompe d'Eustache).

II. Chez *l'enfant*, porteur de tumeurs adénoïdes*. Troubles généraux (frissons, courbature, perte d'appétit) ; enchifrènement entraînant l'ouverture de la bouche pendant le sommeil, qui est agité et interrompu par de violentes quintes de toux ; voix nasonnée ; bruits dans les oreilles et même surdité.

EVOLUTION. Ordinairement, guérison en trois ou quatre jours, quelquefois passage à l'état chronique. — COMPLICATIONS. Coryza aigu, otite moyenne aiguë (v. OREILLES) due à une propagation de l'inflammation par la trompe d'Eustache.

TRAITEMENT : 1° GÉNÉRAL. Quinine. 2° LOCAL. Fumigations avec plantes aromatiques, 30 gr. et une tête de pavot pour un litre d'eau bouillante, à laquelle on ajoute, au moment de l'inhalation, une cuillerée à café de la solution suivante : essence de gaulthérie 5 gouttes, eucalyptol 2 gr., menthol 5 gr., alcool 150 gr. (J. Moure).

Catarrhe chronique naso-pharyngien.

— CAUSES. *Humidité* (brouillard) ; chez lymphatiques et arthritiques, catarrhe aigu du nez et du naso-pharynx, fièvres éruptives, vapeurs ou poussières irritantes (maçons, tourneurs en cuivre), tabac. A tout âge, mais surtout pendant *l'enfance*.

SIGNES. Sensation, notamment au réveil, à la partie supérieure de l'arrière-gorge, d'une accumulation de sécrétions qu'on arrive difficilement à détacher par suite de leur viscosité, et qui peuvent provoquer des nausées et même des vomissements ; haleine forte, fade ; bourdonnements d'oreilles, douleurs à la nuque, mucosités épaisses sur le pharynx, qu'un abaissement énergique de la langue rend bien visible (Drs Gallois, Luc). EVOLUTION souvent très prolongée.

TRAITEMENT : 1° GÉNÉRAL. Celui du lymphatisme* et de l'arthritisme* (eaux minérales sulfureuses et arsénicales). 2° LOCAL. Irrigation d'une solution tiède de sel marin ou d'acide borique (une cuillerée à café pour un demi-litre d'eau).

Polypes muqueux du nez. — CAUSES.

Ordinairement chez l'adulte ; froid humide ? blessure ? coryzas répétés ?

SIGNES. Au début, les signes sont ceux du coryza chronique. Puis sensation d'un corps étranger qui gêne d'une façon croissante le passage de l'air, surtout pendant les temps humides : les polypes se gonflant sous l'influence de l'air chargé de vapeur d'eau produisent l'obturation complète des fosses nasales par une tumeur gris rosé. La respiration s'opère alors exclusivement par la bouche. — TRAITEMENT. Opération chirurgicale.

Polypes fibreux naso-pharyngiens.

— CAUSES. Ordinairement entre quinze et vingt ans, jamais après trente. — SIGNES. Les mêmes que ceux des polypes muqueux, mais aggravés de douleurs et d'hémorragies. Les tumeurs évoluent très rapidement et elles compriment et détruisent les organes voisins. — TRAITEMENT. Opération chirurgicale.

Nez (Médications du). — Les principales sont les suivantes :

Bain par la pipette nasale du Dr Despierres (*fig. 472*). — INSTRUCTION. 1° Se placer devant une cuvette et prendre un grand verre plein d'eau de la source minérale ou de la solution indiquée par le médecin (de préférence eau bouillie, contenant une ou deux cuillerées à café de sel par litre), à la *température moyenne de 36°*. (Ne jamais employer ni l'eau froide ni l'eau pure.) 2° Plonger dans ce liquide la *pipette nasale*, tenue entre le pouce et le médius de la main droite, et, dès que le liquide est venu remplir l'appareil, fermer l'orifice supérieur avec l'index de la même main. 3° Retirer la pipette du verre et introduire son extrémité inférieure dans l'une des narines. 4° Renverser la tête en arrière et *retenir la respiration*, après avoir fait une grande

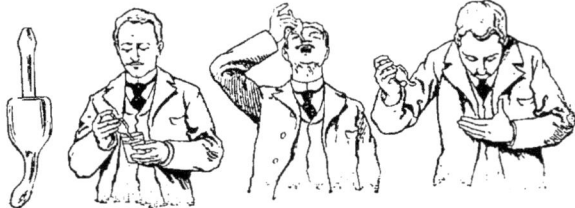

Fig. 472. — Pipette nasale et différents temps du bain nasal.

respiration, comme pour un effort, en *tenant la bouche ouverte pendant qu'on soulève l'index*. Pendant cet arrêt respiratoire, le liquide s'écoule jusque dans l'arrière-cavité des fosses nasales. 5° Dès qu'on ne peut plus résister au besoin de respirer, ramener la tête en avant au-dessus de la cuvette. Pendant que la respiration se rétablit par la bouche, le liquide revient le plus souvent par les deux narines.

Douche-lavage (*fig. 473*). — La douche

nasale est basée sur le fait qu'un liquide lancé dans une narine avec une certaine force passe sur le voile du palais, dont il provoque la contraction, et, après avoir traversé l'autre fosse nasale, s'écoule par la seconde narine. Comme appareil, employer le bock*, qu'on placera à une hauteur de 1 mètre à 1m,50 au maximum, de façon à ne pas vaincre la résistance du voile du palais, ce qui ferait tomber le liquide dans la gorge, et à ne pas forcer

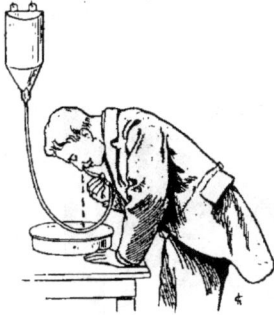

Fig. 473. — Douche-lavage.

la fermeture des trompes d'Eustache avec envahissement par le liquide de l'oreille moyenne. Le tube de caoutchouc sera terminé par une canule, plate d'un côté, pour s'adapter à la cloison, et courbe de l'autre, pour la concavité des narines.

Cette canule ne sera pas dirigée, comme on a tendance à le faire, verticalement, mais horizontalement, suivant la véritable direction des fosses nasales (*fig.* 468), sous peine de violents maux de tête. Pendant l'irrigation, le malade incline légèrement la tête en avant, en disant au besoin *a a a a*, de façon à favoriser le redressement du voile du palais ; il évitera des mouvements de déglutition qui pourraient faire pénétrer du liquide dans les trompes, et, dans le même but, essuiera son nez sans se moucher, après avoir terminé le lavage. Celui-ci, s'il est bien fait — et l'apprentissage en est court — ne doit provoquer aucun mal de tête.

Le liquide doit être pris tiède ; car, froid, il irriterait la muqueuse du nez et pourrait même supprimer temporairement l'odorat.

Insufflation de poudres dans le nez. — On peut faire usage, dans ce but, soit de

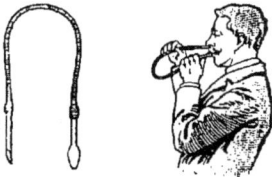

Fig. 474. — Auto-insufflateur de poudre.

l'*auto-insufflateur* (*fig.* 474), formé d'un tube en caoutchouc par lequel on souffle dans un tube de verre en bec de flûte contenant la poudre et qui est placé horizontalement dans

une des narines, soit de l'insufflateur ordinaire. V. INSUFFLATEUR, HUMAGE, PULVÉRISATEUR.

Nez (Rougeur du). — Pour rendre le nez moins sensible aux températures lorsqu'il rougit au moindre froid, au moindre vent, on conseille d'appliquer dessus, tous les jours, à plusieurs reprises, une éponge trempée dans de l'eau aussi chaude que possible, puis soigneusement exprimée. Le contact est maintenu une vingtaine de secondes. Lorsque la peau est grasse, on ajoute à l'eau du borax (3 pour 100) et, en tout cas, après l'application, on saupoudre le nez de poudre de riz. V. aussi ACNÉ.

Nice (Alpes-Maritimes, 88 000 habitants [*fig.* 475]). — Station d'hiver gaie et bruyante. Les vrais malades doivent habiter les quartiers de Carabacel et de Cimiez, mieux abrités que le reste de la ville.

CLIMAT. *Vents* fréquents (nord-est, ouest, sud-ouest), accompagnés ou non de poussières.

Température. Refroidissement intense, au moment du coucher du soleil.

La température moyenne de la saison hivernale varie entre 6° en décembre et 16° en octobre (Teysseire). Air très sec, ciel pur (l'état hygrométrique varie de 55° à 65°).

D'après Hayem, les malades seraient forcés de ne pas sortir environ cinquante à soixante jours par hiver, à cause de la pluie ou du vent.

ACTION. Climat très excitant.

INDICATIONS. Anémie, convalescence, lymphatisme, scrofule, rhumatisme, goutte, mal de Bright, diabète, dépression nerveuse, hypocondrie, bronchite chronique et rhume au début sans tendance congestive. — CONTRE-INDICATIONS. Maladies de cœur et affections nerveuses, surtout si insomnie.

Nicotine. — Alcaloïde du tabac. V. TABAC.

Nitrate. — Syn. de *azotate*.

Nitrate d'argent, nitrate de bismuth, nitrate de potasse, etc. V. aux bases ; ex. : nitrate d'argent. V. ARGENT.

Nitre. — Syn. de *nitrate de potasse.* V. POTASSE.

Nitrite d'amyle. — Médicament très actif et très dangereux, à n'employer qu'à la dose de quelques gouttes sur un mouchoir, en inhalation.

USAGES. Évanouissement, anémie cérébrale, maladies du cœur.

ACTION. Accélère le cœur et congestionne la face.

Nitroglycérine. — V. TRINITRINE.

Noix de galle. — Excroissance produite sur les bourgeons du chêne par la piqûre d'un insecte.

PRINCIPE ACTIF. Tanin, acide gallique. — ACTION. Astringent.

MODES D'EMPLOI. Décoction 20 gr. par litre

USAGES. Maladies d'estomac ; paralysies sans lésion cérébrale.

Strychnine. — Alcaloïde de la noix vomique. — USAGE. Le même que celui de la noix.

MODES D'EMPLOI ET DOSES. Granules de 1/2 mil-

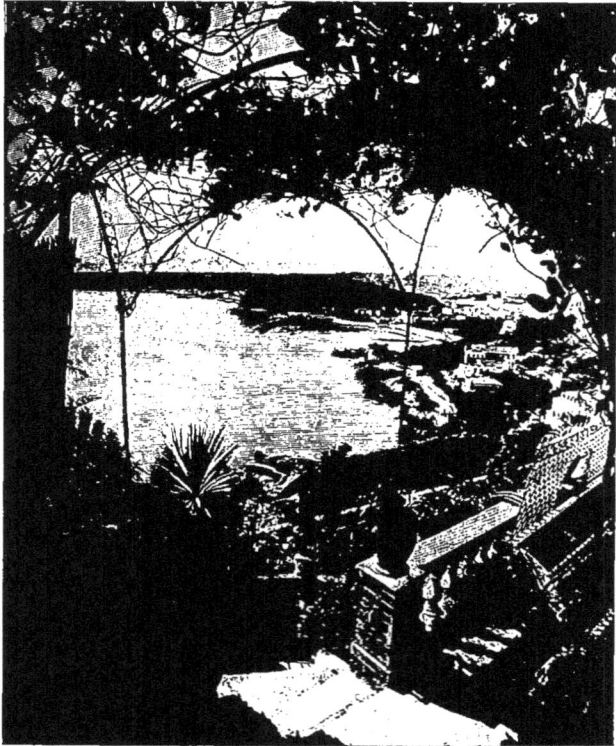

Fig. 475. — Nice.

d'eau ; poudre, 5 gr. pour 30 d'axonge, contre les hémorroïdes. V. aussi CHÊNE.

Noix vomique et fève de St-Ignace. — Graines du *strychnos nux vomica* et du *strychnos Ignatii*. Médicament *très dangereux ;* ses principes actifs sont la strychnine et la brucine.

MODES D'EMPLOI ET DOSES. *Gouttes amères de Baumé,* v à XII gouttes ; teinture 50 centigr. à 2 gr. ; poudre 25 milligr. à 30 centigr. Ces doses seront prises dans une cuillerée d'eau. —

ligr. (1-10) ; collyre, 10 centigr. pour 10 gr. d'eau.

Sulfate de strychnine. — DOSE plus faible que la strychnine.

Empoisonnement par noix vomique et strychnine. — Ce poison est plus employé en Angleterre parce qu'une « mort aux rats », (le *Battle's vermin killer*), faite avec cette substance, s'y vend librement. Les préparations de noix vomique et de son alcaloïde principal, la strychnine, ont une saveur très amère caractéristique ; elles sont donc forcément versées par les empoisonneurs dans des potions ayant déjà un goût analogue ou contenant même ces drogues à dose médicinale.

SIGNES. La face est pâle, décomposée, les mâchoires serrées fortement l'une contre l'autre, la respiration irrégulière ; le corps, pris d'un *mouvement convulsif*, se courbe en arrière pendant que les bras, rigides, se croisent sur la poitrine et que les membres inférieurs se raidissent violemment. Après une perte de connaissance presque absolue, les convulsions recommencent et aboutissent à la mort. Pendant toutes ces souffrances, l'intelligence est conservée. La *rigidité* cadavérique apparaît très rapidement et peut persister après deux mois.

PREMIERS SOINS. Provoquer mécaniquement des vomissements en chatouillant la luette au fond de la bouche, puis donner de l'infusion concentrée de café. V. aussi ASPHYXIE.

Noli me tangere (locution latine, dont la traduction est *Ne me touchez pas*). — Nom donné à certaines formes de cancer.

Noma (du grec *nemein*, ronger). — Gangrène de la bouche d'origine microbienne, pouvant se produire à tout âge, mais plutôt chez les enfants de deux à cinq ans et presque toujours à la suite ou dans le cours d'une maladie générale : rougeole, scarlatine, diphtérie, fièvre typhoïde, scorbut.

SIGNES. Le noma débute par l'apparition sur la muqueuse d'une des joues (en général la gauche) d'une petite cloque remplie d'une sérosité roussâtre et entourée d'une zone violacée. Cette cloque se rompt, et on aperçoit à sa place une ulcération grisâtre qui rapidement s'étend en profondeur et en surface et donne à l'haleine une odeur fétide. La maladie peut s'arrêter là, mais, le plus souvent, la plaque de gangrène (escarre) devient noirâtre et apparaît sur la peau de la joue ; une salive sanguinolente, fétide, s'écoule abondamment de la bouche, dont toutes les parties sont envahies par l'évolution destructive, qui peut transformer en excavation une grande partie de la joue. La fièvre est intense et s'accompagne de diarrhée, de prostration, d'amaigrissement. La gangrène peut se produire concurremment dans le poumon, le pharynx, l'œsophage, et aux pieds ou aux mains.

TRAITEMENT : 1° LOCAL. Grand lavage avec la solution d'acide borique (4 pour 100), cautérisation au galvanocautère. 2° GÉNÉRAL. Reconstituants et toniques.

Nombril. — V. OMBILIC.

Non viable. — Dénomination donnée à l'enfant né avec un vice de conformation tel que la mort est fatale peu après la naissance. V. MONSTRES, MORT-NÉ.

Nosocomial (du grec *nosos*, maladie, et *komein*, soigner). — Qui est relatif aux hôpitaux. La *fièvre nosocomiale* est celle qui se produit dans les hôpitaux, notamment dans les hôpitaux militaires, à la suite de l'encombrement ; elle porte plus généralement le nom de *typhus*.

Nosomanie (du grec *nosos*, maladie, et *mania*, manie). — Forme de manie dans laquelle l'individu analyse ses moindres sensations et se préoccupe incessamment de sa santé.

Nosophobie. — État analogue à celui de nosomanie.

Nostalgie (du grec *nostos*, retour, et *algos*, tristesse). — Tristesse intense produite par le désir de revoir la patrie. Si ce sentiment ne provoque en général qu'un abattement transitoire, il peut, dans certains cas, amener une perte complète d'appétit et un affaiblissement considérable. Si alors le malade ne peut revenir dans son pays, une insomnie persistante, une diarrhée continue et une fièvre ardente entraînent en un temps assez court la mort.

Nourrice. — Les renseignements ci-dessous concernent les nourrices à gages. Pour l'*allaitement*, V. ce mot.

Nourrice sur lieu. — I. CONDITIONS À RECHERCHER. Choisir de préférence une femme de 25 à 30 ans, ayant déjà été nourrice, car elle aura ainsi appris à soigner un bébé. Les brunes sont plus estimées parce qu'elles sont moins lymphatiques. L'enfant de la nourrice doit avoir 7 mois (loi Roussel) : le lait, du reste, est excellent à cette période. En tout cas, il doit avoir 2 mois au moins, ce qui prouve que la lactation n'est pas passagère. Le seul inconvénient de l'ancienneté du lait est l'arrêt de la lactation avant que l'enfant doive être sevré. Le fait pour une nourrice d'être réglée est fréquent et ne porte aucun préjudice à l'enfant ; il suffit de suppléer, s'il y a lieu, à la diminution temporaire de la lactation par l'adjonction de lait de vache bouilli.

II. MOYEN DE SE PRÉSERVER CONTRE LES FRAUDES. — *Exiger* le livret de nourrice, « qui, soutiendra-t-elle souvent, est encore à la préfecture pour être soumis au visa et qu'on ne recevra que dans un jour ou deux ». Prendre à part la nourrice et ne pas accepter que la directrice du bureau réponde pour elle. S'enquérir soigneusement : 1° si la nourrice vient réellement de la campagne *directement* ou si, au contraire, elle a fait depuis un séjour dans une ville ; 2° si elle était occupée aux champs ou dans une fabrique ; 3° du lieu du dernier accouchement ; 4° si les grossesses ont été très rapprochées. Demander des certificats *récents* de moralité.

Faire examiner la nourrice et son enfant par le médecin, *chez lui*, de façon que l'examen puisse être *complet* et qu'il puisse affirmer qu'elle n'est pas atteinte d'une affection

contagieuse *. En dehors des maladies vénériennes, si graves pour les bébés (v. SYPHI-
LIS), il n'est pas rare d'observer des maladies
des cheveux et notamment la pelade, dont
une des formes se produit chez les femmes
affaiblies par de grandes émotions morales
(filles-mères). Comme *antécédents héréditaires,*
on devra redouter surtout la tuberculose et
la folie (alcoolisme) ; mais il est évident qu'on
ne pourra être renseigné à ce sujet que par
une correspondance entre le médecin de famille et le médecin du pays de la nourrice.
Comme *antécédents personnels,* on doit se
préserver contre la tuberculose et la syphilis : pour la première, l'examen des ganglions
du cou, l'auscultation du poumon sont nécessaires ; pour la seconde, l'examen plus délicat des ganglions de l'aine et des régions
intimes donnera seul une sécurité complète ;
mais la nourrice se refuse souvent à ces
examens.

Une nourrice dont les seins sont mous et
flasques quand on l'examine dira toujours
que son enfant *vient de teter* et qu'il *a vidé
les deux seins :* le fait seul qu'un enfant
épuise les deux seins en une seule tetée at-
teste la faiblesse de la sécrétion lactée. La
meilleure façon de contrôler les dires de la
nourrice consiste à lui faire donner le sein,
devant soi, à son propre enfant. Il serait bon
de voir l'acte de naissance de l'enfant, celui-ci
pouvant avoir été emprunté à une amie com-
plaisante.

III. CONDUITE À TENIR À L'ÉGARD DU NOUR-
RISSON ET DU MARI DE LA NOURRICE. Auvard
conseille la séparation brusque, dès l'engage-
ment, de la nourrice et de son enfant, « la
nourrice ayant autant de peine à se séparer
de son enfant au bout de trois jours qu'au début », et, d'autre part, ce laps de temps est
insuffisant pour déterminer exactement si la
nourrice remplira toutes les conditions nécessaires.

L'éloignement du mari est préférable à
tous les points de vue ; car, contrairement à
une opinion répandue, la conception est parfaitement possible chez une nourrice et une
nouvelle grossesse diminuerait le lait.

IV. RÈGLEMENT DES BUREAUX DE NOURRICES
À PARIS, accepté par la préfecture de police :
1° Les maîtres qui auraient des observations à faire devront les adresser au bureau
avant d'accepter la nourrice ; par le fait de
l'acceptation, ils consentent à se conformer
au présent règlement et à payer immédiatement les sommes réclamées.

2° Toute nourrice sur lieu devra au bureau,
pour son placement, une somme de 40 francs,
prélevable sur son premier mois. Cette somme
sera payable *par les maîtres, au moment
même de l'acceptation* de la nourrice, et elle
restera acquise en totalité au bureau vingt-
quatre heures après ladite acceptation.

3° Il sera versé au bureau une somme de
30 francs, *à la charge des maîtres,* pour le
retour au pays de l'enfant de la nourrice. Cette somme ne pourra être ré-
clamée après le départ ou le placement dudit
enfant, ou après qu'une personne aura été
commandée à l'effet de venir le chercher.

4° La meneuse ne pouvant, aux termes des

règlements de police, emporter qu'un seul
enfant, la nourrice s'arrangera avec elle pour
lui payer le surplus du voyage.

5° Les frais de bureau s'élèvent à la somme
de 5 francs, et ils sont à *la charge des maîtres.*
Ils resteront acquis au bureau, même en cas
de renvoi immédiat de la nourrice, à titre de
dérangement.

6° Toute nourrice devra, au moment de son
arrivée, payer au bureau une somme de
3 francs pour frais de logement pendant son
séjour à Paris.

V. HYGIÈNE DE LA NOURRICE. La faire
changer de linge dès le premier jour et lui
faire prendre un grand bain. Si elle se refuse
à ces soins de propreté, il sera difficile de
s'entendre avec elle, non seulement pour sa
propreté personnelle, mais pour celle du bébé.

Pour le surplus, V. ALLAITEMENT, NOUR-
RISSON, NOUVEAU-NÉ, SYPHILIS et, plus loin,
CORSET de nourrice.

Nourrice à la campagne. — La mortalité enfantine s'élève encore, malgré la surveillance des médecins, à 80 pour 100 dans certains départements ; il est donc indispensable
de *surveiller la nourrice,* en venant à l'impro-
viste vérifier ce qu'elle fait et en recomman-
dant l'enfant au médecin inspecteur de la
région. La cause la plus commune de la mortalité enfantine est
la *diarrhée,* provo-
quée par une alimen-
tation autre que le
lait, qui doit *exclu-
sivement* être donné
aux enfants, au moins
pendant la première
année. On doit incri-
miner aussi le mau-
vais lait ou l'emploi
de mauvais biberons.
V. BIBERON.

Corset de nour-
rice (*fig.* 476). — Le
corset de la nourrice,
si elle en fait usage,
doit être serré très

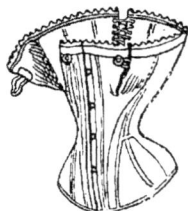

Fig. 476.
Corset de nourrice.

lâchement de façon à ne pas gêner le développement des seins. Des ouvertures permettent
à la nourrice d'allaiter facilement le bébé.

Nourrisson. — Pour soins à la
naissance, V. NOUVEAU-NÉ.

Premières fonctions. — Après l'expulsion du méconium, les *matières fécales* doivent
être *jaunes,* homogènes, sans odeur et en
consistance de bouillie épaisse ; le nombre des
selles est d'abord de 2 à 4 par jour, puis de 2 ;
leur quantité de 80 gr. environ. Toute modification dans la couleur (teinte verdâtre), dans
l'homogénéité (flocons blanchâtres), dans l'o-
deur, dans la consistance (selles liquides),
dans le nombre de selles (excès de fréquence
ou, au contraire, constipation), est l'indice
d'une alimentation défectueuse.

Le *poids* diminue les premiers jours, par
suite de l'expulsion du méconium ; il augmente ensuite régulièrement (V. CROISSANCE).
On trouvera également à ce mot des renseignements sur la taille. Le seul moyen de voir

si l'enfant *profite* est de le peser une fois par semaine. V. PÈSE-BÉBÉ.

Conditions d'hygiène indispensables pour la santé : 1° *la propreté*. Un lavage chaque fois que le bébé s'est sali et un bain *quotidien* tiède de 5 à 6 minutes pendant la première année, plus tard de 10 minutes, préservent en général le bébé des éruptions et, si elles se produisent, les calment rapidement ; on supprimera, par une onction de vaseline le soir et un lavage savonneux le matin, le chapeau, croûte noirâtre du cuir chevelu, considéré on ne sait pourquoi par les âmes naïves comme un « signe de santé ». Ce bain sera additionné d'une poignée de sel tous les deux jours et remplacé par un bain d'amidon en cas d'irritation de la peau : 2° *promenades au grand air* le plus fréquemment possible. V. aussi ALLAITEMENT, BIBERON, CRIS, HABILLEMENT, NEZ (coryza ou rhume de cerveau), NOURRICE, NOUVEAU-NÉ, PÈSE-BÉBÉ, SEVRAGE, SOMMEIL.

Nouure. — V. RACHITISME.

Nouveau-né. — Nom donné à l'enfant du moment de sa naissance à sa mise au sein, où il devient un *nourrisson*. V. ce mot.

PREMIERS SOINS. 1° Vérifier si le cordon n'est pas enroulé autour du cou de l'enfant, et, si oui, se hâter de le dérouler. 2° Faire la ligature du cordon. (V. ACCOUCHEMENT.) 3° Passer le doigt dans la bouche de l'enfant pour le débarrasser des matières qui ont pu y pénétrer pendant l'accouchement. 4° Envelopper l'enfant dans des serviettes chaudes, ou au moins sèches, et le porter dans un vase (cuvette, bain de pieds), où l'on aura versé de l'eau tiède et dans lequel on le savonnera complètement avec une éponge fine. L'essuyer ensuite avec un linge sec et chaud ; puis le poudrer, particulièrement dans les endroits où il existe des plis, avec de la poudre de riz, de talc ou de lycopode, ou un mélange de ces poudres. On lavera *soigneusement* les yeux avec de l'eau boriquée. 5° Passer le cordon à travers un trou fait dans une petite compresse fine enduite de vaseline boriquée et relever les bords de cette compresse autour de lui, puis recouvrir avec une compresse sèche et une bande de flanelle avec laquelle on entoure le ventre et dont les extrémités sont terminées par des lacets qu'on ramène en avant et qu'on noue. Ce pansement sera renouvelé chaque jour jusqu'à la chute du cordon, qui se fait vers le cinquième jour, laissant une petite plaie que l'on continue à panser avec une compresse imbibée de vaseline boriquée. 6° Habiller l'enfant. V. HABILLEMENT.

PREMIÈRES FONCTIONS. 1° Quelquefois immédiatement après sa naissance, mais ordinairement après dix à douze heures, l'enfant évacue en une ou plusieurs fois son *méconium*, pâte molle, visqueuse, verdâtre, dont la quantité varie entre 30 et 120 grammes.

2° La peau est rougeâtre pendant quelques jours ; elle se fendille bientôt et l'épiderme se détache en lambeaux, petits ou assez grands. V. aussi ASPHYXIE des nouveau-nés, ALLAITEMENT, NÆVUS, NOURRISSON.

Nouvelle-Calédonie. — V. TROPIQUES (Pays des).

Noyé. — Les secours qu'on peut donner à un noyé ou, plus exactement, à un individu en péril de *submersion*, sont de deux sortes : 1° le ramener à terre ; 2° le faire respirer s'il est asphyxié. Il ne sera question ici que des premiers, les seconds ayant été étudiés au mot *asphyxie*.

Précautions à prendre par le sauveteur. — I. *Agir par surprise et en se tenant de façon à ne pas être saisi soi-même (fig. 477, 478)*. Il faut s'approcher de

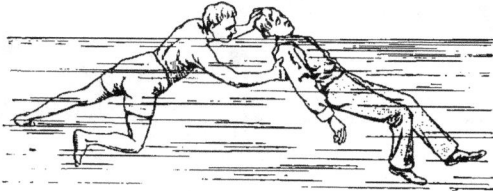

Fig. 477. — Moyen de sauver un noyé : le saisir par derrière et en le tenant à distance.

l'individu en train de se noyer, *par derrière*, et le saisir *brusquement* sous les aisselles, *les bras fortement tendus en avant*, de manière à l'empêcher de vous toucher. Le redresser alors et placer sa tête hors de l'eau, puis le pousser vers le rivage en nageant soi-même

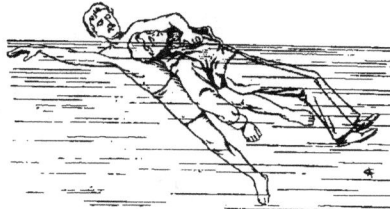

Fig. 478. — Moyen de ramener un noyé.

avec les pieds. Si l'individu se débat, attendre qu'il *n'ait plus sa connaissance*, de façon à bien opérer la saisie comme il a été indiqué. *Ne pas le prendre par les cheveux*, à moins qu'il n'ait perdu complètement connaissance ; le noyé, dans ces conditions, pourrait se rapprocher de trop près du sauveteur.

II. *Si le noyé vous saisit :* 1° *par les poignets*, tourner vos bras de façon à tordre les pouces du noyé, auquel la douleur fera forcément desserrer son étreinte ; 2° *par le cou* (fig. 479), aspirer fortement l'air, se pencher vers le noyé et, sortant le bras droit hors de l'eau, saisir ses narines en appuyant la paume de la main sur son menton et en

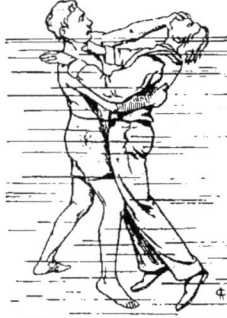

Fig. 479. — Moyen de se dégager lorsqu'on est saisi par le cou.

l'écartant de toute votre force : contraint d'ouvrir la bouche pour respirer, le noyé lâche votre cou ; 3° *à bras le corps* (*fig.* 480) même

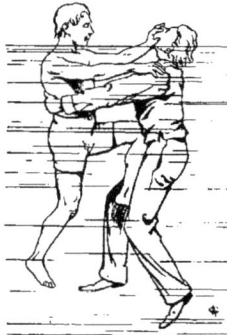

Fig. 480. — Moyen de se dégager lorsqu'on est saisi à bras le corps.

action sur le nez et appuyer le genou sur l'abdomen du noyé.

III. *En cas de fatigue,* il ne faut pas hésiter à abandonner le noyé immédiatement, sans cependant le perdre de vue. On le reprendra ensuite, lorsqu'on aura repris haleine et qu'on sera reposé.

Moyen de reconnaître l'endroit où se trouve le noyé s'il a disparu. — Quand une personne a coulé et que l'eau est calme, on connaît exactement sa position par les bulles d'air qui s'élèvent à la surface ; il y a lieu cependant de tenir compte du mouvement général de l'eau. Au bord de la mer, le courant pousse les corps dans un sens diffé-

rent (gauche ou droite) au moment où le flot monte ou descend.

Conditions nécessaires pour opérer un sauvetage. — 1° Avoir du sang-froid. 2° Savoir bien nager avec les pieds, savoir plonger, savoir regarder dans l'eau. 3° Etre nu, en costume de bain, ou avoir tout au moins enlevé ses chaussures.

Noyer. — Arbre de la famille des Juglandées (*fig.* 481).

Feuilles. Principe actif. Tanin. — Action. Astringent, tonique. — Mode d'emploi. Dé-

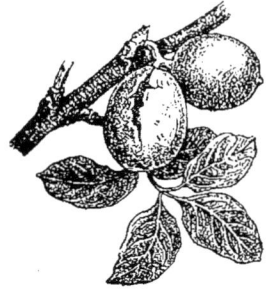

Fig. 481. — Noyer.

coction, 25 à 50 gr. par litre. — Usages. Gargarisme dans angine chronique, tisane (infusion) dans scrofule, injection contre les fleurs blanches.

Brou de noix (suc de l'enveloppe de la noix). — Est employé dans la teinture des cheveux en noir.

Nubilité. — Aptitude à la conception, qui, dans le climat d'Europe, se produit vers dix-huit à vingt ans. V. puberté, mariage, règles.

Nuque. Partie supérieure du cou, en arrière.

Nyctalopie (du grec *nux*, nuit, et *ôps*, œil). — Maladie dans laquelle on ne distingue bien les objets qu'à une faible lumière ou pendant la nuit.

Causes. Grande sensibilité de la rétine ou de l'iris, entraînant un resserrement de la pupille ou, au contraire, une dilatation excessive ; taie de la cornée, cataracte du cristallin, intoxication par l'alcool et le tabac.

Traitement. Il varie avec la cause ; verres fumés, coquilles aux personnes atteintes de la cataracte, verres jaunes aux nerveux.

Nymphomanie (du grec *numphé*, nymphe, et *mania*, manie). — Excitation sexuelle excessive.

Traitement. Calmants, mariage.

Nystagme ou **nystagmus** (du grec *nustagmos*, oscillation). — Spasme des muscles des yeux provoquant un clignotement perpétuel. Ordinairement il est binoculaire, mais souvent inégal dans les deux yeux. Quelquefois il existe seulement à certains moments, notamment lorsque les yeux regardent en haut. L'attention, les émotions, l'action de fixer l'exagèrent ; il s'atténue au contraire, ou peut même disparaître complètement par le repos, la distraction. Il coïncide souvent avec une diminution de la vue.

CAUSES. Méningite, maladies du cerveau ou de la moelle (ataxie locomotrice, sclérose), fracture du crâne. Dans certains cas, il se produit dès la naissance. Il est souvent associé à d'autres lésions de la vue (cataracte, albinisme, myopie, hypertrophie, rétinite). On l'observe assez souvent chez les *mineurs* et il semble dû alors au mauvais éclairage ou à une intoxication par les carbures d'hydrogène de certaines mines.

TRAITEMENT. Lunettes, extraction de la cataracte, gymnastique oculaire. Cessation du travail souterrain pour les mineurs (Valude).

O

Obésité. — L'obésité, c'est-à-dire l'exagération de la quantité de graisse interposée entre nos organes, n'altère pas seulement les formes de celui qui en est atteint, elle présente pour lui de graves dangers. C'est une des principales manifestations de l'arthritisme*.

La graisse en excès se produit naturellement d'abord dans les conduits du sang, c'est-à-dire dans le cœur et les vaisseaux artériels et veineux, d'où la fréquence chez les obèses des dilatations du cœur, des anévrismes des artères et notamment des anévrismes du cerveau qui ont pour conséquence l'hémorragie cérébrale (attaque d'apoplexie). Plus l'obésité s'augmente, plus il devient difficile de l'enrayer, une des parties du traitement, la *marche*, devenant chaque jour d'une exécution plus difficile. Il convient donc d'agir énergiquement et de bonne heure contre cette véritable infirmité.

CAUSES. Hérédité (moitié des cas), soit que l'ascendant fût lui-même obèse, soit qu'il présentât une des autres manifestations de l'arthritisme ; vers quarante ans ; prédominance dans le sexe féminin (stérilité, ménopause, anémie) ; insuffisance d'exercice, habitude des alcools.

HYGIÈNE. Massage, mouvements passifs, puis gymnastique de mouvements, notamment flexion et rotation du tronc, qui fait résorber la graisse du ventre ; marche en plaine lente et longue. L'exercice devra être augmenté graduellement et avec prudence, de crainte de troubles circulatoires. Le repos au lit ne dépassera pas 7 heures ; il sera suivi et précédé d'affusions froides, en été tout au moins. L'exercice sera *progressif* et *quotidien*. La bicyclette est un exercice excellent, à condition de ne pas essayer de faire de la vitesse, tout surmenage étant interdit.

Régime. Réduire l'alimentation, qui devra être pesée pour chaque repas, du moins jusqu'à ce qu'on se rende bien compte des poids relatifs de chaque substance. Diminuer peu à peu la proportion des albuminoïdes, d'un cinquième les matières grasses, de moitié d'abord les aliments féculents ou sucrés ; puis les supprimer en les remplaçant par des légumes verts et des salades cuites. Ne boire qu'à la fin du repas du thé chaud, léger et sans sucre, jamais entre les repas. Employer le pain en minces flûtes ne contenant que de la croûte (100 à 150 gr. au plus par jour). Supprimer soupes et potages, sauces, condiments, féculents riches (haricots, lentilles), pâtisserie, liqueurs, bière, eau-de-vie. Les tomates cuites lentement (3/4 d'heure) sans beurre, graisse ni eau, avec seulement du sel, du poivre, de l'ail et du persil, forment un plat très agréable et particulièrement à recommander aux obèses. Comme dessert : fraises, cerises, groseilles, oranges, mais *sans sucre*.

Chez certains individus, on conseille l'emploi d'un excès de graisse, double (Ebstein) et même triple (Glée) de la ration normale, parce que ces graisses dégoûtent l'individu de manger et ne sont pas digérées.

A d'autres obèses, on prescrit un régime exclusif d'œufs et de lait, qui par son uniformité diminue l'appétit. Le mieux est de varier, en employant alternativement un de ces régimes.

A. Robin distingue les obèses avec augmentation du chiffre de l'urée, qui doivent boire avec abondance, et les obèses avec diminution du chiffre de l'urée, qui doivent boire très peu.

Pour l'établissement du régime et la composition chimique de chaque nature d'aliments, V. aux mots LÉGUMES, régimes ALIMENTAIRES*.

Après la guérison, on adoucira le régime en réduisant cependant le pain ordinaire à une dose de 250 gr. par jour.

MÉDICAMENTS. Purgatifs fréquents. Thyroïdine, sur ordonnance seulement et sous la surveillance d'un médecin.

EAUX MINÉRALES. Marienbad*, Vichy*, Brides*.

Obnubilation (du latin *obnubilatus*, entouré comme d'un nuage). — Syn. de *éblouissement, vertige*.

Obsession. — V. NEURASTHÉNIE, FOLIE, VOLONTÉ (Maladie de la).

Obstétrique. — Art des accouchements.

Obstruction intestinale. — V. INTESTIN (Maladies de l') : *Occlusion*.

Obturation d'une dent. — V. DENTS.

Occipital. — Os formant la partie postérieure de la tête.

Occlusion intestinale. — V. INTESTIN (Maladies de l').

Oculariste. — Fabricant d'yeux artificiels.

Oculiste. — Médecin s'occupant spécialement des yeux.

Odeurs. — V. DÉSODORISATION, FLEURS, HALEINE.

Odontalgie (du grec *odontos*, de la dent, et *algos*, douleur). — Douleur dentaire. V. DENT, DENTIFRICES.

Odontologie (du grec *odontos*, de la dent, et *logos*, discours). — Partie de l'anatomie qui traite des dents.

Odorat. — V. NEZ (structure).

Œdème. — Enflure indolore, sans changement de couleur de la peau, produite par l'infiltration de la sérosité du sang dans le tissu cellulaire (hydropisie). Lorsqu'on déprime un point œdématié en pressant avec le doigt, ce point garde l'empreinte sous forme d'un godet, qui persiste un certain temps.

VARIÉTÉS. L'œdème généralisé prend le nom d'*anasarque*; limité aux paupières, il est ordinairement l'indice du mal de Bright (V. REINS [Maladies des]); aux pieds et aux mains, il indique soit des varices, soit, en leur absence, une maladie du cœur.

L'arsenic provoque aussi un œdème du visage, notamment des paupières.

L'*œdème du poumon*, celui de la *glotte*, sont constitués par l'hydropisie de cet organe. L'*œdème malin* des paupières est la localisation en cette partie de la pustule* maligne.

Œdème de la glotte. — On désigne sous ce nom l'infiltration par de la sérosité ou du pus de la muqueuse de la glotte ou des replis qui vont des cartilages aryténoïdes à l'épiglotte et de l'épiglotte à la langue.

CAUSES. Refroidissement; brûlures par des liquides bouillants; mal de Bright, néphrite scarlatineuse, néphrite du saturnisme : érysipèle du pharynx, tuberculose et syphilis laryngées, cancer.

SIGNES. La rapidité et l'intensité avec lesquelles ils apparaissent varient d'après l'origine de la maladie. Sensation d'un corps étranger qui étrangle, *difficulté* croissante de *respirer*, s'aggravant à certains moments d'accès de suffocation d'une durée de 10 à 15 minutes, où le malade, dit Trousseau, « la face livide, la bouche ouverte, les narines béantes, l'œil humide et saillant, la peau ruisselante de sueur », cherche tous les moyens de faire entrer de l'air dans sa poitrine. L'inspiration est beaucoup plus difficile que l'expiration, qui peut s'accompagner d'un bruit de drapeau flottant. Ces accès sont provoqués par un spasme* de la glotte.

La *voix* et la *toux* sont voilées, rauques : l'action d'avaler est pénible.

TRAITEMENT. Pulvérisation d'eau additionnée d'alun ou de tanin; trachéotomie et tubage du larynx.

Œil. — V. YEUX.

Œil artificiel. — Les yeux artificiels sont fabriqués en émail, d'une façon si parfaitement semblable à des yeux sains qu'il est difficile de s'apercevoir de la substitution lorsque ces pièces sont placées sur un moignon suffisant et que les muscles qui meuvent l'œil n'ont pas été altérés.

SOINS SPÉCIAUX. Enlever l'œil artificiel la nuit et le placer dans de l'eau ; laver les paupières à ce moment et, en outre, une ou deux fois dans la journée s'il se produit un peu d'irritation. Dès que l'émail n'a plus son poli, remplacer la pièce artificielle.

Œil-de-perdrix (ou -de-pie.) — Variété de cor*.

Œillère. — Ce mot a deux acceptions :

Œillère (Dent). — On donne ce nom aux deux canines de la mâchoire supérieure, parce que l'extrémité de leur racine est assez rapprochée de l'orbite.

Œillère (Bassin). — Petit vase employé pour baigner l'œil. V. *fig.*, à YEUX (Médication des).

Œillet rouge. — Plante de la famille des Caryophyllées. On emploie les pétales comme tonique, antispasmodique léger, pour fabriquer un sirop qu'on prend à la dose de 15 à 60 gr.

Œsophage (du grec *oisó*, futur irrég. de *phorein*, porter, et *phagein*, manger). — Tube reliant le pharynx à l'estomac. V. *fig.*, à DIGESTION.

CONFORMATION. L'œsophage a 25 cent. de long sur 2 1/2 de large ; il passe en avant de la colonne vertébrale, en arrière du larynx, de la trachée, du cœur, et traverse le muscle diaphragme qui sépare la poitrine de l'abdo-

men. Il est formé, de dedans en dehors :
1° par une *muqueuse* contenant des glandes
qui sécrètent un liquide destiné à faciliter le
glissement des aliments; 2° par deux couches
de *muscles*, dont l'une, extérieure, est constituée par des fibres longitudinales, et l'autre,
intérieure, par des fibres circulaires. La contraction des premières rapproche l'un de
l'autre les anneaux musculaires qui, en se
resserrant, poussent de haut en bas les aliments par des mouvements dits *péristaltiques*.
Dans le vomissement, l'action est inverse et
les mouvements sont dits alors *antipéristal-
tiques*.

Œsophage (Corps étrangers dans
l'). — Il existe plusieurs procédés pour
se débarrasser des objets qui se sont
introduits dans l'œsophage et dont la
radioscopie* permet au besoin de voir
l'emplacement exact.

1° PROCÉDÉ DU Dʳ SCHLIEP (de Stettin).
Ce praticien conseille aux personnes qui ont
avalé des fragments d'os, des débris de cara-
paces de crustacés, lorsque ceux-ci restent
enclavés dans l'œsophage, de boire une gorgée d'eau mélangée de vinaigre ou d'eau
contenant 2 pour 100 d'acide chlorhydrique,
liquides qui ramollissent ces substances et en
facilitent, par suite, l'élimination.
2° PROCÉDÉ DU Dʳ BEUGNIES (de Givet). Il
propose de faire déglutir un écheveau de fil
très embrouillé et préalablement mouillé,
dont on a soin de conserver une des extrémités dans la main. On ramène ainsi facilement
arêtes, épingles et aiguilles.
SOINS ULTÉRIEURS. Quel que soit le procédé
employé, on calmera ensuite la douleur provoquée par la présence du corps étranger en
faisant avaler au malade de petits morceaux
de glace.

Œsophage (Maladies de l'). —
Les principales maladies de l'œsophage
sont les suivantes :

Œsophagite. — Inflammation de l'œsophage.
CAUSES. Absorption de liquides bouillants
ou caustiques (acide sulfurique, potasse) ou
d'un corps étranger (arête, épingle, os). —
Propagation d'une maladie locale voisine
(angine, muguet) ou manifestation d'une maladie générale (variole, fièvre typhoïde).
SIGNES. *Douleur* le long de l'œsophage,
accrue par l'absorption des aliments; difficulté d'avaler, et même spasmes du conduit
empêchant l'introduction des aliments (œsophagisme), vomissements, hémorragies.
TRAITEMENT. Boissons calmantes et glacées
(tisane de graine de lin), faire sucer des fragments de glace, appliquer une vessie de glace
sur le cou. Comme *aliments :* lait, bouillies.

Œsophagisme. — Spasme de l'œsophage
d'origine nerveuse (hystérie, hypocondrie,
ténia), ou inflammatoire (œsophagite).
SIGNES. Le spasme se produit brusquement
à l'occasion d'une émotion ou de l'absorption
d'un aliment particulier. Il est accompagné
d'une sensation d'étouffement, de constriction à la partie supérieure du cou.

TRAITEMENT : 1° LOCAL. Dilatation avec
une sonde spéciale. 2° GÉNÉRAL. Bromure de
potassium, valériane, belladone, hydrothérapie.

Cancer. — Signes de l'œsophagite avec
crises d'œsophagisme, d'abord espacées, puis
de plus en plus rapprochées. Dépérissement
général, altération de la voix.

Œsophagotomie (du grec *oiso-
phagos*, œsophage, et *tomè*, incision). —
Incision faite sur l'œsophage pour retirer
de ce conduit un corps étranger.

Œufs. — Les œufs sont employés
comme aliment et comme médicament.

I. ALIMENT. L'œuf est un aliment dont la
digestion est d'autant plus rapide que la partie blanche ou albumine est moins cuite, d'où
l'utilité des œufs *crus* chez les affaiblis et
notamment chez les phtisiques. Il existe plusieurs modes de préparation des œufs qui
permettent d'en varier le goût. Citons, parmi
les meilleurs : l'œuf à la coque, sur le plat,
l'œuf poché, l'œuf à la neige, les crèmes où
l'œuf est mélangé au lait, les laits* de poule,
la crème américaine (battre deux jaunes
d'œufs, y ajouter du sucre en poudre et une
cuillerée à café de rhum ou d'eau-de-vie).
II. MÉDICAMENT. Le blanc d'œuf est employé comme calmant et antidiarrhéique dans
la décoction de Sydenham; il est aussi sert
comme reconstituant (V. LÉCITHINE) et à faire
des émulsions pour les potions et les lavements.

Oignon (maladie). — V. COR.

Oignon (plante). — Bulbe d'une
Liliacée, employée comme rubéfiant sous
forme de cataplasme.

Olive (Huile d'). — Aliment employé comme médicament : 1° *laxatif*
en lavement (15 à 30 gr.), 2° *facilitant
l'expulsion des calculs* du foie (100 à
200 gr.). L'huile d'olive est employée
aussi pour les *liniments* et les *emplâtres*.

Ombilic (du latin *umbo*, bosse). —
Dépression arrondie, placée au milieu
du ventre et représentant la cicatrice du
cordon ombilical sectionné après la naissance. (V. ACCOUCHEMENT, NOUVEAU-NÉ.)
C'est par l'ombilic que sortent les hernies ombilicales.

Ombilical (Cordon). — Cordon de
la grosseur du petit doigt et de 40 à
60 cent. de longueur à la naissance, qui
unit le fœtus à la mère par l'intermédiaire du placenta. Il met en communication les deux êtres par les deux artères
et la veine ombilicales, entourées de tissu
analogue à la gélatine, tissu qui lui-même
est enveloppé par une gaine. Pour la ligature du cordon, V. ACCOUCHEMENT; pour
son pansement, V. NOUVEAU-NÉ.

Omoplate (*fig.* 482). — Os plat constituant l'épaule, d'une part avec la clavicule. et d'autre part avec l'os du bras ou humé-

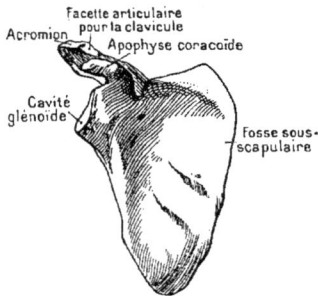

Fig. 482. — Omoplate.

rus avec lequel il s'articule par la cavité glénoïde. Pour les fractures, V. ce mot.

Omphalocèle. — Syn. de *hernie ombilicale.*

Omphalopage (du grec *omphalos.* nombril, et *pageis,* réuni). — Variété de monstres* doubles *monomphaliens.*

Omphalosite (du grec *omphalos,* ombilic, et *sitos,* nourriture). — Variété de monstre* simple.

Onanisme. — Excitation solitaire des organes génitaux. Elle a pour conséquence un grand affaiblissement physique, la diminution de la mémoire et de l'intelligence, un état d'abrutissement intense. plus tard de la spermatorrhée.

TRAITEMENT PRÉVENTIF. — Propreté locale complète, hydrothérapie, exercice, gymnastique, lit dur et pas trop chaud; surveillance des lectures.

Onction. — Acte d'enduire une région de la peau d'une solution grasse ; huile, liniment.

Ongle [*fig.* 483 et 484] (du grec *onux,* ongle). — Lame demi-transparente de

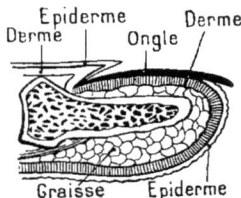

Fig. 483. — Coupe d'un doigt, montrant la situation de l'ongle.

substance cornée et dure qui recouvre l'extrémité des doigts. Sa racine est constituée par un bord mince et dentelé

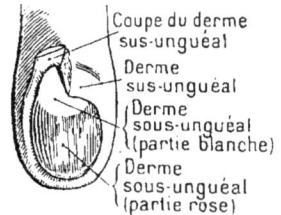

Fig. 484. — Extrémité d'un doigt, montrant la loge dans laquelle est placé l'ongle (qui a été enlevé.)

qui s'enfonce sous un repli de la peau et qui est le siège principal de l'accroissement de l'ongle.

Ongle (Corps étrangers sous l'). — Pour les enlever, 1° on ramollit l'ongle avec un bout d'allumette trempé dans une solution de potasse caustique au dixième ; 2° on enlève la bouillie cornée en raclant l'ongle avec un éclat de verre ; 3° on applique une nouvelle couche de potasse, puis nouveau raclage, et on arrive alors sur le corps étranger, qu'on peut aisément enlever.

Ongle incarné ou **onyxis** (*fig.* 485). — Inflammation interne du gros orteil. Elle s'annonce par une douleur légère avec un peu de rougeur, signes qui s'accentuent par la marche ; puis peu à peu les chairs se gonflent, recouvrent le coin de l'ongle, et il se forme une sorte d'ulcération qui donne lieu à du pus.

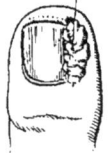

Fig. 485.
Ongle incarné.

CAUSES. 1° GÉNÉRALES. Lymphatisme et scrofule. 2° LOCALES. Chaussures mal faites (trop larges ou trop étroites) ; habitude de se couper les ongles en rond ; le bord ainsi aminci coupe les tissus lorsqu'il est pressé sur eux) ; conformation spéciale de l'orteil.

TRAITEMENT. Soulever l'ongle du côté malade et interposer un morceau d'amadou. Pansement avec une lame de plomb. Petite opération chirurgicale.

Onglée. — Engourdissement de l'extrémité des doigts produit par le froid ; il s'accompagne d'une sensation douloureuse de picotements et de fourmillements très pénibles.

TRAITEMENT : 1° PRÉVENTIF. Gros gants de laine ; ne pas employer des gants trop étroits (surtout en peau) qui, en gênant la circulation, prédisposent à l'onglée. 2° CURATIF. Frictions avec de la neige ou de l'eau froide. Ne pas faire usage d'eau chaude et ne pas exposer les mains à un feu très vif.

Onguents. — Médicaments externes mous, qui se liquéfient sous l'action de la chaleur de la peau sur laquelle on les applique. Ils contiennent, en dehors de la substance active, comme excipient, de l'huile, de la cire, de la graisse. Les principaux onguents sont : les onguents *gris*, *citrin* et *napolitain*, à base de mercure ; l'onguent de la *mère*, à base de plomb* ; les onguents populéum*, rosat*, styrax*. V. les mots avec astérisque.

UTILITÉ. Suivant le médicament qui est employé, l'onguent est suppuratif, calmant, antiseptique.

Onyxis. — Ongle entré dans les chairs. V. ONGLE INCARNÉ.

Opération. — On ne doit se résoudre à une opération qu'après avoir consulté son médecin habituel et l'avoir mis en relation avec le chirurgien choisi.

Choix du chirurgien et du lieu d'opération. — Le médecin de famille pourra donner un avis des plus utiles à son client sur la valeur d'un spécialiste : il est toujours indispensable que le chirurgien soit renseigné sur l'état général du malade (nervosisme, maladie de cœur, susceptibilité pour certains médicaments comme la cocaïne, tendance aux hémorragies, etc.). Cette règle de bon sens est observée, en général, par les personnes habitant Paris ; mais il n'en est pas de même pour celles de la province, qui sont ainsi exposées à tomber entre les mains de charlatans, dont les honoraires sont souvent supérieurs à ceux d'un chirurgien d'hôpital. Si l'on est bien logé et qu'il ne s'agisse pas d'une très grande opération, il sera préférable de se faire opérer chez soi, quitte à organiser la pièce la plus grande et la plus claire de l'appartement de la façon indiquée plus loin. Les chirurgiens ont une trop grande tendance à opérer dans des maisons de santé, à cause de la commodité que cette organisation leur procure ; le malade reçoit bien alors les soins que son état réclame, mais il est privé une partie de la journée au moins de sa famille. Il est naturellement entendu que, s'il n'est pas assuré d'avoir chez lui le calme d'esprit indispensable, il devra préférer la maison de santé. Si le séjour dans un établissement est nécessaire, le visiter *avant* d'entrer et constater si son installation est convenable (notamment largeur des pièces, établissement des sonneries), choisir de préférence une grande maison où opèrent *plusieurs* chirurgiens et à laquelle un médecin soit attaché à poste fixe, de façon qu'en cas d'accident ou même d'incident on n'ait pas à courir après le chirurgien dont le domicile personnel est souvent très éloigné. Avoir une terreur prudente des petites cliniques où un chirurgien d'occasion exerce ses ravages, n'ayant comme titre scientifique que le faux luxe de son salon.

Dispositions à donner à la salle où l'on opérera. 1° Supprimer les tapis et les tentures de toutes sortes, notamment les rideaux de lit, véritables nids à microbes. 2° Faire laver le plancher avec une solution de sublimé à 1 gr. par litre, puis l'essuyer avec un chiffon et enfin le faire de nouveau asperger de la même solution. Il pourra être utile, en outre, de faire une aspersion sur les murs. 3° Placer le plus près possible de la lumière une grande table solide, sans roulettes, qui, si elle est en bois blanc, sera lavée à l'eau chaude et au savon noir et recouverte en tout cas complètement d'un grand drap dont les coins serviront à envelopper les pieds du meuble. 4° Mettre à la disposition du chirurgien plusieurs plats de porcelaine ou de terre vernissée qu'on aura eu soin de laver à l'eau bouillante, puis de flamber en y allumant de l'alcool qu'on fait couler en tous sens.

Dispositions à prendre par le malade. 1° Prendre, autant que possible, un grand bain les deux jours qui précédent l'opération. 2° Vider la veille l'intestin par un grand lavement. 3° Ne rien prendre comme aliment le jour de l'opération.

Dispositions à prendre par les aides non médecins. À la campagne et en cas d'urgence, le chirurgien est souvent dans la nécessité d'utiliser des parents, des amis, des serviteurs comme aides. Ceux-ci doivent prendre toutes les précautions antiseptiques du chirurgien : emploi d'une blouse, au besoin d'une grande chemise de femme revenant du blanchissage, lavage des mains au savon, puis dans la solution de sublimé.

Ophtalmie (du grec *ophthalmos*, œil). — Maladie des yeux. V. YEUX (Maladies des) : *Conjonctivite.*

Ophtalmoscope (*fig.* 486 et 487). — Instrument permettant l'examen du

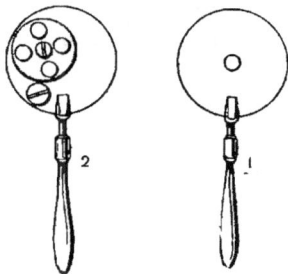

Fig. 486. — Ophtalmoscope.

1. Modèle avec orifice simple au centre ; 2. Modèle disposé de façon à faire passer successivement différents verres devant l'orifice.

fond de l'œil. Il se compose d'un miroir concave en verre étamé, destiné à réfléchir sur la rétine la lumière d'une lampe placée sur le côté. Ce miroir est tenu

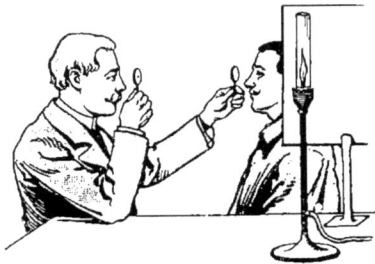

Fig. 487. — Examen d'un œil
à l'ophtalmoscope.

par un manche, et son centre est percé d'un trou de 3 ou 4 millim. devant lequel on peut faire passer successivement des verres sphériques.

La lumière réfléchie par le miroir va éclairer le fond de l'œil; celui-ci renvoie à son tour des rayons lumineux, dont une partie réfractée traverse le trou et va dans l'œil de l'observateur, qui perçoit ainsi tous les détails du fond de l'œil du malade.

Opiacés. — V. OPIUM.

Opiat. — Le nom d'*opiat* s'appliquait autrefois exclusivement à des préparations pharmaceutiques contenant de l'opium; mais, actuellement, on désigne ainsi des pâtes molles formées de poudres délayées dans du *miel* (opiats dentifrices, tombés justement dans le discrédit, le sucre altérant les dents) ou dans un *baume*. Le plus connu de ces opiats est l'*opiat antiblennorragique*, formé de baume de copahu et de poudre de cubèbe; c'est une préparation extrêmement désagréable au goût, qui a justement, elle aussi, disparu des ordonnances médicales, où elle est remplacée par des capsules.

Opisthotonos (du grec *opisthen*, en arrière, et *tonos*, tension). — Contracture des muscles du dos qui forme une voûte incurvant le corps en arrière. V. TÉTANOS.

Opium et opiacés. — L'opium est le suc épaissi du pavot officinal (*fig.* 488); médicament *calmant* et *somnifère*, il doit son action aux différents alcaloïdes qu'il contient : *morphine*,

codéine, *narcéine*, *narcotine*, *papavérine*. Les deux premiers sont seuls couramment employés. V. à l'*Appendice*.

DOSES ET MODES D'EMPLOI. L'*extrait d'opium* ou *extrait thébaïque* (de Thèbes, Égypte, d'où provient une variété d'opium), à la dose de 1 à 10 centigr. sous forme de pilules qui contiennent de 1 à 5 centigr.; le *sirop d'opium* ou *sirop thébaïque*, dont une cuillerée à café contient 1 centigr. d'opium, est pris à la dose d'une

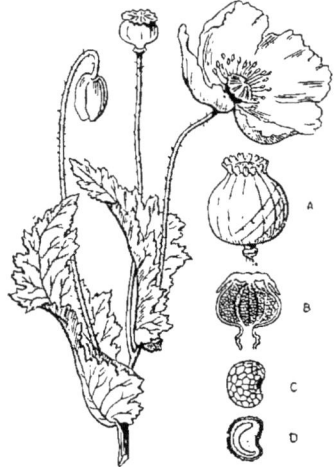

Fig. 488. — Pavot officinal produisant
l'opium.

A. Capsule portant les incisions pour l'écoulement du suc; B. Capsule ouverte; C. Graine; D. Coupe d'une graine.

cuillerée à soupe. Les pilules de *cynoglosse* opiacées contiennent chacune 2 centigr. d'extrait thébaïque. Le sirop de *Karabé* est du sirop thébaïque auquel on a ajouté du succin; dose, 10 à 40 gr. Le *sirop diacode* contient 1 centigr. d'extrait thébaïque par cuillerée à soupe. Le *sirop pectoral* contient 1 centigr. d'extrait par 100 gr. (dose, 5 cuillerées à soupe). Dix grammes d'*élixir parégorique* contiennent 5 centigr. d'extrait d'opium; dose, 20 à 40 gr. Les *gouttes noires anglaises* contiennent 50 pour 100 d'opium : dose, 1 à 5 gouttes.

Laudanum. — Le *laudanum* proprement dit ou *de Sydenham* est un liquide composé d'opium, de safran, de cannelle, de girofle macérés dans du vin de Malaga : 43 gouttes pèsent 1 gr., c'est-à-dire la dose moyenne à atteindre à l'*intérieur*, chez l'adulte, où on la donne sous forme de 5 à 10 gouttes versées à 4 reprises dans la journée sur un petit morceau de sucre; à l'*extérieur*, sur un cataplasme, il est possible d'en employer 60 à 80 gouttes.

Le *laudanum de Rousseau* est une dissolution

d'opium dans de l'eau chaude à laquelle on ajoute du miel et de la levure de bière ; 35 gouttes pèsent 1 gr. et sont équivalentes à peu près à une dose double de laudanum de Sydenham.

Lavements opiacés ou laudanisés. — On les donne : 1° dans une poire ` en caoutchouc de la contenance de 60 gr., avec, suivant les cas, 5 à 20 gouttes de laudanum pour 60 gr. d'eau, ou 2° avec la même dose de laudanum dans 200 gr. d'amidon, de décoction de ratanhia ou de décoction de guimauve.

Liniments opiacés ou laudanisés. Liniment calmant. — Baume tranquille 60 gr., chloroforme 10 gr. et laudanum 10 gr. ; ou extrait d'opium 1 gr., extrait de belladone 2 gr., glycérine 20 gr. et huile de camomille camphrée 60 gr.

Codéine — Dose. 1 à 5 centigr. — Modes d'emploi. En pilules, et surtout sous forme de sirop, qui contient 4 centigr. de codéine par cuillerée à soupe.

Morphine. — Sous forme d'acétate, de bromhydrate, de chlorhydrate ou de sulfate de morphine. — Dose. 1 à 3 centigr. en injection hypodermique, en pilules ; ou en sirop qui contient 1 centigr. de chlorhydrate de morphine par cuillerée à soupe.

Inconvénients des préparations opiacées. — Elles constipent les malades, alors que déjà le séjour au lit rendait les selles espacées ; aussi est-il utile de donner seulement ces préparations de temps en temps, en les remplaçant dans les intervalles par d'autres somnifères, comme le chloral, le sulfonal, etc.

Empoisonnement aigu par l'opium et les opiacés (morphine et codéine). — Signes. Au début, excitations et palpitations, puis sécheresse de la bouche, soif vive, maux de tête, lassitude générale, somnolence de plus en plus profonde avec les yeux à demi fermés, refroidissement de la peau, ralentissement et irrégularité de la respiration. Traitement. Si l'opiacé a été introduit par la bouche, faire vomir avec de l'ipéca ou en chatouillant la luette. Faire tenir le malade debout et le frapper avec une serviette mouillée, le réveiller par des pincements. Faire boire du café très fort et en donner en lavement un 1/2 litre chaud. Massage. Respiration artificielle. V. asphyxie.

Intoxication chronique (morphinisme, morphinomanie). — Causes. Emploi de la morphine dans des névralgies répétées, des chagrins, des maladies chroniques.

Signes. Quelques mois après le début des habitudes de morphine, le visage se ride, devient pâle et terreux. Les pupilles sont rétrécies, la bouche est sèche, la soif vive, l'appétit exagéré ou, au contraire, insuffisant, les digestions très lentes, la constipation continue avec ballonnement du ventre. Le pouls est irrégulier, les palpitations sont fréquentes. La femme est mal réglée et peu apte à la génération.

L'affaiblissement de la volonté est démontré par l'impossibilité de vaincre le désir de se faire des piqûres malgré les abcès, les ulcérations et les croûtes que produit l'usage de la seringue à injection, surtout lorsqu'elle n'est pas antiseptisée ; des troubles mentaux, notamment le *delirium tremens* et l'excitation maniaque, accompagnent fréquemment cet état, surtout à l'occasion d'une blessure ou d'une maladie intercurrente (dont la gravité est accrue par le morphinisme).

Traitement. Isoler le malade dans un établissement spécial, diminuer progressivement les doses en lui donnant un tonique (caféine) et des calmants (bromures).

Opodeldoch (Baume). — V. baumes.

Opothérapie. — Médication par les sucs d'origine animale. On a employé les sucs de presque toutes les glandes et tous les tissus, avec succès pour quelques-uns. V. sérum, thyroïde.

Opportunité morbide. — Moment où un individu offre le minimum de résistance à l'invasion d'une maladie.

Oppression. — Gêne respiratoire provoquée par une maladie de cœur ou de la poitrine (pneumonie, bronchite, pleurésie). Une émotion morale et des maladies nerveuses peuvent suffire à provoquer l'oppression.

Or. — Le *bromure d'or* a été employé dans les maladies nerveuses, à la dose de 5 à 10 milligr. Le *chlorure d'or* a été employé, aux mêmes doses, contre les troubles des règles (aménorrhée, dysménorrhée) et contre la syphilis.

Orange, orangeade, oranger. — Préparations faites avec des feuilles, des fruits de l'oranger, plante de la famille des Aurantiacées.

Orangeade. — V. limonade.

Oranger amer. — Le sirop est employé comme calmant, tonique amer.

Oranger doux. — Sert à fabriquer la limonade proprement dite.

Orbite, Orbitaire (Cavité). — Cavité dans laquelle est placé l'œil. V. yeux (description).

Orchite (du grec *orchis*, testicule). V. testicules (Maladies des).

Ordonnance. — Prescription faite par un médecin.

Oreille (structure et fonctions) [*fig.* 489-492]. — L'oreille, organe de l'ouïe, peut être considérée comme constituée essentiellement par un tube, le canal *auditif externe* (oreille externe), qui s'unit par un angle obtus à un autre tube, la *trompe d'Eustache*, laquelle se dilate au point de réunion pour former la *caisse du tympan* (oreille moyenne), elle-même en rapport avec les organes contenant les terminaisons du *nerf auditif* (oreille interne).

I. Oreille externe :

1° Le PAVILLON ou conque (*fig.* 489) est un fibro-cartilage réuni à la tête par des

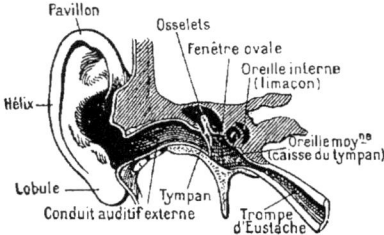

Fig. 489. — Oreille externe et coupe de l'oreille moyenne et de l'oreille interne.

ligaments et des muscles, et recouvert par une peau très adhérente. Il présente à sa partie inférieure une partie charnue, le *lobule*; sur son bord libre, une sorte de bourrelet, l'*hélix*, séparé par une gouttière d'une ligne saillante, l'*anthélix*; de chaque côté de l'ouverture du canal auditif sont deux autres saillies, le *tragus* et l'*antitragus*. Les saillies et les dépressions du pavillon ont pour but de réfléchir les ondes sonores vers le conduit auditif. Le pavillon permet, en outre, de se rendre compte de la direction des sons.

2° Le CONDUIT AUDITIF EXTERNE, d'une longueur de 2 à 3 cent., s'enfonce dans l'os temporal : il offre des sinuosités. Sa surface est hérissée de poils couverts d'une sorte de cire jaune amère, le *cérumen*, sécrété par des glandes en grappe. Il est fermé à son extrémité interne par une membrane dirigée obliquement de haut en bas et de dehors en dedans, le *tympan*; sa disposition en entonnoir lui permet de vibrer pour des sons quelconques, ses différents points étant à un degré de tension très variable.

II. Oreille moyenne (*fig.* 489) :

1° La CAISSE DU TYMPAN, cavité irrégulière, tapissée de cils vibratiles, est remplie d'air qui lui arrive par la trompe d'Eustache dont elle constitue un évasement. Sa face externe est formée par le tympan; elle est convexe, étant plus ou moins tirée à l'intérieur par une chaîne de petits osselets (*fig.* 490), le *marteau*, l'*enclume*, l'*os lenticulaire* et l'*étrier*, réunis par des ligaments et des muscles, et dont le dernier, l'étrier, est en contact avec la membrane de la *fenêtre*

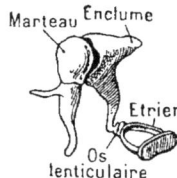

Fig. 490. — Osselets de la caisse du tympan.

ovale, une des deux petites portes qui ferment l'oreille interne ; la seconde, la *fenêtre ronde*, est placée au-dessus de la précédente.

2° La TROMPE D'EUSTACHE, dont la longueur est de 3 à 4 cent., se termine à son autre extrémité dans le pharynx, à côté de l'ouverture des fosses nasales, par un orifice de 6 à 8 millim., qui s'ouvre au moment des mouvements de déglutition. V. *fig.* 489 et à NEZ (structure).

III. Oreille interne (*fig.* 489 et 491) :

1° Le VESTIBULE est une sorte de sac communiquant avec la caisse du tympan par la fenêtre ovale; 2° les trois CANAUX SEMI-

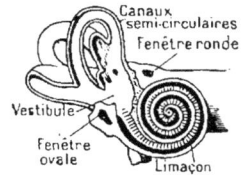

Fig. 491. — Oreille interne.

CIRCULAIRES s'ouvrent dans le vestibule par cinq orifices; 3° le LIMAÇON représente une cavité enroulée en spirale, dont chaque tube est lui-même coupé en deux par une lamelle osséo-membraneuse, de façon à former deux rampes.

Ces diverses cavités renferment un liquide dans lequel baignent des concrétions calcaires, les *otolithes*, et les cils des cellules acoustiques (*fig.* 492); dans le limaçon existe

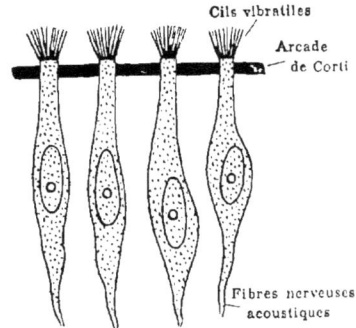

Fig. 492. — Terminaison du nerf auditif dans l'oreille interne.

une sorte de harpe formée par les arcades de Corti, qui contiennent les cellules acoustiques dont il vient d'être parlé.

Mode de fonctionnement de l'oreille. — Les sons, concentrés et renforcés par le pavillon et le tympan, sont transportés par la chaîne des osselets, dont le dernier, l'étrier, est en rapport avec la membrane fermant la fenêtre ovale et transmet ainsi les vibrations sonores au liquide de l'oreille interne. D'autre part, l'air contenu dans la caisse du tympan vibre à son tour et fait vibrer la fenêtre ronde. Les mouvements éprouvés par le liquide de l'oreille interne viennent frapper les cils vibratiles des cellules appartenant aux arcades de Corti, terminaisons du nerf auditif, qui est ainsi informé des sons les plus légers comme des plus violents.

Oreille (Altérations dans le fonctionnement de l'). — La surdité dépend soit d'un épaississement ou d'une déchirure de la membrane du tympan, soit d'une ankylose de la chaîne des osselets, soit d'une altération de l'oreille externe ; ce sont là des lésions graves, auxquelles il est difficile de remédier. Il n'en est pas de même d'autres lésions, comme l'inflammation de la muqueuse de la trompe d'Eustache, qui, en obstruant ce canal, produisent une surdité en général temporaire, le renouvellement de l'air dans la caisse du tympan étant une des conditions nécessaires de l'audition.

Lorsque les altérations frappent seulement les organes de *transmission* du son (oreille externe et moyenne) au nerf auditif, mais non ce nerf lui-même, celui-ci peut être impressionné par l'intermédiaire non plus de la caisse du tympan, mais des os du crâne sur lequel on applique le corps sonore (v., ci-après, *Examen*). La vibration de ces os ébranle le liquide contenu dans l'oreille interne et fait vibrer les terminaisons du nerf auditif. On peut également faire disparaître cette sorte de surdité en faisant tenir à ceux qui en sont atteints, appuyée contre les dents, une feuille de carton qui recueille les sons et les transmet aux os du crâne. V. *fig.* à SURDITÉ, et aussi BOURDONNEMENTS.

Examen de l'oreille. — Il comprend trois variétés.

1° *Examen de l'audition.* — Placer une montre à tic tac net et métallique à 1 mètre de l'oreille du malade, puis la rapprocher progressivement jusqu'à ce que le son est perçu. La distance où la perception est nette mesure le degré de l'audition.

Placer la montre successivement à portée de l'oreille, puis sur le *crâne*. Chez l'individu sain, la perception est plus nette par l'oreille que par les os du crâne ; mais elle s'entend cependant très bien par ces os, surtout si l'on a soin de boucher les deux oreilles. Si chez un malade sourd le tic tac de la montre n'est pas entendu par les os du crâne (tempe, sommet du crâne), l'oreille interne, c'est-à-dire le nerf auditif, est altérée. Si, au contraire, le sourd perçoit les

bruits de la montre par ce moyen alors qu'il ne les entendait pas avec l'oreille, l'appareil de transmission (canal auditif, caisse, trompe d'Eustache) est seul altéré.

2° *Examen de la trompe d'Eustache.* — L'objectif est de savoir si la trompe est perméable à l'air ou si, au contraire, elle est obstruée par des mucosités.

Quatre procédés permettent de se rendre compte de l'état de la trompe. Ils sont employés aussi, du reste, comme moyens de traitement.

Procédé de Toynbee. Fermer la bouche et comprimer les narines sur la cloison, puis faire un mouvement de déglutition. Il se produit alors une tendance au vide dans la partie supérieure du pharynx, et l'air contenu dans la caisse du tympan est *aspiré* dans le pharynx ; si la trompe est perméable, on entend dans l'oreille un léger craquement produit par la membrane du tympan, qui est attirée du côté de la caisse par l'aspiration de l'air.

Procédé de Valsava. La bouche et le nez étant fermés, faire une forte expiration (rejet de l'air contenu dans la poitrine) ; l'air, en passant dans le pharynx, pénètre dans la trompe.

Procédé de Politzer modifié (fig. 493). Il consiste à fermer une des narines avec un

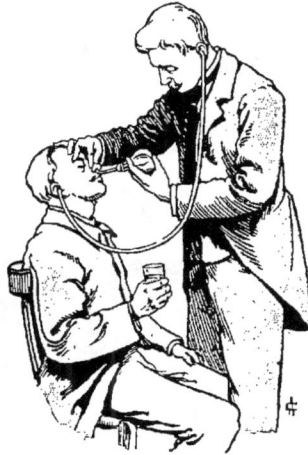

Fig. 493. — 1° Examen de la trompe par le procédé de Politzer ; 2° Auscultation de l'oreille.

doigt et à appliquer dans l'autre l'embout d'une poire en caoutchouc qu'on presse au moment où le malade prononce la syllabe *houk*, qui relève le voile du palais. Un jet d'air est ainsi lancé dans la trompe.

Cathétérisme de la trompe. Le cathétérisme s'opère avec une sonde en argent, mais peut être pratiqué seulement par un médecin. Une fois la sonde introduite, on peut adapter à son embouchure la poire de Politzer (V. POIRE) en caoutchouc et faire une injection d'air.

Auscultation de l'oreille. Pour percevoir le bruit de craquement du tympan au moment de l'arrivée de l'air, le médecin, quel que soit le procédé employé, place dans l'oreille malade une des extrémités d'un tube de caoutchouc dont il introduit dans sa propre oreille l'autre extrémité (*fig.* 493).

3° *Examen du tympan et de la caisse du tympan.* — Pour examiner le tympan et à travers cette membrane, qui est translucide, l'intérieur de la caisse du tympan, on introduit dans le conduit auditif externe un *spéculum*

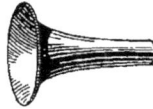

Fig. 494.
Spéculum pour oreille.

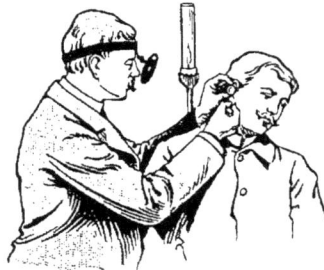

Fig. 495. — Examen de l'oreille :
Tympan et caisse du tympan.

d'oreille (*fig.* 494), sorte d'entonnoir qui écarte les parois du conduit, et on éclaire le fond de l'oreille avec les rayons réfléchis par un miroir frontal (*fig.* 495). La figure 496 montre l'image donnée par cet examen lorsque l'oreille est à l'état normal.

Oreille (Hygiène et maladies de l'). — Les maladies de l'oreille sont très nombreuses. Les principales sont les suivantes :

Maladies du pavillon. *Eruptions, engelures.* — HYGIÈNE PRÉVENTIVE. Le pavillon doit être lavé très soigneusement, pour éviter les éruptions de boutons, les clous et l'eczéma, qui sont souvent la conséquence des irritations. On préservera des engelures aux oreilles les enfants qui y sont sujets par

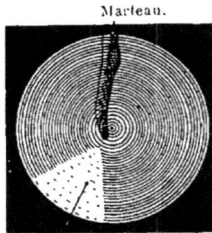

Fig. 496. — Image donnée par l'examen du tympan et par la transparence de la caisse du tympan normal.

un traitement général dont la base est l'huile de foie de morue et en les habituant progressivement au froid par l'hydrothérapie.

Lésions du lobule. — Bien que les femmes européennes trouvent ridicules les anneaux que les sauvages portent dans le nez, beaucoup encore n'hésitent pas à se faire percer le lobule des oreilles pour le même usage. Au moins faut il avoir soin de surveiller la propreté de l'instrument dont se sert le bijoutier (singulier chirurgien !) pour perforer le lobule et ne pas effectuer cette petite opération chez une enfant trop jeune (pas avant 5 ans) ou sujette aux engelures. Ne pas mettre, surtout au début, des pendants trop lourds ou à crochets tranchants, qui pourraient couper le lobule du haut en bas. Bien des enfants qu'on avait l'intention d'embellir ainsi portent toute leur vie des cicatrices accompagnées quelquefois d'une déformation de l'oreille et qui sont dues à cet usage barbare. Nombre d'abcès des ganglions du cou (adénites, humeurs froides) n'ont pas d'autre origine qu'une suppuration au niveau des trous faits au pavillon.

Blessures. Les blessures du pavillon se guérissent assez facilement, même lorsqu'une partie est complètement séparée du reste ; mais il faut le plus tôt possible faire opérer la suture des deux fragments par un médecin.

Maladies du conduit auditif externe. — HYGIÈNE PRÉVENTIVE. Le conduit auditif doit être nettoyé tous les matins avec un coin de mouchoir légèrement imbibé d'eau *chaude* ou un lave-oreille (V. ce mot.) Mais, autant cette pratique est utile, autant il est nuisible de gratter fréquemment l'intérieur de l'oreille avec des corps durs : allumettes, morceaux de papier roulés, épingles à cheveux. Les cure-oreilles doivent eux-mêmes être employés avec précaution. Tous les instruments rigides arrivent à écorcher la peau du conduit, d'où des démangeaisons et, par suite, de nouveaux grattages ; un faux mouvement suffit pour amener la perforation de la membrane du tympan.

Au moment des grands froids, il n'est pas interdit, lorsqu'on a eu de petites maladies de l'oreille, de préserver le tympan en introduisant dans le canal auditif une *mince couche d'ouate bien étirée* ; mais se garder d'imiter les personnes qui se bourrent les oreilles à tout propos avec des tampons d'ouate fortement comprimée. Elles arrivent ainsi à se donner une surdité artificielle et manquent, à chaque instant, de se faire écraser par les voitures, n'ayant pas la prudence que l'habitude donne aux vrais sourds. Cette pratique va, du reste, contre le but cherché, car les balles d'ouate élargissent le conduit auditif et permettent un plus grand accès de l'air. Il convient, d'autre part, de ne pas trop enfoncer le petit tampon d'ouate, de peur d'avoir de la peine à le retirer ou, ce qui est plus grave, de l'oublier ; il jouerait alors le rôle d'un corps étranger. V. plus loin.

Lorsqu'on prend des bains de mer, surtout *à la lame*, il faut avoir soin, afin d'éviter des inflammations de la membrane du tympan, extrêmement douloureuses, de préserver l'oreille, avec *un peu* d'ouate, du sable qu'y introduisent violemment les vagues. Mais il n'est pas besoin pour cela de se rendre sourd. Si l'on a déjà été atteint d'une maladie de ce genre ou de fréquents rhumes de cerveau, on aura soin de ne pas prendre de bain par une mer agitée, afin de ne pas absorber involontairement par la bouche et le nez de l'eau qui s'introduirait dans la caisse du tympan par l'ouverture de la trompe d'Eustache.

Obstruction du conduit par du cérumen (*fig.* 497). — Chez les personnes qui ne se nettoient pas l'intérieur des oreilles et aussi quelquefois par suite d'une conformation spéciale du conduit ou de la nature particulière de la sécrétion des glandes, notamment chez les goutteux, le cérumen accumulé forme une sorte de bouchon qui obture l'oreille et produit de la surdité,

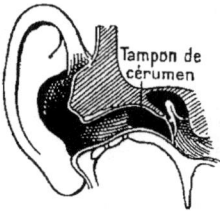

Fig. 497. — Obstruction du canal auditif par du cérumen.

accompagnée ou non de bourdonnements. Une ou deux injections d'eau chaude, lancées vigoureusement dans le conduit, décolleront le bouchon et supprimeront cette petite infirmité. On peut employer une poire en caoutchouc, mais il convient surtout de bien se rendre compte de la direction du conduit : pour rendre celui-ci plus accessible, il sera utile de tirer largement le pavillon en haut et en arrière.

On a conseillé aussi de verser dans l'oreille, la tête du malade étant inclinée de façon que le pavillon soit horizontal, un peu d'*eau oxygénée*, qui en quelques minutes produit la dissociation du bouchon, dont les débris sont ensuite facilement expulsés par une injection d'eau simple.

Obstruction du conduit par un corps étranger. — Ces corps étrangers ont été introduits le plus souvent par inadvertance (grains de blé, boulette de papier, haricot). Certains insectes, notamment le perce-oreille, ont la réputation de s'introduire dans l'oreille des personnes étendues sur l'herbe. Les personnes atteintes de suppuration ou d'eczéma de l'oreille sont particulièrement exposées à l'introduction d'insectes dans le conduit : mouches, puces, punaises.

Le traitement varie avec la nature du corps étranger; mais, en tout cas, il est nécessaire que la personne se garde de retirer elle-même le corps étranger, tous ses efforts ne devant avoir pour conséquence, le plus souvent, que de l'enfoncer davantage.

I. — *Le corps est dur* (caillou) : 1° Verser de l'huile dans l'oreille ; 2° obturer l'ouverture du conduit avec un tampon d'ouate ; 3° se coucher sur l'oreille bouchée. L'expulsion se produit en général dans la journée ou le lendemain, surtout si l'on facilite le détachement du corps étranger en inclinant la tête et en frappant à petits coups sur le côté de la tête.

II. — *Le corps est mou et accessible.* Y implanter un crochet fait avec une épingle recourbée.

III. — *Le corps est mou et dilatable* (haricot). Ne pas injecter d'eau, qui ferait gonfler la graine. Employer un des deux procédés précédents.

IV. — *Le corps est un être vivant* (insecte). Insuffler de la fumée de tabac, puis injecter de l'huile.

Inflammation du conduit (otite externe). Elle peut être aiguë ou chronique. — CAUSES. Lymphatisme, refroidissement, coups, introduction de corps étrangers. — SIGNES. Chaleur, sécheresse, douleur, surdité, bourdonnements continuels, écoulement muco-purulent (ce dernier est le signe presque unique de la forme chronique).

TRAITEMENT DE LA FORME AIGUË. *Bain d'oreille* chaud avec la décoction tiède de pavot, de l'eau chaude simple, de l'eau glycérinée (1 de glycérine pour 50 d'eau) ou de l'huile chaude. Pour chauffer ces liquides, on les place dans une cuiller à café au-dessus de la flamme d'une lampe. Lorsqu'on s'est assuré avec le bout du doigt que le liquide est chaud, sans être brûlant, on verse le contenu de la cuiller dans l'oreille malade, en faisant incliner la tête du côté opposé. Après 10 à 15 minutes, on vide l'oreille, on la recouvre d'un mouchoir et on fait secouer légèrement la tête en la penchant du côté malade. Ce bain doit être répété plusieurs fois. On pourra faire, en outre, de la révulsion sur les membres inférieurs avec des bains de pieds chauds. Plus tard, après disparition des douleurs, injection d'eau boriquée, en ayant soin de tirer le pavillon en haut et en arrière.

TRAITEMENT DE LA FORME CHRONIQUE : 1° *Local.* Lavage quatre fois par jour avec de l'eau bouillie tiède, de l'eau tiède salée (7 gr. de sel pour 1 litre d'eau), de l'eau boriquée tiède. 2° *Général.* Huile de foie de morue, eau du Mont-Dore.

Déchirure du tympan. — CAUSES. Corps dur introduit dans l'oreille (cure-oreille improvisé), forte détonation. — SIGNES. Douleur violente, hémorragie par l'oreille, surdité. — TRAITEMENT. Injection d'eau boriquée tiède.

Inflammation du tympan (myringite). — SIGNES. Souvent, au milieu de la nuit, douleur intense au fond de l'oreille, bourdonnements et pulsations. — CAUSES. Refroidissement, bain de mer, introduction d'eau de mer par l'ouverture de la trompe d'Eustache, notamment chez les lymphatiques qui ont eu des coryzas chroniques. — ÉVOLUTION. Transformation fréquente en otite suppurée. — TRAITEMENT. 1° PRÉVENTIF. V., précédemment, *Hygiène.* 2° CURATIF. Bains d'oreille avec la décoction de pavot. Après cessation des douleurs, injection d'air dans la caisse du tympan par la trompe d'Eustache. V., précédemment, *Examen de l'oreille.*

Obstruction de la trompe d'Eustache. — SIGNES et CAUSES. Surdité, bourdonnements d'oreilles ordinairement au cours d'un coryza ou d'une angine. — TRAITEMENT.

Injection d'air. V., précédemment, *Examen* de la trompe d'Eustache.

Maladies de l'oreille moyenne (otites moyennes). — Les principales sont les suivantes :

Inflammation aiguë de la caisse du tympan et de la trompe d'Eustache. — CAUSES. Maladie très fréquente chez les nouveau-nés (1 sur 2), fréquente encore dans la jeunesse ; maladies de l'arrière gorge ; maladies générales infectieuses, notamment fièvre typhoïde et grippe, puis fièvres éruptives.

SIGNES : 1° *Forme bénigne,* douleur profonde dans l'oreille avec bourdonnements et surdité, phénomènes nerveux (vertiges, vomissements), mais pas d'écoulement, et guérison après une sensation de craquement dans l'oreille qui annonce l'expulsion dans la gorge, par l'ouverture de la trompe d'Eustache, des mucosités existant dans ce conduit.

2° *Forme purulente.* Elle débute par les signes de la forme précédente. La douleur s'accroît jusqu'au moment où il se produit une rupture du tympan qui laisse échapper le pus accumulé derrière cette membrane.

ÉVOLUTION. 1° *Forme bénigne.* Elle se termine d'ordinaire par la guérison, après une durée de 3 ou 4 semaines. Quelquefois elle passe à l'état chronique ou prend la forme purulente.

2° *Forme purulente.* La suppuration, dans les cas favorables, s'arrête après quelques semaines ; mais elle peut se prolonger des mois et laisser une surdité complète.

TRAITEMENT. Au début, dans les deux formes, introduire dans le conduit auditif un tampon d'ouate imbibé de laudanum ou d'huile de jusquiame, bains d'oreille chauds (V. précédemment, *Otite externe*) et gargarismes chauds à l'eau boriquée ; appliquer une vessie de glace au pourtour de l'oreille ou une sangsue, bains de pieds chauds ou sinapisés à plusieurs reprises dans la journée. Se coucher de préférence sur l'oreille saine. Après la disparition des douleurs, faire des injections d'air dans la trompe. V., précédemment, *Examen* de l'oreille.

Dans la forme *purulente,* si l'ouverture du tympan ne s'effectue pas assez rapidement, il est nécessaire de fendre au bistouri le tympan (cette opération porte le nom de *paracentèse*). Grands lavages avec des solutions aseptiques (eau bouillie tiède) ou antiseptiques (eau boriquée, chloralée). On séchera

Fig. 498. — Pince pour oreilles.

ensuite le conduit en y introduisant avec une pince (*fig.* 498) des tampons d'ouate. La nuit, le malade se couchera sur l'oreille malade pour faciliter l'écoulement du pus.

Inflammation chronique ou *otite scléreuse.* — CAUSES. Maladies chroniques du nez et de la gorge.

SIGNES. La forme chronique, particulièrement fréquente chez les vieillards et qui est la cause de la plupart des surdités définitives, s'établit progressivement et lentement par une diminution graduelle de l'audition, des bourdonnements continus, des vertiges, des maux de tête, des nausées suivies de vomissements.

TRAITEMENT : 1° GÉNÉRAL. Huile de foie de morue, iode, liqueur de Fowler, les eaux du Mont-Dore, de la Bourboule. 2° LOCAL. Douches d'air, fumigations médicamenteuses (benjoin, tolu, goudron), électricité.

Maladies de l'oreille interne (otites internes). Elles sont très rares.

Maladie de Menière. — CAUSES. Froid ou chaleur excessive, syphilis, blessure.

SIGNES : *Forme apoplectique.* C'est la forme habituelle ; début brusque, chez des individus bien portants et n'ayant pas d'altération de l'oreille, par une sorte d'attaque d'apoplexie avec perte complète de connaissance. Puis l'individu revient à lui, il est très pâle et couvert d'une sueur froide ; il éprouve des nausées, du vertige et même des vomissements, vacille sur ses jambes et s'aperçoit qu'il est complètement sourd, ordinairement des deux oreilles.

Forme lente. Vertiges, bourdonnements ; puis la surdité s'établit et devient de plus en plus complète ; la marche est chancelante.

ÉVOLUTION. Guérison rare, la surdité devient en général absolue. — TRAITEMENT : 1° Iodure, mercure, bromure ; 2° Révulsifs sur la peau.

Oreiller. — Les oreillers doivent *toujours* être en crin : seule cette substance maintient la tête assez fraîche. Les oreillers de laine ou de plume font tomber les cheveux et sont particulièrement pénibles pendant la fièvre.

Oreillette. — On donne ce nom aux cavités supérieures du cœur. V. CŒUR (structure).

Oreillons. — Syn. : ourles, fièvre ourlienne, parotidite catarrhale. Maladie contagieuse constituée par un engorgement fluxionnaire d'une des glandes qui fournissent la salive, la *parotide* (*fig.* 499), souvent ensuite de celle de l'autre côté et quelquefois même des autres glandes salivaires, les *sous-maxillaires* et *sublinguales.* V. SALIVAIRES (glandes).

CAUSES. Rares avant deux ans et après quarante ans, les oreillons sont transmissibles des enfants aux parents, si ces derniers en sont pas immunisés par une atteinte antérieure. Ils sont plus fréquents dans le sexe masculin, notamment chez les jeunes soldats.

SIGNES. *Incubation*, 8 à 26 jours. *Invasion.* Gonflement plus ou moins douloureux siégeant en avant et au-dessous d'une, puis souvent des deux oreilles, pouvant envahir les parties voisines, mais sans changement de coloration de la peau. Dans certains cas, la fluxion s'étend aux amygdales (angine ourlienne). Quelquefois il se produit un peu de fièvre. La maladie dure de 8 à 15 jours. — COMPLICATIONS. La fluxion peut abandonner les glandes salivaires

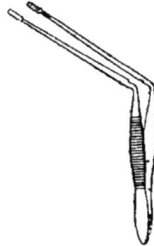

pour se porter sur les organes génitaux et, chez l'homme, peut amener un gonflement douloureux du testicule*, *orchite ourlienne*,

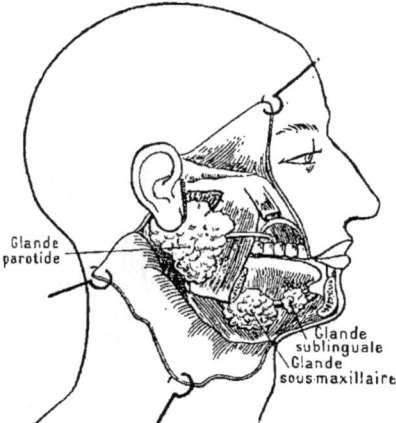

Glande parotide

Glande sublinguale
Glande sous-maxillaire

Fig. 499. — Glandes salivaires, siège des oreillons.

avec rougeur de la peau des bourses. Cette complication s'accompagne d'une élévation de température, d'agitation et même de délire ; mais tout s'apaise après quatre ou cinq jours ; une atrophie au moins transitoire de l'organe peut être la conséquence de cette fluxion, qui constitue une métastase. Le gonflement douloureux de l'ovaire, chez la femme, est très rare.

TRAITEMENT : 1° PRÉVENTIF. Isolement et exclusion des lycées et écoles primaires pendant 10 jours. 2° CURATIF. Lit, puis chambre. Lavage à l'eau boriquée de la bouche et la gorge. Ouate et baume tranquille sur les parotides. Antipyrine contre la douleur. Purgatif après la disparition du gonflement. Courants continus contre l'atrophie testiculaire, si elle se produit.

Orezza (Corse). — Eau ferrugineuse très forte (carbonate ferreux, 12 centigr. par litre), froide, gazeuse. Cette eau est peu employée sur place, mais est importée en France et à l'étranger.

Orge (*fig.* 500). — Les grains décortiqués sont employés comme adoucissant et rafraîchissant sous forme de tisane (20 gr. par litre en décoction).

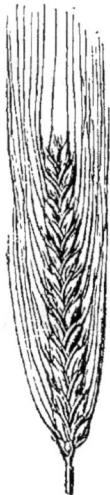

Fig. 500. Orge.

Orgeat. — Sirop calmant fait autrefois avec de l'orge, d'où son nom, mais fabriqué actuellement avec des amandes douces et amères, du sucre, de l'eau de fleur d'oranger et de l'eau simple.

Orgelet ou **orgeolet**. — L'orgelet, orgeolet ou *compère-loriot* se présente sous la forme d'un bouton dur, ressemblant à un grain d'orge, rouge et très sensible au toucher, implanté sur le bord libre des paupières. Comme tous les *clous*, dont il n'est qu'une variété, ce bouton blanchit après quelques jours et laisse écouler un peu de pus et une petite masse verdâtre (le bourbillon).

Les récidives étant fréquentes, il importe de ne pas négliger cet ennuyeux bobo. V. *fig.* à YEUX (maladies).

TRAITEMENT : 1° PRÉVENTIF. Eviter la constipation, boire aux repas des eaux minérales alcalines *naturelles* (Vals, Vichy) ou *artificielles* (une petite cuillerée à café de bicarbonate de soude pour 1 litre d'eau) et une cuillerée à café de levure* de bière sèche aux repas. Pas de veilles, pas de travail à la lumière. Laver soigneusement matin et soir le bord des paupières des enfants qui sont sujets à cette maladie avec de l'eau boriquée aussi chaude que possible (acide borique, 40 gr. pour 1 litre d'eau bouillante). 2° CURATIF. Dès que l'orgelet paraît, faire plusieurs fois dans la journée des pulvérisations avec la même solution. Il avortera le plus souvent avec cette médication, qui si elle n'a pas d'effet, ayant été employée tardivement, devra être remplacée par un cataplasme de fécule. V. AMIDON.

Origan. — Plante de la famille des Labiées, dont les sommités sont employées comme excitant sous forme d'une décoction (20 gr. par litre d'eau).

Oriol (Isère). — Eau froide bicarbonatée calcique, ferrugineuse, employée comme eau de table.

Orme. — Arbre de la famille des Ulmacées. L'écorce, privée de la partie superficielle, a été employée en décoction dans les maladies de la peau, à la dose de 20 gr. pour 1 000.

Orteils. — Doigts du pied. Ils sont formés chacun de 3 os, phalange, phalangine, phalangette, sauf le gros orteil, qui ne contient pas de phalangine.

Orthoforme. — Poudre cristalline, incolore et inodore, peu soluble dans l'eau, employée comme antiseptique et anesthésique local. Même mode d'emploi que l'iodoforme.

Orthopédie (du grec *orthos*, droit, et *pais*, *paidos*, enfant). — Partie de la médecine qui s'occupe de prévenir ou de guérir les déformations du corps, soit par une gymnastique* rationnelle, soit par des positions à prendre pendant un temps plus ou moins prolongé (V. COLONNE VERTÉBRALE : *Déviations*), soit par l'application d'appareils, soit par la mise en action de mécaniques spéciales (mécanothérapie). Le massage et l'hydrothérapie sont des adjuvants de l'orthopédie.

Orthophonie (du grec *orthos*, droit, et *phôné*, voix). — Bonne prononciation. Des méthodes scientifiques permettent actuellement de remédier aux défauts de prononciation.

Ortie blanche. — Les fleurs de cette labiée sont employées en infusion (10 gr. par litre) comme astringent et hémostatique léger.

Orties. — Le suc extrait des feuilles des urticées (O. brûlante et O. pilulifère [*fig.* 501]) est hémostatique.

Piqûre d'ortie. — Le remède consiste à appliquer de l'alcool camphré sur les piqûres.

Os (structure). — Charpente du corps humain sur laquelle s'attachent les muscles. L'ensemble des os ou *squelette* (V. *fig.* à CORPS) est formé par 209 os : 28 à

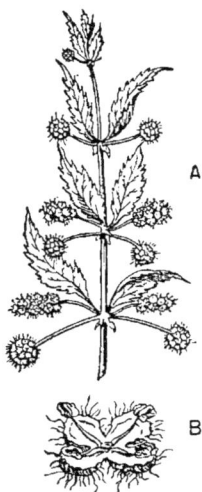

Fig. 501. — Ortie.
A. Plante ; B. Fleur.

la tête, 4 au cou, 53 au tronc, 32 à chaque membre supérieur, 30 à chaque membre inférieur. Les cellules du tissu osseux sont imprégnées de matières calcaires (phosphate et carbonate de chaux .

VARIÉTÉS. *Forme.* Les os, suivant leurs formes, sont dits *longs* (os des membres), *plats* (os entourant le cerveau, la poitrine et le ventre), *courts* (parties du corps où la solidité et la mobilité sont nécessaires).
Composition (*fig.* 502). Constitués à la surface par un tissu compact, les os contiennent à l'intérieur une substance molle, graisseuse, jaunâtre ou rougeâtre, la *moelle*. Ils sont enveloppés par une membrane de tissu conjonctif, le *périoste*, qui reproduit extérieurement du tissu osseux à mesure que ce tissu est résorbé intérieurement au niveau de la moelle.

Cette propriété a été utilisée pour régénérer les os lorsqu'on est obligé par une maladie d'en enlever un fragment plus ou moins important : il suffit de respecter le périoste pour voir l'os se reconstituer.

Os (Maladies des) — On étudiera ici les maladies inflammatoires des os, les fractures ayant été traitées à FRACTURE.

Plaies des os. — V. PLAIES.

Périostite. — CAUSES. Choc, blessure, brûlure profonde, érysipèle du cuir chevelu, ulcère de jambe, otite : scorbut, rhumatisme. Plus fréquente dans l'enfance et la jeunesse.

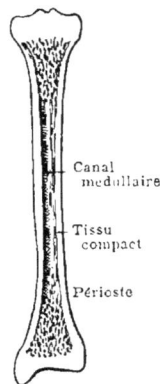

Fig. 502. — Os.

SIGNES. Douleur vive limitée à un point d'un membre ; empâtement de la région, qui est chaude et sous laquelle le doigt sent un liquide lorsque du pus s'est formé (v., plus loin, *Abcès*) : mais ordinairement la maladie ne va pas jusque-là et la guérison s'effectue en laissant seulement un épaississement circonscrit à une partie plus ou moins grande de l'os *(périostose* .

TRAITEMENT. Immobilité du membre, qui doit être placé de façon que la circulation de retour au cœur s'effectue facilement, c'est-à-dire en élevant le membre inférieur.

Ostéite traumatique. — CAUSES. Contusion, fracture des os, surtout s'il existe une communication de la fracture avec l'extérieur par une plaie ; opération chirurgicale sur les os, appareil mal fait, mouvements intempestifs donnés à des os fracturés.
SIGNES. Douleur variable suivant le cas ; gonflement plus ou moins limité, avec possibilité d'issue par la plaie d'un champignon de bourgeons de la moelle osseuse et formation de pus.
TRAITEMENT PRÉVENTIF. Immobilité, compression légère et pansement antiseptique de toute lésion osseuse.

Ostéite des adolescents ou **fièvre de croissance.** — Cette maladie peut se produire pendant toute la jeunesse, mais particulièrement entre 7 et 15 ans. — CAUSES OCCASIONNELLES. Fatigue, froid, rougeole, scarlatine, fièvre typhoïde.
SIGNES. 1° LOCAUX. Douleur localisée au niveau des os. Elle siège de préférence à la partie terminale des os, aux environs des articulations, notamment près du genou, à la partie supérieure du bras, à la hanche, à la main.
2° GÉNÉRAUX. Fièvre forte (40°), apparaissant brusquement avec délire, agitation, quelquefois même convulsions. Elle disparaît après deux jours, ou se prolonge une semaine. Dans d'autres cas, elle est plus faible (39°), ne dure que quelques heures, mais reparaît

345

OS (Maladies des)

très fréquemment avec lassitude, perte d'appétit, étiolement général.

TRAITEMENT. Repos, sulfate de quinine, bonne alimentation.

Ostéomyélite des adolescents. La maladie se produit surtout chez les jeunes garçons.

CAUSES : 1° DÉTERMINANTES. Infection microbienne. 2° OCCASIONNELLES. Violence extérieure, fatigue et froid (surtout si ces deux causes sont réunies).

SIGNES. Dans la forme *inflammatoire*, le début est brusque (frisson, fièvre intense [40° ou 41°], visage rouge et anémié); dans la forme *typhoïde*, il est plus lent (torpeur intellectuelle, vertiges, langue sèche et noirâtre, diarrhée, saignement de nez, amaigrissement). Ces signes peuvent masquer la véritable lésion, qui est caractérisée par une douleur sourde, continue, augmentant la nuit, au niveau d'un os (ordinairement à la partie supérieure de la cuisse). La pression et les mouvements exagèrent les souffrances; aussi le malade ne remue-t-il plus le membre. Bientôt, il se produit un gonflement au niveau de la lésion, et un abcès se forme sous la peau.

ÉVOLUTION. Elle est très rapide et l'intervention chirurgicale doit être hâtive. — COMPLICATIONS. L'ostéomyélite laisse trop souvent après elle des lésions qui provoquent plus tard des nécroses.

TRAITEMENT. Opération chirurgicale hâtive.

Ostéite tuberculeuse ou carie. — Les os atteints le plus fréquemment sont : les vertèbres, l'extrémité inférieure de l'os de la cuisse (fémur), l'extrémité supérieure du tibia, les os de la main (*fig.* 503) et du pied (*fig.* 422

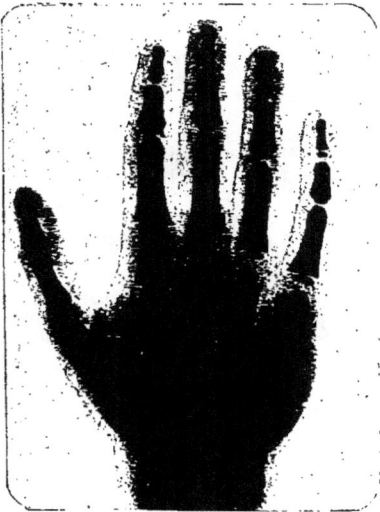

Fig. 503. — Ostéite du 5e métacarpien
(Radiguet).

à MER), les côtes, le sternum, le bassin, au crâne la partie du temporal nommée « le rocher ».

SIGNES. Douleur circonscrite, accrue par la pression et les mouvements, avec, plus tard, gonflement de la région. Puis la lésion atteint une jointure (arthrite tuberculeuse) ou forme un *abcès* qui, par un trajet plus ou moins fistuleux, va aboutir à la peau. La suppuration est très prolongée, et des débris d'os (sequestre de nécrose) sont expulsés en fragments plus ou moins importants.

TRAITEMENT : 1° GÉNÉRAL. V. TUBERCULOSE. 2° CHIRURGICAL. Il varie avec la région.

Ostéite syphilitique. — Il existe deux formes : l'une, ostéite simple, se produit à la période secondaire et quelquefois même dès les premiers jours de la maladie ; l'autre, ostéite gommeuse, à la période tertiaire et chez les enfants de syphilitiques.

CAUSES OCCASIONNELLES. Les contusions ont une action non douteuse; aussi les os atteints le plus fréquemment sont-ils ceux qui sont placés superficiellement (clavicule, tibia, frontal, bord interne du cubitus).

SIGNES. *Ostéite simple.* Gonflement diffus sans rougeur de la peau, avec douleur, particulièrement la nuit sous l'action de la chaleur du lit. Le traitement fait disparaître rapidement les douleurs; mais, souvent, les hypertrophies osseuses persistent.

Ostéite gommeuse. La douleur, également nocturne, siège au niveau d'un gonflement arrondi ou diffus qui peut aboutir à une ulcération avec évacuation de pus gommeux, mais qui disparaît ordinairement sous l'influence du traitement.

Ostéite gommeuse de la syphilis héréditaire. Elle peut être précoce ou tardive. Le frontal se bombe d'une façon régulière et prend le type olympien ; le nez peut s'effondrer, le sternum et la clavicule peuvent présenter des saillies constituées par des gommes. D'autre part, le *tibia* (gros os de la jambe), le cubitus, le radius (os de l'avant-bras), le fémur (os de la cuisse) et l'humérus (os du bras) peuvent être déformés par des bosselures qui les incurvent, mais sans modifier la direction générale du membre. Le tibia, notamment, donne l'aspect « lame de sabre de Fournier ». Les gommes peuvent se ramollir et s'ulcérer. Des douleurs accompagnent ces lésions ; elles disparaissent sous l'action du traitement.

TRAITEMENT. V. SYPHILIS.

Abcès des os. — CAUSES : 1° DÉTERMINANTES. Le plus souvent, ils ont pour origine l'ostéomyélite et surtout la tuberculose osseuse, et se produisent de 15 à 20 ans, surtout chez les garçons. 2° OCCASIONNELLES. Chocs, chutes, entorses.

SIGNES. Douleur localisée sur un os long, ordinairement à l'une des extrémités de la jambe (tibia); d'abord sourde et intermittente, elle devient continue et s'exaspère la nuit, sous l'action de la chaleur du lit. Elle précède souvent pendant longtemps l'apparition d'un abcès sous la peau.

TRAITEMENT. V., ci-après, *Nécrose.*

Nécrose (*fig.* 504). — Mortification d'un os ou d'une portion d'os qui devient ainsi un corps étranger, un *sequestre*, que la nature tend à éliminer soit en totalité, soit par fragment, avec formation d'un abcès. La nécrose n'est pas une maladie, mais la terminaison de plusieurs maladies osseuses.

CAUSES. Brûlure, contusion ou fracture isolant un fragment osseux de la circulation ; ostéomyélite qui peut s'être produite plusieurs années avant l'apparition des signes de la nécrose, tuberculose et syphilis osseuse, fièvre typhoïde, scarlatine, rougeole, phosphore.

SIGNES. Ceux d'un abcès. Par une ouverture large ou fistuleuse, on aperçoit ou l'on sent avec un stylet le sequestre, qui est blanc grisâtre ou noir et baigne dans le pus.

Avant la formation de l'abcès, le sequestre est annoncé par une douleur profonde, l'empâtement de la région, l'épaississement de l'os.

TRAITEMENT. Opération chirurgicale pour éliminer les parties mortes. Emploi ensuite de greffes osseuses empruntées à des animaux, ou de canules d'ivoire.

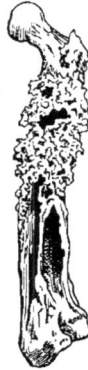

Fig. 504. Nécrose.

Oseille (*fig.* 505). — Plante de la famille des Polygonées, employée à deux usages :

1° *Aliment*. Les feuilles d'oseille fournissent un aliment acidulé, rafraichissant, diurétique ; mais, contenant de

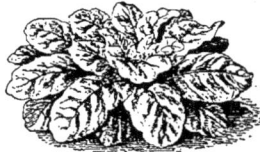

Fig. 505. — Oseille.

l'oxalate de chaux, elles ne doivent être absorbées qu'avec modération par les arthritiques, notamment par ceux atteints de coliques néphrétiques.

2° *Médicament*. La racine est employée comme diurétique en infusion à la dose de 10 gr. pour 1 000 gr. d'eau.

Ostéite. — Inflammation des os. V. os (Maladies des).

Ostéomalacie (du grec *osteon*, os, et *malakos*, mou). — Maladie très rare, produite par la décalcification des os : cette disparition des sels calcaires entraîne le ramollissement du squelette. Elle se produit presque toujours chez des femmes et, dans la moitié des cas, à la suite d'une grossesse. On la constate surtout en Bavière.

CAUSES. Mauvaise alimentation. — SIGNES. *Douleurs* siégeant à la colonne vertébrale, au bassin, aux membres ; elles surviennent par crises, puis deviennent continues et s'exaspèrent par la pression et les mouvements ; aussi le malade tend-il à rester immobile. *Déformation* par suite de la flexibilité des os : affaissement des vertèbres, rapetissement du corps. *Fracture des os.* Palpitations, oppression. — EVOLUTION. Cachexie assez rapide, entraînant la mort.

Ostéomyélite (du grec *osteon*, os, *muelos*, moelle, *ite* indiquant une inflammation). — V. os (Maladies des).

Ostéopériostite. — Inflammation de l'os et du périoste. V. os (Maladies des).

Otalgie (du grec *ous*, *ôtos*, oreille, et *algos*, douleur). — Douleur nerveuse de l'oreille. Pour le traitement, bains d'oreille, V. OREILLE (maladies) : *Otite externe*.

Otite (du grec *ous*, *ôtos*, oreille, et *ite*, qui désigne les inflammations). — Inflammation de l'oreille. V. OREILLE (Maladies de l').

Otorrhée (du grec *ous*, *ôtos*, oreille, et *rhein*, couler). — Ecoulement par l'oreille.

Ouate (coton cardé). — L'ouate ordinaire est employée pour toute sorte de pansement, imprégnée ou non de substances antiseptiques. Afin de la conserver aseptique (c'est-à-dire dépourvue de microbes), il faut la placer dans un *récipient bien clos* ou tout au moins dans du *papier fort*, qu'on n'ouvrira qu'au moment de s'en servir et qu'on refermera aussitôt après l'emploi. L'ouate sert aussi pour les appareils compressifs ; mais il y a lieu de se souvenir qu'ayant peu d'élasticité elle ne peut servir qu'*une fois* si elle a été fortement serrée. Elle remplace, d'autre part, avantageusement la charpie et les éponges.

L'ouate *hydrophile* a été débarrassée par une préparation d'une partie de son eau ; aussi est-elle avide d'eau et constitue, par suite, un excellent absorbant.

Ouie. — V. OREILLE (structure).

Ovaires et **trompes** (structure). — Les ovaires sont les glandes sexuelles des femmes ; au nombre de deux, elles sont placées dans le petit bassin, de chaque côté de la matrice, à laquelle elles sont unies par le ligament large ; dans leur plus grande longueur elles ont près de 4 cent. ; leur poids est de 6 à 8 gr.

Les *trompes* sont des conduits placés de chaque côté de la matrice, dans l'épaisseur du ligament large. Elles s'ouvrent en dedans par une extrémité étroite dans l'angle supérieur de la matrice et en dehors sont en rapport avec l'ovaire par un large pavillon.

Ovaires (Maladies des). — Les principales maladies des ovaires et de leurs annexes sont les suivantes :

Kyste de l'ovaire. — Causes. Ordinairement il apparaît entre 35 et 45 ans. Le mariage et les grossesses ne semblent avoir aucune influence.

Signes. La tumeur passe en général inaperçue, jusqu'au moment où elle devient volumineuse. Les signes perceptibles par la malade sont alors le développement du ventre, l'oppression, la constipation, la rétention d'urine, des vomissements, des névralgies et des douleurs dans le ventre. L'appétit se perd, d'où un amaigrissement qui contraste avec le volume de l'abdomen ; les traits sont tirés.

Évolution. Lente, de quelques mois à plusieurs années. La rupture du kyste peut entraîner une péritonite.

Traitement. Opération chirurgicale dite *laparotomie* ou *ovariotomie* (ouverture du ventre et extraction de tout le kyste).

Ovaralgie (névralgie de l'ovaire). — Douleur siégeant dans le bas-ventre, plus fréquemment à gauche qu'à droite, et s'irradiant souvent ensuite vers les reins. Elle survient à des intervalles variables, principalement chez les hystériques, et s'accompagne souvent de vomissements et de troubles des règles.

Traitement. Cataplasmes et lavements au laudanum. (V. opium.) Antispasmodiques. Eaux minérales (Néris, Plombières). Traitement de l'anémie.

Salpingite et salpingo-ovarite (du grec *salpigx, iggos*, trompe). — Inflammation de la trompe et de l'ovaire.

Causes. Ordinairement de 25 à 35 ans, aussi bien chez les jeunes filles que chez les jeunes femmes. Fausses couches, blennorragie, métrite, accouchements, tuberculose.

Signes. Au début, dans la forme aiguë, signes de péritonite (v. ce mot). Dans les formes chroniques qui succèdent après un intervalle variable à la forme aiguë ou sont chroniques d'emblée, les signes sont les suivants :

Douleurs sur les côtés de la matrice dans le petit bassin et dans les aines, ou sensation de poids vers l'anus. Elles s'accroissent par toutes les fatigues, la station debout, les mouvements (marches, secousses des voitures), la palpation, et s'exaspèrent à certains moments sous forme de crises analogues aux coliques de foie ou des reins. *Troubles de dyspepsie* (v. estomac), de *neurasthénie*. Perte de force, altération des traits, amaigrissement, rapide bien que la fièvre soit ordinairement faible (38°).

Traitement. Celui de la métrite, notamment grands bains, enveloppements humides (pour ces enveloppements, on trempe dans l'eau fraîche une serviette pliée en deux, on la tord soigneusement, puis on l'applique sur le ventre nu en recouvrant le linge de flanelle et, extérieurement, de toile caoutchoutée), vésicatoires, injections prolongées à 45°, et surtout lavements lents à 55°, à conserver une demi-heure. Opération chirurgicale destinée à enlever les organes malades par une ouverture du ventre (laparotomie) ou par le vagin (hystérotomie).

Ovariotomie. — Opération consistant à enlever les ovaires malades. V. ovaires (Maladies des).

Ovarite. — Inflammation des ovaires. V. ovaires (Maladies des) : *Salpingo-ovarite*.

Ovule. — Masse de glycérine en forme d'œuf utilisée dans les métrites. V. matrice (maladies).

Mode d'emploi. La malade introduit ordinairement elle-même l'ovule au moment de se mettre au lit, puis se garnit comme pour ses règles ; l'ovule en effet fond pendant la nuit en produisant un effet décongestionnant sur la matrice. On incorpore dans certains cas des médicaments dans la glycérine.

Oxalique (Acide). Syn. : sel d'oseille. — A été employé à la dose de 1 gr. par litre comme rafraîchissant. On fabrique aussi des pilules d'oxalate de fer.

Oxydes. — V. au nom du métal.

Oxygène et eau oxygénée (*fig.* 506). — Les inhalations d'oxygène rendent les plus grands services dans toutes les affections où la respiration est gênée (asthme, broncho-pneumonie), lorsque la circulation s'effectue d'une façon insuffisante et que certains déchets de la nutrition existent dans le sang (anémie, scrofule, diabète, albuminurie). Les inhalations sont aussi diurétiques. L'*eau oxygénée*, contenant 10 volumes de ce gaz, est employée dans les pansements et en injections. V. oreille.

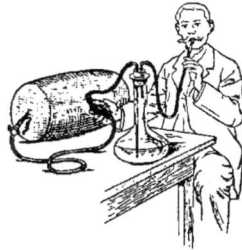

Fig. 506.
Inhalation d'oxygène.

Oxymel. — Mélange de 2 de miel à 1 de vinaigre *simple* (angine) ou de vinaigre de *scille*.

Oxyures. — V. vers.

Ozène. — V. nez (maladies).

P

Pachyméningite (du grec *pachus*, épais, et du français *méningite*). — Inflammation chronique de l'une des enveloppes du cerveau, la dure-mère, avec, plus tard, rupture de vaisseaux sanguins de nouvelle formation entraînant une hémorragie enfermée dans une sorte de loge (*hématome* de la dure-mère).

CAUSES. Folie, coup ou blessure, rhumatisme, fièvres infectieuses. La maladie se produit plus fréquemment chez les enfants et les vieillards.

SIGNES : 1° *Période de début* (souvent plusieurs mois). Maux de tête, vertiges, rétrécissement des pupilles. 2° *Période d'état*. Si l'hémorragie est légère, dépression intellectuelle progressive. Si l'hémorragie est abondante, apoplexie, coma, paralysie ordinairement incomplète d'une partie du corps ; quelquefois contractures et convulsions des membres.

ÉVOLUTION. La mort survient après un temps variable.

p. æ. ou p. é. — Abréviation du latin *partes æquales* (parties égales) ou du français *parties égales*.

Pain. — Le pain est fabriqué avec de la farine transformée en pâte par son union avec de l'eau (40 0/0) et qui fermente sous l'action d'un peu de levain ; cette fermentation, qui donne au pain sa légèreté, est arrêtée par la cuisson dans des fours.

Le pain le meilleur est celui qui est préparé : 1° en conservant le maximum de gluten (substance albuminoïde), ce qui rend le pain plus nourrissant, en même temps que plus léger et plus digestible ; 2° par des procédés mécaniques réduisant au minimum l'intervention de l'homme, afin d'éviter la malpropreté et les dangers des débris de crachats de phtisiques.

QUANTITÉ. Les soldats reçoivent 750 gr. de pain par jour. Les personnes qui ne se livrent pas à des travaux manuels ne doivent pas en absorber plus de 500 gr. ; la ration des femmes de 400 gr. Le diabétique et l'obèse doivent réduire cette quantité à 150 gr.

VARIÉTÉS. On donne le nom de *pain de gluten* à un pain contenant 10 à 40 pour 100 de gluten et peu ou pas d'amidon. Il est destiné aux diabétiques, qui ont intérêt à connaître la quantité *réelle* d'amidon contenu dans ce pain spécial. On fabrique du pain *sans mie*, destiné aussi aux diabétiques et surtout aux obèses. Le pain fabriqué avec la farine *de soja* contient peu d'amidon et de sucre ; il rend également service à ces malades.

Le *pain de seigle*, qui renferme beaucoup de matières grasses, est laxatif, mais moins que le *pain de son* (1/2 de son).

Le *pain d'épice* est fait avec de la farine de seigle, du miel et une poudre formée de différentes substances aromatiques ou épices, telles que l'angélique, l'anis, la coriandre, la cannelle, le girofle. Il est légèrement laxatif et peut servir d'excipient à certains médicaments : *pain d'épice purgatif* ou *vermifuge*. Sous le nom de *pain de gruau* on vend un pain très blanc, fabriqué avec de la fleur de farine de blé.

Le *pain à chanter* ou *azyme* (du grec *a*, sans, et *zumê*, levain) est fabriqué sans levain. Il ne présente donc pas de trous (yeux) et forme des plaques blanches unies qui servent à entourer les médicaments à goût désagréable. V. CACHET.

FALSIFICATION. — L'adjonction de sulfate de cuivre (pour faire lever des farines avariées) se décèle en versant de l'acide sulfurique sur du pain délayé dans de l'eau et en y mettant un morceau de fer ; le lendemain, le fer sera recouvert de cuivre.

Palais. — Partie supérieure de la bouche formée en avant par les deux os maxillaires supérieurs et en arrière par les os palatins revêtus d'une épaisse muqueuse.

LÉSION. La tuberculose, la syphilis, le bec-de-lièvre peuvent produire des perforations du palais.

Pâles couleurs. — V. CHLOROSE.

Pâleur. — La pâleur peut être produite par une action nerveuse (émotion, hystérie, épilepsie), par un trouble de la circulation (hémorragie, chloro-anémie), par un trouble digestif (inanition ou, au contraire, indigestion, intoxication par le tabac). Elle nécessite le repos immédiat, car elle peut être le premier signe d'un évanouissement, et, suivant les circonstances, l'emploi de bouillon, de boissons chaudes (notamment d'un grog) ou d'un traitement prolongé reconstituant (fer, quinquina, coca, etc.).

Palmaire (du latin *palma*, paume). — Se dit des organes placés du côté de la paume de la main. L'*arcade palmaire* est formée par un vaisseau transversal qui unit l'artère cubitale et l'artère radiale. Le *palmaire grêle* et le *palmaire cutané* sont de petits muscles qui ont une action sur la peau de la main.

Palpation, le palper. — Examen avec les doigts des régions du corps, permettant de se rendre compte de l'état des organes placés sous la peau.

Palpébral. — Qui se rapporte aux paupières.

Palpitation. — Battements du cœur plus fréquents ou plus forts que de coutume et devenus perceptibles par la personne chez laquelle ils se produisent. V. cœur (maladies).

Paludéen. — V. paludisme.

Paludisme (Syn. : infection paludéenne, fièvres palustres, malaria, fièvres intermittentes). — Le mot « paludisme » vient du latin *palus*, marais. Il comprend toutes les modifications de la santé provoquées par la présence dans le sang d'un parasite, l'*hématozoaire* de Laveran (*fig.* 507), dont les formes peuvent être variables : *corps sphériques* (A, B, C, D), qui ont de 1 à 10 millièmes de millimètre; à un moment de leur évolution, ils portent des filaments qui sont animés de mouvements rapides et sont dits alors *flagella* (E, F, G); dans d'autres cas, ils ont la forme de *croissants* (H) ou de *rosaces* (I). Cette dernière phase semble correspondre au mode de multiplication et de désagrégation. Ces microbes existent surtout au début des accès; on les obtient très simplement par une piqûre à un doigt.

La propagation des microbes se fait souvent, sinon toujours, par l'intermédiaire d'insectes (moustiques) et peut-être aussi par l'eau de boisson.

Causes. Le paludisme n'est pas contagieux d'homme à homme. Dans les villes, on le voit naître à l'occasion des grands déplacements de terre nécessités par la construction des maisons ou des égouts; au bord de la mer, sous l'influence du mélange des eaux douces et salées; mais sa cause la plus fréquente est l'existence de terrains marécageux à ciel ouvert ou séparés de l'atmosphère par une couche de terre desséchée, comme c'est le cas sous les tropiques*. Les accidents se produisent fréquemment au moment des travaux de défrichement; on les observe aussi après le curage des fossés de fortifications ou même de simples mares. Cependant, les manifestations du paludisme peuvent aussi se produire dans des pays comme l'Algérie, les plus secs, les plus stériles, n'ayant ni humidité, ni végétation, ni décomposition de marais.

Le paludisme est *endémique* en France dans la Bresse et la Sologne; en dehors de nos frontières, dans les pays à température assez chaude : marais Pontins et campagne de Rome en Italie, la Grèce, le delta du Danube, la basse Égypte, l'Algérie, le Sénégal, Madagascar, la Cochinchine, le Mexique, les Antilles, et dans l'Amérique centrale, notamment à Panama. La saison la plus dangereuse est l'été : la maladie peut alors devenir épidémique.

Les signes varient avec les diverses formes du paludisme.

I. Fièvre intermittente. — C'est la forme la plus habituelle. Signes. 1° Période d'incubation. Elle dure de 6 à 21 jours.

2° Période d'invasion. Souvent nulle, l'accès se produisant brusquement; dans d'autres cas elle est marquée par des frissons, un malaise, une lassitude générale, des troubles digestifs, des maux de tête.

3° Période d'accès. L'accès est caractérisé par trois phases successives : une phase de *froid* (1 à 2 h.), marquée par un frisson intense et prolongé, accompagné d'un tremblement qui peu à peu se généralise à tout le corps, et de l'oppression; la peau est glacée, surtout aux extrémités (mains, pieds), et cependant le thermomètre sous l'aisselle peut s'élever à 40°. Une phase de *chaleur* (1 à 2 h.), où le froid est remplacé par une chaleur intense; la peau est sèche et brûlante, la face rouge, la soif insatiable. Une phase de *sueur* (2 à 4 h.), qui rend la fraîcheur à la peau et permet un sommeil réparateur.

Ces accès reviennent d'ordinaire, à des intervalles de 24 heures (fièvre quotidienne), de 48 heures (tierce), de 72 heures (quarte). Cette dernière est la plus opiniâtre. Quelquefois il existe deux accès dans la même journée, mais le fait est rare; d'autre part, une des phases peut manquer, l'accès peut même n'être qu'ébauché, et sa répétition à intervalles à peu près exacts en indique seule l'origine. Ordinairement la santé est satisfaisante entre les accès, mais leur répétition amène une *anémie* profonde.

Les récidives se produisent à des intervalles variant d'une semaine à des années, à l'occasion d'un passage dans un pays à fièvres ou de circonstances fortuites (fatigue, blessure, refroidissement, maladie aiguë).

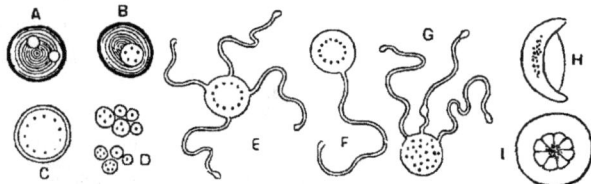

Fig. 507. — **Phases diverses de l'évolution de l'hématozoaire de Laveran (microbe du paludisme).**

A, B, C, D. Corps sphériques : E, F, G. Flagella ; H. Corps en croissant ; I. Corps en rosace.

II. Fièvre rémittente. — LOCALISATION.

Algérie, Sénégal, Inde, Cochinchine, Antilles, Amérique centrale, particulièrement sur les côtes et chez les non-acclimatés, la forme intermittente existant dans l'intérieur des terres et chez les indigènes. — Aux accès ultérieurs la fièvre peut devenir intermittente. SIGNES. La fièvre, qui varie entre 39 et 40°, est continue, avec atténuation (rémission) matinale. Elle s'accompagne d'une partie ou de tous les symptômes suivants : saignement de nez, abattement profond, vertiges, insomnie, vomissements, soif vive, sécheresse de la langue. Sa durée varie entre 6 et 10 jours.

Souvent il existe un léger degré de jaunisse, mais celle-ci s'accentue considérablement dans les fièvres rémittentes à forme *gastrobilieuse :* la langue est sale, l'estomac ne garde rien et la bile est rendue par la bouche et par l'intestin. Il se produit en outre des troubles nerveux (agitation, délire) ou des hémorragies du nez, de l'intestin, sous la peau (purpura) ou par la vessie (hématurie du Sénégal et des Antilles). Enfin, il existe une forme *typhique,* qui simule la fièvre typhoïde (Algérie). Les deux maladies peuvent, du reste, évoluer parallèlement chez le même individu.

III. Fièvre pernicieuse. — LOCALISATION. Régions tropicales, saisons spéciales (*Rome*, juillet-octobre ; *Sénégal,* août-novembre). Les accès sont dits « pernicieux », soit par suite de l'exagération d'un symptôme normal des fièvres paludéennes (refroidissement intense de la forme *algide*), ou d'une complication (perte de connaissance de la forme *comateuse* ou *apoplectique* et convulsions tétaniques ou épileptiques de la forme *convulsive*). En général, l'accès pernicieux ne se produit qu'après plusieurs accès ordinaires ; mais quelquefois la maladie débute ainsi et l'existence d'accidents paludéens dans le pays permet seule de reconnaître la nature de l'affection.

IV. Anémie et cachexie paludéennes. — L'anémie et la cachexie paludéennes succèdent en général à une série d'accès ; elles peuvent aussi apparaître d'emblée dans les pays à fièvres, non seulement chez les adultes, mais chez de petits enfants. SIGNES : 1° *Anémie.* Pâleur terreuse, amaigrissement, lassitude extrême, palpitations, maux de tête, difficulté de consolidation des fractures si les os viennent à être brisés. 2° *Cachexie.* Peau sèche, amaigrissement des membres contrastant avec le volume du ventre, par suite de l'accroissement de la rate et du foie, ainsi que de l'hydropisie (ascite), qui est la conséquence de l'altération de ce dernier organe ; suppression des règles et, au contraire, hémorragies par diverses voies.

V. Névralgies, névroses et congestions paludéennes. — Ces troubles se produisent chez des personnes ayant eu autrefois des accidents paludéens ou apparaissent d'emblée dans les régions palustres avec une certaine périodicité comme heures d'accès, mais sans fièvre. Ils consistent en névralgies *faciales, migraines,* névralgies de l'*estomac,* de l'*intestin,* du *cœur,* ou en crises

d'*asthme*, de *hoquet*, de toux *spasmodique*, en angines, diarrhées ou hémorragies diverses.

Traitement général : 1° PRÉVENTIF. S'éloigner le plus vite possible des plaines et du bord de la mer pendant les épidémies, fuir définitivement le pays en cas d'accès pernicieux ou de cachexie. Ne boire que *bouillie* l'eau marécageuse, qui semble recéler le *microbe* origine de la maladie. Ne pas sortir le soir ni à l'aube dans les pays à fièvres, la rosée condensant les miasmes à ces moments de la journée. Ne jamais sortir sans avoir pris quelque chose (de préférence, café ou thé chaud). Éviter les refroidissements, les diarrhées, les indigestions qui, en débilitant l'individu, le préparent à l'invasion de la maladie. Se souvenir qu'une première atteinte, loin de conférer l'immunité, prédispose à de nouveaux accès. Comme *médication*, café noir et sulfate de quinine à la dose de 25 centigr. par jour en cachet ; tisane d'eucalyptus ou décoction forte de limon (un citron frais en morceaux est bouilli dans trois tasses d'eau jusqu'à réduction à une tasse qu'on passe à travers un linge (Maglieri).

D'autre part, les microbes de la malaria sont d'ordinaire introduits dans le corps par la piqûre d'un moustique. Ce fait donne un grand intérêt au procédé suivant, conseillé par le voyageur d'Abadie : former avec un drap ou des couvertures un abri clos dans lequel le corps entier puisse être à couvert. Après s'être dépouillé de ses vêtements, un petit morceau de soufre est allumé et on le place avec soi dans cette sorte de tente, de manière à se trouver pendant quelque temps baigné par les vapeurs sulfureuses. L'opération doit être renouvelée tous les matins. On peut employer aussi des chemises imprégnées de la même façon.

2° CURATIF. *Fièvres intermittentes, rémittentes, névralgies.* Pour déterminer l'heure de l'accès, demander au malade non à quelle heure la fièvre l'a pris, mais à quel moment il a éprouvé du malaise. Après avoir débarrassé l'intestin par un purgatif ou, en cas de troubles gastriques, l'estomac par un vomitif, on administre la quinine sous forme de sulfate ou de bromhydrate à la dose de 0 gr. 75 à 1 gr. par jour en deux doses, l'une près de l'accès terminé, l'autre 3 ou 4 heures avant l'accès futur. Ce dernier sera donné avec un grog (l'alcool accélère l'action de la quinine) ; employer des cachets, jamais des pilules, qui durcissent et sont rendues telles quelles par l'intestin. On peut aussi prendre cette quinine au moment où le malaise précurseur annonce la venue de l'accès. *Fièvre pernicieuse.* Donner la quinine, au début de l'accès, dans l'eau-de-vie ou en injection sous-cutanée. Avoir dans ce but, lorsqu'on voyage dans les pays à fièvres, la solution de Dieulafoy : bromhydrate de quinine, 2 gr. ; alcool, 4 gr. ; eau distillée, 10 gr.

Si la quinine ne donne pas de suffisants résultats, employer la poudre de quinquina jaune à la dose de 8 gr. chaque matin dans une tasse de café noir.

Le Dr Fitzgerald a obtenu d'excellents résultats, même dans les cas invétérés où la quinine avait été impuissante, par des frictions trois fois par jour sur la poitrine, l'abdomen, les aisselles et les flancs avec un mélange à parties égales de créosote et d'huile. La dose pour chaque onction est de 1 gr. pour un enfant âgé d'un an et de 2 à 4 gr. pour un adulte.

Le Dʳ Billet a employé avec succès chez des malades réfractaires à la quinine une variété de cacodylate de soude, le métharséniate de soude, à la dose de 5 à 10 centigr. par jour. Ce médicament augmente considérablement la multiplication des globules rouges, ce qui expliquerait son action sur les microbes du paludisme.

Anémie et cachexie. Arséniate de soude, 5 milligr. par jour (moitié à chaque repas), préparation de fer, hydrothérapie (douches écossaises, puis froides).

CONVALESCENCE. Continuer la quinine quelques jours après l'accès, mais à dose décroissante : 1 gr., 75, 50, 25 centigr. Quand la crise a été intense, prendre du vin de quinquina pendant deux mois. Contre les vomissements, employer les boissons glacées et le laudanum (10 à 50 gouttes). Si le foie continue à être douloureux, teinture d'iode en application ou ventouses sèches sur le flanc.

Assainissement des localités palustres. — L'Académie de médecine a adopté le projet d'assainissement suivant, qui lui était proposé par M. Laveran, auteur de la découverte du microbe du paludisme. (Le début de ce rapport, relatif aux *moustiques*, a été inséré à ce mot.)

1° Il importe de faire d'abord disparaître les eaux stagnantes, dans lesquelles se développent les moustiques : dessèchement des marais, des étangs, drainage du sol. En dehors de ces mesures excellentes, mais coûteuses, il en est d'autres dont l'application est facile : dans les villes ou villages et dans leur voisinage, donner aux fossés une pente suffisante pour qu'ils se vident après les pluies ; supprimer tous les réservoirs naturels (*mares*) ou artificiels qui contiennent des eaux stagnantes sans usage.

2° On empêchera surtout la formation de mares sur les bords des cours d'eau, des lacs et des étangs ; à cet effet, les cours d'eau seront endigués au voisinage des agglomérations et, à l'aide de barrages, on maintiendra à un niveau constant l'eau des lacs ou des étangs.

3° Les marais qui se forment souvent sur les côtes et dans lesquels les eaux salées se mélangent aux eaux douces sont très insalubres ; à l'aide de digues ou par d'autres moyens on s'efforcera de prévenir la formation de ces marais connus sous le nom de « marais mixtes ».

Les marais salants abandonnés, desséchés partiellement et contenant une eau croupissante, sont très propres au développement des moustiques et connus depuis longtemps comme étant fébrigènes. Tout marais salant qui n'est plus utilisé pour la production du sel doit être desséché et mis en culture.

4° Toutes les fois que la chose est possible, il faut substituer à l'eau stagnante de l'eau courante. Les rizières à eau courante sont beaucoup moins insalubres que les rizières, qui, toujours inondées, constituent de véritables marais.

5° La culture intensive du sol, les plantations de pins ou d'eucalyptus donnent de bons résultats en facilitant le dessèchement du sol sans empêcher la circulation de l'air, ni l'accès du soleil ; mais, d'autre part, il faut bien savoir que les bois ombreux, les bosquets, les jardins sont les réceptacles préférés des moustiques.

6° Lorsque les eaux stagnantes ne peuvent pas être supprimées, à cause de leur utilité ou parce que les mesures destinées à assurer leur écoulement seraient trop onéreuses, il y a lieu de prendre des mesures pour détruire les larves de moustiques.

S'il s'agit de pièces d'eau d'une assez grande étendue, on peut assurer la destruction des larves de moustiques en entretenant des poissons dans ces pièces d'eau.

Pour détruire les larves de moustiques dans les mares, les pièces d'eau ou réservoirs de peu d'étendue, on se servira avec avantage d'huile de pétrole. Pour que le pétrole s'étale bien, on aura soin de le verser sur une série de points et non en totalité au même endroit ; on peut se servir, pour répandre le pétrole, d'un chiffon fixé à l'extrémité d'une perche ; le chiffon imprégné de pétrole est promené à la surface de l'eau.

Le mélange d'huile de pétrole et de goudron donne des résultats plus satisfaisants encore que le pétrole pur : il tue les larves plus rapidement et plus sûrement, et surtout il a une action plus durable, l'évaporation étant plus lente. Il suffit d'employer 10 cent. cubes du mélange de pétrole et de goudron par mètre carré de la pièce d'eau dans laquelle on veut détruire les larves de moustiques ; il n'y a pas lieu de se préoccuper du cube d'eau. L'opération doit être faite au printemps et renouvelée tous les quinze jours jusqu'à l'apparition des premiers froids.

C'est au printemps surtout qu'il faut s'occuper de détruire les larves, avant qu'elles aient eu le temps de se transformer en insectes parfaits.

7° Les citernes et les réservoirs qui contiennent de l'eau destinée à la boisson doivent être couverts. Si, malgré cette précaution, l'eau des réservoirs se peuple de larves de moustiques, on peut procéder à la destruction de ces larves en se servant d'huile ordinaire au lieu d'huile de pétrole.

Panacée. — Remède universel, ayant la prétention de pouvoir guérir tous les malades et toutes les maladies.

« Je n'ai vraiment pas de chance, docteur, j'ai un de mes amis qui s'est très bien guéri de ses douleurs de reins avec une « poudre » que son médecin lui a ordonnée ; naturellement je l'ai essayée pour mes propres douleurs et elle ne me fait rien ! — Estimez-vous heureux, monsieur, de pas vous être rendu plus malade, et sachez que les *douleurs de reins* peuvent être dues à des causes fort différentes, la région connue sous ce nom comprenant toutes sortes d'organes : peau, muscles, os et enfin la glande qui sécrète l'urine, le *rein* proprement dit. C'est ce dernier qui est la partie malade chez vous, alors que votre ami souffre probablement d'un *rhumatisme* siégeant dans les muscles. Du reste, eussiez-vous été atteint vous-même de douleurs rhumatismales, que son traitement aurait pu non seulement vous être inutile, mais vous nuire! *Il n'y a pas de maladies*, a-t-on dit fort justement, *il n'y a que des malades*, ce qui signifie que chacun apporte à l'évolution de la maladie commune les modifications inhérentes à sa constitution propre et aux affections subies antérieurement. Cette vérité générale ne peut pas trouver de meilleure application que dans votre cas. En effet, la poudre dont a fait usage votre ami est du salicylate de soude, médicament qui ne doit être employé qu'avec les plus grandes précautions chez les personnes dont les glandes rénales ne fonctionnent pas bien.

« Vous n'ignorez pas, d'autre part, que les maladies présentent en général plusieurs phases : or, ce qui convient à l'une ne convient pas à l'autre. Si toutes ces difficultés n'existaient pas, la médecine serait la plus facile des sciences, et il serait inutile d'étudier si longtemps avant de *commencer* à savoir quelque chose. Retenez ceci de notre entretien : les *panacées* qui guérissent tout le monde ne guérissent personne. »

Panaris. — Inflammation aiguë d'une ou de toutes les parties molles qui entourent les os des doigts et des orteils.

Variétés. L'inflammation la plus superficielle constituée par de la rougeur et un peu de gonflement est une forme de lymphangite*. Sa forme la plus fréquente, la *tourniole*, qui occupe la face dorsale des doigts au pourtour de l'ongle, s'annonce par des démangeaisons qui deviennent des douleurs très vives lorsque la peau est soulevée par une sérosité roussâtre qui se transforme rapidement en pus, lequel peut fuser sous l'ongle et amener sa chute.

Il existe une autre forme, *panaris-furoncle*, qui occupe le dos des doigts au niveau de l'articulation de la 1re phalange avec la 2e.

Le *panaris sous-cutané* et le *panaris profond* sont de véritables phlegmons*; le dernier surtout est grave, car, atteignant les synoviales tendineuses et le périoste, il peut amener la destruction totale des doigts.

Traitement : 1° Abortif. Immersion du doigt pendant une 1/2 heure à 3 heures dans un bain de 45 à 50° ; puis, après nettoyage soigneux au savon de toute la surface de la peau, enveloppement dans des compresses de tarlatane imbibées d'alcool à 95° qu'on recouvre d'ouate et de taffetas gommé. Changer ce pansement toutes les 12 heures (Reclus).

2° Curatif. Si ce traitement ne suffit pas ou si les douleurs sont trop vives par suite du retard mis à l'appliquer, ouverture au bistouri. Pansements antiseptiques. V. plaie.

Pancréas. — Glande digestive placée derrière l'estomac. Elle sécrète le suc pancréatique, qui est versé dans le duodénum et transforme les substances amidonnées en sucre, les albuminoïdes en peptone et émulsionne les graisses. V. *fig.*, à digestion.

Pancréatine. — Poudre blanc jaunâtre, extraite du pancréas d'animaux. Elle dissout et transforme en peptone 50 fois son poids d'albumine, en sucre 40 fois son poids d'amidon; elle émulsionne en outre et dédouble les corps gras. — Mode d'emploi : 50 centigrammes à 2 grammes, en pilules ou dissous dans de l'eau ou du vin de Lunel.

Pandiculation. — Action de s'étirer en levant les bras en l'air et en rejetant la tête et le haut du corps en arrière. Ce mouvement est souvent accompagné de bâillements.

Pannus. — Maladie de la cornée, caractérisée par la formation sur cet organe d'un réseau de capillaires, prolongement de ceux de la conjonctive.

Pansement des plaies. — Traitement des *plaies*. V. plaies.

Pansement abortif. — V. panaris, et aussi brûlures.

Urgence des pansements. Il vaut mieux, même dans les cas graves, qu'un blessé soit soigné immédiatement par un débutant, à condition que celui-ci soit propre, qu'après deux ou trois jours par un des maîtres de la chirurgie.

La statistique indique que sur 100 blessés, 34 le sont aux membres inférieurs, 31 aux membres supérieurs, 12 à la tête, 10 à la poitrine, 7 au bas du tronc, 5 à l'abdomen, 1 au cou. La plupart des morts sont dues à des hémorragies qui, provenant des membres dans la très grande majorité des cas, eussent pu être facilement arrêtées.

Pansement (paquet). — Les personnes qui voyagent, notamment les cyclistes, ont grand intérêt à porter avec elles un petit paquet formé d'un cahier de papier Balme au sublimé (50 centigr. par feuille, enveloppé dans 1 mètre de tarlatane aseptique et 25 centimètres de taffetas chiffon ; le tout entouré d'amadou).

Papaïne. — V. carica.

Papavérine. — V. opium.

Papiers médicinaux. — Les plus employés sont les suivants :

Papier antiasthmatique. — Il en existe plusieurs variétés : les unes ne contiennent que du nitrate de potasse, les autres une association de ce même nitrate avec de la belladone, de la digitale, de la stramoine, de la phellandrie, de la myrrhe. On fait brûler ces papiers auprès du malade, et leurs vapeurs le soulagent.

Papier Balme. — Papier au sublimé. Il permet de faire une solution antiseptique excellente (50 centigr. par feuille pour 1 litre d'eau). V. MERCURE.

Papier joseph. — Papier non collé servant à panser les vésicatoires.

Papier réactif de tournesol. — L'un, bleu, rougit au contact des acides ; l'autre, rosé par une immersion dans un acide, revient au bleu par contact avec un alcali. On les emploie pour voir la réaction de la salive, de l'urine et, d'une façon générale, de tous les liquides de l'organisme.

Papule. — Petite élevure de la peau.

Paracentèse (du grec *para*, à travers, et *kentein*, piquer). — Opération faite avec un instrument pointu, dans le but de permettre l'évacuation d'un liquide épanché dans une cavité : *paracentèse du péricarde* (hydropisie de la séreuse qui enveloppe le cœur) ; *paracentèse d'une ascite* (hydropisie du ventre), de la *cornée*, de la *poitrine* (v. THORACENTÈSE), du *tympan*.

Paracousie (du grec *parakouein*, entendre mal). — Bourdonnements d'oreilles.

Paraguay-roux. — Médicament contre les douleurs dentaires.

Paralysie. — Employé *seul*, le mot « paralysie » signifie cessation des contractions des muscles de la vie animale ou végétative, c'est-à-dire paralysie du mouvement. Elle peut être plus ou moins localisée : *hémiplégie*, paralysie du côté droit ou gauche du corps ; *paraplégie*, paralysie de la moitié inférieure du corps, y compris ou non le rectum et la vessie. La paralysie d'un nerf peut être totale ou partielle ; lorsque la paralysie est incomplète, on dit qu'il y a *parésie*.

La paralysie de la sensibilité se nomme *anesthésie*. Elle accompagne la paralysie du mouvement ou est remplacée, au contraire, par une sensibilité excessive, une *hyperesthésie*.

La paralysie est souvent suivie d'une raideur musculaire, *contracture*, et d'un degré plus ou moins grand d'amaigrissement, *atrophie*. Des *crampes* douloureuses peuvent également se produire dans ces circonstances.

La paralysie *ascendante* est produite par une maladie de la moelle épinière.

CAUSES. Altération du sang et des vaisseaux (embolie ou thrombose sanguine, athérome et anévrisme des vaisseaux), du tissu nerveux du cerveau ou de la moelle. Froid, rhumatisme, goutte, diabète, urémie, diphtérie, hystérie, ataxie, syphilis, tumeur ; intoxication par le plomb, l'alcool ou des aliments avariés.

TRAITEMENT. Celui de la cause, électrothérapie *. Strychnine dans certains cas, lorsque l'origine n'est pas cérébrale.

VARIÉTÉS. Pour les diverses variétés de paralysie, v. aux mots ci-après et aussi à CERVEAU (maladies) : *Congestion cérébrale, Hémorragie cérébrale, Ramollissement cérébral, Paralysie générale;* à MOELLE (maladies) : *Paralysie spinale atrophique de l'enfance* et *paralysie spinale de l'adulte;* à PLOMB : *Paralysie saturnine.*

Paralysie agitante ou maladie de Parkinson. — Névrose caractérisée par trois signes : un *tremblement*, une *rigidité* spéciale et plus tard un certain degré de *paralysie.*

SIGNES : 1° Le *tremblement* atteint d'abord la main, dont les quatre derniers doigts, réunis et allongés comme s'ils tenaient une plume à écrire, tremblent d'une seule pièce pendant que le pouce glisse sur eux, semblant émietter du pain. Le poignet se fléchit et s'étend alternativement, ainsi que les orteils et les pieds. La mâchoire, la langue, les paupières peuvent être aussi agitées par des tremblements.

Ces mouvements diminuent sous l'action de la volonté et cessent pendant le sommeil.

2° La *raideur musculaire* produit une attitude spéciale de la tête qui est tendue en avant, de la face qui est immobilisée et perd toute expression, du tronc qui est voûté et semble soudé. Lorsque le malade marche, il s'élance, sautillant à petits pas, le corps porté en avant comme poussé par une force irrésistible.

3° La *paralysie* est tardive, incomplète et disséminée.

MARCHE ET ÉVOLUTION. L'évolution se produit lentement (10 à 30 ans) ; le tremblement, d'abord peu accentué, disparaît même pendant des périodes plus ou moins longues ; le malade a un besoin incessant de changer de place, il se plaint de crampes douloureuses et d'une sensation de chaleur excessive, il maigrit et s'affaiblit progressivement.

CAUSES. Émotions, refroidissement ; ordinairement après 40 ans. — TRAITEMENT. Calmants, mécanothérapie* (fauteuil de Zander et de Charcot), voitures à réactions dures.

Paralysie faciale. — Paralysie des muscles innervés par le nerf facial, nerf crânien de la 7e paire.

RÔLE DU NERF FACIAL. Il préside à l'expression de la face, en donnant des rameaux aux muscles du visage, et joue un rôle accessoire dans l'ouïe, la vue, l'odorat et le goût par les rameaux qu'il envoie dans les muscles des osselets et du pavillon de l'oreille, dans les muscles orbiculaires des paupières, dans les muscles qui dilatent les orifices du nez, dans divers muscles de la bouche qui ont une influence sur la déglutition.

Le nerf facial naît du bulbe rachidien, traverse l'os temporal, puis la glande parotide, et va s'épanouir en rameaux qui se rendent aux muscles peauciers du crâne, de la face et du cou. Pouvant être lésé sur un point quelconque de ce trajet, il présente de ce fait diverses variétés de paralysies. L'évolution varie avec la cause. Une contracture peut envahir, après quelques mois, les muscles paralysés.

I. Paralysie des branches terminales (après la sortie de l'os temporal). — C'est la forme la plus habituelle. — CAUSES. Froid, notamment chez les rhumatisants ; vive frayeur : blessure, tumeur de la glande parotide ; syphilis à la première période ou, plus fréquemment, à la période tertiaire.

SIGNES. Le début est brusque ou graduel : la paralysie siège ordinairement d'un seul côté (*hémiplégie* faciale); elle est, dans la moitié des cas, précédée ou seulement accompagnée de *douleurs* très vives à l'intérieur ou aux alentours de l'oreille et qui peuvent se prolonger pendant six mois. Le côté paralysé de la face est immobile, lisse et sans rides, alors que l'autre continue à être animé. La partie saine attire l'autre, d'où une déviation des traits (*fig.* 508). Le globe de l'œil reste

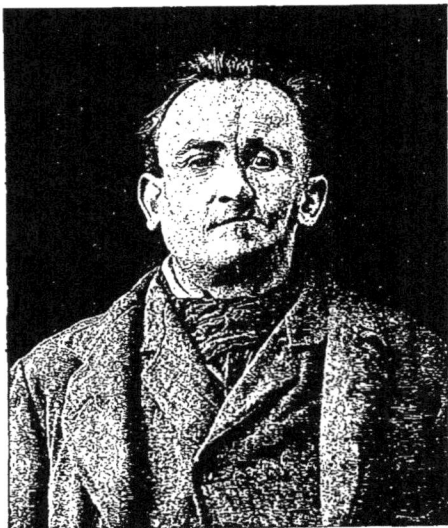

Fig. 508. — Paralysie faciale du côté gauche.
(Extrait de la *Revue Encycl.*)

entr'ouvert même pendant le sommeil, le clignement ne s'opère plus, les larmes s'écoulent continuellement au dehors.

La narine du côté paralysé est flasque et rétrécie ; le bout du nez est attiré du côté sain, l'odorat est atténué. Une moitié des lèvres et une des joues n'effectuent plus de mouvements, d'où l'impossibilité de souffler, de siffler, la gêne de la mastication ; la joue, flasque, est soulevée à chaque expiration et la bouche est de travers.

II. Paralysie d'origine intra-temporale. — CAUSES. Otite, lésions de l'os temporal (fracture, périostose syphilitique, carie tuberculeuse); froid.

SIGNES. Les précédents et en outre une diminution et une perversion du sens du goût, quelquefois une exagération de la sensibilité auditive.

III. Paralysie d'origine cérébrale. — CAUSES. Tumeur, hémorragie, ramollissement, athérome, méningite.

SIGNES. Suivant le point atteint, la paralysie existe d'un côté à la face, de l'autre aux membres ou du même côté.

Traitement. V. PARALYSIE.

Paralysie générale. — V. CERVEAU (maladies).

Paralysie glosso-labio-laryngée. — Maladie du bulbe rachidien.

SIGNES. La maladie évolue lentement et sans fièvre. Elle débute par la paralysie de la *langue* : les *d* et les *t* sont transformés en *ch*, la salive s'accumule dans la bouche et s'écoule au dehors, la déglutition est gênée. Les mouvements de la langue arrivent à cesser entièrement et elle s'atrophie. Le *voile du palais* se paralyse à son tour, les *b* et les *p* sont prononcés *m*, la déglutition devient de plus en plus difficile. La paralysie des *lèvres* supprime la prononciation de l'*o* et de l'*u*, la bouche reste béante et la voix se réduit à une sorte de grognement inintelligible. Enfin, des troubles de la respiration et du cœur terminent la maladie. — ÉVOLUTION. Quelques mois à trois ans.

Paralysie infantile. — V. MOELLE (maladies).

Paralysie du nerf radial. — RÔLE DU NERF RADIAL. Le radial préside aux mouvements d'extension de l'avant-bras, de la main et des doigts; il tourne la paume de la main en l'air. Il donne la sensibilité à la peau : 1° de la face interne du bras ; 2° de la face postérieure de l'avant-bras; 3° de la face dorsale du pouce, de la moitié externe du dos du poignet et de la main; 4° de la première phalange de l'index et du médius.

CAUSES. *Froid* (croisée ouverte), *compression* (coucher sur le bras, béquilles, fracture, luxation).

SIGNES. Impossibilité de redresser la main, dont le dos est bombé : impossibilité de faire exécuter au poignet des mouvements de latéralité : impossibilité d'étendre les doigts, dont les deux dernières phalanges sont seules extensibles après redressement artificiel des premières phalanges.

TRAITEMENT. V. PARALYSIE.

Paralysie du nerf trijumeau *(fig. 509)*. — RÔLE DU NERF. Le

trijumeau, nerf cranien de la 5e paire, est

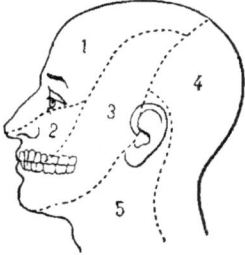

Fig. 509. — Territoires sensitifs de la tête.

I. **Nerf trijumeau** : 1. Territoire de l'ophtalmique ; 2. Territoire du maxillaire supérieur ; 3. Territoire du maxillaire inférieur. II. **Nerfs cervicaux** : 4. Nerf sous-occipital ; 5. Plexus cervical superficiel.

à la fois *sensitif* (peau de la face, muqueuse de l'œil [conjonctive], du nez [pituitaire], des gencives, de la bouche, du voile du palais, de la langue, des dents supérieures et inférieures) et *moteur* (muscles de la mastication).

La paralysie peut être totale ou partielle ; en tout cas, elle n'existe que d'un côté.

CAUSES. Froid, contusions, plaies, exostose, méningite chronique.

Paralysie partielle. SIGNES : 1° *Nerf ophtalmique.* Insensibilité d'un seul côté de la face de la peau du front, de la paupière supérieure et du nez, de la conjonctive et de la pituitaire ; le clignement de l'œil ne se fait plus automatiquement.

2° *Nerf maxillaire supérieur.* Insensibilité de la peau de la partie supérieure de la joue, de la muqueuse des gencives, de la lèvre et des dents supérieures ; diminution de l'odorat.

3° *Nerf maxillaire inférieur.* Insensibilité de la peau de la partie inférieure de la joue, de la muqueuse de la bouche, de la partie antérieure de la langue et du voile du palais ; de la lèvre, des gencives et des dents inférieures. Les aliments, n'étant plus sentis, s'accumulent derrière les arcades dentaires ; un verre posé sur les lèvres, dont la moitié n'a plus de sensibilité, semble cassé par le milieu. Le voile du palais est insensible, la déglutition gênée, le goût diminué.

Si la paralysie atteint la branche motrice du maxillaire inférieur, les muscles masticateurs sont paralysés avec déviation de la mâchoire inférieure du côté sain.

II. *Paralysie complète.* Hémianesthésie complète faciale avec hémianesthésie de tout un côté du corps. — CAUSES. Ataxie, hystérie.

Paralysie des nerfs moteurs de l'œil. — Trois nerfs craniens président aux mouvements de l'œil, d'où trois variétés de paralysies.

CAUSES. Froid, rhumatisme, goutte, diabète, urémie, zona, altération des dents ; intoxication par le plomb ou par des aliments avariés : diphtérie, syphilis, hystérie, athérome, ataxie.

TRAITEMENT. V. PARALYSIE.

I. **Nerf moteur oculaire commun.** — Nerf cranien de la 3e paire, destiné à l'élévateur de la paupière et à 3 muscles qui meuvent le globe : droit interne, droit externe, petit oblique. Il existe plusieurs formes, suivant que la paralysie frappe un ou plusieurs des muscles mis en action par le nerf.

Forme complète. SIGNES. *Chute plus ou moins complète de la paupière supérieure* (ptosis), le malade ne peut plus voir qu'en renversant fortement la tête en arrière et en abaissant le globe vers le bas. *Immobilité à peu près complète de l'œil,* qui est fixé en dehors, d'où loucherie externe ; l'individu voit double, l'autre œil n'étant pas dévié dans le même sens ; dilatation de la pupille.

Formes incomplètes. — Suivant le nombre de rameaux nerveux lésés, un ou plusieurs des signes précédents existent.

EVOLUTION. Brusque ou graduelle, elle varie en durée avec la cause.

II. **Nerf moteur oculaire externe.** — Nerf cranien de la 6e paire, destiné au muscle grand oblique de l'œil.

SIGNES. Diminution de la mobilité de l'œil en dehors : loucherie en dedans : la tête est inclinée du côté paralysé, le malade voit double avec cette circonstance particulière que l'écartement des images s'accentue avec l'éloignement de ces images.

III. **Nerf pathétique.** — Nerf cranien de la 4e paire, destiné au muscle grand oblique de l'œil.

SIGNES. Faible loucherie en haut et en dedans, la tête est inclinée en bas et du côté paralysé. L'individu voit double dès qu'il regarde en bas ce qui gêne la marche ; les images sont à des hauteurs différentes.

Paralysie des nerfs radiculaires du plexus brachial. — RÔLE DE CES NERFS. Le plexus brachial est formé par les nerfs des quatre dernières paires cervicales et ceux de la première paire dorsale. Il donne des rameaux aux muscles du membre supérieur, au moignon de l'épaule et à quelques muscles de la partie supérieure du dos et de la poitrine.

CAUSES. Chute sur l'épaule, luxation, blessure, cal vicieux après fracture, froid, affection gastro-hépatique.

SIGNES : 1° *Paralysie totale.* Le bras tombe inerte, le moignon de l'épaule est aplati ; impossibilité de fléchir l'avant-bras et les doigts ; insensibilité de la peau de la main, de l'avant-bras et de la face externe du bras ; atrophie précoce des muscles paralysés.

2° *Paralysies partielles.* Une partie seulement des muscles du bras et de l'épaule sont paralysés.

ÉVOLUTION. La période de paralysie est précédée d'une période douloureuse plus ou moins courte et plus ou moins intense (Rendu). TRAITEMENT. Courants faradiques (v. ÉLECTROTHÉRAPIE) et massage.

Paralysie saturnine. — V. PLOMB.

Paralysie spinale de l'enfance, des adultes. — V. MOELLE (maladies).

Paraphimosis. — V. PHIMOSIS.

Paraplégie. — Paralysie de la partie inférieure du corps, y compris ou non celle du rectum et de la vessie. Dans ce dernier cas, il y a tantôt incontinence et tantôt rétention des matières fécales et de l'urine, selon que les sphincters sont ou non relâchés.

CAUSES. Maladie de la moelle épinière, fracture de la colonne vertébrale, fièvres graves, grossesse, maladies des voies génito-urinaires, froid, intoxications. TRAITEMENT. Noix vomique, bains sulfureux ou alcalins, électricité.

Parasites. — V. GALE, LOMBRICS, MICROBES, POUX, PUCES, PUNAISES, TÉNIA, TEIGNES, TRICHINE, VERS.

Parasiticides. — Substances destinées à détruire les parasites. V. Huile de CADE, CRÉOSOTE, GAÏACOL, NAPHTOL, PHÉNIQUE (acide), SOUFRE, STAPHISAIGRE, SUIE et PARASITES (traitement).

Parégorique (Elixir). — V. OPIUM.

Parésie (du grec *paresis*, détente). — Paralysie légère incomplète.

Pariétaire (vulg. *perce-muraille*). — Plante de la famille des Urticées, qui contient une notable quantité de nitrate de potasse * et, pour cette raison, est employée comme diurétique en infusion (20 gr. par litre).

Pariétaux. — Os pairs formant, réunis, la partie supérieure et moyenne du crâne. Ils sont placés entre le frontal en avant, l'occipital en arrière. Leur bord inférieur joint le temporal. V. *fig.*, à CRANE.

Parkinson (Maladie de). — V. PARALYSIE AGITANTE.

Parole. — V. VOIX.

Parotide. — V. SALIVAIRES (Glandes), OREILLONS.

Pas-d'âne. — V. TUSSILAGE.

Passerage. — V. CRESSON.

Pasteur (Institut). — Cet établissement, fondé à Paris, rue Dutot, 25, à l'aide d'une souscription publique, est formé de deux parties : 1° des laboratoires dans lesquels on étudie et on prépare les sérums préservatifs et curatifs de certaines maladies (v. MICROBE, SÉRUM, DIPHTÉRIE, RAGE) ; 2° un petit hôpital pour l'application des découvertes. Des instituts Pasteur annexes existent dans quelques grandes villes, notamment à Lille, à Lyon, à Marseille, et dans les colonies.

Pastilles. — Mode de préparation pharmaceutique consistant dans le refroidissement, sous forme de petites plaques arrondies, d'une pâte sucrée contenant un médicament. Ex. : pastilles d'ipéca, de menthe.

Pâtes. — Sous ce nom, on connaît trois variétés très différentes de préparations pharmaceutiques.

1° Les pâtes adoucissantes pour la toux, formées de sucre, de gomme, d'eau et d'un calmant : guimauve, jujube, lichen, réglisse ;

2° Les pâtes pour blanchir les mains, formées de 200 gr. d'amandes pilées, 60 gr. de farine de riz, 20 gr. de poudre d'iris, 6 gr. de carbonate de potasse et 10 gouttes d'essence de roses.

3° Les pâtes caustiques : pâte arsénicale *, pâte de Canquoin (v. CHLORURE DE ZINC*), pâte caustique de Vienne. V. POTASSE.

Pathétique (Nerf). — Nerf cranien de la 4e paire. V. PARALYSIE des nerfs moteurs de l'œil.

Pathogénie (du grec *pathos*, maladie, et *genesis*, génération). — Partie de la médecine qui s'occupe de l'origine des maladies.

Pathognomonique (du grec *pathos*, maladie, et *gnômôn*, indicateur). — Se dit des signes caractéristiques d'une maladie.

Pathologie (du grec *pathos*, maladie, et *logos*, discours). — Science des maladies. État *pathologique*, état du corps lorsqu'une ou plusieurs des fonctions s'effectue anormalement, maladivement.

Patience (Syn. : rhubarbe sauvage). — Racine d'une polygonée employée en infusion (30 gr. par litre) comme dépuratif, antiscorbutique.

Pâtisserie (Empoisonnement par la). — V. à l'*Appendice*.

Pau (Basses-Pyrénées, 33 000 hab.). — *Station d'hiver* à 209 mètres d'alti-

lude, au bord d'une rivière, le Gave de Pau. Promenades intéressantes

CLIMAT. *Vents.* Bien que la ville ne soit protégée que par de faibles collines, l'air est ordinairement doux et très calme.

Température. Elle est élevée, mais présente des oscillations au cours de la même journée qui sont en moyenne de 6° et peuvent s'élever à 12°; les malades ne doivent sortir qu'entre 10 et 3 heures.

La température moyenne est la suivante : octobre, 13,7; novembre, 8,2; décembre, 6,2; janvier, 5; février, 6,3; mars, 9; avril, 12,2.

État hygrométrique. Il varie entre 75 et 83; les jours couverts sont nombreux, les pluies abondantes, mais absorbées rapidement par un sol poreux. Les jours sans pluie varient de 9 à 13 par mois. Neige 7 à 8 fois par an, mais disparaissant vite.

ACTION calmante. — INDICATIONS. Maladies nerveuses, bronchite congestive, phtisie fébrile. — CONTRE-INDICATIONS. Anémie, lymphatisme, dépression morale et physique.

Paume. — Dedans de la main.

Paupières. — V. YEUX (maladies) : *Blépharite.*

Pavillon. — V. OREILLES.

Pavot (V. *fig.*, à OPIUM). — Les capsules de pavot qui contiennent de l'opium sont employées comme sédatif, calmant et narcotique léger, à l'*intérieur* en infusion 10 gr. (sans les graines) par litre sous forme de tisane ou de lavement (une tête par 500 gr. d'eau bouillante), ou en sirop (10 à 40 gr.): à l'*extérieur* en décoction (20 gr. par litre) sous forme de lotions et de fomentations.

Peau (structure et fonctions) [*fig.* 510-515]. — La peau est flexible, extensible, élastique et résistante; son étendue est

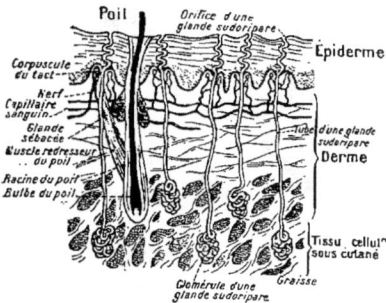

Fig. 510. — Coupe de la peau.

d'un mètre carré et demi, son épaisseur est assez variable, en moyenne elle est de un millimètre. Elle est formée de deux couches superposées : l'une profonde, le *derme*, l'autre superficielle, l'*épiderme*.

Derme (du grec *derma*, peau). — Le tissu est formé de cellules et de fibres entre-croisées; une partie de ces dernières sont des fibres élastiques, d'où l'élasticité de la peau. Au point de réunion avec l'épiderme, le derme présente une série de saillies, les *papilles*, séparées par des dépressions. Par sa face inférieure il est uni aux muscles et aux os par un tissu lâche, le tissu conjonctif sous-cutané, qui s'infiltre de liquide dans l'œdème.

Le derme contient de nombreux vaisseaux qui se terminent par des anses capillaires dans les papilles; ces dernières renferment

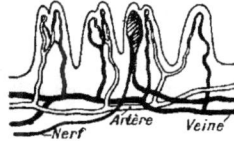

Fig. 511. — Papilles du derme avec les anses capillaires et les terminaisons nerveuses.

également les terminaisons des nerfs (*fig.* 511).

Graisse. Les cellules profondes du derme produisent une graisse liquide à la température du corps, qui arrive à remplir leur cavité tout entière; cette graisse constitue une couche protectrice contre le froid.

Épiderme (du grec *epi*, sur, et *derma*, peau) est constitué par des couches superposées de cellules dont les profondes sont molles, *couches de Malpighi*, et les plus superficielles sont *cornées*; ces dernières se séparent, sous l'action d'un vésicatoire, de la couche profonde pour former les *cloques* et sont très épaisses à la peau des mains et à la plante des pieds. A l'état normal, les cellules de la couche extérieure se détachent d'une façon insensible, sous l'aspect d'une sorte de poussière dont les éléments deviennent plus visibles après une rougeole et surtout une scarlatine, maladies dans lesquelles une partie de l'épiderme, notamment à la main et aux pieds, s'enlève par grands lambeaux. La couche de Malpighi contient le pigment, c'est-à-dire la matière colorante de la peau. Il n'y a pas de vaisseaux dans l'épiderme.

Poils et *glandes sébacées.* Les *poils* (*fig.* 510 et 512) sont des annexes de l'épiderme qui, pour les constituer, pousse au-dessous de lui dans le derme, des bourgeons, *bourgeons pileux* (de *pilum*, poil) qui se terminent par une dépression emboîtant une saillie du derme, *papille du poil*, laquelle renferme des capillaires sanguins. A l'intérieur du bourgeon ou *bulbe pileux* monte une tige cornée, le *poil* (*fig.* 512). Les poils à l'état rudimentaire (duvet) ou au contraire très développé (cheveu, barbe) existent sur toute la surface de la peau, sauf à la plante des pieds et à la paume de la main. Leur but est d'emprisonner de l'air qui forme une couche isolante mauvaise conductrice de la chaleur ; ce rôle des poils est particulièrement important dans

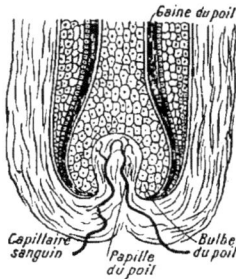

Fig. 512.
Partie inférieure d'un poil.

les pays chauds. Aux poils sont annexés des muscles (*fig.* 510) qui font dresser le poil (chair de poule).

Glandes sébacées (*fig.* 510). Glandes en grappe constituant des annexes des poils. Elles élaborent des gouttelettes de graisse qu'elles déversent sur le poil et sur l'épiderme, formant ainsi un vernis protecteur.

Glandes sudoripares et sueur. — Les *glandes sudoripares* (*fig.* 510) sont des tubes

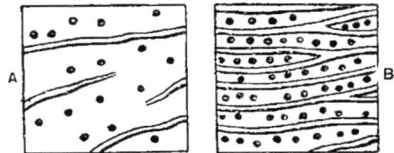

Fig. 513. — Nombre d'orifices des glandes sudoripares sur deux parties de la peau.

A. Sur la généralité du corps ; B. Sur la paume de la main ou la plante des pieds.

qui traversent l'épiderme et s'enfoncent dans le derme ; d'abord droits, ils s'enroulent sur eux-mêmes (glomérules) à leur extrémité inférieure qui se termine en cul-de-sac. Le nombre des glandes sudoripares est d'environ 3 millions pour l'étendue de la peau qui présente en moyenne 200 de leurs orifices par centimètre carré ; ces orifices sont particulièrement rapprochés à la paume de la main, à la plante des pieds (*fig.* 513).

Le liquide sécrété est la *sueur* : elle contient 995 parties d'eau, un peu de chlorure de sodium (sel marin), des traces d'urée et une substance odorante ; alcaline au sortir de la glande, elle devient acide au contact de l'air et des matières grasses sécrétées par les glandes sébacées, ce qui peut la rendre irritante pour la peau. La quantité excrétée par 24 heures est évaluée à 1 litre un quart, soit 40 à 50 gr. par heure ; mais cette quantité peut être décuplée par un exercice violent,

soit 500 gr. et atteindre 1 litre dans les fortes transpirations.

Rôle de la sueur. — A l'état normal, la transpiration est *insensible* parce que la sueur en arrivant au niveau de la couche cornée pulvérulente de l'épiderme est absorbée en grande partie dans les interstices de cet épiderme. « Aussi quand on touche la peau d'un homme en bonne santé, on la trouve humide et donnant une sensation indéfinissable de *moiteur*, mais qu'on ne retrouve plus sur la peau en cas de fièvre dans la période où la sueur est totalement supprimée. » (MATHIAS DUVAL). En s'évaporant la sueur emprunte de la chaleur à la peau dont la température s'abaisse à proportion du liquide qui se vaporise à sa surface ; la transpiration augmente ou diminue suivant qu'il est nécessaire d'enlever plus ou moins de calorique au corps, elle est donc la *régulatrice* de la *température* du corps. Il y a lieu de remarquer que la transpiration ne peut s'effectuer régulièrement qu'à condition que l'air ne soit pas *saturé* d'humidité, ce qui est le cas souvent dans les pays chauds ; la transpiration est facile, au contraire, quand l'air est sec.

L'excrétion de la sueur est réduite au minimum lorsqu'il fait froid, afin de ne pas diminuer la chaleur naturelle du corps. Il est très dangereux, lorsqu'on sue à grosses gouttes, de rester dans un courant d'air, parce que l'évaporation est alors si rapide qu'un refroidissement intense peut être la conséquence de cette imprudence. Le sang reflue alors dans l'intérieur du corps et notamment dans les régions qui contiennent beaucoup de sang (*congestion pulmonaire, congestion cérébrale*).

La peau comme organe du toucher. — Les nerfs de la sensibilité se terminent dans la peau par des renflements plus ou moins ovalaires, qui ont une localisation différente, suivant le rôle qui leur est dévolu. Les uns, corpuscules de *Vater* ou de *Pacini*, qui ont 2 à 3 millim. sur les nerfs collatéraux des doigts (*fig.* 514, 515), sont placés dans le tissu

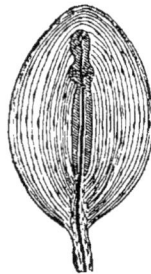

Fig. 514. — Corpuscule de Pacini.

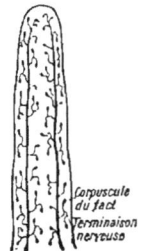

Fig. 515. — Corpuscule de Pacini sur un doigt.

cellulaire sous-cutané et semblent donner la sensation de la *pression*. D'autres, corpuscules de *Meissner*, beaucoup plus petits, se trouvent dans certaines papilles du derme (*fig.* 511) ; à la pulpe des doigts, des lèvres, de la langue, on les rencontre dans un papille sur quatre, mais, dans d'autres régions, elles sont beaucoup plus rares ; ce sont les organes du *tact* proprement dit. Enfin, une troisième variété est logée dans les intervalles des cellules épidermiques. corpuscules *intra-épidermiques,* notamment aux paupières, au dos de la main, à la pommette ; ces derniers corpuscules semblent chargés de donner la sensation de la *température.*

Peau (hygiène). — L'hygiène de la peau réside :

1° Dans une *propreté* méticuleuse qu'on obtient par des *lotions* générales chaudes et savonneuses dans le tub (*fig.* 516) avec une grosse éponge. En

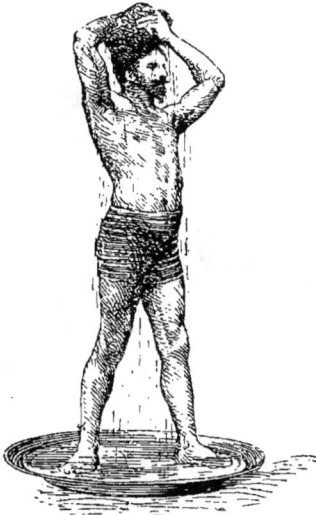

Fig. 516. — Affusion à l'éponge.

supprimant, à mesure qu'elles se produisent, les crasses formées par un mélange des poussières de l'air, (lesquelles contiennent des microbes et des champignons, origine de nombreuses maladies, avec les sécrétions normales (sueur et matière sébacée), les lavages permettent à la peau de fonctionner intégralement.

2° Dans la pratique quotidienne de *l'hydrothérapie* froide, qui aguerrit la peau contre les changements de température. La douche ou l'affusion froide suivra le lavage général à l'eau chaude.

A l'état de santé, les bains chauds sont utiles, mais non nécessaires aux individus qui, chaque jour, se lavent entièrement dans un tub ; ils deviennent indispensables, au contraire, après les maladies et souvent même pendant leur cours.

V. COR, CREVASSES, ÉPHÉLIDES, FROID (maladies), HYDROTHÉRAPIE, MAIN, NEZ, RIDES, RUGOSITÉS.

Peau (Maladies de la). — Les maladies de la peau sont extrêmement nombreuses ; celles pour la représentation desquelles il était nécessaire d'employer plusieurs couleurs ont été réunies ici (*fig.* 518-529, en couleurs), mais leur description est faite à leur dénomination.

Variétés de lésions (*fig.* 517). — Les lésions que peut présenter la peau sont les suivantes :

1° COLORATION ANORMALE. La peau peut prendre une teinte rouge plus ou moins foncée sur une surface assez étendue et d'une façon assez diffuse (*scarlatine*) ou limitée à un espace restreint et plus ou moins arrondi (*roséole*); dans les deux cas, la couleur disparait sous la pression du doigt. Lorsque cette teinte est violacée, elle est due à une extravasation du sang dans la peau : il y a alors *purpura* ou *ecchymose* ; la teinte persiste malgré la pression du doigt. Enfin, si la peau, dans un espace variable, jaunit ou noircit, il y a *mélanose.*

2° VÉSICULE, BULLE, PUSTULE. La peau présente une ou plusieurs cloques de la grosseur d'une tête d'épingle à un pois, elles-mêmes divisées en plusieurs loges par des cloisons (vésicule d'*herpes,* d'*eczéma*) ou d'un pois à un œuf et uniloculaire (bulle de *pemphigus*). La coloration est variable : elle est transparente au début, lorsque la cloque contient seulement de la sérosité ; elle peut s'opacifier plus tard, lorsque le liquide se transforme en pus (pustule) ou se remplit de sang. Le contenu peut se répandre sur la peau et y former

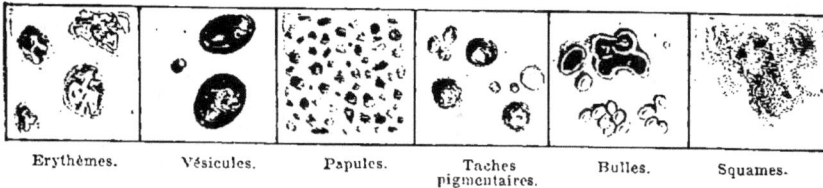

| Erythèmes. | Vésicules. | Papules. | Taches pigmentaires. | Bulles. | Squames. |

Fig. 517. — Types divers des lésions de la peau.

des croûtes qui, si la lésion est superficielle, y laisseront seulement après elles, pendant un certain temps, une coloration plus foncée (*impétigo, acné, ecthyma*) ou, si la lésion est plus profonde, seront remplacées par une cicatrice (*variole*).

3° PAPULE (bouton). La peau est parsemée d'élevures pleines, ne disparaissant pas sous la pression du doigt, mais lui donnant la sensation d'une saillie plus ou moins prononcée. La grosseur est variable (tête d'épingle à petit pois) ; la couleur également variable (rouge ou jaune plus moins foncés) ; le sommet est arrondi en forme de pointe qui peut être ou non excoriée (*rougeole, lichen, prurigo*).

4° TUBERCULE. La papule forme une saillie extérieure, le tubercule fait saillie en dehors et en dedans de la peau, dans laquelle il est comme enchâssé (*lupus, lèpre*).

5° SQUAMES. La partie superficielle cornée de la peau, l'épiderme, se détache normalement de la partie profonde, d'une façon continue, mais invisible. Dès que cette action devient apparente, il y a formation de squames, *desquamation*. Les squames peuvent former une poussière blanchâtre à peine visible (*rougeole, pityriasis*) ou tomber en lambeaux plus ou moins étendus (*scarlatine*). Les squames peuvent former des écailles superposées (*psoriasis*), sèches ou humides, nacrées, jaunâtres ou noirâtres (*ichtyose*).

6° COMBINAISONS DIVERSES. Toutes ces lésions peuvent se combiner, se succéder. Tel est le cas notamment pour l'eczéma, qui présente plusieurs des formes énumérées ci-dessus.

Peaux d'animaux. — On emploie les peaux de daim ou de chevreau pour rendre moins dur aux malades alités depuis longtemps le contact des draps et éviter ainsi l'ulcération des fesses.

Lorsqu'un emplâtre doit être appliqué sur une surface arrondie (épaule), on étale la pâte sur une peau qui s'adapte mieux aux surfaces.

V. aussi ECZÉMA (traitement de l').

Pêche et Pêcher. — La pêche est un excellent fruit. L'infusion de fleurs de pêcher (30 gr. par litre) est légèrement laxative.

Pêcheur (Hygiène du) [1]. — Ne pas dîner trop copieusement et ne pas se coucher tard la veille d'une journée de pêche. La commencer par des ablutions générales froides et une friction au gant de crin, de façon à endurcir le corps contre les variations de la température. Ne jamais se rendre au bord de l'eau avec l'estomac vide ; repas de préférence à la fourchette ; pas d'alcool, mais du café bien chaud.

(1) Résumé d'un article de *La Pêche* (Paris. Librairie Larousse, 1902, in-8°).

VÊTEMENTS. De la tête aux pieds, laine, légère en été, épaisse en hiver, pour les vêtements de dessous comme pour ceux apparents : employer comme surtout la longue blouse de toile grise écrue ; emporter un caoutchouc en cas de pluie. Comme *chaussures*, pour la pêche en bateau, galoches et chaussons de Strasbourg, dont la semelle sera utilement doublée d'une plaque de liège ou de cuir ; pour la pêche à la truite ou au saumon, bottes imperméables. Comme *coiffure*, chapeau de paille, casque de sureau ou bonnet de fourrure, suivant la saison.

Pectorales (Fleurs). — Les *fleurs pectorales* sont les fleurs de mauve, de bouillon-blanc, de pied-de-chat, de tussilage ou pas-d'âne, de violette, de guimauve, les pétales de coquelicot qu'on emploie à parties égales en infusion à la dose de 10 gr. par litre comme adoucissant dans les bronchites.

Les *espèces pectorales* sont les feuilles sèches de capillaire, de véronique, d'hysope et de lierre terrestre. Même mode d'emploi que pour les fleurs.

Pectoraux (Fruits). — Les *quatre fruits pectoraux :* dattes, raisins secs, jujubes, figues, sont employés en décoction, à la dose de 50 gr. par litre, comme adoucissant dans les maladies de poitrine.

Pectoriloquie. — Parole venant de la poitrine.

Pédiatrie (du grec *pais*, enfant, et *iatreia*, médecine). — Médecine des enfants.

Pédiculose. — V. POUX.

Pédicure. — Individu qui soigne les cors. (V. ce mot.) Il importe de se renseigner *avant* de se livrer à un de ces praticiens, car il en est de fort maladroits qui blessent grièvement le pied. D'autres soignent, sans aucune compétence, des maladies sérieuses, comme l'ongle incarné, et peuvent faire dans ce cas encore beaucoup de mal.

Pédiluve. — Bain de pieds, chaud, tiède ou froid.

USAGES : 1° *Chaud*. Le bain de pieds chaud et même très chaud est employé pour attirer le sang vers la région inférieure du corps (retard dans les règles) ou pour le détourner d'une autre région où il afflue en trop grande abondance (congestion cérébrale, rhume de cerveau ou de poitrine). Le résultat est beaucoup plus intense lorsqu'on prend ce bain

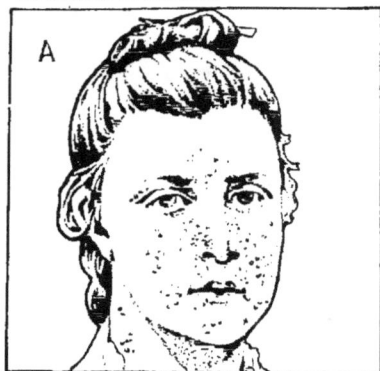

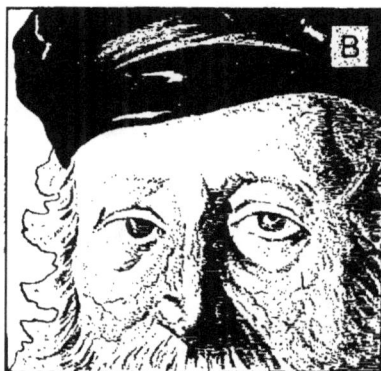

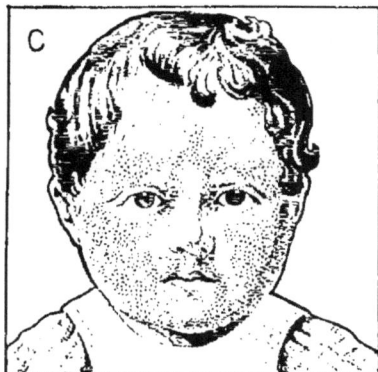

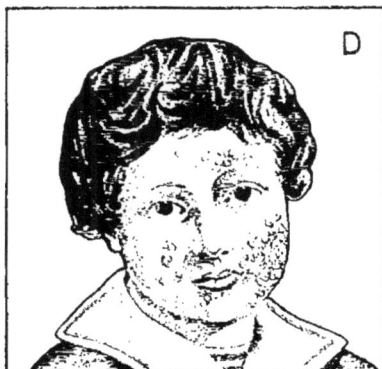

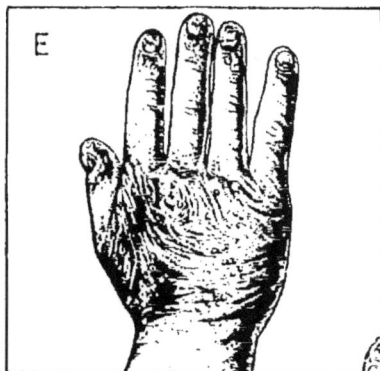

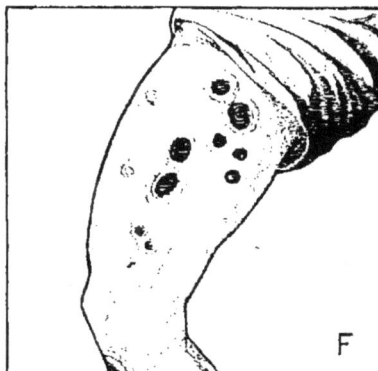

Fig. 518 à 523. — Maladies de la peau.

A. Acné vulgaire; B. Acné couperose; C. Eczéma; D. Impétigo; E. Eczéma de la main;
F. Ecthyma.

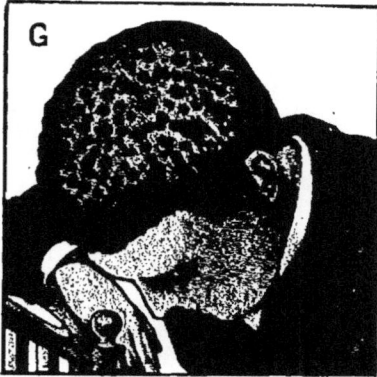

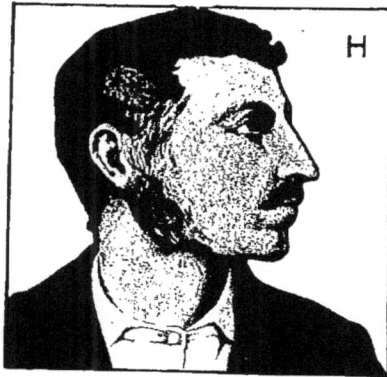

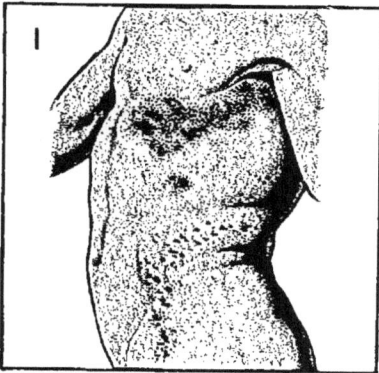

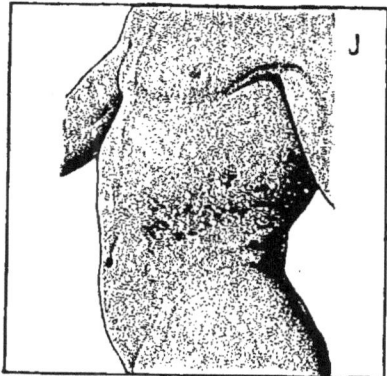

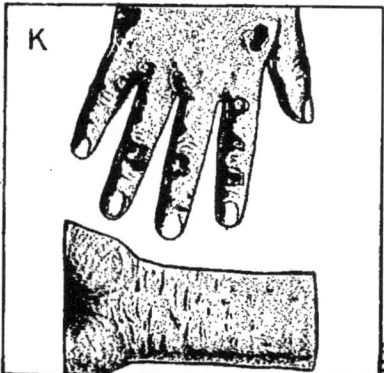

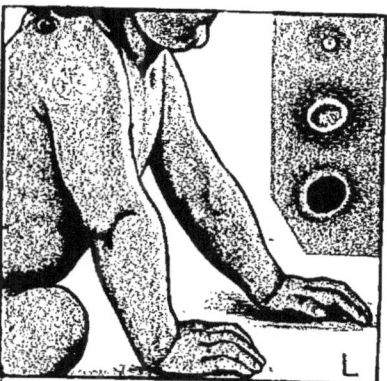

Fig. 524 à 529. — Maladies de la peau.

G. Teigne faveuse; H. Teigne tondante; I. Lichen plan; J. Zona; K. Gale;
L. Phases successives de la vaccination.

debout, mais on doit redouter la syncope. Le bain de pieds très chaud est utilisé aussi au début des entorses afin d'amener la résorption du liquide épanché.

2° *Tiède.* Le bain de pieds tiède repose après une grande marche.

3° *Froid.* Il est employé dans les entorses et produit un résultat inférieur aux bains chauds.

MODE D'EMPLOI DES BAINS CHAUDS. Le récipient doit être assez grand pour recevoir les deux pieds et assez profond pour que l'eau atteigne les chevilles. Au moment où l'on entre les pieds dans le liquide, celui-ci doit être modérément chaud, puis, peu à peu, on ajoute de l'eau bouillante, de façon que les pieds rougissent. On aura soin, naturellement, de verser ce liquide sur l'eau et non sur les pieds. Si l'on plongeait les pieds immédiatement dans de l'eau très chaude, on courrait le risque d'obtenir un résultat inverse de celui désiré, car le sang se porterait à la tête, particulièrement chez les jeunes enfants, qui entrent alors en fureur. Ne pas prolonger ce bain plus d'un quart d'heure.

Bain de pieds sinapisé. — N'employer que de l'eau tiède, car le principe actif de la moutarde s'évapore sous l'action de la grande chaleur.

Bain de pieds au sel, au vinaigre. — Ajouter à l'eau chaude deux poignées de sel ; on y verse aussi quelquefois, en outre, un verre de vinaigre.

Peigne. — L'usage fréquent des peignes fins irrite la peau de la tête et contribue à provoquer l'apparition des pellicules. Certaines intoxications par le plomb ont été attribuées à l'emploi de peignes en cette matière. V. aussi CHEVEUX.

Pelade (*fig.* 530). — Maladie du cuir

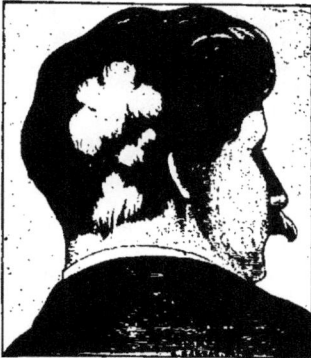

Fig. 530. — Pelade.

chevelu et de la barbe, caractérisée par la chute des cheveux et des poils et pouvant se généraliser à tous les poils du corps.

CAUSES : 1° DÉTERMINANTES. La pelade n'est pas produite par un parasite analogue à celui des teignes. Jacquet a démontré que l'origine est nerveuse, et les enfants peladeux ont cessé d'être exclus des écoles : jamais un mari n'a donné cette affection à sa femme ; la contagion était donc illusoire.

2° PRÉDISPOSANTES. Dépression morale, albuminurie, dyspepsie, lithiase.

SIGNES : 1° LOCAUX. Le début passe souvent inaperçu ; dans certains cas, la chute des cheveux est précédée de quelques démangeaisons. Sur un ou plusieurs points du cuir chevelu ou de la barbe, on constate l'existence de plaques arrondies complètement privées de poils et au niveau desquelles la peau est lisse et blanche. Les poils qui entourent la plaque sont secs, ternes, poudreux, amincis, et s'enlèvent avec facilité ou tombent naturellement, en agrandissant toujours la surface nue.

3° GÉNÉRAUX. Anémie, dyspepsie, amaigrissement, dépression, lorsque surtout la pelade est étendue.

ÉVOLUTION. La maladie se localise à une ou plusieurs plaques ou s'étend au contraire en produisant une calvitie complète avec la chute de tous les poils. Lorsque la guérison se produit, après des semaines ou des mois, un duvet léger apparaît sur la plaque, puis on y voit pousser des cheveux minces et clairs ou même blancs et enfin des poils normaux.

TRAITEMENT : 1° LOCAL. Lavage général de la tête avec une solution au sublimé (50 centigr. par litre) matin et soir. — Frotter, tous les jours, la plaque avec un pinceau imbibé de la solution de Besnier : acide acétique cristallisant, 1 gr. ; hydrate de chloral, 3 gr. ; éther, 25 gr. Masser la région : plisser, pétrir et malaxer dans les deux sens la plaque cinq à six fois par jour. — Porter une calotte pour éviter les refroidissements.

2° GÉNÉRAL. Contre la cause profonde, hydrothérapie, frictions générales, cure d'air, repos physique et intellectuel.

Péliose. — Syn. de *purpura.*

Pellagre. — Maladie générale assez fréquente en Italie et en Espagne, exceptionnelle en France (Landes, villages des Pyrénées).

SIGNES. Elle est caractérisée : 1° par l'apparition vers mars ou avril d'une tache rouge brillante faisant relief sur le dos de la main ; 2° après 2 ou 3 mois par un abattement général, des troubles cérébraux (folie pellagreuse) ou un affaissement intellectuel qui aboutit à la démence.

CAUSES. Intoxication lente par l'usage du maïs atteint du verdet, chez des individus affaiblis par la misère ou des maladies antérieures.

TRAITEMENT : 1° LOCAL. Suivant les cas, application de poudre d'amidon, de bismuth, de talc ou lotion avec eau de guimauve. 2° GÉNÉRAL. Reconstituants.

Pelletiérine. — V. GRENADIER.

Pellicules. — V. PITYRIASIS blanc, CHEVEUX.

Pelvien. — Qui appartient au bassin (*pelvis* en latin).

Pelvipéritonite. — Péritonite du bassin. V. PÉRITONITE.

Pemphigus (*fig.* 531). — Maladie de la peau caractérisée par de grosses bulles contenant un liquide transparent, au début, mais qui peut se transformer en pus et même devenir sanguinolent.

VARIÉTÉS. Il en existe diverses variétés ; la plus commune est celle des *nouveau-nés*, qui est contagieuse et frappe de préférence les enfants faibles et chétifs ou atteints de syphilis héréditaire. Les bulles apparaissent d'abord aux mains et aux pieds, puis envahissent les membres, le cou et même la face. Il existe de la fièvre et un peu de démangeaison. — EVOLUTION. Elle se fait par poussées successives.

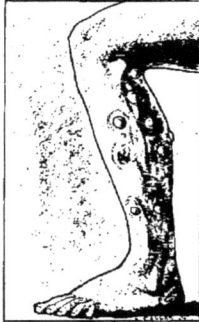

Fig. 531.
Pemphigus.

TRAITEMENT. Pansements, d'abord avec la décoction de guimauve ; plus tard avec de la décoction de feuilles de noyer. On sèche ensuite avec de la poudre d'amidon.

Pendaison. — Avoir soin de soutenir le pendu pendant qu'on coupe la corde. Pour le traitement, V. ASPHYXIE. Par un préjugé bizarre et qui provient de l'interdiction de détacher les criminels branchés aux arbres sous Louis XI, certaines personnes ont encore la naïveté de ne vouloir venir en aide à un pendu qu'après l'arrivée de la police.

Pensée sauvage. — L'infusion de fleurs (10 gr. par litre) est adoucissante et dépurative.

Pepsine. — Partie active du liquide digestif de l'estomac, le *suc gastrique*. La pepsine transforme l'albumine des viandes, œufs, poissons, en un liquide absorbable, la *peptone*.

VARIÉTÉS. Il existe deux variétés de pepsine : 1° la pepsine *pure* ou extractive qui peptonise 50 fois son poids d'albumine ; 2° la *pepsine amylacée*, mélangée à de l'amidon, qui peptonise 20 fois son poids d'albumine. — MODE D'EMPLOI et DOSES. 50 centigr. à 1 gr. de pepsine amylacée en cachet à chaque repas ; 5 gr. de pepsine pure pour 150 gr. de vin de Lunel, dont on donnera après la viande une cuillerée à soupe, c'est-à-dire 50 centigr. de pepsine.

Peptone. — La peptone est le produit absorbable de la digestion artificielle de la viande par la pepsine ou la pancréatine. Elle existe sous deux formes, *liquide* et *sèche*. La première représente trois fois son poids de viande, la seconde six fois ce poids.

UTILITÉ. On donne la peptone aux malades qui ne peuvent pas se nourrir, dans les dyspepsies par défaut de sécrétion du suc gastrique, dans la diarrhée de Cochinchine et aux convalescents sans appétit.

MODES D'EMPLOI ET DOSES. Par la bouche, dans du bouillon, 1 à 2 cuillerées à bouche de peptone liquide (moitié moins de sèche) ; — en lavement, aux mêmes doses avec un jaune d'œuf, 5 gouttes de laudanum et un verre de lait.

Per. — La particule *per* est placée devant le nom d'une substance chimique pour exprimer qu'elle contient le maximum d'équivalents.

Perchlorure de fer. — V. FER.

Percussion (du latin *percutere*, frapper). — Procédé médical d'exploration qui consiste à frapper avec le doigt sur la main appliquée contre une région afin de percevoir le son mat ou clair que donne cette région. V. PLESSIMÈTRE.

Perforant — V. MAL perforant.

Péricarde. — Enveloppe séreuse qui entoure le cœur.

Péricardite. — Inflammation de l'enveloppe du cœur, le péricarde.

Périnée. — Région du corps placé entre l'anus et les bourses chez l'homme, entre l'anus et le vagin chez la femme.

Périnéphrétique. — V. REINS maladies des).

Périoste. — Membrane de tissu conjonctif qui recouvre les os. V. OS structure).

Périostite. — Inflammation du périoste. V. OS (Maladies des).

Périostose. — Gonflement du périoste à la suite d'une périostite ou d'une ostéite. V. OS maladies).

Péritoine (*fig.* 532). — Le péritoine est une séreuse, c'est-à-dire un sac clos présentant une cavité où renferme une petite quantité de liquide (sérosité, destinée à faciliter le glissement d'un des feuillets du sac sur l'autre pendant les mouvements des organes qu'entoure la séreuse. Le péritoine tapisse les parois de la cavité abdominale (péritoine *pariétal*) et se réfléchit de ces parois sur une partie des viscères contenus dans le ventre, en les entourant presque complètement (péritoine *viscéral*).

CONFORMATION. Les organes étant très nombreux dans le ventre, la disposition du péritoine semble assez compliquée;

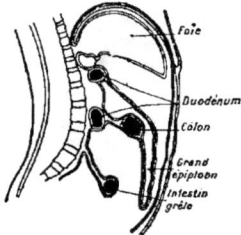
Fig. 532. — Péritoine.
(Coupe demi-schématique.)

mais elle est facile à comprendre, si on se reporte à la phase embryonnaire. A l'origine, le ventre est vide et occupé seulement par le sac péritonéal; comme les viscères naissent tous entre la paroi postérieure du ventre et le péritoine, à mesure qu'ils se développent, ils dépriment ce péritoine, qui s'élargit pour se mouler sur toute leur surface, constituant ainsi une enveloppe particulière à chaque viscère.

Les deux bords de la partie refoulée du péritoine s'adossent l'un à l'autre, puis vont rejoindre la paroi abdominale. Cet adossement des feuillets constitue diverses variétés de replis. Les uns vont de la paroi abdominale à un viscère; ainsi, ceux qui entourent l'intestin portent le nom de *mésentère* et contiennent des vaisseaux lymphatiques et sanguins.

D'autres replis réunissent un viscère à un autre, *petit epiploon;* un de ces replis, le *grand epiploon*, qui descend de la paroi intérieure de l'estomac, forme une sorte de tablier au-devant des intestins et se remplit de graisse chez les obèses.

Péritonite. — Inflammation du péritoine (v., ci-dessus, ce mot), c'est-à-dire de la séreuse, qui recouvre tous les organes de l'abdomen (estomac, intestin, foie, pancréas, reins, vessie, matrice et ses annexes). Il existe deux variétés.

I. Péritonite aiguë. — CAUSES. Introduction dans le péritoine de microbes: 1° par l'infection *puerpérale* (v. fièvre PUERPÉRALE*); 2° par la *perforation d'organes* (ulcère et cancer d'estomac, ulcère de la première partie de l'intestin, ulcérations dues à la fièvre typhoïde, à l'appendicite ou à la tuberculose, à la dysenterie, perforation des voies biliaires et des voies urinaires); 3° par l'*ouverture d'abcès* (foie, pleurésie purulente).

SIGNES : 1° *Péritonite généralisée. Douleur* intense dans tout le ventre, exaspérée par le moindre mouvement; *fièvre vive* continue à 40°; augmentation de volume du ventre, qui est tendu, ballonné par suite de la dilatation de l'intestin par des gaz (météorisme); hoquets, vomissements de matières muqueuses,

puis bilieuses; constipation; difficulté d'uriner. La langue est sèche, la soif vive, le visage amaigri, les yeux excavés, l'abattement profond. Tous ces signes sont atténués lorsque la péritonite se produit à la fin d'une maladie grave (tuberculose intestinale ou fièvre typhoïde).

2° *Péritonites localisées* ou *partielles.* Elles ont pour siège les fosses iliaques et le pourtour de la matrice (*pelvipéritonite*). Les troubles précédents sont également ici très affaiblis.

TRAITEMENT. Immobilité au lit, avec compresses glacées sur le ventre. — Boissons (café, champagne) froides, ou mieux glacées, contre les vomissements; injections chaudes (40°) dans le vagin et l'anus; après la disparition des douleurs, injections de morphine, intervention chirurgicale le plus rapidement possible.

II. Péritonite tuberculeuse. -- CAUSES: 1° PRÉDISPOSANTES. Age de 6 à 10 ans, jeunes gens, — misère, surmenage, coups sur le ventre, refroidissements, alcoolisme; 2° DÉTERMINANTES. Bacille de Koch apporté notamment dans l'intestin par l'alimentation (lait et viandes tuberculeuses) ou l'absorption de crachats.

SIGNES. Alternatives de diarrhée et de constipation avec douleur dans le ventre qui est ballonné et présente en certains points des parties dures, empâtées; vomissements, perte d'appétit, amaigrissement rapide, fièvre d'intensité variable.

EVOLUTION. Chronique, lente, par poussées successives en 6 à 10 mois et même 2 ans avec guérison possible si le poumon n'est pas tuberculeux. Dans ce dernier cas, les signes du côté du ventre peuvent être masqués par l'intensité de ceux de la poitrine.

TRAITEMENT. Révulsifs* sur le ventre et intervention chirurgicale (laparatomie).

Pérityphlite. — V. TYPHLITE.

Permanganate. — V. MANGANÈSE.

Péroné. — Os de la jambe, V. JAMBE. Pour fracture, V. FRACTURE de jambe.

Pérou (Baume du). — Sorte de baume de tolu.

Perruches (Maladies des) ou **psittacose.** — Maladie transmissible des perruches à l'homme; elle est produite par un microbe spécial.

Les SIGNES ressemblent à ceux de la fièvre typhoïde ou de la grippe. Après 8 à 10 jours d'incubation, on constate de l'abattement, de la courbature, du mal de tête, des frissons, de la fièvre (39°,5 à 40°,5) accompagnée souvent de délire. La langue est épaisse, il se produit des nausées, des vomissements, de la diarrhée, des taches rosées sur la peau. Quelquefois les signes d'une pneumonie infectieuse dominent : oppression, toux, crachats spéciaux.

EVOLUTION. La durée de la maladie est en moyenne de 3 semaines.

HYGIÈNE PRÉVENTIVE. Se méfier des perruches vendues par des marchands ambulants ; ne *jamais faire manger* des perruches, ni, du reste, des animaux quelconques, dans sa propre bouche. Suspecter la psittacose chaque fois que l'animal reste immobile, somnolent, les plumes hérissées, le corps en boule, les ailes tombantes, refusant la nourriture et atteint d'une diarrhée permanente qui souvent entraîne la mort.

TRAITEMENT D'URGENCE : Grogs, café, toniques. Isolement du malade et désinfection des matières crachées, vomies ou fécales.

per se. — *Précipité per se.* V. MERCURE : *Oxyde de mercure.*

Persil (*fig.* 533). — Plante de la famille des Ombellifères. On emploie :

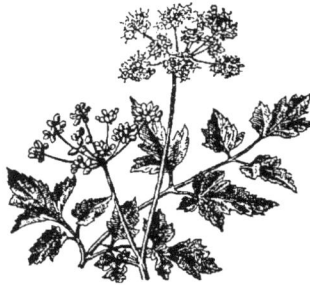

Fig. 533. — Persil.

1º la *racine* comme excitant, apéritif sous forme d'infusion (15 à 20 gr. par litre) ; 2º les *feuilles* comme résolutif et stimulant, en poudre à la dose de 2 gr. ou de 3 à 4 cuillerées d'un sirop fait avec ces feuilles.

Le principe actif est l'apiol. (V. ce mot.)

Perte de connaissance. — V. ÉVANOUISSEMENT.

Pertes blanches. — V. LEUCORRHÉE.

Pertes rouges. — V. RÈGLES, HÉMORRAGIE de la matrice.

Pervenche (syn. : violette des sorciers) [*fig.* 534-535]. — Plante de la famille des Apocynées. L'infusion de la plante entière (10 gr. par litre) est un antilaiteux populaire associé à la canne de Pro-

vence. On l'emploie aussi comme astringent léger, notamment dans les maladies

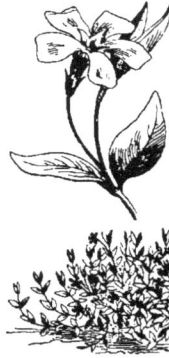

Fig. 534 et 535. — Pervenche.

de gorge. Enfin, la pervenche fait partie du thé suisse.

Pèse-bébé. — Balance dont un des plateaux est remplacé par une sorte de panier destiné à recevoir l'enfant (*fig.* 536).

Pour effectuer rapidement la pesée on met dans le plateau les poids équivalant à peu près à celui de la dernière pesée de l'enfant (y compris coussin et lange) ; puis, plaçant près de soi les autres poids, on dépose le bébé dans le panier, et on ajoute vivement le complément. Les pesées doivent être effectuées chaque semaine, à peu près à la même heure.

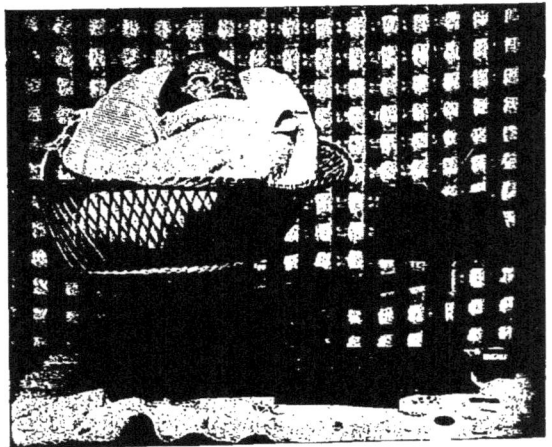

Fig. 536. — Pèse-bébé.

On tiendra compte des évacuations récentes et notamment, dans les pesées des premiers jours, de l'expulsion du méconium. L'enfant est pesé nu, enveloppé d'un lange, et la tête appuyée sur un coussin. On n'a donc qu'à défalquer du total obtenu le poids du lange et du coussin. (V. CROISSANCE.)

Pèse-lait. — V. LAIT.

Pesées. — V. MESURES.

Pessaires (*fig.* 537 à 539). — Petits appareils ordinairement en caoutchouc,
qu'on dispose aux
alentours du col de
la matrice afin de la
maintenir dans sa
position normale; on
combat ainsi les dé-
viations maladives.
(V. MATRICE.) Pour
faciliter le place-
ment du pessaire, il
est nécessaire que la femme ait uriné
et que son in-
testin ait été
évacué par un
lavement.

Il est néces-
saire de retirer
le pessaire aux
dates fixées
par le médecin
afin de pouvoir
effectuer le nettoyage de cet appareil.
Des soins locaux devront être pris éga-

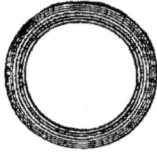

Fig. 537. — Pessaire
de Dumontpallier.

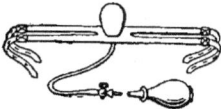

Fig. 538. — Pessaire de
Gariel, gonflé par in-
sufflation d'air.

lement avec grand soin, pendant que l'appareil est en place. Les pessaires ne
doivent être em-
ployés que sur le
conseil d'un mé-
decin ou d'une
sage-femme ex-
périmentés.

Quelque étran-
ge que cela pa-
raisse, il est arrivé
que des femmes
ont oublié un
pessaire pendant
des mois, d'où une irritation locale très intense.

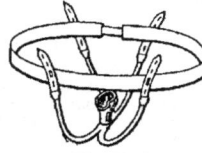

Fig. 539.
Pessaire releveur
et redresseur.

Peste. — HISTORIQUE. La peste est une maladie épidémique, contagieuse, qui, après avoir ravagé l'Europe dans l'antiquité (pestes d'Athènes, de Rome) et pendant une grande partie du moyen âge (mort de saint Louis, peste noire sous Philippe de Valois), fit encore un grand nombre de victimes au XVIe et au XVIIe siècle. Sa dernière apparition en France date de 1720, où elle tua encore 40 000 personnes à Marseille. Depuis cette époque, les Français ne furent atteints de cette maladie que pendant des expéditions à l'étranger (campagnes d'Égypte et de Syrie, 1800; campagne d'Algérie, 1837). La peste qui avait pénétré en Europe en 1879, à Astrakhan, où elle s'éteignit, grâce aux mesures énergiques

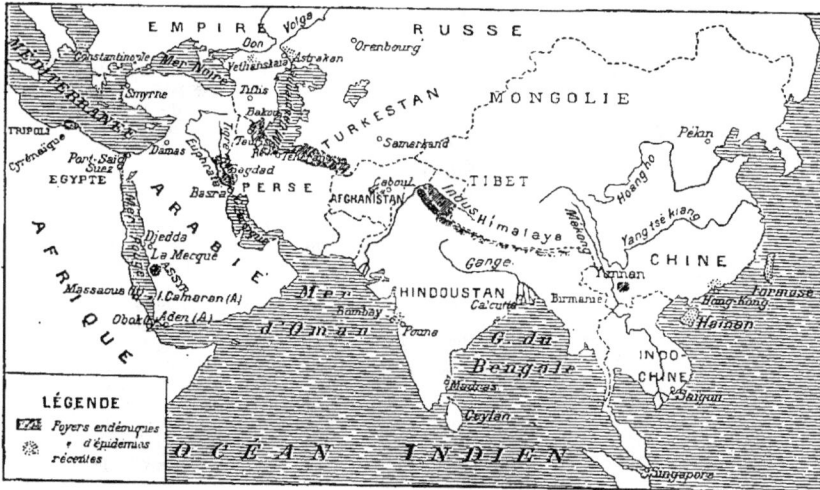

Fig. 540. — Foyers endémiques et épidémiques de la peste.

du général russe Loris Mélikov, a reparu récemment à Oporto (Portugal). La carte (*fig.* 540) montre les différents foyers endémiques et épidémiques.

SIGNES. *Prostration extrême, fièvre intense, hémorragies* par diverses voies ; des tumeurs appelées *bubons* apparaissent notamment aux aines, aux aisselles, et au-dessous du menton. Ces tumeurs sont volumineuses, arrondies et finissent le plus souvent par s'ouvrir et suppurer. Cette suppuration est, du reste, en général un indice favorable. On observe en outre des lésions spéciales appelées *charbons*, qui doivent leur nom à ce qu'ils ressemblent à des brûlures plus ou moins profondes. Ils débutent par une démangeaison, puis bientôt apparaît une petite tache rouge portant à son centre une cloque qui s'élargit rapidement, puis se rompt. On aperçoit alors au-dessous un point noirâtre formé par une gangrène des tissus qui peut envahir progressivement toute l'épaisseur du membre. La cicatrice qui lui succède, laisse une déformation plus ou moins grande suivant la profondeur de la lésion.

ÉVOLUTION. La durée de l'affection est en moyenne de 8 à 10 jours ; ordinairement, lorsque la mort se produit, le malade est enlevé du troisième au cinquième jour. Les rechutes et les récidives sont fréquentes,

CAUSES : 1° PRÉDISPOSANTES. Les *saisons* les plus favorables à l'évolution de la peste sont l'automne et le printemps ; l'été amène souvent la disparition ou une atténuation de la maladie. L'agglomération et l'entassement des habitants dans des demeures malsaines, les fatigues excessives, la famine, la malpropreté, la peur, l'affaiblissement produit par des maladies chroniques, provoquent la multiplication des microbes de la peste.

2° DÉTERMINANTES. L'introduction dans le corps du microbe spécial de Yersin (*fig.* 541) qui est transmis par contact direct avec un malade par l'intermédiaire des puces, punaises, ou contact indirect (hardes, effets et marchandises provenant d'un pays où règne l'épidémie, mouches, rats).

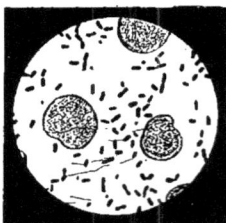

Fig. 541. — Microbes de la peste, ou de Yersin.

MESURES DE PRÉSERVATION : Désinfection (V. ce mot) des maisons où un cas de peste se produit, transport des malades dans des hôpitaux spéciaux, destruction des souris, des rats, des puces, punaises, mouches.

TRAITEMENT. Injection dans la région des reins du sérum antipesteux de Yersin, préparé par l'Institut Pasteur de Paris et celui de l'Annam.

Petit houx. V. FRAGON.

Petit-lait. — V. LAIT.

Petit-mal. — V. ÉPILEPSIE.

Petite centaurée. — V. CENTAURÉE.

Petite vérole. — V. VARIOLE.

Petite vérole volante. — V. VARICELLE.

Pétrole (Huile de Gabian). — Employé contre la gale en liniment (pétrole 100 gr., huile d'amandes 100 gr., laudanum 5 gr.) ; en savon (pétrole et alcool de chacun 50 gr., savon de Marseille 100 gr., cire 40 gr.) : 3 ou 4 savonnages par jour (Constantin Paul).

Empoisonnement. — SIGNES. Assoupissement profond. — PREMIERS SOINS. Faire vomir en chatouillant la luette ou avec ipéca, puis stimulants.

Peuplier. — V. ONGUENT *populéum.*

Phagédénisme. — Extension indéfinie d'une ulcération, notamment de celle d'un chancre, aux parties voisines ou en profondeur. — TRAITEMENT. Application de teinture d'iode ou cautérisation au fer rouge.

Phagocyte et **Phagocytose.** — V. MICROBES.

Phalanges, phalangines, phalangettes. — Os des doigts de la main et du pied. (V. *fig.*, à CORPS.) La phalange est articulée avec les métacarpiens ou les métatarsiens, la phalangine avec la phalange au-dessous et la phalangette au-dessus.

Pharmacie de famille, de voyage et d'urgence. — On donne ce nom à un ensemble de médicaments qu'il est utile de posséder chez soi, tout au moins à la campagne. Leur énumération et la quantité qu'il est nécessaire d'en posséder seront seules indiquées dans le tableau ci-contre ; quant aux propriétés et aux modes d'emploi, on les trouvera au nom de chaque médicament indiqué en *italique* (lorsqu'il est en deux mots, à celui suivi d'un astérisque [a]). Il est *indispensable* que ces médicaments, dont quelques-uns sont des poisons, soient placés dans une boîte soigneusement fermée par une clef placée dans un endroit *fixe*. Chaque espèce de médicament doit être remise *soigneusement* en place après emploi. Les flacons et les boîtes porteront : 1° le nom de la substance contenue ; 2° la quantité par cuillerée à soupe pour les médicaments en bouteille, par paquet pour ceux en boîte.

Pharmacie de famille.

Tableau des substances et des objets qu'elle doit renfermer.

I. Médicaments internes.

1. ANTIACIDES (empoisonnements, maux d'estomac). . . . . . .
   - *Magnésie* calcinée : un flacon de 30 gr.
   - *Bicarbonate de soude* :* une boîte contenant 10 paquets de 5 gr.

2. ANTIDIARRHÉIQUES. . . . . .
   - *Salicylate de bismuth* :* une boîte contenant 10 cachets de 50 centigr.
   - *Laudanum* (vin d'opium*) : un flacon de 10 gr.

3. ANTIFÉBRILES . . . .
   - *Antipyrine :* une boîte contenant 5 cachets de 25 centigr. et 10 de 50 centigr.
   - *Sulfate de quinine* :* une boîte contenant 5 cachets de 25 centigr. et 10 cachets de 50 centigr.

4. ANTINERVEUX ET CALMANTS .
   - Antipyrine et sulfate de quinine, déjà indiqués à antifébriles.
   - *Chloral :* un flacon contenant 120 gr. de sirop.
   - Laudanum, déjà indiqué à ANTIDIARRHÉIQUE.
   - Fleurs de *tilleul* et *d'oranger :* dans un sac, 30 gr. de chaque.
   - *Éther :* un flacon bien bouché de 30 gr.
   - *Bromure de potassium* :* 10 paquets de 1 gr.

5. DIGESTIFS. . . . .
   - Fleurs de *camomille :* 30 gr. dans un sac.

6. EMOLLIENTS . . . .
   - *Amidon :* 100 gr. dans une boîte pour lavements d'enfant.

7. PURGATIFS . . . .
   - *Calomel* (protochlorure de *mercure**) : une boîte contenant 10 paquets de 20 centigr.
   - Huile de *ricin :* un flacon de 40 gr.
   - *Sulfate de soude* :* une boîte contenant un paquet de 60 gr.
   - Magnésie, déjà indiquée à ANTIACIDE.

8. STIMULANTS . . . .
   - Eau de *mélisse des Carmes :* un flacon.
   - *Ammoniaque :* un flacon de 10 gr.

9. SUDORIFIQUES . . . .
   - Fleurs et feuilles de *bourrache :* 20 gr. dans un sac.

10. VOMITIFS . . . .
    - *Ipéca :* une boîte contenant 10 paquets de 25 centigr.
    - Tartre stibié ou émétique (tartrate d'*antimoine**) : 10 paquets de 5 centigr.

II. Médicaments externes et pansements.

1. BRULURE . . . .
   - Acide *picrique :* un flacon de 150 gr. de la solution à 10 pour 100.

2. DOULEURS . . . .
   - Graine de *lin :* 250 gr. dans une boîte en fer-blanc.
   - Une boîte de *sinapismes* Rigollot.

3. HÉMORRAGIES . . . .
   - Une feuille d'*amadou*.

4. PIQURES . . . .
   - Ammoniaque liquide, déjà indiqué à STIMULANTS.
   - Teinture *d'iode :* un flacon de 5 gr. (V. MOUSTIQUES).
   - Essence de *térébenthine :* un flacon de 50 gr. (V. VIVE).

5. PLAIES . . . .
   - *Baudruche* gommée : un rouleau.
   - Papier au *bichlorure de mercure* :* un cahier de 10 feuilles.
   - Acide *borique :* une boîte contenant 120 gr.
   - Alcool *camphré :* un flacon contenant 150 gr.
   - *Tarlatane :* 15 mètres.
   - *Ouate* hydrophile :* 250 gr.
   - Bandes de vieille toile.

6. VENINS . . . .
   - Un flacon de *sérum* contre la morsure des vipères*.

III. Récipients.

Un *gobelet* en bois ou en métal. — Une *cuillère* à soupe et une à café portant inscrite à l'intérieur la contenance d'eau. — Une *cuvette* en tôle émaillée. — Un *bock*, une *poire* à lavement.

IV. Instruments.

Une *plume* d'oie pour chatouiller le fond de la gorge. — Un *couteau* à papier pour écarter les dents serrées. — Une *pince** à mors étroit. — Une *pince** à artère. — Une paire de *ciseaux*. — Une seringue de Pravaz pour les injections.

Pharmacie de chasse, de cyclisme, de pêche. — V. PANSEMENT (paquet).

Pharmaciens (Consultation des). — Au début de sa carrière, le pharmacien honnête, se rendant compte de l'impossibilité où il se trouve de soigner des malades sans savoir la médecine et souvent même sans voir ses clients pour lesquels un parent lui demande une consultation, refuse un avis qu'il sait pouvoir être dangereux et conseille de voir un médecin. Cette période d'abstention est courte, car il s'aperçoit rapidement que le client déçu va ailleurs, le jugeant ignorant ou peu aimable; aussi, après quelques semaines ou au plus quelques mois, lui aussi prodigue le bon sirop pectoral, l'excellent vin créosoté, l'antimigraineux, l'antipyrine ou même la morphine. Dans la généralité des cas, le malade guérit tout de même, parce qu'il s'agissait d'une simple indisposition; mais, dans d'autres, le médecin est appelé trop tard et le malade meurt. « Ce n'est pas ma faute, dit le pharmacien, je n'ai pas pu refuser un avis; » et il n'a pas tout à fait tort.

Lorsqu'un médecin est appelé la nuit, neuf fois sur dix, il trouve sur la table du malade une bouteille de teinte rose que le pharmacien a vendue sans en indiquer le contenu; d'où nécessité d'une ordonnance, nouveau réveil du pharmacien, retard et double dépense. Le public ne peut pas s'habituer à comprendre une chose, cependant bien simple : ou le pharmacien donne une potion contenant des substances inactives, de façon à ne pas se compromettre (c'est le cas le plus fréquent), et alors cette sorte de médication fait simplement perdre un temps précieux; ou il délivre une potion contenant une substance active, c'est-à-dire un poison d'autant plus dangereux que, de peur de tomber sous le coup de la loi, les doses ne sont pas ou ne sont que vaguement indiquées et que, par suite, personne ne se défie de cette drogue.

Pharyngite. — V. ANGINE.

Pharynx. — V. GORGE.

Phellandrie. — La poudre du fruit de la phellandrie (Ombellifère) est employée à la dose de 1 à 2 gr. comme narcotique et diurétique.

Phénacétine ou **phenédine.** — Poudre blanche, inodore, sans goût, employée comme antifébrile et antiné-

vralgique à la dose de 1 à 2 gr. par cachets de 30 centigr.

Phénique (Acide) [Syn. : acide carbolique et phénol]. — Antiseptique, antipyrétique.

MODES D'EMPLOI ET DOSES : 1° à l'*intérieur*, sous forme d'une à 3 cuillerées de sirop contenant 1 gr. d'acide pour 1.000 gr. de sirop; de gargarisme (acide phénique 1 gr., glycérine 12, eau 250 gr.); 2° à l'*extérieur*, eau phéniquée, solution faible 2 gr. 50 pour 100, solution forte 5 gr. pour 100, gaze phéniquée 10 pour 100, vaseline et huile phéniquée 1 pour 100.

Phénate de soude ou **phénol.** — Mêmes formules.

Accidents. — Les accidents par l'usage de l'acide phénique comme pansement sont fréquents. Le public, trompé par le mot « phénol », emploie au hasard des solutions trop fortes, et les résultats sont des brûlures plus ou moins profondes.

Empoisonnements. — SIGNES. Cuisson vive de la bouche à l'estomac; la muqueuse des lèvres et du reste de la bouche est blanche et dure, la face livide, l'urine foncée; perte de connaissance ou assoupissement profond.

PREMIERS SOINS. Faire boire ou mieux faire le lavage de l'estomac avec 30 gr. de sulfate de magnésie et de soude dissous dans un litre d'eau chaude et répéter ce lavage jusqu'à ce que l'odeur du phénol ait disparu. Faire venir et ensuite purger avec de l'huile de ricin. Plus tard, stimulants (grogs chauds), réchauffer les extrémités, inhalation d'oxygène.

Phénol. — V. ci-dessus PHÉNIQUE (Acide).

Phénomènes. — V. MONSTRES, SCLÉRODERMIE.

Phénosalyl. — Mélange d'acides phénique, salycilique et lactique avec du menthol et de l'essence d'eucalyptus, préconisé à la dose de 1 pour 100 d'eau comme antiseptique.

Phimosis et **Paraphimosis.** — Étroitesse congénitale ou inflammatoire (chancre) de l'ouverture du prépuce, d'où difficulté ou impossibilité de découvrir le gland.

INCONVÉNIENTS. Le phimosis, outre la possibilité de production du paraphimosis (V. ci-après), a le désavantage : 1° d'empêcher de tenir en état de propreté suffisant la couronne du gland, et 2° de rendre cette surface facilement ulcérable, d'où une prédisposition à la syphilis. — TRAITEMENT. La circoncision, c'est-à-dire la suppression du prépuce, est une opération préventive fort utile, les statistiques démontrant la rareté relative de la syphilis chez les israélites.

Paraphimosis. — Étranglement du gland par un prépuce dont l'ouverture est insuffisamment large. Ce prépuce, après avoir été tiré violemment en arrière où il étrangle en partie le gland, ne peut plus revenir en avant qu'après un débridement. On essayera, sans trop insister, de ramener le prépuce dans sa position normale en graissant le gland avec de la vaseline ; en cas d'insuccès, une petite opération est nécessaire.

Phlébite (du grec *phleps, phlebos,* veine). — Inflammation des veines.

CAUSES PRÉDISPOSANTES. Varices, hémorroïdes, plaie des veines, fièvre typhoïde, couches, rhumatisme, voisinage d'un foyer purulent.

SIÈGES. *Douleur* sur trajet de la veine, pesanteur, engourdissement. *Cordon dur* formé par la veine, avec rougeur de la peau et *enflure* de la région. Si la phlébite se produit au voisinage d'une plaie, celle-ci prend un mauvais aspect. Lorsque la phlébite est étendue, on constate une *fièvre* d'intensité variable avec frissons répétés.

ÉVOLUTION. Ordinairement, la guérison se produit après une durée de maladie assez longue, mais quelquefois avec oblitération de la veine. La suppuration est une conséquence fréquente en l'absence de traitement.

TRAITEMENT. Repos au lit, le membre (ordinairement la phlébite siège à la jambe) étant étendu horizontalement ou mieux encore le pied plus élevé que le reste du membre inférieur. Il suffit, pour obtenir ce résultat, d'employer un coussin de balle d'avoine ou de caoutchouc. Envelopper le membre d'ouate. Oindre avec onguent napolitain (v. MERCURE). Bains tièdes. Le massage rend de grands services, mais à condition d'être fait par un médecin. — *Eaux minérales.* Bagnols de l'Orne.

Phléborragie. — Hémorragie veineuse. V. HÉMORRAGIE.

Phlébotomie (du grec *phleps, phlebos,* veine, et *tomé,* incision). — Saignée*.

Phlegmasie (du grec *phlegein,* brûler). — Inflammation.

Phlegmatia alba dolens (œdème blanc douloureux).—Gonflement douloureux, le plus ordinairement des membres inférieurs, mais quelquefois aussi des membres supérieurs, avec maintien de la blancheur de la peau.

CAUSES. Période avancée de la tuberculose et du cancer, fièvre puerpérale*.

TRAITEMENT. Immobilisation absolue au lit. Faciliter la circulation de retour en plaçant le ou les membres sur des coussins de façon à mettre le pied plus haut que le reste du corps ; le talon doit dépasser le coussin afin de ne supporter aucune compression. Onctions avec de l'huile camphrée tiède. Enveloppement ouaté du membre. Régime lacté*. Ne revenir à la marche qu'après guérison depuis plusieurs jours et avec grandes précautions.

Phlegmon (du grec *phlegein,* brûler). — Inflammation du tissu cellulaire superficiel ou profond, notamment dans les régions où ce tissu est abondant (cou, aisselles). Elle peut être *circonscrite* ou *diffuse.*

I. **Phlegmon circonscrit.** — CAUSES. Contusions, plaies, particulièrement celles dans lesquelles un corps étranger (débris de vêtement, fragment de métal), ou un liquide irritant (urine, matière fécale) a pénétré dans le tissu cellulaire ; inflammation de voisinage (fractures, tumeurs, adénites).

SIGNES : 1° LOCAUX. Tuméfaction, chaleur, rougeur (faisant défaut dans le phlegmon profond), douleur (élancements, battements). 2° GÉNÉRAUX. Fièvre plus ou moins forte, agitation, insomnie.

ÉVOLUTION. Si, ce qui est le cas le plus fréquent, la suppuration se produit, la douleur reste fixe et, vers le 4° ou le 5° jour, le doigt, en s'appuyant sur le phlegmon, a la sensation d'un liquide (fluctuation). Dans le cas de résolution, tous les signes disparaissent, au contraire, graduellement.

II. **Phlegmon diffus.** Il diffère du précédent par la rapidité de l'envahissement, par la mortification d'une région étendue de tissu cellulaire et par l'intensité des symptômes généraux.

CAUSES. Les mêmes que pour le phlegmon circonscrit, mais se produisant chez des individus fatigués par des maladies antérieures ou des marches excessives, des alcooliques ou des tuberculeux.

SIGNES. Gonflement rapide, avec empâtement conservant l'empreinte du doigt ; rougeur, douleur vive ; puis, vers le 6° jour, suppuration avec élimination de parties gangrenées. Ces escarres entraînent de larges pertes de substance et un changement dans la conformation du membre. La fièvre est intense.

TRAITEMENT. Celui indiqué au mot PANARIS.

Phlyctène (du grec *phluzein,* bouillir). — Ampoule analogue à celles des brûlures. V. BRULURES.

Phonation (du grec *phôné,* voix). — V. VOIX.

Phonendoscope (du grec *phôné,* voix, *endon,* à l'intérieur, et *skopein,* regarder). — Appareil inventé par le Dr Bianchi pour délimiter les organes.

DISPOSITION DE L'APPAREIL (*fig.* 542). Le phonendoscope se compose d'un disque métallique renfermant une cavité formée par une membrane mince d'ébonite à laquelle est vissée une tige métallique coiffée d'un bouton, aussi en ébonite. Sur la face opposée, le disque porte deux tubes en caoutchouc terminés chacun par un embout destiné à être introduit dans l'oreille du médecin.

MODE D'EMPLOI. L'appareil étant tenu dans la main gauche, le bouton d'ébonite est appuyé énergiquement sur la partie de la peau qui correspond au viscère sous-jacent. On frotte alors la peau avec la pulpe du pouce de la main droite, en appuyant assez fortement et en commençant ces frictions au voisinage du bouton; on perçoit alors un bruit intense qui cesse, au contraire, presque

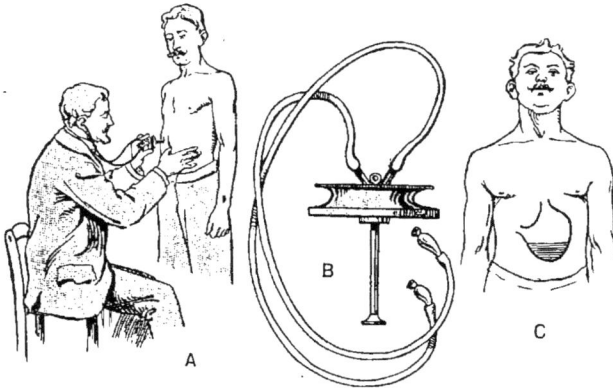

Fig. 542. — Phonendoscope.

A. Appareil en place pour l'examen; B. Détail de l'appareil; C. Dessin indiquant la forme de l'estomac et de son contenu.

brusquement dès qu'on dépasse les limites du viscère dont on explore les limites. Ce point étant marqué sur la peau par un crayon, on continue de même à chercher les autres points où le bruit disparaît; la réunion de ces différents points indique les bords de l'organe.

USAGES. On délimite ainsi le foie, les reins, l'intestin, l'estomac et le cœur. On constate les changements de forme du cœur à la suite d'une course, les modifications de l'estomac pendant la digestion.

Phosphate. — V. CHAUX, FER, SOUDE.

Phosphène (du grec *phôs*, lumière, et *phainein*, faire briller). — Image lumineuse provoquée par la compression du globe oculaire.

Phosphore. — Médicament dangereux, préconisé dans certaines paralysies et dans l'ataxie.

MODE D'EMPLOI ET DOSES. La dose est de 1 à 3 milligr. pour les adultes, ordinairement sous forme d'huile phosphorée qui contient 1 pour 1 000 de phosphore pour l'usage interne (capsules à 1 milligr.) ou 1 pour 100 pour usage externe (friction).

Empoisonnement. — Le *phosphore*, enlevé aux allumettes ou sous forme de mort aux rats, est la substance la plus fréquemment employée par les criminels, 15 à 30 centigr. pouvant déterminer la mort.

SIGNES : Douleur à l'estomac, peu de vomissements (les *matières vomies* peuvent être *lumineuses* dans l'obscurité). *Odeur de phos-*

phore dans l'haleine. Affaiblissement considérable, pouls très petit, souvent après quelques palpitations. *Douleur au niveau du foie* et *jaunisse* dès le troisième jour. Saignements de nez, vomissements de sang, extravasation de sang sous la peau.

PREMIERS SOINS. Faire vomir avec du sulfate de cuivre (10 à 30 centigr.), qui forme du phosphure de cuivre. Donner toutes les demi-heures 2 gr. d'essence de térébenthine.

Intoxication chronique. — CAUSES : 1° DÉTERMINANTES. Trempage des bois dans la pâte phosphorée, triage des allumettes. 2° PRÉDISPOSANTES. Alcoolisme, malpropreté, insuffisance de ventilation. — SIGNES. Carie dentaire, puis formation d'abcès aux joues par nécrose de l'os maxillaire inférieur et quelquefois des autres os de la face. Anémie profonde, avec vomissements et diarrhée.

TRAITEMENT. Soins aux dents, arrêt de travail dès la carie des dents. Opération chirurgicale.

Phosphorique (Acide). — Médicament employé dans certaines maladies des os (rachitisme, ostéomalacie), dans la spermatorrhée, dans la métrorragie, à la dose de 50 centigr. à 2 gr. par jour sous forme de *limonade phosphorique* (2 gr. pour 900 gr. d'eau et 100 gr. de sirop de sucre) ou en *pilules.*

Phosphure de zinc. — V. ZINC.

Photophobie (du grec *phôs*, lumière, et *phobos*, crainte). — État d'un œil auquel la lumière est pénible.

Phtiriase. — POUX.

Phtisie. — V. TUBERCULOSE.

Physiologie et **Physiologique** (du grec *phusis*, nature). — La physiologie est l'étude des fonctions du corps. Être en *état physiologique* signifie donc : être dans l'état naturel ou normal des fonctions.

Pica (du lat. *pica*, pie). — Impulsion à absorber des substances non alimentaires, ce qu'on reproche aux pies. V. MALACIA.

Picrique (Acide). — Médicament employé dans certaines maladies de la peau (eczéma, zona), mais surtout contre les brûlures. Il supprime la douleur, antiseptise la plaie et amène rapidement la réparation de l'épiderme.

MODES D'EMPLOI. Solution contenant 5 gr. d'acide picrique, 50 gr. d'alcool et 950 gr. d'eau. On l'emploie en bains si la partie brûlée peut être immergée facilement (doigts, mains), puis en imbibant des compresses qu'on applique sur la plaie et qu'on recouvre d'ouate mais *non* d'un tissu imperméable (taffetas gommé ou toile caoutchoutée) qui maintiendrait l'humidité et retarderait la cicatrisation. Les pansements ne seront renouvelés que rarement (tous les 3 ou 4 jours). Pour l'eczéma, on a employé la même solution ou des solutions contenant 6, 10 à 12 gr. d'acide picrique pour 1 000 gr. d'eau.

Pour le *zona*, on fait des badigeonnages à l'aide d'un pinceau aseptique trempé dans une solution alcoolique à 1/10e.

PRÉCAUTION. L'inconvénient de l'acide picrique est la coloration jaune qu'il donne aux mains de la personne qui fait le pansement. On se servira, autant que possible, d'une pince, et on se débarrassera de la coloration par un lavage avec une solution de carbonate de lithine.

Picrotoxine. — V. COQUE.

Pied. — Le pied est formé par les os du *tarse*, du *métatarse* et des *orteils*, constituant ensemble vingt-six os réunis par des ligaments et recouverts par vingt muscles. V. *fig.*, à CORPS.

La partie inférieure du pied, la *plante*, est formée par un arc osseux et constitue une voûte élastique sur laquelle repose le corps. La peau de cette région est très épaisse et doublée d'une forte couche de graisse. V. CHAUSSURES, FRACTURE, LUXATION, MARCHE

Pied bot (*bot* signifiait *tronqué* dans l'ancien français). — Déformation

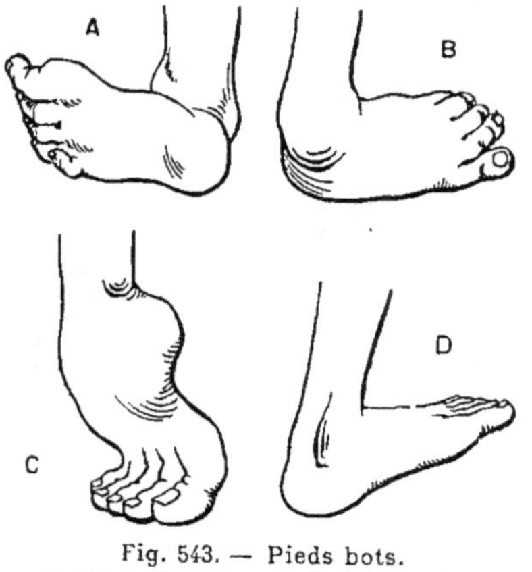

Fig. 543. — Pieds bots.
A. Varus; B. Valgus; C. Équin; D. Talus.

du pied, dont la plante ne peut reposer en entier sur un plan horizontal; elle est due à la rétraction et au raccourcissement de certains muscles.

VARIÉTÉS. La forme la plus habituelle (7/8) est le pied bot *varus* (*fig.* 543 A), dans lequel le pied s'appuie sur le bord externe et la plante regarde en dedans.

Le *valgus*, rare (*fig.* 543 B), est l'opposé du varus; le pied s'appuie sur le bord interne et la plante regarde en dehors.

Dans l'*équin* (*fig.* 542 C), le pied se trouve dans l'extension forcée et ne s'appuie sur le sol que par les orteils et l'extrémité antérieure des métatarsiens; la plante est dirigée en arrière.

Le *talus*, très rare (*fig.* 543 D), est l'opposé de l'équin; le pied s'appuie sur le talon.

Le pied bot varus est souvent associé à un certain degré de pied bot équin; il en est de même pour le valgus et le talus, qui sont fréquemment combinés ensemble.

CAUSES. Hérédité (?), alcoolisme des parents, compression de la matrice, maladies du fœtus.

TRAITEMENT. Appareil (*fig.* 544) et opération chirurgicale dont l'opportunité varie avec les variétés. Chaussures de formes appropriées.

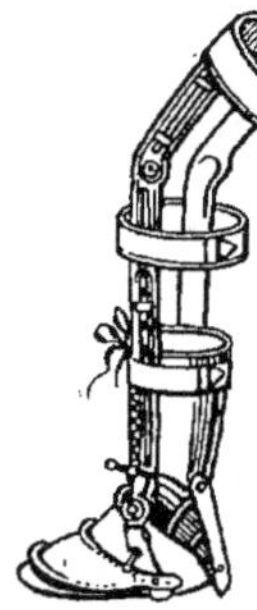

Fig. 544. — Appareil pour pieds bots.

Pied plat. — Déformation du pied consistant dans l'aplatissement de la surface plantaire, le bord interne appuyant plus fortement que l'externe (*fig.* 545 A); il existe donc un certain degré de pied bot *valgus*. Cette difformité, dont les degrés sont variables, rend la marche assez difficile pour provoquer l'exemption du service militaire.

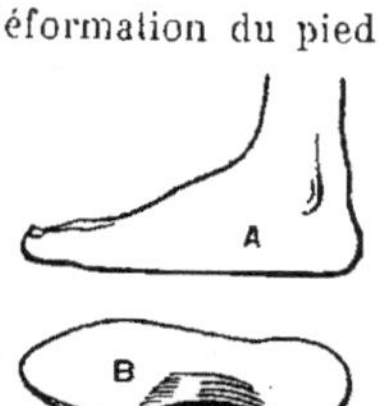

Fig. 545.
Pied plat.
A. Pied; B. Semelle pour réformer la voûte plantaire.

Une affection spéciale, la tarsalgie*, peut compliquer cette situation.

TRAITEMENT. Chaussure à semelle d'acier, avec liège ou plaque de caoutchouc pour réformer la voûte plantaire (*fig.* 543 B).

Pieds (Bain de). — V. PÉDILUVE.

Pie-mère. — Enveloppe du cerveau. V. CERVEAU.

Pierre. — V. vessie (Calculs de la).

Pierre divine. — V. cuivre (Sulfate de).

Pierre infernale. — V. argent (Nitrate d').

Pierrefonds (Oise). — Ville d'eaux sulfurées calciques et hydrosulfurées froides. Il existe en outre une source ferrugineuse.

Modes d'emploi. Ceux des eaux minérales sulfureuses, notamment les pulvérisations. — Indications. Angines et laryngites chroniques. Asthme.

Pile électrique. — V. électrothérapie.

Pilocarpine. — V. jaborandi.

Pilules. — Petites boules contenant un médicament incorporé dans une pâte formée de substances inertes (miel, savon, etc.). Dans certains cas, on dragéifie avec du sucre la surface de ces pilules; on peut aussi les argenter ou les dorer. Ce mode de préparation a pour but de permettre l'absorption facile de médicaments ayant une saveur peu agréable.

Inconvénients. Certaines pilules durcissent après un certain temps et deviennent alors inattaquables par les sucs digestifs; aussi passent-elles intactes dans l'intestin. Tel est le cas, par exemple, pour les pilules de sulfate de quinine; aussi la forme de cachets est-elle souvent préférable.

Pilules d'*Anderson, angéliques, ante cibum, de Bontius, écossaises, de Francfort, de Franck, gourmandes*, de *Mesné*. V. aloes.

Pilules *asiatiques*. V. arsénieux.

Pilules de *Belloste, bleues*, de *Plenck*. V. mercure.

Pilules de *Méglin*. V. zinc.

Pilules de *Plummer*. V. antimoine.

Pin maritime. — Sève de pin. On s'en sert pour faire des tisanes et des sirops. V. aussi térébenthine.

Pin sauvage. — Les bourgeons (faussement appelés bourgeons de sapin) sont employés en tisane sous forme d'infusion (10 gr. par litre) comme anticatarrhal et diurétique. On prépare aussi un sirop de pin.

Pince. — Il en existe plusieurs variétés (*fig.* 546-548); celles qu'on doit posséder sont les suivantes: 1° *pince à mors étroits*, pour retirer les corps étrangers de l'oreille, du nez, de la peau (aiguillon); 2° *pince de Laborde*, pour saisir et tirer

la langue dans le traitement de l'asphyxie; 3° *pince à artère*, avec laquelle on saisit la région saignante dans une hémorragie:

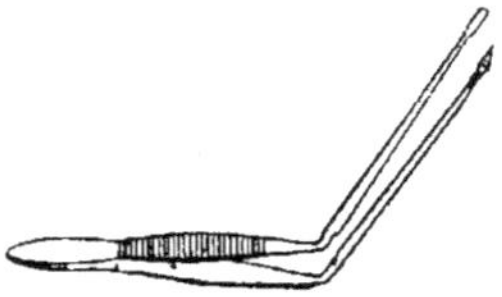

Fig. 546.
Pince à mors étroits.

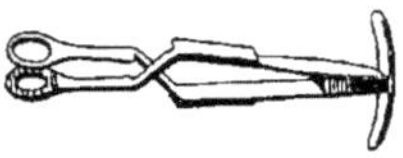

Fig. 547.
Pince tire-langue.

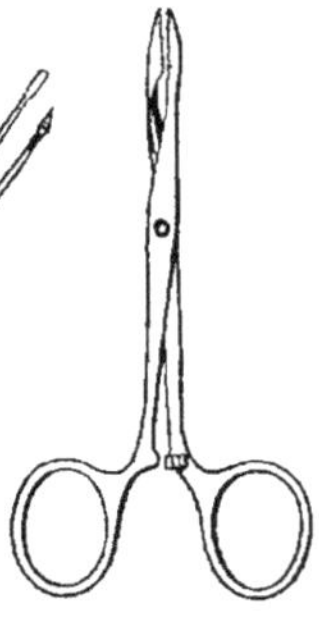

Fig. 548.
Pince
hémostatique.

la constriction se fait par l'entrée d'une saillie de l'une des branches du manche dans un cran de l'autre.

Pincée. — Quantité de poudre ou de feuilles prise par la réunion du pouce et de l'index; elle répond à 1 ou 2 gr. de fleurs de camomille, de guimauve, de tilleul, de fruits d'anis.

Pincement. — V. massage.

Pipérazine. — Médicament employé pour provoquer l'élimination de l'acide urique. — Dose. 5 à 10 centigr. en injections hypodermiques.

Piqûres. — Introduction dans la peau ou une muqueuse de l'aiguillon d'un insecte (*fig.* 549-555).

Piqûres de la peau par des abeilles, frelons, guêpes, chenilles, cousins, taons. — Signes. Ils se bornent d'ordinaire à un peu de rougeur et de gonflement accompagnés d'une douleur cuisante ou d'une sensation de brûlure et de démangeaison avec apparition d'une plaque d'urticaire, c'est-à-dire d'une éruption analogue à celle donnée par le contact des orties. Quelquefois, cependant, les accidents peuvent prendre une certaine gravité, par suite de la multiplicité des piqûres; on peut observer alors des abcès et une enflure étendue. Dans des cas *tout à fait exceptionnels* se rapportant à des enfants qui, ayant détruit l'habitation des guêpes ou des abeilles, avaient été assaillis par un très grand nombre d'insectes, on a vu les membres être atteints de gangrène, des phénomènes généraux graves se produire et la mort s'ensuivre.

Reine.   Abeille mâle.   Abeille ouvrière.

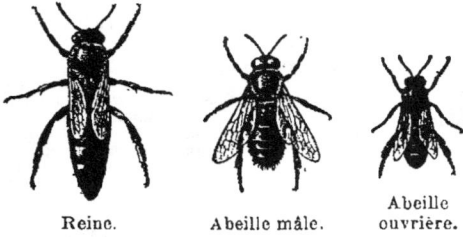

Fig. 549. — ABEILLES.
(Le mâle n'a pas d'aiguillon ; celui de la reine est sans danger.)

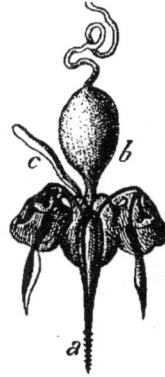

Fig. 550. — Aiguillon (*a*) d'abeille, avec les glandes à venin (*b, c*).

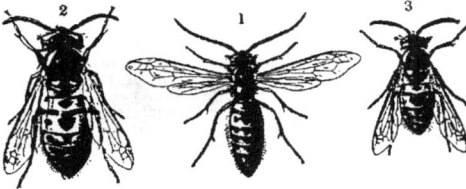

Fig. 551. — GUÊPES.

1. Mâle ; 2. Femelle ; 3. Neutre.
(Le mâle n'a pas d'aiguillon.)

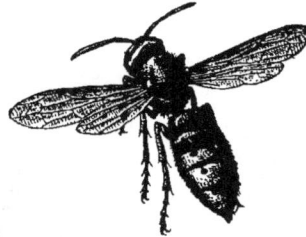

Fig. 552. — Frelon.

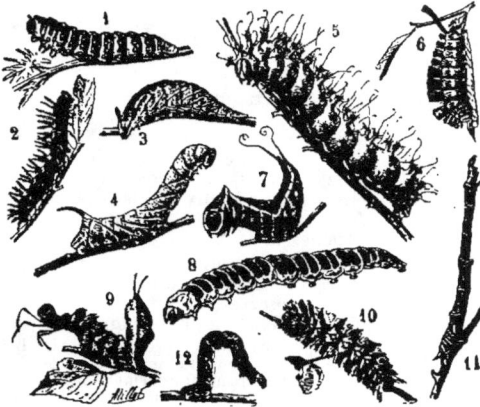

Fig. 553. — CHENILLES.

1. Papillon machaon ; 2. Vanesse morio ; 3. Grand Mars ; 4. Smérinthe demi-paon ; 5. Grand Paon ; 6. Orgyie pudibonde ; 7. Dicranule vinule ; 8. Cossus gâte-bois ; 9. Harpyie du hêtre ; 10. Acronycte de l'érable ; 11. Uraptérix du sureau ; 12. Boarnie livide.

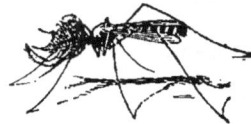

Fig. 554. — Cousin.

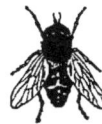

Fig. 555. — Taon.

Fig. 549 à 555. — Insectes qui piquent ou irritent la peau.

TRAITEMENT : 1° PRÉVENTIF. Pour faire fuir les mouches, taons, etc., il suffit de frotter les parties exposées avec une substance ayant une odeur désagréable aux insectes : eau de feuilles de noyer, eau de tilleul, eau de quassia. Les voilettes préservent le visage.

2° CURATIF. Ne pas se gratter. Des lotions d'eau froide salée, de vinaigre, d'eau de Cologne ou de quelques gouttes d'ammoniaque liquide suffisent à faire disparaître la douleur. On peut aussi appliquer un mélange formé de 15 gr. d'ammoniaque, 5 gr. de collodion et 50 centigr. d'acide salicylique. Lorsque l'aiguillon est resté dans la plaie, il arrive souvent que la poche à venin qui se trouve à la base de cette pointe a été également arrachée et peut, par suite, laisser échapper son contenu dans la piqûre ; il est nécessaire, alors, de couper tout ce qui dépasse la peau avant de retirer doucement la pointe avec une pince. Lorsque les blessures sont très nombreuses, il faudra, en outre, faire prendre au malade un bain et le remonter avec des toniques.

Piqûres de guêpes à l'intérieur de la bouche. — SIGNES. Ces piqûres offrent une très grande gravité, par suite de la tuméfaction de la langue et des tissus du fond de la gorge qui en est la conséquence. Aussi importe-t-il d'agir vite pour arrêter dès le début cette enflure qui peut avoir des conséquences assez sérieuses.

CAUSES. L'accident se produit presque toujours parce qu'on commet l'imprudence de ne pas ouvrir un fruit avant de mordre dedans ; il arrive même qu'on le met tout entier dans la bouche sans le regarder, et alors, la guêpe se venge en piquant la gorge.

PREMIERS SOINS. Le meilleur traitement semble être un gargarisme avec du sel de cuisine dans de l'eau à laquelle on ajoutera un peu de vinaigre.

Piqûres de moustiques. — V. MOUSTIQUES.

Piqûres de scorpion. — V. SCORPION.

Piqûre de vive. — V. VIVE.

Pissement de sang. — V. HÉMORRAGIE : Hématurie.

Pissenlit. — Plante de la famille des Synanthérées.

MODE D'EMPLOI et INDICATIONS. La fleur de pissenlit a été conseillée contre les taches de rousseur. Il suffit d'en faire bouillir longtemps une poignée dans un litre d'eau, de passer le liquide à travers une mousseline fine et de se laver le visage avec cette décoction, matin et soir, pendant quelques jours.

Pituitaire. — Membrane muqueuse du nez. V. NEZ.

Pituite. — Rejet, sous forme de crachat ou de vomissement, d'un liquide aqueux et filant venant de l'estomac. Son origine est une maladie de l'estomac, notamment chez les alcooliques.

Pityriasis (du grec pituron, son). — Le pityriasis est une maladie de peau qui présente plusieurs variétés ayant pour caractère commun la desquamation.

Pityriasis blanc ou simple. — SIGNES. Il siège ordinairement sur le cuir chevelu et quelquefois sur le visage, et il est caractérisé par la présence d'une poussière blanchâtre, formée de débris d'épiderme (pellicules) plus ou moins adhérente aux cheveux et tombant sur les épaules et les vêtements. Ces pellicules provoquent une démangeaison variable et la chute temporaire ou définitive d'une quantité notable de cheveux. Au visage, le pityriasis forme des dartres farineuses, dont la partie superficielle se détache continuellement.

ÉVOLUTION. Maladie chronique très tenace et à récidive fréquente.

TRAITEMENT. Lavage, une fois par semaine, de la tête avec du savon blanc et de l'eau chaude. Pommade soufrée ou mercurielle.

Pityriasis rosé. — SIGNES. Cette maladie de la peau a d'abord son siège au cou, à la poitrine, puis descend sur les membres. L'éruption consiste en taches rosées variant du diamètre d'une lentille à celui d'une pièce de 5 fr. en argent, s'agrandissant rapidement et dont l'épiderme se détache du centre à la périphérie. Le degré de démangeaison varie suivant les individus.

ÉVOLUTION. 15 à 60 jours.

TRAITEMENT. Bains d'amidon et glycéré d'amidon.

Pityriasis jaunâtre (Syn. : taches hépatiques). — CAUSES. Multiplication d'un champignon spécial, le microscoporon furfur, chez des personnes débiles ou malpropres. — SIGNES. L'éruption se présente sous forme de taches café au lait s'enlevant au coup d'ongle et siégeant au cou et sur la poitrine.

TRAITEMENT. Badigeonnages à la térébenthine.

Placenta (mot latin signifiant gâteau). — Nom donné, à cause de sa forme, à la masse mollasse qui, pendant la gestation, sert d'intermédiaire entre la matrice et le fœtus. Le placenta contient les vaisseaux ombilicaux. Il fait partie du délivre rejeté après l'accouchement. V. ACCOUCHEMENT.

Plaie. — Section de la peau involontaire ou faite intentionnellement. — Pour les brûlures, V. ce mot et PICRIQUE (Acide). V. aussi PIQURES, RAGE, VIPÈRES.

I. SOINS PRÉALABLES : 1° Celui qui fait le pansement doit avoir les mains propres; il doit les laver au moment de remplir son office avec de l'eau chaude et du savon, puis les tremper dans une solution antiseptique* (la meilleure est faite avec 50 centigr. de sublimé par litre).

2° Ne toucher la plaie qu'avec des instruments (spatule, ciseaux, pince) préalablement trempés dans la flamme d'une lampe à alcool ou tout au moins dans de l'eau bouillante.

3° Qu'une plaie soit petite ou grande, il faut s'assurer qu'elle ne recèle aucun corps étranger et enlever les plus insignifiants par un lavage soigné avec de l'eau bouillie ou un liquide antiseptique, de préférence de l'alcool camphré, au visage. Si la plaie est entourée de peau difficile à nettoyer ne pas l'essuyer, mais badigeonner la région environnante avec de la teinture d'iode. S'il existe des poils au voisinage de la plaie, les enlever avec un rasoir.

II. Pansement : 1° La tarlatane chirurgicale est l'étoffe à préférer pour un pansement. On la trempe dans la solution, qui peut être de l'eau boriquée ou de l'eau oxygénée et qui aura été versée dans un vase spécial. Puis on applique successivement sur la plaie : la tarlatane après l'avoir exprimée; un morceau d'ouate; une étoffe imperméable (taffetas chiffon, toile caoutchoutée ou même feuille fraîche notamment de bananier). On peut aussi appliquer simplement de la tarlatane aseptique sur la plaie désinfectée par l'iode.

2° Maintenir le pansement avec une bande de tarlatane, en se souvenant que les bandes doivent toujours être placées de l'extrémité vers la racine du membre, qu'elles doivent être suffisamment serrées pour que le pansement ne glisse pas, mais en évitant une constriction trop forte qui provoquerait la gangrène.

Soins postérieurs : 1° Nettoyer les instruments dans de l'eau chaude, les tremper dans la solution antiseptique, puis les passer dans de l'eau bouillante simple, qui empêchera la solution antiseptique de les attaquer.

2° Nourrir le malade (viande, vin à dose modérée). Pour calmer la soif, donner des limonades.

3° En cas de douleurs violentes, calmer avec des opiacés.

Plantain. — L'eau distillée du plantain est employée comme collyre astringent.

Plâtrage et **Plâtre.** — V. vin. Le plâtre est du sulfate de chaux. On l'emploie pour conserver certains vins.

Pour *appareil plâtré*, v. fracture des os de la jambe.

Plesselimite (fig. 556). — Sorte de plessimètre (V. ci-après), inventé par le Dr Germe et destiné plus spécialement à tracer la limite des organes.

Il est formé d'une tige métallique qui porte en son milieu un renflement par lequel on tient fermement l'instrument sur la peau. A la partie supérieure se trouve une cupule sur laquelle s'opère la percussion ; à la partie inférieure, la tige est soudée à une petite plaque que limite un bord sur lequel est conduit le crayon marquant la limite des organes : l'extrémité de la tige dépasse de 5 millimètres la plaque, de façon à faire saillie dans la peau. V. aussi phonendoscope.

Plessimètre. — Petit appareil destiné à renforcer le son. Il est formé d'une plaque en buis sur laquelle on frappe avec l'extrémité d'un doigt ou une sorte de petit marteau, l'instrument étant placé sur la région du corps que l'on examine. Le médecin apprécie de la sorte si la densité de la région a augmenté : ainsi, la poitrine donne un son mat dans la *pneumonie* (le tissu pulmonaire étant épaissi par la congestion).

Pléthore. — Surabondance de sang dans une partie ou la totalité du système circulatoire.

Pléthysmographe (fig. 557). — Petit appareil, inventé par MM. Comte et Hallion, pour mesurer le pouls des capillaires. Il est constitué par une gaine de toile inextensible, à l'intérieur de laquelle est placée une ampoule de caoutchouc élastique. Si l'on introduit un doigt dans cette gaine, chaque augmentation ou diminution de volume du doigt agit sur l'ampoule et l'air qui s'en échappe va mettre en mouvement une plume en rapport avec un tambour

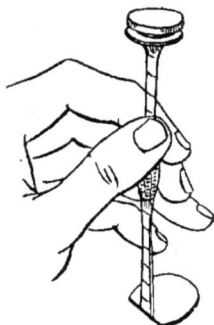

Fig. 556.
Plesselimite.

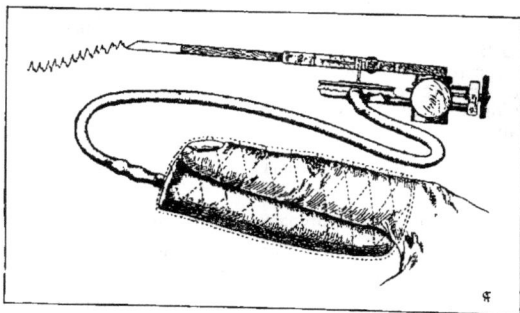

Fig. 557.
Schéma du pléthysmographe Comte-Hallion.

continuellement en mouvement. Les courbes inscrites par la plume sur une feuille de papier fixée au tambour indi-

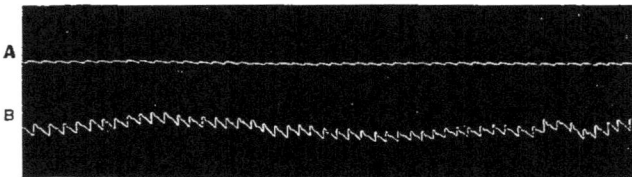

Fig. 558. — Pouls capillaire.
A. Avant l'exercice musculaire ; B. Après l'exercice.

quent les modifications du pouls capillaire (*fig*. 558).

Pleurésie. — V. POUMON et plèvre (maladies).

Pleurodynie (du grec *pleura*, côté, et *oduné*, douleur). — Douleur dans les muscles de la poitrine, ne s'accompagnant pas de fièvre. Elle est due souvent aux rhumatismes. V. aussi POINT DE CÔTÉ.

TRAITEMENT. Applications de linge chaud, de boules d'eau chaude, de sinapismes ; massage.

Pleuropneumonie. — Association d'une pleurésie et d'une pneumonie. V. ces mots à l'article POUMON et plèvre (maladie).

Plèvre. — Séreuse qui enveloppe le poumon. V. POUMON et plèvre.

Plique. — État spécial des cheveux et quelquefois des poils de la barbe et du pubis dû à leur inextricable enchevêtrement. La plique se produit chez les gens malpropres (de préférence chez les femmes) ou au cours d'affections diverses, comme la phtiriase ou l'impétigo (Châtelain). La région exhale une odeur fétide. — TRAITEMENT. Soins de propreté ; coupe des cheveux.

Plomb (Asphyxie par le). — On donne le nom de *plomb* ou *mitte* au gaz qui s'exhale des fosses d'aisances pendant qu'on les vide et qui peut être l'origine d'une asphyxie très grave.

CAUSES. Le gaz en question est du sulfhydrate d'ammoniaque, additionné d'une proportion variable d'air ou un mélange d'azote, d'acide carbonique, de carbonate d'ammoniaque et d'une faible proportion d'oxygène (2/100).

SIGNES. Douleur vive à l'estomac et aux jointures ; serrement du gosier, mal de tête, nausées, perte de connaissance, délire, rire nerveux, convulsions générales et asphyxies.

TRAITEMENT. V. ASPHYXIE par gaz des fosses d'aisances.

Plomb (Blessures par le). — Ces blessures sont fréquentes à la chasse, par suite de maladresse d'un camarade. On ne doit chercher à retirer un grain de plomb dans une blessure que s'il est à peu de profondeur : car, pour le retirer, il faudra : 1° introduire dans la plaie une tige de fer, une *sonde cannelée* (V. SONDE), qui montrera la profondeur où le plomb est placé ; 2° faire une incision pour introduire une pince, si l'ouverture faite par le plomb n'est pas suffisante. Tout cela peut produire une hémorragie insignifiante en présence d'un chirurgien, mais nullement négligeable dans le cas contraire.

Il est bien entendu que les instruments doivent préalablement être antiseptisés. La radiographie permet de voir les grains de plomb dans un point quelconque (*fig*. 559).

Plomb (Sels de). — Différents sels de plomb sont employés en médecine comme médicament.

Acétate de plomb ou sel de Saturne. — Médicament astringent employé : 1° dans les maladies des *yeux*[*] (blépharite, conjonctivite) sous forme de collyre (30 centigr. pour 100 gr.) ; 2° dans les *diarrhées*, en pilules à la dose de 1 à 20 centigr. ; en pommade contre la *calvitie* et les *engelures*.

Sous-acétate de plomb liquide ou **extrait de Saturne.** — Médicament résolutif, astringent, cicatrisant. Employé surtout à l'extérieur sous forme d'*eau blanche* (2 gr. pour 100 d'eau commune) ; d'*eau de Goulard* ou *végéto-minérale*, qui contient de l'alcoolat vulnéraire[*].

Carbonate de plomb ou céruse. — La poudre a été employée comme résolutif.

Empoisonnement aigu par les sels de plomb. Les sels de plomb pénètrent dans l'organisme par les voies digestives et respiratoires et par la peau. — CAUSES. Absorption d'une quantité excessive de médicaments à base de plomb ou d'un gibier mariné avec les plombs qu'avait reçus la bête. — SIGNES. Saveur métallique, soif vive, coliques au creux de l'estomac diminuant par la pression, ventre rétracté, constipation intense, crampes, paralysie des membres inférieurs.

PREMIERS SOINS. Vomitifs, puis 15 gr. de sulfate de magnésie ou de soude délayés dans du lait. Lait, eau albumineuse (v. ALBUMINE), cataplasme sur le ventre.

Intoxication chronique (saturnisme). — CAUSES. Ouvriers qui manient le plomb ou ses sels (mines de plomb, fabriques de céruse, de minium ou de cartes glacées ; peintres en bâtiment, typographes, vitriers).

Emploi de cosmétiques et de fards à base de sels de plomb. Absorption de pain ou de viande cuits dans des fours chauffés avec des bois enduits de céruse, eau ayant traversé

certains moments, diminuant souvent par la compression de l'abdomen ; le ventre est dur, rétracté, la constipation complète ; la durée varie entre un et plusieurs jours. La peau a perdu sa sensibilité en certains points (*anesthésie, analgésie*) ou, au contraire, est hyperesthésiée. Des troubles de la vue peuvent se produire. *Paralysie* des extenseurs des deux mains : les doigts sont fléchis sur la main, la

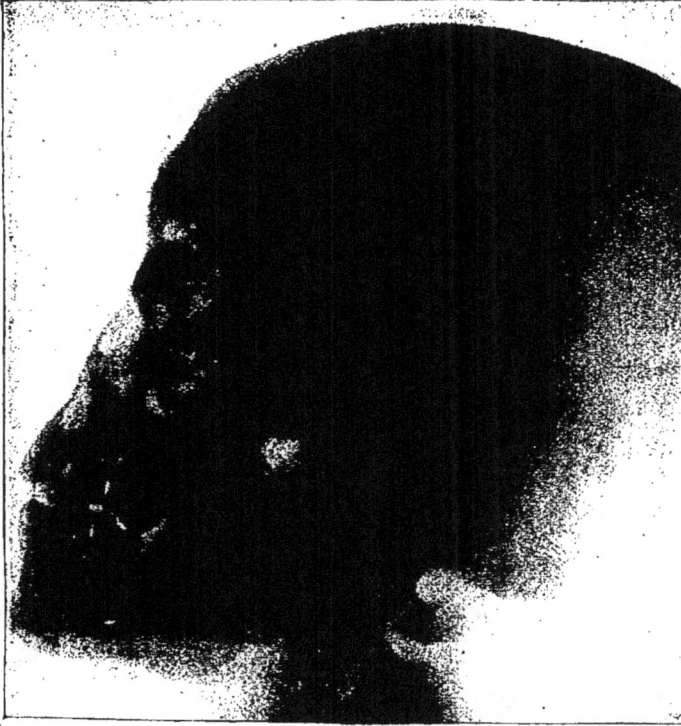

Fig. 559. — Balle dans la face. Radiographie.

des conduites de plomb ou séjourné sur des toitures de ce métal. Séjour, pendant la journée ou la nuit, dans des pièces peintes à la céruse. Emploi de timbales soi-disant en étain, mais qui peuvent contenir jusqu'à 75 ou 80 pour 100 de plomb.

SIGNES. *Anémie* intense, peau pâle jaunâtre, amaigrissement, pouls petit ; *liséré* bleuâtre sur le bord des gencives (dépôt de poussière plombique ou élimination par la muqueuse) ; *haleine* fétide. *Coliques de plomb*, se produisant après quelques troubles digestifs ou très brusquement : douleurs dans tout le ventre continues, mais avec exaspération à

main fléchie sur le poignet, qui porte une sorte de tumeur indolente destinée à disparaître avec les autres accidents. D'autres muscles peuvent être paralysés. Un certain degré d'atrophie atteint les muscles paralysés. Les mains sont atteintes d'un *tremblement* qui s'accroît par la fatigue. Enfin, des accidents cérébraux (maux de tête, insomnie, attaque d'apoplexie, convulsions, délire, hallucinations) peuvent compliquer la situation. La *goutte saturnine* est caractérisée par des déformations précoces des articulations avec dépôt de tophus.

TRAITEMENT. Contre les *douleurs*, cataplasmes laudanisés, injection de morphine, purgatifs répétés (sulfate de soude, eau-de-vie allemande). Pour *éliminer* le plomb, bains sulfureux et de vapeur; potion à l'iodure de potassium. Contre l'*anémie*, toniques; contre la *paralysie*, courants continus. V. ÉLECTRO-THÉRAPIE.

Plombage des dents. — Obturation des dents. V. DENT.

Plombières (Vosges). — Ville d'eaux faiblement minéralisées (arséniate de soude 0,0002, chlorure de sodium 0,014, bicarbonate de soude 0,0￼, chaudes (30° à 70°). Altitude 340 m￼, climat de montagnes, saison 15 mai-1er octobre. Ressources abondant￼s. Beau pays. V. *fig.*, à MINÉRALES.

MODES D'EMPLOI. Ceux des eaux MINÉRALES* arsenicales, notamment les bains prolongés et les étuves. — INDICATIONS. Anémie, digestions difficiles, alternatives de diarrhée et de constipation, névralgies, rhumatisme musculaire, maladies de matrice. — CONTRE-INDICATIONS. Scrofule et tuberculose.

Pluie. — Les nuages sont le résultat de l'évaporation des mers et des fleuves par le soleil; la pluie est produite par le refroidissement de ces nuages. « La pluie est plus abondante dans les pays près des montagnes et pas trop éloignés de la mer dans le sens des vents dominants; les pluies d'orage, là où les étés sont le plus chauds; les pluies d'hiver, sur les bords mêmes de la mer. » (RE-NOU.) Paris est un des points de France où il pleut le moins; les pays équatoriaux sont ceux où il pleut le plus (trois à quatre fois plus qu'en France). Le nombre des jours de pluie par année est un élément important d'un climat (V. CLIMAT). Il est au minimum au bord de la Méditerranée, où il ne dépasse pas 80 dans plusieurs localités.

Eau de pluie. — L'eau qui a balayé des toits est malsaine; mais, si l'on peut, par un procédé, ne recevoir que celle qui passe sur des toits propres, elle est dans les conditions satisfaisantes. On lui reproche: 1° d'être un peu lourde, parce qu'elle est pauvre en gaz; 2° de ne pas contenir assez de sels, ce qui, d'autre part, la rend utile pour le lavage de la figure.

Plummer (Pilules de). — Sulfure d'antimoine. V. ANTIMOINE.

Pneumatose (du grec *pneumatôsis*, vent). — Maladie due à l'apparition et à l'accumulation de gaz dans les tissus.

Pneumogastrique. — Nerf crânien de la 8e paire qui distribue ses rameaux au pharynx, à l'œsophage, à l'estomac, au foie, au larynx, à la trachée, aux poumons, au cœur, aux reins.

Pneumonie et **Pneumothorax.** — V. POUMON et plèvre (maladies).

Podagre (du grec *pous, podos*, pied, et *agra*, proie). — Goutte* du pied.

Podophyllin. — Médicament laxatif, extrait de la racine du podophylle.

DOSE. 3 centigr., en pilules : en prendre une à deux au moment du coucher; elles doivent donner une selle normale le matin.

Poêle. — Pour le chauffage, V. CHAUFFAGE.

INCONVÉNIENTS. Les poêles de fonte chauffés au rouge, surtout lorsqu'ils ont été noircis à la mine de plomb, produisent de l'oxyde de carbone qui, suivant la proportion, asphyxie plus ou moins complètement les personnes qui se trouvent dans la pièce. V. ASPHYXIE.

Poids du corps. — V. CROISSANCE.

Poignée. — Quantité qu'on peut tenir dans la main. Une poignée : de semences d'orge équivaut à 80 gr.; de semences de lin, à 50 gr.; de farine de lin, à 100 gr.

Poignet. — Pour *fracture*, V. FRACTURE de l'avant-bras.

Poil. — V. PEAU.

Point de côté (Douleur de poitrine). — Douleur plus ou moins intense qui se produit dans les névralgies intercostales, les pneumonies, les pleurésies.

TRAITEMENT : 1° *Procédé du Dr Golscheider* (de Berlin). Ce praticien a constaté que l'immobilisation de la poitrine, au moyen d'un bandage légèrement compressif, a pour résultat d'amener la cessation de la *douleur* et de la *toux* dans la bronchite, la pneumonie, la pleurésie. On peut employer dans ce but une serviette serrée autour de la poitrine par quelques épingles de nourrice, serviette qu'on pourra doubler au besoin d'une feuille d'ouate pour rendre la compression plus douce. Il y a lieu de remarquer que les personnes atteintes de maladies des bronches ou des poumons cherchent instinctivement à réduire au minimum l'expansion du thorax.

2° *Massage suédois.* Ce procédé consiste à faire, avec les extrémités des doigts d'une main, des frictions peu étendues, mais très énergiques, à l'endroit de l'espace intercostal où siège la douleur, pendant que l'autre main exécute la même manœuvre au point correspondant du côté opposé au thorax. Le massage de ce point symétrique non douloureux a pour but d'augmenter l'effet des frictions sur la région douloureuse, la sensibilité d'un nerf se trouvant diminuée pendant l'excitation mécanique d'un autre nerf. Tout d'abord, ce massage provoque chez le patient un arrêt respiratoire qui, d'ailleurs, ne tarde pas à être suivi d'une inspiration profonde. Puis, à mesure que l'on continue les frictions, les mouvements de respiration deviennent de plus en plus amples et faciles, tandis que la douleur intercostale s'atténue et finit par disparaître complètement. Pour obtenir ce résultat, on doit souvent prolonger le massage pendant une demi-heure. Il est bon de répéter les séances à des intervalles de trois ou quatre heures.

Pointes de feu. — V. CAUTÉRISATION.

Poire de Politzer, pour injection d'air (*fig.* 560). — Poire en caoutchouc employée dans les maladies de l'oreille* pour envoyer de l'air dans la trompe d'Eustache. Elle présente, ou non, un orifice au fond de façon à permettre d'envoyer plusieurs jets d'air sans que l'embout soit retiré du nez. Cet embout est approprié à l'ouverture de la narine, c'est-à-dire ovalaire ou plat d'un côté et arrondi de l'autre.

Fig. 560.
Insufflateur
à air.

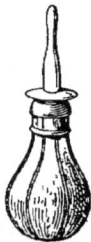

Au moment de lancer l'air, il convient de prononcer le mot *houk,* qui relève le voile du palais.

Poire pour lavement. — Elle est en caoutchouc (*fig.* 561). Il en existe de très petites pour les lavements médicamenteux, de plus grandes pour les lavements alimentaires et enfin de capacité variée pour les lavements des petits enfants.

MODE D'EMPLOI. 1° Comprimer complètement la poire ; 2° tremper la canule dans le liquide à absorber et relâcher la compression : la dilatation fait monter le liquide dans la poire ; 3° introduire dans l'intestin la canule préalablement graissée avec de la vaseline ou de l'huile ; 4° comprimer la poire et ne cesser cette compression qu'*après* avoir retiré l'instrument de l'anus ; sinon, on se trouve aspirer le liquide injecté.

Fig. 561.
- Poire
à lavement.

Poireau (excroissance). — Hypertrophie de l'épiderme constituant une variété de verrue. Pour le traitement, V. VERRUE.

Poireau (légume). — Plante de la famille des Liliacées. La décoction est employée en tisane comme diurétique, en lavement comme laxatif.

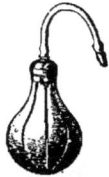

Pois. — Légume nutritif à condition qu'il soit écrasé, car l'enveloppe n'est pas digestible, et il arrive fréquemment, au moins chez les enfants, que les pois sont rendus tels qu'ils ont été absorbés. Ils peuvent, dans ce cas, provoquer de la diarrhée.

Poison. — V. EMPOISONNEMENT.

Poisson. — Les poissons sont un aliment presque aussi nourrissant que la viande ; les plus digestibles sont ceux à chair blanche : sole, merlan.

CONTRE-INDICATION. Maladie des reins*, maladies de la peau, notamment prédisposition à l'urticaire.

Poitrinaire. — Nom donné aux phtisiques. V. TUBERCULOSE.

Poitrine (Maladies de). — La bronchite, la coqueluche, l'emphysème, la grippe, la tuberculose (phtisie), font l'objet d'articles spéciaux. Quant aux affections du poumon et de la plèvre : congestion pulmonaire, pneumonie, thrombose et embolie pulmonaires, gangrène du poumon, pleurésie, pneumothorax et fluxion de poitrine, elles ont été réunies au mot POUMON* et plèvre.

Poivre. — Le fruit est employé comme condiment stimulant et comme médicament antihémorragique et aphrodisiaque. — DOSE. 5 centigr. à 2 gr.

Poix. — Matière résineuse employée dans la composition des emplâtres. Il en existe plusieurs variétés : poix blanche, de Bourgogne, noire.

Polycholie (du grec *polus*, beaucoup, et *cholé*, bile). — Surabondance de bile.

Polydipsie (du grec *polus*, beaucoup, et *dipsa*, soif). — Soif excessive.

Polygala. — Plante de la famille des Polygalées ; la racine est diurétique, expectorante et vomitive. Elle est employée, dans l'asthme, en pilules d'extrait, 5 centigr. à 1 gr. ; en poudre, 50 centigr. à 2 gr.; en infusion, 1 gr. pour 100 d'eau.

Polypes. — Tumeurs se développant sur les muqueuses, notamment celles du nez, de la matrice, du larynx, de l'oreille. Elles sont souvent unies au tissu normal par une partie plus rétrécie, *pédicule*, mais peuvent en être dépourvues, et sont dites alors *sessiles*. Ces tumeurs sont ordinairement de bonne nature, c'est-à-dire ne se reproduisent pas après avoir été détruites : ce n'est malheureusement pas une règle absolue, particulièrement pour une variété de polypes du nez.

TRAITEMENT. Il consiste dans l'arrachement, l'excision, la cautérisation au fer rouge, la ligature.

Polyurie (du grec *polus*, beaucoup, et *ouron*, urine). — Sécrétion abondante d'urine. V. DIABÈTE, REINS (maladies des), URINE.

Pommade. — Médicament externe formé d'un mélange de graisse et de drogues émollientes, adoucissantes (pommade de *concombre*), fondantes, résolutives (pommade *mercurielle*), antiophtalmiques (pommade de la *veuve Farnier*, à base d'oxyde et d'acétate de plomb*), astringentes (pommade *à la rose*, formée d'axonge et de roses rouges pilées, et pommade *virginale* à base de noix de galle, d'écorce de grenade, de mastic, de sumac et de pommade rosat), ammoniacale ou de *Gondret*, soufrée ou d'*Helmerich*, iodurée et iodo-iodurée V. IODE.

Pomme. — Excellent fruit. La marmelade de pommes est laxative.

Pomme de terre. — Des études faites par le Dr Mossi semblent démontrer l'utilité de l'emploi de la pomme de terre comme aliment du diabétique, pour lequel il remplace le pain. On peut lui donner de 500 gr. à 3 kilogr. de pomme de terre sans inconvénient, et cela à toutes les périodes de la maladie. On attribue ce fait à l'abondance d'eau et de sels de potasse dans ce légume. V. aussi AMIDON.

Pommelière. — Tuberculose des vaches.

Ponction. — Ouverture d'une poche liquide soit à ciel ouvert, soit avec une tige pointue et creuse qui permet l'aspiration du liquide (ex. : thoracentèse).

Poplité (du latin *poples, poplitis*, jarret). — Qui concerne le jarret : *artère, veine, nerf* poplité.

Populéum (Onguent). — Cet onguent est fait avec des bourgeons récents de peuplier (en latin, *populus*), des feuilles récentes de pavot noir, de belladone, de jusquiame, de morelle, et de l'axonge. On l'emploie comme calmant sur les hémorroïdes douloureuses et les crevasses du sein.

Porc. — Viande lourde, d'une digestion assez difficile ; elle est l'origine de diverses affections. Pour le *ténia*, V. ce mot.

Intoxications par la viande de porc. — Ces intoxications ont été surtout observées en Allemagne, mais quelques cas se sont produits en France.

CAUSES. Absorption de viande de porc sous forme de hachis, saucisse, boudin, graisse ou lard. Dans les cas observés, les viandes étaient rances, mais non pourries. Les animaux étaient atteints d'une maladie spéciale provoquée par la présence d'un microbe, le *botulinus*, auquel peuvent s'ajouter d'autres microbes.

SIGNES. Gastro-entérite caractérisée par de la diarrhée, des crampes, un affaiblissement intense, des phénomènes nerveux, des troubles visuels.

ÉVOLUTION. — La mort a été, dans plusieurs cas, la suite des accidents. En tout cas, la convalescence est longue, les forces ne reviennent qu'après un mois, bien que les signes de la maladie évoluent en moins de huit jours.

TRAITEMENT PRÉVENTIF. Le botulinus étant détruit par une température de 60 à 70 degrés, une parfaite cuisson préserve de cette maladie, dont la rareté, en France, tient à l'habitude d'y cuire fortement le porc.

Porte (Veine). — Veine qui conduit au foie le sang venant des intestins, c'est-à-dire contenant une partie des aliments transformés par la digestion. Cette veine se ramifie dans le foie en capillaires qui aboutissent aux veines sushépatiques.

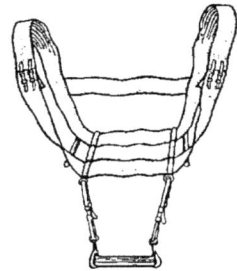

Fig. 562. — Portoir.

Portoir (*fig.* 562). — Appareil destiné à porter un blessé.

Potages. — Les potages sont des dissolutions, dans de l'eau bouillante, d'une partie des principes nutritifs contenus dans le pain, les légumes et la viande. Parvenus dans l'estomac, ils ont l'action la plus favorable sur la production du suc gastrique : aussi leur usage, au début des repas, est-il des plus utiles chez les dyspeptiques.

Potasse. — Plusieurs sels à base de potasse sont employés comme médicament.

I. **Potasse caustique** (oxyde de potassium). — Employée comme caustique sous le nom de *pâte de Vienne* unie avec de la chaux vive.

II. **Acétate de potasse.** — Diurétique à la dose de 4 à 5 gr. dans de la limonade (30 gr.) ou de la décoction de chiendent (1 000 gr.) à prendre par petites tasses.

III. **Azotate de potasse** (nitre, salpêtre). — Diurétique antilaiteux à la dose de 50 centigr. à 2 gr. dans de la tisane de chiendent ou dans du vin blanc.
Fait partie de la poudre* de Dower et de celle des Voyageurs.
Employé comme contre-stimulant à la dose de 4 à 5 gr.

IV. **Carbonate de potasse** (sel de tartre). — Dans les maladies de peau, à l'*extérieur*, en lotion à la dose de 1 gr. pour 8 d'eau.

V. **Bicarbonate de potasse.** — Antiacide, antigoutteux à la dose de 1 à 3 gr. par jour.

VI. **Chlorate de potasse.** — V. CHLORATE.

VII. **Chlorure de potassium** (Syn. : sel digestif, sel fébrifuge de Sylvius). — Fébrifuge, fondant, purgatif, en potion de 1 à 4 gr.

VIII. **Bichromate de potasse.** — Caustique contre les verrues sous forme de pommade.

IX. **Iodure de potassium.** — V. IODURE.

X. **Phosphate de potasse.** — Purgatif, 20 à 50 gr., dans une bouteille d'eau chargée d'acide carbonique.

XI. **Sulfate de potasse.** — Entre dans la composition des sels anglais, qui sont formés de ce sel imbibé d'acide acétique.
Brûlure. V. ce mot.
Empoisonnements. V. CAUSTIQUES.

Potion. — Préparation composée d'un ou plusieurs médicaments dissous dans un liquide et qu'on prend par cuillerées.

Potion cordiale. — Vin de Banyuls 110 gr., sirop d'écorce d'oranges amères 10 gr., teinture de cannelle, 10 gr. ; à prendre par cuillerées à soupe toutes les deux heures, comme stimulant.

Potion de Rivière. — Médicament contre les vomissements. Il se compose d'une potion n° 1 contenant du *bicarbonate de soude* et d'une potion n° 2 contenant de l'*acide citrique*. On absorbe rapidement une cuillerée de la potion n° 1, puis de la potion n° 2. L'acide citrique, en s'associant à la soude, fait dégager de l'acide carbonique, qui calme l'estomac.

Potion de Todd. — Potion stimulante : eau-de-vie ou rhum 40 gr., sirop simple 30 gr., teinture de cannelle 5 gr. et eau distillée 75 gr. ; par cuillerée à soupe toutes les deux heures.

Potiron. — Les semences de potiron sont employées contre le ténia à la dose de 60 gr. associées à quantité égale de sucre et parfumées par de l'eau de fleurs d'oranger.

Pott (Mal de). — V. MAL de Pott.

Pouce (V. *fig.*, à CORPS). — Le pouce ne contient que deux phalanges.
Pour les *luxations*, V. ce mot.

Poudres. — Transformation d'une substance en particules très petites par trituration dans un mortier, puis passage dans un tamis. On devra avoir soin de couvrir le mortier et le tamis si les substances sont réduites en poudre très fine, surtout s'il s'agit de poisons, car des particules en seraient absorbées par le préparateur. Les poudres peuvent être composées d'une seule substance (poudre *simple*) ou de plusieurs (poudre *composée*). Les principales sont les suivantes :

Poudre absorbante ou antiacide. — Elle est formée de quantité égale de magnésie et de sucre. On l'emploie dans les empoisonnements et les maladies d'estomac (aigreurs, renvois acides) à la dose de 40 à 60 centigr.

Poudre de Dower. — Préparation calmante, diurétique, contenant du sulfate et du nitrate de potasse, de l'ipéca et de l'extrait d'opium. — DOSE. Maximum pour adultes, 1 gr.

Poudre dentifrice. — V. DENTIFRICES.

Poudre hémostatique. — Colophane en poudre 4 gr., gomme arabique 1, charbon de bois 2. — DOSE. Une cuillerée à café dans un verre d'eau.

Poudre de riz. — V. RIZ.

Poudre des Voyageurs ou tisane sèche. — Mélange de gomme arabique, nitrate de potasse, guimauve, réglisse, lactose.

Pougues (Nièvre). — Station d'eaux bicarbonatées mixtes (sodiques et calciques) gazeuses. Saison 15 mai-1er octobre. Ressources, joli pays, altitude 195 m. L'eau de la source Saint-Léger est beaucoup exportée.
MODES D'EMPLOI ET INDICATION. Ceux des eaux MINÉRALES alcalines.

Pouls (*fig.* 563). — Sensation de soulèvement qu'éprouve le doigt lorsqu'il presse légèrement sur une artère reposant sur un plan osseux. On prend en général le pouls sur l'artère radiale près du bord du poignet qui se continue par le pouce ; on

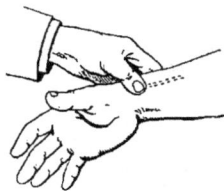
Fig. 563. — Pouls.

peut le prendre aussi sur l'artère temporale, à la tempe.
Le pouls normal, chez l'adulte, varie entre 60 et 70 par minute, mais il est beaucoup

plus fréquent chez les enfants (130 à la naissance, 100 à 3 ans, 90 à 10 ans) et chez les
vieillards (de 75 à 80 pulsations à 70 ans, de
80 à 85 à 80 ans). Dans l'anémie, les maladies
nerveuses ou du cœur, il est également plus
fréquent. Pour le pouls de la *fièvre*, V. ce mot.

Pour les tracés du pouls à l'état normal,
chez les vieillards, les individus atteints d'anévrisme ou de maladies de cœur, V. SPHYGMO-
GRAPHE. Pour le tracé du pouls des capillaires, V. PLÉTHYSMOGRAPHE.

Poumon et **plèvre**. — Le *poumon* est l'organe de la respiration (V. ce
mot), la *plèvre* est l'enveloppe séreuse
du poumon : leurs maladies étant souvent associées, il a paru nécessaire, avant
d'étudier celles-ci, de donner d'abord
un bref résumé de la structure des deux
organes.

I. **Poumons**. — Les poumons (*fig.* 564) sont
placés dans la cage thoracique à droite et à
gauche du cœur. Les deux grosses bronches

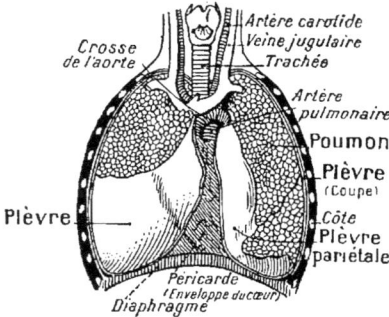

Fig. 564. — Poumon et plèvre.

formées par la division de la trachée pénètrent
chacune dans un poumon et s'y subdivisent
en rameaux de plus en plus petits.

La dernière de ces divisions, la *bronchiole*
(*fig.* 565), pénètre dans une petite masse de

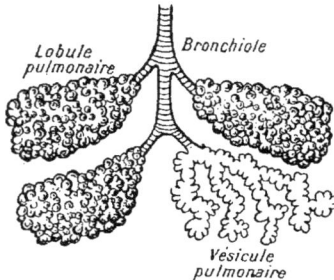

Fig. 565. — Bronchiole, lobule et vésicule
pulmonaires.

tissu pulmonaire ayant à peu près 1 centim.,
le *lobule pulmonaire*, où elle se sépare en une
dizaine de branches terminales qui s'épa-
nouissent elles-mêmes en un bouquet de conduits larges de 1/2-millim. à 1 millim., dont
les parois présentent des bosselures extérieures nommées *vésicules* pulmonaires.

Ces vésicules sont formées intérieurement
par une couche de cellules plates et extérieurement par du tissu élastique et des capillaires
sanguins (*fig.* 566). Ces vaisseaux représentent

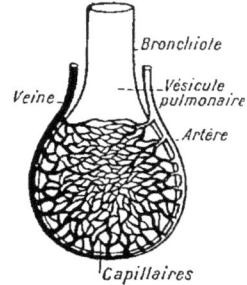

Fig. 566. — Vaisseaux d'une vésicule
pulmonaire.

les trois quarts de la surface desdites vésicules, surface qui, étalée, représenterait pour
les deux poumons 200 mètres carrés, répondant
par suite à une couche de sang de 150 mètres
carrés. Les capillaires des vésicules sont des
divisions de l'*artère pulmonaire*, qui apporte
dans le poumon du sang noirci par l'action
de l'acide carbonique. Ce gaz est alors expulsé
dans l'air et remplacé par de l'oxygène.

Les capillaires se réunissent pour former
les *veines pulmonaires*, qui rapportent le sang
rouge oxygéné au cœur.

La dilatation et la rétraction du poumon,
qui s'opèrent grâce au tissu élastique des
vésicules, sont des mouvements passifs, le
poumon suivant simplement la cage thoracique dans ses alternatives d'agrandissement
et de rétrécissement.

II. **Plèvre**. — Les deux plèvres (du grec
pleura, côté) sont des séreuses, c'est-à-dire des
sacs sans ouverture, qui entourent chacun complètement un poumon. L'un de leurs feuillets,
dit *pariétal* (du latin *paries*, *parietis*, paroi),
tapisse la face interne de la cage thoracique et
la face supérieure du diaphragme ; l'autre feuil-
let, dit *viscéral*, tapisse la surface externe du
poumon. Entre les deux feuillets se trouve la
cavité *pleurale*, qui contient une faible quantité de liquide, de façon à faciliter le glissement desdits feuillets l'un sur l'autre.

Pour les renseignements complémentaires
sur la respiration, V. RESPIRATION.

Poumon et **plèvre** (maladies). —
Tantôt la maladie occupe uniquement
le poumon ou la plèvre, tantôt, comme
dans la fluxion de poitrine, le poumon et
la plèvre sont atteints simultanément. La

bronchite peut aussi être associée à une maladie du poumon (V. BRONCHO-PNEU-MONIE). On a étudié successivement ici : 1° les affections du poumon (congestion pulmonaire, gangrène pulmonaire, pneumonie, thrombose et embolie pulmonaires); 2° les affections de la plèvre (pleurésies, pneumothorax, hydropneumothorax, pyopneumothorax) ; 3° les fluxions de poitrine et pleuropneumonies.

1. Maladies du poumon. — *Congestion pulmonaire.* — CAUSES. La congestion peut être : 1° *active,* c'est-à-dire provoquée par un afflux excessif de sang : inhalations de vapeurs irritantes, alternative de chaud et froid, fièvre typhoïde, rhumatisme, goutte, paludisme, suppression des règles ou d'hémorroïdes, brûlure, hystérie, hémorragie cérébrale ; 2° ou *passive :* maladies du cœur, position couchée dans un lit pendant longtemps par suite d'une maladie.

SIGNES. Oppression, difficulté de respirer, toux, point de côté, crachats contenant du sang.

TRAITEMENT : 1° PRÉVENTIF. Changer de position le plus souvent possible les malades longtemps alités, c'est-à-dire les faire asseoir deux ou trois fois par jour sur leur lit, soutenus par des coussins. (V. DOSSIER-LIT.) Éviter les causes susénoncées. 2° CURATIF. Ventouses.

Gangrène pulmonaire. — CAUSES. Individus affaiblis par l'alcoolisme, le diabète, la maladie de Bright, l'aliénation mentale, les maladies infectieuses (rougeole, variole, fièvre typhoïde) ou un refroidissement prolongé, la tuberculose, des blessures du poumon avec séjour de corps étrangers, des abcès de voisinage ouverts dans les bronches ou une embolie pulmonaire.

SIGNES. Ordinairement ils ne se produisent qu'au cours d'une des maladies énumérées ci-dessus et dont la gangrène peut accroître la fièvre. — Oppression, toux avec expulsion de *crachats* noirâtres abondants, mélangés de sang et *extrêmement fétides.* L'haleine exhale également une odeur très désagréable.

TRAITEMENT. Grogs, quinquina, créosote, balsamiques.

Pneumonie. — Maladie *contagieuse* provoquée dans le poumon par un microbe spécial, le *pneumocoque (fig.* 567).

SIGNES. Dans un quart des cas, les premiers signes de la maladie sont précédés par de la courbature, des maux de tête, de l'insomnie ; mais, le plus souvent, la pneumonie débute brusquement par un *frisson prolongé* et unique. Puis apparaissent rapidement : un *point de côté* au niveau du mamelon dont la douleur est accrue par la toux et les respirations un peu profondes ; une *toux* quinteuse,

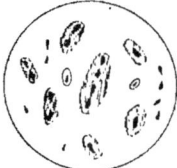

Fig. — 567.
Pneumocoques.

d'abord sèche, mais dès le deuxième jour accompagnée de *crachats jaunâtres* qui, le lendemain, prennent la couleur *rouillée* et sont à la fois aérés et très visqueux (adhérents au vase dans lequel ils sont expectorés); une *oppression croissante* (40 respirations par minute au lieu de 16); une *fièvre intense* (39°-40°) avec injection, rougeur des joues, sécheresse de la langue, vésicules d'herpès aux lèvres, urines foncées, quelquefois un peu de délire.

ÉVOLUTION. Elle est assez rapide (7 à 10 jours); lorsque la guérison doit survenir, la fièvre tombe souvent en 24 heures avec sueurs, diarrhée, urines abondantes. Dans certains cas, cette terminaison favorable est précédée d'une courte période, où la maladie semble s'être aggravée.

COMPLICATIONS. Le microbe peut provoquer pleurésie, néphrite, catarrhe biliaire, endocardite, gastrite, péritonite, otite, arthrite.

CAUSES : 1° PRÉDISPOSANTES. Alcoolisme, misère, grippe, âge adulte ; 2° OCCASIONNELLE. Le froid (mois de novembre, mars, avril). 3° DÉTERMINANTE. Le pneumocoque.

TRAITEMENT : 1° PRÉVENTIF. Recevoir les crachats qui contiennent le microbe dans un récipient clos et renfermant une solution de sublimé. Isolement réel du malade. Désinfection° après terminaison de la maladie.

2° CURATIF. Kermès, ventouses, digitale, potion de Todd, quinine, bains froids suivis de grogs. Café si somnolence et affaissement. Pour douleur, V. POINT DE CÔTÉ.

RÉGIME. Lait, œufs, bouillon, crèmes.

Thrombose et embolie de l'artère pulmonaire. — Oblitération de l'artère pulmonaire (c'est-à-dire du vaisseau qui apporte au poumon le sang noir pour qu'il y soit revivifié, transformé en sang rouge) par un caillot formé sur place *(thrombose)* ou formé dans un point plus ou moins éloigné du corps et apporté par la circulation *(embolie).*

CAUSES : 1° De la *thrombose.* Tuberculose, paludisme, anévrisme ou tumeur de voisinage. 2° De l'*embolie.* Caillot formé dans le cœur droit; inflammation des veines (phlébite); maladies infectieuses (fièvre typhoïde, érysipèle, diphtérie, grippe, variole); ou varices° et notamment *phlegmatia alba dolens* des femmes en couche.

SIGNES. Tantôt syncope et mort subite, tantôt oppression intense, teinte bleue du visage, point de côté ; puis, après un temps variant de quelques heures à deux jours, crachats sanglants, brunâtres, visqueux, non aérés, persistant plusieurs jours.

TRAITEMENT PRÉVENTIF. Repos *absolu* au lit pendant les phlébites.

PREMIERS SOINS. Sinapismes, ventouses.

II. Maladies de la plèvre. — Inflammation de la plèvre, séreuse qui enveloppe les poumons.

Pleurésie simple ou séro-fibrineuse (c'est-à-dire dans laquelle l'épanchement est transparent, citrin) [*fig.* 568]. — CAUSES: 1° PRÉDISPOSANTE. Âge adulte. 2° OCCASIONNELLE. Froid. 3° DÉTERMINANTE. Microbes, notamment celui de la tuberculose, dont la pleurésie est une manifestation fréquente.

SIGNES. Frissons, fièvre (38° à 39°,5), toux

sèche pénible, *point de côté* au niveau du mamelon disparaissant assez rapidement. Respiration courte, saccadée, incomplète, oppression légère. Lorsque l'épanchement est constitué (à une période qui varie du 2ᵉ au 15ᵉ jour), il s'annonce par l'obligation où se

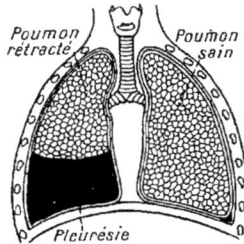

Fig. 568. — Pleurésie.

trouve le malade de se coucher du côté de sa pleurésie, afin que l'autre poumon puisse se développer librement. — Sensation de gêne, de pesanteur du côté malade.

L'*oppression* (respirations portées de 16 à 30) décèle soit un épanchement très abondant (3 litres et plus), soit une complication : mal de Bright, maladie de cœur, pleurésie double, bronchite, pneumonie, congestion ou fluxion de poitrine.

TRAITEMENT. Repos complet au lit et pas de passage brusque de la position horizontale à la position verticale. Régime lacté absolu, avec lavements laxatifs. Ventouses scarifiées, antipyrine, thoracentèse si l'épanchement est abondant.

Pleurésie purulente. — CAUSES. Coups ou blessures de la poitrine ; pneumonies, tuberculose, gangrène pulmonaire, infection puerpérale ; scarlatine, diphtérie ; érysipèle, rougeole, variole, grippe.

SIGNES. Ceux de la pleurésie aiguë avec gêne respiratoire et fièvre, en général plus fortes ; pâleur du visage, prostration, sécheresse de la langue, sueurs. L'aisselle, quelquefois le bras et la main, sont enflés (œdème). Dans certains cas, les signes sont si affaiblis, au contraire, que le malade n'appelle de médecin que longtemps (2 à 3 mois) après le début de la maladie, parce que l'appétit et les forces ont graduellement diminué pendant que l'oppression, elle, augmentait.

Le pus peut être évacué à l'extérieur soit par une fistule qui se forme entre deux côtes, avec possibilité de l'entrée de l'air dans la plaie et constitution d'un *pneumothorax* (V. plus loin), soit, plus fréquemment, par une fistule traversant le poumon jusqu'à une bronche : dans ce dernier cas, un vomissement (*vomique*) expulse d'abord un flot de pus (un à plusieurs verres) ; puis, les jours suivants, le reste du pus est évacué dans d'autres vomissements ou sous forme de crachats.

TRAITEMENT. Suivant les cas, thoracenthèse, c'est-à-dire ponction aspiratrice ou thoracotomie (ouverture du thorax) et grands lavages antiseptiques.

Pleurésie diaphragmatique. — Cette forme de pleurésie est localisée à la partie de la plèvre qui adhère au diaphragme (muscle qui sépare la poitrine du ventre et qui joue un rôle prépondérant dans la respiration). Elle est ordinairement sèche, c'est-à-dire ne provoque pas la formation d'un épanchement dans l'intérieur de la séreuse et s'accompagne d'une congestion plus ou moins étendue du poumon.

CAUSES. La pleurésie diaphragmatique est souvent consécutive à une maladie du foie ou des reins, à une péritonite, à l'état puerpéral, à une pneumonie ou à la tuberculose.

SIGNES. *Douleur* vive provoquée par la névralgie du nerf phrénique : elle siège à la partie inférieure de la poitrine, au niveau des attaches du diaphragme aux dernières côtes du thorax, elle s'exagère sous l'influence de la pression, de la toux, des bâillements ; on peut la provoquer également au cou, en pressant le nerf phrénique à son passage entre les attaches inférieures du muscle sterno-cléido-mastoïdien. (V. *fig.*, à CORPS.) Des irradiations dans les nerfs voisins donnent lieu à des douleurs à l'épaule, des fourmillements et un engourdissement dans la main.

Immobilisation instinctive de la partie inférieure de la poitrine pour éviter la douleur. Cette immobilisation est due aussi à un certain degré de paralysie du diaphragme. Dans certains cas, la respiration est brève, saccadée, et le malade souffre de *hoquets* fréquents.

TRAITEMENT. Ventouses. V. POINT DE CÔTÉ.

Pneumothorax et *Hydropneumothorax, Pyopneumothorax*. — Le *pneumothorax* est constitué par l'introduction d'air ou de gaz dans la plèvre ; s'il s'y ajoute : 1° du liquide séreux, il y a *hydropneumothorax* ; 2° du pus, *pyopneumothorax*.

CAUSES. Perforation de la plèvre, soit de celle-ci au poumon, soit du poumon à la plèvre, provoquée ordinairement par la tuberculose, quelquefois par l'emphysème, la gangrène pulmonaire, la pleurésie purulente, les abcès du foie ou des reins.

SIGNES. *Point de côté* et *difficulté de respirer* se produisant subitement ou progressivement, suivant l'origine de la perforation.

III. **Fluxion de poitrine** et **Pleuropneumonie.** — La *fluxion de poitrine* est constituée, d'après Diculafoy, par l'inflammation de tous les plans superposés de la cage thoracique : couche musculaire (pleurodynie), plèvre (pleurésie), poumon (pneumonie), bronches (bronchite), chacun de ces organes pouvant participer dans une proportion variable à la maladie, d'où des formes diverses.

Dans la *pleuropneumonie*, l'inflammation se restreint à la plèvre et au poumon. Lorsque la pneumonie est superficielle, il existe fréquemment un certain degré de pleurésie au niveau de cette lésion ; cette maladie est donc assez fréquente.

SIGNES. Ceux des différentes affections dont la fluxion de poitrine et la pleuropneumonie

sont la réunion, mais plus ou moins atténuées. V. ci-dessus.

CAUSES. Celles des pneumonies et des pleurésies.

PREMIERS SOINS. Grogs chauds, quinine,
ventouses.

Pourprée (Fièvre). — V. MI-LIAIRE.

Pourriture d'hôpital. — V. SEPTICÉMIE.

Poussières. — Les poussières
ordinaires contiennent des débris minéraux et des microbes; aussi est-il utile
de respirer l'air, non par la bouche,
mais par le nez, qui rejette ces poussières englués dans des mucosités. La
précaution est d'autant plus utile que
les mucosités ont, de plus, un pouvoir
microbicide. V. aussi AIR.

Poussières professionnel-les (Maladies produites par les) [*fig.* 569

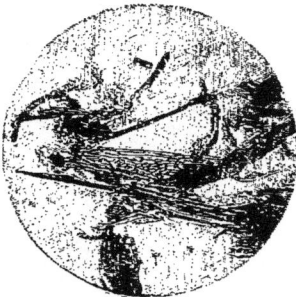

Fig. 569. — Poussières du bois
travaillé à la machine.

à 571 (1)]. — Les poussières de charbon.
de fer, d'acier, de cuivre, de silice, de
verre que les ouvriers respirent dans
les ateliers provoquent de l'*emphysème*
(v. ce mot). ou une *pneumonie spéciale*
dont il existe plusieurs variétés, suivant
la nature de la poussière qui s'infiltre
dans le poumon.

I. **Anthracose.** — Infiltration du poumon
par des poussières de charbon.

PROFESSIONS : mineurs, charbonniers; mou-
leurs en cuivre, en fonte et en bronze, qui
emploient les poussières de charbon.

SIGNES. Malaise, amaigrissement, perte
d'appétit, quintes de toux avec crachats noirâtres. Plus tard, vomissements, oppression
croissante, crachats contenant du pus et du
sang. L'affaiblissement augmente ; des sueurs,

(1) Figures empruntées à un article du Dr Poirrier
(*Revue Encycl.*, 1894).

de la diarrhée simulent la dernière période de
la phtisie.

II. **Chalicose.** Infiltration du poumon par
les poussières de silice.

PROFESSIONS. Cantonniers, carriers, tail-

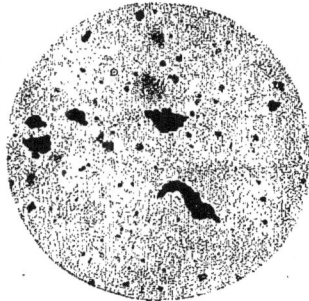

Fig. 570.—Poussières résultant du polissage
des aiguilles.

leurs de pierre et de grès, aiguiseurs, verriers, porcelainiers, faïenciers, potiers, pei-
gneurs de lin.

SIGNES. Ceux de l'anthracose, mais les cra-

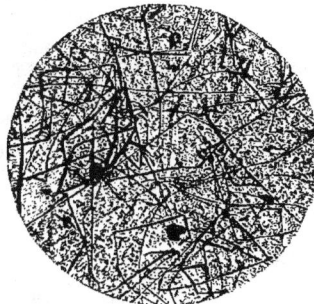

Fig. 571. — Poussières de verre.

chements de sang sont plus fréquents et plus
hâtifs.

III. **Sidérose.** Infiltration du poumon par
les poussières de fer.

PROFESSIONS. Miroitiers, batteurs d'or, polisseurs de glace.

SIGNES. Ceux de l'anthracose avec crachats
rougeâtres.

Traitement des trois formes. — 1º PRÉ-
VENTIF : large aération des ateliers, masques.
Changement de profession dès l'apparition
des premiers signes. — 2º CURATIF : balsamiques, arsenic, iodure de potassium.

Poux et Pédiculose ou phti-riase. — Les poux provoquent une
maladie appelée *pédiculose* ou *phtiriase.*

25

Comme ces insectes présentent des différences suivant la région qu'ils occupent (tête, corps, pubis) et qu'il en est de même des lésions qu'ils provoquent, un article spécial a été réservé à chaque variété.

Poux de tête. — DESCRIPTION DE L'INSECTE (*fig.* 572). Petit insecte grisâtre, présentant 6 pattes terminées par des crochets et une bouche qui peut mordre et sucer, la peau étant d'abord déchirée par les mandibules, puis perforée par l'appareil aspirateur, le *rostre*.

Les femelles sont plus nombreuses que les mâles et la ponte est très fréquente : chacune peut donner 50 œufs en 6 jours et 5 000 rejetons en 8 semaines. Les œufs sont réunis et collés aux cheveux ; lorsqu'on en trouve à leur sommet, on peut être certain que les poux sont établis depuis longtemps sur la tête. C'est à la nuque qu'ils s'établissent de préférence.

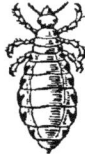

Fig. 572.
Pou
de tête
(tr. grossi).

SIGNES. Les cheveux sont agglutinés les uns aux autres par la matière sébacée et par le pus provenant des parties que l'inflammation et le grattage ont excoriées. Il existe des plaques humides et saignantes et des croûtes. La démangeaison est plus ou moins vive suivant le sujet ; quelquefois, l'agitation pendant la nuit est assez vive pour entraîner l'insomnie.

COMPLICATIONS. Les poux sont la cause de plusieurs maladies de la peau (impétigo, prurigo, pityriasis). Ils amènent le dépérissement de l'enfant et le rendent anémique. Ils le prédisposent à la contagion et à la généralisation des teignes, surtout du favus, dont les spores trouvent des conditions favorables de fixation et d'adhérence dans les croûtes et le suintement qu'elles occasionnent. Souvent, enfin, ils produisent un engorgement des ganglions de la tête qui forment de petites tumeurs, notamment à la nuque.

Lorsqu'on voit les complications si nombreuses et si graves qui peuvent être la suite de la présence de ce parasite, on ne peut s'empêcher de s'étonner que, pendant des siècles, la crédulité des mères ait fait du pou « un indice de santé », et qu'une idée aussi bizarre soit encore conservée dans certaines campagnes.

MODE DE CONTAGION ET PRÉCAUTIONS. Les poux se propagent par l'apport des insectes eux-mêmes ou de leurs œufs chez toutes les personnes qui ne prennent pas un soin suffisant de leur chevelure. La transmission se fait en général chez les enfants par l'échange des coiffures ; mais on ne doit pas ignorer que les œufs peuvent également être apportés par l'air. Tel est le mode de contagion pour les malades (surtout les femmes) qui ont gardé le lit pendant longtemps. Il convient donc de peigner, aussi souvent que possible, les personnes alitées ; outre le soulagement physique et moral que ce soin de propreté leur procure, il leur évite des insomnies dues à la présence des insectes et que le malade attribuait à de tout autres causes.

TRAITEMENT. Couper les cheveux ras aux garçons (cette précaution peut être évitée chez les filles, mais le traitement est plus long) et employer pour leur chevelure un peigne en métal trempé dans une solution de vinaigre antiseptique formée de 1 gr. de sublimé pour 300 gr. de vinaigre et 300 d'eau chaude ; faire ensuite une lotion générale avec ce liquide, de façon à enlever les œufs (le peigne sec ne réussirait pas, tandis que le vinaigre les décolle des cheveux). Cette opération devra être faite *partout* ; car, si, on respecte l'endroit où se trouvent les croûtes, les poux qui s'y sont réfugiés en sortiront bientôt pour envahir le reste de la tête.

Littré a conseillé d'huiler largement les cheveux, l'huile asphyxiant les poux.

Poux de corps. — DESCRIPTION DE L'INSECTE (*fig.* 573). Plus gros que le pou de tête, mais plus agile ; aussi est-il fort difficile de le trouver si on le cherche sur le corps. C'est dans les plis de la chemise, de préférence au niveau du col ou de la ceinture, qu'il est possible de le voir ; on le rencontre aussi à l'entour des coutures des gilets de flanelle.

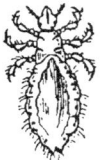

Fig. 573.
Pou
de corps
(tr. grossi).

SIGNES. Les lésions (*fig.* 574) qui constituent la *phtiriase* siègent surtout aux environs des points où les vêtements forment des plis serrés au corps (nuque, épaule, reins, taille, poignets, fesses). sous la forme de coups d'ongles d'une étendue de plusieurs centimètres. Si la maladie a duré

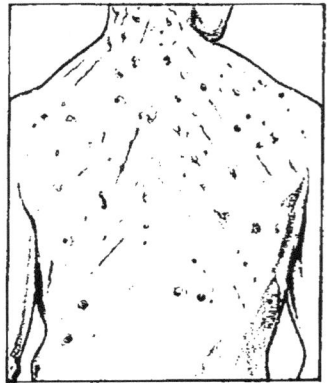

Fig. 574. — Phtiriase du dos.

quelque temps, des taches brunâtres remplacent les cicatrices (collier des pouilleux).

MODE DE CONTAGION ET PRÉCAUTIONS. C'est souvent dans les visites de charité, après un séjour de quelques heures auprès d'un lit d'hôpital, qu'on emporte le parasite. Celui-ci trouve en effet sur les malades un bon terrain de pullulation, par suite simplement de l'absence de soins de propreté. Est-il besoin de dire combien était fausse l'idée autrefois répandue dans le public que les poux provenaient des humeurs corrompues du corps ?

Une promenade dans une voiture publique suffit également pour être envahi par ces parasites. Le pou, qui avait abandonné son hôte précédent, était caché dans un des plis du coussin, et il se hâte de reconquérir une nouvelle victime.

TRAITEMENT. Il suffit de prendre un bain sulfureux et de faire passer à la vapeur de soufre ou à l'étuve les vêtements qu'on a portés.

Quant aux personnes qui ne peuvent quitter le lit, on les saupoudrera de poudre de staphisaigre.

Poux du pubis, du bas-ventre. — DESCRIPTION DE L'INSECTE (*fig.* 575). Son corps est beaucoup plus large que celui du pou de tête, et sa couleur est plus pâle. Il reste en général immobile au lieu de courir sur la peau, mais est assez difficiles à reconnaître par suite de sa localisation (partie inférieure du bas-ventre, quelquefois creux de l'aisselle et même la poitrine chez les personnes très couvertes de poils).

Fig. 575.
Pou du bas-ventre (tr. grossi).

Le pou du pubis enfonce profondément sa tête dans la peau et se cramponne à la naissance du poil par ses pattes de derrière ; on a, par suite, une grande difficulté à l'en arracher.

SIGNES. Les démangeaisons que le pou occasionne sont très pénibles, surtout la nuit.

On constate souvent, au niveau de la région occupée par le pou, des taches bleuâtres de grandeur assez variable (1 demi-centim. à 2°), légèrement déprimées et ne s'effaçant pas sous la pression du doigt.

CAUSES PRÉDISPOSANTES. Duguet a démontré que les poux du pubis existent fréquemment sur la peau des personnes atteintes d'affections graves (notamment dans la fièvre typhoïde). Il y a donc intérêt à surveiller les malades et à empêcher la propagation de ces insectes soit sur les alités, soit sur ceux qui les soignent. On recueille aussi ces ennuyeux parasites dans les chalets de nécessité et les voitures.

TRAITEMENT. Lotion au sublimé 1/500 d'eau ou avec de l'essence de térébenthine.

Précipité blanc, jaune, rouge. — V. MERCURE.

Précipité vert. — Carbonate de cuivre. Il est employé dans la peinture à huile sous le nom de *vert minéral*.

Pour les empoisonnements, V. CUIVRE.

Préjugés. — Les préjugés médicaux, c'est-à-dire les opinions adoptées sans examen au sujet du traitement des maladies, sont encore fréquents chez les personnes peu instruites, mais cependant tendent à disparaître sous l'influence de la vulgarisation des notions d'hygiène.

L'un des plus répandus est celui qui conduit nombre d'individus à se purger à chaque saison, à chaque équinoxe ou solstice, voire à chaque changement de lune. « Au printemps, disent les partisans de ces pratiques, le sang se met en mouvement comme la sève des arbres, et il faut diminuer la poussée du sang. A l'automne, le sang redescend comme la sève dans les racines ; il va prendre ses quartiers d'hiver et rentre dans le calme ; une purgation est donc encore nécessaire. » Ces théories semblent bizarres lorsqu'on connaît la régularité et la continuité de la circulation sanguine.

Disons toutefois que M. Metchnikoff a fait récemment observer que ce préjugé avait au moins l'avantage de débarrasser l'intestin des vers qui y habiteraient plus fréquemment que l'on n'est actuellement porté à le croire ; la multiplication de l'appendicite trouverait une de ses origines dans l'abstention des purges.

Il est de simple bon sens qu'il faut se purger lorsqu'on est constipé et non suivant la date du calendrier. Mais les personnes qui ne vont pas régulièrement à la selle tous les jours feront sagement de se purger deux fois par an.

La plupart des autres préjugés proviennent de l'apathie et d'un respect profond pour la malpropreté ; tels sont les préjugés sur les croûtes de lait, le muguet, les poux « signes de santé ».

Prépuce. — V. BALANITE, CHANCRE, HERPÈS, PHIMOSIS, SYPHILIS.

Presbytie. — V. RÉFRACTION (Maladies de la).

Presse à viande. — V. JUS.

Preste (La) [Pyrénées-Orientales]. — Station d'eaux sulfurées sodiques chaudes (44°), à 1 100 mètres d'altitude ; climat doux, saison toute l'année ; vie calme, ressources limitées. — MODES D'EMPLOI. Ceux des eaux MINÉRALES* sulfureuses. — INDICATIONS. Gravelle, coliques néphrétiques, affections de la peau sèches, rhumatismes.

Préventif (Traitement). — Les traitements préventifs sont destinés à supprimer la manifestation d'une maladie ; ainsi on emploie la quinine pour prévenir un accès de paludisme, les eaux minérales pour prévenir un accès de goutte, de coliques hépatiques, etc.

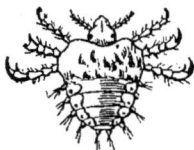

Priapisme. — Érection douloureuse provoquée par une blennorragie, une cystite, un calcul vésical. — Traitement. Bains tièdes prolongés. Lavement chaud.

Prodrome (du grec *pro*, devant, et *dromos*, course). — État de malaise précurseur d'une maladie.

Prolapsus (du latin *pro*, en avant, et *lapsus*, part. pass. de *labi*, tomber). — Relâchement d'un organe.

Prononciation (Vices de). — V. voix.

Pronostic (du grec *pro*, d'avance, et *gnôsis*, connaissance). — Issue prévue par les médecins pour une maladie.

Prophylaxie. — Mesures préventives destinées à empêcher l'apparition d'une maladie épidémique ou à en réduire l'extension.

Propreté. — V. peau.

Prostate (description). — Glande annexe de l'appareil génital de l'homme. Elle est placée au-dessus du périnée, entre le rectum en arrière et le col de la vessie qu'elle embrasse entièrement, ainsi que la partie de l'urètre qui lui fait suite. Sa longueur et sa largeur sont d'environ trois centimètres, avec une épaisseur d'un centimètre et demi. Cette glande sécrète un liquide qui contribue à constituer le sperme.

Prostate (Maladies de la). — Inflammation de la prostate. Elle peut être aiguë ou chronique.

Prostatite aiguë. — Causes. Passage à l'état aigu d'une inflammation chronique de la prostate ou de l'urètre, à la suite d'un excès ou d'un sondage. *Blennorragie* (cas le plus fréquent) et dans ce cas ordinairement vers la fin de la 3ᵉ semaine, par suite de fatigue quelconque ou d'usage prématuré d'injections irritantes. Contusions, calcul, froid humide, lésions de voisinage (maladie de l'anus ou du rectum).

Signes. *Forme subaiguë.* Pesanteur au périnée, cuisson dans le canal au passage de l'urine, envies plus fréquentes d'uriner. Constipation et légère fièvre. Un peu de pus et de sang sort par l'urètre.

Forme aiguë. Les douleurs précédentes sont beaucoup plus intenses. Les besoins d'aller à la selle sont fréquents, et l'évacuation est pénible. Le malade a grand'peine à uriner. L'abcès s'évacue par le canal ou par l'anus.

Traitement. Sangsues. Grands bains prolongés. Lavements à 50° avec écoulement lent; on doit les conserver une demi-heure. Suppositoires opiacés ou belladonés.

Prostatite chronique. — Causes. Celles de la prostatite aiguë, particulièrement la blennorragie.

Signes. Douleurs vagues dans le périnée s'irradiant vers les testicules, les cuisses, le sacrum; elles s'accroissent à la suite de la marche, de la station assise prolongée, notamment en voiture. Écoulement par l'urètre, soit spontanément, soit à l'occasion des selles, d'une goutte d'un liquide (*prostatorrhée*) en général laiteux plus ou moins filant, mais pouvant être incolore ou jaune verdâtre, parfois même teinté de sang. Ce liquide peut exister en quantité variable dans le premier jet d'urine. Souvent, les envies d'uriner sont plus fréquentes que la normale.

Traitement : 1° local. Lavements prolongés très chauds. Badigeonnages iodés, instillations de nitrate d'argent.

2° général. Régime sévère, hydrothérapie.

Hypertrophie de la prostate. — Causes. Ordinairement chez les vieillards.

Signes. *Au début*, envies fréquentes d'uriner, particulièrement dans les dernières heures de la nuit; jet sans force, aussi évacuation très lente et plutôt entravée par les efforts d'expulsion. Le jet a conservé le calibre normal (ce qui distingue l'hypertrophie du rétrécissement). Plus tard, le malade n'évacue qu'incomplètement sa vessie [V. urine (rétention)], surtout s'il est obligé d'attendre pour satisfaire ses besoins. Plus tard encore, il peut y avoir soit *incontinence par regorgement* nocturne, puis diurne, soit *incontinence vraie*, [V. urine (incontinence)]. La quantité d'urine rendue par jour peut atteindre 3 litres ; d'abord limpide, elle devient ensuite trouble et nuageuse, par suite de catarrhe de la vessie*. Une hémorragie (hématurie) peut se produire soit spontanément, soit à la suite du sondage.

Complications. Cystite, néphrite.

Traitement. Eau de goudron, eau de Vichy, bains de siège, suppositoires calmants. Sondage avec précaution. Le malade peut apprendre par son médecin à y procéder, mais il ne doit jamais le faire sans les indications.

Hygiène. Éviter les poussées congestives entraînant des complications (rétention, cystite, néphrite), produites par les refroidissements, l'alimentation, la constipation, la fatigue des organes voisins, et cela en recourant aux mesures suivantes :

1° Pour prévenir le *refroidissement partiel* ou *général* du corps, notamment les courants d'air pendant les transpirations, se vêtir entièrement de laine (gilet, caleçon, ceinture, chaussettes) ; la nuit, tout au moins pendant les froids, uriner sous les couvertures dans un vase spécial.

2° Comme *régime :* pas de salaisons, de viandes faisandées, de crustacés, de poissons de mer ni d'asperges, pas d'épices ou de condiments, pas de truffes, de fromages forts, pas de bière ni de liqueurs, peu de cidre, peu de vin pur ; de l'eau coupée d'un tiers de vin au plus ; pas de thé, de café. Les aliments et boissons devront être pris en quantité modérée : l'excès de liquide accroîtrait d'une façon exagérée le travail des reins.

3° Éviter la *constipation* par l'usage régulier de laxatifs doux (V. CONSTIPATION, PURGATIFS), notamment de lavements tièdes.

4° Éviter la *rétention*, en ne résistant jamais au besoin d'uriner. Prévenir ce besoin en urinant régulièrement toutes les 3 heures, toutes les 2 même, si cet intervalle de 3 heures est trop grand ; aussi convient-il de prendre ses précautions chaque fois qu'on aurait difficulté à satisfaire cette nécessité (urinoir en caoutchouc pendant les voyages en chemin de fer).

5° Uriner avant de se déshabiller, puis de nouveau au moment de se mettre au lit, en augmentant cette seconde miction *par des pressions sur le bas-ventre*. Ne jamais reposer sur le dos, mais alternativement sur les deux côtés.

6° Éviter la fatigue des organes voisins : pas d'excès vénériens, l'abstinence, au moins à un certain âge, est nécessaire ; pas d'équitation ni de bicyclette.

Si, malgré l'observation de ces diverses prescriptions, il se produit de la congestion caractérisée par des envies d'uriner fréquentes, accompagnées ou non de fausses envies d'aller à la selle, il convient : 1° de prendre matin et soir des lavements chauds, lents et prolongés (V. LAVEMENT) ; 2° d'absorber au moment du coucher un cachet de 50 centigr. d'antipyrine et 3 à 4 cuillerées à soupe par jour de sirop d'extrait de stigmates de maïs : la durée de cette médication variera suivant les cas.

Prostatorrhée. — V. PROSTATITE chronique.

Prostration. — Anéantissement physique. La prostration est un des signes typiques de la fièvre typhoïde.

Protargol. — Combinaison organique contenant 8 pour 100 d'argent.

MODES D'EMPLOI. En injections dans la blennorragie (1/100 d'eau) et en pommade contre les blépharites (1/10 de vaseline).

Prothèse (du grec *pro*, au lieu de, et *tithémi*, je pose). — Remplacement

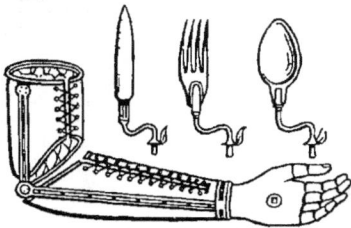

Fig. 576. — Appareil de prothèse du bras, permettant de faire tous les mouvements, notamment ceux nécessaires pour les repas.

par une pièce artificielle d'un organe enlevé. Les *fig.* 576 et 577 montrent des appareils permettant à un individu amputé des doigts ou d'un bras de faire un grand

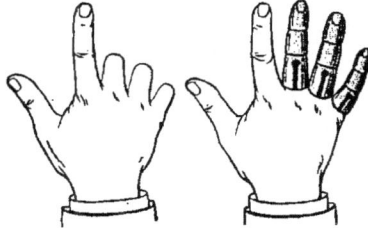

Fig. 577. — Doigts coupés et appareil de prothèse remplaçant ces doigts.

nombre de choses. V. aussi DENTIER, JAMBE artificielle, ŒIL artificiel.

Provins (Seine-et-Marne). — Petite station d'eau minérale ferrugineuse froide, bicarbonatée.

Pruneaux. — A la dose de 50 à 200 gr., la pulpe de pruneaux bouillis constitue un bon laxatif.

Prurigo. — Maladie de la peau présentant les caractères suivants :

SIGNES. *Démangeaisons* continuelles, s'exaspérant la nuit au point de provoquer l'insomnie et un affaiblissement général ; apparition de petits *boutons* pâles ou légèrement teintés en rose, excoriés à leur sommet par le grattage. Lorsque la maladie dure depuis longtemps, la peau prend une *teinte brune* et on y observe les lésions de l'ecthyma*.

CAUSES. *Gale*, poux, diabète, maladie du foie ou des reins, lymphatisme, arthritisme, syphilis.

SIÈGE SUIVANT VARIÉTÉS. Prurigo produit 1° par la *gale* : espaces entre les doigts, poignets, aisselles, fesse, cuisse ; 2° par les *poux de la tête* : nuque, cou ; 3° par les *poux du corps* : entre les épaules et les lombes. Enfin, le prurigo de *Hébra* ou *lichen polymorphe* siège sur les membres inférieurs.

TRAITEMENT. Soigner la cause. Lotion de sublimé 1/1 000. Pansement avec de l'eau gélatinée.

Prurit. — Démangeaison, pouvant être : 1° généralisée : prurit *sénile, arthritique, diabétique, albuminurique* ; 2° localisée : prurit *génital*, qui chez l'homme siège au périnée, au scrotum ou au méat de l'urètre (il est dû souvent au diabète), et qui chez la femme siège aux grandes lèvres (il tient alors souvent à de la leucorrhée*) ; prurit *anal* (hémorroïdes, goutte, diabète) ; prurit des *narines* (arthritisme).

TRAITEMENT GÉNÉRAL : 1° *interne*. Alcalins, arsenic, valériane, salicylate de soude ; 2° *ex-*

terne. Solution de chloral* ou de sublimé.
V. MERCURE. Bains d'amidon prolongés. Lotion avec de l'eau très chaude. (V. aussi DÉMANGEAISON.) Régime : ni alcool, ni crustacés, ni épices, ni poisson.

TRAITEMENT SPÉCIAL DU PRURIT SÉNILE. On fait disparaître les démangeaisons en brossant la région avec une brosse *molle* pendant 10 à 20 minutes, d'abord trois fois, puis deux fois et enfin une fois seulement par jour. Les trois premiers jours, faire suivre le brossage d'une lotion à l'alcool, puis d'onctions avec de la lanoline.

Prussique (Acide). — V. CYANHYDRIQUE.

Pseudarthrose (du grec *pseudés*, faux, et *arthron*, articulation). — Articulation anormale entre deux fragments d'os, à la suite d'une fracture non consolidée.

Pseudo-membrane (du grec *pseudés*, faux, et du français *membrane*) [*fig.* 578]. — Membrane anormale produite par une maladie : angine, bronchite, entérite *pseudo-membraneuse.*

Psoas.— Muscle du bassin, appliqué sur la partie antérieure des vertèbres lombaires.

Psoïte. — Inflammation du muscle psoas.

CAUSES. Exercice excessif, notamment effort pour soulever des fardeaux. Chute. — SIGNES. Douleur vive dans la région lombaire, engourdissement empêchant la flexion de la cuisse. Fièvre intense.

PREMIERS SOINS. Immobilisation au lit. Cataplasmes laudanisés.

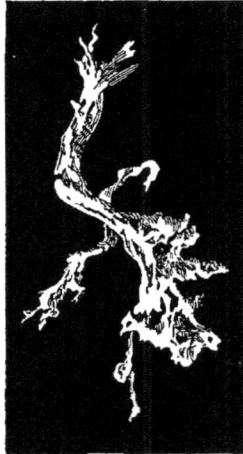

Fig. 578.
Pseudo-membrane
diphtérique.

Psoriasis (mot grec; de *psóra*, gale). — Maladie de la peau présentant les caractères suivants :

SIGNES. Squames sèches, blanc nacré, ressemblant dans certains cas à des gouttes de bougie. Leur largeur et leur épaisseur sont variables, et le doigt en grattant les détache sans grande difficulté, laissant voir alors une peau rouge, luisante, saillante, saignant assez facilement. Les sièges ordinaires sont les *genoux* et les *coudes* (*fig.* 579); mais le psoriasis peut occuper la tête, les paupières, la paume des mains, la plante des pieds.

ÉVOLUTION chronique, par poussées successives durant 2 ou 3 mois et séparées par

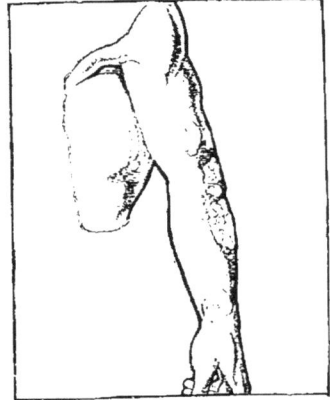

Fig. 579. — Psoriasis.

des intervalles de repos variant de quelques semaines à plusieurs années. La guérison absolue est rare, mais la maladie peut s'atténuer considérablement sous l'action du traitement.

CAUSES : 1° PRÉDISPOSANTES. Arthritisme, nervosisme, hérédité, sexe masculin. 2° DÉTERMINANTE. Microbe? En tout cas non contagieux.

TRAITEMENT : 1° *interne*. Arsenic, huile de foie de morue, iodure de potassium, suivant les individus. 2° *externe*. 1° Enlèvement des squames par des bains, enveloppement de la région malade avec du caoutchouc et frictions au savon noir; puis huile de cade*, additionnée de quantité variable de glycéré d'amidon*.

Psychiâtrie (du grec *psuché*, âme, et *iatreia*, médecine). — Médecine mentale.

Psyllium (herbe aux puces). — Plante de la famille des Plantaginacées. Les semences sont employées comme *laxatif*, dans les mêmes conditions que les graines de lin, V. LIN.

Ptérygion (du grec *pterugion*, petite aile). — Épaississement des capillaires de la conjonctive oculaire, formant un triangle qui a sa base à l'angle interne de l'œil et sa pointe à la cornée, qu'il tend à envahir. V. YEUX (maladies).

Ptomaïnes. — Bases alcalines (alcaloïdes) qui se produisent pendant la putréfaction des cadavres (du grec *ptóm*, cadavre). Ces alcaloïdes ont pour origine

la fermentation des matières albuminoïdes du corps sous l'action de microbes;
ils ont été découverts par le professeur
Gautier. V. MICROBES.

Ptosis. — Chute (*ptôsis*, en gr.) de la
paupière. V. YEUX (malad.): *blépharoptose.*

Ptyaline (du grec *ptualon*, salive).
— Ferment de la salive.

Ptyalisme (du grec *ptualon*, salive). Salivation excessive. V. SALIVATION.

Puberté. — Epoque (11 à 15 ans)
où les jeunes filles ont leurs premières
règles*, les jeunes garçons (14 ans) un développement notable des organes génitaux. Dans les deux sexes, il y a modification de volume du larynx. (V. VOIX.)
Chez la femme, il se produit à ce moment
un accroissement des seins, l'aréole devient rouge brun et le mamelon saillant;
les hanches s'arrondissent, des poils apparaissent sur le pubis.

PRÉCAUTIONS. Les jeunes filles doivent être
informées à l'avance de la venue des règles;
car, sous l'action des transformations qui se
produisent à ce moment dans l'organisme,
elles sont prédisposées à une forme d'aliénation mentale. Cette prédisposition s'accroît
de la terreur qu'elles éprouvent à la vue du
sang qu'elles perdent et des interprétations
mystiques qu'elles donnent à l'hémorragie
dont elles cachent souvent la venue à leur
mère. Il convient, si l'enfant est particulièrement faible à ce moment, de la reconstituer
par une bonne alimentation et du fer.

Pubis. — Partie de l'os du bassin*.

Puce. — Insecte qui vit sur le corps de
l'homme et d'un grand nombre d'animaux.

DESCRIPTION (Mégnin) [1]. -- Le corps
(*fig.* 580) est ovale, brun roussâtre luisant, avec
une rangée de poils sur chaque anneau. La tête
est arrondie su-
périeurement en
forme de chape-
ron. Les yeux,
qui sont ovalaires
et assez grands,
se trouvent en
avant des anten-
nes. Le mâle a
2 millim. et demi
de long sur 1 mil-
lim. et demi de

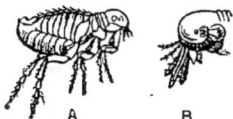

Fig. 580. — Puce.
A. Insecte complet; B. Tête.
(tr. grossi.)

large. La femelle double de volume lorsqu'elle
est repue. Elle pond 2 à 3 œufs blanchâtres,
qu'on trouve notamment dans les fentes du
parquet et le linge sale et qui, après des méta-
morphoses successives durant une vingtaine
de jours, se transforment en insectes adultes.
Les puces de chien ne vivent pas sur l'homme.
PRÉCAUTIONS. — Laver les interstices des
murailles et des parquets avec de l'eau bouil-

(1) Mégnin, 1880. *Les Parasites et les maladies pa-
rasitaires chez l'homme.*

lante, un lait de chaux ou de l'huile ordinaire
contenant du tabac. « Nos grands animaux
domestiques, chevaux, bœufs, moutons, n'ont
pas de puces, et il semble même que leurs
émanations leur déplaisent et les font fuir;
aussi, dans les endroits où les puces abondent,
il suffit de s'envelopper dans une couverture
de cheval ayant longtemps servi pour être
préservé de toute atteinte. On peut employer
le même moyen pour les chiens. » (MÉGNIN.)

Puerpérale (Fièvre). — Nom
donné à une maladie grave et contagieuse
qui peut atteindre les femmes à la suite
des couches, que celles-ci aient eu lieu
à terme ou qu'elles se soient achevées
par un avortement.

SIGNES. Deux formes.
1° *Légère.* Elévation considérable de la
température du corps avec rougeur de la
face. Le ventre est plat et indolore. Les seins
sont gorgés de lait.
2° *Intense.* Peu de jours après l'accouchement, de préférence pendant les deux premiers, un point douloureux à la pression se
produit dans le bas-ventre, soit de chaque côté
de la matrice, soit d'un seul côté. Quelques
heures se passent, puis le ventre augmente
de volume et la douleur devient spontanée.
Tantôt il y a des frissons, tantôt ils font défaut; mais la température du corps augmente
et les *seins se flétris-
sent.* Il survient alors
des hoquets, des
vomissements bilieux
formés d'un liquide
amer et verdâtre. La
face est amaigrie,
ridée, bleuâtre ou
très pâle. La pros-
tration est extrême,
et les mains et les
pieds se refroidis-
sent. La respiration
est saccadée et la
voix devient comme

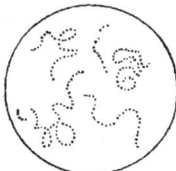

Fig. 581.
Streptocoques.

cassée. On a observé des gonflements douloureux des articulations, notamment du genoux.
ÉVOLUTION. — La maladie peut se terminer
par la guérison,
mais une issue
fatale survient
le plus souvent
en 2 à 5 jours;
quelquefois, ce-
pendant, la ma-
lade survit une
dizaine de jours.
CAUSES ET
AGENTS DE PRO-
PAGATION. La
maladie est pro-
duite par l'in-
troduction dans
l'économie d'un

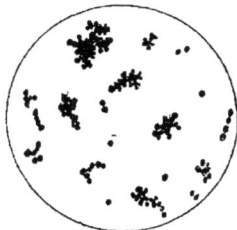

Fig. 582. — Staphylocoques.

organisme mi-
croscopique, le *streptocoque* (*fig.* 581), qui pul-
lule très rapidement et qui naît dans certaines
conditions que nous allons énumérer. Quelquefois, le staphylocoque (*fig.* 582) lui est associé.

Tantôt il y a *auto-infection,* c'est-à-dire infection du sujet par lui-même, tantôt, au contraire, la maladie est produite par contagion provenant d'une autre personne, *hétéro-infection.*

I. L'*auto-infection* provient de la décomposition : 1° soit d'une partie des organes maternels (gangrène du vagin et de la matrice); 2° soit des caillots ou des débris du délivre incomplètement expulsés ; 3° soit de portions putréfiées d'un fœtus mort. Elle peut être due aussi aux écoulements virulents du vagin antérieurs à l'accouchement, aux lochies décomposées qu'on observe en cas de toilettes insuffisantes, à la saleté des pièces de pansement, du linge ou des canules des instruments dont on se sert pour les injections.

II. L'*hétéro-infection* provient de l'action même des microbes qui engendrent chez les autres personnes l'érysipèle, la rougeole, la scarlatine, la variole, la diphtérie, l'ozène, l'ophtalmie purulente des petits enfants et la fièvre puerpérale d'une autre femme. Ajoutons encore le poison cadavérique. Elle peut être produite encore par les microbes ou ptomaïnes des cadavres.

TRAITEMENT PRÉVENTIF. Les règles à observer se réduisent à deux :

Isolement. La femme qui vient d'accoucher doit voir le moins de monde possible pendant la première et la seconde semaine qui suivent sa délivrance. Outre la fatigue qu'ils lui causent, ces visiteurs peuvent, sans s'en douter, apporter avec eux les organismes inférieurs qui amènent la maladie, soit qu'ils viennent d'être atteints d'une des affections énumérées plus haut (érysipèle, rougeole, scarlatine, variole, diphtérie, ozène, ophtalmie purulente, fièvre puerpérale), soit qu'ils aient emporté ces germes de la chambre d'un malade récemment visité ou même d'une voiture publique où ils se sont trouvés en contact avec quelque individu inconnu sorti avant d'avoir cessé d'être contagieux.

L'ozène (rhume de cerveau à odeur désagréable) est une cause qui passe souvent inaperçue. Notre savant maître le professeur Pinard a rapporté un cas dans lequel ce mode de contagion était certain.

Les personnes qui viennent de passer quelque temps auprès d'un mort, surtout si elles ont eu à le toucher, feront bien également de s'abstenir de visiter une nouvelle accouchée.

Lorsqu'on prend une garde, on devra l'interroger soigneusement avant de lui permettre d'entrer dans la chambre de la jeune mère et la refuser si elle vient de quitter un malade atteint d'une maladie contagieuse.

SOINS HYGIÉNIQUES. Ils doivent être pris, avant, pendant et après l'accouchement.

1° *Avant.* Si, ce qui est le fait ordinaire, la femme enceinte a des écoulements blanchâtres, qui souvent entraînent des érosions superficielles des parties génitales externes, elle devra employer, dans les 10 ou 15 derniers jours de la grossesse : les bains, les lotions chaudes, les injections (acide phénique, 1 gr.; eau, 1 000 gr.) matin et soir. La canule de l'instrument doit être introduite peu profondément et le robinet seulement entr'ou-

vert, de façon que le liquide arrive tout doucement et non en jet.

2° *Pendant.* Propreté méticuleuse de toutes les personnes en rapport avec l'accouchée.

Les linges, les serviettes, les draps devront être changés aussi souvent que possible.

Pour laver la malade, le mieux est d'employer de la ouate ou des linges trempés dans la solution phéniquée et qu'on jette ensuite. Les éponges dont on se sert souvent ont le désavantage de coûter plus cher ; aussi les parents ont-ils l'habitude de s'en servir de nouveau après les avoir plus ou moins bien nettoyées.

3° *Après.* Les toilettes doivent être faites de telle sorte que jamais, même en sentant de près les parties génitales, on ne perçoive d'odeur. Une compresse doit être laissée entre les grandes lèvres.

Le liquide qu'on doit employer pour faire les toilettes peut être soit une solution phéniquée (1 à 3 pour 100), soit une solution d'acide borique (30 gr. pour 1 000 gr. d'eau), soit une solution mercurielle (bichlorure de mercure, 25 centigr.; eau, 1 000 gr.; ou biiodure de mercure, 4 centigr.; eau, 1 000 gr.).

On a remarqué que la fièvre puerpérale atteint de préférence les personnes non acclimatées aux hôpitaux, celles qui se présentent quelques heures seulement avant d'accoucher; on ne saurait donc trop engager les personnes qui sont décidées à faire leurs couches dans les maternités à s'y rendre une quinzaine de jours avant l'époque où doit se faire leur délivrance. Cet avis s'adresse surtout aux ouvrières et aux domestiques.

Dans l'état actuel de la science obstétricale, une femme, même mal conformée, qui est examinée par un médecin au sixième mois de sa grossesse, *ne devrait jamais mourir.* La plupart des accidents proviennent de ce que, souvent, les femmes ne se préoccupent de trouver un accoucheur qu'une heure ou même une demi-heure avant les premières douleurs. Quant à ceux produits par les mauvaises positions du fœtus, ils doivent en grande partie disparaître, depuis qu'il est devenu possible de transformer celles-ci par des manœuvres externes.

Puits. — L'eau de puits peut être mauvaise, notamment après les étés brûlants ou les hivers très pluvieux. On devra, d'autre part, avoir soin d'étudier la direction du courant, de façon à savoir si l'eau ne passe pas aux environs d'un égout, d'un cimetière ou d'une fosse d'aisances.

PROCÉDÉ RAPIDE DE DÉSINFECTION. M. Langlois, dans la *Presse médicale,* a indiqué un procédé qui semble devoir rendre grand service. On doit d'abord déterminer la profondeur d'eau du puits au moyen d'une ficelle tendue par un poids; le chiffre une fois connu, on le multiplie par le diamètre du puits et on a le volume total de l'eau. Ceci fait, on jette tout d'abord dans le puits ou dans la citerne une dissolution de 20 gr. de permanganate de potasse (V. MANGANÈSE) par mètre cube d'eau. Puis on précipite le permanganate en excès sous forme de bioxyde de manganèse en jetant dans l'eau un bon panier de braise de boulanger.

Après 3 ou 4 jours, la désinfection est assurée, le charbon s'est déposé et l'eau est clarifiée ; on fait disparaître les moindres traces de l'antiseptique en épuisant le puits, lequel est de nouveau livré à la consommation. Il y a lieu d'ajouter que le prix du permanganate est insignifiant.

Pullna. — Eau purgative sulfatée, importée de Bohême en France.

Pulmonaire. — L'*artère pulmonaire* conduit le sang du cœur au poumon.

Pour la *congestion pulmonaire*, V. POUMON et plèvre (maladies).

Pulsation. — V. POULS.

Pulvérisateur (*fig.* 583 et 584). —

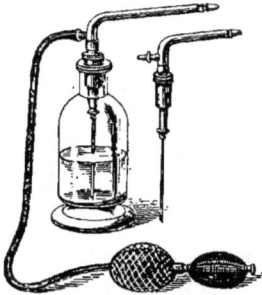

Fig. 583. — Pulvérisateur Richardson.

Appareil disposé de façon à provoquer la transformation d'un jet de liquide en fine pluie.

DISPOSITION DE L'APPAREIL. Le liquide comprimé dans le récipient se divise soit au tra-

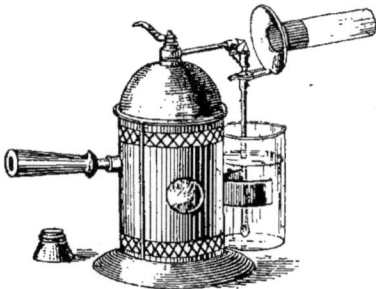

Fig. 584. — Pulvérisateur à vapeur.

vers d'une sorte de pomme d'arrosoir, soit en passant dans une ouverture capillaire, soit en se brisant sur une lentille métallique.

Lorsque le liquide est à une température plus élevée que l'air, il se refroidit en sortant de l'appareil. Si, au contraire, le liquide est plus froid, il se réchauffe à la sortie de l'appareil.

Pour que les liquides arrivent réellement sur la région désirée, pharynx ou larynx, il est nécessaire de bien se rendre compte de la direction qu'on doit donner au jet.

Dans les pulvérisateurs à vapeur, de l'eau est placée dans une chaudière en communication avec un tube horizontal terminé par une petite ouverture donnant passage à la vapeur. Cette extrémité est en rapport avec l'ouverture, également très petite, d'un tube vertical qui plonge dans un vase où se trouve le liquide médicamenteux, lequel est aspiré par la chaleur de la vapeur.

USAGES. Angines, laryngites, catarrhe naso-pharyngien. V. NEZ (maladies.)

L'appareil de Richardson (*fig.* 583) sert aussi à produire l'anesthésie par la pulvérisation d'un liquide réfrigérant, l'éther. On trouvera d'autres modèles de pulvérisateurs pour l'anesthésie au mot ANESTHÉSIE.

Pulvérisation. — Le mot « pulvérisation » s'applique à la transformation en poudre d'une substance quelconque et, notamment, de liquides. On emploie souvent ce mode de médication pour faire parvenir sur une surface malade (gorge et larynx) un liquide divisé en fines gouttelettes.

Punaise (*fig.* 585). — Insecte répandant une odeur désagréable et qui laisse après sa morsure une sensation très douloureuse.

DESCRIPTION DE L'INSECTE. Il a 5 millim. sur 3 de large. Le corps est ovale, un peu étroit en avant, à bords minces très déprimés ; il est assez mou, d'un rouge plus ou moins foncé et hérissé de poils très courts. La tête est à peu près carrée et offre une sorte de capuchon qui sert d'étui à la base du bec. Il n'existe pas d'ailes. L'odeur spéciale est due à la sécrétion d'une glande (Mégnin).

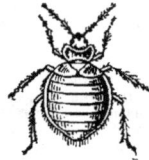

Fig. 585.
Punaise
(tr. grossie).

La ponte se fait en mai, les œufs sont blancs et oblongs. Pendant le jour, les punaises se cachent derrière les papiers des tentures, dans les fentes des murailles et des boiseries, derrière les tableaux, dans les plis des rideaux de lit. Elles peuvent supporter un jeûne très prolongé ; aussi les retrouve-t-on dans des locaux longtemps inhabités. L'espèce qui habite en abondance dans les pigeonniers est identique à celle qui nous persécute. Elles sortent pendant la nuit des endroits où elles étaient cachées, se dirigent vers les hommes ou les animaux endormis et se laissent tomber sur eux. Leur odorat est très développé et leur permet de sentir une proie à distance ; d'où, souvent, l'inefficacité de l'éloignement du lit des murailles.

La partie piquée devient rouge, légèrement gonflée et très douloureuse. L'insecte ne se contente pas de piquer, il inocule dans la blessure sa salive, qui est fort irritante.

PRÉCAUTIONS. Propreté absolue. Enduire d'essence de térébenthine ou d'une solution de sublimé corrosif (1/2 000) les murs envahis par ces insectes, ou encore projeter sur eux de la poudre fraîche de pyrèthre. Le *passe-rage* (lepidium rural) les attire et les enivre : il est alors facile de les détruire. Il sera bon, en outre, au lieu de cirer les parquets, de les passer à l'encaustique, substance qui contient de l'essence de térébenthine. Si ces petits procédés ne donnent pas de résultat, il convient de faire une fumigation d'acide sulfureux, dont le résultat est certain. V. DÉSINFECTION.

Punaisie. — Syn. de *ozène*, forme de coryza chronique. V. NEZ (maladies du).

Punch. — Eau-de-vie ou rhum auquel on ajoute du sucre, du citron ou du thé et que l'on fait brûler. Employé comme stimulant.

Pupille. — Ouverture circulaire de l'iris. V. YEUX (structure).

Purgatifs et **Purgation.** — Médicaments qui déterminent l'évacuation du contenu de l'intestin. Il en existe trois sortes.

1º Les *laxatifs*, qui purgent sans irriter par indigestion ou plutôt *non-digestion* et pour ainsi dire mécaniquement : les plus doux sont le sirop de chicorée, le sirop de fleurs de pêcher et l'huile d'amandes douces, les pruneaux, le miel, la manne, le podophyllin et la cascarine ; les plus actifs, la graine de moutarde blanche et l'huile de ricin, la casse et le séné, la rhubarbe.

2º Les purgatifs *salins*, qui provoquent une hypersécrétion de la muqueuse : le citrate de magnésie*, le sulfate de magnésie* ou de soude*, le bicarbonate de potasse*, les phosphates de potasse* ou de soude*, le chlorure de sodium* (sel marin), le calomel, les eaux minérales d'Apenta, de Bourbonne-les-Bains, de Carabana, de Montmirail, de Chatel-Guyon, de Sedlitz, de Pullna, d'Hunyadi-Janos, de Balaruc, de Rubinat.

3º Les *drastiques*, qui sont irritants pour l'intestin : huile de croton, aloès, gomme-gutte, jalap, turbith, eau-de-vie* allemande, colchique.

INDICATIONS. Constipation, diarrhée, dysenterie, hydropisie, maladies de cœur et des reins. Dans ces trois derniers cas, le purgatif agit par dérivation.

Purpura. — Maladie de la peau.

SIGNES. Des taches dues à l'extravasation du sang en dehors des capillaires se produisent en différents points de la peau ; elles ne disparaissent pas sous la pression du doigt. Rouges d'abord, puis brunâtres, elles deviennent jaunâtres ou verdâtres, jusqu'au moment où elles s'effacent : leur forme est plus ou moins arrondie. Elles sont complètement indolores et siègent d'ordinaire sur les membres inférieurs.

CAUSES. Le purpura ne constitue pas une maladie essentielle, mais est un des signes d'une des maladies suivantes : *rhumatisme, scorbut, typhus, variole, rougeole, scarlatine, cachexie, intoxication* par l'iode, l'alcool, l'arsenic, l'ergot de seigle.

TRAITEMENT. Celui des causes et le repos.

Purulente (Infection) [Syn. : pyohémie, septicémie embolique, résorption purulente]. — Maladie produite par l'introduction dans le sang du pus, de ses toxines et de ses microbes, qui vont, emportés par le sang, coloniser au loin dans les tissus en y provoquant des suppurations secondaires (Reclus).

CAUSES : 1º PRÉDISPOSANTES. Action du milieu (encombrement des salles de blessés dans les hôpitaux). Surmenage, alcoolisme, diabète ; dépression morale. Disposition de la blessure (plaies anfractueuses, plaies de la matrice, de la prostate, du rectum, déchirure des vaisseaux du périoste). Dans certains cas, foyers ne communiquant pas avec l'extérieur (ostéomyélite, otite, phlébite, endocardite). 2º DÉTERMINANTES. Les globules blancs, devenus globules de pus après l'introduction dans leur intérieur de microbes, rentrent dans les vaisseaux veineux et lymphatiques et arrivent ainsi au cœur droit, puis au poumon, où ils forment souvent des abcès : du poumon, ils peuvent revenir au cœur gauche et, lancés dans la circulation artérielle, amènent la formation d'abcès dans le foie, la rate et les autres viscères. Le *streptocoque* serait le microbe de l'infection purulente, isolé ou associé à d'autres bacilles.

SIGNES. Ordinairement, l'infection purulente apparaît au cours d'une septicémie (V. ce mot) ; la plaie, si elle existe, est très modifiée ; les bords sont décollés, une sérosité louche a remplacé le pus ; mais la pyohémie peut aussi survenir brusquement. En tout cas, le premier signe est un *frisson* violent avec claquement de dents, suivi, après un quart d'heure ou une demi-heure, d'une augmentation considérable de la température (40º-41º).

L'accès dure une ou deux heures, puis la fièvre tombe brusquement, laissant une fatigue extrême, une altération profonde des traits. Quelques heures après ou le lendemain, puis à des intervalles irréguliers, le frisson reparaît et l'accès se reproduit toujours assez court avec chute de plus de deux degrés, ramenant la température à la normale ou presque à la normale. Après chaque accès, la situation s'aggrave. Le malade maigrit, perd tout appétit ; sa peau se plombe, devient jaunâtre ; les narines sont sèches et pincées, la langue est couverte d'un enduit noirâtre, l'haleine a une odeur de pus. Du reste, il n'éprouve aucune douleur et ne se plaint pas ; mais, la nuit, un délire ordinairement tranquille se produit, la parole s'embarrasse, la respiration devient haletante, le foie un peu douloureux. Une jointure se tuméfie, rougit et devient fluctuante ; des cordons durs (phlébite) partent de la plaie ; puis des abcès apparaissent dans des points multiples au-devant de l'oreille, dans l'orbite, dans les muscles. Enfin, des escarres apparaissent à la partie inférieure du dos. — Évolution. Après une durée de 8 à 10 jours, la mort survient dans le coma; cependant, elle n'est pas fatale et on a vu guérir des individus qui avaient eu le tableau complet de la maladie.

Traitement : 1° préventif. Pansement antiseptique, aération de la salle d'hôpital. Alimentation du malade. 2° curatif. Sulfate de quinine, injection de sérum artificiel.

Pus. — Humeur qui se forme par suite de la multiplication de microbes à la surface des plaies. Le pus contient un grand nombre de globules blancs dont quelques-uns dévorent les microbes (phagocytes), et d'autres sont au contraire désagrégés par ces parasites. Il renferme aussi des globules de graisse.

Variétés. Le pus clair, demi-transparent, *séreux*, des ulcères, n'a pas d'action sur la cicatrisation; le pus épais, blanc jaunâtre, *louable*, amène peu à peu, au contraire, la cicatrisation des plaies.

Pustule. — Cloque contenant du pus.

Pustule maligne ou **charbon.** — Maladie extrêmement grave, se transmettant du mouton à l'homme, et produite par la pénétration dans l'éco-

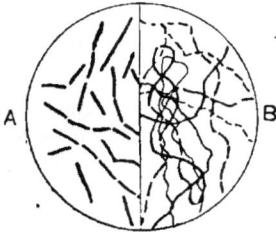

Fig. 586. — Bactéridies charbonneuses.
A. Dans le sang; B. Dans les cultures.

nomie d'un organisme inférieur (bactéridie de Davaine) [*fig.* 586], qui s'y introduit à la suite d'une dilacération, souvent fort minime, de la peau.

Signes (*fig.* 587). 1re *période*. Après un temps qui varie de quelques heures à 5 ou 6 jours, l'inoculation est suivie de l'apparition au point blessé d'une petite bulle qui s'accompagne d'une démangeaison intense. La cloque se rompt bientôt et laisse voir une ulcération dont le fond est noirâtre et repose sur un noyau dur. La peau forme tout autour un cercle rouge assez large et parsemé de petites vésicules. Puis l'enflure s'étend aux tissus voisins, et on constate qu'à une distance même assez grande de la plaie, la peau forme de petits godets sous la pression du doigt.

L'ulcération ne suppure pas et ne donne lieu à aucune douleur.

2e *période*. Quelquefois, le jour même, mais plus souvent le lendemain ou plus tard, le malade a des nausées, des vomissements, et sa figure se couvre de sueurs. L'affaiblissement progresse rapidement, la respiration de-

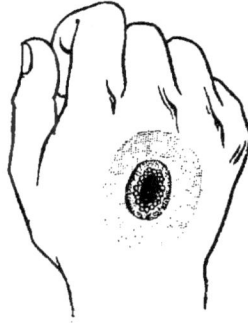

Fig. 587. — Pustule maligne.

vient difficile, et l'asphyxie termine la scène.

Parties atteintes. De préférence toutes les parties découvertes : visage, cou, mains.

Mode de propagation. Cette affection est très commune chez certains animaux : les bœufs, les chèvres, les chevaux et surtout les moutons, où elle prend le nom de *sang de rate*. Ces animaux se contagionnent souvent en mangeant des fourrages imprégnés de *spores* (V. microbes) provenant de bêtes mortes de la maladie et insuffisamment enfouies dans les champs : les vers, en remontant vers la surface de la terre, transportent avec eux ces germes nocifs. On sait que les cas de charbon sont devenus assez rares, depuis que Pasteur a reconnu les moyens de transmission et qu'il a imaginé un vaccin spécial, destiné à préserver tous les animaux.

Les spores offrent une très grande vitalité : ni le temps, ni même la dessiccation ne peuvent leur enlever leurs terribles propriétés; aussi existe-t-il des exemples d'inoculation du virus longtemps après la mort du mouton charbonneux. Toutes les parties de l'animal peuvent donner la maladie : la peau, la viande, le lait, etc.

Aussi trouve-t-on parmi les victimes : 1° les individus qui ont soigné l'animal vivant (bergers, vétérinaires); 2° ceux qui l'ont dépouillé (bouchers, équarrisseurs); 3° les ouvriers qui travaillent les peaux (tanneurs, corroyeurs, apprêteurs, selliers). Les pustules qui siègent au cou proviennent, en général, de ce que l'homme a appuyé sur ce point la peau infectée en la transportant d'une pièce dans une autre. L'action de la chaux ne suffit pas pour détruire le virus : des individus occupés à décharner des peaux soumises à ce traitement afin d'en enlever les poils ont été contagionnés. Une femme qui s'était fait des bas avec la laine d'un mouton malade fut atteinte de pustule maligne.

Ajoutons que les mouches qui aspirent les

liquides, mais ne piquent pas (mouche ordinaire, mouche bleue ou à viande), ont dans certaines circonstances transporté des bactéridies sur des plaies extrêmement petites d'individus n'ayant eu aucun contact avec des animaux charbonneux.

PRÉCAUTIONS. 1° *Relatives aux animaux.* Ceux-ci étant le point de départ de la maladie, c'est chez eux qu'on doit chercher à l'éteindre par la vaccination préventive. Que les agriculteurs n'hésitent donc pas à généraliser ce procédé.

« Si une bête est reconnue charbonneuse, il faut l'abattre au plus vite, afin qu'elle ne puisse infecter les autres par ses déjections ; on a retrouvé, en effet, des bactéridies dans l'urine rosée que le mouton rejette quelque temps avant de cesser de vivre. » (RAIMBERT.)

L'animal mort, le mieux est de le brûler ou sinon de l'enfouir très profondément, en ayant soin de jeter dans la fosse la terre sur laquelle il a succombé et d'y ajouter de la chaux. Mais l'incinération met seule à l'abri de tout danger.

Quant aux personnes trop économes qui voudraient conserver telle ou telle partie du malade, elles doivent se souvenir des formes si diverses de l'infection. Le Code pénal est là, du reste, pour punir leur négligence intéressée. On devra, en outre, désinfecter les étables où l'animal est mort avant que les bergers et leurs bêtes s'y établissent de nouveau.

2° *Relatives aux hommes.* Les bouviers, gardeurs de moutons, etc., devront être avertis de la possibilité d'une transmission.

Voici, du reste, d'après Hocquard, l'aspect présenté par le sang de rate chez les moutons :

« L'animal, qui paraissait jouir d'une santé parfaite, s'arrête tout à coup ; il semble étourdi et chancelle ; sa bouche se couvre d'écume, il rend des excréments et des urines sanguinolentes, puis il tombe et meurt. Ces symptômes se succèdent en une demi-heure ou un quart d'heure et même en quelques minutes. La bouche et les narines laissent alors sortir un sang noir, puis le corps se gonfle et se tuméfie. »

Quant aux ouvriers qui travaillent les peaux, les crins, surtout ceux qui emploient des matières provenant de l'étranger, ils devront avoir soin d'éviter les contacts directs de ces substances avec leurs mains en les couvrant de gros gants, et, lorsqu'ils devront les transporter sur leur dos, ils protégeront leur cou avec une pèlerine en cuir.

TRAITEMENT. Le meilleur traitement est la destruction par le rouge ; mais, en l'absence tout au moins du médecin, on peut le remplacer par l'emploi de bains répétés du membre malade dans de la liqueur de Van Swieten (1 gr. de sublimé pour un litre d'eau). [D' Guyod, de Lyon.]

Putride (Fièvre). — V. PURULENTE (Infection), SEPTICÉMIE.

Pyélite. — Inflammation de la muqueuse, qui tapisse le bassinet et les calices des reins. V. REINS (Maladies).

Pyélo-néphrite. — Association d'une pyélite et d'une néphrite. V. REINS (maladies).

Pylore (du grec *pulôros*, portier). — Orifice intestinal de l'estomac. V. *fig.*, à ESTOMAC.

Pyohémie (du grec *puon*, pus, et *haima*, sang).—V. PURULENTE (Infection).

Pyramidal (Os). — Os du carpe.

Pyramidon. — Dérivé de l'antipyrine ; antinévralgique, antifébrile.

DOSE. 30 à 40 centigr., deux fois par jour, en cachets.

Pyrèthre du Caucase. — Plante dont la fleur est un insecticide.

Pyrèthre officinal (famille des Synanthérées). — La racine, sous forme de poudre ou de teinture, fait partie de différentes mixtures contre les douleurs de dents ; ex. : teinture de pyrèthre, d'opium et essence de girofle, de chacun 2 gr., camphre 1 gr., pour appliquer sur une dent malade ou dans une carie dentaire.

Pyrétique (du grec *puretos*, fièvre). — Syn. de *fébrile*.

Pyréxie (du grec *pur*, fièvre, et *echein*, avoir). — État fébrile.

Pyridine. — Médicament employé contre l'asthme en inhalations (en verser 4 gr. sur une assiette et respirer au-dessus pendant dix à trente minutes).

Pyrogallique. — Médicament employé dans les maladies de peau, notamment contre le psoriasis, sous forme de pommade : 5 à 20 pour 100 de vaseline.

Pyromanie (du grec *pur*, feu, et *mania*, manie). — Monomanie de l'incendie. V. FOLIE.

Pyrosis (du grec *purôsis*, action de brûler). — Sensation de renvoi brûlant, montant de l'estomac à la gorge. Elle s'accompagne souvent d'une expulsion abondante de salive.

CAUSES. Maladie d'estomac, de préférence après ingestion d'aliments gras, de fromages avancés, de substances irritantes.

TRAITEMENT. Alcalins. Régime lacté. Suppression des aliments nuisibles et médication contre l'affection d'estomac origine du pyrosis.

Pyurie (du grec *puon*, pus, et *ourein*, uriner). — Action de rendre du pus avec ses urines. V. REINS (Maladies des), VESSIE (Maladies de), URINES.

Q

q. l., q. p., q. v. — Abréviations de *quantum licet, quantum placet, quantum vult*. Dans une ordonnance, ces abréviations signifient *quantité que vous voudrez*.

q. s. — Abréviation de *quantum satis*. Dans une ordonnance, *q. s.* se traduit en français par *quantité suffisante*.

Quarantaine. — Séjour plus ou moins long dans un lazaret, c'est-à-dire un édifice absolument isolé du reste du pays, séjour auquel sont obligés les individus venant d'une contrée où règne une maladie épidémique ou ayant voyagé dans un bateau sur lequel s'est produit un cas de maladie épidémique. Les personnes soumises à une quarantaine ne peuvent communiquer avec les parents ou amis qui viennent les voir qu'à distance et à travers des doubles grilles, de façon à éviter tout contact.
Mesure quarantenaire. Mesure ayant trait à une quarantaine.

Quarte (Fièvre). — Accès de fièvre intermittente qui se produit seulement tous les quatre jours. V. PALUDISME : *Fièvre intermittente.*

Quassia amara. — Bois amer, apéritif et tonique.

PRINCIPE ACTIF. Quassine. — MODE D'EMPLOI. Copeaux en macération ou en infusion, 5 gr. pour 1 000 (on se sert aussi de vase en quassia).
On fait un papier *tue-mouches* avec la décoction.

Quassine. — Alcaloïde du quassia. — Même action.

DOSE. 2 à 20 centigr. pour *quassine amorphe*, 2 à 20 milligr. pour *quassine cristallisée*.

Quatre fleurs pectorales. — On appelle ainsi les fleurs de mauve, de violette, de pied-de-chat et de coquelicot qui, réunies en quantités égales, sont employées en infusion à la dose de 10 gr. pour un litre contre le rhume.

Quatre fruits pectoraux. — Dattes, jujubes, figues et raisins de Corinthe, employés en décoction contre le rhume.

Quatre semences carminatives. — Fruits d'anis, carvi, coriandre, fenouil, employés en infusion à la dose de 10 gr. (parties égales de chacun) comme carminatif, c'est-à-dire pour expulser les vents de l'intestin. C'est en réalité une tisane digestive.

Quebracho blanco. — Écorce d'une apocynée, employée comme fébrifuge et désinfectant sous forme de teinture dont on prend 1 à 2 gr. par jour dans une potion de 120 gr.

Aspidospermine. — Alcaloïde du quebracho. Employé à la dose de 5 centigr. comme fébrifuge.

Queues de cerises. — Employées en décoction (10 gr. par litre) comme diurétique.

Quillaja (écorce de Panama). — Écorce d'une rosacée contenant de la saponine. Elle est employée comme expectorant sous forme de décoction, 5 à 20 gr. pour un litre d'eau.

Quinine. — V. QUINQUINA et QUININE.

Quinquina et Quinine.

Quinquina. — Écorce de diverses espèces d'arbres d'Amérique de la famille des Rubiacées (*fig.* 588).
ACTION. Tonique, apéritif, fébrifuge, astringent. — MODES D'EMPLOI. *Macération*, 10 gr. par litre · *décoction*, 20 gr. par litre qu'on réduit

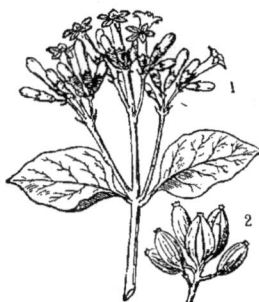

Fig. 588. — Quinquina.
1. Fleur ; 2. Fruit.

par coction à un demi-litre. En ajoutant à la décoction du jus de citron, on obtient la *limonade au quinquina*.

Pour préparer le *vin*, on concasse 30 gr. de quinquina Calisaya, puis on verse dessus 60 gr. d'alcool à 60° et on laisse en contact dans un vase fermé pendant 24 heures. Au bout de ce temps on verse sur le mélange un litre de vin rouge (bourgogne ou bordeaux), ou d'un vin blanc généreux, et on fait macérer dix jours, en agitant de temps en temps. On passe alors avec expression et on filtre. La *bière* de quinquina se prépare avec 10 gr. de quinquina Loxa et 500 gr. de bière qu'on fait macérer deux jours, puis on filtre. Les pharmaciens vendent des teintures alcooliques de quinquina pour la préparation rapide du vin.

On emploie aussi l'*extrait* mou de quinquina, à la dose de 1 à 6 gr., et la *poudre*. Cette dernière est employée comme pansement contre les escarres produites par un séjour prolongé au lit; en voici une bonne formule : poudres de quinquina gris 50 gr., de lycopode 50 gr., d'acide borique 10 gr., de tanin 5 gr.

Le *quinium* est un extrait alcoolique de quinquina obtenu par la chaux.

DOSES. La macération et la décoction se prennent par verres (1 à 2 par jour), le vin à la dose d'un verre à bordeaux, une demi-heure avant les repas si le vin est sec, au dessert s'il est liquoreux (malaga). Le quinium se prend à la dose de 1 gr. 50 en pilules de 15 centigr.

Quinine. — Alcaloïde du quinquina. Employé pour conserver les cheveux sous forme de teinture de quinine (quinine 1 gr., alcool à 90°, 99 gr.). Son insolubilité dans l'eau lui fait préférer ses sels comme fébrifuge.

Bromhydrate de quinine et **Chlorhydrate de quinine** (Injection hypodermique). — Même dose que sulfate (v. ci-après).

Sulfate de quinine. — Antifébrile, antinévralgique. — DOSE. 25 centigr. à 2 gr. en cachet, en lavement, en suppositoire, ou en potion et alors associé au café ou au sirop de quinquina et à la teinture d'écorce d'oranges amères, à l'extrait de réglisse (3 gr. pour 40 gr. d'eau), ou au miel (40 gr. avec 4 gr. d'eau acidulée). Pour les enfants, employer de 15 à 30 centigr. enrobés dans une masse de bourre de cacao avalée dans du lait chaud. On augmente la rapidité de l'action du sulfate de quinine en le faisant absorber dans de l'eau-de-vie (20 gr.). Prendre la quinine avant les repas et jamais en pilules, car elles sont insolubles.

Valérianate de quinine. — Même action que sulfate. — DOSE. 30 centigr. à 1 gr.

Inconvénients des sels de quinine. — Les sels de quinine, notamment le sulfate, donnent à haute dose, chez certaines personnes, des bourdonnements d'oreille et de la surdité; mais ces troubles sont passagers.

Quinium. — V. QUINQUINA.

Quinte. — Accès de toux. V. TOUX.

Quinze-Vingts. — Hospice pour les aveugles. V. AVEUGLE.

Quotidienne. — Accès de fièvre intermittente se produisant tous les jours. V. PALUDISME : *Fièvre intermittente.*

R

Racahout. — Mélange de diverses farines.

La formule du racahout dit « des Arabes » est la suivante : cacao torréfié, fécule de pomme de terre et farine de riz, de chacune 60 gr., salep 15 gr., sucre 25 gr. et vanille 1 gr. Dans d'autres formules la fécule de pomme de terre est remplacée par de la fécule de glands.

MODE D'EMPLOI. On verse une à trois cuillerées de racahout dans un quart de litre d'eau, de lait ou de bouillon, pour alimenter les enfants et les malades.

Rachialgie (du grec *rachis*, colonne vertébrale, et *algos*, douleur). — Douleur le long de la colonne vertébrale. On l'observe dans plusieurs maladies et notamment dans le début de la *variole.*

Rachis. — Syn. de *colonne* vertébrale.

Rachitisme. — Maladie de la première enfance caractérisée par l'exubérance du tissu cartilagineux des os et le retard apporté dans la transformation de ce cartilage en tissu osseux.

CAUSES. Mauvaise alimentation pendant la 1re année. (V. NOURRISSON.) Syphilis héréditaire (Parrot ?)

SIGNES (*fig.* 589). Du 12e au 18e mois, l'enfant commence à redouter tous les mouvements : il cesse de marcher, de s'asseoir sur les bras de sa nourrice, et ne se trouve bien qu'étendu dans son berceau, tout mouvement lui étant douloureux. Il a souvent de la diarrhée, et la dentition ne s'effectue que très lentement. Des déformations (*nouures*) apparaissent à l'union des côtes et des cartilages costaux (*chapelet rachitique*) avec aplatissement latéral de la poitrine, qui est, au contraire, bombée en avant et élargie à sa partie inférieure de telle sorte que le ventre devient très saillant. Les articulations des os des membres supérieurs et inférieurs sont très gonflées, avec incurvation des jambes en dehors et en dedans, déformation des bras. La tête, par suite de l'ossification tardive des os du crâne, est ordinairement volumineuse.

Le gonflement des articulations est d'autant plus frappant que l'enfant est très amaigri.

Peu à peu l'appétit se perd, la diarrhée s'accroît et d'abondantes sueurs viennent encore épuiser le malade.

ÉVOLUTION. Elle est croissante pendant 6 à 8 mois, puis devient stationnaire pendant 15 à 26 mois, et le rachitique, s'il n'est pas emporté par la consomption ou une affection de poitrine, guérit en conservant les déformations

d'asperges, de fenouil, de petit houx et de persil un sirop apéritif.

Radial (une artère, un nerf, une veine de l'avant-bras, portent ce nom). — Pour la paralysie du nerf radial, V. PARALYSIE.

Radiante (Chaleur). — La chaleur *radiante lumineuse* est celle qui passe

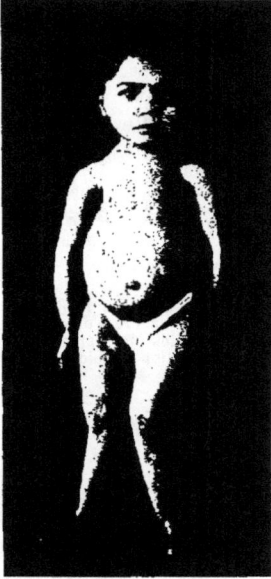

Fig. 589. — Arrivée.

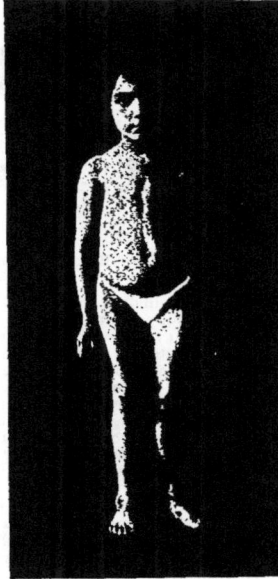

Fig. 590. — Départ.

Fig. 589-590. — Traitement marin : Rachitisme guéri après un séjour de trois ans consécutifs à la mer.
(Photographie communiquée par l'œuvre des *Hôpitaux marins*.)

précédemment indiquées. Sa taille reste petite, et l'étroitesse du bassin chez les femmes rachitiques est une cause fréquente de fausses couches ou tout au moins d'accouchements difficiles.

TRAITEMENT : 1° PRÉVENTIF. Alimentation rationnelle (V. NOURRISSON); vie le plus possible à la campagne, au grand air, au soleil pour les prédisposés.

2° CURATIF. Bon lait; frictions alcooliques quotidiennes; bains salés, 2 à 5 kilogr. de sel marin, en utilisant de préférence celui qui a servi à saler les morues; bains de mer (*fig.* 590 et à MER), huile de foie de morue, beurre, iodure et chlorure de potassium, phosphates.

Racines apéritives. — On fabrique avec des racines sèches d'ache,

à travers l'air sans être absorbé par lui, c'est-à-dire sans l'échauffer; ses rayons transportent de l'énergie sous forme de vibration, énergie qui, en rencontrant certains corps, se transformera en chaleur effective. Elle diffère donc essentiellement de la chaleur obscure, qui, s'effectuant surtout par conductibilité, détermine l'échauffement du milieu interposé.

APPLICATION. Cette propriété de la chaleur radiante a été utilisée par Dowsing et Guyenot, pour donner à l'aide de la lumière électrique des bains généraux ou locaux dont la température peut s'élever jusqu'à 250°. Une ventilation constante élimine au fur et à mesure de sa production la vapeur d'eau résultant de l'évaporation très active de la peau. Ces hautes températures ne peuvent être supportées qu'à condition que l'air soit très sec.

DISPOSITIF DU BAIN COMPLET (*fig.* 591). Le bain se compose de 4 grands réflecteurs de

charge jaillit du pôle négatif ou *cathode* dans la direction de l'*anode* ou pôle positif. A quelque distance et placée normalement au faisceau de rayons émis par la partie qui avoisine l'anode, on dispose une planche en bois

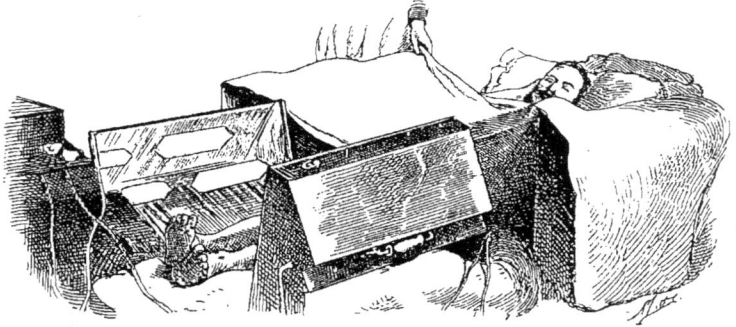

Fig. 591. — Bain de chaleur radiante lumineuse électrique.

cuivre contenant chacun deux ampoules Dowsing fixés sur des supports mobiles. Le malade repose sur un lit recouvert d'un matelas d'amiante, les réflecteurs sont amenés de chaque côté du lit et une couverture en amiante est placée au-dessus des réflecteurs. Cette couverture se trouve à 30 ou 40 centimètres du corps du malade, qu'elle ne touche en aucun point, sauf au niveau du cou qu'elle entoure, laissant ainsi la tête à l'air libre. Le malade n'éprouve aucune fatigue et peut librement causer ou lire.

DISPOSITIF DES BAINS LOCAUX. Les rayons peuvent être dirigés sur un organe ou un membre malade (bras, main, genou, etc.).

Chaleur radiante diffusée. — Dans d'autres dispositifs, on diffuse la chaleur radiante à l'aide d'appareils spéciaux ; l'air est alors échauffé à la température désirée.

INDICATION DE LA CHALEUR RADIANTE. On a obtenu des résultats favorables de cette médication dans la goutte, le rhumatisme chronique simple ou déformant, les raideurs articulaires, suite de fracture ou de luxation, la phlébite.

Radiographie, radioscopie, radiothérapie.

— La radiographie et la radioscopie ont été découvertes en 1896 par le Pr Rœntgen, de Wurtzbourg.

Radiographie. — DISPOSITIF. Un tube de Crookes, c'est-à-dire un tube dans lequel on a poussé le vide jusqu'au millionième d'atmosphère, est muni à chacune de ses extrémités d'une électrode scellée dans le verre (*fig.* 592). Les électrodes sont reliées au moyen d'un fil de cuivre aux deux pôles d'une bobine de Ruhmkorff donnant des étincelles de 10 centimètres. Cette bobine est actionnée par une batterie de pile ou d'accumulateurs ; la dé-

derrière laquelle se trouve l'objet à photographier, ou bien encore l'objet enveloppé de plusieurs feuilles de papier noir pour arrêter toute radiation visible, puis enfin la

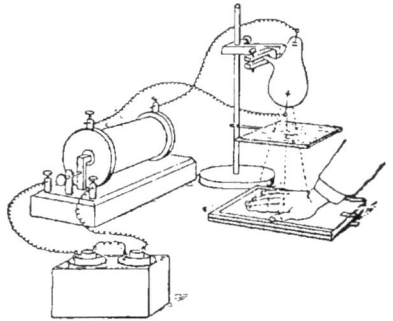

Fig. 592. — Radiographie.
Disposition de la main sur la plaque photographique.

plaque photographique dans un châssis fermé (*fig.* 593). Après un laps de temps variable (réduit en général actuellement à quelques minutes), on développe la plaque par les procédés ordinaires. On tire ensuite autant de positifs que l'on désire comme de tout cliché photographique. L'épreuve qu'on obtient directement est un négatif, c'est-à-dire que les ombres viennent en clair et les parties non ombrées en noir [1].

(1) Résumé d'un article de M. J. Boyer (*Rev. Encycl.*, 1896).

Il résulte de ce qui précède que l'image obtenue est une *ombre portée* des objets interposés.

Les corps projettent une ombre d'autant plus intense qu'ils sont plus denses et plus épais ; ainsi, les chairs se laissent traverser et ne se dessinent que très légèrement, tandis que les os forment un dessin noir (*fig.* 594-595).

Radioscopie. — Dispositif (*fig.* 596). Pour le simple examen, on interpose dans l'obscurité la partie à examiner entre le tube de Crookes et un écran fluorescent au platino-cyanure de baryum sur lequel vient se présenter l'ombre donnée par les rayons Rœntgen.

La lorgnette humaine de Séguy (*fig.* 598) est un appareil excellent pour examiner un patient qui ne peut se déplacer.

Si l'image radioscopique a l'inconvénient d'être fugitive et de disparaître aussitôt l'expérience terminée, elle a, par contre, l'avantage de permettre de suivre les mouvements de la partie exa-

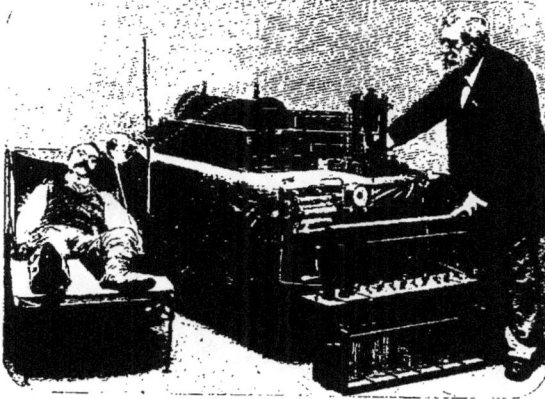

Fig. 593. — Scène de radiographie.
(Photographie Radiguet.)

minée. C'est ainsi que sur un homme vivant on peut voir les mouvements d'élévation et d'abaissement du diaphragme, les dépla-

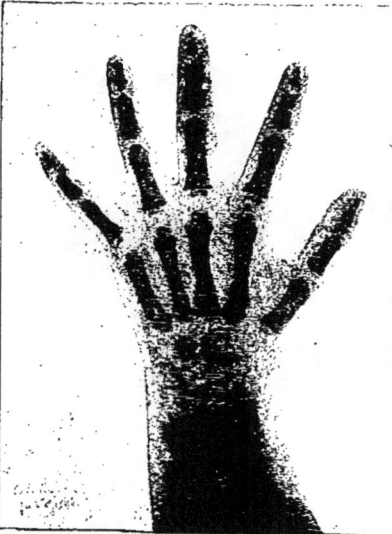

Fig. 594. — Radiographie de la main d'un enfant de deux ans et demi.

L'extrémité des os est encore à l'état cartilagineux, ainsi que la plus grande partie des os du poignet ; aussi ces os et ces parties d'os ne sont-ils pas visibles.

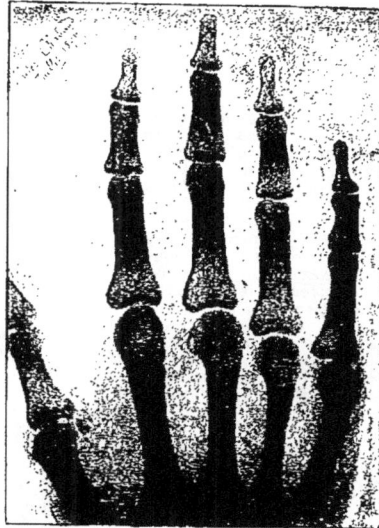

Fig. 595. — Radiographie de la main d'un homme adulte.

Les os sont au complet. On voit le noyau d'un os sésamoïde à l'articulation du pouce.

26

cements du foie, les mouvements du cœur.
Applications : 1º ANATOMIQUES et CHIRURGI-

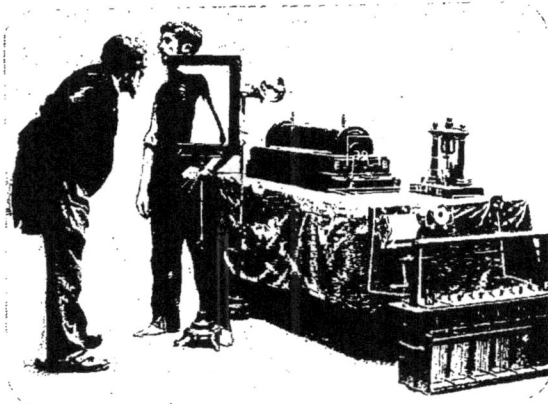

Fig. 596. — Scène de radioscopie.
(Photographie Radiguet.)

CALES. La radioscopie et la radiographie montrent l'état normal des organes (V. *fig.* aux mots GENOU, MAIN) et permettent, notamment, comme dans les figures 594-595, de constater les progrès de l'ossification des cartilages à mesure que l'individu s'accroît avec l'âge. Elles décèlent la présence en un point quelconque du corps : d'une lame de couteau, d'une aiguille, d'un os, d'un dentier, d'une arête de poisson, d'une pièce avalée (*fig.* 597), de grains de plomb dans le visage (V. *fig.* à PLOMB). Elles renseignent sur les luxations (V. LUXATION du coude, du pouce), les déviations de la colonne vertébrale, la bonne consolidation des fractures, l'atrophie osseuse produite par la *paralysie spinale atrophique* de l'enfance V. MOELLE [maladies]), les malformations d'une *main à six doigts* (V. MONSTRES). La radioscopie a permis notamment d'opérer les individus joints par un point du corps (sœurs Radica-Doodica).

Enfin, on a pu reconnaître dans la vessie non seulement la présence de calculs, mais aussi leur volume, et déterminer ainsi la meilleure opération à adopter.

2º OBSTÉTRICALES. Les rayons Rœntgen font voir la forme du bassin et la situation du fœtus.

3º MÉDICALES. Les applications médicales sont de deux sortes. Les unes sont des applications thérapeutiques et seront étudiées ci-après, dans le même article, à *Radiothérapie*; les autres servent à mieux déterminer certaines maladies (anévrisme, pleurésie, goutte, rhumatisme), à les reconnaître avant que d'autres signes les décèlent d'une façon précise (comparaison d'un poumon sain et au début de la tuberculose), à montrer les déformations produites par le corset ou les chaussures. Dans certains cas, il faut prendre des dispositions spéciales pour permettre de voir la lésion ; ainsi pour l'estomac l'absorption d'eau de Seltz ou, au contraire, de bismuth (Foveau de Courmelles) permet de bien déterminer les dimensions de l'organe ; l'obstruction intestinale est décelée par du mercure ingéré qui vient butter contre l'obstacle et forme là une ombre très accentuée (Oudin et Barthélemy).

Radiothérapie. — On a employé les rayons Rœntgen avec quelque succès dans le lupus ; mais ce procédé est remplacé aujourd'hui par

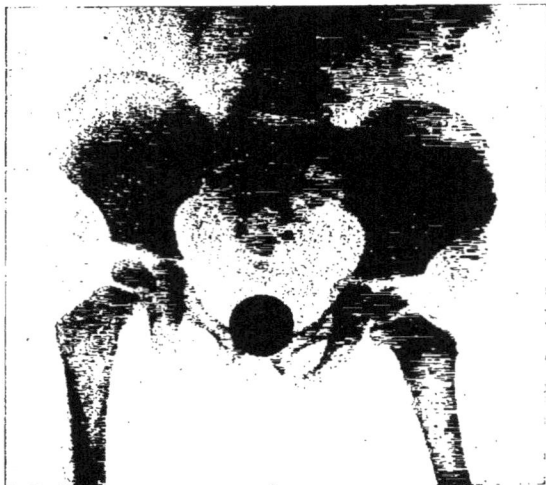

Fig. 597. — Radiographie d'une pièce de cinq francs dans l'intestin. (*Revue Encycl.*, 1899.)

l'action de la lumière. (V. ce mot.) Les accidents (V. plus loin) produits par l'action des rayons ont donné l'idée de s'en servir pour

l'épilation ; mais cette action n'est que temporaire. On a obtenu quelques résultats dans
des cas de rhumatismes (atténuation de la

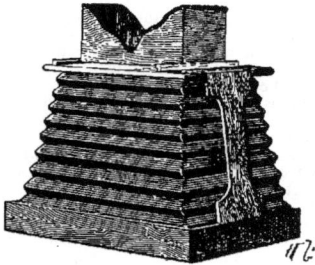

Fig. 598. — Lorgnette de Séguy.

douleur) et même de cancer et de tuberculose
(osseuse, articulaire et ganglionnaire); mais
il faut procéder avec prudence. V. *Appendice.*
Accidents dus aux rayons Rœntgen. On
doit prendre des précautions avec un agent
aussi actif que les rayons Rœntgen : de nombreux accidents l'ont démontré. On a constaté
des troubles cardiaques (palpitations, inter-
mittences) chez des sujets sains et surtout des
troubles de nutrition (inflammations irritatives
de la peau, altération des ongles, chute des
poils, ulcérations rebelles). Pour éviter ces
accidents, il faut placer le sujet à 20 centimètres au moins du tube de Crookes et raccourcir le temps de pose.

Radius. — Os de l'avant-bras
(*fig.* 599 et au mot CORPS). Il présente à sa

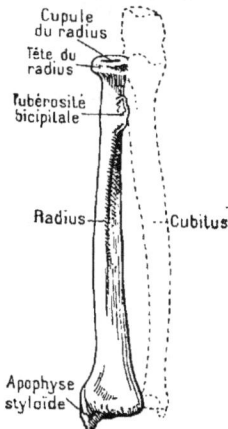

Fig. 599. — Radius.

partie supérieure une cupule qui s'articule
avec une saillie arrondie de l'humérus.

Sa partie inférieure, élargie, forme la
cavité destinée à recevoir les os du carpe
pour constituer la plus grande partie de
l'articulation du poignet. Pour les fractures, V. FRACTURE de l'avant-bras.

Rafraîchissants. — Il existe
deux sortes de rafraîchissants :
Les premiers ont pour but de *calmer
la soif*, et aucun ne l'emporte sur l'eau
fraîche de bonne qualité, pure ou additionnée du jus de certains fruits. V. LIMONADE.
Les seconds (contre-partie des échauffants) sont les aliments *facilitant les
selles :* miel, pruneaux, épinards, cresson, orange, potiron, raisin frais. V. aussi
LAXATIFS, PURGATIFS.

Rage. — Maladie provoquée par la
morsure d'un animal atteint lui-même
de la rage.

SIGNES. 1° *Incubation.* Cette période, qui
s'étend du moment de la morsure à l'apparition des premiers phénomènes, a une étendue
extrêmement variable, mais presque toujours
beaucoup plus longue que dans les autres affections contagieuses : en général, de 3 à 8 semaines ; elle peut atteindre quelquefois 18 mois
ou, au contraire, ne durer que 1 semaine.
2° *Période mélancolique* (2 à 3 jours). Le
malade est complètement déprimé et d'une
tristesse excessive, surtout s'il a le sentiment
du danger qui le menace. Les nuits se passent
sans sommeil ou sont traversées par des cauchemars. La respiration est entrecoupée et
une sorte d'angoisse oppresse la poitrine.
3° *Période hydrophobique* (1 à 2 jours). Le
moindre essai que fait le malade pour avaler
un liquide, sa vue, celle d'un objet brillant ou
même le simple souvenir, amènent des spasmes de la gorge si douloureux, une sensation
d'étranglement et de suffocation si pénible
que le malade renonce à prendre aucune
boisson. La salive elle-même est rejetée.
Ces crises se produisent bientôt spontanément et avec des intervalles de plus en plus
courts. Elles sont accompagnées de convulsions et d'une très grande augmentation de
la température du corps. Entre les accès, le
malade a des moments de folie furieuse et
souvent aussi des idées de suicide. Rarement
il a envie de mordre.
4° *Période paralytique* (quelques heures). Le
corps est couvert d'une sueur visqueuse, et
une salive blanchâtre s'écoule incessamment
des extrémités des lèvres. La prostration
s'accroît et le malade meurt dans l'asphyxie.
CAUSES. La rage ne se transmet pas d'homme à homme ; elle provient toujours d'un animal, ordinairement le chien ou le chat, exceptionnellement le loup (dont les blessures
larges et profondes sont très graves), le
mouton, la chèvre, le bœuf, le cheval, le
porc et le renard.
L'agent contagieux est la salive, et l'inoculation peut se faire soit par les morsures (c'est
le cas le plus fréquent), soit par le léchage
sur une surface excoriée, soit enfin, mais
beaucoup plus rarement, par les griffes im-

prégnées de liquide nocif. La salive des herbivores semble moins virulente que celle des carnivores. Quant au lait, il ne donne pas la maladie, et l'on a pu sans danger se nourrir du produit des mamelles de vaches enragées. M. le Dr Brouardel a, en outre, rapporté le cas d'un enfant né deux jours avant l'apparition de l'hydrophobie chez sa mère et qui n'eut aucune atteinte de la maladie. La viande provenant d'animaux infectés ne semble pas non plus, d'après les expériences faites, pouvoir être une cause de contagion.

Les personnes mordues sont loin, heureusement, d'être toutes malades : quatre sur cinq au moins restent indemnes, garanties soit par une immunité spéciale, soit par la non-introduction du virus, qui est resté sur les étoffes traversées par la dent. Nous voyons, en effet, que les blessures faites au tronc et aux extrémités inférieures protégées par les vêtements et les souliers sont rarement mortelles; c'est le contraire pour celles du visage et des mains.

Les enfants, qui harcèlent si souvent les chiens de leurs caresses ou de leurs taquineries, sont plus fréquemment mordus que les autres personnes, et cependant échappent dans une beaucoup plus grande proportion à la maladie.

PRÉCAUTIONS. La meilleure façon de se préserver de la rage est de connaître les premiers symptômes de cette maladie chez les animaux qui peuvent nous la transmettre; on trouvera donc plus loin, d'après Bouley, la description des principaux signes de cette terrible affection chez toutes les bêtes où on l'a observée. La rage du chien, qui est la cause ordinaire de la contagion, a été particulièrement détaillée.

Mais, auparavant, il y a lieu de signaler l'erreur regrettable qui a fait adopter comme synonyme du mot *rage* le mot *hydrophobie* (horreur de l'eau). Elle a produit, en effet, de grands désastres, les personnes qui voient boire des animaux étant persuadées par ce fait qu'ils ne sont pas enragés. C'est là une erreur absolue : *tous les animaux atteints de la rage ont soif et essayent de boire.*

L'attention doit en outre être appelée sur deux signes communs à toutes les bêtes enragées : 1° l'excitation extrême que leur cause la présence d'un chien, et leur désir immédiat de le mordre ou de le détruire; 2° la longue durée de la période qui sépare l'inoculation de la maladie de l'apparition des premiers symptômes; en moyenne, elle est de 1 à 2 mois, mais on l'a vue atteindre un an.

Des règles doivent être la conséquence de ces faits. *Ne permettre à ses enfants de caresser et ne caresser soi-même que les animaux dont on connaît bien l'état de santé. Lorsqu'on en possède, observer avec soin les changements qui peuvent se produire dans leur caractère et, au moindre doute, les faire examiner par un vétérinaire qui, s'il ne croit pas la maladie certaine, tiendra quelque temps les bêtes en observation. En conservant chez soi, par suite d'une sentimentalité mal entendue, un animal soupçonné de rage, on peut être cause d'irréparables malheurs dont le Code pénal punit sévèrement l'auteur.*

TRAITEMENT PRÉVENTIF. Cautérisation au fer rouge.

Pendant que le fer chauffe ou en l'absence de caustique, il sera utile de *comprimer* au-dessus de la blessure (entre la plaie et le cœur), à l'aide d'un lien fortement serré, le membre mordu, en même temps que l'on cherchera à exprimer avec les doigts, du dedans au dehors, le sang contenu dans la plaie. On facilitera l'évacuation du virus par un lavage continu, fait avec de l'eau additionnée d'un antiseptique.

Si la partie mordue est à la portée de la bouche, le blessé devra lui-même faire la succion immédiatement. Cette succion n'offre d'ailleurs aucun danger si la personne qui la pratique n'est affectée d'aucune écorchure, soit aux lèvres, soit dans la bouche.

Bien souvent, lorsque la plaie siège au visage, on recule devant l'application du fer rouge de peur d'amener une difformité; aussi les résultats sont-ils des plus tristes, et cette localisation des blessures est celle qui occasionne les morts les plus fréquentes. Il faut donc ne pas hésiter devant la possibilité d'une altération du visage, alors qu'elle peut garantir d'une maladie terrible contre laquelle, lorsqu'elle est déclarée, le médecin se trouve absolument sans action.

Il convient d'insister en outre sur l'inefficacité de tous les autres moyens : nitrate d'argent, ammoniaque, acide nitrique, perchlorure de fer, voire l'eau salée, recommandée sérieusement dans un livre de Mme de Ségur. Tous ces médicaments ne servent qu'à donner une fausse sécurité.

La cautérisation devra toujours, autant que possible, être faite par un médecin, qui peut mieux apprécier l'étendue qu'elle doit avoir. Cependant, la nécessité d'agir vite pourra contraindre une personne quelconque à la pratiquer; qu'elle n'hésite pas à promener le fer largement et profondément.

On se rendra ensuite le plus promptement possible à l'un des Instituts Pasteur (Paris, Bordeaux, Lille, Lyon, Marseille) pour y subir le traitement spécial, c'est-à-dire la vaccination antirabique. Elle consiste dans l'injection sous la peau d'une solution faite avec des moelles épinières de lapins auxquels on a inoculé la rage. Chaque jour on emploie une moelle provenant d'un animal inoculé plus récemment.

REMARQUE UTILE. S'il convient d'agir énergiquement et vite, il ne faut pas s'effrayer non plus outre mesure. Il n'est pas douteux qu'un grand nombre de chiens tués comme enragés étaient simplement atteints de chorée, d'hystérie, d'épilepsie. Chaque fois que cela est possible sans danger, il est préférable de mettre l'animal suspect chez un vétérinaire; la maladie évoluant en *quatre* ou *cinq* jours, le diagnostic pourra être ainsi fait d'une façon sérieuse. Il sera utile, en tout cas, d'apporter l'animal tué à l'Institut Pasteur, pour que des inoculations puissent être faites avec sa substance nerveuse. D'autre part, il a été dit précédemment que la proportion des malades comparativement à celle des mordus est seulement d'un cinquième.

Rage chez les animaux. Chien. — CAUSES. La rage peut-elle se produire chez le chien d'une façon spontanée? La majorité des vétérinaires tendent à le nier; quant à ceux qui sont de cet avis, ils incriminent surtout la privation de rapports avec des femelles.

Bien que le fait soit douteux, il en découle un enseignement à ne pas négliger.

Mais c'est surtout la contagion qui doit être à craindre. Les chiens les plus fréquemment atteints sont ceux auxquels on laisse le plus de liberté (terriers, chiens sans race) et les plus jeunes, toujours prêts à s'échapper de la maison du maître.

La rage peut se présenter chez ces animaux sous deux formes, que nous allons successivement étudier : rage furieuse, rage mue.

SIGNES. 1. RAGE FURIEUSE. 1° *Période initiale*. C'est la plus importante à connaître, car les signes peuvent faire illusion, et le chien en léchant une égratignure peut aussi bien donner la maladie que lorsqu'il mordra. En outre, comme il n'inspire alors aucune défiance, on a souvent une malheureuse tendance à lui ouvrir la gueule pour voir s'il souffre des dents et on s'expose ainsi soi-même à la contagion.

L'animal est triste, taciturne ; il cherche à s'isoler, à se cacher dans les coins obscurs, à dormir ; mais bientôt il se relève inquiet et agité. Quelquefois, au contraire, il est somnolent, inattentif et grogne aussitôt qu'on veut le contraindre à se remuer.

Il obéit à son maître, mais sans empressement ; sa queue ne s'agite plus qu'avec lenteur et son regard a quelque chose d'étrange. Puis l'agitation augmente : il se remue sans cesse, tourne et retourne tout ce qui se trouve à sa portée et on le voit lécher tous les objets froids, comme le fer ou la pierre. De temps en temps il semble avoir des sortes d'hallucinations ; il se relève tout à coup pour avaler une mouche imaginaire ou aboyer contre un ennemi invisible, mais la voix du maître l'arrache à cet état. « Alors, dit Youatt, arrive un moment de repos : les yeux se ferment lentement, la tête penche, les membres de devant semblent se dérober sous le corps et l'animal est prêt à tomber ; mais, tout à coup, il se redresse et essaye de saisir les choses qui l'entourent. » A ce moment, loin de faire des tentatives pour mordre les personnes qu'il connaît, son affection pour elles semble grandir et il lèche avec ardeur les mains et le visage non seulement du maître, mais d'amis peu accoutumés à ses caresses. La parole de l'homme auquel il appartient suffit pour l'empêcher de mordre à cette période et même souvent à la suivante.

Le chien *n'a pas horreur de l'eau* : il a toujours soif, au contraire ; il boit avidement et, lorsque le spasme de sa gorge l'empêche d'avaler, il s'épuise en efforts pour laper le liquide et essaye même de le mordre. On en a vu plusieurs traverser une rivière à la nage.

L'*appétit* disparaît rapidement et semble perverti : l'animal déchire et avale tout ce que ses crocs peuvent atteindre : laine, bois, litière, tapis, souliers, etc. Il lui arrive même de boire son urine.

Quant à la *bave*, elle est beaucoup moins abondante qu'on ne se le figure généralement et provient des efforts de mastication auxquels se livre continuellement, ainsi que nous venons de le voir.

L'*aboiement* est tout à fait caractéristique par les changements profonds qu'il a subis.

« Il est rauque, voilé, plus bas de ton, et à un premier aboiement fait à pleine gueule succède une série de 5, 6 ou 8 hurlements qui partent du fond de la gorge, et pendant l'émission desquels les mâchoires ne se rapprochent qu'incomplètement, au lieu de se fermer à chaque coup comme à l'ordinaire. » (BOULEY.)

La *vue d'un autre chien* ou, plus rarement, d'un animal d'espèce différente, excite la bête enragée à mordre cet adversaire, quelle que soit sa force. Du reste, la sensibilité à la douleur est si émoussée que les coups ne lui tirent aucune plainte et que, souvent, il se mord lui-même. On a noté en outre une grande surexcitation sexuelle.

2° *Période confirmée*. L'animal est porté à mordre tous les animaux qu'il rencontre, surtout s'ils se défendent. Il le fait *en silence*. Ses yeux sont tour à tour humbles et suppliants, ou au contraire brûlants et enflammés. Poussé par le besoin de courir, il fuit la maison du maître et n'y revient qu'au bout de 2 ou 3 jours avec l'aspect le plus misérable. Il est alors extrêmement dangereux, car il peut répondre par des morsures aux caresses incessantes que lui prodiguent imprudemment les enfants.

Souvent, après une longue course, il s'arrête épuisé et marche en vacillant. « La tête est inclinée vers le sol, la queue pendante, et de sa gueule s'échappe une langue bleuâtre, couverte de poussière. » (BOULEY.) Il se couche alors dans les fossés, mais reprend toute sa vigueur pour mordre le malheureux qui ose le toucher.

3° *Période terminale*. — Le chien n'aboie plus. Ses membres postérieurs s'amaigrissent et se paralysent, ses yeux se rapetissent et s'éteignent, son front se plisse et sa gueule reste béante. La mort arrive en général 4 jours après le début de la maladie, mais elle peut survenir au bout de 24 heures ou seulement après une dizaine de jours.

Quelquefois la maladie offre des *rémissions* qui peuvent durer une demi-semaine et même davantage : l'animal semble avoir repris alors son train de vie ordinaire.

II. RAGE MUE (c'est-à-dire *muette*). Les phénomènes sont les mêmes que dans la forme précédente, ils sont seulement plus affaiblis ; mais le signe caractéristique, c'est l'absence de volonté et l'impossibilité de mordre, par suite de la paralysie des muscles qui relèvent la mâchoire inférieure, laquelle est toujours béante.

La contagion se produit ici à l'occasion de l'*examen de la gorge* auquel se livre le maître du chien, qui pense y trouver un petit os. Sa main se blesse en passant sur les dents, ou une écorchure antérieure se trouve en contact avec la bave plus abondante que dans la rage furieuse. L'animal est ordinairement muet ; quelquefois, cependant, au début, il aboie de la façon décrite plus haut.

L'issue de la rage mue est également la mort.

Chat. — SIGNES. La *période initiale* n'a pas encore été bien étudiée, cet animal étant beaucoup plus rarement enragé que le chien. Elle se rapproche de celle observée chez ce dernier par la tristesse, la tendance à l'isolement, l'égarement des yeux et peut-être les changements que présente le miaulement. Mais ce qui doit surtout éveiller l'attention, c'est le bouleversement apporté dans les habitudes de l'animal : calme et paresseux d'ordinaire, il devient alors extrêmement agité et remuant.

Période de rage confirmée. L'aspect est alors effrayant : les yeux sont féroces, la gueule béante et baveuse, le dos voûté, les griffes sorties et tendues. L'animal cherche à mordre la figure, *celle de son maître* aussi bien que celle des étrangers.

Cheval.— SIGNES. Agitation, inquiétude, hallucination, aspect féroce des yeux. De temps en temps le cheval renifle et s'ébroue comme devant les objets qui l'effrayent. Il obéit à son maître et ne mord que s'il a été irrité, mais la vue d'un chien le met en fureur et il essaye de le mordre et de le piétiner. Souvent aussi il blesse les autres chevaux. Il cherche à prendre entre ses dents tout ce qui se trouve à sa portée et se déchire lui-même. Sa puissance musculaire est alors décuplée et il pousse un cri plaintif qu'il ne fait entendre que dans ses moments d'extrême terreur (par exemple, dans les jardins zoologiques, lorsque le lion rugit). Il a, comme les autres animaux, une grande difficulté pour boire, et une bave bleuâtre s'écoule incessamment de sa gueule.

Ruminants (taureau, vache, chèvre, mouton). — *Rage tranquille.* L'animal porte la tête au vent ; il est inquiet, agité ; son œil est agrandi et tour à tour morne ou égaré ; comme le chien, il est torturé par la soif et essaye en vain de se satisfaire par suite des spasmes de son gosier. Une bave abondante s'écoule de ses lèvres. La vue d'un chien le surexcite à l'extrême, il tend à le percer de ses cornes et même à le mordre (chèvre, mouton). Dans son accès il se précipite aussi sur ses semblables, mais c'est plutôt dans la *forme furieuse*, qui ne diffère de la forme tranquille que par l'exagération de tous les signes. La maladie se termine en 3 à 4 jours, comme chez les précédents, par la paralysie.

Race porcine. — Mêmes signes, avec tendance plus grande à se cacher. Tremblements convulsifs.

Raifort (syn. : moutarde des moines, radis de cheval, cranson). — La racine fraîche de cette plante (*fig. 600*) [*cochlearia armorica*], qui est de la famille des Crucifères, est un antiscorbutique et un stimulant très actif ; c'est en outre un diurétique et un antigoutteux.

Fig. 600. — Raifort.

MODES D'EMPLOI : Tisane (50 gr. par litre en infusion) à prendre par tasses. Le raifort entre dans la composition des bières,

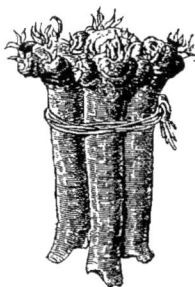

sirops et vins antiscorbutiques. V. ANTISCORBUTIQUES.

Raisin. — A l'état frais, c'est un fruit rafraîchissant laxatif ; à l'état sec, il fait partie des fruits pectoraux.

Cure de raisins. — EFFETS SUR LES FONCTIONS. D'après Benno-Laquer, de Wiesbaden, *trois* à *quatre livres* de raisin activent l'assimilation des matières albuminoïdes et diminuent légèrement l'urée et l'acidité des urines. *Quatre à cinq livres* provoquent la diarrhée, exaltent les fermentations intestinales, diminuent le poids du corps par soustraction de liquide. Si la peau des raisins est absorbée avec le reste, l'action purgative est neutralisée.

INDICATIONS. Obésité (cure agréable et active). Goutte. Mal de Bright (v. REINS [maladies]). Gravelle. Dyspepsies nerveuses et des gros mangeurs. Constipation.

MODE D'EMPLOI. La quantité varie suivant les individus ; on commence par quelques grappes, puis on augmente progressivement et, après 5 à 6 semaines, on diminue peu à peu la dose. La quantité fixée est répartie en 3 doses, qu'on prendra de préférence en se promenant : *matin* (1/2 livre) à jeun, ou, si l'on ne supporte pas bien le raisin, après le premier déjeuner ; puis *onze heures* et *cinq à six* heures. Afin de prévenir l'irritation des gencives, on se rincera la bouche avec de l'eau fraîche pure ou additionnée de bicarbonate de soude, après chaque absorption de raisins. V. *Append.*

Empoisonnement par les raisins sulfatés. — V. CUIVRE (Sulfate de).

Raison (Perte de la). — V. ALIÉNATION MENTALE, FOLIE, VOLONTÉ (Maladies de la).

Raki. — Eau-de-vie extraite du marc de raisin et additionnée d'essences de diverses plantes, notamment d'anis. Elle produit un effet analogue à l'absinthe.

Râles. — Bruits produits par le passage de l'air à travers les mucosités (crachats) contenues dans les canaux bronchiques, la trachée-artère et le larynx.

Ramollissement cérébral. — V. CERVEAU.

Rapports. — V. RENVOIS.

Rasch (mot allemand signifiant « rapide »). — Syn. de *éruption.*

Ratanhia. — La racine de cette plante, qui est de la famille des Polygalées, est un astringent très actif.

MODES D'EMPLOI ET DOSES. A l'*intérieur*, tisane en infusion, 20 gr. par litre ; pour les lavements, 5 gr. en décoction dans 500 gr. d'eau ; extrait, 0 gr., 50 à 4 gr.; sirop, 10 à 100 gr.; teinture, 5 à 20 gr.; suppositoire, 1 gr. d'extrait. A l'*extérieur*, on emploie une forte décoction (50 gr. par litre).

INDICATIONS. Diarrhée. Métrorragie. Hémorroïdes (suppositoires), fissures à l'anus.

Rate. — Glande vasculaire sanguine placée dans l'abdomen, à gauche de l'estomac; son rôle n'est pas encore bien connu. Elle augmente de volume dans les fièvres intermittentes.

Râtelier. — V. DENTIER.

Ration. — La ration d'entretien du soldat est de 1 000 gr. de pain, 300 gr. de viande non désossée, 100 gr. de légumes frais, 30 gr. de légumes secs (haricots, lentilles). Pendant les manœuvres, la ration est augmentée. V. RÉGIME, DIGESTIBILITÉ.

Réaction. — Action vitale destinée à contre-balancer un effet nuisible à l'organisme. Le froid provoque un apport plus grand de sang dans certains capillaires de la peau (rougeur du visage) ou dans les muscles sous-cutanés. V. NATATION.

D'autre part, lorsque des microbes pénètrent dans une partie du corps, les globules blancs mangeurs de microbes (phagocytes) y affluent. V. MICROBES.

La maladie évolue suivant que la réaction de l'organisme est, ou non, suffisante.

Rechute, récidive. — Nouvel accès d'une maladie. La *rechute* se produit au cours de la convalescence, la *récidive* après le rétablissement complet de la santé.

Reconstituants. — Il en existe deux variétés :

I. **Aliments reconstituants.** — V. VIANDE, PEPTONE.

II. **Médicaments reconstituants.** — V. AMERS, APÉRITIFS, ARSENIC, COCA, DIGESTIFS, FER, GENTIANE, KOLA, MORUE (huile), PANCRÉATINE, PEPSINE, QUASSIA, QUINQUINA, STIMULANTS.

Recrudescence. — Réapparition de certains signes de maladie et accroissement de leur intensité.

Rectocèle. — Saillie du gros intestin à l'intérieur du vagin dont les parois sont affaissées.

Rectum (mot latin qui signifie « droit »). — Troisième et dernière partie du gros intestin (v. *fig.* à ce mot) qui descend presque directement devant l'os sacrum, depuis l'articulation de cet os avec la dernière vertèbre jusqu'à l'anus. L'ouverture de l'intestin est fermée par un muscle circulaire, le sphincter de l'anus.

Rectum (maladies). — Les maladies les plus fréquentes sont les suivantes :

Chute du rectum ou **prolapsus anal.** — CAUSES : 1° PRÉDISPOSANTES. Enfants, vieillards. 2° DÉTERMINANTES. Efforts de défécation (constipation, diarrhée, hémorroïdes), quintes de toux, efforts violents, notamment pour uriner (hypertrophie de la prostate), polypes du rectum.

SIGNES (*fig.* 601). A la place et au-dessous de l'anus existe un bourrelet rouge, circulaire, offrant un orifice par lequel sortent les matières. Ce bourrelet, au début, n'est pas douloureux et rentre facilement et même spontanément après les selles; mais plus tard il persiste au contraire et, s'ulcérant, devient le siège de souffrances très pénibles.

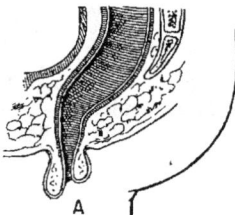

Fig. 601.
Chute du rectum.

A. Partie de l'intestin faisant saillie au dehors.

TRAITEMENT : 1° PALLIATIF. Réduire le bourrelet avec les doigts et en prévenir l'expulsion au dehors par des lavements, des lotions froides et astringentes avec la décoction de ratanhia. Port d'un bandage en T ou d'un appareil spécial (*fig.* 602); électricité.

2° CURATIF CHEZ LES PETITS ENFANTS. Le Dr Hajest, de Milan, guérit cette infirmité-maladie en introduisant dans l'intestin de petits cônes de glace long de 7 centim. et présentant 3 centim. à leur base, recouverts de gaze iodoformée. Après chaque défécation, on recommence l'application de ce tampon glacé, qui décongestionne les tissus et fait contracter le sphincter, c'est-à-dire le muscle qui doit fermer la partie inférieure du rectum. La guérison est obtenue très rapidement.

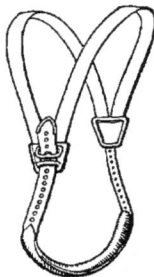

Fig. 602. — Appareil contentif des chutes du rectum.

3° CURATIF CHEZ LES ADULTES. Opération chirurgicale. Chez les vieillards, on évitera, au contraire, une intervention de ce genre, à moins de nécessité absolue.

Rectite. — Inflammation du rectum.

CAUSES. Elle est consécutive, en général, aux inflammations du gros intestin, aux hémorroïdes, à la fissure ou à la fistule à l'anus, à la présence de vers, à l'usage trop répété d'aloès, de lavements, de rhubarbe, de suppositoires, et par conséquent à une constipation habituelle.

SIGNES. *Forme aiguë.* Pesanteur à l'anus, douleurs s'irradiant vers le périnée, les reins; constipation, puis fausses envies d'aller à la selle; celles-ci sont douloureuses, et consistent souvent dans des glaires, quelquefois sanguinolentes. La muqueuse de l'anus est rouge. La forme *chronique* est surtout caractérisée par la durée de l'affection.

TRAITEMENT. Bains de siège et grands bains, lavements à la guimauve, puis, plus tard, avec la décoction de feuilles de noyer.

Autres maladies du rectum. — V. FISTULE, FISSURES, HÉMORROÏDES.

Réduction. — Remise en place d'un os fracturé ou luxé, ou d'une hernie.

Rééducation. — V. ÉDUCATION (à l'*Appendice*).

Réflexe. — Acte inconscient, commandé par la moelle épinière sans intervention de la volonté.

Réfraction et troubles de la réfraction. — Un objet n'est *vu* nettement que si chacun de ses points émet des rayons lumineux allant se reproduire sur la rétine.

I. Réfraction. — NOTIONS GÉNÉRALES (*fig.* 603; [1]. Dans un œil à l'*état de repos*, les

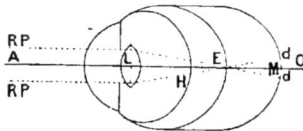

Fig. 603. — Réfraction oculaire.

AO. Axe optique ; L. Lentille-cristallin ; RP. Rayons parallèles ; E. Œil emmétrope à foyer sur la rétine ; H. Œil hypermétrope à foyer en arrière de la rétine ; M. Œil myope à foyer en avant de la rétine ; d, d. Rayons divergents à partir du foyer. (Valude.)

rayons lumineux venant d'au moins 5 mètres pénètrent à travers la pupille, puis sont déviés, *réfractés* par le cristallin et vont converger en un *foyer unique* qui est *sur* la rétine si l'œil est normal ou *emmétrope* (du grec *en*, en, et *metron*, mesure), en *avant* s'il est *myope*, en arrière s'il est *hypermétrope*. La conséquence de ce fait est que, dans la myopie et l'hypermétropie, les rayons réfractés ne sont plus représentés sur la rétine par un point unique, mais par un cercle, et par conséquent deviennent *diffus*.

Heureusement, le cristallin, qui joue le rôle d'une lentille, a la supériorité sur les appareils d'optique de pouvoir, par un changement de courbure de ses faces dû à la contraction et au relâchement du muscle ciliaire, s'adapter (s'accommoder) pour la vision à diverses distances (*fig.* 604).

Ce pouvoir d'accommodation contre-balance et annule en partie, pendant un certain temps, l'hypermétropie, mais accroît la myopie ; il diminue avec l'âge, et lorsque le

(1) Les figures 603, 605-516 sont empruntées aux *Nouveaux éléments d'ophtalmologie*, de Truc et Valude (Maloine, éditeur). Ce remarquable ouvrage a été notre guide pour l'article sur la Réfraction.

cristallin ne permet plus de lire à la distance normale (30 à 40 centim.), l'individu est obligé d'éloigner le livre ; on dit alors qu'il y a *presbytie*.

D'autre part, l'excès de travail accommodatif, surtout chez les jeunes filles anémiques et chez les convalescents, provoque des douleurs de tête, un sentiment de poids autour des yeux, des brouillards visuels, qu'on corrige par des verres convexes faibles et le traitement général.

II. Vérification de l'acuité visuelle. L'acuité visuelle d'un individu est sa capacité à distinguer les objets et à en apprécier la forme.

La détermination de l'acuité visuelle se fait par une méthode très simple. Une *échelle*

Fig. 604.

Accommodation.

A (moitié supérieure de la figure). Vision des objets rapprochés.
B (moitié inférieure). Vision des objets éloignés.
1. Cornée ; 2. Sclérotique ; 3. Choroïde. 4. Procès ciliaires ; 5. Fibres longitudinales du muscle ciliaire ; 6. Fibres orbiculaires de ce muscle ; 7. Iris ; 8 ; 9. Cristallin (8. sa coupe dans la vision des objets rapprochés : le muscle ciliaire est contracté, le cristallin bombé ; 9. sa coupe dans la vision des objets éloignés : muscle ciliaire relâché, cristallin aplati).

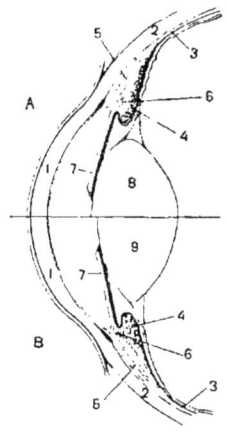

de lettres de dimensions décroissantes de bas en haut, par exemple l'échelle optométrique de Monnoyer (*fig.* 605), dans laquelle l'acuité visuelle est exprimée en fractions décimales, est collée sur un carton et accrochée au mur à hauteur d'homme, recevant un éclairage aussi constant que possible.

L'individu est placé devant ce tableau, à une distance invariable de *cinq mètres* et doit lire successivement les différentes lignes de caractères inscrits sur le tableau en commençant par les plus gros. Si, à cette distance de cinq mètres, il lit toute l'échelle, son acuité est normale ou = 1. Si l'enfant, au contraire, ne peut lire qu'une partie des lignes, c'est que son acuité est inférieure à la normale. Dans ce cas, elle est évaluée par la fraction décimale inscrite à la suite de la ligne des caractères les plus petits que l'enfant a été en état de lire. Si la ligne en question porte le chiffre 0.5, l'acuité est = 0.5.

Ce très simple examen devrait être fait par les professeurs et les instituteurs au début des années scolaires. Il permettrait d'appeler l'attention des parents sur l'utilité d'une visite à un oculiste de façon à prendre immédiatement les mesures nécessaires. Enfin, le maître déterminerait la place des élèves dans

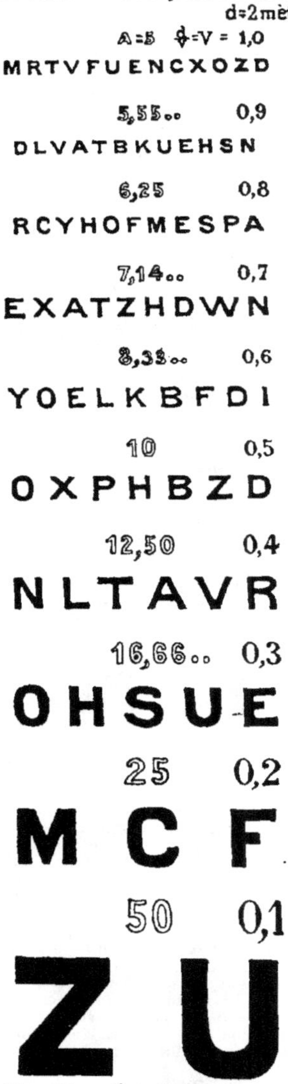

d=2mètres

A =5 ⊕ =V = 1,0

MRTVFUENCXOZD

5,55..   0,9

DLVATBKUEHSN

6,25   0,8

RCYHOFMESPA

7,14..   0,7

EXATZHDWN

8,33..   0,6

YOELKBFDI

10   0,5

OXPHBZD

12,50   0,4

NLTAVR

16,66..   0,3

OHSUE

25   0,2

MCF

50   0,1

ZU

Fig. 605. — Échelle de Monnoyer.

(Réduction pour la vue à 2 mètres.)

la classe, en rapprochant le plus possible du tableau noir ceux dont l'acuité visuelle est insuffisante.

ACUITÉ DIFFÉRENTE DES YEUX. SES CONSÉQUENCES. Lorsque, ce qui n'est pas très rare, une différence d'acuité entre les deux yeux enlève aux images leur netteté, le myope et l'hypermétrope tendent à ne se servir que du meilleur de leurs yeux et à dévier celui devenu inutile, d'où le *strabisme*.

III. **Troubles de la réfraction.** — Il en existe plusieurs variétés.

Astigmatisme (du grec α, pas de, et *stigmê*, point). — CAUSES. Chez les astigmates, les courbures horizontale et verticale de la cornée et du cristallin, ou d'une seule de ces deux parties de l'œil, sont dissemblables. Par suite, les rayons réfractés venant de chaque point d'un objet ne peuvent converger en un foyer, en un point unique, sur la rétine et y sont re-

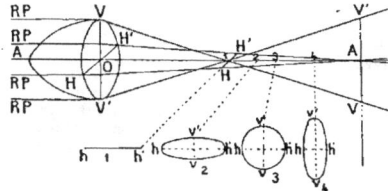

Fig. 606. — Astigmatisme. Coupes du faisceau lumineux réfracté par un œil astigmatique en divers points de son axe.

R P. Rayons parallèles ; V V'. Méridien vertical plus réfringent ; H H'. Méridien horizontal moins réfringent et lignes focales correspondantes; 1, 2, 3, 4. Images données par un point d'un objet. (D'après Truc et Valude.)

présentés par des cercles irréguliers (*fig.* 606). L'astigmatisme est souvent héréditaire et se produit dès la naissance.

SIGNES. L'œil peut être normal dans le sens horizontal et myope ou hypermétrope dans le sens vertical, ou inversement. Il voit nettement la ligne horizontale ou la ligne ver-

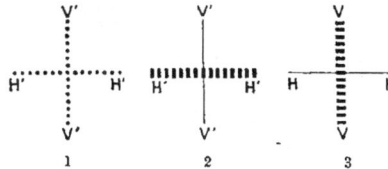

Fig. 607. — Astigmatisme.

1. Lignes croisées décomposées en points. 2. Lignes vues par l'œil adapté dans le méridien horizontal ; 3. Lignes vues par l'œil adapté dans le méridien vertical. (Truc et Valude.)

ticale de la fig. 607 pour laquelle sa courbure est adaptée, mais mal l'autre. Le résultat est que l'astigmate peut, dans un même mot, écrit avec des caractères semblables, distinguer très bien certaines lettres et difficilement ou pas du tout les autres. Il lira bien, par exemple, H, dont les lignes principales sont verticales, et mal E, dont trois lignes sur quatre sont horizontales. Par le fait de cette organisation de leurs yeux, certains astigmates sont conduits à incliner successivement la tête d'un côté ou d'un autre pour voir un objet en totalité. C'est aussi la raison de leur clignotement fréquent.

Dans l'astigmatisme léger, les troubles visuels qui viennent d'être énoncés sont assez faibles pour être corrigés par l'accommodation; mais la nécessité continuelle de cette accommodation entraîne des maux de tête, une fatigue très rapide de la vision dès le début d'une lecture et une presbytie précoce.

TRAITEMENT. Le médecin oculiste, après un examen qui est toujours délicat, conseillera, suivant les cas, des verres cylindriques ou sphérocylindriques si la myopie ou l'hypermétropie est associée à l'astigmatisme. V., plus plus loin, *Verres correcteurs.*

Hypermétropie (du grec *huper*, au-dessus; *metron*, mesure, et *ôps*, œil). — CAUSES. État de vision dans lequel les milieux de l'œil, à l'état de repos, étant insuffisamment réfringents, les rayons parallèles forment leur foyer en *arrière* de la rétine (*fig.* 608). Le diamètre

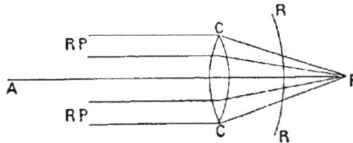

Fig. 608. — Hypermétropie.

R R. Rétine; C C. Cristallin; R P. Rayons parallèles; F. Foyer en arrière de la rétine.

antéro-postérieur des yeux hypermétropes est, du reste, en général plus court que la normale; aussi l'hypermétropie existe-t-elle d'ordinaire dès la naissance.

SIGNES. L'hypermétropie *faible* et même *moyenne* passe inaperçue jusqu'à 14 ou 15 ans, parce que les efforts d'accommodation, qui peuvent être considérables dans l'enfance, en suppriment alors les effets. L'hypermétropie *forte* se manifeste par une mauvaise vision de loin et surtout de près. Les yeux sont petits, enfoncés dans l'orbite et très mobiles. Lorsque l'enfant hypermétrope essaye, par hasard, les lunettes de parents presbytes, il constate que sa vue s'améliore ainsi.

COMPLICATIONS. Une des conséquences de l'hypermétropie est le strabisme convergent. L'accommodation étant très fatigante, l'individu supprime la vue binoculaire en déviant le moins bon de ses yeux.

TRAITEMENT. Verres convexes appropriés (V., plus loin, *Verres correcteurs*). On choisira les plus forts possibles pour voir de loin et on les portera constamment. « Les ouvrages fins, délicats, prolongés, exécutés sous un éclairage défectueux, sont naturellement ceux qui provoquent le plus aisément l'affaiblissement de la vue. » (VALUDE.)

Myopie (du grec *muein*, cligner, et *ôps*, œil, le myope réduisant à une simple fente l'ouverture des paupières lorsqu'il veut voir des objets éloignés). — État de vision dans lequel les milieux de l'œil, à l'état de repos, étant trop réfringents, les rayons parallèles for-

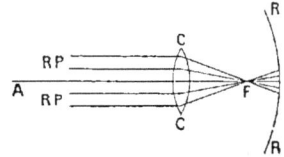

Fig. 609. — Myopie.

R R. Rétine; C C. Cristallin; R P. Rayons parallèles; F. Foyer en avant de la rétine.

ment leur foyer en avant de la rétine : les yeux sont, en général, trop longs d'arrière en avant (*fig.* 609).

CAUSES. L'hérédité donne une prédisposition à la myopie, qui ne fait son apparition que vers la *puberté*, sous l'influence : 1° du développement général du corps, notamment de l'orbite; 2° des études dans de mauvaises conditions d'éclairage et de position à la table de travail.

Dans les écoles primaires, il y a 5 pour 100 de myopes; dans les lycées, 25 pour 100 ; dans l'enseignement supérieur, 59 pour 100.

SIGNES. 1. *Myopie accentuée.* Yeux souvent saillants et à fleur de tête. Mauvaise vue de loin, excellente vue de près (10 centim.), même pour les objets très petits. II. *Myopie moyenne ou faible.* Impossibilité de voir l'heure aux horloges des monuments publics ou l'indication du nom de la rue sur les écriteaux placés à une certaine hauteur. Bonne vue à 30 ou 40 centimètres. Le fait de voir parfaitement les objets si on les regarde à travers un trou fait avec une épingle, quel que soit l'éloignement, montre qu'il s'agit seulement d'un trouble de réfraction qui disparaît pour un très petit faisceau lumineux et non d'une altération organique du fond de l'œil.

HYGIÈNE PRÉVENTIVE. Empêcher les enfants de lire et d'écrire à une distance inférieure à 20 centim. (la bonne distance est de 25 à 35 centim.), et avoir recours au besoin aux appareils redresseurs. Ne pas lire longtemps des caractères trop fins, jamais en marchant ni à une lumière insuffisante (crépuscule) ou vacillante. A la maison, éclairage venant de gauche, pour que le bras droit ne porte point ombre sur le cahier. Éclairage bilatéral des classes; en tout cas, il doit être tel que l'enfant voie de sa place un coin du ciel. Pour l'éclairage nocturne, l'ordre décroissant des préférences doit être : lumière électrique, bec Auer, gaz, pétrole, huile V. aussi au mot LUMIÈRE.

Pour la table d'étude, adopter celle dont le bord surplombe de 5 centim. le bord du banc et dont la hauteur soit telle que le coude se pose naturellement sur la tablette, qui devra être inclinée de 12° à 15°. Les tables dont le pupitre est à élévation sont excellentes, l'individu pouvant écrire assis ou debout. Écriture droite, papier droit, corps droit (George Sand), tout au moins pour les premières classes, si on est obligé de lire dans un ouvrage imprimé en caractères petits. Livre de caractères assez gros pour une bonne lisibilité. Ne faire lire dans des livres qu'à partir de 7 ans, tout au moins les prédisposés à la myopie par hérédité. Classes courtes, interrompues toutes les heures par des récréations.

Si la lecture de caractères trop fins fatigue, porter des verres prismatiques. V., plus loin *Verres correcteurs*.

HYGIÈNE CURATIVE. Les myopes *faibles* (lisant à 30 centim.) devront se servir de verres concaves pour la vue des objets éloignés, mais lire et écrire sans porter des verres.

Les myopes *forts* se serviront de verres d'un numéro élevé pour la vision éloignée et de verres plus faibles pour la lecture et l'écriture. On peut, pour suivre un cours au tableau, en prenant des notes, porter des verres Franklin. (V., plus loin, *Verres correcteurs*.) La myopie très forte, que ne peuvent améliorer les verres, est corrigée par l'extraction du cristallin.

PRÉJUGÉS. C'est par erreur qu'on croit et répète que toute myopie doit diminuer avec la vieillesse : ce fait ne se réalise que pour la myopie faible et très tardivement (70 ans).

Presbytie (du grec *presbus*, vieillard). — État d'un œil qui ne distingue plus sans effort les caractères d'imprimerie à la distance normale et oblige l'individu à éloigner le livre à plus de 33 centim. La dénomination étymologique n'est pas rigoureusement exacte; car, si la presbytie se produit le plus ordinairement vers 50 ans, on l'observe aussi chez des adultes et même chez des enfants que l'astigmatisme ou l'hypermétropie oblige à une accommodation excessive.

CAUSES. Elle est provoquée par une diminution dans l'élasticité du cristallin, qui ne peut plus prendre la courbure nécessaire ou ne la prend que sous l'action exagérée du muscle chargé de l'accommodation de cette lentille. Cet excès de travail, surtout le soir à la lumière, à la suite d'une lecture ou d'un travail prolongé, amène une gêne, un malaise oculaire : les lettres se brouillent, les yeux rougissent et pleurent, et des maux de tête peuvent se produire.

L'anémie, la neurasthénie, la convalescence et toutes les maladies ou émotions dépressives hâtent l'apparition de la presbytie; il en est de même pour les travaux obligeant à une vision rapprochée. Ces diverses causes aggravent, en outre, la presbytie déjà constituée.

TRAITEMENT. Par l'effet d'une erreur courante, les presbytes préfèrent souvent « pendant longtemps se fatiguer à la lecture ou au travail et forcer leur puissance accommodative que de prendre des verres, dans la crainte de *s'abîmer les yeux* et d'être obligés rapidement de porter des verres très forts ». (VALUDE.) La vérité est que, dès qu'on éloigne le livre à plus de 40 centim., on a intérêt à se servir de verres convexes (V., plus loin, *Verres correcteurs*). Ils soulageront l'accommodation et éviteront des troubles congestifs qui peuvent

devenir graves. On ne doit pas hésiter à prendre ceux qui permettent de bien lire à 40 centim., en augmentant tous les 2 ou 3 ans leur numéro, de façon à ne pas fatiguer le muscle qui modifie la forme du cristallin. Les verres ne devront, du reste, être employés que pour les travaux minutieux et la lecture. Enfin, loin de s'applaudir de voir leur presbytie s'atténuer, les vieillards feront bien, dans ce cas, de consulter un médecin, car il y a grande chance, s'il en est ainsi, que le cristallin soit atteint d'un début de cataracte.

Strabisme (du grec *strabos*, louche). — Loucherie qu'on nomme aussi *faux trait* dans son degré léger. Le strabisme est une maladie des muscles de l'œil; mais ses rapports avec les troubles de réfraction sont si intimes qu'il a paru nécessaire de l'étudier avec ceux-ci.

VARIÉTÉS (*fig.* 610, 611). Le strabisme est *convergent* lorsque la déviation se fait en de-

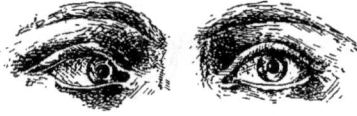

Fig. 610. — Strabisme convergent de l'œil droit.

dans; *divergent*, lorsqu'elle se fait en dehors *alternant*, quand il affecte, sans préférence marquée, chacun des deux yeux; il peut aussi être *fixe* et *permanent* ou, au contraire, passager, *intermittent*. Dans le strabisme ordinaire, non paralytique, l'œil louche, tout en étant dévié, accompagne toujours l'autre œil.

CAUSES : 1° DÉTERMINANTES. Myopie (strabisme divergent). Hypermétropie (strabisme

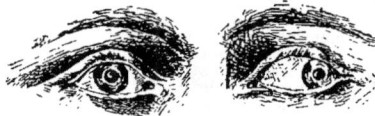

Fig. 611. — Strabisme divergent de l'œil gauche.

convergent). Taies de la cornée. 2° PRÉDISPOSANTES. Névropathie héréditaire. 3° OCCASIONNELLES. Convulsions, maladies dépressives et infectieuses (fièvres éruptives, diphtérie, fièvre typhoïde).

SIGNES. Lorsque le strabisme n'atteint qu'un seul œil, pour reconnaître celui qui est dévié, on couvre l'un des yeux avec une main, puis on engage l'individu à fixer le doigt placé à 30 centim. sur la ligne médiane, ensuite on découvre le premier œil. Si l'œil qui était occupé à fixer se dévie pour laisser le premier entrer en fixation, cet œil est celui qui est atteint de strabisme et a abandonné la fixation parce que sa vision est défectueuse, inférieure, en tout cas, à celle de l'œil non dévié.

Dans le strabisme alternant, où la vision est égale, les deux yeux conservent la fixation.

Le strabisme devient visible vers 3 ou 4 ans.

ÉVOLUTION. Le strabisme convergent faible disparaît vers la puberté, les autres formes restent stationnaires ou la déformation s'accroît et la vision de l'œil dévié va en diminuant.

TRAITEMENT : 1° *Strabisme convergent*. Cure d'atropine, puis, pendant plusieurs années, verres convexes. Pendant la période de traitement, couvrir quotidiennement pendant une heure ou deux l'œil bon afin d'exercer l'œil défectueux.

2° *Strabisme divergent* (dans tous les cas) et *strabisme convergent* non amélioré par le traitement précédent : strabotomie, c'est-à-dire opération consistant à couper une partie des tendons des muscles qui se contractent avec excès. Cette opération doit être faite dès 6 ans et sera suivie de l'emploi de verres correcteurs.

IV. **Verres correcteurs**. — *Choix des verres correcteurs*. L'acuité visuelle une fois déterminée (V., précédemment, *Vérification de l'acuité visuelle*), on place devant les yeux, dans des lunettes spéciales, une série de verres dont la réfraction est de plus en plus élevée : on arrive ainsi à déterminer celui avec lequel le myope ou l'hypermétrope peut lire toute l'échelle et qui est le verre *correcteur* exact.

On appelle *dioptrie* la valeur réfringente d'une lentille ayant 1 mètre de distance ou de longueur focale (1^d, 2^d) ; c'est l'unité linéaire pour les vues et pour les verres.

1° **Variétés de verres**. 1° *Verres plans* (*fig.* 612). Les faces sont parallèles, mais la surface est plane ou courbe, simple ou en forme de coquille. Ces verres sont théoriquement neutres, c'est-à-dire laissent intactes les dimensions de l'objet ; mais, en fait, leurs faces, n'étant pas exactement parallèles, jouent le rôle d'un prisme, qui fatigue les individus nerveux. Aussi ne doit-on pas employer sans conseil des verres fumés vendus à vil prix.

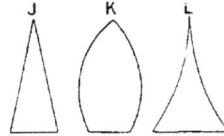

Fig. 612.
Verres plans.

M. Ordinaire.
N. Coquille.

2° *Verres sphériques* (*fig.* 613). Les convexes grossissent les objets et sont destinés aux hypermétropes et aux pres-

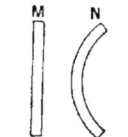

Fig. 613. — Verres sphériques.

A. Biconvexe; B. Biconcave; C. Plan-convexe;
D. Plan-concave; E. Périscopique-convexe;
F. Périscopique-concave.

bytes ; les concaves rapetissent les images et sont destinés aux myopes. Les verres peuvent être en outre plan-convexes ou plan-concaves ou encore périscopiques, c'est-à-dire posséder deux courbures dont l'une est plus forte que l'autre.

3° *Verres cylindriques* (*fig.* 614). Ils sont d'un côté cylindriques, plans ou sphériques, et de l'autre, concaves ou convexes, et servent à combattre l'astigmatisme. Les verres *sphérocylindriques* sont sphériques d'un côté, cylindriques de l'autre. On les emploie dans les cas où l'astigmatisme est compliqué de myopie ou d'hypermétropie.

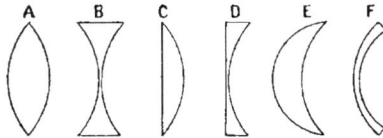

Fig. 614. — Verres cylindriques.

H. Concave.
I. Convexe.

4° *Verres prismatiques* (*fig.* 615). Leurs deux faces font entre elles un angle de 1° à 10° ; ils

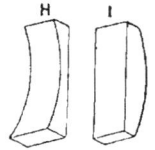

Fig. 615.
Verres prismatiques.

J. Simple; K. Convexe;
L. Concave.

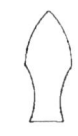

Fig. 616.
Verre Franklin.

Concave en haut,
convexe en bas.

sont plans, convexes ou concaves, et peuvent être combinés avec les précédents.

5° *Verres Franklin* (*fig.* 616). Ils sont concaves dans une de leurs moitiés et convexes dans l'autre, et sont destinés aux individus à la fois myopes faibles et presbytes.

2° **Qualités**. Plus les verres sont blancs, transparents, bien polis et exactement centrés (c'est-à-dire dont le centre de courbure coïncide avec le centre de la pupille), plus ils rendent de services. Dans les pays chauds, on donnera la préférence à ceux en cristal de roche, à cause de leur faible hygrométricité (absorbant peu l'humidité de l'air).

3° **Nettoyage**. Essuyer les verres avec un morceau de toile sèche, de drap ou de velours.

V. **Lunettes, lorgnon ou pince-nez, face à main, monocle**. — Ces diverses dénominations correspondent à des dispositions de montures des verres correcteurs employés pour corriger les troubles de réfraction de l'œil. En tout cas, le foyer des verres doit occuper une position précise par rapport à la pupille.

1° *Lunettes* (*fig.* 617 A). Les ponts (*fig.* 618) qui s'appuient sur le nez peuvent affecter diverses formes : les préférables sont les ponts dits chinois, la forme en X est celle destinée aux gros nez. Les branches peuvent être droites, coudées ou à cordes.

Des dispositions spéciales (*fig.* 617, B, C, D)

protègent les travailleurs contre la trop forte lumière, la chaleur ou les éclats des substances

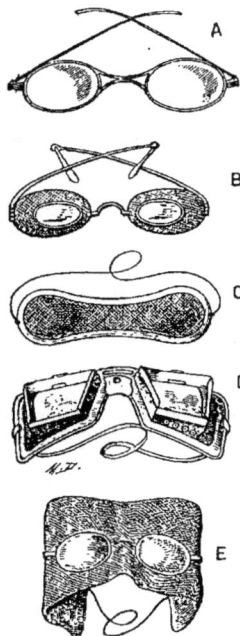

Fig. 617. — Lunettes.

A. Ordinaires ; B. De corroyeur ; C. De casseur de pierres ; D. De forgeron ; E. D'automobiliste.

manipulées. Les automobilistes, tout au moins ceux qui font de la vitesse, sont obligés de

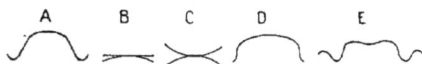

Fig. 618. — Nez ou ponts de lunettes.

A. En forme de selle ; B. En forme de K ; C. En forme de X ; D. En forme de C ; E. Forme chinoise.

porter des lunettes (*fig.* 617, E) entourées de peau ou de drap, de façon à préserver leurs yeux contre les ir- ritations dues au vent et à la pous- sière.

2° *Lorgnon* ou *pince-nez* (*fig.* 619). Ils se maintien- nent sur le nez par pression latérale ; le meilleur procédé

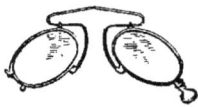

Fig. 619. — Lorgnon.

de pont pour les astigmates est celui de Motais (*fig.* 620), qui comporte un ressort à glissement.

3° *Face à main* (*fig.* 621). Les verres sont montés sur un manche qu'on tient à la main ; ce procédé ne peut servir que pour un travail court.

4° *Monocle*. Le verre ne peut être maintenu que par une contraction musculaire

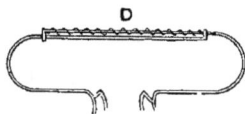

Fig. 620.
Monture genre Motais,
pour les astigmates.
D. Ressort à glissement.

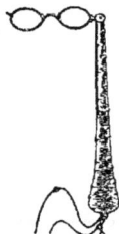

Fig. 621.
Face à main.

assez fatigante. Les personnes qui en font usage sont celles qui n'ont de lésion de réfrac- tion que sur un seul œil, ou qui ne possèdent que la vue monoculaire.

Mode de placement. Veiller à ce que la monture ne touche pas les cils, qu'un contact répété irriterait.

Placer les verres verticalement pour la vue à distance, inclinés pour la vue rapprochée.

Choix des montures. Les lunettes sont plus stables que les autres montures, leur obliquité est moindre, l'écartement des verres est plus exact. Elles doivent être préférées pour le travail et lorsqu'on doit faire usage de verres cylindriques. Le lorgnon ou la face à main sera employé lorsqu'on doit prendre et quitter alternativement ses verres.

Réfrigération et refroidis- sement. — Comme *cause* de maladie, V. POUMON, NÉVRALGIE, RHUMATISME, REINS. — Comme *traitement*, V. FROID, BAIN froid, GLACE, ENVELOPPEMENT froid.

Régime. — V. ALBUMINURIE, CŒUR, DIABÈTE, ESTOMAC, FOIE, GOUTTE, GRAVELLE, INTESTIN, LACTÉ. (Pour *reminéralisation, déchloruré, végéta- rien, v.* à l'*Appendice*.)

Règles (syn. : menstruation, épo- ques, mois). — Écoulement de sang se produisant chez la femme de la puberté (12-16 ans) à la ménopause (45 à 60 ans), à un intervalle d'un mois (25 à 30 jours).

CAUSES. Le *point de départ des règles* est la rupture, au niveau de l'ovaire, d'une des vésicules contenant un ovule et leur *siège*, la muqueuse de la matrice, qui, à ce moment, se congestionne : ses capillaires, en se rom- pant, laissent échapper, par d'innombrables ouvertures microscopiques, du sang qui est mélangé avec un liquide muqueux abondam- ment sécrété par les glandes de la matrice.

SIGNES. La congestion s'étend à tout l'en- semble des organes maternels, y compris les seins ; d'où un sentiment de pesanteur, de tension et de chaleur dans le bassin, les lombes. les aines, un gonflement et une sensibilité des seins. L'appétit diminue ou devient capricieux. La diarrhée est fréquente, ainsi qu'une tendance aux palpitations ; le visage est inégalement coloré, les yeux d'abord animés, puis affaissés ; la fatigue se produit rapidement au moindre effort ; l'habileté manuelle est diminuée ; le caractère est très excitable, les impressions très vives, les névralgies fréquentes.

La quantité de sang perdue à chaque règle varie suivant les femmes et, chez une même femme, suivant la période de la vie ; en moyenne, elle est de 150 à 200 gr., mais peut n'être que de quelques grammes ou, au contraire, de 500 à 600 gr. Elle s'accroît sous l'influence d'une riche alimentation, d'exercices musculaires, de l'habitation dans les pays chauds. Le sang est rouge foncé, un peu visqueux, surtout au début et à la fin ; la durée des règles varie entre 4 et 8 jours.

Absence des règles (aménorrhée proprement dite). — CAUSES. Imperforation d'hymen, arrêt de développement de la matrice. — SIGNES. Au moment où les règles devraient s'établir normalement, c'est-à-dire au moment de la puberté, on observe les troubles indiqués plus loin au paragraphe *Retard* et Suppression.

TRAITEMENT. L'imperforation est seule curable.

Début des règles ou **puberté**. — La première apparition des règles ou puberté est plus précoce dans les villes et chez les enfants riches, où elle se produit à 12 et même 11 ans, mais en moyenne à 13 ans 1/2, que dans les campagnes, où elle ne s'effectue qu'à 15 ans.

Elle s'accompagne d'un développement des seins, de l'apparition de poils sous les aisselles et à la partie inférieure du ventre. Quelquefois, on observe des troubles nerveux à ce moment. (V. HYSTÉRIE.) La voix se modifie à ce moment, ainsi que le caractère. Chez beaucoup de jeunes filles, les règles s'établissent, dès le début, tous les mois d'une façon régulière ; mais, chez d'autres, elles manquent, au contraire, pendant un ou plusieurs mois. Les premiers écoulements de sang peuvent être très douloureux. V. aussi PUBERTÉ.

Déviation des règles. — L'hémorragie se fait par le nez, le poumon, l'estomac (vomissements de sang), l'intestin (hémorroïdes). la vessie, etc.

Evacuation difficile et douloureuse du sang ou **dysménorrhée** (du grec *dus*, difficilement, *mên*, mois, et *rhéô*, je coule). — CAUSES : 1° GÉNÉRALES. Chloro-anémie associée ou non à une grande nervosité pouvant aller jusqu'à l'hystérie. 2° LOCALES. Congestion de la matrice, métrite coïncidant ou non avec la flexion du col de la matrice sur le corps, notamment en avant (*antéflexion*). laquelle produit un obstacle matériel à la sortie du sang. Il en est de même dans le rétrécissement congénital ou cicatriciel du col de l'utérus, en cas de tumeur de la matrice ou dans la forme de métrite dite « membraneuse », dans laquelle la muqueuse tout entière de la matrice s'ex-

folie et forme un bouchon que des contractions puissantes peuvent seules expulser.

SIGNES. Chaleur, pesanteur, démangeaisons locales : coliques dans le bas-ventre, qui est tendu, ballonné ; la douleur s'irradie dans les aines, dans le haut des cuisses, dans la partie inférieure du dos, quelquefois dans les seins. Ces troubles peuvent précéder de quelques jours l'apparition des règles, se dissiper dès leur venue ou persister jusqu'à leur terminaison. Les traits sont tirés, la face pâle ou congestionnée ; l'haleine est désagréable, et il se produit des nausées et même des vomissements, des envies fréquentes d'uriner et d'aller à la selle. Le caractère est modifié (irascibilité, larmes). Quant au sang, il peut soit s'écouler goutte à goutte, puis s'arrêter (métrite pseudo-membraneuse), soit être très abondant, soit être en quantité très minime ; tantôt il est pâle et forme des taches blanc rosé sur les linges, tantôt il sort sous forme de caillots. Dans la dysménorrhée membraneuse, la femme expulse à chaque crise une membrane étendue, soit entière, soit par fragments : cette membrane est constituée par la couche interne de la muqueuse utérine.

ÉVOLUTION. Souvent la dysménorrhée, très intense chez la jeune fille, diminue chez la jeune femme et disparaît après un accouchement ; lorsqu'elle se produit pour la première fois après le mariage, elle est ordinairement la conséquence d'une métrite.

TRAITEMENT. I. PRÉVENTIF : 1° *général*. Toniques, amers, fer, arsenic, hydrothérapie, en somme régime reconstituant et exercice. 2° *local*. Avoir soin de combattre la constipation en tout temps, mais spécialement au moment des règles (laxatif, purgatif, notamment huile de ricin et calomel), lavement au début des règles, emménagogues (apiol ou apioline) deux ou trois jours avant les règles.

II. PALLIATIF, pendant les douleurs. Repos au lit, tisanes chaudes (tilleul, menthe poivrée, sauge, armoise, thé léger) ; serviettes ou boule d'eau chaude sur le ventre ; bains de siège ou grands bains tièdes prolongés, injections tièdes, quart de lavement avec 15 gouttes de laudanum ; suppositoire avec 2 à 5 centigr. d'extrait de belladone ; chloral et bromure associés, valériane, extrait thébaïque, ventouses sèches ou scarifiées au bas-ventre ; chez les congestives, alcalins.

III. CURATIF. Cautérisation et dilatation du col.

Hémorragie, Ménorragie, Métrorragie. — La *ménorragie* est un écoulement de sang menstruel excessif ; la *métrorragie* se produit en dehors et en surcroît des règles.

CAUSES. Maladie générale (chloro-anémie, maladies fébriles, notamment la fièvre typhoïde), lésions locales (fongosités, métrites, tumeurs, notamment les polypes). *Fausse couche* (hémorragie succédant à un retard dans les règles). Ménopause. V. plus loin.

PREMIERS SOINS. Repos au lit. sur le dos, tête basse, le ventre peu couvert. Injection d'eau à 45°.

Retard des règles, suppression brusque ou **aménorrhée** (du grec *a*, pas, *mên*,

mois, et *rheô*, je coule). — CAUSES : 1° OCCA-
SIONNELLES. Émotion vive, froid (immersion
des pieds ou des mains dans l'eau froide, boissons glacées), fatigue (danse, marche longue,
rapports au moment des règles). — 2° GÉNÉ-
RALES. Chloro-anémie, tuberculose, changement de vie et de régime, grands chagrins,
convalescence de maladies longues. — 3° LO-
CALE. Métrite chronique.

SIGNES. Bouffées de chaleur, vertiges,
maux de tête, bourdonnements d'oreilles,
quelquefois hémorragies par le nez ou crachements de sang, troubles digestifs et nerveux, maux de reins. Quelquefois, congestion
pulmonaire.

TRAITEMENT : 1° GÉNÉRAL. Celui de l'anémie*,
quinquina, fer, iode, bains de mer, boissons
chaudes, antispasmodiques. 2° LOCAL. Si le retard ne peut avoir pour origine une grossesse,
employer les bains de pieds et de siège chauds
au moment où apparaissent les troubles particuliers à chaque femme et qui lui annoncent
que l'époque des règles est revenue, et médicaments emménagogues (armoise, rue, sabine,
apiol, safran).

Suppression définitive ou **ménopause.** — La cessation des règles ou ménopause, appelée aussi « âge critique » et « retour
d'âge », se produit en général vers 50 ans, mais
peut être avancée (42-45 ans) ou être reculée
(60 ans). Elle est d'autant plus hâtive que
la puberté a été plus précoce ; l'âge de la cessation des règles, chez la mère, a également
une influence. La ménopause ne survient pas
brusquement ; elle s'annonce souvent par des
irrégularités dans l'époque des règles ou dans
la quantité de sang, qui peut être insignifiante ou, au contraire, si abondante qu'une
menstruation se lie à la suivante. On constate
en outre un certain nombre de troubles : chaleurs subites au visage, étourdissement, troubles de l'ouïe, pesanteurs dans le bas-ventre,
aigreurs d'estomac, lenteur de digestion,
gêne respiratoire. Le caractère devient triste,
inquiet ; la lassitude se produit d'autant plus
facilement que la femme engraisse souvent à
ce moment. On exagère beaucoup dans le
monde la gravité de cette période de la vie
féminine ; cependant, il n'est pas douteux que
les femmes sont prédisposées à ce moment
aux congestions cérébrales, aux hémorroïdes,
aux éruptions sur la peau (acné, eczéma) ;
mais une bonne *hygiène* permet de se préserver facilement de tous ces troubles : alimentation modérée, rafraîchissante, selles
quotidiennes, exercice au grand air, bains
tièdes. Si les bouffées de chaleur et les sueurs
nocturnes sont fréquentes, on emploiera avec
avantage les bains salés chauds à 40° pendant vingt minutes chaque fois.

Des troubles nerveux très sérieux peuvent
aussi se produire pendant cette période de la
vie féminine. V. FOLIE.

Réglisse. — La racine est adoucissante. On l'emploie en infusion, 20 à
60 gr. par litre, ou sous forme de pâtes
noire ou brune, qui contiennent en outre
de la gomme arabique et du sucre.

Reine des prés. — V. ULMAIRE.

Reins (description) [*fig.* 622-624]. —
Organes sécréteurs de l'urine. Les deux

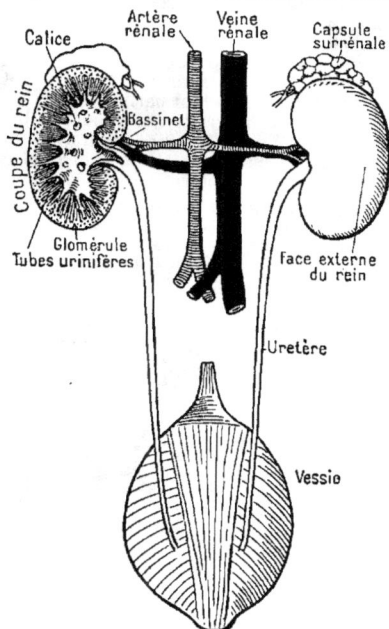

Fig. 622. — Reins, uretères et vessie.

reins sont placés de chaque côté des deux
premières vertèbres lombaires, en arrière

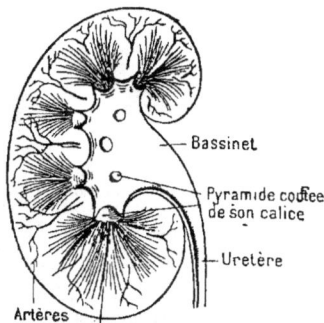

Fig. 623. — Coupe d'un rein.

de l'estomac et des intestins. Ils sont
maintenus en place par une capsule

renfermant beaucoup de graisse et sont recouverts en avant seulement par le péritoine. Leur couleur est rouge brun. leur longueur de 10 centim., avec une largeur et une épaisseur de 5 centim. environ. Ils ont la forme d'un haricot et présentent dans leur partie excavée ou *hile*, d'avant en arrière : la veine rénale; l'artère rénale ; le *bassinet*, dilatation du canal de l'urine ou *uretère*, dont l'autre extrémité vient s'ouvrir dans la *vessie*.

Constitution intime des reins (*fig.* 624). — I. VAISSEAUX SANGUINS. L'artère rénale

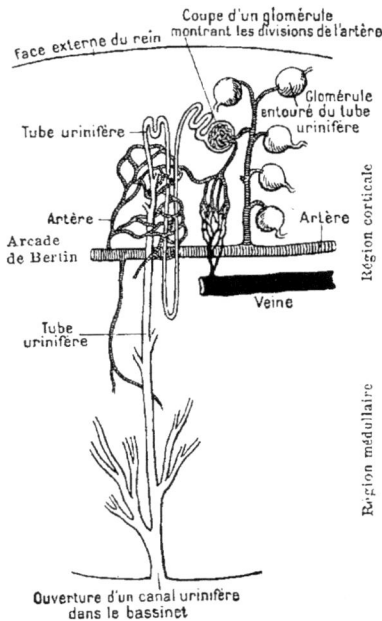

Fig. 624. — Schéma destiné à montrer la disposition des tubes urinifères et des vaisseaux sanguins dans le rein.

est aussi volumineuse que celle du bras, bien que les reins soient relativement petits. Dès son entrée dans le hile, elle se divise en branches qui vont former, entre les régions corticale et médullaire, l'*arcade de Bertin*. Cette arcade donne naissance à des artères dites *radiées* qui s'élèvent dans la partie corticale et dont une branche. artère *afférente*, va se ramifier en capillaires pour former un peloton vasculaire, le *glomérule* du latin *glomerulus*, peloton), d'où part une artère *efférente* ; cette dernière se divise elle-même en capillaires. dont la réunion va constituer une arcade

veineuse d'où descendent vers le hile les vaisseaux qui vont former la veine rénale.

II. TUBES SÉCRÉTEURS DE L'URINE. Le glomérule formé par les capillaires est coiffé par une dilatation d'un tube urinifère qui l'entoure d'une sorte de capsule. Ce tube, après s'être replié plusieurs fois sur lui-même (tube contourné, anse de Henle, tube d'union), se termine par une partie droite (tube droit) qui aboutit à un des orifices d'une sorte de pomme d'arrosoir appelée *papille rénale*, laquelle fait saillie dans le bassinet. Chaque papille est formée par la réunion des orifices d'une vingtaine de tubes droits (dont l'ensemble constitue une *pyramide*) et est entouré par un prolongement du bassinet nommé *calice*.

Coupe du rein. — Sur une coupe (*fig.* 622, 623), on voit que le rein comprend : 1° une région *corticale* (écorce) qui est granuleuse [ces granulations sont les glomérules] ; 2° une partie *médullaire* (moelle) offrant une série de stries [ces stries sont les tubes urinifères].

Fonctions. — L'abondance des vaisseaux sanguins est en rapport avec le rôle des reins. Dans le premier réseau capillaire, celui des glomérules, la pression sanguine étant très grande, la partie aqueuse de l'urine filtre des vaisseaux sanguins à travers la capsule terminant les tubes urinifères. Le second réseau capillaire, formé par les artères efférentes au sortir des glomérules, entoure les tubes urinifères. dont la longueur est telle que, s'ils étaient mis bout à bout. leur étendue atteindrait 20 kilomètres ; le sang a ainsi le loisir de laisser transsuder la partie solide du sang : urée, acide urique, chlorure de sodium, phosphates et sulfates alcalins. Les cellules qui tapissent les tubes sont chargées de choisir ces principes solides dans le sang où ils sont en plus petite quantité que dans l'urine, ainsi que le montre le tableau ci-dessous :

		SANG	URINE
Eau		900	955
Substances organiques.	Substances albuminoïdes.	90	0
	Urée.	0.15	25
	Acide urique.	traces.	0,50
Substances minérales.	Chlorure de sodium . . .	5.50	11
	Phosphates et sulfates. . .	4.35	8.50
		1 000.00	1 000,00

L'urine, qui se forme goutte à goutte dans les tubes urinifères, arrive dans le bassinet. passe dans les uretères qui ont la grosseur d'une plume d'oie, et par ces canaux s'écoule dans la vessie.

Reins (maladies). — Les principales maladies de l'organe sécréteur de l'urine sont étudiées ci-après ; quant aux douleurs de la région des reins, elles peuvent être dues soit à ces maladies, soit à des rhumatismes ou à des névralgies atteignant les muscles ou les nerfs de la région rénale qui pour le public comprend non seulement la partie du dos entre les dernières fausses côtes et le bord supérieur de l'os iliaque, mais aussi les fesses. V. LUMBAGO.

Hématurie des pays chauds (*Hématurie* vient du grec *haima*, sang, et *ouron*, urine). Syn. : hématurie intermittente, hématurie chyleuse.

CAUSES : 1° PRÉDISPOSANTES. Maladie endémique à la Guadeloupe, à la Réunion, à l'île Maurice, au Cap et au Brésil ; enfance et adolescence. 2° DÉTERMINANTES. Parasite du sang qui serait un strongyle à la Guadeloupe et au Brésil, et un distome en Afrique.

SIGNES. Urines sanguinolentes avec ou sans caillot (*urine hématurique*) ; plus tard, souvent rosées, laiteuses, graisseuses (*urine chyleuse*). Ces hémorragies se produisent par accès dont la durée est plus ou moins prolongée, avec des intervalles également plus ou moins grands et pendant un temps qui varie d'un mois à plusieurs années. Elles peuvent coïncider avec une santé générale satisfaisante ou s'accompagner de douleurs, d'affaiblissement et d'anémie intense.

TRAITEMENT. Il consiste surtout dans le séjour du malade dans les montagnes du pays qu'il habite, ou, si la maladie ne cède pas, dans un voyage en Europe.

Hémoglobinurie intermittente (*Hémoglobinurie* vient du grec *haima*, sang, de *globe* pour *globule*, et du grec *ouron*, urine). Syn. : hémoglobinurie paludique bilieuse, hémoglobinurie hivernale.

CAUSES. Le *paludisme*, ordinairement chez des individus ayant habité longtemps des pays palustres ; le froid ; les maladies infectieuses, la syphilis.

SIGNES. *Forme paludéenne.* Pendant 12 à 36 heures, les urines, d'abord rouges, deviennent de plus en plus foncées (couleur vin de Bordeaux), puis, graduellement, elles reviennent à leur couleur naturelle. Un grand frisson de fièvre se produit souvent dès le début de la crise, qui s'accompagne de vomissements et de selles bilieuses, de douleurs dans les reins et d'une teinte jaunâtre de la peau.

Forme hivernale (rare). La teinte spéciale des urines ne dure que quelques heures (6 à 8), mais la fièvre est intense et le malade souffre d'une grande courbature. Quelquefois, une éruption d'urticaire, un gonflement douloureux du foie et de la rate et une légère teinte jaunâtre de la peau compliquent la situation.

TRAITEMENT. Régime lacté. Séjour en Europe ou dans un pays tempéré.

Hydronéphrose (du grec *hudôr*, eau, et *nephros*, rein). Dilatation des calices et du bassinet par l'urine.

CAUSES. Arrêt de l'urine par un calcul de l'urètre ; ou compression de l'urètre par une tumeur de la matrice, de l'ovaire ou de la vessie.

SIGNES. Tumeur dans le ventre et dans la région rénale.

TRAITEMENT. Opération chirurgicale.

Lithiase, coliques néphrétiques, calcul (*fig.* 625). — Ces trois états sont produits par la précipitation des sels de l'urine dans le rein, sous forme de concrétions pierreuses (pierre se dit *lithos* en grec), qui peuvent

se réduire à une poudre fine, former des graviers (coliques néphrétiques) ou de gros calculs atteignant dans certains cas le volume d'un œuf. Les graviers peuvent être uniques

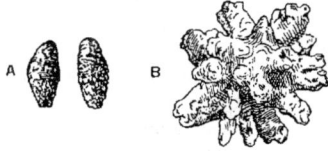

Fig. 625. — Lithiase rénale.
A. Graviers d'acide urique ; B. Calcul d'oxalate de chaux.

ou nombreux, arrondis ou irréguliers ; les plus fréquents, formés d'acide urique et d'urates, sont rougeâtres et durs ; ceux d'oxalate de chaux sont bruns et framboisés, ceux de phosphate de chaux, blancs et friables.

CAUSES PRÉDISPOSANTES. Alimentation trop abondante, insuffisance d'exercice, insuffisance de fonctionnement de la peau, hérédité, arthritisme. (V. ce mot.) La lithiase est plus fréquente en Angleterre et en Hollande (alimentation trop forte en viande).

Colique néphrétique. — SIGNES. L'accès peut être précédé pendant quelques heures de douleurs sourdes au niveau des reins, avec une sensation de pesanteur et des envies fréquentes d'uriner. Puis, à l'occasion d'un mouvement ou de l'absorption d'une eau minérale, apparaît une douleur extrêmement vive aux lombes ; elle s'irradie en différentes directions ; chez l'homme, les bourses se rident, le testicule endolori remonte vers l'anneau. Le malade se courbe en deux et pousse des gémissements, sa figure est pâle et couverte de sueurs, des vomissements peuvent se produire.

ÉVOLUTION. L'accès dure de 1 à 8 heures, avec, ou non, des rémissions ; il cesse brusquement, mais peut se reproduire si le calcul n'est pas arrivé dans la vessie. L'expulsion du gravier s'accompagne d'une abondante émission d'urine ; il peut, du reste, s'effectuer quelquefois sans douleur.

TRAITEMENT : 1° PRÉVENTIF. Pas d'oseille, de tomates, d'asperges, d'alcool, de gibier. Prendre de la lithine, de l'eau de Vittel, de Contrexéville ou de Vichy. 2° CURATIF. *Calmants* (chloral, morphine), bains tièdes prolongés. Lait coupé d'eau de Vals ou Vichy. Antipyrine (1 à 3 gr.). V. aussi GRAVELLE.

Eaux minérales. Lorsque le malade peut encore craindre une crise, Evian*, pendant les périodes de calme, Martigny*, Contrexéville*, Vittel*, Capvern* ; chez les individus affaiblis, Royat*, Saint-Alban*, Vals*.

Calcul rénal. — SIGNES. Pissement de sang (hématurie), notamment à l'occasion d'une promenade à cheval ou en voiture. Sensation de pesanteur, de douleur au niveau du rein. — TRAITEMENT. Opération chirurgicale.

Néphrite aiguë (du grec *nephros*, rein, et de *ite*, indiquant une inflammation). — CAUSES.

27

Maladies infectieuses (*scarlatine*, fièvre typhoïde, variole, rougeole, diphtérie, pneumonie, érysipèle, grippe, oreillons); intoxication phosphorée ou arsenicale; vésicatoire (cantharides), grossesse, *froid* (surtout chez les prédisposés par une scarlatine antérieure).

SIGNES. Des frissons et de la fièvre, dans certains cas, se produisent le premier jour, mais ce début bruyant est loin d'être le plus fréquent. Les deux premiers signes sont souvent des *douleurs* au niveau des reins et une enflure(*œdème*) rapide du visage, qui est bouffi et pâle, notamment au niveau des paupières. Les membres inférieurs, surtout aux chevilles, sont gonflés, ainsi que les bourses et le prépuce, et les grandes lèvres du vagin. Le malade souffre d'un *mal de tête*, il est oppressé et a des vomissements. Les urines sont rares (quelquefois 500 gr. seulement en 24 heures), plus ou moins brunâtres, et contiennent 50 centigr. à 6 et 8 gr. d'albumine. V. URINE.

ÉVOLUTION. La guérison est possible en quelques semaines, mais la maladie peut reparaître à l'état chronique (mal de Bright) et, d'autre part, le malade, quelquefois, est enlevé par les accidents de l'urémie. V. plus loin.

TRAITEMENT. Régime lacté* (V. ce mot), ventouses sur les reins, saignée. Vêtements de dessous (caleçon et gilet) en laine.

Néphrite chronique; mal de Bright
(fig. 626, 627) — CAUSES. 1° *Forme à début aigu :* néphrite aiguë récente ou ancienne qui

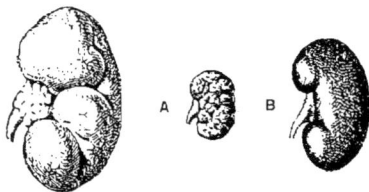

Fig. 626.
Mal de Bright.
Forme
hypertrophique.

Fig. 627. — Mal de Bright.
A. Forme atrophique; B. Rein
sain montrant la différence
de volume.

a pu passer inaperçue, ses signes ayant été masqués par la maladie au cours de laquelle elle s'est produite (pour ses causes, v. plus haut). 2° *Forme chronique d'emblée :* goutte, artériosclérose, intoxication par le plomb.

SIGNES. Le début, lent et insidieux, est marqué par l'apparition d'un ou plusieurs des signes suivants : *Besoins fréquents et impérieux d'uriner* ou pollakiurie (10 par 24 heures) quelquefois douloureux, surtout chez les femmes. — *Quantité* d'urine égale ou *inférieure* (800 gr.) à la normale ou très *augmentée* (*polyurie*) et s'élevant parfois à plusieurs litres. — Sensation de *doigt mort* avec fourmillement et crampes. — *Bourdonnements d'oreilles* avec dureté passagère d'ouïe et sensation de vertige. — *Démangeaisons* sur différentes parties du corps pendant quelques jours à plusieurs semaines. —

Crampes aux mollets, particulièrement la nuit. — *Maux de tête persistants* pendant des semaines. — *Grande sensibilité au froid,* surtout dans les membres inférieurs. — *Peau sèche et pâle.* — *Enflure (œdème)* gagnant progressivement le visage, notamment les *paupières,* le cou-de-pied (*malléoles*), les jambes, les cuisses, les bourses, le prépuce chez l'homme, les grandes lèvres chez la femme. L'œdème peut se produire dans la plèvre (hydrothorax) et dans le poumon en provoquant une *oppression* plus ou moins intense qui, du reste, n'est pas toujours liée à une hydropisie. — *L'urine* est souvent mousseuse et contient depuis des traces jusqu'à 5 et 6 gr. d'albumine. — *Palpitations* et quelquefois crises d'étouffement. — *Troubles digestifs* consistant en perte d'appétit, vomissements, douleurs au niveau de l'estomac, diarrhées. — *Hémorragies* diverses : saignements de nez, crachements de sang, pissements de sang (*hématurie*), hémorragie cérébrale. — *Troubles de la vue,* qui, dans certains cas, se terminent par la cécité complète.

COMPLICATIONS. Pneumonie, pleurésie, péritonite, érysipèle, phlegmons, gangrène cutanée et urémie.

ÉVOLUTION. Lente. 3 à 10 ou 12 ans.

TRAITEMENT. Régime lacté* ou déchloruré (V. l'*Appendice*), puis viandes blanches, légumes verts, farineux, fer, quinquina ; frictions, massage; contre les maux de tête, sangsues derrière l'oreille, et antipyrine; contre les vomissements, diète absolue et glace; contre les troubles urémiques, saignée; contre l'enflure, vin de Trousseau; contre l'oppression, ventouses scarifiées.

Néphrite suppurée (du grec *nephros,* rein, et de *ite,* désignant une inflammation).
CAUSES. Inflammation de la vessie* (cystite*), hypertrophie de la prostate*, rétrécissement de l'urètre*. Quelquefois aussi les contusions et les plaies de la région rénale.

SIGNES. *Forme aiguë.* Frissons, fièvre, dans certains cas, à forme intermittente, nausées, douleur vive dans les reins, s'irradiant vers les alentours; envies fréquentes d'uriner avec émission d'une faible quantité d'une urine très colorée et souvent sanglante.

Forme lente des vieillards. La fièvre est moins bruyante, la prostration s'établit progressivement, la langue se sèche, les sueurs sont abondantes.

ÉVOLUTION. Quelquefois la guérison se produit sans formation d'abcès.

TRAITEMENT. Boissons légèrement diurétiques, injections de morphine, boissons glacées, purgatifs.

Périnéphrite ou phlegmon périnéphrétique. — Inflammation du tissu cellulaire qui entoure les reins.
CAUSES. Contusions, blessures, exercices exagérés, notamment à cheval. Lithiase rénale, froid.

SIGNES. Douleur à la région rénale accrue par la pression, fièvre continue avec ascension du thermomètre à certains moments; amaigrissement, perte d'appétit, constipation. Huit à dix jours se passent ainsi, puis de l'enflure apparaît aux lombes, et on y voit apparaître une tumeur qu'on doit faire ouvrir au plus vite, sans quoi le pus qu'elle renferme peut se faire passage vers les bronches, vers la vessie, ou à la partie supérieure de la cuisse.

TRAITEMENT. Ventouses scarifiées, onguent mercuriel. Opération chirurgicale.

Pyélite et **Pyélo-néphrite** (du grec *puelos,* bassin). — Inflammation de la muqueuse des calices et du bassinet (*pyélite*) associé ou non à celle du rein (*pyélo-néphrite*).

CAUSES. Lithiase urinaire ; inflammation de l'urètre (rétrécissement, blennorragie), ou de l'uretère et de la vessie ; maladies de la matrice ; maladies infectieuses.

SIGNES. Début ordinairement insidieux par des douleurs dans les reins qui s'accroissent à la pression, fièvre à forme intermittente, perte d'appétit. Les urines sont purulentes et augmentent souvent en quantité (2 à 4 litres par jour), elles contiennent quelquefois du sang. Enfin, une tumeur devient sensible dans la région lombaire.

Reins flottants. — CAUSES. Plus fréquent chez la femme (grossesses répétées, corset, efforts violents).

SIGNES. Douleur brusque dans la partie supérieure du ventre avec tiraillements et quelquefois sensation de déplacement d'un organe, disparaissant par le repos au lit. Troubles digestifs et hystériques. - - TRAITEMENT. Bandage, opération chirurgicale.

Urémie (du grec *ouron,* urine. et *aima,* sang). — L'urémie (sang urineux de Jaccoud) est l'ensemble des troubles graves produits par l'insuffisance de la dépuration urinaire.

Forme cérébrale. — Brusquement, mais en général après une diminution de la quantité d'urine, des maux de tête, des vertiges, des troubles visuels, on voit se produire soit une attaque convulsive tout à fait analogue à celle de l'épilepsie, exception faite du cri initial, soit une crise de folie caractérisée par de l'excitation d'action et de paroles (*manie*), ou de la dépression et des idées de suicide (*mélancolie*), ou encore des hallucinations et des idées de persécution, chacune de ces formes d'aliénation pouvant alterner et le tout ayant une durée variant de quelques jours à plusieurs mois : soit une somnolence *comateuse* ressemblant à une attaque d'apoplexie.

Forme respiratoire. — Accès violents d'oppression se produisant à des intervalles variables et simulant des accès d'asthme ou d'asystolie.

Forme gastro-intestinale. — *Vomissements incoercibles.* Diarrhées dysentériformes.

Reins (Région des). — Partie du dos qui s'étend depuis le bord des fausses côtes jusqu'au bord supérieur de l'os iliaque ; le *bas* des reins répond aux fesses.

Remède. — Substance capable de déterminer une amélioration dans une maladie. Ce nom est donné aussi aux lavements, considérés autrefois comme le remède par excellence.

Reminéralisation (Régime de). — V. à l'*Appendice.*

Rémission et **Rémittent.** — *Rémission,* cessation ou diminution temporaire plus ou moins complète de la fièvre et dans certains cas des autres signes d'une maladie.

Rémittent, qui présente des rémissions.

Rénitence (du lat. *renitens,* qui résiste). — Sensation de résistance à la pression que donne une tumeur.

Renlaigue (Puy-de-Dôme). — Eau ferrugineuse froide très gazeuse.

Rennes-les-Bains (Aude). — Petite station d'eaux froides et chaudes (12° à 15°) chlorurées sodiques et ferrugineuses bicarbonatées. V. Eaux MINÉRALES* chlorurées et ferrugineuses.

Renoncule. — Plante vénéneuse. Pour les empoisonnements, V. ACONIT.

Renouée. — Plante de la famille des Polygonacées, qu'on emploie en totalité comme astringent sous forme d'infusion (50 à 500 gr. par litre d'eau).

Renvois (syn : éructation, rapports). — Émission sonore ou non par la bouche de gaz provenant de l'estomac.

Répercussion. — Manifestation d'une maladie sur un autre point, lorsqu'on a fait disparaître une lésion de ladite maladie sur une autre partie de l'organisme. Le fait est rare et discutable.

Résection. — Opération chirurgicale dans laquelle on enlève une partie d'un ou de plusieurs os, en conservant la portion du membre qui fait suite aux parties enlevées. La résection porte sur les extrémités d'un os ou sur son milieu.

Résolution et **Résolutifs.** — La *résolution* est le retour à l'état normal de tissus malades. Les médicaments *résolutifs* sont ceux qui produisent ce résultat, et le terme est ordinairement synonyme de *émollients ;* les toniques et les antiseptiques qui guérissent les plaies sont quelquefois ainsi dénommés.

Le mot « résolution » est employé aussi dans le sens d'affaissement : *résolution des forces ;* et dans le sens d'inertie : *résolution musculaire.*

Résorcine. — Médicament employé : 1° à l'*extérieur,* dans les maladies de la peau (acné, eczéma, couperose, ulcère), comme topique, en solution aqueuse (1 à 4 gr. pour 100 d'eau) ou alcoolique (10 à 25 pour 100 d'alcool) ou en pommade (10 à 30 gr. pour 100 de vaseline); 2° à l'*intérieur*, à la dose de 2 à 4 gr. contre la coqueluche et comme antifébrile.

Résorption. — Disparition d'un liquide épanché, ses éléments étant repris par la circulation.

Respiration (Appareil de la) [*fig.* 628 et 629]. — Organes. L'air pénètre

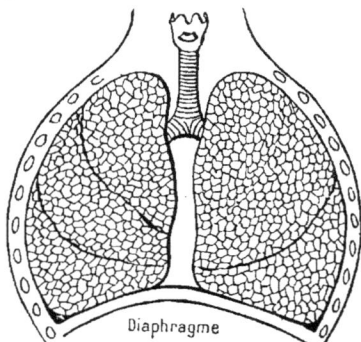

Fig. 628. — Respiration.
Phase de l'inspiration.

par le nez ou la bouche dans le *pharynx*, passe ensuite dans le *larynx*, puis dans la *trachée*, qui se sépare en deux, un peu

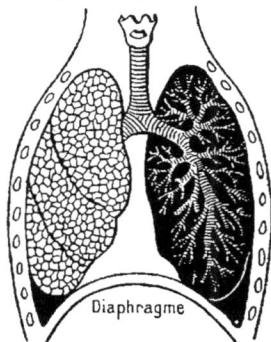

Fig. 629. — Respiration.
Phase de l'expiration.

au-dessous du cou, pour former les deux *grosses bronches*. Ces dernières se dirigent chacune vers un poumon et s'y ramifient en se dédoublant un grand nombre de

fois par des canaux de plus en plus petits, les *bronchioles*, lesquelles aboutissent chacune à une sorte de petit sac, la *vésicule pulmonaire*, dont un groupe forme le *lobule pulmonaire*. V. *fig.* à poumon.

Le poumon est constitué par l'agglomération de ces lobules. Les trois quarts de la surface des vésicules sont couverts de capillaires sanguins. On a évalué à 20 000 litres la quantité de sang qui passe dans le poumon en vingt-quatre heures.

Toutes les muqueuses de l'arbre aérien sont couvertes de cils vibratiles, dont les mouvements rejettent au dehors les poussières et les mucosités (crachats).

Fonctions. Le poumon suit les mouvements de la cage thoracique qui s'élargit (*inspiration*) ou se rétrécit (*expiration*) sous l'action du gros muscle qui sépare la poitrine du ventre, le diaphragme, et des muscles placés entre les côtes (intercostaux) ou sur les côtes. La quantité d'air inspiré, puis expiré, est ordinairement d'un demi-litre ; elle peut s'élever pendant l'exercice à 3 lit. 1/2 ; le poumon contenant 5 litres d'air, il en résulte que, même dans les plus amples mouvements respiratoires, tout l'air n'est pas modifié. L'air qui n'est pas échangé est nommé *air résidual* : les transformations des tissus sont d'autant plus complètes que cet air résidual est réduit au minimum.

Les *modifications subies par l'air* dans le poumon sont les suivantes :

	AIR INSPIRÉ	AIR EXPIRÉ
Azote.	79	79
Oxygène	21	14.5
Acide carbonique.	0.0002	4.5
Vapeur d'eau . . .	0	1
	100	100

On évalue à 300 gr. environ la quantité de vapeur d'eau rendue par la respiration en 24 heures.

Les échanges qui se font dans le poumon sont les suivants. Les globules rouges absorbent l'oxygène, qui forme avec une matière contenue dans ces globules, l'*hémoglobine*, une composition, l'*oxyhémoglobine*, dont l'oxygène se dégage à mesure que le sang traverse les tissus. D'autre part, l'acide carbonique, résultat des combustions qui s'effectuent dans les tissus sous l'action de l'oxygène, est absorbé par le sérum du sang, où il s'associe à de la soude pour former des bicarbonates qui, au niveau de la surface pulmonaire, se dédoublent et laissent dégager l'acide carbonique.

Outre l'acide carbonique, l'air contient une matière nuisible, une *ptomaïne*, qui a fait dire que l'haleine de l'homme est nuisible aux autres hommes ; aussi l'air doit-il être continuellement modifié ; 10 000 litres d'air sont nécessaires par *heure*.

Hygiène de la respiration. — Respirer par le nez, qui est le désinfecteur et le calorifère de l'air inspiré, et non par la bouche, qui permet à l'air froid d'arriver directement sur la gorge, d'où des angines.

L'air contenant une quantité insuffisante

d'oxygène, *air confiné*, provoque l'anémie, la phtisie, prédispose au typhus, à la fièvre typhoïde, au choléra, à la peste. Les courants d'air, les cheminées, le soleil sont les auxiliaires de la respiration.

Le nombre normal des respirations chez l'adulte est de 16 à 18 par minute; à dix ans il est de 20, à cinq ans de 26, dans les premiers mois de 44. Dès que le nombre des respirations est porté au double, celles-ci deviennent pénibles (*dyspnée*), et la gêne apportée par ce fait au fonctionnement du cœur peut s'accuser par des palpitations. La gêne respiratoire ou *essoufflement*, résultant de l'impossibilité d'évacuer l'acide carbonique à mesure qu'il se produit, peut être due : 1° à une action musculaire excessive, et son intensité est alors en raison directe de l'intensité des mouvements en un temps donné; 2° à la fièvre (V. ce mot); 3° à une maladie de poitrine ; 4° à une maladie du cœur ou des reins.

Gymnastique respiratoire. — UTILITÉ. Les Suédois et M. Stapfer, en France, emploient beaucoup les exercices respiratoires, notamment dans les maladies des femmes. « Ces exercices sont, du reste, toujours utiles : ils activent les combustions, agrandissent le champ pulmonaire, expulsent l'air résiduel. (V. précédemment, *fonctions*.) Ils procurent une sensation de détente, de repos, apprennent aux femmes la respiration diaphragmatique et, par la mise en jeu de ce muscle, entretiennent l'élasticité des appareils suspenseurs des viscères et des vaisseaux de l'abdomen.

MODE DE PROCÉDER. « La malade est assise et passive. Le médecin debout, derrière elle et lui fournissant un point d'appui, saisit les aisselles par-dessus ou par-dessous. Les bras sont enlevés en haut et en arrière. En même temps, la malade inspire profondément. Puis le médecin laisse descendre les épaules ; l'expiration est simultanée. » (H. STAPFER.)

Respiration artificielle. — V. ASPHYXIE.

Respiratoire (Masque). — Dans les industries où les ouvriers peu-

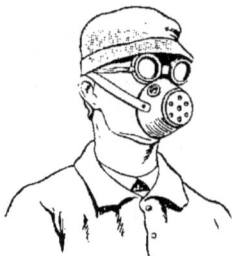

Fig. 630. — Masque respiratoire.

vent respirer des poussières* nuisibles, on aurait avantage à faire emploi de masques analogues à celui de la figure 630, qui a donné de bons résultats.

Rétention d'urine. — V. URINE.

Rétine et **Rétinite.** — Pour la structure de la rétine, V. YEUX (description); pour les maladies de la rétine, les *rétinites*, V. YEUX (maladies).

Retour d'âge. Syn. de *ménopause*. — V. RÈGLES.

Rétrécissement. — 1° De l'œsophage, V. ŒSOPHAGE ; 2° de l'*urètre*, V. URÈTRE.

Rétroversion. — Mauvaise inclinaison de la matrice. V. MATRICE (Maladies de la) : *Déviations*.

Réunion (île de la). — Colonie tropicale. (V. TROPIQUES [Pays des].) Les maladies les plus fréquentes sont : l'hématurie (V. REINS), les vers* intestinaux, les varices* lymphatiques, la dysenterie, les maladies du foie et surtout le paludisme.

Époque d'arrivée. Au moment de la saison fraîche, c'est-à-dire de mai à octobre.

Eaux minérales et *sanatoria.* Source ferrugineuse bicarbonatée à Salazie (872 m.) et à Cilaos; source sulfureuse à Mafate.

Revaccination. — V. VACCINATION.

Revalescière. — Mélange de farines de lentilles, de pois, de maïs, de sorgho, d'avoine et d'orge. On n'aurait rien à reprocher à cette préparation alimentaire, si ses vendeurs ne lui donnaient des vertus thérapeutiques invraisemblables.

Revard (Le) [Savoie] (V. *fig.*, à ALTITUDE). — Station d'altitude (1 545 m.) bien installée et pourvue de tous les secours médicaux. Elle est reliée à Aix-les-Bains par un funiculaire, ce qui permet aux malades de cette station d'y compléter leur traitement. Les personnes qui s'y rendent peuvent faire un arrêt au-dessous, aux Corbières, qui ne sont qu'à 620 mètres. Aucun glacier n'est assez voisin du Revard pour y rendre l'atmosphère du soir trop humide et trop froide; la situation de cette station est donc favorable pour les rhumatisants, les débilités, les lymphatiques, que guette la bronchite. Enfin, avantage qui a son importance, elle n'est qu'à neuf heures de Paris.

Rêves. — V. CAUCHEMARS et SOMMEIL.

Révulsifs et **Révulsion**. — La *révulsion* est une forme de médication qui consiste à irriter par certaines drogues (*révulsifs*) une partie du corps plus ou moins rapprochée de celle où existe une inflammation, dans le but de détourner ladite inflammation et de diriger les germes vers un territoire donné où leur destruction sera plus facile.

RÉVULSIFS. Vésicatoire, teinture d'iode, sinapisme*, bains de pieds chauds ou à la moutarde, saignée.

Rhagade (du grec *rhagas*, fente, crevasse). — Petite ulcération de la muqueuse de l'anus.

On observe aussi quelquefois des rhagades à la paume de la main, à la plante des pieds, entre les orteils, à l'entrée des narines, sur les lèvres, mais le mot est plus spécialement réservé actuellement à des lésions syphilitiques.

Rhinite (du grec *rhin*, nez, et *ite* indiquant une inflammation). — Syn. de *coryza*. V. NEZ (maladies).

Rhinolithe (du grec *rhin*, nez, et *lithos*, pierre). — Concrétion pierreuse dans le nez.

Rhinoplastie. — Opération qui consiste à restaurer un nez.

Rhinorragie (du grec *rhin*, nez, et *rhégnumi*, je romps). — Hémorragie nasale. V. HÉMORRAGIE : *Saignement du nez*.

Rhinoscopie. — Examen du nez. V. NEZ.

Rhubarbe (*fig.* 631). — Plante de la famille des Polygonacées; le bois de la racine est employé comme tonique, laxatif et purgatif.

MODES D'EMPLOI ET DOSES. Poudre 0, gr. 30 comme tonique, 4 gr. comme purgatif; vin (60 gr. de rhubarbe par litre) 20 à 60 gr. comme laxatif; en infusion laxative, 4 à 8 gr. dans 150 gr. d'eau ; comme purgatif, elle est donnée également en pilules, associée à de la belladone :

Extrait et poudre de rhubarbe,
de chaque. . . . . 1 gr. 50
Extrait de belladone . . . . . . 0 gr. 50
pour 30 pilules dont on prend 2 par jour.

On emploie aussi, surtout en Angleterre, la rhubarbe comme légume, plat sucré, confiture.

Inconvénients. La rhubarbe constipe après avoir purgé, et, contenant des oxalates, elle est contre-indiquée chez les goutteux et les graveleux. Elle colore en jaune les urines acides et en rouge les urines alcalines. Elle donne également une teinte jaune au lait des nourrices, auquel elle communique ses effets purgatifs.

Rhumatisme (du grec *rheuma*, fluxion). — Maladie caractérisée par des phénomènes de fluxion sur une articulation, un muscle, un viscère, un nerf, avec douleur vive. Il en existe plusieurs formes.

CAUSES : 1° PRÉDISPOSANTES. Été, fatigue, excès, entorse, coup, attaque antérieure. Pour le *rhumatisme aigu*, fréquence plus grande, de 15 à 30 ans ; hérédité (les parents peuvent, du reste, avoir été atteints de rhumatisme ou d'une autre affection du groupe de l'arthritisme*). Pour le *rhumatisme noueux*, 40 à 50 ans, sexe féminin, misère. 2° OCCASIONNELLE. Froid humide agissant soit brusquement, soit lentement (rez-de-chaussée, maison humide). 3° DÉTERMINANTE. Microbe (?)

1. Rhumatisme articulaire aigu. — SIGNES. Les grandes articulations sont prises ordinairement dans l'ordre suivant : genoux, cou-de-pied, coudes, épaules, poignets : puis, plus rarement, les articulations des mains, des pieds, des vertèbres, de la mâchoire. La fluxion est marquée par une *douleur* très vive, un *gonflement* plus ou moins intense de l'articulation, avec participation des gaines et des bourses séreuses des muscles voisins. Les jointures du genou et de l'épaule restent blanches, tandis que celles des petites articulations sont rosées.

Le rhumatisant est pâle, sa peau est souvent enflée aux mains et aux pieds, et il sue abondamment : la fièvre varie entre 39° et 40°. L'appétit se maintient, et la tête reste libre.

ÉVOLUTION. La durée d'une attaque varie entre 2, 6 et 8 semaines (les fluxions des petites articulations annoncent une durée longue). Chaque articulation guérit après quelques jours, mais peut être reprise de nouveau.

COMPLICATIONS. Endocardite, phlébite, pleurésie, fluxion de poitrine, pneumonie, apo-

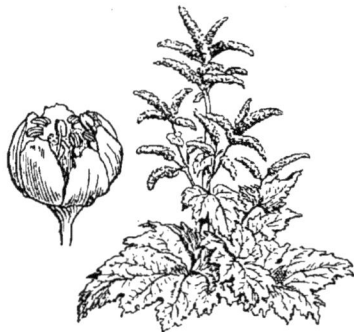

Fig. 631. — Rhubarbe.

plexie, chorée, albuminurie par néphrite, cystite, angine, diarrhée, érythème, purpura.

TRAITEMENT. Repos absolu au lit. Lait coupé d'eau de Vichy, bouillons, potages. Limonades au citron, tisane de chiendent. Envelopper les articulations avec de l'ouate et de la flanelle. Dans certains cas, particulièrement dans les formes atténuées, le salicylate* de méthyle en applications externes est indiqué. Salicylate de soude associé ou non à l'antipyrine. Bains* froids (20 à 22°) si la fièvre s'accompagne d'une température très élevée et si l'on peut appréhender des accidents cérébraux.

II. **Rhumatisme chronique : 1° *Articulaire simple*.** — SIGNES. Ceux de la forme aiguë, atténués, mais se prolongeant plusieurs semaines et mois avec interruption plus ou moins longue, et quelquefois localisations spéciales (paume des mains, plante des pieds, talons). Les jointures font entendre souvent des craquements.

Une variété (*arthrite des vieillards*) a pour siège unique le genou ou la hanche ; elle est peu douloureuse, mais déforme souvent la jointure et rend les mouvements difficiles et souvent même impossibles (ankylose*).

ÉVOLUTION. Le rhumatisme chronique peut succéder à la forme aiguë ; le plus souvent, il est chronique d'emblée.

TRAITEMENT. Bains* de vapeur, de sable chaud ; massage.

2° *Noueux*. — Presque toujours chronique d'évolution. La déformation frappe d'abord systématiquement les petites articulations, puis envahit lentement, mais progressivement, les grandes. Certains articles sont fléchis, d'autres étendus avec tuméfaction des extrémités osseuses (nouures) et atrophie des muscles.

TRAITEMENT. Iodure de potassium, arsenic à l'intérieur, teinture d'iode à l'extérieur, ainsi que bains d'eaux minérales (arsenicales, sulfureuses, hyperthermales).

III. **Rhumatisme musculaire et nerveux.** — V. LUMBAGO, NÉVRALGIE, SCIATIQUE.

Eaux minérales pour les diverses variétés de rhumatisme. Rhumatisme chronique simple, Aix (Savoie) ; chez les individus sanguins, Mont-Dore, Vals. Vichy ; chez les lymphatiques et les scrofuleux, la Bourboule ; chez les affaiblis, Bagnères de Luchon, Barèges, Cauterets, Royat. Saint-Gervais, Uriage ; chez les nerveux, Bourbon-Lancy et Lamalou, Néris. Dans le rhumatisme noueux, Bourbon-l'Archambault, Bourbonne, Dax, Saint-Amand.

Rhume. — 1° De *cerveau*, V. NEZ (maladies) ; 2° de *poitrine*, V. BRONCHITE.

Ricin (Huile de). — Cette huile est extraite des semences du ricin, plante de la famille des Euphorbiacées (*fig.* 632).

MODES D'EMPLOI ET DOSES. L'huile de ricin est un excellent purgatif à la dose de une demi-cuillerée à café (premier mois du nouveau-né), une cuillerée à café (jusqu'à 3 mois), puis une cuillerée à dessert (un an), une cuillerée à soupe (jusqu'à 5 ans) et enfin, chez

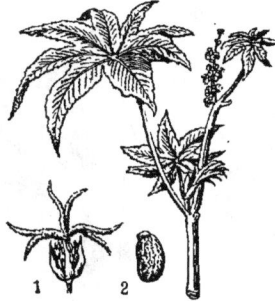

Fig. 632. — Ricin.
1. Coupe de la fleur ; 2. Semence.

l'adulte, 30 à 40 gr. Le meilleur procédé pour faire prendre l'huile de ricin, dès que la quantité est supérieure à une cuillerée à café (qu'il est préférable de faire absorber pure), consiste : 1° à partager tout le jus d'une orange entre deux verres ; 2° à verser dans l'un de ces verres sur le jus exprimé l'huile de ricin, puis à verser le contenu du second verre sur cette huile et de boire *rapidement*. L'huile, se trouvant absorbée entre les deux jus, passe dans la bouche sans laisser de goût. En l'absence d'orange, on peut se servir d'une partie du jus d'un citron.

On a indiqué encore différents procédés pour masquer le goût de l'huile : 1° additionner l'huile de gros morceaux de sucre candi brut, en quantité telle que le mélange ait la consistance d'un bonbon ; 2° verser 15 à 20 gr. d'huile dans un verre de lait, faire chauffer le tout en agitant ; on peut aussi se contenter de verser l'huile et le lait tiède dans une bouteille d'une capacité plus grande que le mélange, puis secouer avec vigueur jusqu'à production de l'émulsion.

Rideaux. — V. LIT.

Rides précoces. — HYGIÈNE PRÉVENTIVE. Éviter les grimaces, le soleil et surtout l'amaigrissement. Employer le lait* virginal et la lotion de C. James : sulfate d'alumine 4 gr., lait d'amandes 50 gr., eau de roses 200 gr.

Rigidité. — Raideur des membres. *Rigidité cadavérique*, V. MORT.

Riviera (ou Côte d'Azur). — On réunit sous ce nom les Stations d'hiver : CANNES, HYÈRES, MENTON, NICE. V. aussi HIBERNALES (stations).

Riz (*fig.* 633). — Aliment émollient et antidiarrhéique, sous forme de tisane (40 gr. par litre en décoction).

Poudre de riz. On emploie cette poudre pour calmer les irritations de la peau, soit pure, soit associée à d'autres poudres calmantes et isolantes, comme le talc, l'amidon. Elle est souvent falsifiée.

Rob. — Suc de plante qu'on fait évaporer jusqu'à ce qu'il ait la consistance du miel. Le *rob Boyveau-Laffecteur*, employé contre la syphilis par les charlatans, est du sirop de salsepareille composé. V. SALSE-PAREILLE.

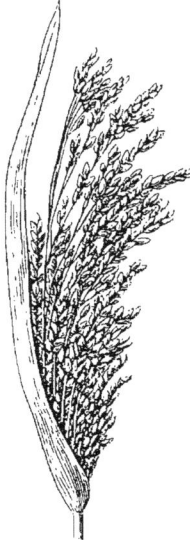

Fig. 633. — Riz.

Romarin. — Plante de la famille des Labiées. L'infusion de la tige fleurie de romarin à la dose de 10 gr. par litre et l'essence de romarin à la dose de quatre gouttes sont employées comme stimulants de la digestion.

Ronce sauvage. — Les feuilles de ronce (famille des Rosacées) en infusion (20 gr. par litre) constituent un bon gargarisme astringent.

Ronflement. — V. SOMMEIL.

Rosat (Miel). — V. ROSE ROUGE.

Rose de Noël. — Pour empoisonnement, V. ACONIT.

Rose rouge ou **de Provins.** — Médicament astringent, sous forme d'infusion (20 gr. par litre), de miel rosal (10 à 60 gr. dans une potion de 150 gr.) comme gargarisme. — INDICATIONS. Angines.

Roséole. — Éruption de petites taches rosées, isolées, pas ou faiblement saillantes, dont la durée est variable, mais toujours temporaire.

CAUSES. Changements de saison (été, automne, printemps); intoxication par médicaments (copahu, iode); maladies infectieuses (fièvre typhoïde, choléra), syphilis.

PREMIERS SOINS. Propreté, purgatif.

Rot. — Gaz s'échappant bruyamment de l'estomac et rendu par la bouche. V. ESTOMAC (maladies) : *Dyspepsie.*

Rotule. — Os du genou. V. FRACTURE.

Rougeole. — Fièvre éruptive contagieuse et épidémique qui atteint surtout les enfants.

SIGNES. *Incubation.* Le germe infectieux a pénétré dans l'économie 8 à 15 jours avant l'apparition des accidents (ordinairement le 13e ou le 14e jour).

Période d'invasion (durée 4 jours). Frissons, fièvre, malaise général, perte d'appétit, maux de tête, saignement de nez. Les yeux pleurent, le nez est enchifrené et la toux apparaît.

Le Dr Koplik, de New-York, a découvert que dès cette période il existe à la face interne des joues, parfois sur les lèvres ou la langue, de petites taches blanc bleuâtre, légèrement surélevées, arrondies, ayant 2 à 6 millim. de diamètre et situées généralement au centre de petits placards très rouges. Le nombre varie de 6 à 20 de chaque côté; mais, quelquefois, on peut en compter plusieurs centaines. Ces taches ne sont bien visibles qu'à la lumière du jour.

Période d'éruption (5 jours). La fièvre et la toux persistent. On constate à la face, puis au cou, au tronc et aux membres, de petites taches saillantes rouges et veloutées, qui sont souvent disposées en demi-cercle. Peu à peu elles pâlissent et disparaissent.

Desquamation (4 à 5 jours). L'épiderme tombe en lamelles extrêmement fines.

CAUSE PRÉDISPOSANTE. La rougeole est une maladie que tout le monde doit avoir; par conséquent, quiconque n'est pas garanti par une atteinte antérieure peut craindre d'être contagionné. Panum raconte que cette affection n'avait pas été observée depuis 65 ans aux îles Féröe lorsqu'un navire l'apporta et que la population tout entière fut malade.

AGENTS DE PROPAGATION. La rougeole est contagieuse dès le début de la période d'invasion et pendant la période d'éruption. Il est douteux qu'elle le soit durant la desquamation cutanée. Elle est due probablement à la multiplication d'un microbe; mais celui-ci n'est pas encore bien déterminé.

PRÉCAUTIONS. La rougeole étant souvent une affection assez légère, les parents sont peu effrayés quand elle se produit chez leurs enfants, et ils ne font rien pour éviter la contagion. « Puisqu'il n'y a pas de danger et que nos enfants doivent l'avoir, il est préférable qu'ils l'aient maintenant et tous en même temps, ce sera une affaire faite, » est une phrase que tous les médecins ont entendue. Elle exprime une erreur qui peut avoir des conséquences graves : la maladie n'offre pas toujours une marche aussi simple qu'on le croit généralement : certaines épidémies sont terribles, surtout pour les enfants très petits, qui succombent par le fait de l'élévation considérable de la température et de la bronchite qui peut devenir capillaire, c'est-à-dire s'étendre aux plus petits canaux du poumon. La tuberculose se produit relativement assez fréquemment à la suite de la rougeole, chez les enfants affaiblis. Il convient d'ajouter que, contrairement à l'opinion populaire, la rougeole n'est pas plus grave chez l'adulte que dans l'enfance : la mortalité diminue, au contraire, à mesure que l'âge s'accroît. *Il est donc nécessaire de préserver de la rougeole* les enfants de 4 à 5 ans, les rachitiques, les enfants qui ont souvent des bronchites ou chez lesquels on peut craindre la phtisie, enfin ceux qui viennent d'être affaiblis par une malade récente ou en cours. Une autre affection peut, en effet, non seulement succéder à la rougeole, mais coexister avec elle ; c'est ainsi que des enfants peuvent être atteints à la fois de cette maladie et de la diphtérie.

Il est, en outre, imprudent de coucher dans la même pièce, l'un à côté de l'autre, deux rubéoliques, surtout s'ils sont atteints d'une forme grave. La rougeole est plus dangereuse à l'hôpital que dans la famille, parce qu'on accumule ces malades dans une même salle.

L'isolement* à l'égard des enfants sains devra être réel. La désinfection* est particulièrement obligatoire après cette maladie. Elle paraît nécessaire après les formes graves et lorsqu'une femme doit accoucher dans la pièce où la maladie a évolué, de façon à éviter une cause de fièvre puerpérale. En tout cas, on devra faire entrer le plus possible l'air et le soleil dans la pièce après la maladie.

TRAITEMENT. Bien aérer la chambre par l'ouverture de fenêtres dans la pièce voisine, qui sera maintenue à une température de 18°. Asseoir fréquemment les enfants dans le lit pour prévenir les congestions. Lavage général du visage avec de l'eau chaude. Lait, bouillon, tisanes pectorales*. Bains tièdes et même froids pendant 5 à 10 minutes si la température de la fièvre est très élevée.

Rouget. — Syn. : aoûtat, bête d'aoùt, vendangeur, lepte automnal (*fig.* 634).

DESCRIPTION. Acare d'une longueur de 0^{mm},23 sur 0^{mm},20 de large. Il fait son apparition vers la fin de l'été, et se tient sur les groseilliers à maquereau, les sureaux, les haricots, l'herbe des bois. Il grimpe le long des jambes de l'homme, introduit ses mandibules dans la peau, et s'y implante si solidement qu'on peut difficilement enlever son rostre.

Fig. 634. — Rouget (très grossi).

SIGNES. Démangeaisons très intenses ; la peau est gonflée, rougeâtre, et présente des plaques d'un ou deux centimètres de large, au centre desquelles un point rouge marque la présence de l'animal.

VARIÉTÉS EXOTIQUES. Il existe des acares analogues à la Martinique, au Mexique, au Japon ; leur piqûre peut provoquer la formation de véritables petits phlegmons.

TRAITEMENT. Enlever l'animal avec une pince. Frictions avec du vinaigre, de la benzine, de l'eau de Cologne ou de l'eau-de-vie saturée de tabac.

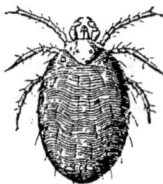

Rousseur (Taches de). — V. ÉPHÉLIDES.

Royat (Puy-de-Dôme). — Ville d'eaux gazeuses bicarbonatées sodiques chlorurées chaudes à 35°-20°. Elles contiennent aussi de la lithine et de l'arsenic. Altitude de 450 mètres, climat doux; saison, 1er juin-1er octobre. Ressources nombreuses, beau pays. — MODES D'EMPLOI. Ceux des eaux minérales* alcalines. V. *fig.* sur Royat, à MINÉRALES (Eaux).

INDICATIONS. Celles des eaux alcalines, mais particulièrement chez les arthritiques anémiques, les artérioscléreux, certaines formes de maladies de cœur (bains carbogazeux), le petit rhumatisme chronique.

Rubéfiant. — Médication destinée à faire rougir la peau. V. SINAPISME, MOUTARDE.

Rubéole. — Maladie épidémique contagieuse, mais n'offrant aucune gravité. Il est intéressant de la bien distinguer de la rougeole, pour laquelle elle ne confère aucune immunité.

SIGNES. Son évolution est très rapide. L'invasion est marquée par des frissons, des maux de tête, quelquefois aussi des convulsions. L'éruption est constituée par des taches sans saillie, plus pâles que dans la rougeole et plus séparées ; elles occasionnent des démangeaisons et disparaissent très vite.

Rubinat (Espagne). — Eau purgative froide, contenant 96 gr. de sulfate de soude et 3 gr. de sulfate de magnésie par litre. — DOSE : un verre à bordeaux. Cette eau possède à un haut degré les inconvénients des purgatifs salins, notamment celui de constiper après avoir purgé.

Rue. — La plante entière est employée comme excitant et emménagogue, sous forme d'infusion (5 gr. par litre).

Rugosités. — Laver matin et soir la région avec de l'eau Perle de Vals n° 5 tiède. Oindre la peau au moment du coucher avec de la vaseline qu'on maintiendra, suivant la région, avec des gants ou un bandage de toile.

Rupia. — Maladie de la peau, qui survient chez les individus cachectiques.

SIGNES. Le rupia est caractérisé par des croûtes grisâtres formées d'un mélange de sérosité, de pus et de sang, qui tombent après quelques semaines en laissant une ulcération saignante, à bords épais et livides, laquelle à son tour finit par se cicatriser sous forme d'une tache déprimée brunâtre.

Rupture musculaire. — V. MUSCLES (maladies).

Rusma. — V. DÉPILATOIRES.

S

Sabine. — Les feuilles et les sommités des rameaux de la sabine (famille des Conifères) sont employées, comme emménagogues, en infusion (5 gr. par litre) ou en poudre (50 centigr. à 1 gr.), soit isolément, soit associées à d'autres plantes ayant les mêmes propriétés (rue, armoise, safran).

Sable (Bains de). — V. BAINS : *Bains de sable.*

Saburre (du latin *saburra*, gravier). — Les *saburres* sont les matières muqueuses sécrétées en trop grande abondance et plus ou moins altérées qui s'accumulent sur la langue (*langue saburrale*) ou dans l'estomac (*état saburral*) au cours des fièvres et des maladies d'estomac.

Saccharine. — Sucre extrait de la houille. Il a un pouvoir sucrant trois cents fois supérieur à celui du sucre ordinaire et se présente sous forme de petits cristaux microscopiques blancs.

On l'utilise pour sucrer les aliments des diabétiques à la dose de 5 à 10 centigr., pur ou associé à quantité égale de bicarbonate de soude qui permet sa dissolution dans l'eau. La saccharine n'a pas les propriétés nutritives du sucre de canne ou de betterave.

Sacrum. — Os unique triangulaire, placé entre les deux os iliaques avec lesquels il constitue le bassin. Il fait suite à la colonne vertébrale, étant formé lui-même par cinq vertèbres rudimentaires soudées ensemble, et se trouve placé au-dessus du coccyx. Les muscles profonds du dos et des fesses y prennent attache. V. *fig.*, à BASSIN.

Safran. — Stigmates d'un crocus employé comme emménagogue (infusion 50 centigr. par tasse) et comme stimulant sous forme de *sirop de dentition de Delabarre*, qui contient : safran, 3 gr.; tamarin, 30 gr.; miel, 200 gr.; eau, 100 gr.

Safran de mars. — V. FER (Oxyde de).

Sage-femme. — Accoucheuse diplômée après examen par un jury médical. Il est interdit aux sages-femmes d'employer des instruments. Dans les cas d'accouchement laborieux, elles doivent faire appeler un docteur en médecine. Il leur est également interdit de prescrire des médicaments, sauf le cas prévu par le décret du 23 juin 1873. Elles peuvent vacciner et revacciner.

Saignée. — On désigne sous ce nom l'ouverture par un médecin d'une veine (ordinairement au pli du bras) dans un but thérapeutique. Cette opération est pratiquée actuellement beaucoup plus rarement qu'autrefois.

Saignement des gencives, du nez, etc. V. HÉMORRAGIE.

Sail-les-Bains (Loire). — Petite station d'eaux froides et chaudes (10° à 34°) bicarbonatées mixtes. Altitude, 250 mètres.

MODE D'EMPLOI et INDICATIONS. V. Eaux MINÉRALES alcalines.

Sail-sous-Couzan (Loire). — Eaux bicarbonatées sodiques. V. Eaux MINÉRALES alcalines.

Saint-Alban (Loire). — Petite station d'eaux gazeuses faiblement bicarbonatées mixtes (sodiques et calciques). Altitude, 400 mètres. Saison, juin-octobre; climat variable; vie calme.

MODES D'EMPLOI. Ceux des eaux MINÉRALES alcalines; mais, en outre, application d'acide carbonique en douches et inhalations nasales, oculaires, pharyngiennes. Eau de table.

Saint-Amand (Nord). — Station d'eaux calciques et de boues médicamenteuses. Climat doux; saison, toute l'année.

MODES D'EMPLOI. Ceux des eaux MINÉRALES calciques; mais surtout bains de boues, qui durent quatre à cinq heures : le malade s'enfonce debout dans des cases spéciales. INDICATIONS. Rhumatisme, paralysie, raideurs musculaires, coxalgie, tumeur blanche, carie, luxation, fracture ou entorse ancienne. V. aussi BAINS de boues.

Saint-Bonnet (Hautes-Alpes). — Eaux chaudes (33°) sulfurées calciques. V. Eaux MINÉRALES sulfureuses.

Saint-Christau (Basses-Pyrénées). — Station d'eaux froides ferrugineuses et sulfatées calciques. Altitude, 300 mètres.

MODE D'EMPLOI et INDICATIONS. V. eaux MINÉRALES ferrugineuses.

Saint-Galmier (Loire). — L'eau des sources de Saint-Galmier est seulement exportée. Elle est gazeuse et faiblement bicarbonatée.

INDICATIONS. Digestions difficiles.

Saint-Gervais (Haute-Savoie). — Station d'eaux sulfatées calciques,

qui supporteraient difficilement les eaux sulfuro-sodiques.

Saint-Moritz (Suisse) [*fig.* 635]. — Station d'altitude (1 775 m.) et d'eaux minérales ferrugineuses et bicarbonatées.

MODES D'EMPLOI. Ceux des eaux MINÉRALES ferrugineuses et bicarbonatées.

INDICATIONS. Maladies nerveuses (neuras

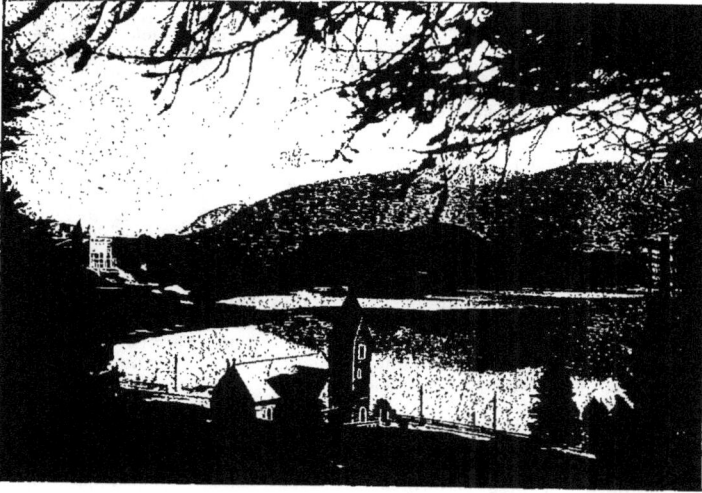

Fig. 635. — Saint-Moritz.

chlorurées et légèrement sulfureuses chaudes (39°). Altitude 630 mètres, au pied du mont Blanc, climat de montagnes; saison, 1er juin-15 septembre.

MODES D'EMPLOI. Ceux des eaux MINÉRALES calciques. — INDICATIONS. Les eaux sont toniques, calmantes et dépuratives : maladies de la peau, notamment eczéma humide chez les excitables; laryngite, pharyngite, maladies du nez, dyspepsie.

Saint-Hippolyte-d'Enval (Puy-de-Dôme). — Eaux froides ferrugineuses bicarbonatées. V. eaux MINÉRALES.

Saint-Honoré (Nièvre). — Station d'eaux sulfurées calciques chaudes. Altitude, 270 mètres; climat doux; saison, 15 mai-1er octobre. Ressources de toutes sortes.

MODES D'EMPLOI. Ceux des eaux MINÉRALES sulfureuses, mais notamment l'inhalation et les pulvérisations. — INDICATIONS. Celles des eaux MINÉRALES sulfureuses, mais particulièrement chez les personnes un peu excitables

thénie, hystérie) accompagnées d'anémie; dyspepsies, notamment celles qui sont consécutives au paludisme.

Saint-Nectaire (Puy-de-Dôme). — Station d'eaux arsenicales ferriques (0 gr., 002), chlorurées sodiques (2 gr.), bicarbonatées sodiques (2 gr.), chaudes (46°). Altitude, 700 mètres (Saint-Nectaire le Bas) et 784 mètres (Saint-Nectaire le Haut), climat de montagnes; saison, 1er juin-15 septembre. Ressources modestes, beau pays.

Saint-Pardoux (Allier). — Eaux froides ferrugineuses bicarbonatées. V. eaux MINÉRALES.

MODES D'EMPLOI. Boissons, bains, douches. — INDICATIONS. Scrofule. — CONTRE-INDICATIONS. V. eaux MINÉRALES arsenicales.

Saint-Raphaël (Var; 4 000 habitants). — *Station d'hiver* au bord du golfe de Fréjus (plage de sable), assez bien abritée contre les vents d'est, mais pas contre le mistral. En hiver, température moyenne 11°; pluie rare, air sec.

ACTION. Climat excitant, tonique. — INDICATIONS. Anémie, lymphatisme, scrofule.

Saint-Sauveur (Hautes-Pyrénées).

— Petite ville d'eaux sulfurées sodiques chaudes (24° à 34°). Altitude, 770 mètres; climat doux; saison, 1er juin-1er octobre.

ACTION CURATIVE (surtout bains). Calmantes, sédatives, contrairement à l'action la plus habituelle des eaux sulfureuses. — INDICATIONS. Maladies de femmes, surtout lorsqu'elles sont accompagnées de *nervosisme* (puberté, ménopause, dysménorrhée, suite de couches, névralgies, métrites, déplacements de matrice). Nervosisme simple, migraine, tics, névralgies, gastralgie, rhumatisme musculaire. — CONTRE-INDICATIONS. Celles des eaux MINÉRALES sulfureuses et spécialement la goutte, la diathèse urique, la scrofule torpide.

Salaisons.

— Le sel et le salpêtre qu'on y ajoute souvent conservent les viandes, mais leur enlèvent une partie du pouvoir nutritif par l'altération qu'ils apportent aux substances organiques dont une fraction devient inassimilable. L'usage habituel et prolongé des salaisons entraîne un affaiblissement progressif, des diarrhées et du scorbut, d'où la nécessité, pour les marins et les soldats, d'une certaine proportion d'aliments frais à intervalles le plus rapprochés possible.

Salep.

— Substances tirées des tubercules de plantes de la famille des Orchidées, renfermant de l'amidon. On emploie le salep en gelée pour donner des forces aux malades.

Salicine. — V. SAULE.

Salicylique (Acide) et Salicylates.

I. Acide salicylique. — Antiseptique, antifébrile, antirhumatismal (moins employé que les salicylates).

MODES D'EMPLOI ET DOSES. A l'*intérieur*, 1 à 3 gr. une potion. A l'*extérieur*, en pommade 1/10 gr. de vaseline, ou en poudre 1/10 gr. de talc (sueurs des pieds). La préparation stimulante et antiseptique dite *vinaigre de Pennès*, employée en lotions et en bains, contient 6 gr. d'acide salicylique associé à 6 gr. d'acétate d'alumine pour 100 gr. un excipient formé d'alcool d'eucalyptus, de verveine, de lavande, de benjoin et d'acide acétique.

II. Salicylate de bismuth. — Poudre blanche ne se dissolvant pas dans l'eau, employée comme *antiseptique antidiarrhéique* sous forme de cachets de 50 centigr. à 1 gr. à la dose de 2 à 6 gr. par jour.

III. Salicylate de lithine. — Antigoutteux employé aux mêmes doses que le salicylate de soude. V., plus bas, ce mot.

IV. Salicylate de méthyle (essence de Wintergreen). — Bon antirhumatismal, notamment dans les petites atteintes, où il fait rapidement disparaître la douleur. — MODE D'EMPLOI ET DOSES. Verser sur un morceau de toile 30 à 50 gouttes de salicylate et l'appliquer sur la région douloureuse. Recouvrir vivement d'un morceau de taffetas gommé, puis d'ouate, pour éviter l'évaporation de cette substance, dont l'odeur est forte et pénétrante, mais nullement désagréable, car elle est employée comme parfum. On peut, du reste, masquer l'odeur du salicylate de méthyle en y ajoutant 2 pour 100 d'essence pure de lavande (A. Petit, de Lyon). On renouvelle de façon à utiliser 3 à 4 gr. par jour.

V. Salicylate de soude. — Antirhumatismal. — MODE D'EMPLOI ET DOSES. 2 à 5 gr. en cachets ou en potion, mais toujours avec 1/4 de verre d'eau. A l'*extérieur*, en pommade, 3 gr. pour 10 gr. de vaseline.

Salies-de-Béarn (Basses-Pyrénées).

— Station d'eaux chlorurées sodiques fortes (245 gr.), froides. Altitude, 40 mètres. Climat doux, chaud en août. Saison, toute l'année, mais particulièrement de mars en novembre. Vie très calme.

MODES D'EMPLOI. — Ceux des eaux MINÉRALES chlorurées; dans certains cas, on se sert des eaux mères. — INDICATIONS. Celles des eaux MINÉRALES chlorurées, notamment pour les enfants lymphatiques (maladies de la croissance) et les maladies de la matrice.

Salins (Jura).

— Ville d'eaux chlorurées sodiques fortes (22 gr. 75), *froides*. Altitude, 360 mètres; climat variable; saison, 1er juin-15 septembre. Vie calme.

MODE D'EMPLOI. Traitement externe. — INDICATIONS. Celles des eaux MINÉRALES chlorurées. Lésions scrofuleuses profondes, ophtalmies, coryzas chroniques, maladies de peau chroniques.

Salins-Moutiers (Savoie).

— Station d'eaux chlorurées sodiques (12 gr. 50), chaudes (34°). Climat variable. Saison, 15 mai-15 septembre. Vie calme.

MODES D'EMPLOI ET INDICATIONS. Ceux des eaux MINÉRALES chlorurées.

Salipyrine.

— Poudre cristalline, combinaison d'acide salicylique et d'antipyrine. — Antifébrile, analgésique. Se donne en cachets de 0 gr., 50 à 1 gr. à la dose de 2 à 5 gr. par jour.

Salivaires (Glandes) et Salive.

— Il existe trois paires de glandes

salivaires : les parotides, les sous-maxillaires et les sublinguales (*fig.* 636).

I. Glandes parotides (du grec *para*,
auprès, et *ous, ótos*, oreille). — Ce sont les plus
volumineuses ; elles pèsent 25 gr., et elles sont

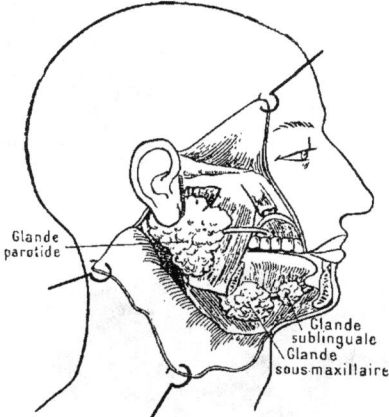

Glande
parotide

Glande
sublinguale
Glande
sous-maxillaire

Fig. 636. — Glandes salivaires.

placées chacune au-devant de l'oreille, entre
la peau et le muscle masséter. Elles versent
leur produit par un conduit, le *canal de Stenon*,
qui s'ouvre sur la muqueuse de la bouche au
niveau de la première grosse molaire supérieure.

II. Glandes sous-maxillaires. — Leur
poids est de 6 gr. ; elles se trouvent sous la
mâchoire et versent leur sécrétion par le
conduit de *Warton*, qui s'ouvre sur les côtés
du frein de la langue.

III. Glandes sublinguales. — Elles sont
placées sous la muqueuse du plancher de la
bouche, dans une fossette de l'os maxillaire
inférieur. Leur conduit, canal de *Bartholin*,
s'ouvre à côté de celui de Warton.

Salive. — La *salive parotidienne* est très
liquide, alcaline ; elle s'écoule surtout pendant
les mouvements de mastication, qu'elle facilite.
Les salives sous-maxillaire et sublinguale
sont visqueuses, filantes ; elles agglutinent les
particules alimentaires et aident à la déglutition. La salive proprement dite, mélange
des sécrétions des trois sortes de glandes,
renferme, outre de l'eau et des sels, une substance albuminoïde, la *diastase* (du grec *dias-
tasis*, séparation) ou ptyaline, qui est un ferment soluble destiné à transformer l'amidon
en sucre. La salive commence donc la digestion des substances féculentes et amylacées
qui constituent la majeure partie du pain et
des légumes.

Action des médicaments sur la salive. —
Certaines substances, comme l'iodure de potassium, le mercure, introduites dans le corps

en potion, en pilules, en injection sous-cutanée ou en onctions sur la peau, sont, à leur
passage dans les capillaires des glandes salivaires, plus particulièrement absorbées par
les cellules de ces glandes et y provoquent
une sécrétion exagérée de salive.

Salivaires (Glandes) [mala-
dies]. — La *grenouillette*, maladie de la
glande sous-maxillaire, a été étudiée au
mot GRENOUILLETTE, et la *parotidite
catarrhale* au mot OREILLONS ; il sera
donc seulement question ici des autres
affections de la glande parotide.

Fistule parotidienne. — CAUSES. Plaie
de la joue. — SIGNES. Écoulement de salive
par un orifice anormal de la joue. — TRAI-
TEMENT. Petite opération chirurgicale.

Obstruction du canal parotidien. —
Cette obstruction provoque l'apparition d'une
tumeur liquide qui fait saillie à la joue. Dans
certains cas, chez les ouvriers verriers, on
constate des tumeurs gazeuses. — TRAITE-
MENT. Opération chirurgicale.

Parotidite phlegmoneuse. — CAUSES.
Inflammation du conduit de Stenon ; lésion de
voisinage (anthrax, adénite). Maladies générales : fièvre typhoïde, diphtérie, variole,
fièvre puerpérale, infection purulente, pneumonie. — SIGNES. Douleurs violentes au-
devant de l'oreille, s'irradiant vers le cou ;
gonflement de la région, qui devient fluctuante ; l'abcès s'ouvre spontanément sur la
joue. — TRAITEMENT. Sangsues, pour faire
avorter l'inflammation. En cas d'insuccès,
ouverture précoce.

Salivaire (Fistule). — V. ci-
dessus : SALIVAIRES (GLANDES) [maladies] :
Fistule parotidienne.

Salivation (ptyalisme). — La salivation consiste dans la surabondance de
la sécrétion des glandes salivaires. Il en
existe deux variétés.

I. Salivation mercurielle. — Elle se
produit sous l'influence d'une intoxication ou
d'un traitement mercuriel excessif (pour l'individu) et s'accompagne du gonflement des
gencives, de fétidité de l'haleine. On *prévient*
cet état par l'usage de pastilles de chlorate
de potasse, par des bains chauds qui facilitent
la transpiration de la peau. On doit diminuer
ou même cesser le traitement dès qu'il
existe une salivation excessive, et calmer l'irritation des glandes salivaires par des gargarismes émollients, puis astringents.

II. Salivation de la grossesse. — La
salivation à un degré modéré se produit assez
fréquemment chez les femmes enceintes pour
qu'on en ait fait un des signes de probabilité
de la grossesse. Dans certains cas exceptionnels, elle devient considérable. En tout cas,
elle disparaît spontanément après quelques
jours et ne reparaît pas, en général, aux grossesses ultérieures. On emploiera, pour la guérir, des gargarismes astringents et la poudre
de racine de belladone.

Salol (salicylate de phénol). — Poudre blanche cristalline employée comme antiseptique, antifébrile, antirhumatismal.

MODE D'EMPLOI ET DOSES. A l'*intérieur*, 1 à 4 gr. en cachets, soit seul, soit associé à d'autres antiseptiques et absorbants : naphtol, magnésie, bismuth. A l'*extérieur*, en poudre sur les plaies et sous forme de collodion (1 gr. pour 10 de collodion) ou de gaze salolée.

Salpingite. — Inflammation des trompes. V. OVAIRES.

Salsepareille. — La racine de salsepareille, plante d'Amérique, est préférence en montagne et même à une haute altitude à cause de la pureté de l'air et de l'absence de microbes dans les stations élevées. (V. ALTITUDE.) On y constate, en outre, l'accroissement du nombre des globules du sang et on y trouve peu de poussière en été, et pas en hiver, où elle est absorbée par la neige ; les brouillards y sont rares et le soleil très actif. Mais l'altitude n'est cependant pas indispensable, et nombre de médecins estiment que le climat du sanatorium où le malade est envoyé ne doit pas être trop différent de celui de sa demeure. Il convient tout au moins de ne pas passer brusquement d'un climat de plaine à un climat d'altitude. Le sanatorium doit être préservé du vent par des montagnes ou des

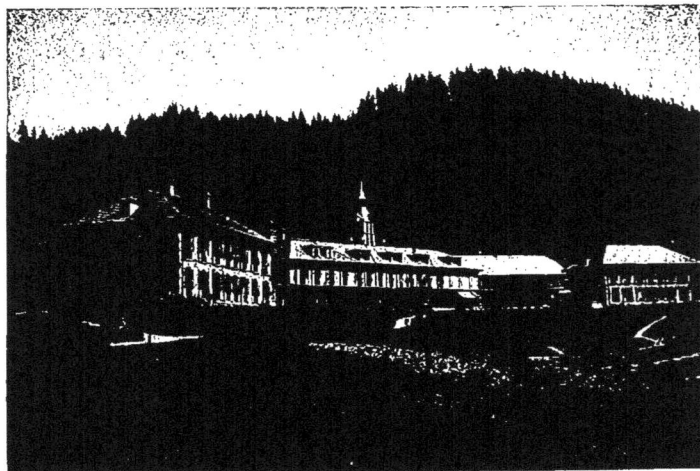

Fig. 637. — Sanatorium de Heiligen-Schwendi, près de Thoune (Suisse).

employée comme dépuratif et sudorifique. On lui attribuait aussi autrefois des vertus antisyphilitiques.

MODES D'EMPLOI ET DOSE. Sirop de *salsepareille simple* ou *dépuratif* (50 à 120 gr.). Sirop de salsepareille composé ou *de Cuisinier*, qui contient, en outre, de la décoction de bourrache, de roses, de séné et d'anis (on lui ajoute aussi quelquefois du sublimé). Tisane, 60 gr. par litre.

Sanatorium (*fig.* 637-642). — Maison de santé, destinée à permettre la guérison de la *tuberculose* et surtout de la *phtisie*. Elle est placée sous l'autorité d'un médecin, qui établit les règles d'hygiène obligatoires pour tous les malades sous peine d'exclusion.

DISPOSITION DES BÂTIMENTS. Le sanatorium doit être placé loin des villes importantes, de bois, notamment de pins ou de sapins. « Le feuillage de ce genre d'arbres persiste l'hiver et disperse le vent aussi bien qu'en été ; son ombre est épaisse sans être froide ; il n'est pas tellement serré qu'il ne laisse circuler l'air et la lumière ; enfin, le tapis d'aiguilles sèches qu'il forme sur le sol est dur et assez lourd pour n'être pas soulevé par le vent ; il préserve donc admirablement l'air contre l'immixtion des poussières. » (REGNARD.) L'exposition doit être au sud ou au moins au sud-ouest ; l'ameublement ne comprend que les choses strictement nécessaires : un lit, une table, une toilette, une armoire ; aucun tapis, aucun rideau, aucune tenture : le parquet est couvert de linoléum, facile à laver ; les murs, dont tous les angles sont supprimés et remplacés par des surfaces arrondies, sont peints et vernis. La chambre doit cuber au moins 30 mètres. Les *fenêtres restent ouvertes continuellement, quelque temps qu'il fasse ;* au début du séjour, on se contente d'ouvrir les impostes et la fermeture des fenêtres est faite naturellement pendant que le malade s'habille ou se déshabille. Les malades s'accoutument très rapidement à cette pratique. La chambre est, du reste, chauffée par des appareils généraux à la vapeur et éclairée, comme tout le reste de l'établissement, à la lumière électrique.

Les malades qui ne peuvent se promener s'étendent de 9 heures du matin à 10 heures du soir sur une chaise longue, soit sur un balcon de leur chambre, soit dans la *galerie de cure* (*fig.* 638-641) : « on appelle ainsi un long couloir placé en plein midi, où on accède sans passer dehors et qui est séparé par des planches mobiles à mi-hauteur en une série de chambrettes qui ouvrent toutes sur l'extérieur

RÉGIME. Suralimentation, notamment avec aliments gras sous toutes les formes (jaunes d'œufs, jambon, cervelle, beurre, huile, lait). Nombreux repas. Viande crue, bon vin.

VÊTEMENTS. Comme vêtements de dessous, chemise et caleçon de laine blanche à grosse trame, de façon que la peau se trouve ainsi incessamment frictionnée. Des chaussures fourrées et des galoches préservent de l'humidité. V., en outre, à TUBERCULOSE.

DISTRACTIONS. Lecture, jeux (dominos, dames, pas de jeu d'argent), causeries (interdiction des discussions violentes), patinage.

CRITIQUES CONTRE LES SANATORIA. L'agglomération de malades n'a-t-elle pas pour conséquence l'agglomération de microbes ? Les

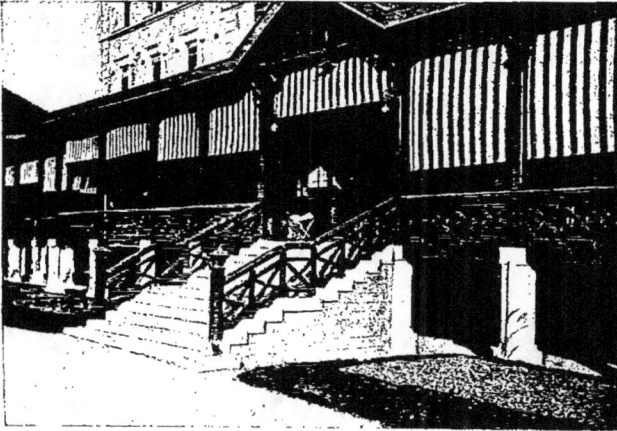

Fig. 638. — Vue extérieure de la galerie de cure de Hauteville-en-Bugey (Ain).

par une grande baie devant lequel on peut lever ou abaisser un store ». (REGNARD.) Les malades sont entourés par des couvertures de laine et, dans certaines stations, appuient leurs pieds sur des boules d'eau chaude. Des abris dits *sun-box*, orientés au midi ou pouvant tourner sur eux-mêmes de façon à éviter le vent, sont disséminés dans le parc, qui sont disposés de façon à permettre des promenades sans fatigue. On recommande de marcher à pas lents.

Le repos prolongé sur la chaise longue entraînerait de la fatigue et même de la congestion pulmonaire ; de petites promenades doivent donc interrompre la station demi-assis.

PRÉCAUTIONS HYGIÉNIQUES. Interdiction, sous peine d'expulsion, de cracher par terre : le malade porte continuellement sur lui un crachoir contenant une solution antiseptique : le soir, il est vidé, et son contenu incinéré. On comprend l'importance de cette prescription lorsqu'on sait qu'un phtisique peut cracher par jour 700 000 bacilles. (V. TUBERCULOSE.) Le linge est désinfecté, la chambre du malade l'est fréquemment.

précautions prises contre les crachats suppriment la possibilité de contagion. Les personnes saines qui séjournent dans les sanatoria pour tenir compagnie aux malades ne sont jamais atteintes de leur maladie, et la mortalité dans les villages voisins des établissements non seulement ne s'accroît pas, mais diminue par suite de l'aisance que donne aux habitants le séjour des étrangers et des habitudes d'hygiène qui se propagent à leurs alentours.

RÉSULTATS DES SANATORIA. Knopf a dressé une statistique qui porte sur 60 000 malades. Sur ce nombre, il trouve 8 400 guérisons absolues, 8 400 guérisons relatives. 25 200 améliorations.

SERVICE SPÉCIAL RENDU PAR LES SANATORIA. L'un des services les plus importants dont bénéficient les malades et leur entourage est la discipline très simple, mais précise, qui leur est imposée et dont, revenus chez eux, ils conservent, en partie tout au moins, l'habitude.

Impressions d'un malade sur la vie dans un sanatorium (1). — Voici quelques extraits

(1) Cet article a paru dans la *Revue Universelle* du 20 juillet 1901 ; les figures 638-641 lui sont empruntées.

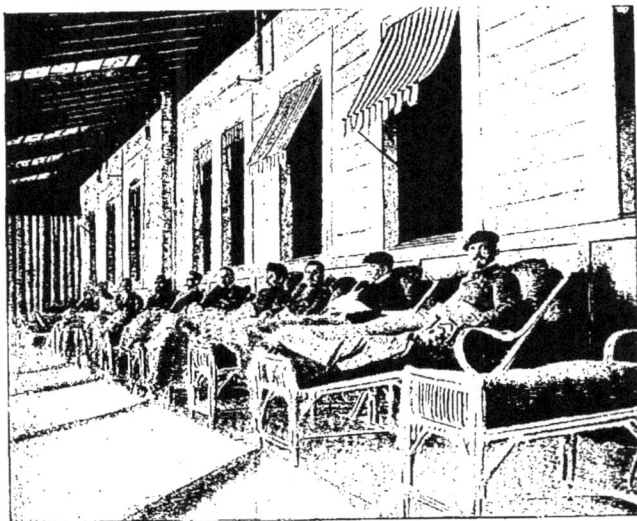

Fig. 639. — Galerie de cure des hommes, à Hauteville-en-Bugey.

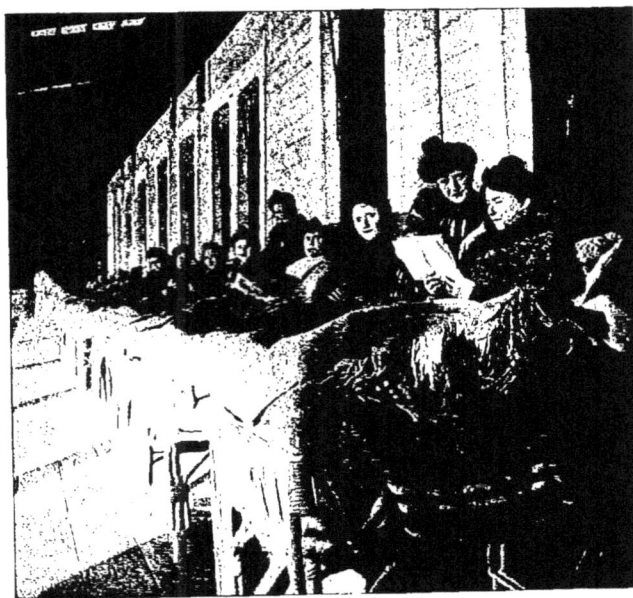

Fig. 640. — Galerie de cure des femmes, à Hauteville-en-Bugey.

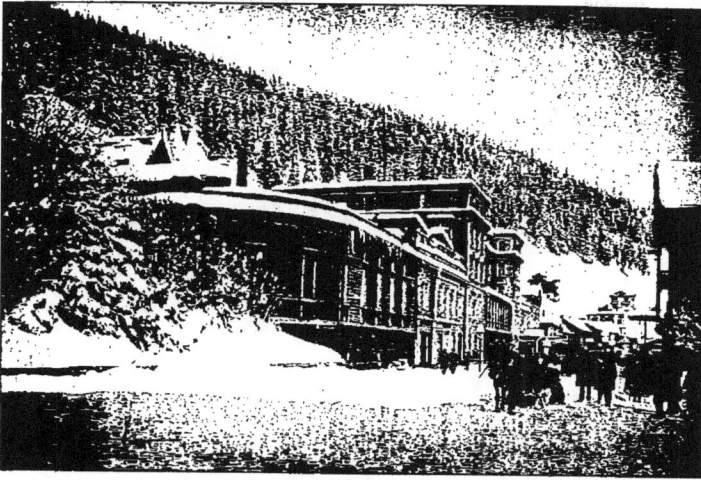

Fig. 641. — Davos : Devant le Curhaus, après la neige.

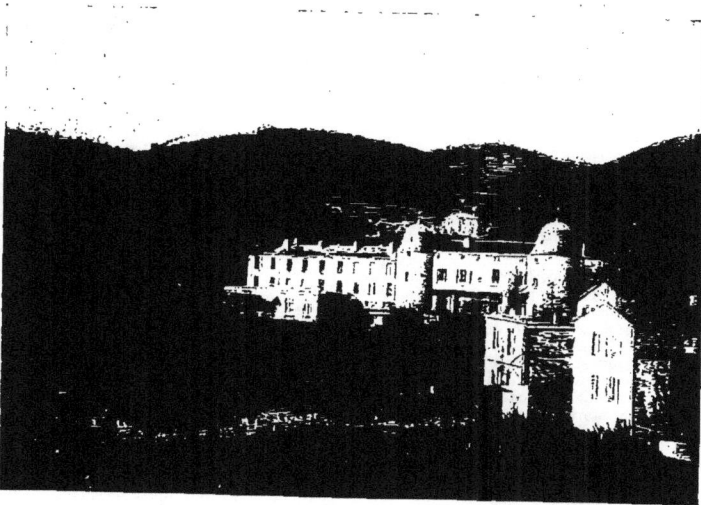

Fig. 642. — Sanatorium de Durtol, près Clermont-Ferrand (Puy-de-Dôme).

28

d'un article fait par un malade (M. Félix Le Dantec) après un séjour dans un sanatorium :

« Que faire sur une chaise longue pendant six heures ? Quelques-uns lisent, d'autres jouent aux dames ou aux échecs ; mais le repos absolu vaut mieux et l'on s'y fait très vite ; on arrive à ne plus s'ennuyer, à jouir de ce farniente obligatoire comme d'une chose agréable...

« En dehors des heures de repos forcé, chacun peut se promener à sa guise. C'est que les tuberculeux ne sont pas des malades ordinaires : sauf quand des poussées aiguës les forcent à garder le lit, ils ont tout à fait l'allure de gens bien portants ; plusieurs même ne toussent pas...

« Souvent aussi ils s'amusent comme de grands enfants ; ils se lancent des boules de neige, ils jouent à la main chaude et les francs éclats de rire accompagnant les bons coups, étonnent le visiteur qui croyait entrer

ron), 1 450 mètres ; en Suisse : Arosa, 1 880 mètres ; Davos, 1 558 mètres (*fig.* 641) ; Leysin, 1 450 mètres. A Davos, la principale de ces stations, qui est desservie par un chemin de fer, la température moyenne varie considérablement suivant l'exposition : *à l'ombre*, en octobre, la température est de 15° ; en hiver, elle varie entre 2° et 4° ; *au soleil*, en octobre, elle est de 56° ; en hiver, de 40° à 44°.

Ces stations rendent particulièrement service dans les formes du début.

Le séjour doit être assez prolongé (six mois au moins). Les parents sont reçus dans un pavillon spécial.

Sanatoria de petite altitude. — Le Canigou (700 mètres), dans les Pyrénées-Orientales ; Durtol (720 mètres) [*fig.* 642], à 3 kilomètres de Clermont-Ferrand ; Trespoye (215 mètres) et La Tisnère (300 mètres), près de Pau · Eaux-

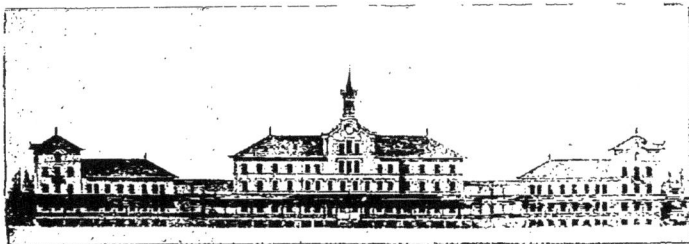

Fig. 643. — Sanatorium de Hauteville-en-Bugey.

dans le temple de la douleur et de la mort..

« Pour qu'un malade que l'on met à l'engrais profite de son traitement, il faut qu'il soit gai, et l'administration s'occupe d'égayer les malades. Pas une occasion n'est manquée : chaque fête est marquée d'une réjouissance, d'une distraction ayant un caractère familial...

« Je n'aurais jamais cru qu'il fût si facile d'apprendre l'hygiène à des gens dépourvus pour la plupart d'éducation bourgeoise. Il est naturellement défendu de cracher par terre, à cause des bacilles que crachats, et chacun a intérêt à ce que les autres se conforment au règlement ; c'est peut-être pour cela que tous s'y soumettent si facilement. »

Variétés de sanatoria (V. carte des Sanatoria au mot TUBERCULOSE). — Il existe actuellement quatre variétés de sanatoria : ceux d'altitude assez élevée (au-dessus de 1 200 mètres), ceux de petite altitude (500 à 700 mètres), ceux de plaine et, enfin, ceux du bord de la mer. D'autre part, les uns sont des établissements charitables gratuits ou à pension très bon marché (v. les *renseignements pratiques* à l'*App.*), les autres sont payants, et le prix de la journée y varie entre 10 et 20 francs pour les adultes, 3 à 10 francs pour les enfants, suivant l'établissement. Quelques-uns reçoivent des payants et des gratuits.

Sanatoria d'altitude élevée et moyenne (tous payants). — En France : Aubrac (Avey-

Bonnes (800 mètres), tous sanatoria payants Hauteville (Ain) [*fig.* 643] (780 mètres), Lay-Saint-Christophe (Meurthe-et-Moselle) (300 mètres] et Salies-du-Salat (Haute-Garonne), établissements charitables, les deux premiers pour adultes et le troisième pour enfants. Ces sanatoria reçoivent aussi des payants.

Sanatoria de plaine. — 1° Pour les adultes des deux sexes : Alger, Théoule et Gorbio, près de Cannes ; La Mothe-Beuvron (Loir-et-Cher), Meung-sur-Loire (Loiret), tous payants. 2° Pour les adultes hommes : Angicourt (Oise) et Bligny (Seine-et-Oise), gratuits. 3° Pour les adultes femmes : Alice Pagniez, à Hyères, et Louise Ruel, à Cannes, gratuits. 4° Pour les jeunes filles de 6 à 30 ans : Villepinte (Seine-et-Oise), gratuit et payant. 5° Pour les enfants : Dax (Landes), payant ; Ormesson et Villiers-sur-Marne (Seine-et-Oise). Les tuberculeux aux deux premières périodes bénéficient grandement d'un séjour dans ces sanatoria.

Sanatoria marins pour enfants. — Institut Verneuil, à La Baule (Loire-Inférieure), payant ; Malo-les-Bains, près Dunkerque, et Moelan, près Quimperlé (mixte, payant et gratuit) ; Arcachon, Berck-sur-Mer, Cannes, Cette, Le Croisic, Roscoff, Banyuls, Saint-Trojan. Dans ces différentes stations maritimes, on traite surtout la tuberculose osseuse, les lésions de la scrofule, la prévention de la tuberculose.

Sanatoria des colonies. — Ces sanatoria

doivent toujours être placés sur des hauteurs. Excellents pour délasser pendant la saison chaude, excellents pour les individus atteints d'affections d'estomac, du foie, des intestins, de la vessie, pour les convalescents de fièvres intermittentes, les sanatoria peuvent être nuisibles à d'autres malades, notamment aux asthmatiques et aux rhumatisants. En tout cas, il est utile de se munir de vêtements en rapport avec la modification de température.

Les principaux sanatoria des colonies sont : pour Madagascar et l'île de la Réunion même, Salazie (872 mètres), dans cette dernière île ; pour l'Indo-Chine, le cap Saint-Jacques : le camp Jacob à la Guadeloupe ; les camps de Balata, de Chazeau et des Prêcheurs à la Martinique.

Sang. — Liquide nourricier des tissus. V. cœur et circulation.

Médication par le sang. — I. Sang en nature. A une époque qui n'est pas encore très éloignée, les anémiques et les phtisiques, au début, étaient engagés par leurs médecins à boire du sang (un quart de verre à un verre entier) dans les abattoirs. Ce procédé thérapeutique peu ragoûtant est aujourd'hui à peu près abandonné, parce que ses effets reconstituants ont semblé négatifs et que, dans certains cas, il avait provoqué des diarrhées intenses. L'excès d'oubli actuel est peut-être aussi injuste que l'excès de louanges d'autrefois.

II. Extrait de sang. Il est prescrit à la dose de 50 centigr. à 20 gr. Quant au sang qui s'écoule d'un rôti saignant, il se compose en grande partie d'eau, mais il n'en est pas moins un bon excitant de la sécrétion gastrique et un reconstituant à ne pas négliger, notamment chez les jeunes enfants.

Sang (Crachements, vomissements de). — V. hémorragie.

Sang-dragon. — Résine hémostatique qui entre dans la composition de l'eau de Tisserand.

Sangsue (fig. 644). — Ver de couleur gris verdâtre (sangsue officinale) ou brun noirâtre (sangsue noire) qui vit dans les mares et les étangs et qui est utilisé en médecine pour enlever du sang aux malades. Sa longueur est de 8 à 20 centim., sa largeur est de 11 à 14 millim. Chacune des extrémités présente un disque aplati formant ventouse ; mais l'antérieure ou bouche est moins large que la postérieure, qui sert à la marche de l'animal. La bouche est formée de deux lèvres qui se fixent sur la peau en faisant le vide au-dessous d'elles. Comme, d'autre part, cette bouche porte trois mâchoires demi-circulaires pourvues de dents très aiguës, on comprend que la sangsue puisse à la fois couper la peau et aspirer le sang ; la quantité qui peut en être absorbée par chaque sangsue est de 16 gr.

Mode d'application. Laver la peau avec de l'eau chaude et la frotter doucement pour que le sang afflue à sa surface. Si l'on applique une seule sangsue, il suffit, pour la placer, de l'entourer d'une carte roulée, en se souvenant de la conformation particulière de la

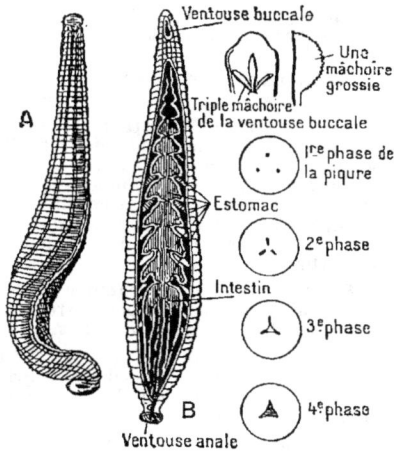

Fig. 644. — Sangsue et piqûre de sangsue.

tête. Si l'on en applique plusieurs, enfoncer dans un verre un morceau de toile dont les quatre coins restent libres, placer les sangsues dans cette sorte de sac et appliquer le verre sur la peau : en retirant peu à peu le linge, les sangsues arrivent à son contact ; pour hâter leur descente, on pourrait au besoin refroidir le fond du verre. Elles mordront rapidement, du reste, si on les a conservées pendant une demi-heure dans un vase sans eau (mais pas plus longtemps). La succion dure une ou deux heures.

Précautions : 1° Ne pas mettre de sangsues près de la bouche ; si on en place près de l'anus, boucher celui-ci avec de l'ouate imbibée d'huile ;

2° Ne pas les toucher pendant qu'elles sucent la peau et surtout ne pas les en arracher, car on provoquerait ainsi une déchirure de la peau difficile à guérir ; elles tomberont d'elles-mêmes, après qu'elles auront absorbé leur ration de sang ;

3° Si l'on veut arrêter la succion, il suffit de saupoudrer les sangsues de sel ou de tabac ;

4° Pour arrêter l'écoulement du sang après l'action des sangsues, on appliquera sur la plaie un morceau d'amadou qu'on maintiendra par une bande de toile ;

5° Si l'on désire, au contraire, accroître la quantité de sang, on lave la plaie avec de l'eau tiède, en frottant les piqûres de façon à empêcher la formation d'un caillot ;

6° Si une sangsue avait pénétré dans un orifice naturel, il faudrait donner un lavement ou une injection d'eau salée.

CONSERVATION DES SANGSUES. On les conserve dans de l'eau d'étang, de rivière ou de pluie, qu'on renouvelle tous les deux jours et chaque fois qu'une des sangsues vient à mourir. Le vase ne sera rempli qu'aux 2/3 de sa hauteur et sera fermé par un couvercle de bois ; il devra être placé dans une salle claire et fraîche.

Sanguin (Tempérament). — V. TEMPÉRAMENT.

Sanitaires (Mesures). — Mesures prophylactiques contre une maladie épidémique. V. PROPHYLAXIE.

Cordon sanitaire. On donne ce nom à la ligne de troupes dont la consigne est d'empêcher les individus qui se trouvent dans une région où règne une épidémie, de sortir de cette région.

Santal. — L'essence retirée du bois de santal est un bon antiblennorragique à la dose de 1 à 6 gr. en capsules.

Santenay (Côte-d'Or). — Source d'eau froide chlorurée sodique (5 gr.), qui contient en outre du chlorure de lithium (10 centigr.).

INDICATIONS. Goutte, arthritisme.

Santonine. — Alcaloïde du semen-contra. V. SEMEN-CONTRA.

Sapin. — Les bourgeons de sapin peuvent être employés à la dose de 20 gr. par litre ; mais les bourgeons qu'on emploie en général sous ce nom proviennent en réalité du pin *.

Saponaire. — L'infusion de feuilles (30 gr. par litre) et le sirop (20 à 60 gr.) sont employés comme stimulant et sudorifique.

Sarcocèle. — V. TESTICULES.

Sarcome. — Variété de tumeur.

Sarcopte. V. GALE.

Saule blanc. — Arbre de la famille des Salicinées. On emploie l'écorce en décoction (20 à 30 gr. par litre) comme astringent, et surtout son alcaloïde. la salicine.

Salicine. — Cet alcaloïde est employé comme fébrifuge et astringent à la dose de 1 à 4 gr. en pilules.

Sassafras. — La racine et l'écorce sont quelquefois employées comme sudorifiques sous forme de sirop (20 à 100 gr.)

Saturne (Extrait de), saturnin, saturnisme. — Extrait de saturne (*saturne* était le nom du plomb dans l'ancienne chimie). Acétate de plomb, V. PLOMB.

Intoxication saturnine, saturnisme, intoxication par le plomb, V. PLOMB.

Sauge. — Les sommités fleuries de cette labiée, à la dose de 5 gr. par litre d'eau en infusion, sont stimulantes.

Savon. — Composition qui sert à nettoyer le corps, à blanchir le linge, et aussi comme médicament.

I. **Savon blanc de Marseille.** — Taillé en cône, il constitue une sorte de suppositoire fort employé chez les petits enfants pour provoquer immédiatement une selle. Il est employé aussi pour les bains *savonneux*, qui consistent à frotter le corps entier avec du savon. Après les maladies éruptives (rougeole, scarlatine, variole). ces bains font tomber les débris d'épiderme et antiseptisent la peau.

II. **Savon noir ou de potasse.** — Employé dans plusieurs maladies de peau.

III. **Savon antiseptique.** — Il en existe plusieurs variétés, préparées avec divers antiseptiques (acide phénique, salol, sublimé, etc.) et fort utiles pour le lavage des mains après les pansements ou des contacts avec des maladies contagieuses. Le savon simple de Marseille, en solution à 30 ou 40 pour 1 000 tue, du reste, tous les microbes.

IV. **Savon sulfureux.** — Il contient des sulfures de potassium et de sodium et du soufre. On l'emploie pour des bains sulfureux qui peuvent être pris dans des baignoires ordinaires.

Scalpel. — Sorte de couteau avec lequel on dissèque.

Scammonée. — Suc-résine d'une plante de ce nom, employé comme purgatif drastique à la dose de 40 à 80 centig. sous forme de potions ou de pilules et fréquemment sous celle de biscuits ou de chocolats purgatifs.

Scarificateur et Scarification. — On donne le nom de *scarification* à des coupures très superficielles faites à la peau avec un bistouri ou un instrument particulier, le *scarificateur* (*fig.* 645) sorte de petite boîte d'où sortent, sous la pression d'un ressort. des petites lames tranchantes. Cet appareil est surtout employé pour les ventouses scarifiées (maladies de poitrine). On

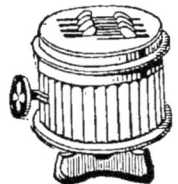

Fig. 645.
Scarificateur.

utilise aussi les scarifications dans certaines maladies rebelles de la peau (lupus).

Scarlatine. — Maladie contagieuse caractérisée par des taches d'un rouge écarlate.

SIGNES. *Incubation*. Entre l'introduction du virus et l'apparition des accidents, il s'écoule un temps très variable (1 à 7 jours).

Période d'invasion (durée 24 à 36 heures). Elle est marquée par des frissons, une fièvre intense et des maux de gorge avec gonflement des amygdales.

Période d'éruption (5 jours). Le corps se couvre de plaques framboisées très larges, qui se réunissent en général les unes aux autres, mais en respectant d'abord le visage. Les maux de gorge augmentent.

Période de desquamation (2 à 3 semaines). L'épiderme tombe sous forme de petites écailles à la face et de larges plaques sur le reste du corps, notamment aux mains et aux pieds.

CAUSES : 1° PRÉDISPOSANTE. *Age*. Un vieillard peut être atteint comme un enfant de quelques mois ; cependant, la maladie est surtout fréquente de 6 à 10 ans.

2° DÉTERMINANTE. Le microbe n'est pas encore bien déterminé. En tout cas, l'agent de propagation est contenu : dans l'air expiré par les malades, dès l'apparition de l'éruption, dans les sécrétions de la gorge qui doit être soigneusement désinfectée ; quant aux débris de peau, leur contagion est discutée. La faculté d'infection persiste même après la chute des écailles, s'il reste quelques suites de la maladie, du gonflement des pieds, par exemple.

Une atteinte antérieure confère l'immunité.

TRAITEMENT : 1° PRÉVENTIF. La scarlatine n'est pas fatale comme la rougeole, et elle offre une assez grande gravité, non seulement par elle-même dans certaines formes spéciales, mais aussi par les complications du côté des reins qu'elle peut entraîner. On doit donc essayer de soustraire les enfants à cette affection par *l'isolement réel*.

Pendant le cours de la maladie et la convalescence, on aura soin d'éviter le froid et l'humidité pour se préserver des néphrites. Quelle que soit la saison, le convalescent ne sortira de son lit qu'entièrement vêtu de laine.

2° CURATIF. Bains savonneux à 35° au début (Sevestre), lavages fréquents de la bouche à l'eau boriquée. Régime lacté absolu pendant toute la maladie et même après, suivant l'état des urines. Si la température est élevée, lotions, affusions ou bains froids.

Après la terminaison de la maladie, frictions à l'huile tiède et bains à 36° avec frictions générales au savon simple ou antiseptique.

Sciatique. — Névralgie du nerf sciatique, dont le trajet est indiqué dans la *fig.* 126 au mot CERVEAU et système nerveux. La douleur peut exister tout le long du nerf, mais elle prédomine au niveau des points marqués, surtout si on les presse. Elle continue, mais s'exalte à certains moments, notamment sous l'action de la marche, de la chaleur du lit, et peut s'irradier dans les nerfs voisins (dos, côtes). Dans l'intervalle des accès, il existe un endolorissement de la région, avec sensation de brûlure et de fourmillements. Le membre s'atrophie assez fréquemment.

CAUSES. Froid, rhumatisme, diabète, goutte blennorragie, compression du nerf par des tumeurs voisines, tuberculose.

TRAITEMENT : 1° *Bains prolongés* pendant plusieurs heures.

2° *Compresses d'eau chaude*. Appliquer sur la région douloureuse un linge préalablement plongé dans l'eau à 50° ou 60° et légèrement exprimé, qu'on recouvre d'abord d'une flanelle, puis de plusieurs couches de papier pour maintenir la chaleur. S'il s'agit de sujets trop sensibles, on interpose une flanelle entre la peau et la compresse. Le pansement est renouvelé tous les quarts d'heure pendant deux heures. On peut recommencer deux ou trois fois dans la journée.

3° *Compression digitale*. Le malade étant couché sur le ventre, les jambes étendues et rapprochées, appliquer sur les points où se trouve le siège principal de la douleur, notamment sur le point placé vers le milieu de la fesse, au haut de la cuisse, l'extrémité du pouce droit que l'on comprime en appuyant sur son ongle le pouce gauche. La compression, qui sera aussi énergique que possible, sera prolongée pendant une demi-minute, puis reprise après un intervalle de quelques minutes. La première compression est souvent pénible, la seconde l'est moins, et les séances suivantes, qu'on fera de deux en deux jours, guérissent rapidement la maladie.

4° *Douche de sable chauffé* sur la région douloureuse.

5° *Application de fleur de soufre* sur le membre malade, qu'on recouvre d'ouate et d'une bande de flanelle.

6° *Procédé de gymnastique suédoise*. Le Dr Lagrange le décrit ainsi : « Une longue poutre obliquement tendue de façon à toucher le sol par une de ses extrémités est fixée par l'autre à un mur à une hauteur de 2 mètres, de façon à présenter un plan incliné à pente très douce. Le malade se place debout, faisant face à la poutre et soutenu au besoin par un aide ; puis il porte en avant sa jambe bien tendue et place le talon sur la poutre au point le plus élevé que la douleur lui permette d'atteindre. Le médecin saisit alors la jambe et la pousse, très doucement et très lentement, dans la direction ascendante du plan incliné. On gagne ainsi quelques centimètres et on laisse le membre en place durant quelques minutes. Le lendemain l'exercice est repris et l'on remet le pied sur le point où il s'était arrêté la veille pour s'efforcer de gagner un certain espace en montant. Après une vingtaine de jours, on obtient l'amplitude à peu près normale du mouvement, et la cessation des douleurs coïncide avec le retour des mouvements actifs. *(Médication par l'exercice.)* » On a réalisé ainsi une élongation douce du nerf sciatique.

7° et 8° *Pointes de feu* et *pulvérisation des liquides congelants* (chlorure d'éthyle ou de méthyle). Ces deux derniers procédés ne peuvent être mis en usage que par des médecins.

Scille *(fig. 646).*
— Bulbe d'une liliacée employée comme diurétique, soit isolément, soit associée à la digitale, sous forme de teinture 1 à 5 gr., de vin 10 à 60 gr., d'oxymel 15 à 30 gr., de poudre 10 à 30 centigr., et à l'extérieur sous forme

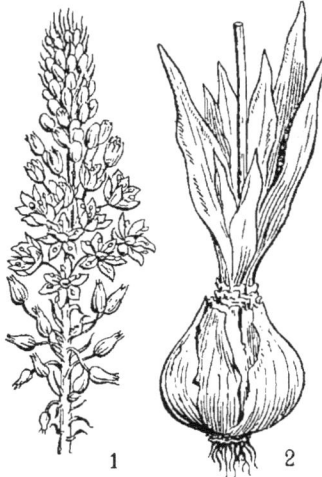

Fig. 646. — Scille.
1. Tige fleurie ; 2. Bulbe.

de liniment. La scille entre dans la composition de plusieurs préparations antihydropiques : vin *amer diurétique*, vins de Trousseau et de l'Hôtel-Dieu.

Sclérème, sclérémie.
— V. SCLÉRODERMIE.

Scléro-choroïdite.
— Maladie atteignant à la fois la sclérotique et la choroïde, qui s'amincissent et forment en arrière du nerf optique une saillie appelée *staphylome postérieur*, laquelle agrandit l'axe de l'œil, provoquant ainsi ou accroissant la myopie. Toute fatigue de la vue doit être évitée. V. YEUX.

Scléro-conjonctivite.
— Inflammation de la conjonctive et de la sclérotique. V. YEUX.

Sclérodactylie.
— V. SCLÉRODERMIE.

Sclérodermie
(du grec *skléros*, dur, et *derma*, peau) *[fig. 647-648].* Syn. : sclérème, sclérémie. — Induration particulière de la peau et souvent des tissus placés au-dessous, suivie dans certains cas d'une atrophie plus ou

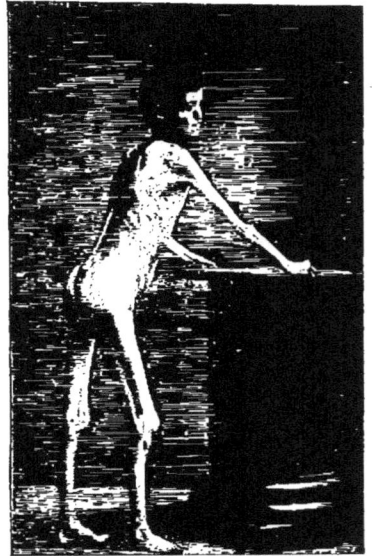

Fig. 647. — Sclérodermie.
(L'homme momie.)

L'individu avait 28 ans au moment où il a été photographié (1897). Taille, 1m,45 ; poids, 24 kil. « C'est un squelette habillé d'une peau sèche et comme collée sur une momie. » (Pr GRASSET.) Né chétif, il a marché à dix mois et l'atrophie n'a commencé qu'à deux ans.
(Revue Encycl., 1897.)

moins complète de ces tissus. La *sclérodermie généralisée* sera seule étudiée ici, la *sclérodermie partielle* l'ayant été au mot MORPHÉE.

SIGNES. Pendant une période de temps plus ou moins longue, la peau présente des alternatives de sensation de chaleur ou de froid, des démangeaisons et même des douleurs plus ou moins profondes. Puis, peu à peu, la peau devient tendue, luisante, blanchâtre et froide ; elle a perdu toute mobilité et offre une consistance fibreuse : la sensibilité est conservée, quelquefois même accrue. A cette phase en succède une autre, où la peau est rétractée, éraillée. Les lésions se produisent symétriquement d'abord, d'ordinaire à la face, puis sur le cou et la poitrine, et peuvent lentement envahir le reste du corps. Le visage est impassible, les tissus sont collés aux os, la parole, l'alimentation deviennent difficiles, les yeux pleurent continuellement. Les doigts sont effilés, amincis en baguettes de tambour. Dans certains cas (*sclérodermie mutilante*), des gangrènes localisées font tomber les doigts. L'atrophie des troisièmes phalanges précédée d'une contraction des fléchisseurs,

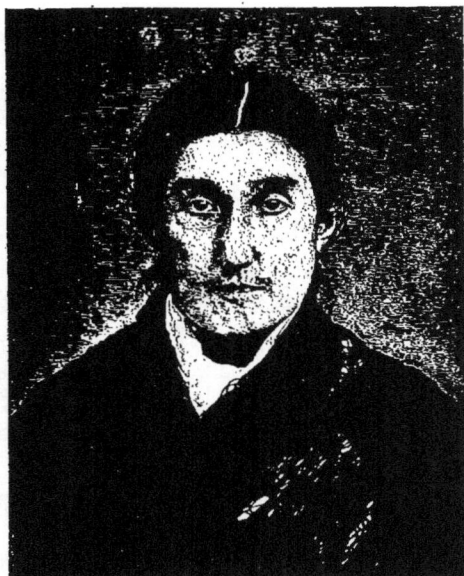

Fig. 648. — Sclérodermie.

Physionomie sans expression, yeux hagards maintenus grands ouverts par la rétraction des paupières, bouche rétractée.

Phot. Londe (collect. Charcot). *Revue Encycl.*, 1893.

coudant cette phalange sur la seconde, forme une variété de sclérodermie, la *sclérodactylie*.

Évolution. En général lentement progressive, elle peut, dans certains cas, être assez rapide. L'arrêt ou le recul de la maladie est rare et la mort survient par un affaiblissement graduel.

Causes prédisposantes. Sexe féminin, individu nerveux et rhumatisant.

Traitement : 1° hygiénique. Exercice, hydrothérapie, précautions contre le froid.

2° curatif. *Interne*. Bromures, ergotine, valériane. *Externe*. Pointes de feu sur la colonne vertébrale, courants continus (V. électrothérapie), massage, douches sulfureuses chaudes, emplâtres mercuriels.

Sclérogène, sclérogénie (du grec *skléros*, dur, et *gennan*, engendrer).

— Développement d'un tissu dur ou *sclérose*. V. ce mot.

Scléro-kératite. — Élevure blanchâtre, de la grosseur d'un grain de millet, apparaissant à la limite de la sclérotique et de la cornée ; elle peut provoquer des taies sur cette cornée. V. yeux.

Sclérose (du grec *sklérôsis*, endurcissement). — Endurcissement des tissus à la suite de phénomènes inflammatoires. Les éléments nouveaux sont remplacés par des cellules et des fibres qui, étant plus nombreuses, sont plus serrées et forment un tissu plus dense. La sclérose est synonyme de l'*induration*.

Sclérose en plaques, sclérose latérale amyotrophique. — V. moelle (maladies).

Sclérotique (du grec *skléros*, dur). — Enveloppe blanche de l'œil. V. yeux (description).

Scoliose. — Déformation de la colonne vertébrale. V. colonne vertébrale (déviations). V. *App.*

Scorbut. — Maladie épidémique ayant pour origine une altération du sang.

Signes. 1re *période*. Affaiblissement progressif accompagné de douleurs dans les articulations, aux jambes, à la base de la poitrine, de sécheresse de la peau et de pâleur du visage.

2e *période*. Les gencives, enflées et ramollies, s'ulcèrent et saignent, l'haleine est fétide, les dents tendent à se déchausser, l'intérieur de la bouche se couvre de taches bleuâtres et de bulles remplies de sang plus ou moins mélangé de sérosité. Les mouvements de la mâchoire deviennent difficiles. Des plaques rougeâtres, puis noires ou jaune verdâtre, apparaissent sur différents points du corps, notamment aux membres inférieurs. L'extravasation sanguine peut même être plus considérable et former de véritables bosses qui, dans certains cas, s'ulcèrent. Des hémorragies plus ou moins abondantes se font sous la peau. Les douleurs augmentent. D'abord on observe de la constipation, puis une diarrhée sanguinolente ; la peau se refroidit et le malade succombe dans une prostration complète. V. aussi purpura.

Causes. Le scorbut se produit toujours dans les mêmes circonstances : individus enfermés dans une ville, dans un navire ou une prison et privés de végétaux frais. On a incriminé aussi l'usage trop longtemps prolongé des viandes salées, l'air froid et humide, la mauvaise eau.

ÉVOLUTION. Dans les formes légères, les lésions peuvent se réduire à l'altération des gencives. Les accidents sont d'autant plus graves que le traitement est institué plus tardivement.

TRAITEMENT : 1° PRÉVENTIF. Fruits et légumes *frais,* citronnade, jus d'orange, de citron, de cresson, vin bouilli, exercice en plein air; ne pas habiter dans des logements humides et sombres.

2° CURATIF. Ajouter au régime précédent des attouchements sur les gencives avec un mélange de jus de citron et d'alcool. *Contre les hémorragies,* employer le ratanhia en potion, l'eau de Rabel (v. SULFURIQUE), le perchlorure de fer *, l'ergotine.

Pour relever la nutrition, injection de sérum * artificiel, toniques.

Scorpion *(fig.* 649). — Arachnide venimeux, dont le venin se communique au moyen d'un crochet adapté à sa queue.

Cet arachnide a quelque ressemblance avec une écrevisse. Il présente un corps allongé, formé d'une partie antérieure à laquelle sont attachées huit pattes, et une partie postérieure qui se prolonge sous la forme d'une queue, terminée elle-même par un aiguillon contenant le venin.

Le scorpion africain atteint jusqu'à 18 centimètres, le tunisien ne dépasse pas 8 à 10 centimètres; les deux espèces qu'on rencontre en France, principalement dans le Languedoc, n'ont que de 4 à 8 centimètres de long.

Fig. 649. Scorpion.

Le post-abdomen ou queue du scorpion se termine par une vésicule en forme de poire, qui se continue en arrière par un aiguillon très acéré, constituant un arc à concavité supérieure. Cet aiguillon inocule le venin de deux glandes placées dans la vésicule et qui vident leur contenu par deux orifices placés un peu au-dessus de la pointe de l'aiguillon. Le scorpion pique toujours en avant de lui en imprimant à son aiguillon un mouvement de bascule grâce auquel il pénètre dans le corps de sa victime.

SIGNES. L'inoculation est très douloureuse, le venin agissant sur les nerfs; au point piqué apparaît un bouton rouge livide, qui se transforme en cloque d'où part une traînée de lymphangite. En général, chez l'adulte, tout s'arrête là et le lendemain l'individu est guéri; mais l'accident est beaucoup plus grave et même mortel avec certaines espèces de scorpions, chez les femmes et surtout chez les enfants, qui éprouvent des convulsions suivies d'une paralysie ou tout au moins un engourdissement plus ou moins étendu. Les scorpions du Mexique, qui ont 55 millimètres de long et ceux des rives du Niger, tueraient fréquemment l'homme.

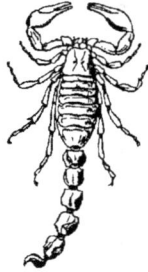

TRAITEMENT. Si l'aiguillon est resté dans la plaie, couper tout ce qui dépasse la peau avant de retirer doucement la pointe avec une pince : on évitera ainsi de vider dans la plaie le contenu des glandes à venin. Le venin étant expulsé par les urines, employer les diurétiques. Injection de vaccin antivenimeux. (V. VIPÈRE.) En cas de paralysie, faire longtemps des tractions de la langue. V. ASPHYXIE.

Scrofule. — État général (diathèse) dont la forme atténuée porte le nom de *lymphatisme.*

CAUSES. Hérédité non fatale, mais fréquente (*scrofule, tuberculose,* consanguinité, trop grande jeunesse ou trop grande vieillesse des parents). Alimentation vicieuse des nourrissons et des enfants en bas âge (sevrage prématuré, aliments indigestes ou insuffisants). Insalubrité des logements (froid, humidité, privation d'air, de lumière, encombrement).

VARIÉTÉS. Deux formes : *scrofuleux gras* (chairs molles, bouffissure de la face, grosses lèvres, nez épaté); *scrofuleux maigre* (pâleur de la face, corps minable). — SYMPTÔMES COMMUNS. Ganglions au cou, rhume de cerveau persistant, eczéma impétigineux, grosses amygdales, tumeurs adénoïdes, engelures, bords des paupières rouges et chassieux (*blépharo-conjonctivite*), taies de la cornée (kératite), bronchites chroniques. Une grande partie des signes de la scrofule figurent maintenant dans la tuberculose, à laquelle la scrofule prédispose, ou dont elle est une forme atténuée.

Pour le Dr Gallois, l'origine et le premier signe de la scrofule sont les végétations adénoïdes, qui servent de porte d'entrée aux microbes lesquels vont ensuite infecter le nez, les oreilles, les yeux, le poumon.

TRAITEMENT : 1° PRÉVENTIF. Pas d'allaitement par la mère si elle est tuberculeuse. Lait jusqu'à quinze à dix-huit mois, avec adjuvants (œufs). Vie à la campagne ou au moins au dehors le plus possible; chambre aérée, au soleil. Bains salés quotidiens dès les premiers jours après la naissance, suivis d'aspersion d'eau froide dès l'âge de quatre ans, puis de douches froides suivies elles-mêmes de frictions sèches ou stimulantes. Exercice sous toutes les formes, gymnastique.

2° CURATIF. Huile de foie de morue à haute dose (4 à 6 cuillerées à soupe), sirops d'iodure de fer, de raifort iodé, antiscorbutique, iodotannique. En été, si l'individu n'a pas de maux d'yeux, bains de mer; dans le cas contraire, eaux de Salies-de-Béarn * ou de Salins *. Pour les bronchites chroniques, eaux de Challes *, de Saint-Honoré *. Pour les maux de gorge, Mont-Dore *, Royat *. Pour les ganglions du cou, La Bourboule *. Lavage des yeux à l'eau boriquée chaude et douches dans le nez. V. NEZ (maladies).

Scrotum. — V. TESTICULES.

Scrupule. — V. VOLONTÉ (maladies).

Scultet (Appareil de). — V. FRACTURE.

Sébacées (Glandes). — 1° *Structure*. V. peau. — 2° *Maladies*. V. loupe.

Séborrhée (du latin *sebum*, graisse, et du grec *rhein*, couler) (syn. : stéatorrhée). — Maladie de la peau ayant pour origine une anomalie de sécrétion des glandes sébacées. (V. peau [structure].) Il existe plusieurs variétés ; la forme sèche a été étudiée au mot pityriasis, il ne sera donc question ici que des formes *huileuses*.

Séborrhée grasse. — 1° *Forme discrète.*
Causes. Microbacille (*fig.* 650) découvert par Sabouraud ; c'est un des microbes les plus petits.
Signes. Le bacille s'installe d'abord dans les orifices des glandes sébacées de la face (lobule du nez, pli entre la joue et le nez) et constitue l'acné juvénile ou séborrhée du

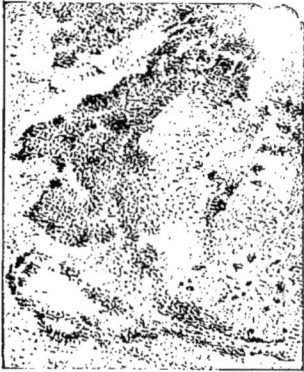

Fig. 650. — Microbe de la séborrhée grasse.

visage, caractérisé par l'exsudation d'une matière grasse donnant au visage un aspect luisant et qui tache un papier à cigarette si on l'applique à la figure. Pressé entre deux ongles, chaque orifice d'un poil laisse sortir un filament semblable à un ver composé de graisse contenant à son centre une colonie de microbes. Lorsque la maladie atteint les cheveux (*fig.* 651), elle en provoque la chute, d'abord temporaire, puis définitive (calvitie). Pour Sabouraud, la pelade ne serait qu'une forme spéciale de la calvitie ; mais cette opinion n'est pas généralement acceptée.

2° *Forme croûteuse*. Des croûtes constituées par un mélange de sécrétion sébacée et de squames couvrent le cuir chevelu. Elles sont formées d'une couche plus ou moins dure et épaisse de matière cireuse, graisseuse et jaunâtre, *croûtes de tête, chapeau* des petits enfants ; ces croûtes recouvrent une peau humide lisse ou rougeâtre, sur laquelle les cheveux tiennent mal. Chez les vieillards, la maladie est représentée par de petites pla-

ques arrondies d'un gris plus ou moins noirâtre, qui ont pour siège le cou et le tronc ou le visage ; elles peuvent, dans certains cas, se transformer en petits cancers de la peau.
Traitement : 1° Local. Poudre formée de : acide salicylique, 2 gr. ; chlorhydrate de pilocarpine, 1 gr., soufre pulvérisé, 12 ; borate

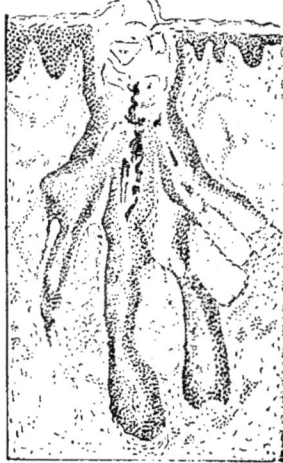

Fig. 651. — Microbe dans un cheveu.

de soude, 5 ; poudre d'amidon, 10 ; poudre de talc, 70. Lorsqu'il existe des croûtes, oindre le soir la région de vaseline et, le lendemain, laver au savon, puis appliquer la poudre ci-dessus ou de la pommade soufrée.
2° Général. Il variera avec la constitution du malade : huile de foie de morue et iodure de fer aux lymphatiques ; fer et arsenic aux anémiques ; alcalins aux arthritiques ; valérianate de fer aux nerveux.

Secours (Boîte de). — V. pharmacie de famille.

Secours (Premiers). — Le tableau ci-après indique les articles auxquels il convient de se reporter, en cas d'accidents.
Avant tout, avoir du sang-froid. S'il s'agit d'un pansement, prendre tous les soins de propreté indiqués au mot plaie, car l'infection ou la non-infection de la plaie dépend de ces précautions.
Ne pas oublier que les conseils donnés ici ont pour but simplement de permettre d'attendre le médecin, et que les mesures recommandées, bonnes comme provisoires, peuvent devenir inefficaces à la longue ; ainsi, pour une hémorragie, la ligature, qui peut seule donner la sécurité, s'impose dès l'arrivée du médecin.

Premiers secours.

Accidents par l'*électricité* ou la *foudre*, les *gaz* nuisibles (chauffage, éclairage, fermentation, fosses d'aisances), par *strangulation*, ou par *submersion* (noyé...	V. ASPHYXIE, ÉLECTRICITÉ, FOUDRE.
Accidents par les *acides* et les *alcalis*.	V. BRULURES et CAUSTIQUES.
— par le *feu*.	
— par la *chaleur*.	V. INSOLATION.
Accidents *nerveux*.	V. CONVULSIONS. V. aussi ÉPILEPSIE, HYSTÉRIE.
Accident par torsion du *pied*.	V. ENTORSE.
Accident par *choc* ou *chute*.	V. FRACTURE, LUXATION.
Accident par le *froid*.	V. FROID.
Perte de connaissance avec rougeur de la face.	V. APOPLEXIE.
— avec pâleur de la face.	V. ÉVANOUISSEMENT.
Perte de sang.	V. HÉMORRAGIE.
Blessures simples.	V. PLAIE.
Blessures par insectes.	V. PIQURES.
— par chien.	V. RAGE.
— par serpent.	V. VIPÈRE.
— par poisson.	V. VIVE.
Objets avalés.	V. ŒSOPHAGE.
— introduits dans l'oreille.	V. OREILLE.
— dans les yeux.	V. YEUX.
Poison : 1° si l'on ne connaît pas la substance.	V. EMPOISONNEMENT.
2° si l'on connaît le nom de la substance.	V. au *nom* du poison.

Secret professionnel. — L'obligation du secret médical est sanctionnée par l'article 478 du Code pénal. « Les médecins, chirurgiens et autres officiers de santé, ainsi que les pharmaciens, les sages-femmes et toutes autres personnes dépositaires, par état ou profession, des secrets qu'on leur confie, qui, hors le cas où la loi les oblige à se porter dénonciateurs (1), auront révélé ces secrets, seront punis d'un emprisonnement d'un mois à six mois et d'une amende de 100 à 500 francs. » Quiconque se fait l'écho des indiscrétions d'un médecin peut être poursuivi comme complice.

Circonstances exceptionnelles. — La jurisprudence admet que le médecin qui révèle un fait, après en avoir reçu l'autorisation de la personne ou des personnes intéressées, ne commet pas un délit; mais il y a toujours prudence de sa part à se faire délivrer une autorisation écrite. L'autorisation devra toujours émaner du malade lui-même : celle de ses héritiers ne suffirait pas. Le médecin conserve, du reste, le droit de refuser de révéler un secret, même sur la demande et sur l'autorisation formelle et par écrit de l'intéressé, même s'il est cité par lui en témoignage.

Lorsqu'un médecin est l'objet d'une demande de renseignements relative à un mariage ou pour toute autre cause, il ne doit pas faire de révélations sur son client, mais il est parfaitement en droit d'examiner une personne venant spécialement le voir à cet effet et de faire connaître son avis sur l'état de santé de cette personne.

Le médecin est, d'autre part, tenu par la loi de faire connaître à l'autorité administrative les maladies épidémiques contagieuses.

(1) Cette clause a été abolie en fait, et le secret est absolu.

Sécrétion. — Liquide produit à l'intérieur d'une glande et versé au dehors par l'orifice de cette glande ; ex. : sécrétion salivaire, suc gastrique.

Sédatifs. — Médicaments calmants. V. CALMANTS.

Sédative (Eau). — Médicament formé d'ammoniaque liquide 60 gr., alcool camphré 10 gr., chlorure de sodium 60 gr., eau 1 000 gr. (Raspail).

ACTION et INDICATIONS. Cette eau est employée surtout à l'*extérieur*, comme excitant, rubéfiant et résolutif, en frictions sur les parties contusionnées, les piqûres d'insectes, les morsures de reptiles ; ou en simples applications contre les maux de tête, les névralgies, les douleurs rhumatismales ; à l'*intérieur*, à la dose de quelques gouttes dans un verre d'eau, comme stimulant. Pour empoisonnement, V. AMMONIAQUE.

Sedlitz. — Eau purgative de Bohême (sulfate de magnésie). V. MAGNÉSIE.

Seigle ergoté. — V. ERGOT.

Seins ou **mamelles** (structure et fonction) [*fig.* 652-654]. — Les seins ou mamelles, glandes qui sécrètent le lait, sont placées au-dessus des muscles grand pectoral de la 3e à la 7e côte et du sternum à l'aisselle.

CONFORMATION EXTÉRIEURE. De forme hémisphérique, les mamelles présentent à leur sommet le *mamelon*, saillie conique de 1 centim. à 1 centim. et demi de longueur, brune ou rosée, à surface rugueuse et présentant les 12 à 15 orifices, terminaisons des canaux galactophores. Le mamelon accroît de volume pendant les règles et la grossesse. Il est entouré par une zone de 3 à 4 centim. de large, l'*aréole*, rosée à l'état normal et brunâtre pendant la grossesse. Pendant cette phase et pendant celle de la lactation, l'aréole présente un certain nombre de petites masses saillantes, les

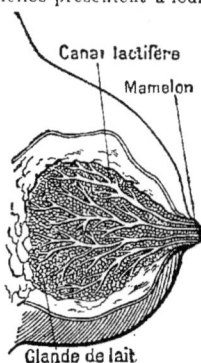
Canal lactifère
Mamelon
Glande de lait
Fig. 652.
Coupe d'un sein.

tubercules de Morgagni, sortes de glandes supplémentaires d'où l'on fait sourdre un peu de lait.

CONFORMATION INTÉRIEURE. La glande mammaire est formée par la réunion d'une quin-

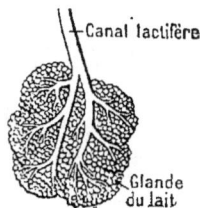
Canal lactifère
Glande du lait
Fig. 653.
Une des glandes du sein.

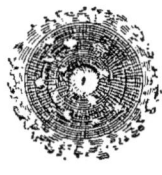
Fig. 654.
Aréole et tubercules de Morgagni pendant la grossesse.

zaine de glandes en grappes qui donnent naissance à autant de canaux galactophores dont les orifices ont été indiqués précédemment. Une couche épaisse de graisse entoure la glande.

Lait. — QUANTITÉ et COMPOSITION. La quantité de lait sécrétée par la femme s'élève en moyenne à 1 litre 300 gr. par 24 heures, dont la composition est la suivante pour 1 000 gr. (d'après Tarnier et Budin) :

Eau 894,50
Beurre (globules du lait).   30
Caséine (matière albuminoïde).   28
Lactose ou sucre de lait.   45
Phosphates 2.50

ACTION DES ALIMENTS ET DES MÉDICAMENTS. L'alimentation paraît avoir une action très importante sur la sécrétion du lait et sur la régularité des tetées. (V. ALLAITEMENT.) D'autre part, on a constaté que quelques médicaments donnés à la nourrice passent dans le lait, d'où la possibilité d'administrer des drogues par cette voie à des nourrissons.

Seins (Maladies des). — Les plus fréquentes sont les suivantes :

Contusion du sein. — Assez fréquente chez les nourrices, par suite des mouvements du bébé. — SIGNES. Douleur très vive, ecchymose. — PREMIERS SOINS. Onguent napolitain et cataplasme.

Crevasses et gerçures. — V. CREVASSES.

Inflammation du sein. — *Engorgement laiteux.* — Caractérisé par un malaise et une tension dans le sein allant jusqu'à gêner les mouvements du bras. Le volume de la glande est accru et elle présente en certains points des bosselures; la peau est tendue et luisante. — PREMIERS SOINS. Vider le sein artificiellement avec une tétière. (V. TÉTIÈRE); nourriture légère, boissons sudorifiques, purgatifs.

CAUSES. Interruption dans l'allaitement.

Abcès de la glande mammaire (2e degré d'engorgement). — SIGNES. Ceux de l'engorgement, avec perte d'appétit et du sommeil, fièvre et courbature générale; puis peu à peu une collection fluctuante apparaît en un point du sein et le pus sort soit par le mamelon, soit par un ou plusieurs orifices artificiels.

ÉVOLUTION. Lente, souvent 2 à 3 mois.

TRAITEMENT. Compression légère avec de la tarlatane trempée dans de l'eau boriquée, onction mercurielle. Ouverture de l'abcès dès qu'il est constitué.

Abcès rétro-mammaire, c'est-à-dire du tissu cellulaire placé en arrière de la glande. — SIGNES. La mamelle est projetée en avant et semble reposer sur une éponge. Le pus fuse vers la périphérie de la glande. — TRAITEMENT. Ouverture précoce de l'abcès. V. aussi ALLAITEMENT.

Tumeurs du sein. — Fréquentes. Elles peuvent être : 1e *bénignes*, et alors, en général, se présentent avant 40 ans, ne sont pas adhérentes à la peau qui n'a subi aucune modification, roulent sous le doigt, ont une consistance souple, élastique et sont indolentes, gênant seulement par leur volume et leur poids avec maintien d'un bon état général; 2e *malignes*, auquel cas leur évolution est plus rapide, l'adhérence à la peau fréquente et précoce, la consistance dure avec engorgement des ganglions de l'aisselle, douleurs et élancements de plus en plus pénibles. L'ulcération et l'action sur l'état général (teinte jaune paille, amaigrissement, enflure des bras) se produit suivant les formes, après une ou plusieurs années. — TRAITEMENT. Suivant les cas, expectation ou opération. S'adresser de préférence à un chirurgien déjà âgé, l'expérience des récidives rendant prudent.

Sel. — Le *sel*, sans autre qualification, ou encore le *sel commun*, est du chlorure de sodium. Pour un bain salé, on emploie 1 à 5 kilogr. de sel, suivant la grandeur de la baignoire. Pour un bain de pieds, 125 gr. suffisent.

Sels. — Combinaisons chimiques formées par l'union d'un acide et d'une base.

Sel ammoniac. — V. AMMONIAQUE (chlorhydrate d').

Sel anglais. — V. AMMONIAQUE (carbonate d').

Sel de Berthollet. — V. CHLORATE de potasse.

Sel d'Epsom. — V. MAGNÉSIE (sulfate de).

Sel de Glauber. — Sulfate de soude. V. SODIUM.

Sel de nitre. — V. POTASSE (azotate de).

Sel d'oseille ou Oxalate de potasse. — Employé autrefois comme rafraîchissant, mais justement abandonné aujourd'hui. L'acide oxalique est, en effet, très nuisible aux arthritiques (calculs, gravelle) et toxique à faible dose.

Sel de Sedlitz. — V. SEDLITZ, MAGNÉSIE.

Sel de Seignette. — V. TARTRATE de potasse et de soude.

Sel de tartre. — Carbonate de POTASSE.

Sel de Vichy. — V. SOUDE (bicarbonate de), et VICHY.

Séléniteuses (Eaux). — Dénomination donnée aux eaux qui contiennent beaucoup de sulfate de chaux*. Elles ne dissolvent pas bien le savon et cuisent mal les légumes. V. PUITS, EAU potable.

Selles. — V. INTESTIN (maladies), FOIE (maladies), NOURRISSON.

Seltz (Eau de). — Eau gazeuse acidulée, formée d'eau pure et d'acide carbonique. Elle est tonique, rafraîchissante et éminemment digestive. Il en existe deux variétés :

I. Eau de Seltz artificielle. — On la fabrique, dans les familles, avec l'appareil Mondollot (*fig.* 655), dont le fonctionnement est des plus simples. « L'appareil se compose de deux pièces de verre très résistant, revê-

Fig. 655. — Appareil à eau de Seltz.

tues, pour surcroît de sécurité, d'un clissage en rotin. Pour opérer le chargement, on dévisse la carafe supérieure et on enlève le tube de communication qui réunit les deux pièces. On remplit d'eau la carafe supérieure, que l'on pose sur sa partie plane ; on introduit dans le petit récipient inférieur une dose de bicarbonate de soude pulvérisé et une autre dose d'acide tartrique également en poudre ; on place alors le tube de communication dans l'ajutage du récipient ; puis, retournant celui-ci le pied en l'air, on l'ajuste et on le visse sur la carafe pleine d'eau. Alors on fait reprendre à l'appareil sa position normale. L'eau de la carafe s'écoule par le tube dans le récipient, de la quantité juste nécessaire à la réaction qui doit produire l'acide carbonique. Ce gaz, mis en liberté, passe seul dans l'eau de la carafe qui le dissout, et le tartrate de soude formé reste, seul aussi, dans le récipient.

Les doses d'acide tartrique et de bicarbonate de soude diffèrent selon la capacité de l'appareil, qui peut être de 1 à 6 bouteilles. L'appareil le plus courant est celui de 2 bouteilles ; les doses sont :

Acide tartrique . . . . . . 18 gr.
Bicarbonate de soude. . . 22 gr.

Avec un appareil de deux bouteilles, le prix de revient de l'opération est de 0 fr 15. »

Cet appareil est moins employé aujourd'hui qu'autrefois, depuis l'invention du sparklet (V. ce mot) et surtout depuis que la multiplicité des fabriques d'eau de Seltz a notablement diminué le prix de vente de cette eau. Dans l'industrie, l'acide carbonique est obtenu par la réaction de l'acide sulfurique sur de la craie, ce qui diminue considérablement le prix de revient.

II. Eau de Seltz (Prusse) **naturelle.** — Cette eau, peu employée en France, ne rend pas plus de services que l'eau artificielle faite à son imitation.

Semen-contra (Étym. : *semence contre les vers*, ce dernier mot étant sous-entendu). — On désigne sous ce nom les fleurs non ouvertes de plusieurs artémises. Elles sont employées contre les vers et les lombrics sous forme de poudre (1 à 10 gr.) ou d'infusion (10 gr. par litre). On prépare aussi des biscuits qui contiennent chacun 50 centigr. de poudre.

Santonine. — Principe actif du semen-contra, dont il a les propriétés.

DOSES. 2, 5 et 10 centigr., suivant l'âge, sous forme de biscuits, de pastilles de chocolat, de dragées, de tablettes.

Empoisonnement. — La forme agréable sous laquelle on donne la santonine excite quelquefois les enfants à en prendre plus qu'il n'est ordonné, d'où des accidents.

SIGNES. Pâleur de la face, pupilles dilatées, convulsions, sueurs froides, perte de connaissance, pouls lent, *urine jaune citron*.

PREMIERS SOINS. Faire vomir en chatouillant la luette, puis boissons chaudes, sinapismes, linges chauds, inhalations d'éther. Contre les phénomènes convulsifs, chloral*.

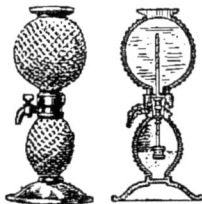

Séné. — Médicament purgatif constitué par les feuilles et les fruits d'une légumineuse, le cassia-séné (*fig.* 656).

Modes d'emploi et doses. 10 à 15 gr. infusé dans 500 gr. de décoction de pruneaux, sucrée avec du miel, à prendre comme purgatif dans du café ou du thé, ou en lavement purgatif associé à dose égale de sulfate de soude (10 à 15 gr.).

Le séné entre dans la composition du *thé Saint-Germain,* qui est formé de fleurs de

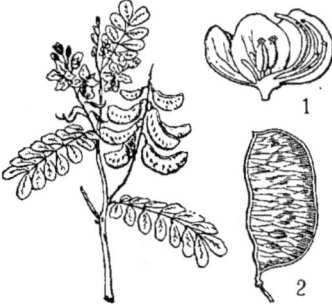

Fig. 656. — Séné.
1. Fleur ; 2. Fruit.

sureau 15 gr., semences de fenouil 6 gr., semences d'anis 5 gr., crème de tartre 5 gr. et feuilles de séné 24 gr. On prend, chaque matin, comme laxatif, 5 gr. d'infusion de ce mélange dans une tasse d'eau.

Sénégal. — V. tropiques (Pays des).

Sensibilité. — Pour les troubles de la sensibilité, V. analgésie, anesthésie.

Septicémie (du grec *sepsis,* pourriture, et *aima,* sang). — Manifestations fébriles se produisant chez un blessé par

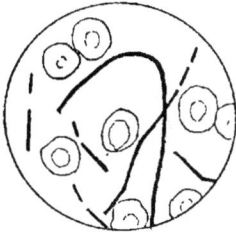

Fig. 657. — Vibrions septiques.

la pénétration et la multiplication de microbes, notamment du vibrion septique (*fig.* 657). La septicémie est rare et même

exceptionnelle depuis l'antisepsie et l'asepsie. Il en existe plusieurs variétés :

Fièvre traumatique et septicémie aiguë. — La *fièvre traumatique* débute vers la fin du 2e jour après la blessure ; elle s'élève par étapes à 39°, 39°,5, 40°, puis redescend, également par étapes, jusqu'à la normale, le tout en l'espace d'une semaine. Elle s'accompagne de courbature, mal de tête, soif intense, perte d'appétit et localement d'un gonflement de la plaie, qui se met à suppurer. Dans la *septicémie* aiguë, ce pus devient clair et sanieux. — Évolution. Les formes sont plus ou moins intenses ; la fièvre traumatique est la forme la plus légère, la septicémie aiguë est ordinairement mortelle.

Septicémie suraiguë (syn. : septicémie gangreneuse, infection putride aiguë). — Signes. Vers le second jour qui suit la blessure, apparition d'une douleur extrêmement vive au niveau de la plaie dont le pourtour est gonflé, tendu, luisant, sillonné de traînées bleuâtres et de cloques. Des gaz s'infiltrent rapidement sous la peau.

Septicémie chronique (fièvre hectique). — Signes. Fièvre relativement faible et seulement pendant une partie de la journée, faiblesse, amaigrissement, soif continuelle, insomnies, sueurs la nuit, œdème des jambes et du ventre. Le peau est terne, plombée. Mort dans un marasme progressif.

Causes prédisposantes. Plaies contuses, blessures par armes à feu avec grande hémorragie ; plaies larges souillées par des corps étrangers, plaies anfractueuses d'où le pus s'écoule difficilement ; faiblesse, surmenage, alcoolisme, rhumatisme, goutte, paludisme antérieurs, abcès froids, tumeurs blanches.

Traitement. Propreté méticuleuse du chirurgien, de ses aides, de la plaie. (Reclus.)

Septique (du grec *sêptikos,* de *sêptós,* pourri). — Se dit de toute plaie envahie par des microbes nuisibles. L'*asepsie* est constituée par l'absence de microbes.

Séquestre. — Portion d'os qui a perdu toute vitalité, la circulation ne s'y opérant plus : elle devient un corps étranger autour duquel se forme un abcès. V. os (maladies) : *Nécrose.*

Séreuse et sérosité.

I. **Séreuse.** — Une séreuse est une membrane ayant la forme d'un sac sans ouverture, dont une moitié serait entrée dans l'autre ; aussi la compare-t-on avec raison au bonnet de coton. Entre les deux parois se trouve une faible quantité d'un liquide, la *sérosité,* qui permet le glissement d'une paroi sur l'autre. De ces séreuses les unes enveloppent les organes ; ex. : l'*arachnoïde* autour des centres nerveux (cerveau et moelle), la *plèvre* autour du poumon, le *péricarde* autour du cœur, le *péritoine* autour des organes abdominaux. D'autres séreuses, les *synoviales,* qui contiennent un liquide filant, visqueux, la *synovie,* tapissent l'intérieur des articulations et les gaines des tendons. Elles en facilitent les mouvements comme les séreuses facilitent les mouvements des viscères. Le liquide contenu dans les séreuses peut augmenter de quantité sans modification, *hydropisie* (V. ce mot), ou avec des modifications produites par une action inflammatoire, *péricardite, péritonite, pleurésie.*

Sérosité. — Liquide d'une composition assez voisine du sérum du sang ; il en existe plusieurs variétés : 1° la sérosité des séreuses à l'état normal et dans les hydropisies ; 2° celle des cloques (brûlure, vésicatoire) ; celle des *œdèmes* (V. ce mot) où la sérosité est infiltrée sous la peau dans le tissu cellulaire.

Seringue (*fig.* 658). — Les seringues autrefois employées pour donner des lavements ont été remplacées par l'*irrigateur* et par le *bock* pour les grandes

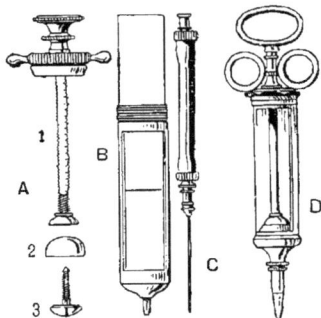

Fig. 658. — Seringue pour injection de sérum, démontée.

On remonte cette seringue en passant la vis (A3) dans le caoutchouc (2) qu'on visse à l'intérieur de l'extrémité du piston (1). Introduire alors le piston A dans le corps de pompe B et visser solidement la calotte de ce piston sur le pas de vis du corps de pompe. On n'a plus qu'à adapter l'embout C sur l'extrémité du corps de pompe.
D représente une seringue dont l'extrémité supérieure est à anneaux.

personnes, par la *poire en caoutchouc* pour les enfants. On ne se sert plus de seringues que pour les injections de morphine (V. fig., à ANESTHÉSIE), de sérums (*fig.* 658) et de liquides antiseptiques dans un conduit, comme le canal de l'urètre, ou sur une plaie. V. à l'*Appendice.*

Les seringues actuelles sont en verre, de façon qu'on puisse en surveiller la propreté, et sont facilement démontables, de façon à être rendues aseptiques par l'ébullition.

Sérosité. — V. SÉREUSE.

Serpigineux. — Se dit des lésions de la peau (chancre, éruptions, ulcères) qui envahissent de nouveaux points à mesure qu'elles guérissent sur d'autres.

Serpolet. — Plante de la famille des Labiées, qu'on emploie comme excitant et aromatique, en infusion à la dose de 10 gr. par litre d'eau.

Serre-fine (*fig.* 659). — Sortes de petites pinces dont les mors se rejoignent sous l'action d'un ressort.

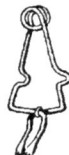

Fig. 659. Serre-fine.

On s'en sert pour tenir adhérentes deux parties de peau séparées par une blessure.

Sérum du sang. — Partie liquide du sang. V. CŒUR.

Sérum (médicament). — On désigne sous ce nom des liquides dont les éléments les plus importants ont été extraits du sang (sérum antimicrobien) ou dont la composition se rapproche de celle du sérum sanguin (sérum artificiel).

Sérums antimicrobiens. — Liquides destinés à être injectés sous la peau afin de *prévenir* ou de *guérir* les maladies produites par différents microbes (diphtérie, érysipèle, fièvre puerpérale, phlegmon, tétanos,

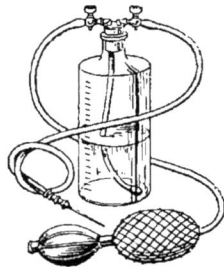

Fig. 660. — Appareil pour injecter des sérums artificiels.

peste) et les piqûres vénéneuses. (V. VENIN.) Ils proviennent du sang de divers animaux, notamment de chevaux immunisés contre les microbes origines des maladies en question par des injections progressivement plus actives de liquides contenant lesdits microbes (*fig.* 661). Ces sérums gardent leurs propriétés pendant plus d'une année, à condition d'être conservés dans un endroit dont la température soit peu élevée, à l'abri de la chaleur (au-dessus de 50°, les sérums deviennent inactifs). Les flacons doivent, en outre, être préservés de l'humidité et ne sortir de l'étui qui les renferme qu'au moment d'être employés.

Une instruction détaillée accompagne, du reste, chacun des flacons de sérums préparés par les divers Instituts Pasteur. V. DIPHTÉRIE, PESTE, RAGE, VIPÈRES.

Sérums artificiels. — La présence du sel commun (chlorure de sodium) diminue et même supprime la multiplication des microbes (V. ce mot) dans les solutions de laboratoire : on a eu l'idée, par application de ce fait, d'injecter des solutions salines à haute dose (de 100 à 2 000 gr.) sous la peau, dans les veines, au cours de différentes affections graves (choléra, éclampsie, tuberculose, urémie) et dans

sésame ; ils se développent dans les tendons qui passent auprès de certaines jointures et leur donnent plus de force. Les individus robustes en ont souvent dans les tendons qui avoisinent les articulation du métacarpe et du métatarse avec les phalanges. V. la *fig.* de main d'homme, au mot RADIOGRAPHIE.

Sessile. — Se dit d'une tumeur qui n'est pas unie aux tissus par une partie rétrécie (comme le pétiole d'une feuille).

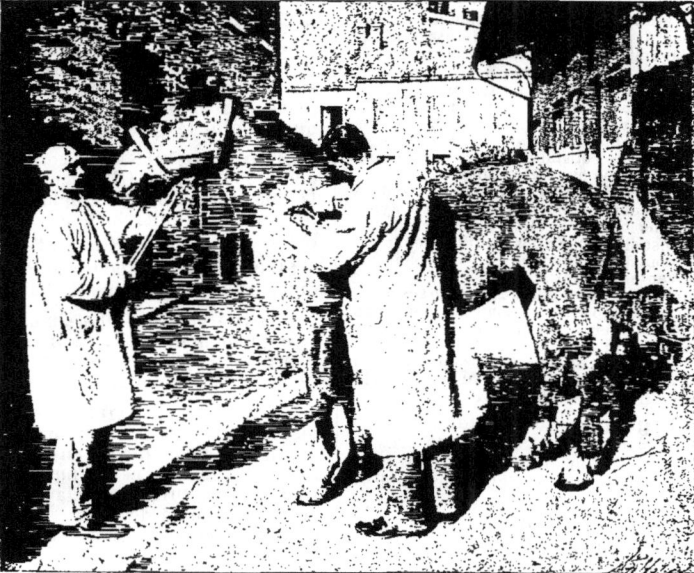

Fig. 661. — Inoculation du sérum au cheval.

(Revue illustrée.)

des états d'affaiblissement extrême à la suite de maladies ou d'opérations, afin de modifier rapidement l'état du sang. L'une de ces solutions contient 7 gr. 50 de chlorure de sodium pour 1 000 gr. d'eau distillée ; l'autre, *sérum d'Hayem*, contient 5 gr. de chlorure de sodium et 10 gr. de sulfate de soude pour 1 000 gr. d'eau. On stérilise ces liquides avant l'injection. Suivant les cas, on emploie une seringue (V. *fig.*, à ce mot) ou l'appareil spécial (*fig.* 660).

Sérum de Nocard. — Sérum préparé avec des bacilles de la tuberculose : il permet de reconnaître si une vache est, ou non, tuberculeuse.

Sérum de Quinton. — V. MER, *Appendice.*

Sésamoïdes (du grec *sésamon*, sésame, et *eidos*, forme). — Petits os arrondis qui ressemblent à des grains de

Séton (du latin *seta*, soie). — Procédé, aujourd'hui à peu près abandonné, qui consistait à provoquer la suppuration en un point plus ou moins éloigné d'une région malade en introduisant avec une aiguille sous la peau (ordinairement à la nuque) une longue mèche enduite de cérat. On enlevait chaque jour la partie placée dans la plaie, en la remplaçant par la partie voisine de la mèche.

Sevrage. — Action pour une femme de cesser de donner son lait à un enfant.

On a vu à l'article ALLAITEMENT que la mère peut, outre son lait, donner à son enfant du lait de vache, à partir du 8ᵉ mois ; le *sevrage*, c'est-à-dire la suppression du lait de femme, doit être *graduelle* et ne s'effectuer que du 15ᵉ au 18ᵉ mois, après la sortie des premières dents, en tout cas pas avant le 12ᵉ mois. En cas de fortes chaleurs ou de fatigue de l'enfant (dentition, diarrhée), on retardera le sevrage, qu'on avancera, au contraire, en cas d'affaiblissement de la mère (perte d'appétit, amaigrissement, insomnie, troubles nerveux). Il est inutile et même nuisible à l'enfant de prolonger l'allaitement après 18 mois ; l'enfant a besoin, à ce moment, d'une nourriture plus forte.

Pour sevrer un enfant, on espacera chaque jour de plus en plus les tetées, ce qui l'accoutumera à une autre alimentation et supprimera peu à peu la montée laiteuse chez la mère, laquelle devra diminuer sa ration alimentaire et surtout la quantité de ses boissons. Elle pourra en outre se purger une ou deux fois lorsqu'elle aura cessé complètement l'allaitement et couvrir ses seins d'ouate. Au besoin, on peut déshabituer l'enfant du sein par l'application d'une substance amère sur le bout du sein (gentiane ou quassia amara).

Le *lait répandu* est un ensemble de troubles imaginaires dont les bonnes femmes effrayent les mamans qui ne veulent pas boire les tisanes conseillées par elles. Cette légende est soigneusement entretenue par des pharmaciens inventeurs d'antilaiteux.

L'alimentation de l'enfant, après le sevrage, devra être composée en majeure partie de lait de vache avec adjonction de crème de riz ou de tapioca, d'œufs, de farine lactée ; puis, progressivement, on lui donnera des petites soupes, des purées de légumes et de la viande coupée en très petits morceaux.

Sialagogue (du grec *sialon*, salive, et *agein*, chasser.) — Substances provoquant la sécrétion de la salive : antimoniaux, calomel, cresson, jaborandi et pilocarpine, tabac. En mâchant un corps dur (morceau d'os ou d'ivoire), on accroît mécaniquement la quantité de salive.

Sibilance. — Bruit provoqué dans le poumon par une lésion de cet organe.

Sidérose. — Maladie produite par la poussière de fer. V. POUSSIÈRES professionnelles.

Siège (Bain de) [*fig.* 662]. — Ce bain se prend dans une baignoire de

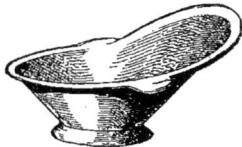

Fig. 662. — Bain de siège.

forme spéciale, dans laquelle le bassin est entouré d'eau. On l'emploie surtout comme décongestionnant de la tête dans le cas de migraine et comme congestionnant du bas-ventre lorsque les règles ne se produisent pas.

Sieste. — L'habitude de se reposer étendu et même de dormir après le déjeuner de midi est recommandée par certains médecins coloniaux, déconseillée par d'autres. En fait, il y a lieu de tenir compte des tempéraments de chaque individu et de ne pas établir une règle générale absolue.

Silicaté (Appareil). — Bandage contentif qu'on enduit, à l'aide d'un pinceau, de silicate de potasse ou verre liquide. La solidification est réalisée en six heures. Pour enlever l'appareil, on place le membre dans de l'eau chaude, qui ramollit le silicate.

Simarouba. — L'écorce de la racine de simarouba (Rutacée) contient de la quassine. Elle est employée comme tonique et antidiarrhéique, en infusion (50 gr. par litre) et en poudre (1 à 4 gr.).

Simples. — Plantes employées ordinairement sous forme de tisane.

Simulation. — La simulation peut être involontaire. (V. IMAGINATION.) Le thermomètre permet pour les fièvres de reconnaître la vérité.

Sinapisé (Bain). — Le bain sinapisé se fait avec 1 kilogr. de poudre de moutarde qu'on place, enveloppé d'un linge fin, dans l'eau d'un bain *tiède*. Pour les pédiluves, on délaye 150 gr. de farine de moutarde dans 3 litres d'eau froide, qu'on verse dans l'eau chaude du bain de pieds.

Sinapisme (du latin *sinapis*, moutarde). — Médicament externe destiné, en faisant rougir la peau, à provoquer vers elle un afflux de sang, qui se trouve ainsi détourné d'un autre organe (dérivation, révulsion). Le sinapisme peut être utilisé aussi comme excitant général.

PRÉPARATION. Le moyen le plus simple consiste à mélanger de la farine de moutarde récente avec de l'eau tiède et non chaude, ce qui enlèverait à la moutarde ses propriétés. On constitue ainsi un cataplasme dont on peut modérer l'effet irritant en y ajoutant un tiers ou moitié de farine de lin. La facilité d'emploi du papier Rigollot (papier imprégné de farine de moutarde qu'on doit tremper simplement dans de l'eau tiède) a rendu l'emploi du cataplasme sinapisé beaucoup plus rare.

Le sinapisme devra être maintenu, suivant les individus, d'un quart d'heure à une demi-heure, en tenant compte surtout de la sensation de douleur, car la rougeur peut n'appa raître qu'après son enlèvement. Dans aucun cas, on ne le laissera plus d'une heure.

Après avoir retiré le sinapisme, on lavera la surface de la peau avec de l'eau tiède et on appliquera, si l'irritation est grande, une couche de poudre d'amidon et d'ouate.

Siphon. — Le procédé du siphon est employé pour la douche nasale (V. NEZ [maladies].). L'extrémité d'un tube en caoutchouc est placée dans un vase rempli de liquide; on l'amorce en aspirant le liquide à l'autre extrémité, placée dans le nez. V. aussi SELTZ (Eau de).

Sirop. — Préparation pharmaceutique, formée soit simplement d'eau et de sucre, *sirop simple blanc*, auquel on ajoute des blancs d'œufs pour le *sirop de sucre ordinaire*, soit d'un sirop simple et d'un médicament.

Sirop d'amandes. — V. ORGEAT.

Sirop antiscorbutique. — V. ANTISCORBUTIQUE.

Sirop des cinq racines apéritives. — Il fabriqué avec des racines d'ache, d'asperge, de fenouil, de persil et de petit-houx; on l'emploie pour donner de l'appétit.

Sirop de Cuisinier. — V. SALSEPAREILLE.

Sirop de Desessarts. — Il contient du vin dans lequel on a fait macérer de l'ipéca et du séné; de l'infusion de coquelicot et de serpolet; du sulfate de magnésie, de l'eau de fleurs d'oranger. Il est calmant, laxatif et facilite l'expulsion des crachats.

Sirop pectoral. — Sa composition est la suivante : infusion d'espèces pectorales 120 gr., sucre 200 gr., eau de fleurs d'oranger 5 gr., extrait d'opium 3 centigr. On le prend par cuillerées à soupe, contre la toux, toutes les 2 ou 3 heures.

Autres sirops. — V. au nom du médicament ou de l'inventeur.

Soda-water. — Solution de 1 gr. de bicarbonate de soude dans 650 gr. d'eau.

Sodium. — Le sodium est un corps simple métallique. Il n'est employé qu'en combinaison avec l'oxygène (V. SOUDE) ou associé à du chlore ou de l'iode.

Chlorure de sodium (sel commun ou marin). — A l'*intérieur*, 50 centigr. comme digestif; 8 à 15 gr. dans un verre d'eau comme vomitif; 20 à 60 dans deux grands verres d'eau purgatif; 30 gr. pour 1/2 litre en lavement; à l'*extérieur*, 5 kilogr. par bain, 125 gr. pour bain de pieds.

Iodure de sodium. — V. IODURE.

Soif. — Elle est accrue dans la fièvre et le diabète. V. ces mots.

On ne doit jamais boire une grande quantité de liquide, et surtout d'eau glacée, lorsqu'on est en sueur. On s'exposerait ainsi à une congestion pulmonaire ou cérébrale. Quant aux liquides à boire, V. EAU, ALCOOLISME, LIMONADE.

Sole. — Excellent poisson, d'une digestion facile; aussi est-il recommandé aux convalescents.

Soleil. — Le soleil et la lumière sont des tueurs de microbes de premier ordre, des désinfectants par excellence. Il est démontré que les cultures de bacilles s'effectuent d'autant plus mal que l'exposition à la lumière est plus longue. Il y a d'abord suppression du pouvoir de pulluler, puis de la virulence, et enfin le germe meurt; le second stade suffit pour fabriquer des sérums préservateurs. Au contraire, dans les tubes de culture mis à l'abri de la lumière, les microbes se multiplient abondamment et rapidement.

Buchner a constaté que, dans l'eau d'un fleuve à débit régulier, le minimum de germes est à la fin de la journée. Dans l'eau d'un lac, l'action solaire se fait encore sentir à 3 mètres de profondeur.

Mais la lumière n'exerce une action destructive dans l'air et dans l'eau qu'à condition de pouvoir agir directement. Le Dr Esmarch a cherché si le soleil était capable de désinfecter les vêtements et la literie. Après les avoir imprégnés de liquides contenant des microbes, il les exposa au soleil et constata que les couches superficielles étaient désinfectées, mais que les parties qui avaient échappé à l'action directe du soleil, ou qui avaient reçu la lumière à travers un tissu même léger, conservaient intacts leurs microbes. Il est donc nécessaire d'étaler les objets à désinfecter, de façon que l'action du soleil se fasse sur toutes leurs parties.

La cure de soleil est particulièrement utile aux convalescents. V. aussi LUMIÈRE.

Coup de soleil. — V. INSOLATION.

Solution. — Combinaison d'un liquide avec un solide, telle que celui-ci prend la forme liquide.

Somatose. — Produit pharmaceutique alimentaire, contenant une forte proportion d'albumine, à prendre à la dose de 8 à 12 gr. par jour, en 3 doses, dans eau, bouillon ou lait.

Sommeil, insomnie et troubles du sommeil. — Pour se rendre bien compte des circonstances qui favorisent ou suppriment au contraire le sommeil, il est nécessaire d'être renseigné sur l'état du corps à ce moment.

29

I. Sommeil.

— Fonctions du corps pendant le sommeil et hygiène du repos. Les grandes fonctions, respiration, circulation, digestion, sécrétions, suivent à peu de chose près leur cours normal pendant le repos nocturne.

Les *respirations* sont plus rares ; mais les inspirations sont plus longues, plus profondes, et la quantité d'oxygène absorbée est non diminuée, mais accrue, d'où la nécessité de prendre pour chambre à coucher, qu'il s'agisse d'un adulte ou d'un enfant, la pièce la plus vaste possible, de ne pas placer le lit dans une alcôve et de ne pas l'entourer de rideaux. On l'installera, au contraire, au milieu de la pièce, en ayant soin d'aérer la chambre dans la journée et notamment avant le coucher ; on doit laisser ouverte la cheminée, ne pas faire dormir auprès de soi des animaux et ne pas y conserver des fleurs ou des veilleuses, car bêtes, fleurs et lumière consomment, elles aussi, de l'oxygène et rejettent de l'acide carbonique.

En ce qui concerne la *circulation,* le nombre des pulsations est moins grand, mais la dilatation des vaisseaux superficiels entraîne une transpiration plus abondante ; le corps doit, par suite, être couvert d'un nombre suffisant de couvertures suivant la saison, mais tout excès de chaleur doit être évité (suppression des lits de plume et des édredons). Il est, en outre, nécessaire que rien ne gêne le léger accroissement de volume du corps dû à cette dilatation des vaisseaux ; le vêtement de nuit doit donc être large et flottant, et son tissu suffisamment léger pour absorber l'excès de transpiration.

La *digestion* s'achève pendant le sommeil, mais son activité est plus faible que dans la journée, d'où l'utilité, notamment pour les vieillards, dont l'estomac est déjà paresseux, de manger peu au dîner, surtout s'ils se mettent rapidement au lit après ce repas. D'autre part, les transformations qui s'opèrent d'une façon continue dans l'intimité des tissus (assimilation) sont au cours du sommeil non pas amoindries, mais déviées de leur cours normal ; l'élimination d'acide carbonique diminue, mais se trouve compensée par un accroissement de la graisse : les grands dormeurs deviennent obèses.

Le fonctionnement des *reins* s'opère la nuit à peu près comme dans le jour, mais la vessie se laisse dilater plus patiemment chez les adultes, qui peuvent rester 9 heures sans uriner ; il n'en est pas de même chez le nourrisson, qui urine à peu près aux mêmes intervalles que dans le jour. Quant à l'enfant plus âgé, qu'on a couché peu après son repas, il s'agite et se réveille jusqu'à ce qu'on l'ait mis à même d'uriner. Il ne se réveille pas, du reste, complètement pour cela et, si on l'aide, il se lève et se recouche sans en avoir conscience.

Circonstances favorables et défavorables au sommeil. La fatigue du corps et de l'esprit, le retour de l'heure habituelle du coucher sont les causes les plus ordinaires du besoin de dormir, mais ce besoin peut être provoqué par d'autres circonstances, dont quelques-unes semblent opposées : l'extrême chaleur ou au contraire un très grand froid, un repas trop abondant ou une longue absti-

nence. Cette contradiction n'est qu'apparente, le résultat de ces divers états étant toujours *l'anémie du cerveau :* si la chaleur dilate les artères de la peau et provoque vers cette peau un afflux de sang, le froid, par un resserrement des veines de la peau, gêne la circulation de retour vers la tête ; d'autre part, si un festin congestionne les organes digestifs, la faim diminue la quantité totale du sang.

La suspension des excitants ordinaires du cerveau, par le fait du silence et de l'obscurité (fermeture des rideaux de fenêtre), facilite la venue du sommeil. Dans certains cas, cependant, un bruit peut produire un effet analogue, à condition qu'il soit répété et suffisamment monotone, comme le roulement d'un chemin de fer sur les rails, la lecture à haute voix ; quelquefois, même, le bruit peut être assez fort, à condition que l'individu s'y soit habitué. Alors que le Français sursaute dans son lit au brusque chantonnement du carillon de Bruges, ces mêmes sons bercent le sommeil du Flamand, et les brusques coups de sifflet des locomotives n'interrompent pas le sommeil du riverain d'une ligne de chemin de fer. L'accoutumance a supprimé l'attention et permet, par suite, le repos de cette fraction de la conscience.

L'aération *permanente* de la pièce où l'on dort ne contribue pas seulement à la venue du sommeil, mais le rend plus calme, plus bienfaisant : l'air respiré et la sueur contiennent des ptomaïnes[*] dont l'absorption est nuisible ; lorsqu'on repose dans une chambre trop étroite et mal ventilée, le sommeil est lourd et fatigant. On ressent au réveil un sentiment de lassitude générale, l'esprit n'est pas alerte, et les mouvements sont maladroits. Le procédé le plus simple pour cette aération permanente consiste à laisser la fenêtre entr'ouverte dans la chambre même, en ayant soin de fermer les persiennes et de donner aux battants de la croisée une direction telle que l'air n'arrive pas directement sur le dormeur. Cette pratique est toujours à recommander en été ; on peut, en hiver, soit entr'ouvrir la fenêtre dans la pièce voisine,

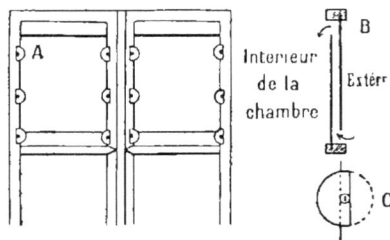

Fig. 663. — Vitres doubles du Dr Castaing.

A. En place à la partie supérieure d'une fenêtre;
B. Coupe montrant la direction suivie par l'air;
C. Demi-rondelle mobile maintenant les vitres.

soit employer le système du Dr Castaing [*fig.* 663] (vitres doubles dont l'une est trop courte en bas, l'autre trop courte en haut).

Les cheminées dans lesquelles on entretient du feu la nuit assurent, du reste, une aération suffisante pendant la saison froide.

Le bon lit se compose d'un sommier, d'un matelas crin-laine, d'oreillers de crin ; ceux de plume congestionnent la tête et sont, pour cette raison, une cause d'insomnie.

Quelle position doit-on occuper pendant le sommeil ? La règle consiste à dormir le plus horizontalement possible, de façon à donner aux membres et aux articulations le maximum de relâchement ; quant au côté sur lequel on repose, le mieux est de varier le plus souvent possible. Lorsqu'on dort sur le dos, le voile du palais se trouve rejeté très près de l'arrière-gorge ; aussi la respiration devient-elle difficile et bruyante. D'autre part, les mucosités du nez s'écoulent par l'orifice postérieur des fosses nasales et viennent irriter la gorge : aussi a-t-on tendance à graillonner au réveil.

Durée hygiénique du sommeil. Le temps consacré au sommeil variera suivant l'âge et le sexe : pour un adulte homme 7 à 8 heures, pour les femmes 8 à 9, pour les jeunes gens au-dessus de treize ans 9 heures, pour les vieillards et les enfants au-dessous de treize ans 10 au maximum.

Les individus *faibles* et *anémiques* et certains *nerveux* auront souvent grand avantage à prolonger la durée du repos nocturne, à faire même des siestes au milieu du jour, à condition qu'une large aération permette aux globules appauvris de leur sang de se revivifier.

II. Somnolence et sommeil trop prolongé.
— L'abus du sommeil peut avoir des conséquences très graves chez les personnes âgées, parce que la constipation, origine fréquente de congestions, est le résultat ordinaire du séjour prolongé au lit. Il en est de même pour les obèses, les goutteux, les pléthoriques, les individus à cou court, eux aussi prédisposés aux congestions.

Traitement de la somnolence et du sommeil prolongé. On lutte contre l'abus du sommeil par les repas légers, la promenade après les repas, l'usage du thé et du café, les pratiques de l'hydrothérapie (affusion froide, tub, douches), le traitement de la dyspepsie qui en est souvent l'origine. Erasme Darwin conseille pour faire fuir le sommeil de songer à des sujets irritants : la colère congestionne le cerveau, et l'effet désiré est obtenu.

La prolongation indéfinie du sommeil, pouvant durer 40 à 150 jours, est souvent difficile à distinguer de la léthargie ; relativement assez fréquente dans certaines parties de l'Afrique (Sénégal et Congo), elle est exceptionnelle en France.

III. Insomnie.
— Causes. Les principales causes de l'insomnie sont : la vie trop intensive, l'abus des travaux intellectuels et des excitants de la pensée (thé, café, tabac, alcool), le surmenage physique (promenade trop longue à pied ou à bicyclette), la neurasthénie, l'aliénation mentale, dont la perte de sommeil est souvent le premier signe, les maladies fébriles, notamment la grippe. L'insomnie persistante, complète, est rare, et l'individu qui croit n'avoir pas dormi a eu en réalité quelques moments de repos : mais son sommeil est si léger, si fugace, qu'il s'interrompt à chaque instant et ne délasse point. Ne permettant pas la bonne nutrition des tissus, il provoque un affaiblissement extrême.

Petits moyens contre l'insomnie. Pour récupérer le sommeil, il convient d'abord de se placer dans les conditions les plus favorables par la mise en pratique des règles hygiéniques indiquées au paragraphe 1. On y ajoutera, s'ils ne suffisent pas, quelques-uns des procédés suivants :

Exercice modéré dans la journée, hydrothérapie rationnelle régularisant la circulation générale. Supprimer tout travail intellectuel fatigant après dîner. Faire, le soir, un repas abondant et nutritif dont on exclura les légumes, le thé, le café, et se coucher une heure après. Si l'on se couche trois heures après un repas, reprendre quelques aliments avant de se mettre au lit. Certains breuvages chauds, camomille, tilleul, fleurs d'oranger, laitue, ont un double effet par les principes calmants qu'ils contiennent et la fluxion sanguine que leur absorption provoque vers les organes digestifs. La pomme de reinette a joui longtemps aussi d'une réputation somnifère.

Prendre l'habitude d'aller à la selle avant de se coucher, l'évacuation de l'intestin augmentant en moyenne le volume du poumon de 250 cent. c., c'est-à-dire faisant refluer vers le poumon un quart de litre de sang. Pour la même raison, évacuer aussi la vessie. Coucher la tête élevée par un ou plusieurs coussins afin de faciliter la descente vers le cœur du sang veineux. Fatiguer la conscience par la monotonie d'un même bruit (montre sous l'oreiller) ou d'une lecture faite par une personne dont la voix est sans inflexion : choisir de préférence des ouvrages à phrases longues et à raisonnements compliqués ; il ne faut pas, cependant, que le livre soit assez ennuyeux pour que l'auditeur s'en désintéresse.

Nombre de gens ont coutume, pour s'endormir, de se raconter une histoire à eux-mêmes ; ils s'efforceront de fixer assez leur pensée pour suivre les événements, l'insomnie ayant pour caractère principal l'extrême variabilité des idées.

Provoquer l'anémie cérébrale par l'enveloppement du crâne avec des linges mouillés et même par l'emploi d'un sac de glace. Faire dériver le sang vers la peau par l'usage de bains de pieds ou de bains généraux, qu'on prendra de préférence immédiatement avant le repas du soir.

On a conseillé aussi de joindre ses propres mains ou de faire tenir l'une d'elles par une autre personne qui suggestionnera le sommeil en répétant doucement, mais fermement, « dors, dors ».

Certains individus doivent leur insomnie à une extrême sensibilité de l'ouïe et se réveillent au moindre bruit ; ils ne peuvent reposer dans les grandes villes, même lorsque l'appartement donne sur la cour. On peut leur conseiller de boucher leurs oreilles avec de l'ouate et mieux avec de l'ouate imprégnée de vaseline, qui empêche toute perception des sons. Mais il y a lieu de remarquer que les bruits en question ne sont souvent qu'un des éléments de l'insomnie et que le repos dont ces malades jouissent à la campagne tient à une différence de composition de l'air.

TRAITEMENT DE L'INSOMNIE. Cure d'altitude *, hydrothérapie.

Si l'insomnie est provoquée par la douleur, le meilleur calmant est l'*opium* sous forme de sirop de *codéine*, de *laudanum* en lavement et surtout de *morphine* en injection sous-cutanée. Si la douleur est accompagné de fièvre, l'alcoolature de racine d'aconit devra être associée aux opiacées. L'inconvénient de ces préparations est la constipation, l'action sur le cerveau et la morphinomanie.

Le *chloral* est indiqué dans les insomnies non douloureuses, simplement nerveuses ; il ne provoque pas de douleurs de tête au réveil ; mais il peut, à la longue, exercer une action sur le cœur ; on devra donc, dans le cas de troubles circulatoires, lui substituer le *sulfonal* (1 gr.) ou tout au moins donner ce dernier un jour sur deux. On pourra aussi leur associer le *bromure de potassium* à la dose de 1 gr. à 1 gr. 50, dont moitié au repas du soir et moitié au coucher.

On peut, enfin, associer bromure, chloral et codéine.

IV. **Troubles du sommeil chez les jeunes enfants.** — RENSEIGNEMENTS DONNÉS SUR LES MALADIES PAR LA FORME DU SOMMEIL. L'enfant qu'on a couché de bonne heure, après un repas suffisamment léger pour que son estomac ne soit pas chargé, et auquel on s'est gardé de donner des boissons spiritueuses et même des boissons fermentées, présente, lorsqu'il est endormi, l'expression du parfait repos. Son corps est bien allongé dans le lit, sa tête repose dans une attitude naturelle, sa face est légèrement rosée, ses paupières sont closes, ses lèvres légèrement séparées l'une de l'autre, et ses narines restent si immobiles qu'il faut se pencher sur lui pour entendre le faible murmure de sa respiration. Dès que cet aspect change, on peut soupçonner un état maladif.

Tantôt il s'agit de peu de chose : l'enfant a trop bien dîné, ou encore il s'est trop fatigué dans la journée ; le visage, alors, est plus ou moins congestionné, ses traits ont perdu leur calme et des cauchemars semblent assaillir le dormeur ; des mots sans suite s'échappent de ses lèvres et longtemps, sans se réveiller, il se tourne et se retourne dans son lit.

Certains médecins ont appelé l'attention sur l'attitude en « chien de fusil » que prennent souvent dans leur lit les méningitiques. Il ne faudrait pas trop généraliser cette observation, car il n'est pas douteux que nombre d'enfants et de grandes personnes fort bien portants prennent cette position recroquevillée au début de la nuit, en hiver, pour se réchauffer. Elles ont théoriquement tort, puisque, la circulation étant gênée, le froid qu'elles ressentent sera plus prolongé ; mais elles se consolent d'agir contre les principes, par la pensée qu'elles concentrent leur calorique sur une plus petite surface. En tout cas, cette attitude « en chien de fusil » ne serait à noter que si l'enfant la conservait toute la nuit et en toute saison dans un lit suffisamment long.

Autrement importants sont les signes qu'il reste à énumérer. La fermeture incomplète des paupières, les mouvements incessants du corps sont les symptômes sérieux d'une maladie chronique ou aiguë. Le port constant des mains à la tête, surtout chez un nourrisson, indique des douleurs dans cette région. Le mouvement alternatif d'ouverture et de fermeture des paupières, surtout s'il est accompagné de la flexion, puis de l'extension des orteils, peut faire craindre des convulsions. Le battement des narines pendant l'inspiration montre que la respiration est gênée, que l'enfant est oppressé ; plus ces battements seront précipités, plus il y aura lieu de redouter une affection grave des bronches, des poumons ou de la plèvre.

Terreurs nocturnes des enfants. — SIGNES. Il existe plusieurs degrés. L'enfant endormi pousse tout à coup un cri de terreur, appelle sa mère, son père. Il se dresse sur son séant en tremblant et prononce des paroles soit très distinctes, soit, au contraire, incohérentes. Tantôt il agit ainsi sans ouvrir les yeux, tantôt il se réveille, mais *sans reconnaître personne*. Il peut sauter alors à bas de son lit et désigner un objet imaginaire. La figure est pâle, effrayée, les joues et le front couverts d'une sueur froide. — Dans la plupart des cas, l'enfant reprend son sommeil interrompu par un cauchemar terrible. S'il s'est réveillé, il revient à lui peu à peu, reconnaît ceux qui l'entourent, souvent pleure et finalement se rendort. Le matin, tout est oublié ; il est, du reste, à peu près impossible, même immédiatement après le cauchemar, de faire expliquer à l'enfant la cause de sa terreur. — Quelquefois, les accès deviennent de plus en plus fréquents ; souvent, même, ils se reproduisent toutes les nuits. Il est tout à fait exceptionnel que des convulsions générales en soient la conséquence. — Ces accidents se produisent chez les enfants très jeunes, ordinairement avant dix ans.

CAUSES. Abus ou simplement usage de vin et de bière chez des enfants nerveux. L'emploi, même à très rares intervalles, de boissons plus chargées en alcool (cassis, anisette, liqueurs de ménage), a des effets encore plus nuisibles. Aération et exercice insuffisants. Excitation trop grande avant le sommeil. Besoin d'uriner, d'où l'indication formelle de ne *jamais* laisser s'endormir un enfant avant d'avoir pris les précautions nécessaires : on devra l'obliger à se lever dans ce but après les cauchemars, sans quoi, on risque de les voir se reproduire. Maladies du nez ou de la gorge, rhume de cerveau chronique, hypertrophie des amygdales. Mauvaises digestions. Anémie.

TRAITEMENT. Fer, préparations arsenicales, bromure de potassium.

Toux nocturne périodique de l'enfance. — L'enfant s'est fort bien porté toute la journée ; cependant, pendant la nuit, il se met à tousser, sans d'abord se réveiller, puis les quintes se rapprochent et peuvent prendre l'apparence coquelucheuse. Peu à peu tout se calme, et, pendant plusieurs heures, quelquefois même pendant le reste de la nuit, l'enfant reprend un sommeil très

calme, sans aucun caractère d'oppression. Au
réveil, il n'a aucune conscience des inquiétudes
qu'il a données, et il ne tousse nullement
pendant la journée.

CAUSES. Accumulation de sécrétions abondantes sur la muqueuse de la gorge, provoquée
souvent par un catarrhe naso-pharyngien.
(V. NEZ [maladies].) Quelquefois forme du paludisme.

TRAITEMENT : 1° IMMÉDIAT. Lavement, pulvérisation d'eau chaude autour de la tête, application d'une éponge trempée dans de l'eau
très chaude sur la gorge. 2° GÉNÉRAL. Examen et traitement des maladies du nez, s'il en
existe. Régularité quotidienne des selles. Si
l'on soupçonne l'action d'une fièvre intermittente, sulfate de quinine. — V., pour le *faux
croup*, LARYNGITE striduleuse.

Sommeil (Maladie du). — V. à
l'*Appendice*.

Somnambulisme. — État cérébral qui met l'individu en état de répéter, étant endormi, des mouvements et
des actes habituels sans en avoir conscience au réveil. Le somnambulisme proprement dit est spontané; provoqué, il
prend le nom de « somnambulisme hypnotique ». V. HYPNOTISME.

Somnifères. — Médicaments provoquant le sommeil : chloral, opium,
sulfonal. V. SOMMEIL : *Insomnie*.

Somnolence. — Sommeil incomplet. V. SOMMEIL.

Son (Bain de). — On prépare ce bain
en faisant bouillir un kilogr. de son pendant 10 minutes dans 5 litres d'eau. On
passe ensuite cette bouillie, et on la verse
dans le bain. On peut aussi mettre simplement le son dans un petit sac qu'on
place dans la baignoire.

Sondage et **sonde**. — Le *sondage* est l'action d'introduire une *sonde*,
c'est-à-dire un tube cylindrique, dans une
cavité qui peut être *naturelle* (nez, œsophage, trompe d'Eustache, conduits lacrymaux, urètre) ou *accidentelle* (plaie,
trajet fistuleux). Deux variétés de sondes
répondent à ces destinations différentes :

I. **Sondes pour cavités naturelles**. —
Tubes cylindriques creux ouverts à leur extrémité supérieure et se terminant à leur extrémité inférieure soit par un cul-de-sac au bec
qui porte une ou deux ouvertures latérales
(*yeux*), soit simplement par une ouverture plus
petite que celle du sommet.

Sondes urétrales (*fig.* 664 A-E). — Les
sondes ordinaires servent à évacuer le liquide
contenu dans la vessie. Elles sont en métal,
en caoutchouc ou en gomme. Les métalliques
ont une courbure spéciale ; quant aux sondes
molles, il est possible de leur donner également
une courbure en introduisant dans leur intérieur une tige métallique, *mandrin*; mais le

plus généralement on les emploie sans mandrin. Leur calibre varie suivant le diamètre
du canal qu'elles doivent traverser. Les sondes
sont utilisées chez l'homme dans le rétrécis-

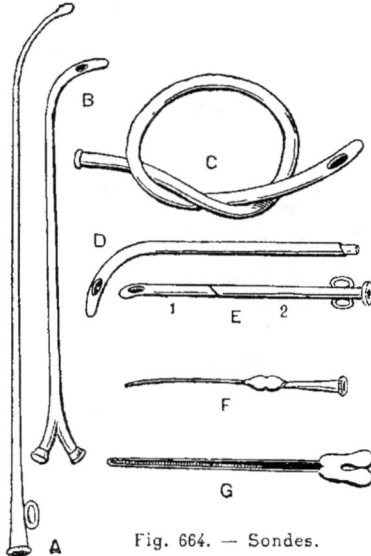

Fig. 664. — Sondes.

I. *Urétrale d'homme* : A. Métallique, en un seul
morceau ; B. Métallique, à double courant ;
C. En caoutchouc ; D et E (2), Métallique, en
deux parties.
II. *Urétrale de femme* : E (1 et 2). La partie 2
sert à faire la partie supérieure de la sonde
d'homme précédente.
III. *Pour les conduits lacrymaux* : F. Sonde
d'Anel.
IV. *Pour les plaies* : G. Sonde cannelée.

sement de l'urètre*, dans l'hypertrophie de
la prostate* ; pour les deux sexes, dans l'incontinence et la rétention d'urine*.

Dans les sondes à *double courant*, le canal
intérieur est divisé en deux par une cloison
longitudinale et forme ainsi deux conduits parallèles de façon qu'un liquide injecté d'un
côté puisse ressortir par l'autre.

Le sondage ne doit être opéré que par un
médecin, tout au moins la première fois, et
avec des instruments absolument aseptiques,
sous peine de produire une inflammation
grave de la vessie.

Sonde d'Anel. — Tube très fin, destiné à
sonder les conduits lacrymaux.

Sonde de Belloc. — Instrument destiné
à faire le tamponnement des ouvertures postérieures des fosses nasales dans les hémorragies de ces cavités. Il ne peut être employé
que par un médecin et est heureusement remplacé par l'introduction de languettes d'amadou. V. HÉMORRAGIE du nez.

Sonde œsophagienne. — Sonde flexible du diamètre d'un centimètre qu'on introduit par la bouche et quelquefois même par les narines jusque dans l'estomac. On s'en sert pour alimenter par force avec des liquides les individus qui se refusent à prendre de la nourriture (aliénés).

II. Sondes pour cavités artificielles.

Sonde cannelée. — Tige mince, portant une rainure profonde sur une de ses faces ; elle sert à guider le bistouri dans certaines opérations.

Songe. — V. CAUCHEMARS.

Sophistication. — Synonyme de *falsification.*

Soude. — Combinaison de sodium * avec de l'oxygène constituant une base. Elle forme des sels avec des acides.

Arséniate de soude. — V. ARSENIC.

Azotate de soude (nitre). — Diurétique très actif à la dose de 2 à 10 gr. dans une potion gommeuse.

Benzoate de soude. — V. BENZOATES.

Bicarbonate de soude (On l'appelle quelquefois *sel de Vichy*, expression impropre, car l'eau de Vichy contient en outre d'autres substances que le bicarbonate de soude). — Médicament antiacide digestif et diurétique. — DOSE. De 50 centigr. à 7 ou 8 gr. par litre sous forme d'eau minérale * alcaline naturelle ou artificielle, de pastilles (10 centigr. par tablette), de bains (500 gr. par bain).

Carbonate de soude (cristaux de sous-carbonate de soude). — Bains alcalins (250 gr. par bain). Fait partie des bains artificiels de Plombières et de Pennès. A l'*intérieur*, 1 à 4 gr.

Citrate de soude. — A la dose de 30 à 40 gr. avec quantité égale de sirop de limon dans 250 à 500 gr. d'eau, il constitue la *limonade purgative* ou *de Rogé.*

Hypochlorite de soude (liqueur de Labarraque). — Désinfectant, peu employé aujourd'hui.

Phosphate de soude. — 1 à 5 gr. comme reconstituant, antidiabétique.

Salicylate de soude. — V. SALICYLIQUE (acide).

Sulfate de soude (sel de Glauber). — Purgatif à la dose de 15 à 60 gr. dans deux verres d'eau, ou eaux minérales*, naturelles, sulfatées sodiques, comme Pullna, Hunyadi Janos, Rubinat.

Soufre. — Corps simple, de couleur jaune, sans saveur, qui exhale en brûlant une odeur forte et pénétrante.

I. Fleur de soufre (syn. : soufre sublimé lavé). — DOSES ET MODES D'EMPLOI. A l'*intérieur*, 8 à 16 gr. comme purgatif ou laxatif, 2 à 4 gr. comme sudorifique, mais plus souvent à l'*extérieur* en pommade ou en lotions à 1/10 associée dans quelques préparations à d'autres substances ayant des propriétés analogues.

II. Soufre précipité. — A l'*extérieur*, dans les maladies de peau, en pommades ou lotions (1 pour 10 de cérat, vaseline, huile, alcool). La pommade d'Helmerich contient : soufre 10 gr.; carbonate de potasse, eau et huile d'amandes douces, de chacun 5 gr., et 35 gr. d'axonge. En fumigations pour la désinfection. V. ce mot.

Sulfure d'antimoine. — V. ANTIMOINE.

Sulfure d'arsenic (orpiment). — Employé comme épilatoire ; il fait partie de la *rusma.* (V. DÉPILATOIRES.) C'est un produit dangereux.

Sulfure de calcium. — C'est un dépilatoire énergique et par conséquent dangereux.

Sulfure de carbone. — V. CARBONE.

Trisulfure de potassium. — Sert pour les bains sulfurés (100 gr par bain) et les lotions sulfurées (1 gr. pour 50 d'eau). — INDICATIONS. Maladies de peau et rhumatisme.

Monosulfure de sodium. — Est employé pour les eaux sulfureuses artificielles et pour les bains de Barèges. Monosulfure et chlorure de sodium, de chacun 60 gr., carbonate de soude 30 gr.

Trisulfure de sodium (foie de soufre). — Sert pour bains sulfureux (40 à 125 gr. par bain).

Soufre (Fumigations de). — V. DÉSINFECTION, à l'*Appendice.*

Soufrée (Pâte). — On l'emploie notamment contre l'acné. Il en existe plusieurs formules : celle de Lassar (Naphtol 3 pulvérisé, 10 gr. ; vaseline jaune et savon vert, de chaque 20 gr. ; soufre précipité, 50 gr.) est assez irritante.

Soufrée (Pommade). — Elle est formée de fleur de soufre ou de soufre précipité pour 9 ou 10 parties d'axonge ou de vaseline.

Sourd et surdité. — La surdité est une infirmité très fréquente sous sa forme incomplète, car elle existerait chez un enfant sur cinq. Un grand nombre d'élèves suivent mal les classes parce qu'ils distinguent incomplètement les paroles du maître. Sur 1 000 conscrits, 9 sont refusés pour surdité ; dans la vieillesse, cette proportion s'élève beaucoup.

CAUSES. *Inflammations* (otite moyenne suppurée souvent consécutive à un coryza dans la petite enfance, otite laissée sans traitement par suite d'un stupide préjugé ou survenue comme complication d'oreillons, de végétations adénoïdes, de fièvres éruptives); *réflexes nerveux* qui entraînent seulement une surdité transitoire, à la suite de vers dans l'intestin ou d'hystérie ; *ébranlement* de l'appareil auditif (explosion) ; *bruits professionnels* violents, continus ou non (usines métallurgiques, téléphone) ; *changement* très brusque de *pression atmosphérique*(ballon, scaphandre); *intoxication* par l'alcool, le plomb, le tabac; *maladies générales* (syphilis, tuberculose); *hérédité, vieillesse* (arthritisme, artériosclérose).

SIGNES. Le sourd qui dissimule son infirmité parle rarement au ton ordinaire, sa voix est basse ou trop haute. Son regard est fixe et souvent triste.

HYGIÈNE PRÉVENTIVE. Soigner énergiquement les coryzas et les otites de la première enfance dès leur début. Les spécialistes estiment qu'on ferait disparaître ainsi les trois quarts des surdités. Soigner plus tard, également dès le début, les autres affections de l'oreille. V. aussi OREILLE (maladies) et SOURD-MUET.

RENFORCEMENT DES SONS. Les personnes incomplètement sourdes peuvent faire usage de cornets acoustiques ou de l'audiophone (du latin *audio,* j'entends, et du grec *phôné,* voix) [*fig.* 665]. Ce dernier instrument consiste en une plaque de caoutchouc durci qui, étant très longue, absorbe une

Fig. 665.
Audiophone.

grande quantité d'ondes sonores et les transmet à un os du crâne lorsque l'instrument est tenu entre les dents ou appuyé sur la pommette.

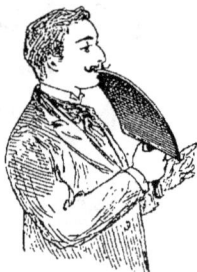

Sourd-muet et surdi-mutité.

— La surdi-mutité est une infirmité des individus privés de l'ouïe et de la parole. Elle est relativement assez répandue en France, où on compte environ 23 650 sourds-muets, soit 6,25 par 10 000 habitants. C'est dans les campagnes, et principalement dans les pays de montagnes (Alpes, Cévennes, Pyrénées), qu'on rencontre surtout cette infirmité. Elle est plus fréquente chez l'homme.

CAUSES. Sur 100 sourds-muets, 20 le sont de naissance : l'enfant n'a jamais entendu ni parlé (*surdité congénitale*). Chez les 80 autres, la surdi-mutité est acquise : si elle s'est produite dans la première année, l'enfant a entendu, mais n'a jamais parlé (*surdité précoce*); si elle s'est produite plus tard, l'enfant a entendu et parlé (*surdité tardive*) mais, n'entendant plus de sons, il a oublié ces sons et est devenu muet. C'est pourquoi la surdi-mutité est toujours antérieure à la septième année.

Les lésions qui sont l'origine de la surdité atteignent l'oreille moyenne (otite moyenne suppurée, ankylose des osselets), l'oreille interne ou l'origine même du nerf auditif dans le cerveau. Ces lésions sont encore mal connues. La grippe, les oreillons, la rougeole, la scarlatine, la diphtérie, puis la fièvre typhoïde, les affections cérébrales sont des causes fréquentes de surdité par les complications qu'elles entraînent (notamment les deux premières) du côté de l'oreille ; mais, ce qu'il importe surtout de soigner dans la petite enfance, ce sont les maladies du nez, qui, en s'étendant par la trompe d'Eustache à la caisse du tympan, provoquent des otites suppurées très graves.

Éducation. — Les sourds-muets sont aussi intelligents que les entendants-parlants, mais leur instruction doit fatalement être spéciale. Autrefois, on leur enseignait un alphabet par le mouvement des doigts (dactylologie de l'abbé de L'Epée); on lui a ajouté et en partie tout au moins substitué la méthode orale en faisant lire le son sur les lèvres de l'interlocuteur par les mouvements divers que prennent celles-ci. L'enfant peut ainsi arriver à parler presque correctement. Enfin, la méthode phonomimique utilise les deux procédés précédents.

Lecture sur les lèvres et enseignement de la parole. — M. Baguer, directeur de l'Institut départemental des sourds-muets et des sourdes-muettes de la Seine, a bien voulu nous adresser un tableau (*fig.* 666, 668), montrant le but poursuivi par cet enseignement, ainsi qu'une note explicative qui est résumée ci-après. « L'original du tableau a figuré à l'Exposition universelle de 1900 ; il mesure 1m,40 sur 1 mètre et donne nécessairement des détails que la réduction au format de ce livre ne permet plus d'apprécier en totalité. C'est qu'en effet on ne parle pas seulement avec les lèvres, mais toute la physionomie participe à l'émission de la parole ; il y a entre certains éléments congénères des différences très faibles, des nuances, permettant aux sourds d'arriver à des résultats qui semblent merveilleux aux personnes douées de tous leurs sens. »

En examinant le tableau, on remarque que la bouche prend une forme circulaire de plus en plus petite pour prononcer les voyelles *a, o, e, eu, ou, u,* tandis qu'au contraire l'ouverture s'allonge dans le sens horizontal si l'on émet successivement les voyelles *a, é, è, i.* En rapprochant *a* et *an, o* et *on, eu* et *un, é* et *in,* on voit que *a* diffère de *an,* bien que les ouvertures buccales soient semblables, par un changement de la physionomie. En effet, *an* est la nasale de *a,* comme *on* est la nasale de *o ;* de là résulte dans l'aspect du visage une modification suffisante pour que des buccales pures puissent être distinguées des nasales correspondantes, lesquelles sont modifiées par l'appoint de résonances naso-pharyngiennes. Pendant l'émission de *an, on, un, in,* les parois des narines subissent une vibration que maître et élèves utilisent comme moyen de contrôle en s'appliquant légèrement le doigt sur le nez l'un ou l'autre.

Pour les consonnes, il faut prononcer *f* et *ph* tel qu'on le prononce dans *pif ! paf !;* pour *v, j, ch, r, p, t,* on fera l'*e* final aussi nul, aussi muet que possible. Les consonnes *p, t, k, s, f, ch,* sont purement buccales, tandis que *b, d, g, z, v, j* sont les consonnes précédentes modifiées par des résonances laryngiennes, par un bruissement d'adoucissement; ainsi, *s* et *z* donnent le même dessin labial, mais, si

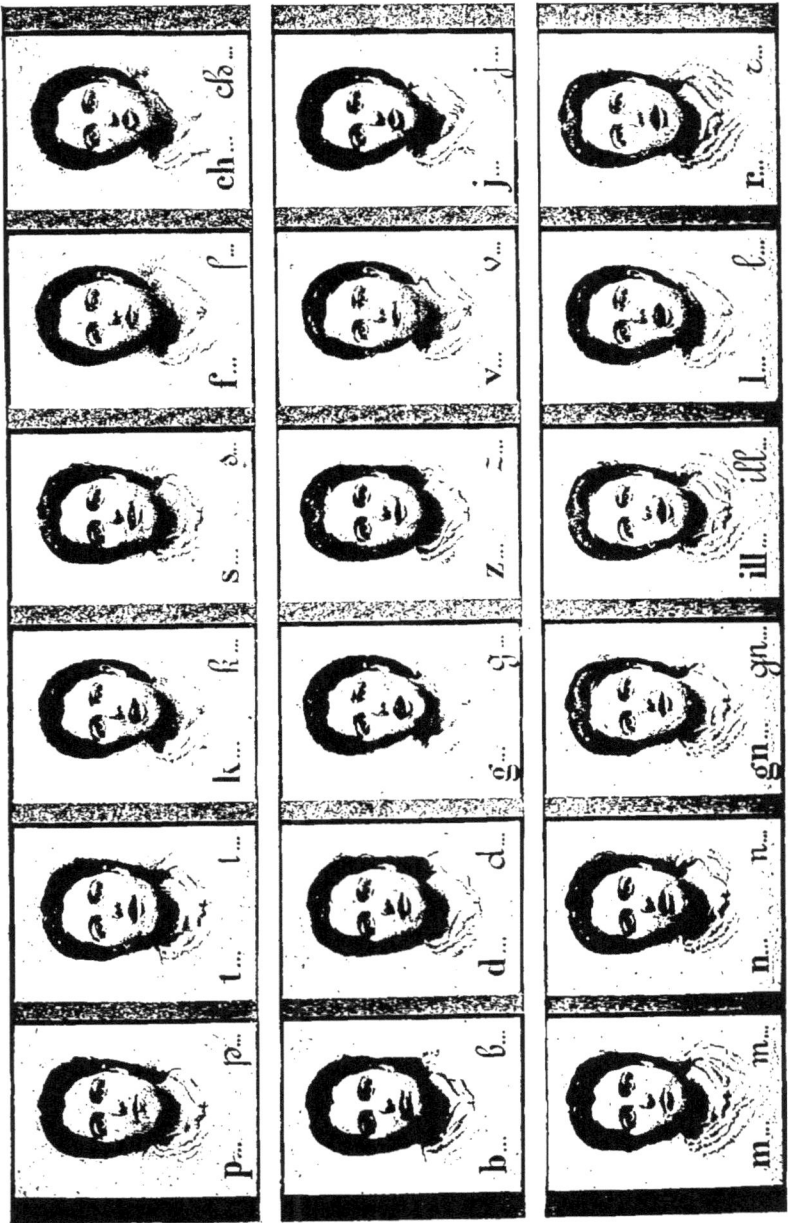

Fig. 666. — Lecture sur les lèvres par des sourdes-muettes : Articulation des consonnes.

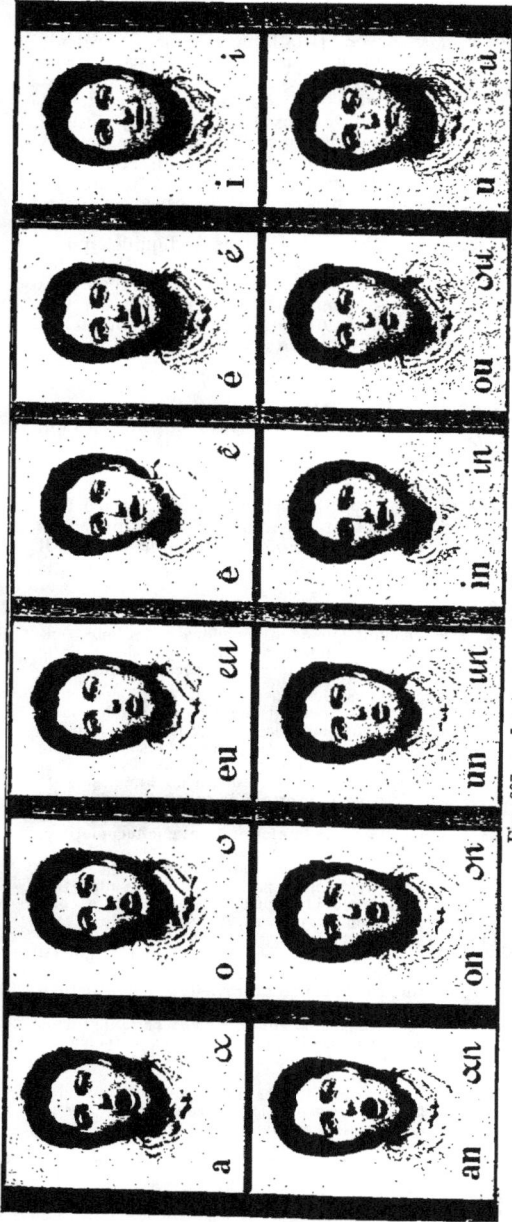

Fig. 667. — Lecture sur les lèvres : Sons-Voyelles.

a   œ   o   ø   eu   é   ê   é   é   i

an   œn   on   œ   un   in   un   ou   ou   u

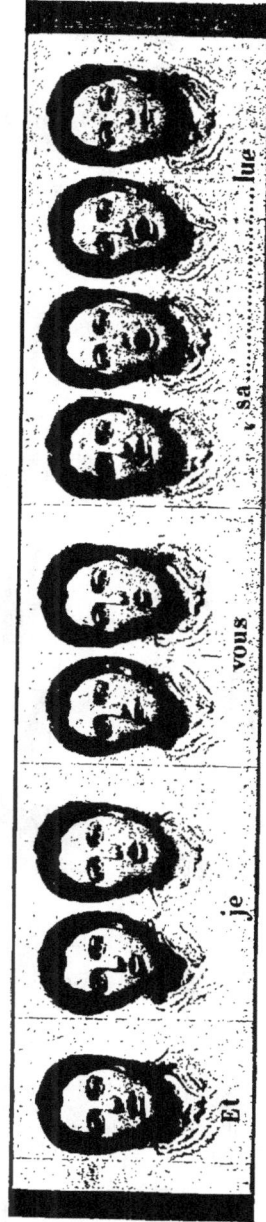

Et   je   vous   sa.......lue

Fig. 668. — Lecture sur les lèvres par des sourds-muettes : Lecture courante.

l'on prononce vigoureusement *sss... zzz* en touchant légèrement le larynx avec les doigts, on sentira dans la région hyoïdienne une vibration très sensible dans *zzz* qui n'existe pas dans *sss*. Quand le toucher a fait reconnaître ce phénomène, l'œil du sourd perçoit peu à peu une différence d'intensité qui lui permet de distinguer *s* de *z*, *f* de *v*, *ch* de *j*, *p* de *b*, *t* de *d*, *k* de *g*, c'est-à-dire de ne plus confondre ce que les grammairiens appellent les fortes et les faibles. La consonne *m* est la congénère de *p*, *b*; la nasale *n* de *t*, *d*; le *gn* de *g*, *n*; le *ill* (*ll* mouillées) est intéressant à comparer comme aspect de visage à la voyelle *i*; enfin, les dernières figures donnent la forme de la bouche prononçant les linguales *l*, *r*.

Dans la figure 668, la ligne de lettres a été composée avec les photographies prises pour *é-j*, *e-v*, *ou-s*, *a*, *l*, *u*, comme on compose en typographie par l'alignement des lettres.

Sparadrap. — Toile agglutinative. V. DIACHYLON.

Sparklet (de l'anglais *to sparkle*, mousser). — Le sparklet est une ampoule métallique ellipsoïdale, renfermant de l'acide carbonique liquide. Il est des-

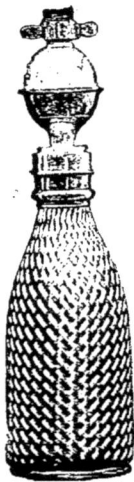

Fig. 669. — Bouteille avec sparklet.

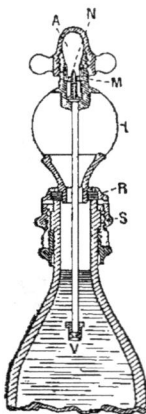

Fig. 670. — Coupe d'une bouteille munie d'un sparklet.

tiné à fabriquer instantanément un liquide gazeux, saturé d'acide carbonique et plus digestif que le liquide pur.

« Le dispositif est celui indiqué *fig.* 669 et 670. Une bouteille résistante, remplie du liquide choisi (qui, en général, est de l'eau, mais peut être du lait, du vin, de la bière, du thé froid), est surmontée,

par l'intermédiaire du pas de vis S, d'un réservoir métallique P, jouant le rôle de détendeur de pression du gaz acide carbonique. Un tube creux VN fait communiquer le liquide avec la partie située au-dessous de ce réservoir. En N est une pointe; on place le sparklet A sur cette pointe et, par un bouchon à vis M, on l'enfonce sur la pointe qui doit le percer; l'acide carbonique gazeux se dégage immédiatement et vient barboter en V, dans le liquide, qui se sature. Après avoir agité un instant pour faciliter la dissolution, il ne reste qu'à dévisser en S pour verser le liquide. L'opération complète ne demande qu'une minute au plus (1). »

Spartéine. — V. GENÊT.

Spasme. — Contraction involontaire d'un ou plusieurs des muscles qui *n'obéissent* pas à la *volonté*. Le spasme des muscles volontaires se nomme *contracture*.

Le type du spasme est produit par l'introduction involontaire de liquide dans le larynx, lorsqu'on parle en buvant. Il cesse à la suite de quelques mouvements de déglutition.

Spasme de la glotte. — Contraction, pendant quelques secondes à quelques minutes, des muscles constricteurs de la glotte provoquant de terribles accès de suffocation.

CAUSES. Le spasme peut être *primitif* et, alors, il se produit chez des enfants de quatre à dix-huit mois à la suite de troubles digestifs ou de dentition, quelquefois aussi sous une influence héréditaire. Dans d'autres cas, il est *secondaire* et consécutif à un anévrisme de la crosse de l'aorte, à la tuberculose des ganglions voisins, au croup, au faux croup ou à un œdème de la glotte, à l'ataxie locomotrice, à la syphilis héréditaire.

SIGNES. *Forme primitive* ou *enfantine*. Début brusque, la nuit, par un accès de suffocation dans lequel la respiration arrive à être complètement suspendue; le visage est bleuâtre et couvert de sueur, il se produit des palpitations, puis tout s'arrête; l'enfant fait une inspiration sonore, aiguë, ressemblant à une sorte de hoquet et revient à l'état normal jusqu'à la crise suivante. Cet accès peut se reproduire après un intervalle variable: dans certains cas, au lieu d'un à deux par semaine, on en observe jusqu'à une vingtaine dans une journée.

Forme des adultes. Les spasmes sont plus faibles; la respiration, en raison de la largeur de la glotte, continue à peu près à s'effectuer pendant les accès.

TRAITEMENT. Aspersion d'eau froide sur le visage et le haut du corps. Mahers conseille

(1) Figures et résumé d'un article de M. Jean Mascart dans la *Revue Encyclopédique* (1898).

de toucher la muqueuse du nez avec une plume et de priser un peu de poivre. Changement d'air, campagne. Antispasmodiques et antisyphilitiques.

Spasme de l'œsophage. — V. œSOPHAGE (maladies) : *Œsophagisme.*

Spatule (*fig.* 671). — Lame d'acier large et arrondie à une de ses extrémités dont on se sert pour étendre des pommades ou des poudres sur une région malade.

Fig. 671. Spatule.

Spécialistes et **Spécialités.** — La médecine est une science si étendue, qu'il est difficile, sinon impossible, pour un homme d'en étudier tous les détails; d'où les spécialistes des yeux, du larynx, des oreilles, de l'aliénation mentale, de la gynécologie et des accouchements. Mais il ne faut jamais s'adresser à un médecin spécialiste sans avis de son médecin, les charlatans n'étant pas rares parmi les médecins qui s'intitulent spécialistes sans avoir jamais fait de travaux particuliers sur le sujet qu'ils se targuent de mieux connaître que les autres.

Spécialités pharmaceutiques. — Médicaments auxquels le fabricant donne son nom et pour lesquels il fait beaucoup de réclame. Nombre de spécialités sont excellentes, mais quelques-unes n'ont pour elles que le tam-tam de leurs fabricants.

Spécifique. — *Médicament spécifique.* Médicament faisant disparaître un symptôme spécial ou même une maladie. Ainsi, le sulfate de quinine est le spécifique de la fièvre intermittente.

Spéculum (mot d'origine latine, qui signifie « miroir »). — Instruments

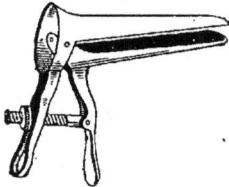
Fig. 672. — Spéculum à dilatation progressive.

destinés à dilater certaines cavités et à en permettre l'examen : spéculum du nez, des *oreilles* (V. NEZ, OREILLES), du *vagin* (*fig.* 672 et 673).
Par extension, on appelle *fauteuil* ou

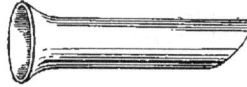
Fig. 673. — Spéculum à forme fixe.

table-spéculum le meuble sur lequel on étend les femmes pour les examiner.

Spermatorrhée ou **pertes séminales.** — Émission involontaire de sperme, se répétant à plusieurs reprises, et non déterminée par la continence, les pertes produites par celle-ci constituant une évacuation naturelle physiologique.
La spermatorrhée est, dans certains cas, le signe unique de diverses maladies.

CAUSES : 1° DÉTERMINANTES. Excès vénériens et habitudes solitaires, prostatite, blennorragie, constipation opiniâtre, accumulation de matière sébacée autour du gland, hémorroïdes, oxyures, maladies de la moelle épinière. 2° OCCASIONNELLES. Lecture ou spectacle excitants.
SIGNES : 1° LOCAUX. La perte se produit d'abord en général la nuit, surtout étant couché sur le dos, et s'accompagne d'érection et de sensation voluptueuse ; puis ces sensations, à mesure que les pertes sont plus fréquentes, s'affaiblissent et disparaissent, ainsi que tous les phénomènes d'excitation. Les pertes commencent alors à se produire le jour, notamment à la fin des selles ou de l'émission d'urine, à l'occasion d'un effort quelconque ou de l'équitation. Le liquide peut être formé de sperme complet, ou seulement de liquide prostatique ; seulement, dans le premier cas, il est blanc grisâtre, épais, et empèse le linge : dans le second, il est blanchâtre, onctueux, et n'empèse pas le linge ; plus tard, le liquide devient de moins en moins consistant et presque incolore.
2° GÉNÉRAUX. Lassitude et fatigue extrême, inaptitude au travail, palpitations de cœur, maux de tête, vertige ; le caractère change et devient morose, le malade se préoccupe grandement de son état et s'inquiète, les yeux deviennent caves, la faiblesse fait chaque jour des progrès.
ÉVOLUTION. La maladie est d'autant plus difficile à guérir que le malade a plus attendu pour se soigner. L'état général dérive en grande partie de la neurasthénie* qui vient s'ajouter aux troubles locaux.
TRAITEMENT. Varie avec la cause. Exercice gradué et surveillé, hydrothérapie, lotions froides. Calmants (belladone, camphre, ergotine) ou, au contraire, excitants (strychnine). Instillations cautérisantes.

Sphincter (du grec *sphiggein*, serrer). — Les sphincters sont des muscles circulaires placés à l'orifice de cavités qu'ils servent à fermer (anus, vessie). L'orbiculaire des lèvres peut être considéré aussi comme un sphincter.

Sphygmomanomètre. V., à l'*Appendice*, HYPERTENSION.

Sphygmographe (du grec *sphugmos*, pouls, et *graphein*, écrire) [*fig.* 674].

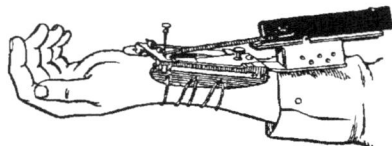

Fig. 674. — Sphygmographe Marey.

— Appareil destiné à tracer le dessin formé par les battements des artères. Il se compose essentiellement d'un ressort qui d'un côté appuie sur l'artère et de

thes, sous forme de tisane (15 gr. pour 300 grammes d'eau bouillante, infusée une heure, et qu'on prend en six fois dans la journée).

Spina bifida (syn. : hydrorachis). — Hernie de la moelle épinière et de ses enveloppes à travers une fissure des arcs vertébraux, formant une tumeur arrondie, fluctuante, en partie au moins réductible, dont le siège est la partie moyenne et inférieure du dos.

Spina ventosa. — Tumeur dans laquelle un os prend un développement considérable tout en s'amincissant, de sorte qu'il paraît comme soufflé.

Spinal (Nerf). — Nerf crânien qui préside aux mouvements vocaux volontaires.

Splanchnique (du grec *splagchnon*, viscère). — Se dit des nerfs ou des vaisseaux qui se rendent aux viscères.

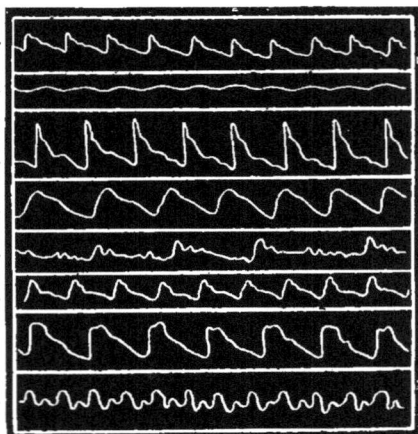

Fig. 675. — Tracés sphygmographiques de divers pouls.

l'autre est en rapport avec un levier très léger muni d'une plume. Celle-ci, étant mise en mouvement à chaque oscillation de l'artère, inscrit la série de ces oscillations sur un cylindre tournant.

La figure 675 montre les tracés du pouls : 1° normal ; 2° sur une artère au-dessous d'un anévrisme ; dans la fièvre typhoïde ; dans les maladies de cœur chez les vieillards.

Spigélie. — Plante de la famille des Loganiacées. On l'emploie, au moment de la floraison, contre les helmin-

Splanchnologie. — Partie de l'anatomie dans laquelle on décrit les viscères.

Splénique (du grec *splén*, rate). — Se dit des vaisseaux et des nerfs qui se rendent à la rate.

Sporadiques (Maladies). — Maladies qui n'attaquent qu'un petit nombre d'individus isolément, sans qu'il y ait eu contact entre eux. Leur nom vient de ce qu'elles semblent répandues au hasard, comme des semences.

Squames (du latin *squama*, écaille).
— Fragments d'épiderme qui se détachent, notamment après la rougeole, la scarlatine et différentes maladies de peau. V. *fig.*, à PEAU (maladies).

Squelette. — Ensemble des os qui constituent la charpente solide du corps. V. *fig.*, au mot CORPS.
Pour les fractures des os, V. FRACTURE.

Squine. — Plante de la famille des Asparaginées, dont le rhizome est employé comme sudorifique. Mêmes mode d'emploi et doses que pour la salsepareille, à laquelle toutefois la squine est inférieure comme effet.

Squirrhe (du grec *skirrhos*). — Tumeur cancéreuse dure.

Staphisaigre. — Semence d'une Renonculacée employée comme parasiticide contre les poux sous forme de poudre ou de pommade.

Staphylôme (du grec *staphulé*, grain de raisin, luette). — Le *staphylôme antérieur* est la saillie en avant de la cornée ou de la sclérotique distendues par l'humeur aqueuse. Le *staphylôme postérieur* est la saillie en arrière de la sclérotique. V. YEUX (maladies).

Staphylorraphie (du grec *staphulé*, luette, et *raphé*, suture). — Suture du voile du palais lorsqu'il se trouve divisé, soit de naissance, soit accidentellement.

Stations d'hiver et d'été. — Le choix de la localité, pour le séjour en été ou en hiver d'un malade ou d'un convalescent, doit dépendre du climat approprié à chaque variété de maladies.

Stations d'hiver et d'été d'après les maladies.

MALADIES	STATIONS D'HIVER	STATIONS D'ÉTÉ
Albuminurie	Cannes, Hyères, Menton, Nice.	Station d'altitude moyenne.
Anémie-chlorose.	Cannes, Hyères, Menton, Nice, Alger, Montreux.	Plages de l'Ouest et du Nord. Stations d'abord de moyenne altitude, puis de haute altitude.
Bronchite chronique.	1° sèche : Ajaccio, Arcachon, Pau.	Plages (mais pas de bains) et stations d'altitude moyenne.
	2° humide : Cannes, Menton.	Stations d'altitude moyenne.
Cœur (Maladies de).	Ajaccio, Pau, Montreux (surtout en automne).	Stations d'altitude moyenne.
Convalescence (à évolution lente)	1° chez lymphatiques { Cannes, Menton, Nice.	Plages de l'Océan et stations d'altitude moyenne.
	2° chez individus nerveux : Montreux et Grasse.	Stations d'altitude moyenne.
Diabète	Cannes, Hyères, Menton, Nice.	Plages de l'Ouest et stations d'altitude moyenne.
Diarrhée chronique.	Cannes, Hyères, Menton, Nice.	Stations d'abord de moyenne altitude, puis de haute altitude.
Dyspepsie.	1° chez vieillards { Cannes, Hyères, Menton, Nice.	Plages de l'Océan.
	2° chez lymphatiques	Stations d'abord de moyenne latitude, puis de haute altitude.
Emphysème	Arcachon, Ajaccio, Pau, Montreux.	Arcachon, Biarrits.
Goutte.	Hyères, Cannes, Nice, Menton.	Plages de l'Ouest et du Nord.
Laryngite.	1° sèche : Pau, Ajaccio, Alger, Montreux.	
	2° humide : Grasse, Le Cannet, stations de haute altitude.	Stations d'altitude moyenne.

MALADIES	STATIONS D'HIVER	STATIONS D'ÉTÉ
Métrite.........	Grasse, Hyères, Menton, Pau, Montreux (automne).	Stations d'altitude moyenne et haute.
Nerveuses (Maladies)	1° hystérie : Montreux.	Plaine.
	2° moelle épinière : Alger.	
	3° prédisposition à des névroses surtout chez enfants délicats....	Stations de moyennes altitudes en hiver et été.
	4° mélancolie, idées noires..	Voyages, sans séjour prolongé, en toute saison.
Neurasthénie.....	1° chez déprimés : altitude moyenne puis haute altitude en toute saison.	
	2° chez excités. Montreux, Arcachon.	Plaine.
Névralgie	Grasse, Le Cannet, Pau, Montreux.	Stations d'altitude moyenne.
Paludisme	Cannes, Hyères, Menton, Nice.	Stations de haute altitude.
Rhumatisme	Hyères, Cannes, Nice, Menton.	Stations d'altitude moyenne.
Scrofule	Plages de la Méditerranée.	Si excitables : plages de l'Océan.
		Si à faible réaction plages de Normandie.
	Stations de haute altitude toute l'année.	
Syphilis.........	Plages de la Méditerranée.	Océan ou stations d'altitude moyenne.
Tuberculose (phtisie et pleurésie chronique)	I. Prédisposition par hérédité	Cannes, Hyères Menton. Plages de la Manche et de l'Océan (avec bains).
		Ou Arcachon, Biarrits toute l'année.
		Ou stations de haute altitude toute l'année (sans séjour obligatoire dans sanatoria).
	II. Au début : 1° forme torpide à phénomènes inflammatoires. ...	Sanatoria de haute altitude toute l'année (ne pas y rester si grande tristesse, insomnie persistante, ou laryngite tuberculeuse).
		Ou sanatoria de plaine (Ormesson, Villiers-sur-Marne, Touraine, Cannes).
		Ou sanatoria maritimes (Arcachon, Banyuls, Berck, Croisic, Pauillac).
		Ou sanatorium d'altitude moyenne (Le Canigou).
	2° forme torpide chez lymphatiques....	Stations méditerranéennes.
	3° forme à poussées congestives.	Alger, Ajaccio, Pau.
	III. Période ultime : climat doux de plaine ou de plages chaudes.	
Vieillesse........	Si nerveux : Hyères, Menton. Si triste : Nice.	Stations d'altitude moyenne.

Statistique médicale. — Chiffres montrant le nombre des maladies à un moment donné et suivant certaines causes. V. TRAVAIL (Statistique des accidents du).

Stéatorrhée (du grec *stear, steatos*, graisse, et *rhein*, couler). — V. SÉBORRHÉE.

Stéatose (du grec *steatoó*, je trans-

forme en graisse). — Transformation graisseuse de certains tissus.

Stérilisation. — Action de stériliser.

1° *De l'eau* ou *du lait*. Ebullition prolongée (40 minutes) ou répétée à une ou deux reprises. La stérilisation ne persiste que si les flacons sont soigneusement bouchés. Un des meilleurs modèles de stérilisateur nous semble celui représenté fig. 676, une disposition spéciale empêchant tout contact entre le liquide et le caoutchouc.

2° *Des instruments* et *des cuvettes.* Les plonger pendant 10 minutes dans de l'eau bouillante contenant 10 pour 100 de lessive ordinaire (carbonate de soude).

3° *Des mains* et *de la peau en général.* La-

poitrine, et *skopein*, examiner). — Instrument employé par le médecin pour écouter les bruits qui s'effectuent à l'intérieur du corps, notamment dans le cœur (*fig.* 677). Il en existe plusieurs variétés. Le modèle *fig.* 678 sert plus

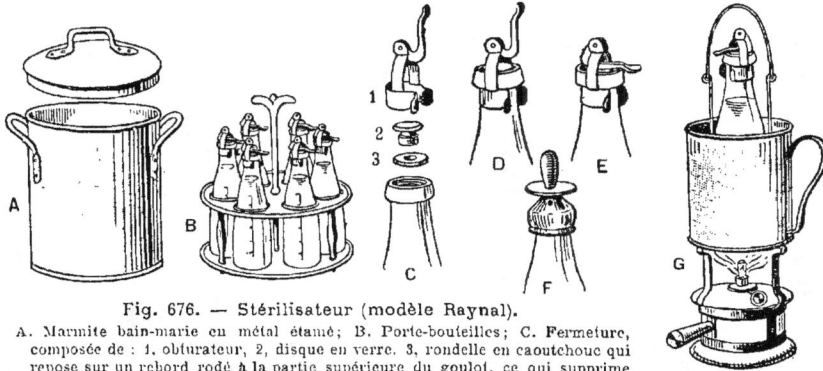

Fig. 676. — Stérilisateur (modèle Raynal).

A. Marmite bain-marie en métal étamé; B. Porte-bouteilles; C. Fermeture, composée de : 1, obturateur, 2, disque en verre, 3, rondelle en caoutchouc qui repose sur un rebord rodé à la partie supérieure du goulot, ce qui supprime tout contact entre elle et le liquide contenu dans la bouteille; D. Bouteille avant l'abaissement de l'obturateur; E. après l'abaissement de l'obturateur; F. Bouteille garnie de la téterelle pour les bébés; G. Appareil pour réchauffer un biberon.

vage avec de l'eau chaude et du savon, puis de l'eau salée bouillie.

Stérilité. — L'inaptitude à procréer des enfants peut provenir de l'homme ou de la femme.

VARIÉTÉS. La stérilité masculine est due à l'absence de spermatozoïdes, provoquée elle-même par une atrophie des testicules (orchite blennorragique, orchite des oreillons) ou à une spermatorrhée*.

Chez la femme, la stérilité a pour cause la plus fréquente une position anormale de la matrice (V. ce mot), qui s'accompagne ordinairement de métrite, plus rarement une maladie des annexes de la matrice (ovaire ou trompes).

Sternum. — Os médian du thorax en avant; les côtes s'y insèrent (V. *fig.*, au mot CORPS). Pour les fractures, V. FRACTURE du sternum.

Stéthoscope (du grec *stéthos*,

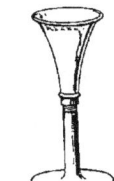

Fig. 677.
Stéthoscope
en buis.

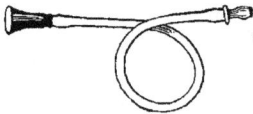

Fig. 678.
Stéthoscope flexible
pour les
vaisseaux sanguins.

spécialement à écouter les bruits qui se produisent dans les vaisseaux du cou.

Stimulants. — Synonyme de *excitants.*

VARIÉTÉS. Alcool, ammoniaque, nitrite d'amyle, angélique, armoise, arnica, badiane, acide benzoïque, boldo, café, camomille, cannelle, cantharide, coca, éther, hysope, kola, matricaire, menthe, musc, poivre, raifort, romarin, salsepareille, sauge, squine, térébenthine, thé, tolu, vanille, vin.

Contre-stimulants. — Médicaments qui diminuent l'excitation, l'inflammation. Les principaux sont : l'antimoine, l'émétique, l'ipéca, le kermès, l'azotate de potasse*, l'acétate de soude.

Stomachique. — Substance facilitant le travail de l'estomac : angélique, badiane, camomille, centaurée, coca, condurango, gingembre, gentiane, menthe, romarin, thé.

Stomatite. — Inflammation de la bouche. Les *aphtes*, la *stomatite mercurielle* (V. MERCURE [intoxication]), le *muguet* et le *noma* ayant fait l'objet d'articles spéciaux, il ne reste à étudier ici que la stomatite *érythémateuse* et la stomatite *ulcéro-membraneuse.*

Stomatite érythémateuse. — CAUSES. Dentition, carie dentaire, tartre dentaire, dentier, usage d'aliments trop épicés ou trop chauds, absence de propreté de la bouche;

diabète, albuminurie, dyspepsie (V. ESTOMAC [maladies]), constipation.

SIGNES. *Douleur* vive exaspérée par la mastication ; *rougeur* et tuméfaction d'une région plus ou moins limitée de la bouche (gencives, palais, langue, joues) ; *érosions* et *ulcérations* très pénibles.

ÉVOLUTION. Elle varie avec la continuité de la cause.

TRAITEMENT. Gargarismes calmants et antiseptique (eau de guimauve avec 4 pour 100 d'acide borique). Traiter les causes. V. MERCURE.

Stomatite ulcéro-membraneuse. — Gangrène superficielle de la muqueuse. — CAUSES. Epidémique et contagieuse, cette stomatite atteint les enfants de quatre à dix ans et surtout les adultes habitant des locaux encombrés (casernes, vaisseaux, prisons) et mal nourris.

SIGNES. Après quelques jours de fièvre et de malaise, la muqueuse de la bouche est rouge, tuméfiée et présente de petites ulcérations d'abord saillantes, violacées, puis déprimées, grisâtres, à bords irréguliers, se réunissant aux voisines. Elles sont localisées particulièrement à gauche près des dernières molaires, aux gencives, puis aux joues, aux lèvres. Douleur vive, mastication très pénible, salivation abondante teintée de sang. Ganglions sous le cou. Fièvre plus ou moins intense.

ÉVOLUTION. La réparation des ulcérations s'opère du 8e au 15e jour. La maladie peut envahir l'arrière-gorge.

TRAITEMENT. Isolement des malades et éloignement des individus sains. Gargarisme au chlorate de potasse (4 à 6 gr. pour 100 d'eau), attouchement des ulcérations avec du nitrate d'argent et une solution de sublimé à 1 p. 1 000.

Strabisme (du grec *strabos*, louche). — V. RÉFRACTION.

Strabomètre (du grec *strabos*, louche, et *metron*, mesure). — Instrument destiné à mesurer le degré de déviation d'un œil atteint de strabisme.

Strabotomie (du grec *strabos*, louche, et *tomé*, section). — Opération qui consiste à couper une partie des tendons des muscles de l'œil, dont la rétraction produit le strabisme, et à les laisser se rattacher en arrière de leur point primitif d'insertion.

Stramoine. — V. DATURA.

Strangulation. — Constriction du cou suspendant brusquement la respiration. Pour le traitement, V. ASPHYXIE.

Striduleuse (Laryngite). — V. LARYNGITE.

Strigilation (du latin *strigilis*, étrille). — Massage avec une brosse dure.

Strophantus et **strophantine.** — La *strophantine*, principe actif

d'une plante, le *strophantus*, est employée dans les maladies de cœur à la dose d'un demi-milligramme à 1 milligramme.

Strume. — Syn. de *scrofule*.

Strychnine. — V. NOIX VOMIQUE.

Stylet (*fig.* 679). — Tige métallique, en acier ou en argent, avec laquelle on explore l'intérieur d'un canal accidentel.

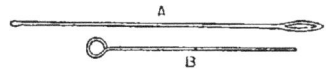

Fig. 679. — Stylets.
A. Aiguillé ; B. D'Anel.

plaie, fistule, ou un canal naturel (*stylet d'Anel* pour canal nasal). L'extrémité de certains stylets porte une ouverture, *stylet aiguillé.*

Styrax ou **liquidambar.** — Baume excitant employé surtout autrefois pour panser les plaies, notamment après écrasement.

Sublimé. — Bichlorure de mercure. V. MERCURE.

Subluxation. — Luxation incomplète.

Submersion. — V. ASPHYXIE (noyé).

Suc. — Nom donné aux liquides destinés à digérer les aliments : suc gastrique, pancréatique. V. DIGESTION, ESTOMAC, PANCRÉAS.

Succin (syn. : ambre jaune). — Substance bitumineuse, employée autrefois en fumigations comme antispasmodique. La teinture de succin entre dans la composition du sirop de karabé (variété de sirop d'opium*).

Sucre. — Aliment très reconstituant, composé d'eau et de carbone. Le sucre de lait ou *lactose* est un excellent diurétique.

Sucre dans l'urine. V. URINE, DIABÈTE.

Sudation (Appareil de). — V. BAINS de vapeur, LUMIÈRE (médication par la), RADIANTE (chaleur).

Sudorifiques. — Substances ayant la propriété d'accroître la quantité de sueur : bardane, bourrache, genévrier, houx, jaborandi, mélisse, pilocarpine, salsepareille, saponaire, sureau.

Sudoripares (Glandes). — V. PEAU.

Suette miliaire. — Maladie épidémique contagieuse, se produisant à tout âge, et apportée par des rats (?).

SIGNES : I. *Incubation.* Très courte : douze à vingt-quatre heures.

II. *Invasion* (deux à quatre jours). Cette période peut être marquée au début par du mal de tête, un malaise général, des frissons, de l'oppression, des vomissements, des quintes de toux ; mais souvent d'emblée se produisent des sueurs extrêmement abondantes. Elles sont continues ou surviennent par accès, notamment la nuit, et sont accompagnées d'une fièvre variant entre 40° et 41°, d'angoisse, d'oppression, de palpitations, de tendance à l'évanouissement.

III. *Éruption* (cinq à sept jours). Elle est formée de deux éléments : 1° des cloques blanches transparentes de la grosseur d'une tête d'épingle qui recouvrent successivement tout le corps, en débutant par le cou et en respectant en général le visage ; 2° des plaques ou boutons analogues à ceux de la rougeole ou de la scarlatine.

IV. *Desquamation.* Elle se fait sous forme d'une poudre imperceptible ou, au contraire, de larges plaques, et dure trois à quatre semaines.

TRAITEMENT. Toniques, purgatifs, sulfate de quinine. Ventouses sèches contre l'oppression. Lotions répétées d'eau vinaigrée. Lotion, affusion ou bain froid (25° à 15°) lorsque la fièvre dépasse 41°.

Sueur. — La sueur excrétée représente 40 gr. à l'heure, soit près d'un litre par 24 heures : elle est acide dans les parties à l'air libre, alcaline dans les plis de la peau (aisselle, aine, scrotum, intervalle des orteils).

Un exercice physique violent, la fièvre (notamment la fièvre intermittente, la phtisie et la suette miliaire) en augmentent grandement la quantité. L'absorption de certaines substances, sudorifiques ou diaphorétiques, a le même résultat. V. aussi PEAU.

Sueur exagérée ou fétide. — La sécrétion de la sueur est très accrue aux pieds et aux mains à l'état normal chez certains individus et peut devenir fétide.

TRAITEMENT. Les procédés employés pour faire disparaître les sueurs exagérées des mains et des pieds sont très nombreux, mais beaucoup ne donnent que des résultats incomplets et d'autres sont trop compliqués pour être facilement mis à exécution.

Voici le moyen proposé par M. le Dr Richter, de Berlin : Pour les *sueurs des mains,* on doit employer des badigeonnages avec une solution d'acide chromique à 10 pour 100 (dose maximum). Les applications seront faites tous les cinq jours, en ayant soin, chaque fois, de bien laisser sécher les parties humectées. La couleur jaune que prendra la peau sous l'influence de ce traitement disparaîtra après quelques lavages, sans que ceux-ci nuisent aux effets de la médication. S'il existe des gerçures, on doit d'abord en obtenir la cicatrisation. Une dizaine de badigeonnages suffisent d'ordinaire pour obtenir la guérison.

Contre les *sueurs fétides des pieds,* on fait mettre chaque jour une pincée de poudre d'acide tartrique dans les chaussettes et entre les orteils, et l'on recouvre les gerçures avec de l'ouate imprégnée de pommade boriquée. Il est indispensable, pour éviter les récidives, de désinfecter les chaussures en y versant une cuillerée à soupe d'une solution phéniquée à 3 pour 100 qu'on laisse séjourner jusqu'à ce que le liquide se soit évaporé.

Suffocation. — Étouffement par entrave apportée à la respiration ou à la circulation (asphyxies, maladies du cœur ou de l'appareil respiratoire).

Suggestion. — Acte automatique exécuté sous l'action notamment de l'hypnotisme. V. ce mot.

Suggillation. — Extravasation sanguine (ecchymose) sous la peau. V. PURPURA, SCORBUT.

On donne aussi ce nom à des taches qui se produisent sur les cadavres. V. MORT.

Suicide. — Meurtre de soi-même. Fréquent dans l'alcoolisme, dans l'aliénation mentale.

Suie. — Substance noire déposée par la fumée. Elle est amère, d'odeur désagréable et contient du charbon, une matière huileuse, de l'acide acétique et du chlorure d'ammoniaque. La suie était employée autrefois à l'extérieur en pommade contre les teignes et à l'intérieur contre les ténias.

Sulfate. — V. CUIVRE, FER, MAGNÉSIE, POTASSE, SOUDE, ZINC.

Sulfhydrique (Acide) ou hydrogène sulfuré. — Gaz à odeur d'œuf pourri, qui se trouve notamment en dissolution dans les eaux minérales sulfureuses.

Sulfonal. — Somnifère. — DOSE. 50 centigr. à 1 gr. en cachets. — MODE D'EMPLOI. Prendre le sulfonal une tisane chaude. Ne pas en prendre plusieurs jours de suite et si le rein ne fonctionne pas bien.

Sulfure de potasse, de soude. — V. POTASSE, SOUDE.

Sulfureux (Acide). — V. EAUX MINÉRALES sulfureuses, DÉSINFECTION (à l'*Appendice*), SOUFRE.

Sulfureux (Bain). — On emploie pour ces bains du trisulfure de potassium solide (50 à 100 gr.) que l'on conserve dans un flacon soigneusement bouché, jusqu'au moment de s'en servir. On fait dissoudre alors le sulfure dans un litre d'eau chaude, en ayant soin de recouvrir le vase d'un linge pour empêcher l'évaporation, jusqu'au moment de verser la solution dans la baignoire. Celle-ci devra de même être recouverte d'un drap pour empêcher les vapeurs de se répandre dans les pièces, où elles pourraient altérer les objets métalliques.

Sulfureuses (Fumigations). — Elles se font avec des eaux sulfureuses naturelles (Gazost, Enghien), ou artificielles (sulfureux Pouillet).

Sulfurique (Acide). — Sulfure très oxygéné ; nom scientifique de l'huile de vitriol.

A dose forte, caustique ; à petite dose, calmant et astringent. *Eau de Rabel* (1 d'acide pour 4 d'alcool) à la dose de quelques gouttes à 2 gr. dans une potion. *Limonade sulfurique*, 2 gr. d'acide par litre d'eau.

Empoisonnements. — V. CAUSTIQUES. — *Brûlures.* V. ce mot.

Supination. — Mouvement qui place la paume de la main en l'air.

Suppositoire. — Cône (*fig.* 680 A) de savon, de glycérine ou de beurre de cacao, additionné ou non de médicaments, qu'on introduit dans l'anus pour provoquer une selle ou faire absorber localement un médicament. Certains suppositoires (*fig.* 680 B) ont la forme d'un œuf.

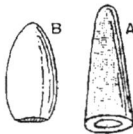

Fig. 680.
Suppositoires.
A. En forme de cône ;
B. En forme d'œuf.

Suppuration. — V. PLAIE, PANSEMENT.

Surdité. — V. SOURD et SOURD-MUET.

Surdité verbale. — V. APHASIE.

Sureau. — L'infusion de fleurs (60 gr. par litre) est employée en lotions calmantes dans l'érysipèle.

Surmenage. — L'excès de fatigue physique ou intellectuelle prédispose aux maladies, particulièrement aux maladies infectieuses (grippe, fièvre typhoïde, choléra). V. ENTRAINEMENT.

Surrénales (Glandes) [description]. — Glandes vasculaires placées au-dessus des reins (V. *fig.* à ce mot), d'où leur nom. Ces glandes, dont les fonctions sont peu connues, n'ont pas de canal excréteur. On attribue à leur altération diverses maladies (diabète, neu-

rasthénie, goitre exophtalmique) ; aussi a-t-on employé contre ces affections la poudre de glandes surrénales, provenant de veau et de mouton.

Surrénales (Glandes) [maladies]. Des lésions de ces glandes ont été observées dans la maladie suivante :

Maladie bronzée d'Addison. — Affection caractérisée par une *prostration* extrême, rendant impossible le moindre effort, des *douleurs* névralgiques au creux de l'estomac, au dos ; des vomissements alimentaires ou bilieux ; du hoquet ; des taches brunâtres, bronzées, qui peu à peu se réunissent et envahissent tout le corps.

CAUSES PRÉDISPOSANTES. Age 20 à 40 ans ; tuberculose, cancer.

TRAITEMENT. Reconstituants, toniques.

Survie. — Chance de vivre que possède chaque individu.

Au cours d'un accident. — Voici les dispositions du code civil :

Art. 720. Si plusieurs personnes respectivement appelées à la succession l'une de l'autre périssent dans un même événement, sans qu'on puisse reconnaître laquelle est décédée la première, la présomption de survie est déterminée par les circonstances de fait et, à leur défaut, par la force de l'âge ou du sexe.

Art. 721. Si ceux qui ont péri ensemble avaient moins de quinze ans, le plus âgé sera présumé avoir survécu. S'ils étaient tous au-dessus de soixante ans, le moins âgé sera présumé avoir survécu.

Art. 722. Si ceux qui ont péri ensemble avaient quinze ans accomplis et moins de soixante, le mâle est toujours présumé avoir survécu, lorsqu'il y a égalité d'âge ou si la différence qui existe n'excède pas une année. S'ils étaient du même sexe, le plus jeune est présumé avoir survécu au plus âgé.

Diminution de la mortalité en France. — Le tableau ci-dessous montre que depuis quarante ans la mortalité a notablement diminué en France. La diffusion des notions d'hygiène a eu un grand rôle dans cette amélioration de la santé publique.

ANNÉES	NOMBRE MOYEN de décès par 1 000 habitants
1861-70	23,6
1871-80	23,6
1881-85	22,3
1886-90	22,0
1891-95	22,5
1896	20,1
1899	19,8

Survie suivant les professions. — Les professions où la mortalité est le plus faible sont celles de ministre du culte, de fermier, d'épicier, charpentier et menuisier, de domestique ; les professions de médecin, aubergiste et marchand de spiritueux présentent, au contraire, une très forte proportion de décès ; les médecins, à cause des fatigues et des dangers de leur carrière, les marchands d'alcool parce qu'ils boivent de leurs produits.

Mortalité moyenne de chaque âge.

AGE		MORTALITÉ pour 100		OBSERVATIONS
Enfance....	de 0 à 1 an..	18,79	⎫ 35,04	Dont 1/4 dans la première quinzaine, les 3/4 dans les premiers 6 mois et avec une mortalité pour les enfants illégitimes presque double de celle des légitimes.
	1 à 5 ans.	10,51		
	5 à 10 ans.	2,98		
	10 à 15 ans.	1,76	⎭	
Adolescence.	15 à 20 ans.	2,49	2,49	
	20 à 30 ans.	7,30	⎫	
Âge mûr ...	30 à 40 ans.	6,40	⎬ 20,00	La mortalité est plus forte (de près d'un tiers) chez les célibataires que chez les personnes mariées. Elle est de près d'un cinquième plus élevée dans les villes que dans les campagnes.
	40 à 50 ans.	6,90	⎭	
	50 à 60 ans.	8,83	⎫	
	60 à 70 ans.	12,75		
Vieillesse...	70 à 80 ans.	14,50	⎬ 41,87	
	80 à 90 ans.	5.21		
	90 à 100 ans.	0,57		
	Plus de 100 ans.	0,01	⎭	

Suspension (Appareil de). —
V. COLONNE VERTÉBRALE (déviation).

Suspensoir (*fig.* 681). — Sorte de
poche en toile ou
en filet, cousue sur
une bande de toile
formant ceinture.
Ce petit bandage
est destiné à sou-
tenir le scrotum
dans les mala-
dies de cet organe.
Des sous-cuisses

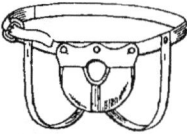

Fig. 681. — Suspensoir.

peuvent être ajoutées pour assurer le
maintien.

Suture. — Réunion de deux parties
de peau par des fils (*fig.* 682) auxquels
on fait traverser
la peau, au moyen
d'aiguilles spé-
ciales (*fig.* 683).
Certaines de ces
aiguilles ont leur
trou (œil) fermé
par une sorte de
loquet, ce qui fa-
cilite le passage
du fil et son enlè-
vement comme
dans l'aiguille de
Reverdin. V. *fig.*,
à TROUSSE.

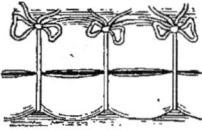

Fig. 682.
Suture d'une plaie.

Sycosis. —
Inflammation des
follicules des
poils du visage.

SIGNES. Des pus-
tules se produisent
autour d'un nombre

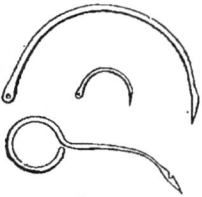

Fig. 683.
Aiguilles à sutures.

variable de poils; elles restent isolées ou se
réunissent avec des pustules voisines. On
trouve aussi des plaques sur lesquelles apparaissent des végétations saillantes rouges,
suintantes. Des croûtes brunâtres succèdent
à ces pustules et laissent après elles une
surface rouge excoriée. Le malade souffre
d'élancements, mais la santé générale reste
bonne.

ÉVOLUTION. Elle est chronique et s'éternise
des mois et des années.

TRAITEMENT. Pommades soufrées simples
ou additionnées de tanin, pommades mercurielles. Épilation.

Sydenham (Laudanum de).
— V. OPIUM et OPIACÉS : *Laudanum.*

Symblépharon (du grec *sun*,
avec, et *blepharon*, paupière). — Adhérence complète ou incomplète de la
conjonctive des paupières avec la conjonctive qui recouvre la sclérotique
(blanc de l'œil). Dans certains cas graves,
l'adhérence s'étend à la cornée.

CAUSES. Brûlure, diphtérie, ulcère granu-
leux.

TRAITEMENT. Décollement par une petite
opération chirurgicale.

Sympathique (Grand). —
Partie du système nerveux. V. CERVEAU.

Symphyse (du grec *sun*, avec, et
phusis, croissance). — Variété d'articulation. V. ARTICULATION.

Symphyséotomie (du grec *sum-
phusis*, symphyse, et *tomé*, section).
— Opération consistant à sectionner
le fibro-cartilage qui unit les deux os
du bassin à la partie inférieure du ventre.
Elle est employée lorsqu'un bassin trop
étroit empêcherait l'accouchement.

Symptôme et **symptomatique** (du grec *sun*, avec, et *piptein*, tomber). — On désigne sous ce nom toute modification à la santé visible pour le malade ou seulement pour le médecin.

Médecine symptomatique. — La médecine ou, pour parler plus exactement, la médication faite d'après les symptômes *prédominants*, est la seule possible aux personnes éloignées d'un médecin. Contre la fièvre, on donnera la quinine ; contre les troubles de l'estomac ou de l'intestin, les stomachiques, les vomitifs et les purgatifs ; contre la faiblesse, les toniques, les stimulants et les excitants.

Syncope. — V. ÉVANOUISSEMENT.

Syndactylie (du grec *sun*, avec, et *daktulos*, doigt). — Union d'un ou plusieurs doigts ensemble.

Synéchie (du grec *sun*, avec, et *echein*, tenir). — Adhérence de l'iris avec la cornée ou de l'iris avec le cristallin.

Synoque (du grec *sun*, avec, et *echein*, tenir). — Fièvre continue sans rémission marquée.

Synoviale, synovie. — V. SÉREUSE.

Synovite (syn., *Ténosite*). — Inflammation des synoviales des tendons.

CAUSES. Coup, blessure, panaris, efforts répétés, rhumatisme ; le siège ordinaire est le poignet. — SIGNES. Les mouvements provoquent une crépitation spéciale et des douleurs ; gonflements allongés ou en bissac. Possibilité de transformation en abcès. — TRAITEMENT. Immobilité, onctions mercurielles, puis massages.

Syphilis (du grec *sus*, pourceau. et *philein*, aimer). — La syphilis est une maladie contagieuse due à un microbe, le *tréponème pâle* (V. *Appendice*) ; ses manifestations peuvent atteindre tous les tissus. Elle se présente sous trois formes, suivant l'origine de la contagion : syphilis *primitive, par conception* et *héréditaire*.

Syphilis primitive. — Maladie virulente caractérisée par une lésion primitive locale. le *chancre*, au point d'introduction du virus. suivie de l'apparition en différentes parties du corps de lésions attestant l'envahissement général de l'organisme et dont les uns, *accidents secondaires*, se produisent environ six semaines après le chancre, les autres, *accidents tertiaires*, après une période de un à vingt ans. Quatre-vingt-dix-huit fois sur cent, il existe un entr'acte plus ou moins long entre les accidents secondaires et les tertiaires.

Les accidents tertiaires sont particulièrement fréquents les 2e, 3e et 4e années, encore assez fréquents pendant les six années suivantes (70 pour 100 pendant les 10 premières années . ne sont plus qu'au chiffre de 22 pour 100 pendant les dix autres années (11 à 20), tombent à 5 pour 100 pour la période de 21 à 30 ans après

le chancre et à 1 pour 100 pour la période de 31 à 40 ans après cette lésion.

Causes. Contact d'une muqueuse ou de la peau légèrement éraillée avec le virus syphilitique provenant ordinairement d'un chancre ou d'une plaque muqueuse, plus rarement du pus d'une syphilide pustuleuse ou du bouton de vaccine d'un syphilitique. Le contact se produit en général directement dans des rapports vénériens, ou à la suite de baisers (plaques muqueuses des lèvres), ou entre nourrisson et nourrice, mais quelquefois aussi par l'intermédiaire d'un objet : ustensiles de table (cuiller, fourchette et surtout verre), patène, pipe, objets de bureau (couteau à papier, porte-plume, crayon, colle à bouche), dont on touche distraitement les lèvres après un syphilitique ; enfin, par des latrines souillées et par les *rasoirs* des coiffeurs.

Les accidents tertiaires semblent contagieux lorsqu'ils sont excoriés et humides. Le sang, notamment celui des règles, et peut-être le sperme du syphilitique. peuvent provoquer la transmission. Le liquide du coryza des enfants atteints de syphilis héréditaire serait également un agent de contagion.

Accidents primitifs. — *Signes :* 1º CHANCRE INDURÉ (*fig.* 684). Il ne devient bien visible que

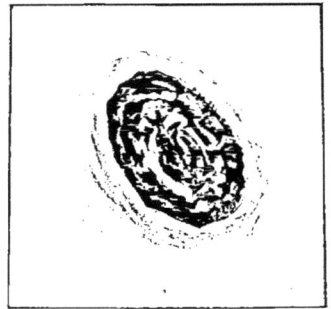

Fig. 684. — Chancre syphilitique.
(Très grossi.)

quinze à trente jours après le contact virulent ; ordinairement, il est unique, arrondi, peu profond, en godet ; sa surface est lisse, ses bords ne sont ni taillés à pic, ni décollés. Le chancre est très petit, son diamètre ne dépasse pas en général celui d'une lentille ; sa couleur est rouge sombre ; son siège le plus habituel est la rainure du prépuce, le gland, mais il peut occuper un point quelconque de la peau ou des muqueuses extérieures. Sa suppuration est peu abondante ; inoculé à la personne qui le porte, elle ne donne pas lieu à un nouveau chancre, ce qui la distingue du pus du chancre* mou et montre que l'infection est généralisée au corps tout entier. Un autre caractère spécial très important est donné par la base du chancre, qui est *dure*, comme cartilagineuse.

Son évolution varie de 4 à 6 semaines ; la douleur et la gêne qu'il provoque sont si faibles qu'il peut rester inaperçu. L'induration de sa base est plus persistante ; sur la peau sa cicatrice reste assez longtemps foncée.

2° ADÉNITE. Les ganglions auxquels se rendent les lymphatiques de la région occupée par le chancre sont engorgés, durs ; ils forment une pléiade de petits noyaux, dont l'un est souvent plus volumineux. Si le chancre siège sur les parties génitales, les ganglions des deux aines sont ordinairement pris ; s'il siège à la bouche, on les constate au cou, sous la mâchoire. Les ganglions ne suppurent pas, mais leur engorgement se prolonge un temps variable après la disparition du chancre.

Accidents secondaires. — Deux d'entre eux, la roséole et les plaques muqueuses, se produisent fatalement six semaines à deux mois après l'apparition du chancre, les autres peuvent être plus ou moins accentués ou même manquer complètement. Leur durée varie entre deux et six ans.

I. FIÈVRE SYPHILITIQUE. Elle se manifeste par un abattement général, des maux de tête, particulièrement la nuit, des vertiges et des éblouissements.

II. ÉRUPTIONS (syphilides), dont les caractères communs sont la teinte cuivrée, l'absence de démangeaisons, la tendance naturelle à la cicatrisation, la teinte brune des cicatrices, la disposition en groupes arrondis ; mais aucun de ces caractères n'est de règle absolue et leur coïncidence peut seule aider le diagnostic.

Les principales formes sont les suivantes :

1° La *roséole,* constituée par de petites taches rosées, s'effaçant sous le doigt et disséminées sur la poitrine, le dos, le ventre. Ne se produisant pas sur le visage et le cou, elles peuvent passer inaperçues, si l'éruption est discrète, malgré leur durée assez longue (deux à cinq mois) qu'abrège beaucoup, du reste, le traitement.

2° Les *plaques muqueuses,* dont l'importance est très grande, car la sécrétion de leur surface peut donner la syphilis. Leur localisation habituelle est la gorge, l'entrée des organes génitaux de la femme (vulve), l'anus, les lèvres, la langue, plus rarement la peau des bourses, le périnée. Les plaques muqueuses sont ordinairement ovalaires, leur surface est humide, rosée ou blanchâtre, les bords sont plus élevés que le fond, en général érodé ; aux lèvres elles ont l'apparence de fissures. Sur la peau elles sont sèches, à bords très élevés. Contrairement à la règle énoncée plus haut, les plaques muqueuses provoquent des démangeaisons ; leur durée est accrue par la malpropreté, le frottement ; à la gorge, par la fumée de tabac.

3° *Acné syphilitique.* Petits boutons coniques rouge cuivré dont le sommet s'ouvre et donne une gouttelette de pus. Localisation : dos et membres.

4° *Syphilides pigmentaires (fig.* 685). Taches brunâtres alternant avec des îlots de peau saine en formant une sorte de dentelle à larges mailles, le collier de Vénus, qu'on trouve de préférence chez les femmes.

5° *Syphilides papuleuses* et *papuleuses squa-*

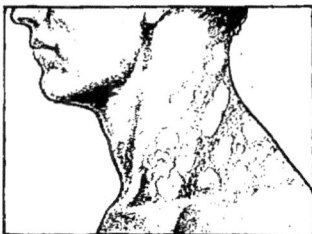

Fig. 685.
Syphilides secondaires pigmentaires.

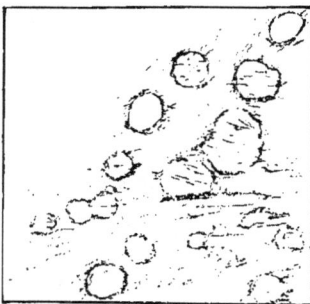

Fig. 686.
Syphilides secondaires squameuses.

meuses. Petits boutons durs rouge cuivré sans localisation spéciale, se recouvrant souvent de squames (*fig.* 686). Quelquefois les siphilides sont groupées en demi-cercle, de façon à former des sortes de cocardes, *syphilides circinées* (*fig.* 687). Quand les papules siègent sur la ligne d'implantation des cheveux, ils forment une sorte de diadème ou couronne de Vénus.

6° *Psoriasis syphilitique.* (V. *fig.*, à PSORIASIS.) Squames blanchâtres épaisses se détachant plus ou moins facilement en laissant voir alors une peau violacée ou cuivrée. Localisation : ordinairement paume des mains et plante des pieds. Quelquefois face externe des membres.

7° *Ecthyma syphilitique.* Grosses pustules entourées d'une auréole cuivrée et disséminées sur tout le corps.

8° *Syphilides tuberculeuses et tuberculo-ulcéreuses.* Sorte de boutons de la grosseur d'un pois, rougeâtres ou cuivrés, disséminés sur le corps ou groupés en cercle. Dans certains cas, leur sommet se couvre d'une croûte verdâtre qui en tombant laisse une ulcération. Durée très longue.

9° *Syphilides bulleuses* (plus rares). Les larges bulles remplies de pus du pemphigus (V. ce mot) ne s'observent guère que chez les nourrissons. On constate au contraire sur les membres inférieurs de l'adulte seul les bulles du rupia (*fig.* 688), qui sont entourées d'une auréole cuivrée et se transforment rapide-

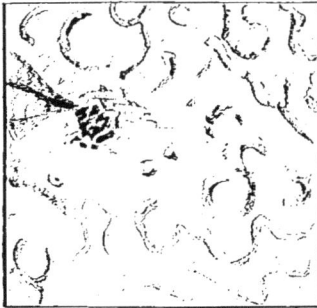

Fig. 687.
Syphilides secondaires circinées.

Accidents tertiaires. — GOMMES. Tumeurs dures, qui peuvent se ramollir et produire une ulcération (*fig.* 689) en laissant couler un liquide gommeux mal lié. Leur siège le plus

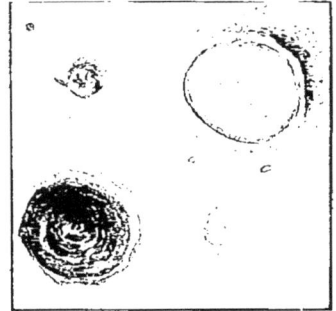

Fig. 688.
Syphilides secondaires rupioïdes.

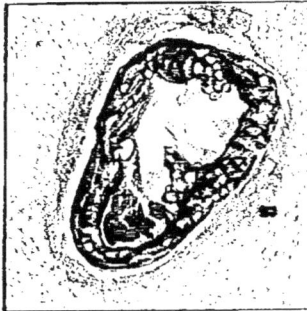

Fig. 689.
Syphilis tertiaire : Gomme.

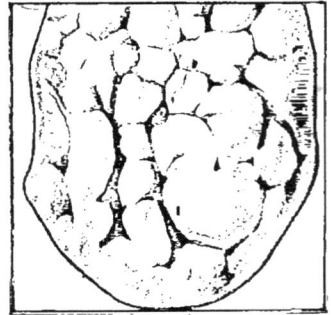

Fig. 690. — Syphilides tertiaires de la langue : Glossite scléreuse.

ment en croûtes noirâtres épaisses. Celles-ci se détachent en laissant des ulcérations profondes dont les cicatrices blanches déprimées sont caractéristiques.

Accidents secondaires tardifs, ou *de transition.* — CHUTE DES CHEVEUX. Les vides sont disséminés et ne forment pas de plaque.

ORCHITE SYPHILITIQUE. En différents points du testicule on sent sous le doigt des masses dures faisant le plus souvent relief sous forme de bosselures. L'existence de liquide (hydrocèle) dans les tuniques du testicule peut masquer ces saillies dures. Cet état ne s'accompagne pas de douleur, mais provoque à la longue un notable affaiblissement des fonctions de l'organe et des désirs vénériens.

IRITIS SYPHILITIQUE. V. YEUX (Maladies des).

habituel est la *peau* et le *tissu cellulaire* sous-cutané. Après l'évacuation de la gomme, la surface de la peau reste blanche et déprimée. Dans les *os*, elles provoquent des douleurs, surtout la nuit (douleurs ostéocopes), et peuvent amener des perforations. Ainsi la gomme du palais est caractérisée par le nasonnement de la voix et le rejet par le nez de liquides pris par la bouche.

AUTRES LÉSIONS. On constate encore dans les os des exostoses (bosses formées par une hypertrophie osseuse, notamment au crâne), des périostites, des caries, principalement des os du nez avec écoulement chronique à odeur désagréable (ozène), une déformation du nez et l'inflammation du conduit des larmes (dacryocystite). V. os (maladies) : *Ostéite syphilitique.*

Les accidents de syphilis cérébrale les plus fréquents sont : la paralysie du nerf moteur oculaire commun, qui entraîne la *chute de la paupière;* les tumeurs cérébrales, caractérisées par des *maux de tête* persistants, des *vomissements,* des attaques ressemblant à celles de l'*épilepsie,* la *démence,* la *perte de la vue.*

La syphilis de la moelle épinière serait la cause la plus fréquente de l'ataxie locomotrice.

La *langue* peut être atteinte d'une inflammation, *glossite scléreuse,* qui provoque la formation de sortes de mamelons durs (*fig.* 690) séparés par des sillons.

Les testicules peuvent être atteints d'une forme d'orchite qui donne à l'organe une dureté spéciale sans déformation et, du reste, souvent curable. V. TESTICULES (maladies).

Circonstances aggravant la gravité de la syphilis. — Alcoolisme (syphilis à marche rapide, notamment sur la peau, où les lésions deviennent très vite profondes et sont rebelles au traitement), paludisme (syphilis des pays chauds), scrofule et tuberculose (scrofulate de vérole de Ricord), misère, grossesse, blessures, jeune âge ou âge avancé (après 50 ans).

Hygiène : I. DE L'INDIVIDU SAIN, POUR NE PAS ÊTRE CONTAGIONNÉ. S'abstenir de rapport avec une femme lorsqu'on présente une écorchure, même des plus minimes (vésicule d'herpès), ou lorsqu'elle est en cours de règles. Les rapports prolongés et répétés sont particulièrement dangereux en facilitant les écorchures. Ne pas oublier que la syphilis peut se contracter en dehors de relations vénériennes et notamment par les baisers (plaques muqueuses et salive renfermant des sécrétions de celles-ci). Plus une femme est jeune, plus elle a de chances d'être à la période particulièrement contagieuse.

Les lavages au sublimé, les pommades, les préservatifs quelconques ne donnent qu'une protection très faible, étant donnée la rapidité de l'absorption du virus.

II. DE L'INDIVIDU MALADE, POUR NE PAS CONTAGIONNER. Se reporter aux causes et éviter particulièrement les baisers, origine très fréquente de la syphilis contractée en dehors des rapports vénériens.

Se souvenir que les lésions les plus contagieuses sont celles humides et sanguinolentes.

Éviter de donner la syphilis héréditaire et conceptionnelle.

III. CONDITIONS POUR LE MARIAGE DU SYPHILITIQUE : 1° Absence d'accidents spécifiques primaires, secondaires ou tertiaires depuis au moins deux ans; 2° minimum de quatre ans d'ancienneté de l'accident primitif; 3° bénignité des manifestations syphilitiques; 4° traitement spécifique suffisant.

IV. CONDUITE À TENIR APRÈS LE MARIAGE. Si la syphilis est antérieure à quatre ans, il faut : 1° s'astreindre au traitement intensif; 2° éviter particulièrement tout rapport lorsqu'il existe un accident, fût-ce l'excoriation la plus légère; 3° éviter les conceptions, en n'oubliant pas que, même en dehors de tout accident actuel, la syphilis peut être transmise héréditairement et par l'enfant à la mère.

V. CONDUITE À TENIR APRÈS LA CONCEPTION. Si celle-ci s'est produite malgré les avis précédents, le traitement spécifique doit être donné à la femme, qu'elle soit restée saine ou non, afin de la protéger, elle et son enfant, à moins que la femme n'ait déjà eu des enfants bien portants.

Traitement : I. *hygiénique, moral et physique.* Éviter les fatigues cérébrales, les excès intellectuels, rechercher les distractions.

Suivre le régime habituel s'il est normal, en supprimant les spiritueux (eau-de-vie et soi-disant apéritifs et digestifs) et le tabac, ce dernier exerçant l'action la plus fâcheuse, notamment sur les plaques muqueuses.

Prendre un repos nocturne suffisant et faire régulièrement et quotidiennement de l'exercice. L'hydrothérapie, suivie de massage, les bains chauds, la mer (sauf chez les nerveux et les rhumatisants) ont l'influence la plus favorable; en tout cas, la propreté du corps devra être méticuleuse.

II. *curatif :* 1re *période* de l'accident primitif, chancre, au 10e mois : protoiodure de mercure; 2e *période* (du 10e au 18e mois) : au repos du matin protoiodure ou liqueur de Van Swieten, et au repos du soir iodure de potassium; 3e *période* (du 18e mois à la 5e année) : iodure de potassium à la dose de 2 à 4 gr. pendant des périodes de six semaines, séparées par intervalles de plus en plus longs. On y ajoutera, s'il se produit des accidents, des frictions avec 4 gr. d'onguent mercuriel en frictions sur les cuisses et les mollets.

Adjuvants. Pour préserver des accidents de stomatite mercurielle, pastilles de chlorate de potasse pur, et, si la dentition est mauvaise, y remédier. Alimentation généreuse et, s'il y a lieu, reconstituants : fer, kola, quinquina. (V. aussi HYGIÈNE.) L'arsenic (V. l'*Appendice*), autrefois simple adjuvant du traitement, a actuellement un rôle important.

EAUX MINÉRALES. *Eaux sulfureuses.* Les eaux sulfureuses favorisent la diffusion du mercure dans le corps et son élimination par la peau, alors même qu'il a été absorbé plusieurs mois auparavant. Elles donnent de bons résultats à la période tertiaire chez les anémiés et dans les cas où le traitement spécifique n'agit pas d'une façon suffisante et n'empêche pas les manifestations de se répéter. Plus ces manifestations sont importantes (syphilis cérébrale), plus il est indiqué d'y recourir. Mais le traitement spécial doit *toujours* y être associé. Le traitement par les eaux ne doit se faire qu'une heure et demie après l'absorption du mercure. Les eaux à préférer sont les sulfureuses chlorurées sodiques et bromoiodurées : Uriage et Challes.

Contre-indications. L'excitation générale donnée par le soufre est nuisible pendant la période secondaire, car elle accroît l'intensité des manifestations; elle est inutile lorsque la syphilis est bénigne et qu'elle a été bien supportée. Il y a lieu d'interdire les eaux sulfureuses aux syphilitiques cardiaques et congestifs.

Révélation de la guérison. La non-production d'une éruption sous l'influence du soufre n'est nullement une preuve de guérison de la syphilis.

Eaux minérales non sulfureuses. Elles ont une action indirecte en agissant sur l'état général du syphilitique.

Les eaux de Salies-de-Béarn donnent de bons résultats, notamment chez les syphilitiques héréditaires, Néris chez les nerveux, Bussang chez les anémiques.

En tout cas, le traitement minéral doit être fait avec prudence et sous une direction médicale.

Syphilis par conception. — Une femme saine, mariée à un homme ayant eu la syphilis, mais ne présentant à ce moment aucune manifestation de sa maladie, peut, lorsqu'elle devient enceinte, présenter vers la fin du second mois de sa grossesse des accidents *secondaires* de syphilis (mal de tête, chute des cheveux, ganglions au cou, croûtes acnéiformes du cuir chevelu, éruptions de la peau, plaques muqueuses de la bouche) sans avoir eu aucun accident primaire (chancre). Ordinairement, il se produit une fausse couche, ou l'enfant naît avant terme; lorsqu'il survit, il est atteint de syphilis héréditaire.

IMMUNITÉ DE LA MÈRE PAR CONCEPTION. D'autre part, Baumès, de Lyon, a fait l'observation suivante, que les faits ont confirmée : une mère restée saine (ce qui distingue du cas précédent) ne reçoit jamais la syphilis de son enfant, même lorsque celui-ci est affecté de lésions contagieuses (plaques muqueuses des lèvres par exemple) lorsqu'il tient *héréditairement* la syphilis de son père. Elle peut donc l'allaiter sans inconvénient. La durée de cette immunité n'est pas encore bien déterminée.

IMMUNITÉ DE L'ENFANT PAR CONCEPTION. Une mère devenue syphilitique antérieurement à la conception ou pendant la grossesse *peut* (c'est une simple possibilité) mettre au monde un enfant qui reste sain; dans ce cas, l'enfant ne sera pas infecté par sa mère, même si elle est affectée de lésions contagieuses (plaques muqueuses). On ignore encore si cette immunité de l'enfant persiste longtemps et s'il pourrait, ou non, contracter personnellement la syphilis.

PROTECTION DES NOURRISSONS CONTRE L'INFECTION SYPHILITIQUE DES NOURRICES. À Paris, les nourrices sont examinées par un médecin de la préfecture de police lorsqu'elles sont prises dans un *bureau*; mais, cet examen ayant pu être un peu superficiel, il est préférable en tout cas de faire examiner la nourrice par le médecin de la famille.

Cet examen doit porter sur la peau, particulièrement celle des seins, du cou, du cuir chevelu, sur la bouche, la gorge, les organes génitaux, sur les ganglions du cou et de l'aine. Voir en outre l'enfant de la nourrice et demander si des fausses couches successives ne se sont pas produites.

Il faut savoir que, même après cet examen minutieux, la nourrice peut être syphilitique, le chancre n'apparaissant que six semaines à deux mois après le rapport. Ce chancre peut, du reste, provenir de l'allaitement d'un enfant nourri récemment; il est, par suite, nécessaire de s'enquérir des raisons pour lesquelles une nourrice interrompt un allaitement. S'il

existe un doute sur la santé du précédent nourrisson (surtout en cas de mort de celui-ci et en l'absence d'affirmation nette du médecin qui l'a soigné), il est préférable de refuser la nourrice.

Il faut, d'autre part, interdire à la nourrice de donner le sein occasionnellement à un autre nourrisson, *sous quelque prétexte que ce soit.* Les objets dont se sert l'enfant et notamment les biberons ne doivent jamais être prêtés à un autre nourrisson.

PROTECTION DES NOURRICES CONTRE L'INFECTION PAR LES NOURRISSONS. Un arrêt de la cour de Lyon a sévèrement condamné des parents qui avaient remis à une nourrice saine un enfant syphilitique pour l'allaitement au sein.

MESURES À PRENDRE POUR EMPÊCHER LA TRANSMISSION DE LA SYPHILIS PAR LES NOURRISSONS. La syphilis héréditaire n'apparaît souvent qu'après 3 ou 4 mois; la mère, dont l'enfant peut être syphilitique, doit toujours nourrir son enfant et, si elle ne peut pas l'allaiter, doit employer le biberon.

Si, par suite d'ignorance, une nourrice a été infectée par l'enfant, elle doit être conservée pour allaiter l'enfant.

Syphilis héréditaire. — CAUSES. Elle peut provenir d'une syphilis existant chez les deux parents, chez la mère seule ou chez le père seul; Diday estimait possible la syphilis héréditaire chez les enfants d'une veuve remariée dont le premier mari aurait été atteint de la maladie; cette imprégnation est très douteuse.

Pour la syphilis d'origine maternelle, la date d'infection semble avoir une influence : la contagion peut ne pas s'effectuer après le 7e mois; en tout cas, elle n'est pas fatale (elle se produirait dans 80 cas sur 100 et la mortalité enfantine serait de 60 pour 100).

La syphilis paternelle provoque 30 pour 100 d'avortements ou d'accouchements prématurés.

L'hérédité des deux parents produit dans 92 cas sur 100 la syphilisation de l'enfant, dans près de 70 pour 100 sa mort. L'influence de l'hérédité s'exerce alors que le parent n'est atteint à ce moment d'aucun accident; mais cette hérédité n'est nullement fatale, et certains enfants sont frappés alors que d'autres restent indemnes : il n'y a pas d'égalité dans l'hérédité syphilitique.

En règle générale, le maximum de chances d'hérédité se produit pendant les trois premières années de la syphilis des parents; elles décroissent progressivement ensuite, peuvent persister encore jusqu'à douze à quinze ans; après une série de fausses couches, l'enfant arrive à terme, mais il est syphilitique; enfin, naît un enfant sain. Le traitement spécifique, fait sérieusement, a l'influence la plus heureuse sur la conception d'enfants indemnes de syphilis.

SIGNES DE LA SYPHILIS HÉRÉDITAIRE : I. *Nouveau-nés.* Plaques muqueuses suintant un liquide à odeur désagréable et qui sont placées dans les régions humides : bouche, plis des cuisses, sillon entre les fesses; taches rousses sur le visage; rougeur de la peau de l'anus et des cuisses; peau des pieds et des mains rugueuses, ridées, dont l'épiderme se détache facilement en laissant une surface rouge et luisante, grosses bulles de pemphygus*; écoulement nasal, vomissements, gonflement du ventre; lésions osseuses.

II. *Enfance*. Développement tardif (infantilisme et atrophie des testicules); altération des os du nez entraînant une difformité; cicatrices aux fesses; maladies des yeux (iritis et kératite); surdité absolue sans lésions; déformation des incisives médianes supérieures qui présentent des encoches.

TRAITEMENT DE LA SYPHILIS HÉRÉDITAIRE DES NOUVEAU-NÉS : 1° *Traitement indirect* par la mère nourrice, en cas d'impossibilité d'allaitement par la mère, lait de chèvre ou d'ânesse auxquelles on fait de larges frictions d'onguent mercuriel. 2° *Traitement direct*. Onctions mercurielles suivies de bains savonneux; 2 à 3 gr. de liqueur de Van Swieten dans du lait.

Syringomyélie. — V. MOELLE ÉPINIÈRE (maladies).

T

T. — Bandage en **T**. V. BANDAGE.

Tabac. — Plante de la famille des Solanées (*fig.* 691). Le tabac sec, c'est-à-dire qui a subi les diverses préparations employées pour le transformer en

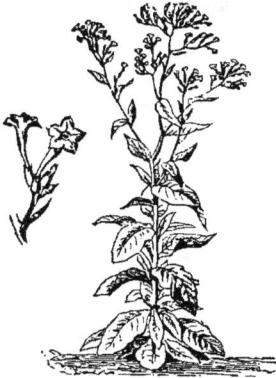

Fig. 691. — Tabac.

cigare, tabac à priser, à fumer ou à chiquer, contient encore une quantité notable d'un alcaloïde puissant, la *nicotine* (2 pour 100 pour les tabacs blonds de La Havane, de Maryland et de Virginie, 6 pour 100 pour les tabacs foncés du Nord et 8 pour 100 pour les tabacs du Lot). La nicotine est un liquide incolore, transparent, brunissant un peu à l'air, de consistance huileuse, volatil; c'est un poison très violent : il suffit de 10 centigr. pour tuer un chien de taille moyenne, et huit gouttes tuent un cheval en quatre minutes.

Intoxication aiguë. — A l'état aigu, elle se produit chez les jeunes fumeurs. La forme grave est provoquée par l'absorption du tabac comme médicament avec erreur de dose; elle

est rare, car ce mode de traitement, employé autrefois contre la gale et l'asphyxie, est justement tombé en désuétude.

SIGNES. Brûlure à la gorge, le long de l'œsophage et dans l'estomac. Nausées, vomissements avec sensation de défaillance et de faiblesse. Vertiges, trouble des idées, diminution de la vue. Pouls faible; peau froide, couverte d'une sueur visqueuse. — PREMIERS SOINS. Faire vomir en titillant la luette, puis thé fort, grogs chauds. Réchauffer le corps, qui sera maintenu étendu.

Intoxication chronique (fumeurs 4 à 5 cigares ou 20 cigarettes par jour, chiqueurs, priseurs, ouvriers des manufactures de tabac).

SIGNES. Aspect grisâtre du visage, perte de la mémoire, notamment de celle des mots, tremblement, vertiges, névralgies dans les bras et les épaules, angine* de poitrine, stomatite et pharyngite chroniques, maux d'estomac et *constipation opiniâtre,* palpitations, altération de la vue (mouches volantes), du goût, de l'ouïe; congestion cérébrale légère avec engourdissement, étourdissement. Ces troubles surviennent particulièrement chez les individus oisifs et chez les intellectuels, qu'ils fument soit pendant le travail, soit dans les intervalles. — TRAITEMENT. Cessation de l'habitude.

Tabes. — V. ATAXIE.

Tables hygiéniques.

Table de malade. — Le modèle de table représenté dans la *fig.* 692 est d'un usage commode pour les personnes immobilisées au lit ou dans un fauteuil. Elles peuvent être élevées à la hauteur désirée et être inclinées au gré du malade.

Table de travail. — Les personnes qui écrivent ou dessinent ont grand avantage à alterner les positions

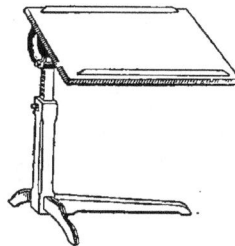

Fig. 692.
Table de malade.

assise et debout, et, par conséquent, à faire usage de la table à élévation facultative (*fig.* 693). Cette table rend de grands services aussi aux enfants, notamment à ceux qui ont une tendance à se tenir mal en écrivant, à s'asseoir sur une seule fesse, à se coucher trop sur leurs livres, par suite d'une faiblesse des muscles du dos qu'exagère l'attitude défectueuse et dont le résultat est une déviation de la colonne vertébrale (v. COLONNE), accompagnée souvent de myopie. V. RÉFRACTION (maladies).

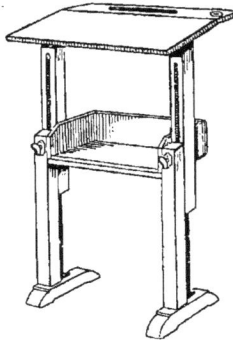

Fig. 693. — Table de travail à élévation.

Tablette. — Médicament solide, formé d'une ou plusieurs substances actives, enrobées dans du sucre, et de gomme transformé en mucilage par l'eau.

Taches colorées, sanguines, vineuses. V. NÆVUS.

Taches de rousseur. V. ÉPHÉLIDES.

Tænia, tænifuges. — V. TÉNIAS, TÉNIAFUGES.

Taffetas d'Angleterre. — Taffetas sur lequel on a appliqué une couche d'une solution de colle de poisson (ichtyocolle). Il est employé pour le pansement des coupures; mais la baudruche gommée, plus souple, lui est bien préférable pour cet emploi.

Taffetas chiffon, taffetas gommé. — Tissus recouverts d'un enduit imperméable. On les emploie pour maintenir son humidité à un pansement.

Le premier, plus souple, ayant moins de tendance à se déchirer, est bien préférable au second.

Taie. — Tache sur la cornée. V. YEUX (maladies) : *Kératite*.

Taille du corps. — V. CROISSANCE.

Taille de la vessie. — Opération qui consiste à couper les tissus soit du périnée, soit du bas-ventre, afin de faire pénétrer un instrument dans la vessie de façon à en retirer un calcul. V. VESSIE (maladies.)

Taïti et Nouvelle-Calédonie. — Ces colonies océaniennes sont très salubres; le paludisme n'y existe pas et le Français peut même y travailler la terre. *Époque préférable d'arrivée*, avril-octobre. La température varie entre 24°-28° à Taïti; elle atteint 33° à la Nouvelle-Calédonie V. TROPIQUES (Pays des).

Talc (silicate de magnésie). — Lamelles se transformant en poudre fine, onctueuse au toucher. On l'emploie seul ou mélangé à de la poudre d'amidon et de bismuth comme isolant, entre les plis de la peau chez les nourrissons, pour éviter et calmer les excoriations. C'est un hémostatique pour les hémorragies capillaires.

Talon. — Extrémité postérieure du pied, formée par l'os calcanéum.

Tamar et Tamarin (*fig.* 694). — Le *tamar indien* est la pulpe d'une

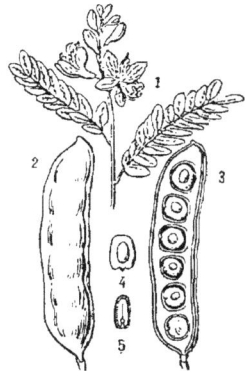

Fig. 694. — Tamarin.

1. Rameau fleuri ; 2. Gousse. 3. Gousse ouverte ; 4. Graine ; 5. Coupe de la graine.

plante de la famille des Légumineuses, le *tamarin*, employée comme laxatif à la dose de 20 à 50 gr., ou en infusion (20 gr. par litre, dont on prend plusieurs verres).

Tamponnement. — Obturation d'une cavité (nez, vagin) par des tampons d'ouate, de charpie ou de tarlatane additionnés ou non d'un antiseptique, comme, par exemple, l'iodoforme.

Tan. — Poudre d'écorce de chêne employée comme astringent à l'extérieur : 60 gr. par litre, ou en nature pour saupoudrer les excoriations.

Tanaisie. — Plante de la famille des Légumineuses, utilisée autrefois contre les ténias.

Tanin (Acide tannique).—Substance chimique qui se trouve dans les feuilles ou le bois d'un grand nombre de plantes et notamment dans l'écorce du chêne.

PROPRIÉTÉS ET INDICATIONS : 1° *Astringent* (angines, diarrhées, conjonctivites, sueurs des phtisiques, coryza, leucorrhée, blennorragie, lymphatisme et scrofule, maladies de peau, excoriation). 2° *Antihémorragique.* 3° *Contre-poison des alcaloïdes.* — INCOMPATIBLES. Sels métalliques, albumine et alcaloïdes.

MODE D'EMPLOI ET DOSES. A *l'intérieur*, 50 centigr. à 2 gr. en gargarisme, pilules, lavement. A *l'extérieur*, 1 à 2 pour 100 sous forme de glycérés à la dose de 1 de tanin pour 6 d'excipient, collyre 1/120, lotions, injections 1 à 4/100, pommades.

Préparations iodo-tanniques. — On prépare des vins et des sirops où l'iode et le tanin sont associés dans le but de combattre le lymphatisme et la scrofule. Ces préparations contiennent 1 gr. d'iode, 4 gr. de tanin pour 500 gr. de sirop ou de vin, dont on donne 20 à 60 gr.

Taon. — V. PIQURES d'insectes.

Tarlatane. — Sorte de mousseline, c'est-à-dire tissu de coton à mailles très espacées. La tarlatane est employée comme *pièce de pansement* parce qu'elle s'imprègne bien des solutions ou des poudres antiseptiques, et comme *bande*, parce qu'étant très souple, elle s'adapte parfaitement aux parties. La tarlatane ordinaire renferme un empois qu'on doit enlever par l'ébullition dans beaucoup d'eau; cette ébullition sert, du reste, à rendre la tarlatane aseptique.

Tarsalgie des adolescents. — Maladie caractérisée par des douleurs siégeant dans la partie postérieure du pied ou *tarse* (V. *fig.*, à CORPS) et par une attitude vicieuse des pieds.

CAUSES. Age, quinze à vingt ans. Profession obligeant l'individu à rester longtemps debout. Marches prolongées. Usage de chaussures à semelles minces. Froid humide. Entorse légère.

SIGNES. *Douleur* d'abord intermittente, puis plus tenace au niveau de l'union de l'avant-pied avec sa partie postérieure, en avant des malléoles, augmentant par la station debout et arrivant à rendre la marche difficile, puis impossible. Effacement de la voûte plantaire, pied* plat, durillons le long du bord interne du pied au niveau duquel la chaussure s'use rapidement. La déformation disparaît d'abord par le repos, puis devient persistante.

TRAITEMENT. Repos au lit, bottines lacées à semelles présentant une partie convexe adaptée à la surface plantaire, et établie d'après un modèle en plâtre pris sur le pied du malade. Massages, bicyclette, électricité.

Tarse des paupières. — Lame fibreuse qui se trouve dans l'épaisseur du bord libre des paupières.

Tarse du pied (du grec *tarsos*, rangé en ordre). — Partie postérieure des pieds formée de sept os : l'astragale qui s'articule avec les os de la jambe, le calcanéum qui forme le talon, puis en avant le scaphoïde, le cuboïde et les trois cunéiformes composant une rangée articulée avec les os du métatarse*.

Tartrates. — V. TARTRIQUE.

Tartre antimonié ou stibié. — V. ANTIMOINE.

Tartre des dents. — V. DENTS.

Tartre du vin. — Dépôt formé par le vin dans les tonneaux. Il est constitué par un mélange de bitartrate de potasse, de tartrate de chaux, d'alumine, de fer, de manganèse et de silice, additionné d'un peu de matière colorante dans le vin rouge.

Tartrique (Acide). — On emploie comme rafraîchissant et acidulé la *limonade tartrique*, qui contient par litre d'eau 100 gr. de sirop tartrique, lequel, lui-même, renferme 1 pour 100 d'acide tartrique.

Tartrate borico-potassique (crème de tartre soluble). — Purgatif à la dose de 15 à 30 gr. dans un litre d'eau sucrée, à prendre par verres.

Tartrate ferrico-potassique.—V. FER : *Tartrate de fer.*

Tartrate de potasse acide (crème de tartre, bitartrate de potasse). — Employé comme *dentifrice* (mélangé avec du carbonate de chaux et de la magnésie), *rafraîchissant* (2 à 4 gr.), *purgatif* (8 à 30 gr.).

Tartrate de potasse neutre (sel végétal). — Purgatif, 15 à 30 gr.

Tartrate de potasse et de soude (sel de Seignette). — Purgatif, 15 à 50 gr. Sert aussi à faire la poudre gazogène, *Sedlitz powders*, formée de 2 paquets : l'un, bleu, contient 2 gr. de bicarbonate de soude et 6 gr. de sel de Seignette; l'autre, blanc, contient 2 gr. d'acide tartrique.

Tartrate de magnésie. — Purgatif, 10 à 30 gr.

Tartrate de soude. — Purgatif, 10 à 30 gr.

Tatouage. — Le tatouage (*fig.* 695) peut être une occasion de contagion de la tuberculose ou de la syphilis, le ta-

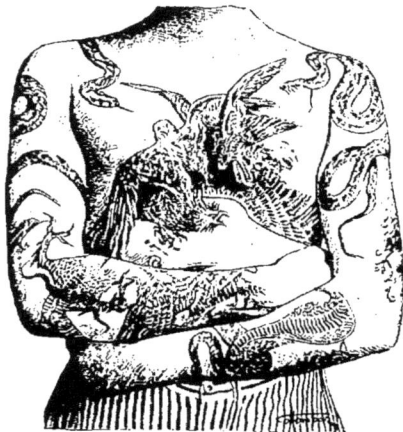

Fig. 695. — Tatouage.

toueur faisant usage souvent de sa salive pour dissoudre les couleurs. V. aussi DÉ-TATOUAGE.

Taxis (du grec *tassein*, arranger). — Opération qui consiste à presser méthodiquement une hernie pour la faire rentrer dans le ventre.

Teigne. — Nom donné à deux variétés de maladies du cuir chevelu, la teigne faveuse et la teigne tondante. On comprend aussi quelquefois sous ce terme la pelade* V. ce mot.

CAUSES : 1° DÉTERMINANTES. Les *teignes* sont des maladies produites par des champignons inférieurs (*fig.* 696, 697), visibles seulement au microscope et qui sont constitués par des cellules unies bout à bout, de façon à former des tubes plus ou moins longs. Ceux-ci restent simples, ou se divisent en ramifications qui peuvent s'entrelacer.

La reproduction et la propagation se font par certaines cellules détachées du tronc primitif et qui, arrivées sur un terrain favorable, reconstituent les champignons. Ils se frayent un passage à travers les cellules épidermiques, les séparent de la partie vivante de la peau et amènent leur décomposition : c'est probablement dans cet état seul qu'elles servent à leur nutrition.

2° PRÉDISPOSANTES GÉNÉRALES. Les teignes sont au premier rang des maladies que l'on peut éviter par une bonne hygiène individuelle. « La contagion sévit surtout, dit le Pr Hardy, sur des individus dont la constitution a été débilitée par de mauvaises conditions hygiéniques, soit momentanées, soit

permanentes : les gens mal logés, mal nourris, ceux qui font des excès, ceux qui sont surmenés par des fatigues excessives ou tourmentés par des chagrins sont plus sujets que d'autres à contracter des maladies contagieuses du système pileux. » C'est ainsi que ces affec-

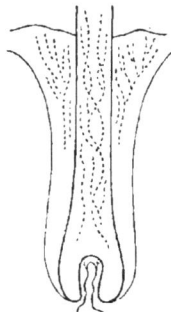

Fig. 696. — Bulbe d'un poil envahi par les champignons de la teigne faveuse.

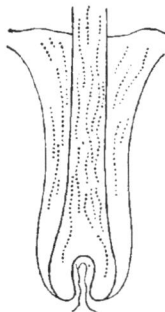

Fig. 697. — Bulbe d'un poil envahi par les champignons de la teigne tondante.

tions, ordinairement assez rares dans la classe aisée, avaient notablement augmenté de fréquence, à la suite du siège de Paris (1870-1871).

Mais, naturellement, la cause la plus importante réside dans les soins plus ou moins grands donnés à la propreté générale du corps et à l'entretien de la chevelure, surtout chez les enfants, plus prédisposés que tous à la contagion. Déjà, en 1865, notre maître, M. le Dr Jules Bergeron, secrétaire perpétuel de l'Académie de médecine, disait : « Les départements où la teigne devient le plus rare sont ceux du Nord-Est, où cependant la densité de la population est la plus forte et où la grande industrie a atteint au plus haut degré de développement, c'est-à-dire où se trouvent réunies les conditions les plus propres à la propagation de la maladie. C'est que cette région est aussi celle où la classe ouvrière est le mieux dirigée, où elle a le plus d'aisance ; la teigne, comme tant de maux plus graves, est donc entretenue et propagée par l'incurie, l'ignorance et la misère. »

PRÉCAUTIONS GÉNÉRALES : 1° *Propreté de la tête*. Il ne suffit pas, pour tenir à l'abri des parasites les cheveux des enfants, de les faire couper à des intervalles de trois à quatre semaines, ainsi que cela se pratique en général : il faut en outre laver le cuir chevelu, et cela tous les huit jours au moins, avec une eau légèrement savonneuse ou avec le shampooing (savon dissous dans l'alcool). En agissant ainsi, on évitera la maladie et, si elle se produit, on la traitera dès son apparition.

2° Les *ciseaux* avec lesquels le coiffeur coupera les cheveux devront toujours être apportés de la maison : chez les barbiers les plus consciencieux, la négligence d'un garçon qui vient de tondre une personne atteinte d'une teigne au début peut amener la transmission du champignon.

3° Les *peignes* et *brosses* à cheveux doivent être strictement personnels.

4° On interdira aux enfants d'échanger leurs coiffures.

RÈGLEMENTS SCOLAIRES. L'entrée des écoles est interdite à Paris aux enfants atteints de teigne; à la campagne, ils peuvent y être admis à condition de présenter un certificat de médecin attestant que l'épilation a été faite et que la tête est soigneusement enduite d'un corps gras; le crâne doit en outre être couvert d'une coiffe de toile.

Teigne faveuse (du latin *favus,* rayon de miel). — SIGNES (*fig.* 696 et *fig.* en couleur, à PEAU). On trouve sur le cuir chevelu des croûtes arrondies, jaune soufre, légèrement déprimées au centre, qui sont traversées par un poil et offrent 1 demi-centimètre de diamètre : ce sont les *godets faviques.*

Plus tard, la couleur change et devient plus blanche, quelquefois même plâtreuse; l'épaisseur augmente également et peut atteindre jusqu'à 1 centimètre; enfin, la surface occupée peut devenir assez grande, lorsque plusieurs masses se sont réunies par leurs bords.

Les cheveux paraissent ternes, grisâtres (comme poudreux), et il est facile de les enlever, même à poignées. Lorsque l'altération a fait des progrès, ils s'atrophient et deviennent extrêmement fragiles. La *démangeaison,* qui souvent précède l'apparition de la croûte, est d'abord fugace et légère, puis elle devient vive et persistante.

Un signe très caractéristique est donné, en outre, par l'*odeur* fade et désagréable qui s'exhale de la tête et qu'on a comparée à celle de la moisissure, de la souris ou encore de l'urine du chat.

Après un certain temps, la chute des cheveux arrive à être définitive, et le crâne, devenu chauve et brillant, présente de distance en distance les cicatrices, étendues qu'a laissées l'atrophie des gaines du poil.

Exceptionnellement, on trouve les mêmes signes dans la barbe. Du reste, on a trouvé des godets sur toute la surface du corps, notamment à la face et même sur l'ongle.

MODE DE PROPAGATION. *Causes prédisposantes.* Le favus est une maladie de la misère; rare à Paris et dans les grandes villes, il est fréquent à la campagne et se produit de préférence chez les enfants scrofuleux ou pâles, ou chétifs; cependant, on l'observe aussi sur ceux qui sont forts et robustes. Les garçons sont plus fréquemment contagionnés que les filles; peut-être la longueur de leurs cheveux empêche-t-elle le parasite d'arriver sur leur crâne. Les excoriations de la peau, notamment celles qui sont dues à l'existence des poux, offrent un terrain favorable pour l'implantation du champignon; il en est de même des croûtes occasionnées par cet insecte.

Lorsque la maladie se produit chez l'homme, on remarque souvent, comme cause prédisposante, le coucher dans une écurie.

La *transmission* peut se faire : 1° *par l'air* (des particules des croûtes passant d'une tête sur une autre); 2° *par les objets qui ont été en rapport avec des cheveux faviques* (coiffures,

peignes, brosses, vêtements); 3° *par contact direct* (coucher en commun, jeux); 4° *par inoculation* : l'individu qui vient de gratter avec son ongle un godet favique, transportant le parasite sur la peau d'une autre personne ou sur la sienne propre (d'où la transmission à d'autres parties du corps); 5° *par contact avec des animaux atteints de favus :* cette maladie a été observée, en effet, chez des chats, des chiens et des souris. Les personnes qui les caressent peuvent contracter ainsi la maladie.

PRÉCAUTIONS. *Avant la maladie :* 1° V. *Précautions générales* au début de l'article; 2° empêcher ses enfants d'avoir des contacts avec les personnes dont la tête présente les signes décrits plus haut, et en général avec tous les petits paysans dont les cheveux sont mal entretenus; 3° leur interdire de toucher aux objets de toilette appartenant à des étrangers et surtout à leurs coiffures, ainsi qu'aux animaux qui offrent quelques maladies de la peau; 4° surveiller les cheveux des petits domestiques venant de la campagne.

Pendant (c'est-à-dire une fois la maladie contractée): 1° *Pour soi-même.* Prendre les mesures préventives susénoncées, la maladie pouvant parfaitement atteindre les grandes personnes. Se laver soigneusement les mains après un pansement. 2° *Pour le favique.* L'empêcher de se contagionner lui-même en portant sa main de sa tête à une partie du corps.

Après la guérison. Supprimer toute cause de réinfection en faisant passer à l'étuve les objets qui ont été en contact avec la chevelure du malade.

TRAITEMENT. La guérison sera d'autant plus rapide que la maladie sera prise au début. Elle est certaine, tant que les gaines des poils ne sont pas atrophiées.

Le traitement ordinaire consiste dans la coupe des cheveux, puis, après l'enlèvement des croûtes ramollies par des cataplasmes, l'établissement d'une vraie zone de protection par l'épilation des cheveux supposés sains dans une étendue de 1 centimètre autour de chaque plaque favique. Cette épilation sera rendue moins douloureuse par des onctions préalables avec du glycérolé à l'huile de cade et, au moment de l'opération, par des pulvérisations d'éther ou de chloréthyle. Comme pansement, on emploie la pommade au goudron.

Cette pratique de l'épilation est souvent inapplicable à la campagne, à cause de l'éloignement du médecin et de l'impossibilité de confier cette besogne à une personne inexpérimentée.

La *Semaine médicale* a indiqué un traitement qui permet de l'éviter. On commence par bien graisser tout le cuir chevelu avec de la vaseline phéniquée à 1 pour 100, et on applique ensuite un bonnet en toile cirée pendant vingt-quatre heures. On enlève alors les godets faviques, qui se détachent avec facilité, et on lave la tête au savon. Les applications de vaseline phéniquée et le lavage au savon sont continués pendant quelques jours quotidiennement jusqu'au nettoyage complet du cuir chevelu, puis répétés ensuite seulement deux fois par semaine. Pendant cette seconde période, on badigeonne les régions atteintes avec de la teinture d'iode, qu'on applique chaque jour non seulement sur la peau, mais sur les cheveux. Lorsque, sous l'action de l'iode, on voit survenir de l'irritation cutanée, on suspend cette médication pendant un ou deux jours pour y revenir ensuite.

Après quelques semaines, il suffit de faire deux applications hebdomadaires de teinture d'iode, en ayant soin de les continuer pendant *cinq à sept mois,* condition indispensable pour obtenir une guérison définitive, sans récidive possible.

Teigne tondante ou tricophytie (*fig.* 697 et *fig.* en couleurs, à PEAU). — Un même champignon parasite, le tricophyton, produit sur le crâne et le menton la *teigne tondante,* et sur la face, la nuque, le cou, l'avant-bras et les mains, l'*herpès circiné.*

SIGNES. I. *Teigne tondante.* Le cuir chevelu présente, sur une surface variant d'une pièce de 1 centime à celle d'une pièce de 5 francs en argent et même davantage, une sorte de tonsure imparfaite, par suite de la cassure des cheveux très peu au-dessus de la peau. Lorsqu'on enlève un poil plus long à ce niveau, il se casse également près de sa naissance. Autour de ces points, la peau est rouge, un peu tuméfiée et couverte de pellicules jaune sale : on voit en outre, si la maladie date d'un certain temps, un certain nombre de poils follets de repousse. Les plaques de tonsure sont disséminées sur la tête en nombre variable.

Il n'y a pas de cicatrice (à moins qu'elle ne soit produite par le traitement), ni de calvitie très étendue.

La maladie entraîne, en général, des démangeaisons et, par conséquent, des lésions de grattage : ce dernier, cependant, peut faire défaut, notamment chez les lymphatiques et les scrofuleux.

II. *Mentagre.* C'est le nom donné à la teigne tondante du menton. Elle y présente les mêmes caractères que sur le crâne, c'est-à-dire une tonsure imparfaite de la barbe plus ou moins étendue, et sur la face, la nuque, le cou, l'avant-bras et ordinairement arrondie. Quelquefois le champignon amène une inflammation intense de la peau, et le menton se couvre de bulles remplies de pus et très rapprochées les unes des autres ; l'écoulement de l'humeur par des trous multiples rend absolument repoussant l'aspect du visage. On donne alors à l'affection le nom de *sycosis* parasitaire.

III. *Herpès circiné.* Une tache rouge arrondie, de la dimension d'une pièce de 20 centimes, apparaît aux régions ci-après : face, nuque, cou, avant-bras, mains, dos du poignet. Bientôt, à son centre, l'épiderme se détache en petites lamelles, puis la tache s'agrandit progressivement ; mais, tandis qu'elle gagne à la périphérie, à l'intérieur la couleur normale de la peau reparaît. Une sorte d'anneau est ainsi constituée ; lorsque son diamètre devient très grand (quelquefois 25 centimètres), il peut se briser et n'être plus alors représenté que par des tronçons séparés par des intervalles incolores. Il existe, surtout au début, une sensation de cuisson et de démangeaison.

MODE DE PROPAGATION. L'herpès circiné est rare en France, mais la teigne tondante est, au contraire, très fréquente à Paris. Il ne faut pas ignorer, du reste, que, les champignons étant identiques, l'une de ces affections peut engendrer l'autre.

La contagion est fréquente et facile : elle se fait par l'air (les poussières champignonneuses passant d'une tête sur l'autre), par le coucher dans le même lit, par les coiffures, les objets de toilette, le peigne et le rasoir des perruquiers ; mais, chose importante à connaître, si l'herpès circiné peut se produire à tout âge, la teigne tondante du *cuir chevelu* n'existe plus après vingt ans. On a noté des cas de transmission provenant d'animaux (cheval, bêtes à cornes, chat, chien, lapin).

Pour Kaposi, les maisons mal aérées, les linges mal séchés dans les établissements de bains peuvent contenir le champignon.

PRÉCAUTIONS. I. *Avant la contagion :* 1° Voir les *Précautions générales,* au début de l'article ;

2° Se défier des enfants qui présentent sur le crâne des petites tonsures que les parents attribuent faussement à des coups reçus en ces points ;

3° Ne pas permettre aux siens de jouer avec eux, ni de toucher à rien qui leur appartienne. Empêcher les frères et les sœurs de se tenir et surtout de coucher dans la même chambre que le malade. Interdire de caresser les animaux atteints d'affections de la peau.

II. *Pendant la maladie.* Le père et la mère n'ont pas à craindre la transmission de la teigne tondante du cuir chevelu, mais ils ont à redouter celle de la barbe et l'herpès circiné. Ils devront donc toujours se laver soigneusement les mains, après avoir touché la tête du teigneux.

Empêcher la contagion de la maladie sur un autre point par le grattage.

III. *Après la maladie.* Supprimer toutes causes de réinfection en faisant passer à l'étuve les objets qui ont été en contact avec la chevelure du malade.

TRAITEMENT (Hallopeau) : 1° couper les cheveux ras toutes les semaines ; 2° savonner la tête le matin avec du savon noir ; 3° frictionner avec alcool camphré 125 gr., essence de térébenthine 25 gr., ammoniaque 5 gr.; 4° une demi-heure après et le soir, application d'une couche de vaseline iodée ; 5° bonnet de caoutchouc d'une façon permanente.

Actuellement le traitement des teignes se fait surtout par les rayons X à doses définies pour éviter les dangers d'une radiodermite. On peut provoquer ainsi la dépilation complète d'une plaque quinze jours après la séance. Cette thérapeutique ne doit être confiée qu'à un praticien exercé. Elle a complètement modifié la durée des teignes.

Teint. — Pour conserver au teint sa fraîcheur, il faut suivre une hygiène rationnelle : les grandes chaleurs, les grands froids et plus encore les grands vents hâlent le visage ; les écarts de régime, l'excès des condiments et des épices, origines de dyspepsies, fatiguent les traits ; la trop bonne chère et les séjours prolongés au lit les alourdissent. Les corsets trop serrés congestionnent la figure, d'abord temporairement, puis d'une façon permanente et définitive. L'abus des bals et des soirées, par la tension trop continue de la pensée et la lassitude morale et physique qui en sont la suite, altèrent également le teint, lui donnent un aspect grisâtre et plombé.

Avant tout, on se gardera de la constipation, et on facilitera la digestion par des eaux peu minéralisées comme Carmen de Vals, Couzan (source Brault), Saint-Galmier (source Badoit), soit pures, soit additionnées d'un peu de vin blanc.

S'il existe de l'anémie, on prendra, de préférence aux pilules, des eaux ferrugineuses : Reine du fer, Huchet, Bussang.

Pour les ablutions du visage, employer l'eau tiède additionnée de bicarbonate de soude (5 gr. par litre) si la peau est grasse ; si elle est sèche, au contraire, une onction légère avec de la glycérine, le soir, lui donnera de la souplesse.

V. aussi ACNÉ, AMAIGRISSEMENT, COSMÉTIQUES, ÉPHÉLIDES, FARD, HALE, OBÉSITÉ, RIDES, RUGOSITÉS.

Teinture. — Liquide formé par la dissolution d'un médicament, ordinairement dans de l'alcool (ex. : teinture d'iode), quelquefois dans de l'éther ; mais alors on ajoute le mot *éthéré* (ex. : teinture éthérée de perchlorure de fer).

Teinture des chaussures, bas, chaussettes. —
La teinture en noir des souliers, bas ou chaussettes jaunes, a entraîné des empoisonnements graves par les vapeurs d'aniline, cette substance existant dans la proportion de 92 pour 100 dans ces teintures ou vernis.

Empoisonnement. — CAUSES PRÉDISPOSANTES. L'intoxication est particulièrement fréquente dans les journées chaudes, qui favorisent le développement des vapeurs.

SIGNES. Malaise, refroidissement, perte partielle ou complète de connaissance ; la figure, notamment les lèvres, les oreilles, ainsi que l'extrémité des doigts, deviennent livides ou bleuâtres ; le corps est couvert d'une sueur froide, la respiration est accélérée, le malade est somnolent.

TRAITEMENT. Café, grog, inhalation d'oxygène, injection de sérum artificiel, potion à l'éther et à l'acétate d'ammoniaque, lavement purgatif.

Tempe. — Région de la tête entre l'œil et l'oreille. Son nom vient de l'os et du muscle temporaux auxquels elle correspond. On y sent battre l'artère temporale, sur laquelle on peut prendre le pouls.

Tempérament. — Prédominance chez un individu d'un des systèmes anatomiques.

Sanguin, système sanguin trop développé, sang riche ; *lymphatique,* système lymphatique très large, globules blancs abondants ; *nerveux,* système nerveux très excitable.

Le tempérament *bilieux* est caractérisé par la tendance de la peau à jaunir sous l'influence d'une contrariété, d'un mauvaise digestion ; la bile est sécrétée en trop grande quantité ou du moins sa résorption par le sang est plus facile.

Les tempéraments *mixtes* sont produits par la prédominance de deux systèmes anatomiques sur les autres ; ex. : *lymphatico-nerveux.*

Tempérants. — Nom donné à des médicaments calmants parce qu'ils *tempéreraient* la suractivité de la circulation sanguine.

Température. — La température des individus s'apprécie avec un thermomètre (V. ce mot) ; elle varie suivant le sexe et l'éloignement des repas entre 36° et 37°,5. Pour les températures de maladies, V. THERMOMÈTRE, FIÈVRE. On trouvera aussi à FIÈVRE des figures montrant les feuilles spéciales préparées pour y inscrire les températures du matin et du soir, de façon à permettre de constater la courbe formée par les degrés de chaleur suivant les moments.

Temporal. — Os épais du *crâne*. (V. *fig.* CRANE.) Il contient l'organe de l'ouïe. Le muscle *temporal,* qui s'insère sur une partie de cet os, est releveur de la mâchoire inférieure.

Tendon (du grec *teinein,* tendre). — Cordon fibreux par lequel les muscles s'attachent aux os.

Ténesme (du grec *teinein,* tendre). — Sensation pénible de tension et de constriction soit à l'anus, soit à l'orifice de la vessie, avec envies continuelles et douloureuses d'expulser des matières fécales ou de l'urine. Pour le *ténesme de l'anus,* V. DYSENTERIE, ENTÉRITES, HÉMORROÏDES ; pour le *ténesme de la vessie,* V. VESSIE ; pour les deux réunis, V. PROSTATE (maladies).

Téniafuges ou Ténifuges. —
V. FOUGÈRE, GRENADIER, KOUSSO, POTIRON.

Ténias. — Vers dont une partie de l'existence s'écoule dans le corps d'un animal : porc pour le ténia armé, bœuf pour le ténia inerme, et la seconde chez l'homme.

SIGNES COMMUNS DE LA PRÉSENCE DES TÉNIAS. « Quelquefois on ne constate la présence de ces vers qu'en les trouvant en entier ou en partie dans les matières fécales. Si les anneaux du ver sont séparés, isolés, s'ils sont rendus malgré la volonté du malade et à son insu, il s'agit d'un ténia inerme ; si, au contraire, les fragments rendus se composent de 5, 6 ou 10 anneaux expulsés au moment des garderobes, il s'agit d'un ténia solium ». (DIEULAFOY.) D'ordinaire, on observe un appétit irrégulier, tantôt vorace, tantôt nul, des vomissements, des coliques plus ou moins violentes avec alternative de diarrhée et de constipation. Chez les enfants, il peut exister des convulsions et une sorte d'irritation de l'intérieur du nez, qui les pousse à y avoir continuellement les doigts, quelquefois une sorte de toux spasmodique. Les adultes se plaignent, dans certains cas, de vertiges.

Ténia armé ou solium (ver solitaire). — DESCRIPTION. Voici comment, dans son *Manuel d'histoire naturelle* (Doin, édit.), M. de Lanessan donne l'histoire de ce parasite :

« Le ver solitaire vit pendant une phase de son existence chez l'homme, et pendant une autre chez le porc. L'homme le transmet au porc et le porc à l'homme.

« Un œuf du ténia (*fig.* 698 A) ayant été ingéré par un porc, sa coque est détruite par les sucs intestinaux ; l'embryon qu'il contient, et qui est déjà tout formé, est ainsi mis en liberté. Cet embryon (*fig.* 698 B) est arrondi ; il est muni, au niveau de sa petite extrémité, de six crochets, d'où le nom d'*hexacanthe* qui lui a été donné. A l'aide de ces crochets, il perfore la tunique de l'estomac ou de l'intestin du porc et chemine soit à travers les tissus, soit dans la cavité des vaisseaux sanguins. Il s'arrête enfin dans le tissu cellulaire intermusculaire et y acquiert rapidement le volume d'un gros pois, à forme allongée et un peu réniforme (*fig.* 699). Sur un point de sa paroi, il se produit bientôt une dépression conique, au fond de laquelle naît un bourgeon, qui augmente rapidement de volume.

« Quand ce bourgeon est entièrement développé, il affecte la forme d'un cône à sommet arrondi et à base munie de quatre ventouses hémisphériques. Au-dessus des ventouses apparaissent alors deux cercles de crochets cornés. Tandis que ce développement s'effectue, le bourgeon qui constituera plus tard la tête du ténia adulte s'enfonce de plus en plus dans la cavité de l'embryon, tandis qu'au-dessus des ventouses se forme une sorte de pédicule qui représente un cou et sur lequel apparaissent des sillons transversaux lui donnant un aspect annelé. Dans cet état, l'animal porte le nom de *cysticerque* (*fig.* 700), et les porcs qui le contiennent sont dits *ladres*.

« Le ver peut rester à l'état de cysticerque pendant un temps fort long, immobile dans le tissu cellulaire du porc. C'est seulement après la mort de ce dernier, et lorsque l'homme mange *la chair crue* ou insuffisamment cuite d'un porc ladre, qu'un changement se produit. Parvenu dans l'intestin de l'homme, l'animal dégaine sa tête et son cou de leur enveloppe ; le cou s'allonge rapidement et la tête se fixe à l'intestin à l'aide de ses ventouses et de ses crochets (*fig.* 701, 702). La longueur totale varie de 3 à 6 mètres (*fig.* 703). Les anneaux les plus postérieurs augmentent rapidement de taille et acquièrent chacun des organes reproducteurs mâles et femelles.

« Lorsque les œufs sont mûrs, les anneaux se fécondent réciproquement et l'embryon se forme dans l'œuf, pendant que ce dernier est encore contenu dans l'anneau. Plus tard, les anneaux contenant des œufs suffisamment avancés dans leur développement se détachent et sont rejetés avec les selles du malade, soit isolément, soit plusieurs ensemble. A cause de leur ressemblance avec des graines de courge, on les a appelés *cucurbitains*. Les tissus des cucurbitains ne tardent pas à se putréfier et les œufs sont ainsi mis en liberté. Grâce à leur coque épaisse et très résistante, ils peuvent supporter, sans être altérés, pendant un certain temps, les accidents auxquels ils sont exposés. Qu'un de ces œufs arrive avec des eaux impures ou avec des légumes crus dans l'estomac du porc, il en sortira un embryon hexacanthe qui passera par toutes les phases de développement que nous avons signalées et subira les migrations dont nous venons de parler.

« L'état ladrique du porc est très facile à reconnaître. Les cysticerques ont, en effet, le volume d'un petit pois et sont par suite très facilement visibles à l'œil nu. Il faut les chercher surtout entre les muscles du cou, entre les muscles intercostaux où ils sont toujours abondants et se voient facilement à cause de la maigreur relative des parties. » On constate, en outre, sous la langue, de petites vésicules transparentes, qui sont également produites par la présence de cysticerques.

Ténia inerme. — DESCRIPTION (*fig.* 704, 705). Beaucoup plus fréquent en France que le précédent par suite de l'usage de la viande crue du bœuf, chez lequel il vit à l'état de cysticerque, le ténia inerme, ainsi nommé parce que sa tête est dépourvue de crochets, atteint lui aussi une grande longueur.

Ténia bothriocéphale. — V. BOTHRIOCÉPHALE.

Traitement. Mettre le malade au régime lacté absolu pendant vingt-quatre heures ; puis, le lendemain, employer une des médications anthelminthiques. La plus simple consiste à faire prendre le matin une pâte de semences de potiron (40 à 60 gr. avec quantité égale de sucre parfumé par de l'eau de fleurs d'oranger) qu'on fait suivre, deux heures après, d'un purgatif à l'huile de ricin (30 à 40 gr.)

On emploie aussi les capsules d'huile éthérée de fougère mâle et, chez les *grandes personnes*, la pelletierine et le thymol.

Ténia échinocoque[1] (*fig.* 706). Ce ténia, à l'état adulte, se trouve en abondance dans l'intestin des chiens, notamment de ceux qui vivent dans le voisinage des abattoirs de moutons. Sa taille est de 5 à 6 millim. en 3 ou 4 anneaux ; sa grosseur, celle d'une épingle ; la tête est munie d'une double couronne de 40 crochets et de 4 ventouses. A mesure qu'un des anneaux est parvenu à maturité, il se détache et sort de l'intestin avec les selles. Les œufs se développent, soit chez l'homme, soit, plus fréquemment, chez le mouton, le bœuf ou le cheval.

Lorsqu'un anneau mûr pénètre dans le tube digestif, la substance de l'anneau et la coque

(1) Résumé d'une description de M. de Lanessan. *Histoire naturelle* (Doin, éditeur).

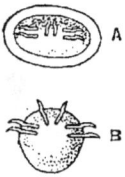

Fig. 698.
Ténia solium
chez le porc.
A. Œuf;
B. Embryon.

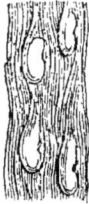

Fig. 699.
Ténia solium
dans le
tissu musculaire
du porc.

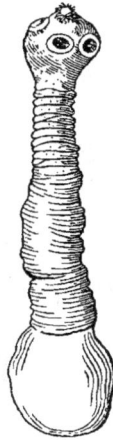

Fig. 701. — Ténia solium.
A. Tête; B. Un crochet.

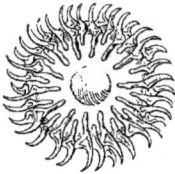

Fig. 700.
Ténia solium
à l'état de
cysticerque.

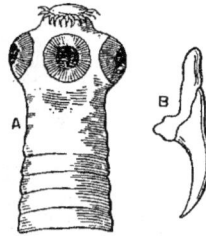

Fig. 704.
Tête de ténia inerme.

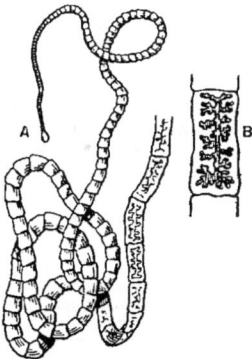

Fig. 702.
Tête de ténia solium.
Couronne de crochets.

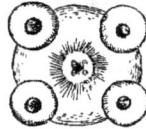

Fig. 706.
Ténia échinocoque.
1. Ténia; 2. Cysticerque;
3. Hydatide avec ses vésicules; 4. Vésicule; 5. Echi-
nocoque dont la tête est
rentrée à l'intérieur.

Fig. 705.
Fragment supé-
rieur d'un ténia
inerme.

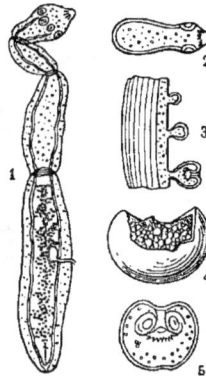

Fig. 703. — Ténia solium.
A. Ténia; B. Un anneau.

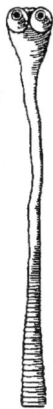

Fig. 698 à 706. — Ténias.

31

de l'œuf sont détruites par les liquides digestifs, et un embryon hexacanthe, c'est-à-dire formé de 6 crochets, est mis en liberté. Celui-ci pénètre à travers les parois du tube digestif dans les vaisseaux sanguins, particulièrement dans les rameaux de la veine-porte qui le conduit dans le foie, plus rarement dans le péritoine ou le poumon. Arrivé dans cet organe, l'embryon, gonflé par un liquide albumineux, grossit jusqu'à atteindre le volume d'une orange, en refoulant le tissu du foie, qui s'enflamme. Cet état constitue la maladie dite *hydatide* ou *kyste hydatique*, dont la paroi interne dite « membrane germinale » donne naissance à des sortes de *vésicules* qui font saillie dans la cavité de l'embryon à laquelle elles sont rattachées par un pédicule mince ; la tête du ténia se développe dans ces vésicules. D'autres vésicules analogues peuvent se produire sur la surface externe ; elles constituent alors le *kyste* dit *multiloculaire*. Lorsque les vésicules ne contiennent pas de tête, la tumeur s'appelle *kyste acéphalocyste*.

Ténotomie (du grec *tenón*, tendon, et *tomé*, section). Opération qui consiste à couper un tendon.

Tératologie (du grec *teras*, *teratos*, monstre, et *logos*, discours). Etude des monstres.

Térébenthine. — Les térébenthines sont des *résines* demi-liquides qui découlent des conifères et des térébinthacées ; légèrement jaunâtres, d'une saveur chaude et d'odeur forte, elles sont inflammables.

Propriétés, indications, modes d'emploi et doses. A l'*intérieur*, 4 à 8 gr. en capsules, potions, pilules ; 30 à 60 gr. de sirop à 1/10 comme stimulant dans les maladies des bronches, de la vessie, la blennorragie ; à l'*extérieur*, comme révulsif dans le rhumatisme sous forme de *digestif simple* formé de 40 gr. de térébenthine, 10 gr. d'huile d'olive et 20 gr. de jaune d'œuf.

L'essence de térébenthine est un liquide incolore, plus léger que l'eau et d'odeur forte, qui distille lorsqu'on chauffe la térébenthine commune.

Propriétés, indications, modes d'emploi et doses : A l'*intérieur*. 4 à 8 gr. en capsules dans les maladies de vessie, les empoisonnements par le phosphore, la sciatique. Associée aux perles d'éther, la térébenthine est un dissolvant des calculs hépatiques (remède de Durande) ; associée au sang-dragon, elle est antihémorragique (eau ' de Tisserand). On l'emploie aussi en eau de térébenthine) dans les bronchites et les laryngites.

A l'*extérieur*. En friction dans les bronchites, les rhumatismes, les névralgies (sciatique), soit seule, soit associée à d'autres substances (alcoolat ou baume de Fioravanti, huile de térébenthine) ; en liniment térébenthiné camphré. Comme parasiticide, en lotion sur le pubis, lorsqu'il s'y trouve des poux.

Terpine. — Médicament extrait de la térébenthine.

Propriétés et indications. La terpine facilite l'expulsion des crachats en accroissant les sécrétions bronchiques (affections du poumon) ; elle augmente la proportion des urines, d'où son utilité comme diurétique.

Modes d'emploi et doses. 10 centigr. à 1 gr. en cachets, en pilules ou en potion.

Terreurs nocturnes des enfants. — V. sommeil.

Testiculaire (Suc). — V., plus loin, TESTICULES D'ANIMAUX.

Testicules et leurs annexes (description). — Cette dénomination comprend l'ensemble de l'appareil sécréteur génital masculin. c'est-à-dire les enveloppes des testicules ou bourses, les testicules et les canaux qui en partent.

I. **Enveloppes des testicules.** Ce sont, de dehors en dedans : 1° le *scrotum* (mot signifiant *sac*), peau brunâtre, mince, ayant des alternatives de contraction et de relâchement et servant d'enveloppe commune aux testicules ; 2° le *dartos* (du grec *deró*, j'écorche), couche de tissu musculaire lisse très adhérente au scrotum ; elle est divisée en deux loges par une cloison qui sépare les deux testicules ; 3° le *crémaster* (du grec *kremaó*, je suspens), muscle strié qui soulève le testicule et qui est uni au dartos par une couche celluleuse lâche où s'infiltre la sérosité en cas d'œdème des bourses ; 4° la *vaginale*, séreuse qui n'est qu'un fragment du péritoine et qui entoure complètement chaque organe sexuel.

II. **Testicules et canaux excréteurs.** Glandes ovoïdes obliques d'avant en arrière, ayant la forme d'un œuf un peu comprimé latéralement ; elles ont environ 5 centim. de long sur 3 centim. de large et 2 centim. 1/2 d'épaisseur ; la gauche est un peu plus volumineuse que la droite et descend un peu plus bas qu'elle ; le poids est de 21 gr. en moyenne. Sur la partie postérieure du testicule est placé un organe allongé, l'épididyme (du grec *epi*, sur, et *didumos*, testicule), dont la consistance est molle, alors que celle du testicule est très ferme. Le testicule est formé d'une grande quantité de petits canaux qui commencent par un cul-de-sac, se réunissent ensuite les uns aux autres pour former des canaux plus volumineux, les *canaux afférents*, lesquels entrent dans l'épididyme et vont aboutir dans un canal unique, le *canal de l'épididyme*, aboutissant lui-même au *canal déférent*. Ce dernier, après avoir longé le bord postérieur du testicule, gagne l'anneau inguinal placé à la partie inférieure du ventre et entre ainsi dans cette cavité, où il se place sur la partie postérieure et inférieure de la vessie, puis va s'ouvrir dans le canal de l'urètre.

Des nerfs, des artères se rendent au testicule, et de nombreuses veines en partent ; ces dernières, lorsqu'elles sont devenues variqueuses, constituent le *varicocèle*. (V. ce mot.) Les nerfs, les artères et les veines, unis au canal déférent, constituent le cordon spermatique, qui pénètre dans le ventre par l'anneau inguinal.

III. **Glandes annexes.** Au canal déférent sont annexées : 1° les deux *vésicules séminales,* qui servent à la fois de réservoir au sperme et y ajoutent une sécrétion spéciale ; elles sont placées entre le fond de la vessie et le rectum ; 2° la *prostate* (V. ce mot) qui entoure le canal de l'urètre et ajoute aussi au sperme sa sécrétion.

Testicules et leurs annexes (maladies).

— Les lésions des enveloppes sont traitées aux mots HÉMATOCÈLE et HYDROCÈLE; celles des veines, au mot VARICOCÈLE; les lésions du testicule et de l'épididyme seront donc seules étudiées ici ; il en existe plusieurs variétés.

Anomalies. — L'*ectopie* (du grec *ek,* hors, et *topos,* lieu) est l'arrêt du testicule au cours de la migration qui, pendant la vie fœtale, l'amène du ventre dans les bourses. Lorsque l'ectopie est double, on dit qu'il y a *cryptorchidie* (du grec *kruptos,* caché, et *orchis,* testicule); cette lésion est très rare (1 pour 10 000 individus) et il n'y a pas alors trace de bourse ; lorsqu'elle n'existe que pour un seul testicule, il y a *monorchidie* (du grec *monos,* seul), anomalie plus fréquente (1 pour 1 000 hommes). Le testicule est arrêté le plus souvent (3 sur 4) dans l'anneau inguinal, c'est-à-dire à la partie inférieure du ventre, où on le sent sous le doigt et où sa présence facilite la création d'une hernie qui descend dans les bourses ; d'autre part, le testicule dans cette situation peut provoquer des troubles analogues à ceux de l'étranglement herniaire ; il subit une dégénérescence graisseuse ou même cancéreuse. Dans les autres cas, le testicule reste soit dans l'abdomen, soit au-dessus du périnée.

TRAITEMENT. Les testicules peuvent n'effectuer leur descente que dans la première année après la naissance ; il n'y a donc pas urgence à intervenir. S'il n'en est pas ainsi et que le testicule soit dans l'anneau inguinal, une opération chirurgicale peut le conduire dans les bourses.

Contusions. — CAUSES. Coups de pied, chute à califourchon.

SIGNES. Douleur très vive s'irradiant dans l'aine. Pour les lésions cutanées, V. CONTUSION.

TRAITEMENT. Repos. Application d'un pansement antiseptique. V. PLAIE.

Orchite aiguë ou orchi-épididymite aiguë. — CAUSES. Choc, blessure, effort violent; blennorragie (1 orchite sur 9 blennorragies); sondage de l'urètre; prostatite; calcul de la vessie; onanisme; oreillons et maladies infectieuses; paludisme.

SIGNES. *Forme blennorragique* (la plus fréquente). Tiraillement et douleur très vive dans l'épididyme, c'est-à-dire du renflement du testicule (car c'est l'épididyme qui est surtout enflammé), douleur s'irradiant vers l'aine, la cuisse, exaspérée par le toucher et les mouvements. Les bourses sont rouges et gonflées par un œdème de la peau et la présence d'une certaine quantité de liquide dans la tunique vaginale. Il existe une fièvre plus ou moins intense. Ordinairement, un seul des testicules est atteint, mais l'autre peut s'enflammer à son tour. La maladie dure en général une quinzaine de jours et se termine par la guérison.

Autres formes. L'orchite qui succède à des lésions chroniques de l'urètre ou de la vessie évolue plus lentement et par poussées successives, qui peuvent aboutir à la suppuration. L'orchite ourlienne (oreillons), qui représente un quart des cas d'orchite, se produit du 3e au 7e jour, sans ou avec fièvre (40°-41°).

COMPLICATIONS. L'*atrophie* des testicules est assez fréquente ; elle peut être temporaire ou définitive. Dans certains cas, on observe consécutivement des *névralgies,* très difficiles à guérir, qui siègent dans le testicule avec irradiation à la cuisse.

TRAITEMENT. Repos au lit, les bourses relevées par un support (par exemple un vieux calendrier auquel on a enlevé un demi-cercle pour pouvoir le faire reposer sur les cuisses). Compression ouatée. Pommade belladonée, grands bains ; ponction aspiratrice si tension extrême. Sulfate de quinine en cas de paludisme. Contre l'atrophie, courants continus. V. ÉLECTROTHÉRAPIE.

Orchite ou épididymite chronique. — CAUSES. Celles de l'orchite aiguë et notamment les lésions de l'urètre et de la vessie.

SIGNES. Après la cessation des phénomènes de la période aiguë, l'épididyme reste dur et gonflé, mais sans bosselures ; la douleur n'existe qu'à l'occasion d'une marche ou d'une station debout un peu longue ; des poussées aiguës peuvent se produire à certains moments.

TRAITEMENT. Pommade mercurielle, courants continus.

Syphilis du testicule. — Les lésions sont assez fréquentes (1 cas sur 32 syphilitiques, selon Fournier); elles se produisent à la période secondaire ou tertiaire, particulièrement chez les individus qui font des excès vénériens. C'est aussi une des manifestations de la syphilis héréditaire. Il existe deux formes :

1° *Orchite syphilitique.* — Le malade s'aperçoit, souvent par hasard, que l'un des testicules est devenu plus lourd ; sa consistance est uniformément dure ou seulement par places (bosselures en noisette) et l'organe a perdu sa sensibilité spéciale ; il peut être comprimé sans provoquer de douleur. L'autre testicule peut être envahi à son tour. Si le traitement n'est pas institué, l'atrophie réduit l'organe (haricocèle de Ricord).

2° *Gomme syphilitique.* — Le scrotum s'épaissit, devient douloureux, rouge et luisant; il adhère au testicule et, si l'on n'intervient pas, s'ouvre en laissant couler un pus liquide, filant, contenant des grumeaux blanchâtres: il se forme alors un ulcère taillé à pic, tapissé d'une matière blanc jaunâtre.

TRAITEMENT. Iodure de potassium, 2 à 6 gr.; plus tard, s'il y a lieu, frictions avec la pommade mercurielle.

Tuberculose testiculaire. — Assez rare, 2 pour 100 tuberculeux (Reclus) et se produisant une fois sur trois isolément chez des individus n'ayant que cette manifestation.

SIGNES. Quelquefois le début est aigu, mais en général l'évolution s'opère silencieusement par un gonflement progressif ; l'épididyme présente des bosselures, qu'on trouve souvent aussi sur le testicule. Après un temps variable (deux mois en général), le scrotum adhère à l'organe et une suppuration se fait jour à sa surface.

TRAITEMENT GÉNÉRAL. V. TUBERCULOSE. Particulièrement, séjour au bord de la mer et aux stations d'eau minérales chlorurées fortes. Pansement local, iodoforme :

Testicules d'animaux (Traitement par).

— On a employé la poudre sèche des testicules de taureau et de bélier (Brown-Séquard) comme tonique. reconstituant, excitant, sous forme de tablettes de 20 centigr., dont on donnait 5 à 10 par jour. Les résultats ont été plus que douteux.

L'*orchitine* est un extrait fluide de testicules.

Tétanie ou Contracture des extrémités.

— CAUSES. Âge, 1 à 3 ans ou 20 ans ; dentition, grossesse et allaitement, froid, maladies infectieuses (fièvre typhoïde, choléra), hystérie.

SIGNES. Fourmillement et engourdissement des doigts, qui ensuite deviennent raides et sont atteints d'une contracture douloureuse : tous les doigts sont serrés les uns contre les autres et légèrement fléchis (main demandant l'aumône) ; le poignet est généralement fléchi. Plus tard les orteils peuvent être atteints à leur tour : ils sont de même serrés et fléchis, et le talon, attiré en haut, cambre fortement le pied. La contracture est ordinairement localisée à un côté du corps, mais elle gagne dans certains cas la face et le tronc, la gorge, le larynx ; les muscles de la respiration provoquent alors une oppression intense ; enfin, la contracture s'accompagne d'anesthésie, de paralysie partielle et de gonflement des régions envahies.

ÉVOLUTION. Accès d'une durée de plusieurs heures se succédant dans la même journée ou le lendemain ; leur association constitue une attaque, dont la durée peut atteindre trois mois. Le plus souvent, les manifestations sont courtes et se terminent par la guérison.

TRAITEMENT. Bains tièdes prolongés.

Tétanos.

— Contraction permanente et douloureuse des muscles de la mâchoire et du cou, avec des redoublements convulsifs, l'extension des contractures à certains groupes et quelquefois à la totalité des muscles du corps (Mathieu). Cette maladie est rare. D'après une statistique américaine récente, le tétanos ne se produit que 1 fois 1/2 sur 1 000 blessés et 3 fois sur 1 000 amputés.

CAUSES : 1° PRÉDISPOSANTES. Blessures des extrémités (doigts, orteils) ; plaies contuses,

particulièrement celles par écrasement ou arrachement (morsure de cheval) ; plaies avec instrument malpropre ou avec introduction de corps étrangers dans la plaie ; blessures de nerfs. Races nègre ou hindoue. *Refroidissement*, surtout coïncidant avec *humidité* ; état puerpéral ; action morale déprimante ; alcoolisme ; climat chaud ; (printemps et automne ; épidémie. — 2° DÉTERMINANTES. Microbe spécial (fig. 707) ; ce microbe peut

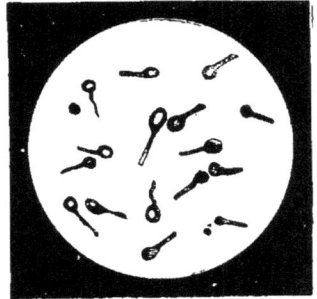

Fig. 707. Microbes du tétanos.

se trouver dans les matières fécales des chevaux, d'où le danger particulier des blessures par chute sur une route.

SIGNES. La contraction peut être limitée aux muscles de la mâchoire (*trismus*) ou s'étendre aux muscles extérieurs du tronc et des membres, avec renversement du torse, qui forme un arc de cercle à concavité postérieure étendu de la tête au talon (*opisthotonos*). Dans d'autres cas, beaucoup plus rares, ce sont les fléchisseurs qui sont atteints : la tête est infléchie sur la poitrine, les genoux touchent le menton, les talons se rapprochent des fesses et les faces antérieures des bras et des avant-bras sont en contact (*emprosthotonos*, ou en boule). Enfin, dans des cas exceptionnels, le corps est incliné latéralement (*pleurothotonos*), ou encore le tétanos est généralisé à tout le corps.

Les contractures se réduisent d'abord à des secousses passagères qui, ensuite, se rapprochent, augmentent d'intensité et s'étendent progressivement à d'autres muscles. Il se produit à certains moments des détentes et, par contre, des accès de paroxysme. Ces accès sont provoqués par des efforts du malade, des émotions, des bruits, l'attouchement de la plaie. La douleur est plus ou moins violente, la température atteint 40°-42° et même 43° dans les derniers jours de la maladie et après la mort. L'alimentation devient difficile à cause de la contraction de la mâchoire ; l'intelligence reste intacte.

ÉVOLUTION. Après une incubation de 4 à 12 jours le tétanos aigu tue souvent en 1 à 4 jours, le tétanos chronique peut durer 30 jours et guérir.

TRAITEMENT : 1° PRÉVENTIF. Les personnes exposées à tomber sur une route, notamment les cavaliers et les cyclistes, doivent porter des gants et de préférence des gants de peau, pour préserver les mains. Lavage immédiat des plaies avec une solution de sublimé (papier Balme) et extraction rapide de tous corps étrangers. Éviter aux blessés le froid humide. — 2° PRÉSERVATIF. Injection de sérum antitétanique lorsque la nature de la blessure peut faire craindre le tétanos ; nourrir le malade. Chloral à haute dose. — 3° HYGIÉNIQUE. *Calme* absolu et même demi-obscurité autour du malade, tapis dans la chambre, gouttière de Bonnet avec enveloppement ouaté pour permettre les mouvements nécessaires sans remuer le malade.

Tête (Mal de). Syn. : céphalalgie, céphalée (du grec *kephalê, tête*). — Douleur continue, mais s'accroissant souvent par accès plus ou moins rapprochés. Elle occupe une étendue variable du crâne ou de la face et s'exaspère sous l'action du bruit, de la lumière, d'un effort quelconque.

CAUSES. Le mal de tête est un symptôme commun à l'anémie, aux névralgies, aux fièvres, notamment à la fièvre typhoïde et à la grippe. Les neurasthéniques et les arthritiques, notamment les goutteux, y sont sujets. La céphalée nocturne est un des signes de la syphilis. Enfin, le simple rhume de cerveau produit fréquemment un mal de tête intense, qui peut faire craindre une affection plus grave.

TRAITEMENT. Il varie avec la cause (se reporter à la maladie-origine). D'une façon générale, il y a lieu de veiller sur la constipation et de se souvenir que le médicament (V. DOULEUR) agira d'autant plus vite qu'il sera pris plus hâtivement. V. MIGRAINE, FIÈVRE.

Téterelle. — Cupule en verre percée à son sommet qui est coiffé par un bout de caoutchouc (*fig.* 708). La téterelle est placée sur le mamelon des jeunes mères pour suppléer à une insuffisance de longueur du bout de sein ou protéger celui-ci en cas de gerçure. La téterelle doit être lavée soigneusement dans l'eau bouillie après chaque tétée et être conservée dans de l'eau également bouillie, additionnée de 4 gr. de bicarbonate de soude par litre.

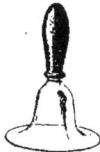

Fig. 708. Téterelle simple.

Lorsque l'enfant est faible, on aura avantage à employer pendant quelques jours la téterelle biaspiratrice imaginée par le Dr Auvard (*fig.* 709). « La cupule de verre coiffant le mamelon est maintenue d'une main. Par l'intermédiaire du long tube, la mère fait à l'aide de sa bouche le vide dans l'appareil (car il y a une soupape dans le bout destiné à l'enfant) ; le lait afflue dans la cupule et s'accumule dans la partie inférieure ; il suffit à l'enfant de quelques mouvements de succion, alors que la mère se repose, pour tirer le liquide. » (Extrait du *Nouveau-né*, du Dr AUVARD). Cette téterelle peut servir également à vider le sein en cas d'inflammation de cette glande. (V. SEIN [maladies].) Les précautions pour la propreté de ce petit appareil devront être encore plus grandes que pour l'autre modèle.

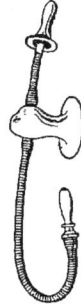

Fig. 709. Téterelle biaspiratrice.

Thapsia. — La résine extraite de la racine du thapsia, plante de la famille des Ombellifères, est employée pour faire un emplâtre révulsif, irritant, qui provoque une éruption de petites cloques. Cette médication, qui se perpétue dans les familles moins par les conseils des médecins que par ceux de bonnes femmes, est très pénible à supporter, et ses effets sont souvent excessifs par rapport à l'affection (rhume, bronchite) pour laquelle le thapsia avait été appliqué. Il est préférable de se servir de la teinture d'iode ou même du vésicatoire, qui donnent des résultats plus certains avec une douleur moindre.

Thé. — Plante de la famille des Ternstrœmiacées (*fig.* 710). L'infusion (5 à 10 gr. par litre) est excitante et digestive. Le principe actif est la *théine.* Pour *théisme*, v. *Appendice.*

Thé de bœuf. — Sorte de bouillon pour convalescent.

MODE DE PRÉPARATION. Hacher finement 500 gr. de bœuf maigre, ajouter son poids d'eau froide, chauffer jusqu'à ébullition pendant une minute, puis passer en exprimant.

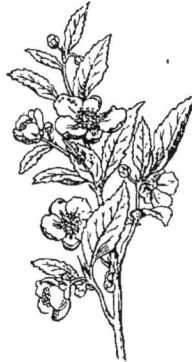

Fig. 710. — Thé.

Thé du Paraguay. — V. MATÉ.

Thé Saint-Germain. — V. SÉNÉ.

Thé suisse. — Tisane stimulante.

MODE DE PRÉPARATION. — *Feuilles* de sommités d'absinthe, de bétoine, d'hysope, de lierre terrestre, de mille-feuille, d'origan, de pervenche, de romarin, de sauge, de thym, de véronique; *fleurs* d'arnica, de pied-de-chat, de scabieuse, de tussilage, en parties égales. En prendre une cuillerée à café pour une tasse d'eau en infusion.

Théâtre (Mal de). — Les troubles observés chez les personnes qui assistent à un spectacle (nausées, vomissements, vertiges, oppression) résultent d'un repas trop rapide, d'une aération insuffisante et d'une température trop élevée, causes auxquelles vient souvent s'ajouter l'action d'un corset trop serré.

TRAITEMENT. Aération, thé, grog.

Thébaïque (Extrait). — V. OPIUM.

Théine. — Alcaloïde identique à la caféine. V. CAFÉINE.

Thénar (du grec *thenar*, paume de la main). — Saillie formée à la partie antérieure et extérieure de la main par les muscles spéciaux du pouce.

Théobromine. — Alcaloïde du cacao. Sa composition se rapproche de celle de la théine, avec laquelle on la confondait autrefois, d'où son nom.

Thérapeutique (du grec *therapeuein*, guérir). — Partie de la médecine qui indique les moyens à employer pour guérir les maladies.

Thériaque (du grec *thériakos*, applicable aux bêtes sauvages). — La thériaque était un mélange compliqué de différentes drogues, employé contre les morsures des bêtes. Actuellement, c'est avant tout une préparation calmante contenant 25 milligr. d'extrait d'opium par 4 gr.

Thermal (du grec *thermé*, chaleur). — Les eaux thermales sont les eaux minérales dont la température est supérieure à 25°. V. Eaux MINÉRALES et particulièrement les eaux *thermales*.

Thermocautère. — Appareil destiné à faire des pointes de feu sur la peau d'un malade. V. CAUTÉRISATION.

Thermomètre (du grec *thermé*, chaleur, et *metron*, mesure). — Instrument qui marque les changements de température.

Thermomètre médical. — I. UTILITÉ GÉNÉRALE. Ce thermomètre est un instrument indispensable pour toutes les familles, particulièrement pour celles où existent de jeunes enfants. Il permet aux parents d'appeler le médecin *en temps utile*, et il les rassure, d'autre part, en cas de maladies imaginaires. Le pouls est loin de donner des indications aussi importantes; un exercice physique ou une émotion suffisent à l'accroître notablement. Dans certaines affections, il existe, en outre, une dissociation entre la température et le pouls. Des individus atteints de grippe, notamment, ont des pouls presque normaux, avec une température élevée. La température normale du corps varie entre 36°,5 37°,5; la fièvre commence donc à 38°; une température inférieure à 36° indique un refroidissement anormal du corps; au-dessous de 32° chez l'adulte, de 23° chez le nouveau-né, la mort est certaine.

II. DESCRIPTION et MANIEMENT (*fig.* 711). Les thermomètres actuellement employés sont dits *à maxima*, c'est-à-dire contiennent un *index* qui reste fixe au point maximum où s'est élevé le mercure sous l'action de la chaleur. Cet index est constitué par une goutte de mercure, séparée du reste de la colonne mercurielle par une bulle d'air. Pour faire descendre l'index, après qu'on a constaté la température, on prend l'extrémité supérieure du thermomètre entre l'index et le pouce de la main gauche, puis on tape de petits coups sur la paume de cette main avec la main droite, jusqu'à ce que l'index soit retombé à 36°.

La plupart des thermomètres, après un laps de temps variable (un an en moyenne), par suite de la rétraction progressive du verre, subissent des modifications (indication d'une température plus élevée qu'en réalité); il suffit, pour qu'on puisse les employer, de les porter chez le constructeur, qui indiquera la rectification à faire. On peut opérer soi-même cette rectification en comparant ledit thermomètre avec un thermomètre de bonne fabrication.

On aura grande chance d'avoir un bon thermomètre, déviant peu ou pas, en s'adressant à un des fournisseurs des Facultés des sciences et en évitant les thermomètres allemands, bon marché, mais fabriqués grossièrement.

III. MODE DE PLACEMENT. Le thermomètre doit être placé pendant dix minutes sous l'aisselle des grandes personnes, qui devront main-

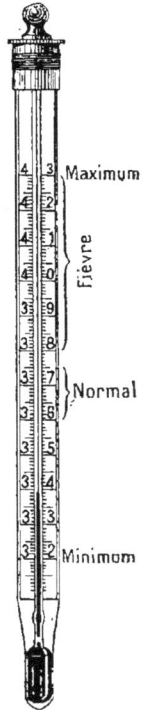

Fig. 711.
Thermomètre
médical.

tenir le bras serré contre le corps; on aura soin d'essuyer préalablement l'aisselle avec un mouchoir, si le malade est en sueur. Chez les enfants de moins de deux ans, on placera, pendant cinq minutes seulement, le thermomètre dans l'anus, après avoir oint l'instrument d'un peu d'huile ou de vaseline; pour avoir une température comparable à celle prise sous l'aisselle, il faut, dans ce cas, déduire 5/10 (ex. : 38°,5 dans l'anus répond à 38° dans l'aisselle).

Les températures doivent être prises deux fois par jour. Les heures préférables sont de 7 à 8 heures le matin et de 5 à 7 heures le soir. Il est nécessaire, surtout chez les malades atteints d'affections contagieuses, de tremper le thermomètre dans une solution de sublimé (1/1 000) après avoir pris une température. On conservera le thermomètre dans un étui métallique bourré d'un peu d'ouate à chaque extrémité.

IV. FEUILLE DE TEMPÉRATURE. Il y a grand intérêt à marquer sur une feuille de papier la série des températures depuis le début de la maladie. Le médecin traitant et particulièrement le médecin consultant y trouveront souvent des indications très intéressantes. Certains papetiers vendent des feuilles préparées pour marquer les courbes suivies par la fièvre. On aurait même avantage à conserver les indications de température d'une maladie, au moins de celles des enfants, pour pouvoir, le cas échéant, les montrer au médecin lorsqu'il soigne une récidive de la même maladie (par ex. : fièvre intermittente, grippe) ou même une autre affection chez le même individu. Pour les feuilles et les courbes de température, V. FIÈVRE.

Thermomètre de bain et d'eau chaude. — Ce thermomètre est à alcool, et sa mensuration s'élève jusqu'à 100°. Il est placé sur une planchette en bois et ne diffère du thermomètre non médical que par son introduction dans un morceau de liège qui lui permet de flotter sur l'eau (*fig.* 712).

Les personnes qui ont lu, à l'article EAU, les applications multiples de l'*eau chaude,* comprendront l'utilité de posséder cet instrument, d'ailleurs d'un prix très modique. Les thermomètres médicaux, ayant comme maximum 44°, se casseraient inévitablement si l'on essayait de les tremper dans l'eau chaude.

Pour ne pas commettre d'erreur, il faut savoir que ces thermomètres ne descendent pas instantanément

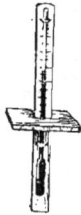

Fig. 712.
Thermomètre
de bain.

dès qu'on les a retirés du liquide, le verre restant chaud un certain temps. Il est donc nécessaire, avant chaque examen de la température de l'eau, de tremper le thermomètre dans l'eau froide et de vérifier si l'alcool est descendu au-dessous de 20°.

Lorsqu'il s'agit de prendre la température d'un bain, on aura soin de brasser l'eau pour rendre la chaleur uniforme, et de promener le

thermomètre en différents sens pour avoir le degré moyen exact.

Thoracentèse (du grec *thórax, thórakos,* poitrine, et *kentein,* percer). — Opération ayant pour but de retirer de la plèvre un liquide anormal. Elle consiste à faire pénétrer à travers un espace intercostal jusque dans la plèvre un tube métallique pointu à une extrémité et dont l'autre est en rapport par un tuyau de caoutchouc avec un récipient dans lequel on a fait le vide et où se trouve aspiré le liquide contenu dans la poitrine d'une personne atteinte de pleurésie. V. POUMON et plèvre (maladies) et ASPIRATION (Appareil à).

Thorax. — Poitrine. V. *fig.,* à CORPS.

Thridace. — Suc de laitue. V. LAITUE.

Thrombose (du grec *thrombos,* caillot) [*fig.* 713]. — Coagulation du sang à l'intérieur d'un vaisseau sanguin. Le résultat est la gangrène de toute la région irriguée par le vaisseau, si la circulation collatérale ne peut suffire à apporter le sang nécessaire. Ex. : ramollissement cérébral (thrombose artérielle), phlébite (trombose veineuse).

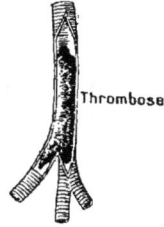

Fig. 713.
Thrombose.

Thym (*fig.* 714). — L'ensemble de cette plante fleurie est employé en in-

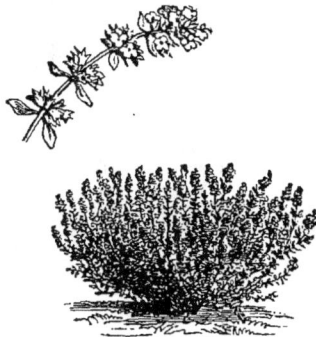

Fig. 714. — Thym.

fusion (10 gr. pour 100) comme antispasmodique, notamment dans la coqueluche à la dose de 5 à 10 cuillerées par jour, suivant l'âge de l'enfant.

Thymol (acide thymique), antiseptique (2 gr. en solution dans 4 gr. d'alcool pour 995 eau ; ou en cachets de 20 centigr.) et vermifuge antiappendicite (pour adultes, 3 cachets de 1 gr. à 1 heure d'intervalle le matin à jeun pendant 3 jours, puis purgatif huile de ricin ou calomel. Dose proportionnée à l'âge pour enfants).

Thymus (*fig.* 715). — Glande du cou chez le fœtus qui disparaît quelque temps après la naissance.

EMPLOI THÉRAPEUTIQUE. On a employé contre le goitre des capsules contenant 5 centigr. de poudre sèche ou 30 cent. de thymus frais de veau ou de mouton.

Thyroïde (Glande) [*fig.* 715]. — Cette glande est placée au-dessous et de

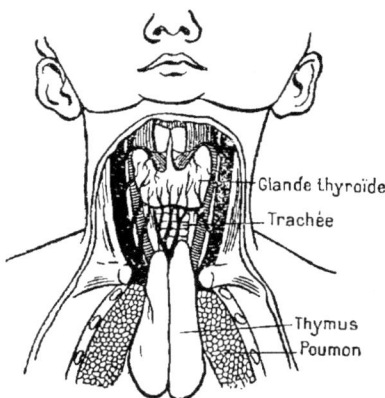

Fig. 715. — Glande thyroïde et thymus chez un nourrisson de cinq mois.

chaque côté du larynx. Lorsqu'elle se développe d'une façon anormale, elle constitue le *goitre**.

EMPLOI THÉRAPEUTIQUE. La pulpe fraîche de la glande thyroïde du mouton a été employée contre le myxœdème*, le goitre* simple et exophtalmique, le psoriasis*, l'obésité*.

Thyroïdine. — Poudre sèche de glande thyroïde, employée dans les mêmes maladies que cette glande. Il est utile de savoir que cette médication, qui a donné dans certains cas d'excellents résultats, a provoqué aussi des *accidents*. Il importe donc de n'y recourir que sous la surveillance d'un médecin.

Thyroïodine ou **iodothyrine.** Produit extrait de la glande thyroïde et contenant beaucoup d'iode. Elle est employée dans les mêmes maladies que la thyroïdine et peut présenter les mêmes dangers.

Tibia. — Le tibia est le plus volumineux des deux os de la jambe. (V. *fig.*, à corps et à jambe.) Pour les fractures, V. FRACTURE de jambe.

Tic convulsif. — Le tic est un mouvement convulsif, habituel et conscient, résultant de la contraction involontaire d'un ou de plusieurs muscles du corps, notamment de ceux du visage, et reproduisant le plus souvent, mais d'une façon intempestive, quelque geste réflexe ou automatique de la vie ordinaire (G. Guinon). V. aussi NÉVRALGIE faciale (tic douloureux de la face).

SIGNES. Les tics ont pour siège ordinaire la *tête* et le *cou*, et il est rare, lorsqu'un tic se produit sur un point du corps, qu'il ne s'accompagne pas de grimaces (*fig.* 716); les plus fréquents pour la *face* consistent dans la *fermeture des paupières* répétée plusieurs fois de suite, puis les *contractions de la bouche* et de ses annexes (ouverture et fermeture brusque, rire spécial, sifflement [pff !], faux crachotements, mouvements des lèvres en dehors, claquement brusque et grincement des dents), reniflement. Ces mouvements peuvent être localisés à un seul côté du visage et être isolés, mais souvent ils sont associés à d'autres ; malgré cela, certains prédominent en général sur une des moitiés de la face.

Les mouvements, agitant la tête tout entière, s'accompagnent d'ordinaire de grimaces de la face : la tête tourne brusquement à droite ou à gauche, ou encore s'incline en avant ou, plus rarement, en arrière et latéralement.

Quant aux tics des membres supérieurs, ils consistent en un haussement d'une ou, plus fréquemment, des deux épaules, ou ressemblent à ceux qu'on fait lorsque l'entournure d'un vêtement gêne, lorsqu'on frissonne, qu'une démangeaison se produit le long d'un des bras, qu'une mouche se pose sur le visage, qu'on se tire ou se frise la moustache.

Les mouvements des membres inférieurs sont les plus rares de tous : changement de place continuel des pieds, action de frapper la terre, fléchissement des genoux. Enfin, exceptionnellement, les malades font des bonds et des sauts.

Ces divers mouvements sont coordonnés et dans une certaine mesure logiques, puisqu'ils sont la répétition involontaire d'actes volontaires. Ils peuvent exister chez des personnes qui conservent dans leurs mouvements volontaires une assurance parfaite. La volonté peut même être assez puissante pour supprimer momentanément les *tics* dont le malade a toujours conscience, mais cette lutte est pénible, angoissante, et a pour suite souvent une crise intense de grimaces. Les tics cessent pendant le sommeil.

Circonstances aggravant les tics. Les émotions, les ennuis, les contrariétés, les spectacles inattendus, le contact inopiné d'un individu peuvent provoquer des accès violents et plus ou moins prolongés.

COMPLICATIONS. Les malades peuvent laisser échapper de temps en temps des *exclamations*, comme « Ah ! malheur ! » ou « Ah ! »

sans rapport avec la phrase, ou des *mots généralement grossiers* (nom do Dieu, m..., f...,

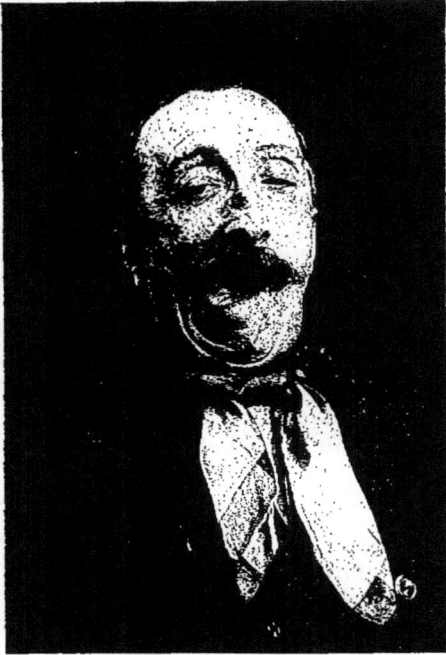

Fig. 716. — Hémispasme de la face,
avec saillie de la langue.
(Revue Encycl., 1893.)

cochon) absolument inattendus étant donnée leur éducation ; c'est la *coprolalie* (du grec *kopros*, sale, et *lalein*, parler).

Dans d'autres cas, ils répètent, comme un écho, des paroles prononcées devant eux : *écholalie* (du grec *échô*, écho, et *lalein*, parler) ou des mouvements et des gestes faits en leur présence : *échokinésie* (du grec *kinêsis*, mouvement).

Les enfants atteints de tics sont souvent volontaires, désobéissants ; leur caractère est bizarre et ils ne peuvent concentrer leur attention sur un sujet donné ; aussi font-ils de mauvaises études et plus tard, incapables de continuer le même métier, errent de l'un à l'autre.

Il n'est pas rare non plus de trouver chez eux des idées fixes, des obsessions, des peurs sans motif (peur de s'évanouir, de mourir, de traverser des espaces vides), la folie du doute.

ÉVOLUTION. Dans beaucoup de cas, la maladie se réduit simplement au tic, qui souvent peut devenir de plus en plus rare. Si à vingt ans l'individu n'a eu que cette manifestation, il y a grande chance qu'il n'en ait pas d'autre plus tard. Les exclamations involontaires et la coprolalie sont ensuite les symptômes les plus fréquents.

CAUSES : 1° OCCASIONNELLES. *Imitation* de grimaces d'un malade (épilepsie, hystérie, tics) ou d'un saltimbanque, émotion, peur, blessure. 2° PRÉDISPOSANTES. Enfance (six à douze ans), hérédité (parents atteints d'une affection nerveuse quelconque), dégénérescence. V. ce mot.

TRAITEMENT : 1° *Calmants hygiéniques,* hydrothérapie ; 2° *calmants médicaments,* bromure de potassium, chloral, opiacés.

Le D' Krueger aurait obtenu une guérison rapide et complète par l'application continue de cataplasmes très chauds maintenus jusqu'à l'apparition d'une transpiration abondante.

On doit en tout cas éviter aux malades les fortes émotions et, dans les formes où il existe des idées fixes, les surveiller de près, car le suicide est loin d'être exceptionnel.

Tics involontaires d'habitude. Il en existe deux formes : 1° *Non provoqués par la douleur :* action de se mordre les lèvres, de tirer les boutons de l'habit d'un interlocuteur, répétition de certains mots dits au début par plaisanterie. Ces actes sont produits par de mauvaises habitudes. Ils se distinguent des tics convulsifs proprement dits par ce fait qu'ils *deviennent inconscients* et que la volonté arrive à les supprimer sans grand effort.

2° *Provoqués par la douleur :* ulcération de la bouche, des lèvres, de la paupière provoquant des grimaces que l'enfant continue à faire même après guérison de la lésion. La volonté les supprime également. Voir aussi NÉVRALGIE faciale (TIC douloureux de la face).

Tilleul *(fig. 717).* — Les fleurs sont

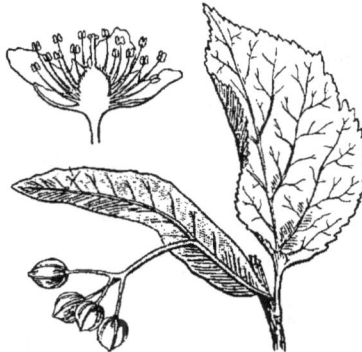

Fig. 717. — Tilleul.

employées comme calmant, antispasmodique et sudorifique sous forme d'infusion (1 gr. par litre), de bain (500 gr.) V. aussi ANTISPASMODIQUES.

Tinette. — V. VIDANGES.

Tintement. — V. BOURDONNEMENTS.

Tique commune ou **tiquet.** (Syn. : ixode). — Petit acare (*fig.* 718) qui s'attache au corps et surtout aux oreilles des chiens, des bœufs, et qui saute quelquefois sur les enfants en bas âge. Il se tient sur les plantes et attend au passage les animaux pour se jeter sur eux. Son ventre peut prendre un volume décuple de la normale.

On est exposé à rencontrer cet hôte incommode dans les bois de pins. Il appartient à la

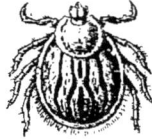

Fig. 718. — Tique. (Très grossie.)

famille des arachnides inférieurs ; il est proche parent de l'acare qui est l'origine de la gale. Sa forme est ovale et sa couleur rouge ou jaunâtre.

Il s'attache si fortement, par ses crochets, à la peau qu'il suce, que, si l'on essaye de l'arracher, sa tête reste souvent dans la plaie, et alors l'inflammation est plus vive et plus persistante.

Pour le faire tomber en entier, il suffit de le toucher avec une goutte d'essence de térébenthine, de benzine, ou encore d'huile éthérée.

Le tiquet trouve une victime toute préparée, et incapable de raconter son mal, dans les très jeunes enfants, qui souvent en rapportent plusieurs collés à leur peau après une promenade dans les bois, pendant l'été, quand une grande partie de leur corps est laissée à nu. Les mères devront à l'occasion se souvenir de ce fait. Elles mettront fin ainsi à des cris et à des plaintes dont elles cherchaient tout autre part la cause.

Tisane (du grec *ptisanê*, orge mondé, tisane employée chez les anciens). — Boisson produite par la dissolution des principes médicamenteux de portion de plantes (feuille, fleur, tige, racine), soit dans l'eau froide (macération), soit dans l'eau chaude (infusion, décoction).

Les principales tisanes sont adoucissantes ou calmantes, amères ou apéritives, antispasmodiques, astringentes, dépuratives, digestives et stomachiques, diurétiques, laxatives, pectorales, rafraîchissantes, sudorifiques.

Titillation de la luette. — Chatouillement de la luette avec l'extrémité d'un doigt ou une plume, de façon à provoquer le vomissement.

Toilettes. — Lotions et injections aseptiques ou antiseptiques faites dans les parties féminines après un accouchement. Les meilleures solutions sont celle au sublimé (1/2 papier* Balme par litre), l'eau boriquée et l'eau bouillie. V. ACCOUCHEMENT.

Tolérance. — Certains médicaments sont progressivement supportés à doses croissantes qui, données dès le début, provoqueraient l'empoisonnement. Il convient donc, lorsqu'on reprend le même médicament, sauf prescription spéciale du médecin, de n'employer que la dose minimum de la première série. D'autre part, des doses très fortes de morphine, par exemple, peuvent être données à un individu à l'occasion d'une maladie, qui dans un autre état pourraient lui être nuisibles.

Tolu. — Le baume de tolu ou du Pérou est stimulant, pectoral, diurétique. On l'emploie surtout sous forme de sirop (20 à 60 gr.), d'émulsion ou de looch (2 pour 100) et, à l'*extérieur*, contre les engelures, dans des liniments (baume du Pérou 1, baume nerval 2, eau de Cologne 3).

Tomate. — Ce fruit, employé comme légume, contient une quantité faible d'acide oxalique. Les goutteux et les graveleux peuvent donc en manger sans inconvénient, contrairement à ce qu'on croyait autrefois.

Tonga. — Maladie de la peau se produisant, à la Nouvelle-Calédonie, chez presque tous les enfants indigènes entre un et dix ans.

SIGNES. Au visage (notamment aux lèvres), à l'anus, aux parties génitales, au cuir chevelu, apparaissent des boutons de la largeur d'une pièce de 20 centimes, laissant suinter un liquide séreux qui forme une croûte jaunâtre. Au-dessous on constate une surface rouge granulée qui surplombe les parties voisines d'une hauteur d'un centimètre ; elle peut occuper la surface d'une pièce de 2 francs et ressemble à la moitié d'une fraise. Dans la plupart des cas, le bouton sèche et guérit sans cicatrice, mais quelquefois s'ulcère et se termine, après de longs mois, par une cicatrice profonde.

Toniques. — Médication qui accroît la vitalité, la force de l'individu, en activant la respiration et la circulation, l'assimilation nutritive.

Elle est : 1° *hygiénique* (viande rouge, viande crue, jus de viande, hydrothérapie, exercice progressif au grand air) ; 2° *thérapeutique* (fer, quinquina, phosphate de chaux, coca, kola, arsenic).

Tonkin. — La température varie entre 18° (novembre) et 7° (mars) pendant la saison fraîche, qu'il convient de choisir pour l'arrivée ; elle atteint 32° à 37° dans la saison chaude et humide (maiseptembre). Les deux maladies principales sont le paludisme et le choléra ; ce dernier atteint surtout les indigènes.

Tonsilles. — Syn. de *amygdales.*

Tophus. — Dépôt dur de substances minérales (urate de soude) aux environs d'une articulation. Le plus fréquent se produit près de l'articulation du premier métatarsien avec le gros orteil chez les goutteux. V. *fig.*, à GOUTTE.

Topiques (du grec *topos*, lieu). — Médicaments externes : cataplasme, emplâtre, onguent, vésicatoire.

Tormentille. — La souche de cette rosacée est employée, comme astringent, sous forme de décoction (10 à 20 gr. par litre).

Torpeur. — Engourdissement rendant insensible.

Torticolis. — Position vicieuse de la tête, douloureuse ou non, obligeant le malade à tenir la tête inclinée sur l'un des côtés, avec difficulté très grande ou même impossibilité de la tourner du côté opposé. La lésion atteint principalement l'un des muscles sterno-cléido-mastoïdien (V. *fig.*, à CORPS), qui est contracté, puis rétracté, raccourci, lorsque la lésion devient permanente.

CAUSES. Quelquefois cicatrices vicieuses de la peau à la suite de brûlure ou d'abcès, ou déformations consécutives à des fractures ou des luxations de la colonne vertébrale. Le plus ordinairement, le torticolis est d'origine musculaire, et il est provoqué par le rhumatisme (froid). On incrimine aussi des phlegmons du cou, des adénites tuberculeuses, une myosite syphilitique, la paralysie du muscle sterno-cléido-mastoïdien du côté opposé, les manœuvres obstétricales au moment de la naissance. Enfin, dans certains cas, il est lié à une altération antérieure à la naissance. Les causes précédentes produisent un torticolis *permanent*. La forme *passagère* est due au froid, à l'hystérie, à une mauvaise position pendant le sommeil ; elle est un des signes du début de la fièvre typhoïde. La forme *intermittente* est liée à une lésion du nerf spinal.

SIGNES. *Torticolis permanent.* La lésion siège ordinairement à droite et *n'est pas douloureuse ;* la tête est inclinée de ce côté, le menton est porté du côté opposé, le cou est beaucoup diminué du côté de l'inclinaison, et l'on sent la corde formée par la contraction du muscle. Une incurvation compensatrice de la partie dorsale de la colonne vertébrale se produit après un certain temps. Cette *scoliose* consécutive relève l'épaule droite et baisse la gauche. D'autre part, le côté droit de la face devient plus petit que le gauche. Dans quelques cas exceptionnels, le torticolis frappe le sterno-cléido-mastoïdien du côté gauche ou les muscles antérieurs ou postérieurs du cou.

Torticolis passager. La déviation est analogue à celle précédemment décrite, mais naturellement sans les signes liés à la durée de la lésion (incurvation de la colonne vertébrale et arrêt de développement de la face). Son caractère principal est l'existence d'une *douleur*

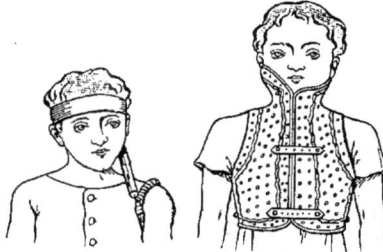

Fig. 719.— Torticolis.   Fig. 720. — Torticolis.
Appareil du Pr Kirmisson.   Appareil de Lacroix.

et d'une *fièvre* qui peut être plus ou moins forte.

TRAITEMENT : 1° *Torticolis passager*. Chaleur, révulsifs. V. RHUMATISME, HYSTÉRIE.
2° *Torticolis permanent*. Électrothérapie, massage, appareils appropriés (*fig.* 719, 720), opération chirurgicale.

Tourbe. — Substance provenant de l'accumulation et de la décomposition de certaines plantes (notamment des conferves et des sphaignes) dans de l'eau stagnante ou lentement renouvelée.

Une variété de tourbe, dite « tourbe jaune », contient des fibres propres à faire des tissus. Cette tourbe est très *poreuse*, ce qui lui permet d'absorber beaucoup de gaz et de liquide ; très *compressible*, très *élastique, imputrescible* et *aseptique*. Ces diverses qualités la font employer pour fabriquer des vêtements destinés notamment à remplacer les gilets de flanelle, et aussi comme hémostatique et mode de pansement (ouate et gaze de tourbe).

Toux. — Expiration brusque et involontaire, unique ou associée à d'autres, de façon à constituer une quinte.

CAUSES. 1° Toux d'irritation : inflammation de l'appareil respiratoire (laryngite, bronchite, pneumonie, pleurésie, phtisie). 2° Toux nerveuse : hystérie, vers intestinaux, dyspepsie.

Trachée-artère. (V. *fig.* à BRONCHITE.) — Canal de l'air commençant au larynx et se divisant pour former les deux *bronches*. Elle est constituée par la superposition d'anneaux cartilagineux en fer à cheval ouverts en arrière, où ils sont remplacés par des fibres lisses que peuvent comprimer légèrement les aliments trop volumineux passant dans l'œsophage (sensation d'étouffement). L'intérieur de la trachée est tapissé de cils vibratiles qui repoussent de bas en haut les sécrétions (crachats).

Trachéite. — Inflammation de la trachée. V. BRONCHITE.

Trachéotomie. — Opération qui consiste à faire une boutonnière dans la partie supérieure de la trachée, au-dessous du larynx, de façon à permettre par cette voie la respiration qui ne peut s'effectuer normalement par suite de l'existence d'un obstacle (fausses membranes de la diphtérie, tumeur). On introduit

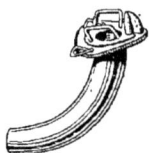
Fig. 721. — Canule trachéale.

dans l'ouverture une canule en argent (*fig.* 721) par laquelle l'air entre et sort.

Traitement. — Ensemble des médicaments internes et externes et des soins hygiéniques (aération, propreté, chaleur, etc.) à employer pour la guérison d'une maladie. V. GARDE-MALADE.

Transfusion (du latin *transfundere*, supin *transfusum*, verser d'un vase dans un autre). — Opération ayant pour but de faire passer du sang d'une veine d'un individu dans celle d'une personne affaiblie, notamment par une grande hémorragie ou une fièvre typhoïde grave. Des appareils spéciaux (*fig.* 722) permettent d'effectuer cette opération dans d'excellentes conditions. Dans certains cas, on a employé du sang de veau, de mouton et de chèvre (tuberculose).

On emploie actuellement dans le même but les injections de sérum * artificiel.

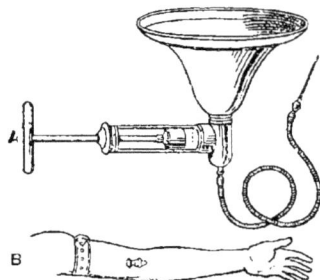
Fig. 722. — Transfusion du sang.
A. Appareil ; B. Canule dans la veine de la personne qui donne son sang.

Transmissibilité. — La transmission d'une maladie d'un individu à un autre et d'un animal à un individu s'effectue par des microbes, ou par imitation (maladies nerveuses).

Transpiration. — V. SUEUR.

Transport des blessés. — V. BLESSÉ.

Trapèze et **Trapézoïde.** — Ces deux os font partie du carpe.

Traumatisme (du grec *trauma*, blessure). — Blessure.

Travail (Accidents du). — Les tableaux ci-après montrent les causes des accidents du travail, leur nombre suivant les industries, l'âge et le sexe des ouvriers, et leur gravité relative.

I. Statistique annuelle des causes des accidents du travail.

NUMÉROS d'ordre	CAUSES MATÉRIELLES DES ACCIDENTS	NOMBRE D'ACCIDENTS déclarés
1	Chaudières à vapeur, autoclaves, etc.	270
2	Explosifs (poudre, dynamite, gaz, etc.).	349
3	Moteurs.	531
4	Ascenseurs, grues, appareils de levage, puits d'extraction . . .	2 483
5	Transmissions.	1 917
6	Matières incandescentes, brûlantes, corrosives	15 330
7	Conduite de voitures, accidents causés par les animaux	21 133
8	Outils à main (marteaux, haches, scies).	21 323
9	Machines-outils, métiers.	21 894
10	Eboulements, chute d'objets	37 768
11	Manutention de fardeaux.	50 138
12	Chute de l'ouvrier du haut d'une échelle, d'un échafaudage, dans des excavations	45 007
13	Causes diverses et inconnues	38 737
	TOTAL.	259 882

II. Nombre total d'accidents et pourcentage des accidents par catégories professionnelles et par années.

NUMÉROS D'ORDRE	CATÉGORIES PROFESSIONNELLES	NOMBRE TOTAL D'ACCIDENTS DÉCLARÉS		NOMBRE D'ACCIDENTS par 1 000 ouvriers	
		En 1902	En 1905	En 1902	En 1905
1	Industries de l'alimentation	13 379	15 276	61,4	47,3
2	Industries chimiques	9 782	13 039	96,2	122,4
3	Caoutchouc, papier, carton	3 441	4 491	50,8	59,7
4	Industries du livre	1 988	2 455	25,3	29.5
5	Industries textiles proprement dites. .	15 272	16 537	24,9	25,9
6	Travail des étoffes, vêtements	1 694	2 197	4,9	5,8
7	Travail des pailles, plumes, crins . . .	163	177	11,9	11,2
8	Cuirs et peaux	3 312	3 697	28,1	24,4
9	Industries du bois	16 912	17 962	64,4	63,6
10	Métallurgie	16 087	22 001	186,6	257,4
11	Travail des métaux ordinaires	44 644	54 796	99,9	114,5
12	Travail des métaux fins	334	367	19,6	18,3
13	Travail des pierres précieuses	30	30	18,6	15,5
14	Taille et polissage des pierres	994	1 084	46,9	53,4
15	Terrassement, construction en pierre.	31 973	33 750	126,2	123,7
16	Travail des pierres et terres au feu. .	8 845	9 939	59,2	64,6
17	Commerce, banque	12 911	17 218	. . . . . .	34,1
	POUR L'ENSEMBLE des professions.	181 791	215 016	77,1	74,1

III. Répartition professionnelle des accidents d'après leur gravité.

NUMÉROS D'ORDRE	GROUPES ET PROFESSIONS	ACCIDENTS SURVENUS par 1 000 ouvriers	MORTS		INCAPACITÉ PERMANENTE		INCAPACITÉ TEMPORAIRE de plus de 4 jours		SUITES INCONNUES	
			Nombre	Pour 1 000	Nombre	Pour 1 000	Nombre	Pour 1 000	Nombre	Pour 1 000
1	Industries de l'alimentation	47,3	66	0,2	222	0,7	14 819	45,9	169	0,5
2	Industries chimiques	122.4	57	0,5	126	1,2	12 670	118,8	186	1,7
3	Caoutchouc, papier, carton	59,7	17	0,2	107	1,4	4 302	57,4	65	0,9
4	Industrie du livre	29,5	6	0,1	67	0,8	2 365	28,5	17	0,2
5	Industries textiles proprement dites.	25,9	28	0.1	493	0,8	15 802	24,9	214	0,3
6	Travail des étoffes, vêtements. . . .	5,8	6	0,02	37	0,1	2 129	5,6	25	0,06
7	Travail des pailles, plumes, crins . .	11,2	»	»	3	0,2	172	10,7	2	0,1
8	Cuirs et peaux	24,4	6	0,4	91	0,7	3 548	27,8	52	0,4
9	Industries du bois	63,6	88	0,3	708	2,5	16 897	59,8	269	0,9
10	Métallurgie	257,4	85	1,0	154	1,8	21 725	256,6	37	0,4
11	Travail des métaux ordinaires	114,5	102	0,2	910	1,9	53 265	111,4	519	1.1
12	Travail des métaux fins	18.3	»	»	10	0,5	354	17,7	3	0,2
13	Taille des pierres précieuses.	15,5	»	»	»	»	30	15,0	»	»
14	Taille et polissage des pierres. . . .	53,4	6	0,3	18	0,9	1 030	51,5	30	1,5
15	Terrassement, construction en pierre	123,7	342	1,3	585	2,1	32 284	118,2	539	1,9
16	Travail des pierres et terres au feu.	64,6	36	0,2	142	0,9	9 655	62,7	106	0,7
17	Commerce, banque	34,1	106	0,2	188	0,4	16 651	37,3	273	0,6

IV. Répartition professionnelle des accidents par catégories de travailleurs.

NUMÉROS D'ORDRE	GROUPES D'INDUSTRIES	ENFANTS AU-DESSOUS DE 18 ANS						FILLES DE PLUS DE 18 ANS ET FEMMES			HOMMES ADULTES		
		GARÇONS			FILLES								
		Blessés	Employés	PROPORTION p. 1 000	Blessées	Employées	PROPORTION p. 1 000	Blessées	Employées	PROPORTION p. 1 000	Blessés	Employés	PROPORTION p. 1 000
1	Indust. de l'aliment.	750	21 191	35	170	11 246	15	860	55 627	15	13 496	234 898	57
2	Indust. chimiques . .	319	3 281	97	120	2 452	49	740	20 583	35	11 860	80 176	148
3	Caoutchouc, papier, carton	459	5 311	86	142	8 024	18	402	24 342	13	3 488	37 513	92
4	Industries du livre .	702	13 588	52	66	5 068	13	126	16 258	8	1 561	48 312	33
5	Industries textiles proprement dites .	1 946	43 010	45	1 198	80 254	15	2 895	257 432	11	10 498	255 718	41
6	Travail des étoffes, vêtements	125	7 542	17	167	107 291	2	501	211 568	2	1 404	51 139	28
7	Travail des pailles, plumes, crins . . .	21	913	23	16	2 181	7	56	7 357	8	84	5 343	16
8	Cuirs et peaux . . .	390	12 218	32	83	6 530	13	261	23 001	11	2 963	85 474	35
9	Industries du bois. .	1 270	30 666	41	101	4 748	21	290	17 550	18	16 299	229 375	71
10	Métallurgie	2 406	6 969	342	5	77	65	26	653	39	19 564	77 751	251
11	Travail des métaux ordinaires	7 108	59 006	120	345	7 131	48	953	24 581	38	46 390	387 662	118
12	Travail des métaux fins	57	2 625	22	12	1 576	8	23	4 475	5	275	11 387	25
13	Taille des pierres précieuses	3	163	18	7	174	40	4	508	8	16	1 090	16
14	Taille et polissage des pierres. . . .	31	1 322	23	»	231	»	2	1 009	2	1 051	17 735	58
15	Terrassement, construction en pierre.	1 026	15 824	65	»	145	»	12	293	41	32 712	256 547	137
16	Travail des pierres et terres au feu . . .	1 507	21 825	69	188	5 816	32	310	16 044	19	7 934	110 134	72
17	Commerce, banque .	675	38 161	18	57	18 393	3	455	88 206	5	16 031	300 888	53

V. Catégories professionnelles non soumises aux lois de 1848, 1892, 1893 et 1903.

NUMÉROS d'ordre	PROFESSIONS (Renseignements recueillis à l'occasion des inspections.)	NOMBRE D'ACCIDENTS DÉCLARÉS		MORTS	INCAPACITÉS		SUITES INCONNUES
		En 1902	En 1905		permanente	temporaire de plus de 4 jours	
1	Pêche (établissements ayant un caractère industriel) . .	51	118	1	»	117	»
2	Forêts - agriculture (établiss. ayant un caract. industriel)	3 855	2 880	83	161	2 525	111
3	Industries extractives [1] (industries annexes des). . . .	314	303	3	5	291	4
4	Manutention et transports . .	34 633	38 492	403	506	37 094	489
5	Professions libérales	112	138	1	2	132	3
6	Soins personnels, serv. dom.	164	151	5	1	141	4
7	Service de l'Etat, des départements et des communes .	2 366	2 784	23	53	2 651	57

(1) Les mines proprement dites ni les carrières ne sont placées sous le contrôle de l'inspecteur du travail au point de vue de la déclaration des accidents. Elles ne figurent pas, par suite, dans cette statistique.

En y comprenant les indications du tableau ci-dessus, le nombre total des accidents suivis de mort a été, en 1905, de. 1 470
Celui des incapacités permanentes de 4 589
Celui des incapacités temporaires de plus de 4 jours de. 250 649
Celui des suites inconnues de 3 174

TOTAL. 259 882

Tremblement. — Agitation involontaire d'un ou plusieurs membres, ou même du corps tout entier, rendant difficile, sinon impossible, l'exécution de mouvements volontaires. Le tremblement est provoqué par un état convulsif d'un ou plusieurs muscles et peut être transitoire ou continu.

CAUSES. Émotions; intoxication par l'alcool, par des sels métalliques (mercure, plomb, arsenic), par des alcaloïdes (opium, thé, café, ergot de seigle); maladies de la moelle épinière, du cerveau et des méninges; hystérie, épilepsie, chorée, paralysie agitante; maladies infectieuses (fièvre typhoïde).

Trépan et **Trépanation** (du grec *trupanon*, tarière). — Opération qui consiste à faire une ouverture sur la paroi du crâne avec une sorte de vilebrequin appelé *trépan*, afin de donner issue à du pus.

Triceps. — On donne ce nom aux muscles dont une des extrémités se termine par trois tendons. Ex : *triceps brachial* ou *huméral*, au bras; *triceps crural* ou *fémoral*, à la cuisse. V. *fig.*, à CORPS.

Trichiasis (du grec *thrix, trikhos*, poil). — Maladie des cils qui se dirigent vers le globe oculaire et l'irritent. Cette déviation peut être partielle ou générale ; elle atteint surtout les cils de la paupière inférieure.

CAUSES. Blépharites. — TRAITEMENT. Celui de la blépharite, puis renversement des cils et extirpation des bulbes des poils ou excision de la peau du bord des paupières. V. YEUX.

Trichine (*fig.* 723) et **Trichinose.** — La *trichine* est un ver, qui provoque une maladie, la *trichinose*, dans l'intestin et les muscles de l'homme.

DESCRIPTION DE LA TRICHINE. C'est un ver fusiforme extrêmement petit : sa longueur n'est que de 1 millim. à 1 millim. 1/2. La trichine adulte se trouve uniquement dans le tube digestif; les jeunes, une fois éclos, traversent les parois intestinales, et se rendent dans les muscles, au détriment desquels ils se nourrissent, puis finissent par y entrer en repos. Les trichines s'enroulent sur elles-mêmes, s'entourent d'une sorte de coque et restent immobiles jusqu'à ce que, ayant été avalées par un autre animal, cette coque se détruise. Alors, dans ce nouvel hôte, le développement s'achève et la femelle met au monde son innombrable progéniture, qui se comporte comme nous venons de le dire.

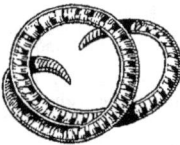

Fig. 723. — Trichine.
(Très grossie.)

La trichine a été rencontrée assez fréquemment dans la chair des porcs allemands et américains, rarement chez les nôtres. La salaison et un espace de huit jours depuis la mort de l'animal trichiné suffisent pour détruire les trichines, d'où l'immunité des viandes de porc d'Amérique. V. RATS, à l'*Appendice*.

DESCRIPTION DE LA TRICHINOSE (*fig.* 724, 725). 1re période (correspondant à la présence de la trichine dans l'intestin) : coliques et

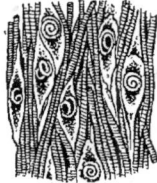

Fig. 724.—Trichines enkystées dans un muscle.
(Très grossies.)

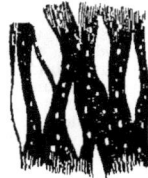

Fig. 725.—Trichines entourées d'une enveloppe calcaire, au milieu de fibres musculaires.

diarrhée cholériforme ; 2e période (après introduction du parasite dans la chair) : fièvre, stupeur, douleurs dans les muscles. Dans la 3e période, le malade est extrêmement faible et débile, et il est immobilisé sur le dos par une enflure colossale des membres inférieurs, de l'abdomen et quelquefois des membres supérieurs. Les yeux sont ternes, la voix brisée. La mort est amenée par l'asphyxie.

HYGIÈNE PRÉVENTIVE. Il suffit que la viande de porc soit portée à une température de 60°, aussi bien au centre qu'à la périphérie. Sa couleur doit être blanche.

Trichocéphale (du grec *thrix, trikhos*, cheveu) [*fig.* 726]. — Ver très fin (3 à 4 cent. de long sur 1/10 de millimètre d'épaisseur) qui habite le gros intestin (cæcum et côlon). Le Dr Metchnikoff attribue à sa présence certaines appendicites.

Fig. 726. Trichocéphale.
A. Le ver ; B. Son œuf (très grossi).

Trichophyton. — Champignon de la teigne tondante. V. TEIGNES : *Teigne tondante*.

Trichosis. — Kyste sébacé de la conjonctive.

Trijumeau (Nerf). — Nerf crânien de la cinquième paire. V. NÉVRALGIE faciale, PARALYSIE du nerf trijumeau.

Trinitrine (Nitroglycérine). — Médicament antispasmodique, antinévralgique.

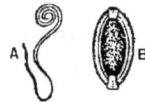

MODES D'EMPLOI ET DOSES. Deux à trois gouttes de la solution à 1 pour 100. On prépare aussi des pastilles de trinitrine.

Trional.
— Médicament calmant et somnifère, se présentant sous forme de lamelles minces et brillantes qui se réduisent facilement en une poudre inodore peu soluble dans l'eau *froide* (1 gr. 300) ; cette solution est légèrement amère.

MODE D'EMPLOI ET DOSES. Le trional doit être pris dans une grande tasse de liquide *très chaud* (thé, lait, tisane), peu de temps avant ou mieux dès le coucher. L'effet sur le sommeil est très rapide (15 à 20 minutes). On doit veiller sur la constipation et associer au besoin des pilules laxatives au médicament calmant ; Goldman conseille de donner une eau gazeuse au cours de la journée où l'on prendra le trional.
Dose ordinaire chez *adulte*, 1 gr. à 1 gr. 50. Repos tous les trois ou quatre jours. Employé dans l'insomnie, notamment celle de la neurasthénie*.

Trismus
(du grec *trismos*, grincement). — Forme de tétanos*.

Trochanter
(du grec *trochaô*, je tourne). — Nom donné à deux saillies du fémur destinées à l'insertion de muscles : *grand* et *petit trochanter*. V. FÉMUR.

Trochlée
(du latin *trochlea*, poulie). — Sorte de poulie formée par la partie inférieure de l'humérus et sur laquelle roule l'extrémité supérieure du cubitus. V. *fig.*, à LUXATION du coude.

Trompe d'Eustache.
— Conduit allant du pharynx à la caisse du tympan. V. OREILLE.

Trompes.
— V. OVAIRES.

Trophique
(du grec *trophé*, nourriture). — Troubles *trophiques*, troubles de nutrition des tissus.

Trophonévrose
(du grec *trophé*, nourriture, et de *névrose*). — Atrophie consécutive à un trouble de nutrition des tissus par lésions des nerfs de la région.

Tropiques
(Pays des) [*fig.* 727]. — Les régions placées sous les tropiques ont un climat caractérisé par une forte chaleur à laquelle vient s'ajouter, surtout pendant la saison des pluies, une humidité très grande de l'atmosphère. Ce climat entraîne des maladies spéciales : paludisme, anémie, dysenterie, fièvre jaune, choléra, affection du foie*, qui ont été étudiées au nom du chaque affection, et qui nécessitent pour l'Européen une hygiène préventive commune à toutes ces régions. Il nous a donc semblé utile de donner ici un résumé de l'article écrit par nous sur le même sujet dans *Les Colonies* (1).

Action du climat tropical sur les fonctions du corps.
— RESPIRATION. L'air dilaté par la chaleur contenant moins d'oxygène, l'individu est obligé de compenser cette insuffisance par une augmentation du nombre et de la profondeur des respirations.

D'autre part, l'air étant saturé d'humidité, l'exhalaison par les poumons de la vapeur d'eau, qui est un des résultats des combustions organiques, se trouve gênée, et le travail respiratoire est, de ce fait, encore accru.

Enfin, Mathieu et Urbain ont démontré que le sang dissout d'autant moins d'oxygène qu'il est plus chaud.

CIRCULATION. Les pulsations sont plus fréquentes ; l'accroissement des mouvements du cœur résulte d'une diminution de la pression sanguine, diminution qui est liée à la dilatation des capillaires périphériques sous l'action de la chaleur continue. Conséquence, un engorgement des viscères, qui est l'origine des affections hépatiques et du mauvais fonctionnement des organes digestifs.

DIGESTION. Les troubles *dyspeptiques* (perte d'appétit, ballonnement du ventre, constipation) sont pour M. Treille la conséquence de l'augmentation de la sécrétion sudorale, qui est, au minimum, doublée et peut atteindre 5 litres par jour. Cette sueur enlève au corps du chlorure de sodium nécessaire à la formation de l'acide chlorhydrique du suc gastrique, ce qui entraîne une diminution de la faculté digestive de l'estomac. Si le colon consomme autant de boissons alcooliques qu'en Europe, comme ces boissons précipitent la pepsine, on s'explique facilement ses dyspepsies. La nutrition intime des tissus s'effectue par suite dans de mauvaises conditions.

SÉCRÉTION DE LA SUEUR. On vient de voir que la sécrétion de la sueur est accrue dans une proportion considérable ; cette sueur a grande difficulté à s'évaporer dans l'atmosphère saturée de vapeur d'eau par les pluies abondantes de l'hivernage. Cette difficulté d'évacuation de la sueur augmente la température du corps. Le relèvement thermique peut être fixé en moyenne à 1°. (BROWN-SÉQUARD.)

La sécrétion est encore accrue par l'exercice, par les repas, par l'abondance des boissons, surtout lorsque celles-ci sont alcooliques.

SÉCRÉTION RÉNALE. La dilatation des veines de la peau et l'abondance de la sueur entraînent une diminution de la tension du sang et, par suite, de la sécrétion rénale, qui peut tomber à la moitié de la normale.

SÉCRÉTION DU FOIE. La bile est augmentée et le travail du foie est gêné par suite du trouble que la sécrétion exagérée de la sueur apporte aux fonctions digestives.

ACTION SUR LA NATALITÉ. La fécondité est atténuée dans les pays chauds pour les Européens : comme, d'autre part, la mortalité des enfants du premier âge y est considérable et

(1) Librairie Larousse. On trouvera dans ce volume l'hygiène de nos diverses colonies.

qu'elle est encore grande pour les enfants de deux à sept ans, la multiplication des nouveaux colons est difficile. Il est bien entendu qu'on parle ici des premiers arrivants et que, peu à peu, une adaptation au climat, une *créolisation* se produit par sélection des éléments les plus vigoureux.

Cette situation est, en outre, très modifiée lorsque les Français se marient avec des créoles ou avec des indigènes ; les métis sont en général très résistants. La natalité en Algérie est supérieure, surtout pour les israélites, à la natalité française. Cet excès de natalité doit, du reste, entrer en ligne de compte pour

tion du suc gastrique, d'où la perte d'appétit et la difficulté de digérer qu'on attribue au climat, alors que celui-ci n'est que la cause aggravante de cet état. Le foie à son tour est atteint et alors l'organisme se trouve préparé à l'anémie tropicale, à l'hépatite, aux maladies infectieuses, comme le choléra, la dysenterie et la fièvre jaune, dont les lésions principales occupent justement le tube digestif. Le vin n'est pas nuisible, mais à condition de ne boire que des vins légers ne dosant pas plus de 8 pour 100 d'alcool et en quantité très modérée ; les vins alcoolisés doivent être absolument proscrits, car ils provoquent les

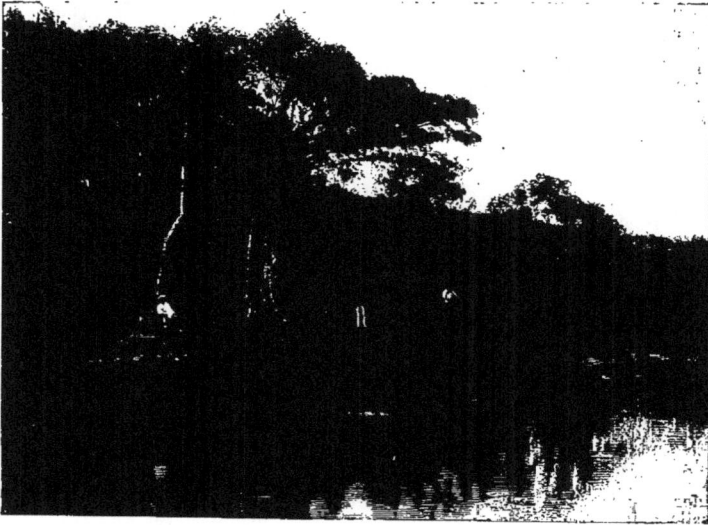

Fig. 727. — Route de Yaté (Nouvelle-Calédonie).

atténuer la mortalité enfantine. Un décès unique, dans une famille qui ne compte que deux enfants, exprime évidemment une mortalité supérieure à la perte de deux, lorsque la famille en compte huit.

L'acclimatement aux pays chauds s'effectue d'autant plus facilement que le colon habitait déjà une partie méridionale de la France et notamment la région des **Pyrénées** (Béarn, Roussillon, Gascogne, Languedoc, Provence ou Corse). C'est ce que Bertillon a appelé le *petit acclimatement*.

Hygiène. *Aliments*. — Boissons. La première règle a trait aux boissons. « L'alcool se rencontre dans toutes les maladies endémiques comme cause prédisposante. » (G. Treille.) L'usage des spiritueux agit d'abord sur le système digestif : la congestion de la muqueuse, conséquence normale de l'action irritante sur elle de l'alcool, provoque une altéra-

mêmes troubles que l'eau-de-vie. Dès qu'il se produit de la dyspepsie, il convient de ne boire que de l'eau ou du thé. L'alcoolisation, même à petites doses, a une influence considérable sur l'affaissement physique et moral des colons, sur les troubles intellectuels, si fréquents dans les pays chauds.

La question de l'eau est très importante : celle de rivière n'est pas utilisable pendant l'hivernage, ni même pendant la saison sèche ; elle n'est acceptable que puisée au-dessus d'une agglomération.

Les filtres ne donnent pas de résultats sérieux ; les seules boissons sûres sont donc les infusions légères de thé ou d'eucalyptus qui, prises chaudes, désaltèrent très bien. Elles sont très supérieures à l'eau glacée, dont on fait grand abus dans les colonies au détriment de l'intestin qui réagit sous forme de diarrhée. Les alcarazas suspendus dans un

32

courant d'air donnent une eau suffisamment fraîche ; il convient de les nettoyer de temps en temps avec de l'eau acidulée pour détruire les matières organiques qui s'y déposent (Kermorgant).

ALIMENTS SOLIDES. En ce qui concerne les aliments, le principe fondamental dont l'Européen doit s'inspirer aux colonies, c'est d'épargner toute fatigue à l'estomac (G. Treille). Il faut donc ne faire qu'un usage assez rare du gibier, aliment trop nourrissant et de digestion difficile ; employer les volailles, le mouton jeune, le bœuf, qu'on mangera rôti ou demi-saignant, les œufs, le lait frais ou concentré, additionné, s'il y a lieu, d'eau alcaline naturelle ou artificielle, les poissons, les huîtres. On s'abstiendra des graisses de viande, qui ne sont pas digérées dans les pays chauds par l'effet, notamment, des modifications qu'y subit la bile, et on restreindra, dans la plus large mesure, les assaisonnements (beurre, huile) ; les moules, les crustacés sont des aliments irritants, dont il ne faut pas non plus faire emploi. Les légumes et les fruits se trouvant en abondance dans les colonies, on donnera une part importante aux légumes rafraîchissants et aux fruits doux ; quant à ceux qui sont acides, ils peuvent être quelquefois l'origine de troubles intestinaux.

Les condiments, particulièrement le curry (coriandre, safran, poivre et piment), rendent de grands services en variant le goût des mets ; il y a lieu seulement de n'en pas abuser.

La sobriété doit être la loi alimentaire ; toute dérogation qui y est faite se paye par la maladie et cela à bref délai ; mais il sera bon de varier autant que possible les mets de façon à conserver l'appétit, d'éviter les ragoûts, toujours peu digestibles, et de donner la préférence aux viandes rôties ou bouillies.

La meilleure répartition des repas dans la journée sera la suivante. Premier déjeuner avec du lait et du pain vers 7 heures du matin, c'est-à-dire une demi-heure après le lever et seulement après avoir libéré l'intestin par une selle qui, en tout pays, mais surtout en pays chauds, doit être le premier acte de la matinée. Deuxième repas vers 11 heures à la fourchette et le plus abondant de la journée ; la mastication devra être parfaite, les viandes et les légumes très divisés, de façon à faciliter la digestion. Troisième repas vers 7 heures, composé d'aliments légers. La régularité dans les heures de repas est indispensable.

Habillement. — VÊTEMENTS. Ils doivent répondre à de multiples obligations : protéger le corps contre la chaleur, le froid, l'humidité de l'air, contre les poussières et les piqûres des insectes ; faciliter l'évacuation de la sueur, en modérant son évaporation de façon à ne pas abaisser brusquement la température du corps. Le vêtement sera différent le jour et le soir. L'emploi de deux vêtements superposés est utile pour se protéger contre une haute température ; l'air interposé entre eux étant mauvais conducteur de la chaleur.

Pour le haut du corps, on fera usage sur la peau d'un maillot descendant devant l'abdomen et qui devra être formé d'un tricot de coton ou mieux de laine légère à mailles larges ; celui de laine a l'avantage : 1° de

conserver beaucoup d'air interposé entre ses mailles ; 2° de ne céder que lentement à l'atmosphère la sueur absorbée. Un caleçon de cotonnade légère recouvrira les jambes. La ceinture de flanelle est indispensable jour et nuit aux personnes qui ont le ventre susceptible.

Comme vêtement extérieur, on donne la préférence aux tissus de coton à texture serrée, peu poreuse et à surface lisse ; la forme sera celle d'un veston très échancré en haut, ample à la taille et à l'attache des bras, d'un pantalon, également très ample, peu serré à la ceinture, large et flottant sur les membres (Kermorgant). Le coutil est employé dans certaines colonies. Les jours de pluie ou de brume, ce costume sera remplacé par un vêtement de flanelle qu'on portera, en tout cas, le soir et pendant la nuit.

A l'intérieur, au contraire, pendant les heures très chaudes, on pourra se contenter de vêtements très amples en soie ou en coton léger.

L'expérience a montré que la couleur à préférer pour les vêtements est le blanc, puis le cachou, le jaune ou le gris, toutes teintes qui absorbent peu de chaleur.

COIFFURE. L'air interposé entre les cheveux constitue une couche mauvaise conductrice de la chaleur ; les cheveux sont, par suite, les protecteurs nés du crâne ; il convient donc de les garder assez longs. Pour une raison analogue, il faut aussi garder sa barbe.

Le chapeau de paille à fond élevé et à bords très larges est la coiffure de beaucoup de colons. Elle n'a cependant pas les qualités du casque lorsqu'il remplit les conditions suivantes : être de tissu très léger doublé d'étoffe bleue ou verte et à bords très évasés ; ne reposer sur la tête que par une couronne gondolée de façon à laisser libre accès à l'air ; avoir un fond assez élevé pour que l'air placé au-dessus de la tête et qui par le procédé précédent sera en grande partie renouvelé d'une façon continue, forme une couche suffisamment isolante. Si l'on veut éviter les insolations, on ne doit jamais sortir sans casque, même lorsque le temps est couvert, du lever au coucher du soleil.

Des *ombrelles* doublées de bleu ou de vert compléteront la protection de la tête. Celle des yeux se fera par l'usage de *lunettes* à verres coquilles, neutres, fumés ou bleus.

CHAUSSURES. Des sortes d'espadrilles par le beau temps, des souliers ou des bottines de chevreau souples à lacets par les temps de pluie, sont les chaussures des pays chauds.

Bains. Massage. — Les bains seront pris après la sieste, très courts (5 à 6 minutes), dans l'eau courante, *desiderata* qu'on peut réaliser dans une baignoire par l'ouverture permanente des robinets d'entrée et de sortie de l'eau. A défaut de bain, on prendra chaque jour une ablution générale suivie d'une friction. — Le massage est également une excellente pratique, par l'action générale produite sur l'organisme.

Habitation. — CONSTRUCTION. Employer la pierre et la brique de préférence au bois, que dévorent les insectes, qu'envahissent les champignons, qu'altèrent les alternatives de chaleur humide et de sécheresse brûlante. Treille admet simplement à titre temporaire la maison en fer et bois, comportant un matelas d'air entre des doubles parois.

Les murs doivent se composer d'une paroi extérieure de briques dures de 30 centim., doublées d'un premier revêtement de briques creuses de 20 centim. et à l'intérieur de briques vernissées ou vitrifiées. Il y a avantage à employer ces derniers matériaux pour les

contraire, de fermer les fenêtres. On pourra remplacer les vitres par une fine toile métallique, empêchant l'entrée des moustiques.

La maison sera ouverte seulement pendant quelques heures un peu avant le coucher du soleil; on évitera ainsi l'entrée du soleil le jour, des moustiques et des vapeurs marécageuses la nuit.

AMEUBLEMENT. Nattes et mobilier canné. Lit en cuivre poli très large (1m,60 à 2 m.) afin de permettre au dormeur de trouver des par-

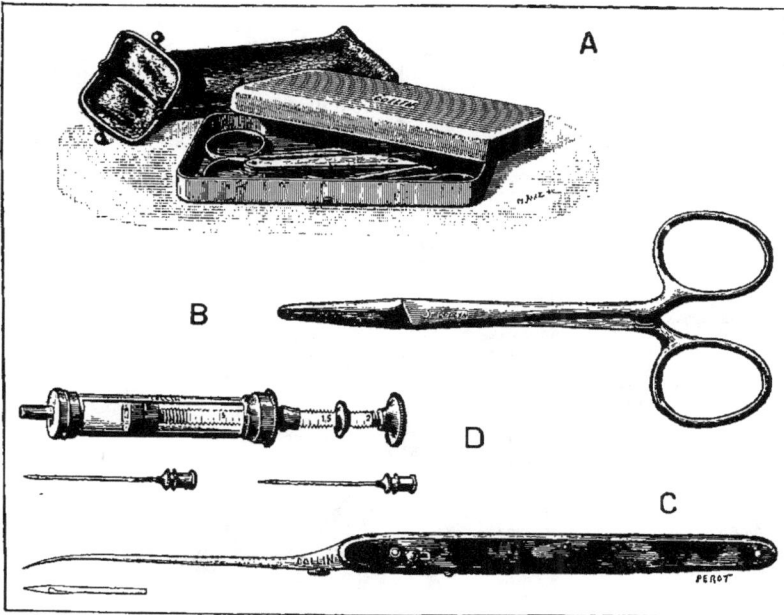

Fig. 728. — Trousse d'urgence.

A. Boîte métallique pour instruments, et enveloppe de cette boîte; B. Pince à artères; C. Aiguille de Reverdin, pour la suture d'une plaie; D. Seringue de Pravaz, pour injection hypodermique.

cloisons, qui devront s'arrêter à 1 mètre du plafond afin d'assurer la ventilation uniforme de tout l'appartement.

Une large véranda entourera la maison.

Les services accessoires, cuisine, cellier, water-closets, seront placés dans une annexe reliée à la maison par une galerie.

Le sol des pièces sera carrelé, ce qui permet le lavage et donne de la fraîcheur.

Les tuiles semblent le meilleur procédé de couverture; elles seront placées au-dessus d'un faux grenier.

Des fenêtres nombreuses, fermées par des persiennes à claire-voie, assureront l'aération des pièces, qui doivent toutes cuber au moins 100 mètres cubes avec 4 mètres au moins de hauteur. La nuit, il sera bon, au

ties fraîches; les pieds du lit doivent reposer sur des godets en verre remplis d'eau, de façon à empêcher la montée des fourmis et des scorpions; l'eau doit être renouvelée chaque semaine pour détruire les larves; une moustiquaire entourera entièrement la couche. Le sommier sera en toile métallique et le matelas assez mince, en laine et crin, ou mieux en crin pur; les draps, en coton. Ne pas oublier, pour le nombre de couvertures, le refroidissement nocturne, souvent très intense.

Voyages. — VOYAGE D'ARRIVÉE. La rapidité actuelle des voyages par mer ou par terre est assez grande pour ne pas permettre une adaptation progressive à des climats très différents. La transition brusque d'un climat froid à un climat chaud provoque surtout des maladies de l'abdomen ; celle d'un climat chaud à un climat froid des affections de poitrine.

Il convient d'apporter avec soi les vêtements appropriés au climat sous lequel on va vivre. On n'oubliera pas, d'autre part, que dans la plupart des colonies la variole existe à l'état endémique, et l'on aura soin de se faire revacciner avant le départ.

Au cours du voyage, pendant les relâches, « ne descendre à terre qu'avant neuf heures du matin et après quatre heures du soir, et tenir en suspicion l'eau qu'on y trouvera ». (Kermorgant.)

VOYAGE DE RETOUR. Il est très utile et souvent même indispensable de revenir en France ou de se rendre dans un pays plus tempéré tous les deux ou trois ans pendant la saison d'été.

Conditions d'arrivée. — AGE ET SEXE. Il est prudent de ne pas amener dans les pays tropicaux d'enfants ayant moins de 8 à 10 ans. De 15 à 20 ans, l'acclimatement s'effectue peut-être mieux que de 20 à 40. Les hommes plus âgés s'adaptent encore assez bien au climat, et les vieillards ne semblent pas présenter une mortalité supérieure à celle de la métropole.

Les femmes s'acclimatent aussi bien et même, dans certains cas, mieux que les hommes, par la nature de leurs travaux.

EPOQUE. On doit prendre ses dispositions pour arriver sous les tropiques au début de la saison saine, après la terminaison des chaleurs et de la recrudescence annuelle des affections épidémiques. On fera d'autant plus facilement son apprentissage du climat à ce moment que la fraîcheur des nuits reposera des chaleurs du jour.

Ces époques favorables sont les suivantes pour les colonies françaises : Côte d'Ivoire, Congo, Dahomey, Guinée, Sénégal, Soudan, janvier à mai ; île de la Réunion, mai à octobre ; Cambodge, Cochinchine, 15 décembre-15 avril ; Annam et Tonkin, octobre-fin juin ; Antilles, 15 janvier-30 juin ; Guyane, décembre-fin février ; Nouvelle-Calédonie et Taïti, avril-octobre, mais de préférence juin-septembre. Pour Madagascar, V. ce mot.

Conditions de travail. — En général, l'Européen ne doit exercer que des fonctions de surveillant ou de directeur dans les colonies ; ce n'est guère qu'en Nouvelle-Calédonie et à Taïti qu'il pourra se livrer aux travaux des champs ; presque partout ailleurs il devra s'en abstenir. Les bouleversements du sol dans les terres chaudes sont toujours accompagnés et suivis d'explosion de fièvre paludéenne (Kermorgant). *Celui qui creuse le sol, creuse sa fosse.* V. aussi COLONIALE (Hygiène), CHINE, SANATORIUM, SIESTE.

Troubles menstruels. — V. RÈGLES.

Trousse d'urgence (*fig.* 728). — Elle doit contenir une pince* à artère, une paire de ciseaux et une seringue de Pravaz. On peut y ajouter pour un voyage dans des pays dépourvus de médecins, une aiguille de Reverdin, qui permet de suturer facilement une blessure de la peau.

Tub. — Récipient en zinc (*fig.* 729) ou en caoutchouc (*fig.* 730), qui permet de faire des ablutions complètes. Le tub en caoutchouc, très commode pour emporter en voyage, doit être utilisé d'une façon continue ; sinon, il se produit des coupures au niveau des plis.

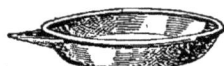

Fig. 729. — Tub en zinc.

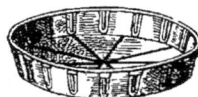

Fig. 730.
Tub en caoutchouc.

Tubage (*fig.* 731). — Introduction par un médecin d'un tube dans le larynx pour faciliter la respiration chez les diphtériques.

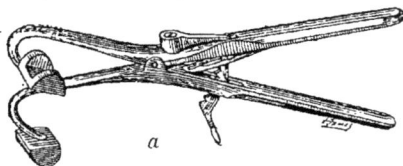

a

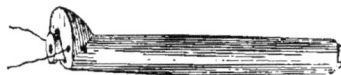

b

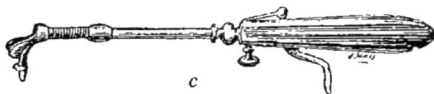

c

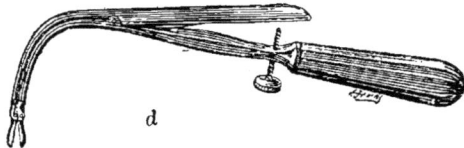

d

Fig. 731. — Instruments pour le tubage.

a. Écarteur de la mâchoire ; *b.* Tube en étain doré, doublé intérieurement d'un tube en maillechort (on voit les deux bouts de l'anse de soie forte destinée à retenir le tube) ; *c.* Pince à ressort servant à introduire le tube ; *d.* Extracteur.

Tuberculose. — La tuberculose est une maladie contagieuse d'homme à homme, des animaux à l'homme et de l'homme aux animaux. Elle est caractérisée par la multiplication dans l'organisme du microbe de Koch (*fig.* 732, 733, 734). La tuberculose peut atteindre tous les tissus. Le microbe y provoque l'apparition de petites masses, les *tubercules* (d'où le nom de la maladie), qui sont d'abord grisâtres et dures, puis ensuite deviennent jaunâtres, se ramollissent et se transforment en pus, laissant une cavité après leur évacuation. Cette évolution ne peut être arrêtée, et une cicatrice fibreuse remplace alors le tubercule.

LOCALISATION. Les tuberculoses du *larynx*, des *méninges*, des *os*, du *péritoine*, du *testicule*, ont été étudiées à ces mots ; celle de la *plèvre* au mot POUMON et plèvre, celle des *ganglions* au mot ADÉNITE, celle de la *peau* au mot LUPUS, enfin celle des *articulations* au mot TUMEURS blanches. On trouvera ici, avec les causes et le traitement général de l'affection, la description de la tuberculose du poumon (*phtisie*), de l'intestin (*entérite* tuberculeuse), qui coexistent en général chez les malades.

VARIÉTÉS DE TUBERCULOSES. Lorsque les lésions sont limitées à certains tissus (tuberculoses *locales*) et que les microbes y restent enfermés, la contagion n'est pas possible ; lorsque, au contraire, les lésions sont en rapport avec le dehors (tuberculoses *ouvertes*) et que les microbes peuvent être rejetés dans les crachats ou le pus, la contagion devient fréquente.

GRAVITÉ et CURABILITÉ. Les lésions autrefois dénommées scrofuleuses' sont des tuberculoses locales et atténuées, dans lesquelles les bacilles de Koch n'existent qu'en très petit nombre et sont moins actifs. Il existe, par contre, des tuberculoses suraiguës à marche très rapide, dont la gravité et la rapidité d'évolution sont dues à l'adjonction au bacille de Koch d'autres bacilles très dangereux : bacilles de la pneumonie, de l'érysipèle, etc.

La tuberculose est la plus grave des maladies chroniques (elle produit à elle seule un sixième de tous les décès), mais *c'est la plus curable et la plus facilement évitable*. Les guérisons varient entre 25 et 40 pour 100, suivant l'âge. Les autopsies de personnes mortes de maladies différentes montrent que la tuberculose guérie existe chez près d'un individu sur deux. Des recherches récentes faites en Allemagne semblent même démontrer que la proportion est encore plus forte : des traces de tuberculose légère guérie ont été trouvées chez 80 0/0 des individus. Quant aux résultats de mesures hygiéniques, ils sont démontrés par l'exemple de l'Angleterre, où la mortalité par phtisie, qui par million d'habitants était de 2 410 en 1870, est tombée à 1 731 en 1896.

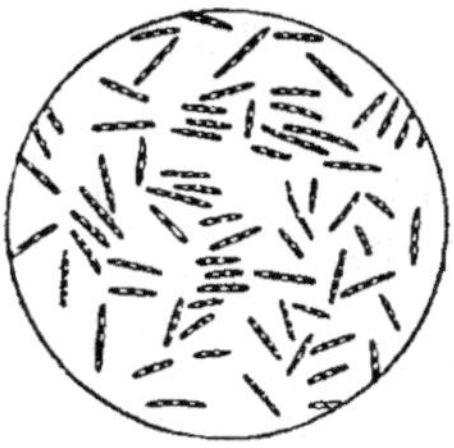

Fig. 732.
Bacilles de la tuberculose dans le poumon.

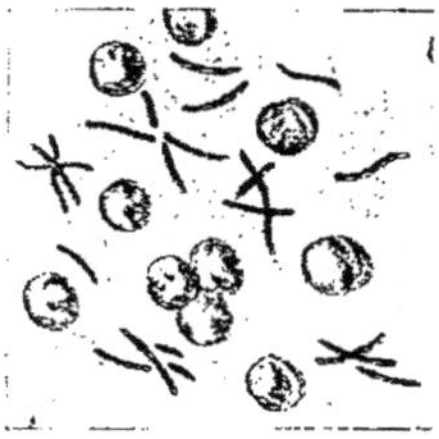

Fig. 733.
Bacilles de Koch (tuberculose).

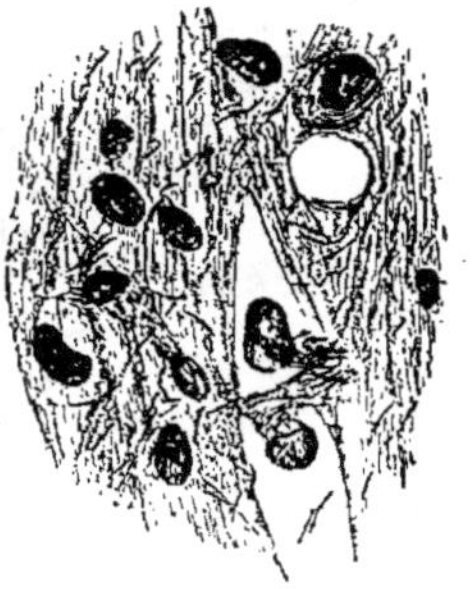

Fig. 734.
Bacilles dans un crachat.
(Grossis 600 fois.)

CAUSES DÉTERMINANTES. Le bacille de Koch existe dans les crachats (*fig.* 734), dans le pus, dans les matières fécales des tuberculeux. On l'a trouvé aussi dans le lait et certaines parties d'animaux servant à l'alimentation. Lorsqu'une quelconque de ces substances se dessèche sans avoir été détruite, les bacilles arrivent dans l'atmosphère sous forme de poussière.

La contagion se fait : 1° par le *poumon* (absorption des poussières contenant le microbe ou des particules pulvérisées de crachats pendant les efforts de toux); 2° par les *voies digestives* (absorption de lait de vaches phtisiques, surtout lorsque cette alimentation est exclusive, comme chez les enfants et dans la diète lactée ; absorption d'abats, foie, ris de veau, cervelle, tripes, rognons, poumon de grands et de petits animaux comme lapins et volailles ; 3° par la *peau* (pansement avec des linges ayant servi à des tuberculeux, blessures avec des crachoirs).

On peut contracter la *tuberculose des oiseaux,* notamment des perroquets, en les faisant manger dans sa propre bouche. Les bacilles se trouvent dans des végétations verruqueuses, siégeant sur la tête, les joues, les coins du bec, la langue, la salive, le liquide nasal, les excréments.

Les chiens, les chats et surtout les singes peuvent répandre des bacilles autour d'eux en toussant, ou dans leurs matières fécales.

CAUSES PRÉDISPOSANTES : 1° L'existence de la tuberculose chez les parents, par la fai-

de la taille + 2 centim.) et portant une dépression au-dessus des clavicules. L'hypertrophie des amygdales, les tumeurs adénoïdes ont une action non douteuse, en obligeant l'enfant à garder la bouche ouverte et en servant de terrain d'ensemencement pour les bacilles.

3° L'*âge* où la maladie est la plus fréquente est la vieillesse (après 50 ans), puis de 40 à 50 ;

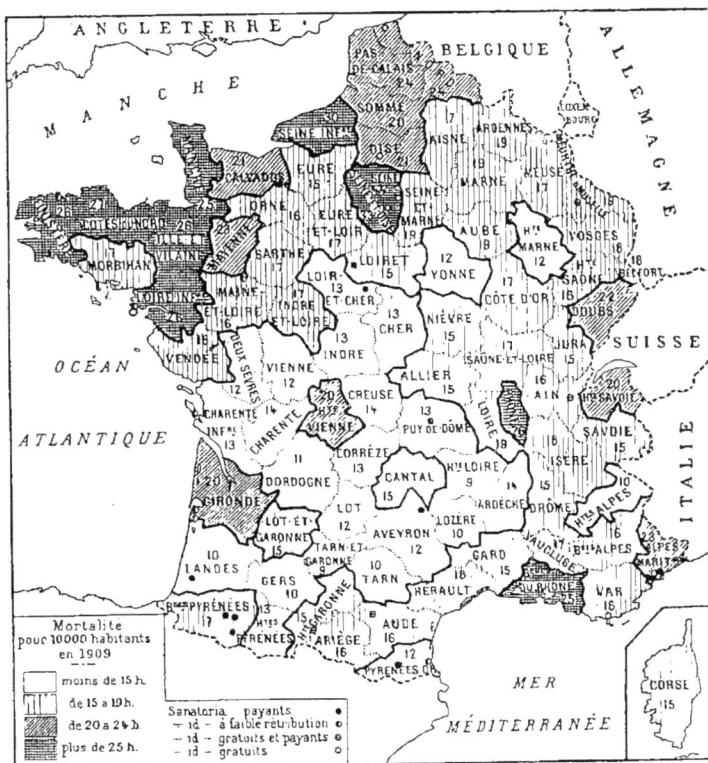

Fig. 735. — Carte de la tuberculose en France et des emplacements des sanatoria.
(D'après la statistique de M. P. Roux, sous-directeur de l'hygiène au Ministère de l'Intérieur.)

blesse qui en est la conséquence, donne d'ordinaire simplement une grande aptitude à la tuberculose. L'enfant, ainsi *tuberculisable*, contracte ensuite la maladie par contagion ordinaire ; aussi l'*hérédité* est-elle notée dans la moitié des cas. L'enfant éloigné du contact des parents malades peut rester, au contraire, indemne.

2° Certaines *constitutions* y prédisposent les personnes qui ont les cheveux roux, les omoplates saillantes, dont la poitrine est étroite (c'est-à-dire dont le tour du corps au niveau des mamelons est inférieur à la moitié

le plus rare, de 5 à 10. L'homme est plus souvent frappé.

4° *Plus la densité d'une ville est grande, plus la tuberculose y est répandue* : pour 1 000 habitants, 5 à Paris ; 2 1/2 dans les villes de 10 à 20 000 habitants ; 1,81 dans celles de moins de 5 000 habitants.

« La fréquence des décès tuberculeux est proportionnelle à la hauteur des maisons et sous la dépendance directe des espaces libres qui les entourent *immédiatement*. » (Juillerat.)

5° *Moins les individus, surtout s'ils sont agglomérés dans un local clos, prennent d'exer-*

cice, *plus le nombre de phtisiques augmente* (près de la moitié de la mortalité totale dans les couvents et les prisons). La mortalité est grande dans l'armée et va en croissant.

6° Les *professions* les plus frappées sont celles où le travail se fait dans des ateliers fermés et où l'air est chargé de poussières (boulangers, charbonniers, ramoneurs, polisseurs de verre ou de métaux, marbriers, tailleurs de pierre, serruriers, imprimeurs). Les agriculteurs, les gardes forestiers et bûcherons, les tanneurs restent au contraire, en général, indemnes.

7° Certaines *maladies,* la pleurésie, la bronchite, la rougeole, la variole, le diabète favorisent le développement de la tuberculose, qui est aussi l'issue terminale de maladies chroniques affaiblissantes (neurasthénie maladies de la moelle épinière). Il en est de même des goutteux, des rhumatisants, des vieillards chez lesquels le rein fonctionne mal.

8° L'*alcoolisme* est une des origines les plus fréquentes de la tuberculose, par l'affaiblissement qu'il apporte dans tout l'organisme et par les privations qu'il entraîne. Les départements où l'on boit beaucoup, comme la Bretagne, la Normandie, le Pas-de-Calais, sont aussi ceux qui fournissent le plus de morts par tuberculose, ainsi que le démontre la carte montrant la répartition des décès dans notre pays (*fig.* 735).

9° *Mariages prématurés* pour les femmes, c'est-à-dire avant 20 ans, surtout lorsque la jeune fille a eu des causes d'affaiblissement (enfant de vieillards, séjour dans les villes, maladies graves ou simplement prolongées, comme la chlorose). Si les accidents tuberculeux ne se produisent pas dans les premières années à la suite du changement de vie, on les voit survenir trop souvent à l'occasion d'une grossesse ou d'un accouchement.

10° Travail exagéré, plaisir exagéré, sport exagéré (DAREMBERG).

SIGNES PRÉCURSEURS. — Ces signes sont de la plus grande importance, car la tuberculose est d'autant plus curable que le traitement est institué plus tôt et que le malade, étant averti à la fois de la gravité de sa maladie et de la presque certitude de la guérison s'il obéit aux prescriptions, s'y conforme plus scrupuleusement.

L'individu, surtout s'il est prédisposé à la tuberculose par une des causes énumérées précédemment, devra se défier d'une atteinte de la maladie et se faire examiner par un médecin, s'il présente quelques-uns des signes suivants : amaigrissement progressif sans cause apparente ou coïncidant avec une perte notable d'appétit, de la dyspepsie et des diarrhées fréquentes ; rhumes se répétant à plusieurs reprises ; crachements de sang ; fièvre (appréciable au thermomètre 6/10 à 1°) sous l'influence d'un exercice peu prolongé ou simplement d'un repas un peu copieux. Les médecins possèdent, en dehors même de l'auscultation, différents procédés, notamment la radiographie (*fig.* 736, 738), qui leur permettent de déceler la tuberculose au début et, par suite, d'indiquer à leur client s'il s'inquiète à tort ou à raison.

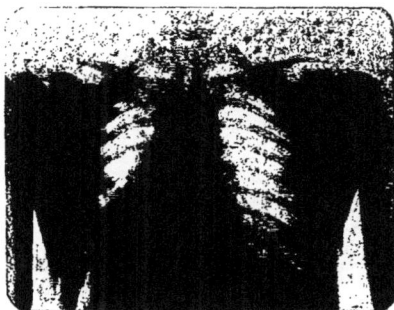

Fig. 736. — Poumon sain.
(Radiogr. Radiguet.)
(Les sommets du poumon sont clairs.)

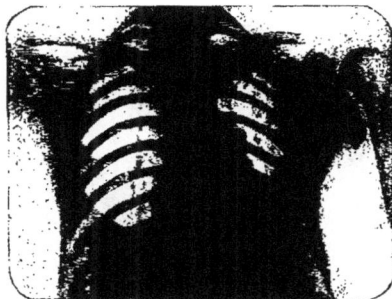

Fig. 737. — Tuberculose au début.
(Radiogr. Radiguet.)
(Le sommet du poumon gauche présente des taches.)

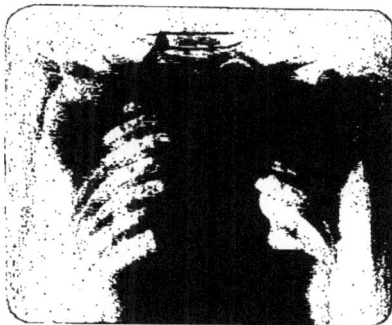

Fig. 738. — Tuberculose avancée.
(Radiogr. Radiguet.)
(Le sommet du poumon gauche est très sombre.)

Tuberculose pulmonaire chronique

(phtisie chronique). — SIGNES : 1° *Période de début*. Toux fréquente, mais avec une expectoration presque nulle ; fièvre légère de temps en temps ; accentuation progressive des signes précurseurs, notamment de la perte d'appétit ; apparition de points de côté, notamment aux sommets du poumon.

2° *Période d'état*. La toux s'accroît et avec expulsion de crachats formés d'une masse épaisse et opaque nageant dans un liquide clair ; les joues et les tempes se creusent, le malade est oppressé et dort mal.

3° *Période des cavernes (fig.* 739). Accroissement de le quantité des crachats, qui contiennent beaucoup de pus ; fièvre surtout marquée de 6 heures du soir au milieu de la nuit avec

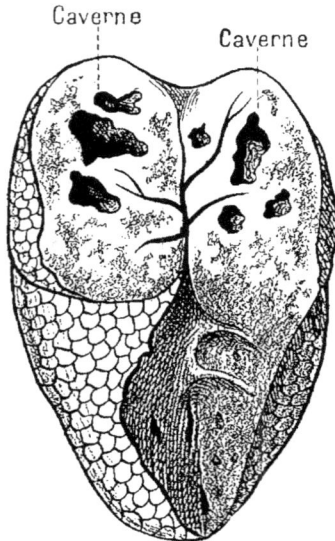

Fig. 739. — Tuberculose pulmonaire.
3ᵉ période : Phase des cavernes.

sueurs profuses ; amaigrissement considérable ; perte de forces ; consomption (*phtisis*, en grec) ; œdème des pieds ; vomissement de sang rouge, plein d'écume, pouvant se prolonger un temps variable ; diarrhée ; vomissements ; souvent il existe une altération de la voix (phtisie laryngée).

ÉVOLUTION. La durée de la maladie peut osciller entre un an et vingt ans, avec intervalles de santé plus ou moins satisfaisants ou guérison complète, les petites cavernes elles-mêmes pouvant se cicatriser.

Tuberculose pulmonaire aiguë

(phtisie aiguë). — SIGNES. Ils peuvent être ceux de la tuberculose chronique, mais évoluent en quelques jours. Enfin, on peut observer l'une des formes suivantes :

Forme suffocante. Oppression extrême croissante, aboutissant à la mort en 15 jours.

Forme typhoïde. Marquée surtout par l'affaissement rapide et la stupeur du malade.

Forme cérébrale. Perte de connaissance brusque, suivie de coma.

Tuberculose intestinale

(entérite tuberculeuse). — Elle accompagne souvent la tuberculose pulmonaire, surtout à la fin de son évolution.

SIGNES. *Forme des adultes*. Diarrhées, d'abord passagères, puis permanentes, avec évacuations abondantes très affaiblissantes, accompagnées de douleurs dans le ventre et, dans certains cas, pertes de sang. Quelquefois, on observe des troubles dysentériformes, avec fausses envies se répétant à intervalles rapprochés.

Forme enfantine. Chez les enfants, l'entérite tuberculeuse est toujours compliquée de tuberculose des ganglions de la partie du péritoine qui enveloppe les intestins (*carreau*). Le ventre grossit et les veines du ventre deviennent très apparentes.

Hygiène préventive de la tuberculose.

— I. *Pour tout le monde*. Prendre l'habitude de respirer le plus profondément possible et toujours par le nez, dont le mucus est microbicide.

Ne pas s'habituer à porter des foulards, qui rendent le cou sensible au moindre changement de température. Ne jamais embrasser sur la bouche, la contagion pouvant se faire par cette voie.

Vivre le plus possible au grand air, choisir pour sa chambre à coucher une grande pièce dont les fenêtres seront toujours ouvertes pendant le jour, entr'ouvertes la nuit (persiennes fermées), en préservant, s'il y a lieu, le lit par un paravent. Ne boire que du lait bouilli, ne manger d'abats d'animaux que soigneusement cuits, ne faire manger aucun oiseau dans sa bouche, se défier des animaux qui toussent, les faire examiner par un vétérinaire et, s'ils sont tuberculeux, les faire abattre immédiatement.

Faire de l'exercice *chaque jour*, mais sans excès et en observant les règles prescrites par le bon sens : entraînement progressif, cessation avant la grande fatigue, pas de repos étant en sueur dans un courant d'air, emploi de vêtements de laine et de manteaux pendant les arrêts et en cas de froid. Si l'on se trouve dans un atelier ou un bureau avec un tousseur, le prier et au besoin l'obliger à se servir d'un crachoir contenant un liquide antiseptique (*fig.* 740 et 741). En cas d'hypertrophie des amygdales ou de végétations adénoïdes, qui non seulement diminuent la quantité d'air inspiré, mais servent de station d'arrêt aux bacilles tuberculeux, faire opérer la destruction ou la réduction de ces glandes. V. AMYGDALES.

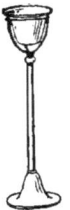

Fig. 740.
Crachoir
commun.

II. *Hygiène spéciale au tuberculeux.* Les prescriptions précédentes lui sont naturellement applicables; mais il en est d'autres qui lui sont particulières :

1° *Crachats et crachoir.* Le phtisique, chez lui comme au dehors, doit toujours cracher dans un crachoir fermé (*fig.* 741) et contenant une solution de sublimé, non seulement pour ne pas répandre sa maladie autour de lui, mais avant tout dans son propre intérêt. En négligeant de détruire les milliers de microbes qu'il rejette et pour lesquels il est le meilleur terrain de culture, il se réinfecte continuellement et annule les effets de son traitement.

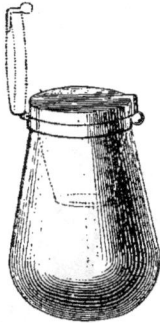

Fig. 741.
Crachoir de poche.

Le phtisique ne doit jamais ravaler ses crachats, car ils pourraient infecter au passage les voies digestives, notamment l'intestin ; mais il s'efforcera d'éviter la toux qui n'a pas pour but l'expulsion d'un crachat et qui le fatigue ainsi sans résultat. La volonté a une action puissante sur la suppression des toux inutiles.

Lorsqu'il tousse avec violence, il projette des particules de crachats qui peuvent être des agents de contagion ; il protégera donc sa bouche avec un mouchoir, qui devra être bouilli avant d'être mêlé au linge ordinaire.

Le crachoir doit être vidé dans les fosses d'aisance après que son contenu aura été stérilisé par une ébullition d'un quart d'heure dans un bain-marie. On fera bouillir ensuite le crachoir dans une solution de cristaux de soude.

2° *Chambre.* La chambre, où le malade couchera *seul*, ne doit contenir que les meubles strictement nécessaires : toutes les tentures doivent être supprimées ; chaque jour on y fera pénétrer le plus possible l'air et le soleil qui est le meilleur antiseptique. Elle sera lavée et balayée, non à sec, mais avec un torchon humide. De temps en temps, et notamment lors des séjours du malade dans une autre localité, la désinfection devra y être opérée. V. DÉSINFECTION.

3° *Peau et vêtements.* Frictions sèches, puis alcooliques, ensuite à l'eau froide, et remplacées plus tard encore par des douches. Pour le linge, directement en rapport avec la peau, employer des chemises et des caleçons de laine blanche à grosse trame, frictionnant incessamment la peau et qu'on remplace fréquemment. Supprimer les corsets ; pas de robes traînantes qui balayent le sol, pas de coiffures lourdes.

4° *Bouche.* Défense de fumer, désinfection fréquente de la bouche et surveillance des dents. Knopf conseille d'employer comme eau dentifrice la solution suivante : essence de wintergreen, 15 gouttes ; essence de menthe, 20 gouttes ; thymol, 1 gr. ; acide benzoïque, 10 gr.; alcoolature d'eucalyptus, 50 gr.; alcool, 350 gr. Une demi-cuillerée dans un grand verre d'eau.

III. *Hygiène spéciale des enfants de tuberculeux.* Les enfants de phtisiques doivent être éloignés des parents et nourris à la campagne par une bonne nourrice soigneusement surveillée. On évitera tout ce qui peut gêner la respiration des bébés, notamment l'emploi de voiles épais, serrés très près du visage et qui obligent à respirer par la bouche. « Faire de l'enfant un petit paysan ; remplacer la vie urbaine par la vie agreste, la vie dans les chambres par la vie des *champs,* la privation de soleil par l'exposition au soleil, la crainte du froid par sa recherche, les bains chauds par les bains de rivière, le repos par l'activité, les exercices intellectuels par les musculaires ; en un mot, vivre de la vie naturelle, là est en réalité la véritable prophylaxie. » (PETER). Séjour en hiver à Cannes, Hyères, Menton, en été sur les plages de l'Océan ou de la Manche, avec emploi fréquent des bains de mer ; ou toute l'année à Arcachon, à Biarritz et dans les stations de haute altitude *ordinaires* c'est-à-dire sans s'astreindre à la vie de sanatorium.

Plus tard, on se gardera de mettre ces enfants internes dans un lycée et, après les avoir progressivement aguerris par l'hydrothérapie, on les poussera vers les professions d'agriculteurs, de sylviculteurs ou, du moins, de celles où l'on vit beaucoup au grand air.

IV. *Hygiène spéciale des personnes vivant avec des tuberculeux.* Prendre les diverses précautions indiquées à l'article CONTAGIEUSES (Maladies) et en outre les suivantes : Se laver soigneusement les mains plusieurs fois par jour et notamment avant les repas. Se brosser les ongles et, si l'on a touché un objet suspect comme le verre ou le crachoir du malade, se laver les mains avec la solution de sublimé. Les objets de table ayant servi au malade devront être soumis à une ébullition pendant cinq minutes ; son linge sera lavé à part. La désinfection totale des objets dont il a fait usage doit être opérée après la terminaison, heureuse ou non, de la maladie.

Traitement hygiénique. *Alimentation.* ALIMENTS SOLIDES. « Pour guérir, le tuberculeux doit manger ; il a besoin non seulement de la ration d'entretien, mais de la *ration de guérison.* » (Pr. GRANCHER.)

Dans la bataille qui se livre entre le bacille et la cellule (V. MICROBES), celle-ci ne peut l'emporter que par une nutrition parfaite. Le meilleur aliment est celui qui se digère vite et nourrit fortement ; un classement doit donc être établi entre eux.

Au premier rang est la *pulpe de viande crue,* qui peut être prise en boulettes roulées dans du sucre, du bouillon *tiède* ou *froid,* et mélangée à une purée de pommes de terre ou de lentilles. Pour l'obtenir, on racle la surface de la viande avec un couteau mousse ; on pile les filaments ainsi obtenus dans un mortier ; on étale le produit sur un tamis à purée, puis on l'écrase avec une cuiller. Le résultat doit être une *pulpe* sans grumeau. Cette préparation sera faite *au moment* du repas, car la pulpe s'altère facilement.

Quelle viande doit-on choisir? Celle du mouton, malgré son prix plus élevé, est quelquefois préférée au bœuf, par crainte du ténia. Cette alternative n'effraye nullement M. Grancher, qui a eu l'occasion de constater que le ténia, par le formidable appétit qu'il donne au malade, est souvent plus utile que nuisible.

A quelle dose doit-on donner cette pulpe et à quel moment? La limite est donnée par la bonne volonté du malade, car 100 et même

sole, merlan, brochet, limande, varient heureusement le menu et sont d'une digestion rapide.

3º On donnera en outre du *lait* stérilisé ou simplement bouilli, du *pain* grillé ou non, des *légumes*, notamment des pommes de terre, du *beurre*, qu'on supprimerait en cas de diarrhée.

4º Si le phtisique n'est pas dyspeptique, on peut lui donner toutes les *viandes*, mais insister sur viandes grasses et poissons à l'huile (thon, sardines, harengs), graisse d'oie, rillettes, foie gras, canard, féculents, pâtes et pain.

DIGESTIFS. Contre l'absence d'appétit avec intestin sain, G. Sée conseille l'absorption,

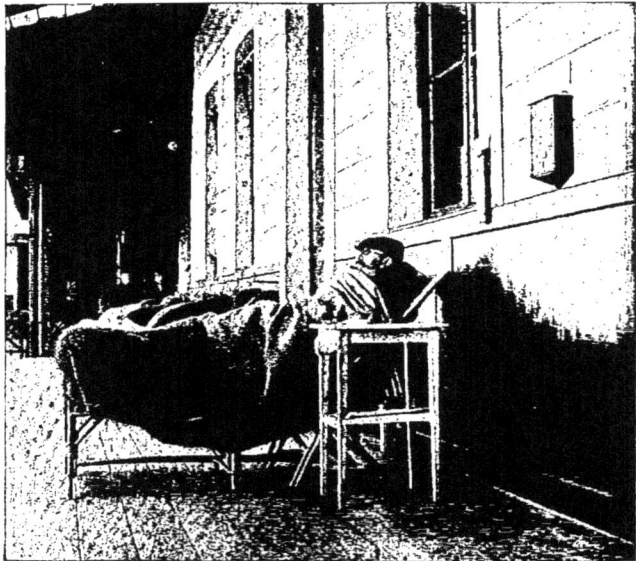

Fig. 742. — Un malade au calme.

200 grammes ne surchargent pas l'estomac, dont on peut, au besoin, augmenter le pouvoir digestif par de la pepsine. La pulpe sera donnée comme complément à l'heure des repas et comme supplément entre eux. On interrompra, s'il y a dégoût et surtout diarrhée, en la remplaçant par du *jus de viande,* qui est moins nutritif, mais semble contribuer grandement à accroître l'appétit du malade.

En seconde ligne nous trouvons : 1º Les *œufs,* qui peuvent être donnés sous toutes les formes; et, heureusement, elles sont assez nombreuses pour ne pas lasser. Les œufs sont d'autant plus digestibles qu'ils sont moins cuits. Un œuf cru à 10 heures et à 4 heures constitue un excellent goûter. Le blanc, formé d'albumine, est très nourrissant, et le jaune, dont on extrait un médicament actuellement très en vogue, la *lécithine*, est un reconstituant énergique

2º Les *poissons,* surtout ceux à chair fine :

une demi-heure avant le repas, d'un demi-verre d'eau de Vichy, qui favorisera la sécrétion du suc gastrique, et un paquet de craie ou de magnésie pour absorber les gaz, user des excitants : sauces, épices, salade vinaigrée, boissons chaudes.

ANTIDIARRHÉIQUES. En cas de diarrhée, lait exclusif, de préférence de chèvre, ou même d'ânesse, puis gelée, jus de viande, bouillon de la marmite américaine.

GOÛTERS. Les *goûters,* à quatre heures, se composeront de préférence de viande crue, d'œufs crus ou de lait.

BOISSONS. L'eau pure ou additionnée de vin blanc doit être la boisson habituelle. La bière rend également service chez certaines personnes. On utilise aussi le cidre non mousseux et les grogs.

La *nuit,* on fera bien de boire une tasse de lait.

Repos. Le repos nocturne doit s'étendre au tour du cadran : 9 heures du soir, 9 heures du matin, et on n'hésitera pas à s'étendre une demi-heure avant le repas de midi, de 1 à 3 heures pendant la chaleur lourde.

S'il existe un peu de fièvre, rester étendu davantage ; si la fièvre dépasse 39°, repos jour et nuit. Il est bien entendu que ces repos se feront le jour sous un abri ou dans une chambre dont la fenêtre sera ouverte (*fig.* 742).

Les promenades, suivant la fatigue, se feront en voiture ou à pied, de 10 à 11 h. 1/2 le matin, de 5 à 7 h. 1/2 l'après-midi.

Cure d'air. — La cure d'air, qu'elle s'opère à la montagne, à la mer ou dans la plaine, dans un sanatorium (V. ce mot) ou dans une villa personnelle, a pour but de faire vivre le malade dans une atmosphère *incessamment renouvelée*. Les trois conditions que doit remplir la station sont : 1° de faibles oscillations de la température au cours de la journée ; 2° un sol sec ; 3° un accès facile du soleil.

Au début, dans la forme torpide, on se rendra *toute l'année* dans un sanatorium de haute altitude, où l'on ne devra pas rester cependant si la tristesse est persistante, les insomnies fréquentes, ou si une laryngite tuberculeuse complique la situation. Les sanatoria de plaine ou maritimes (Arcachon, Banyuls) donnent alors de meilleurs résultats. On pourra aussi se rendre à ceux d'altitude moyenne.

Au début encore, mais chez les lymphatiques, les stations de la Méditerranée (Cannes, Hyères, Menton) sont indiquées ; on leur préférera Alger, Ajaccio ou Pau, si les poussées congestives sont déjà intenses. Dans la période terminale, les climats doux de plaine et les plages chaudes formeront des séjours agréables. V. STATIONS d'hiver et d'été.

En tout cas, le malade ne doit pas se déplacer pendant une crise aiguë. Pendant les premiers jours de son séjour, il prendra le lit ou la chaise longue, et ne se livrera aux promenades qu'après un complet repos. Le voyage sera, du reste, beaucoup moins fatigant s'il est fait par étapes, et le changement de climat sera, dans ces conditions, moins sensible. V. HIBERNALES (Stations), SANATORIUM.

Traitements thérapeutiques. Respecter l'estomac, l'alimentation étant la base du traitement ; aussi ne doit-on donner par cette voie que l'huile de foie de morue (1 à 3 cuillerées à soupe). On devra interrompre cette médication une fois par semaine, et la cesser même en cas de diarrhée.

Lavement de gaïacol* et de créosote*.

Globules, injection hypodermique ou lavement de *méthylarséniate de soude*, préparation spéciale de cacodylate de soude.

Révulsifs : pointes de feu.

Si les malades toussent parce qu'ils ont mangé et vomissent parce qu'ils ont toussé, faire avaler de petits morceaux de glace immédiatement après les repas. Contre l'irritation de gorge que provoque la toux, l'absorption d'une gorgée d'eau froide suffit souvent. En cas d'insuccès, on emploiera une cuillerée à café d'une potion de codéine. Si ce moyen ne réussit pas, donner, quatre à cinq minutes après le repas, une à deux cuillerées d'eau

chloroformée saturée, étendue de moitié eau ordinaire.

PROCÉDÉ FACILITANT L'EXPULSION DES CRACHATS. Le coucher horizontal par suppression des oreillers pendant une à deux heures après la crise de toux habituelle du réveil facilite l'expulsion des crachats.

Tuberculose (Pseudo-). V. à l'*Appendice*.

Phtisie chez goutteux, rhumatisants ou vieillards. Chez ces malades, « le rein ne va plus » ; aussi, dit Daremberg, doivent-ils réparer leur organisme par une alimentation spéciale : très peu de viande rouge, pas de poudre de viande, mais des œufs et de la viande blanche ; pas de vin, pas de bière, pas de liqueurs, mais du lait et des eaux légèrement alcalines.

Tulipier. — L'écorce a été employée avec un succès douteux contre le paludisme.

Tumeur. — « Toute masse constituée par un tissu de formation nouvelle ayant la tendance à persister ou à s'accroître est une tumeur. » (CORNIL et RANVIER.) Elle est due à l'activité *anormale* de certains éléments des tissus et constitue en somme une sorte de monstruosité desdits tissus. Dans certains cas, il y a distension d'un organe ou d'une partie d'organe par un liquide (kyste), ou le tissu peut être modifié par la multiplication de tous ses éléments (hypertrophie) ou de l'un d'entre eux (sclérose du tissu conjonctif) ou le remplacement desdits éléments par des éléments absolument nouveaux et anormaux (cancer).

VARIÉTÉS. Les tumeurs se divisent en *bénignes*, gênantes seulement par leur volume et les troubles de compression qu'elles entraînent (*lipomes, fibromes*) et en *malignes*, à marche plus progressive et à tendance ulcérative, qui provoquent des hémorragies et, après ablation, récidivent soit à la même place, soit dans les ganglions voisins, ou enfin se généralisent. Malheureusement, cette distinction n'est pas absolue et dans certains cas, rares il est vrai, certaines tumeurs malignes peuvent coexister ou succéder à des tumeurs bénignes. La gravité peut aussi dépendre du siège, notamment au point de vue de la rapidité de l'évolution.

CAUSES : 1° DÉTERMINANTE. L'origine microbienne est probable, mais non encore démontrée.

2° PRÉDISPOSANTES. Les coups, les chocs sont signalés fréquemment. Les irritations répétées, notamment la fumée de tabac, le frottement de la pipe (cancroïde des lèvres et de la langue). L'hérédité n'est nullement fatale.

OPÉRATION. Elle doit être tentée lorsque l'extirpation a de grandes chances de pouvoir être *totale*, c'est-à-dire au moment où la tumeur est *limitée* et n'a pas encore envahi les ganglions lymphatiques.

Tumeur blanche. — Nom ancien des arthrites tuberculeuses. « Elles sont caractérisées par la production de fongosités, la tendance à la suppuration et l'envahissement progressif de tous les tissus de la jointure, lésions dont la conséquence dernière est la perte des fonctions du membre » (RECLUS). Les articulations atteintes sont, par ordre de fréquence : la hanche, le genou, le cou-de-pied, le coude, l'épaule.

CAUSES : 1° DÉTERMINANTES. Bacille de Koch évoluant soit dans l'articulation seule (*tuberculose locale* exclusivement), soit concurremment dans divers organes et notamment dans le poumon (*tuberculose généralisée*). 2° PRÉDISPOSANTES. Enfance et adolescence, rare après trente ans ; hérédité tuberculeuse, alcoolique ou syphilitique ; mauvaise alimentation, logement humide, affaiblissement par fièvres éruptive ou typhoïde. 3° OCCASIONNELLES. Contusion, entorse, luxation, arthrite blennoragique.

SIGNES. Quelquefois, début brusque et aigu, mais ordinairement début lent et insidieux par *douleur sourde*, d'abord intermittente à la suite de fatigues, puis continue, localisée à un point où la pression l'exagère. Dans certains cas elle a pour siège l'articulation inférieure (genou pour tumeur blanche de cuisse). Les mouvements de l'articulation deviennent difficiles, la jointure est *gonflée*, puis la peau devient chaude, blanche, luisante, et, dans les points où l'articulation est superficielle, on sent de la *fluctuation*. Les membres sont immobilisés dans des *attitudes anormales* (celles où la jointure éprouve le minimum de douleur) ; ils semblent raccourcis ou allongés.

ÉVOLUTION. La guérison peut se produire avec conservation des fonctions ou avec ankylose ; mais des rechutes sont possibles. La terminaison par suppuration avec tuberculose pulmonaire est, malheureusement, plus fréquente.

TRAITEMENT : 1° GÉNÉRAL (V. TUBERCULOSE). Notamment bains salés et de Salies-de-Béarn. 2° LOCAL. Immobilisation, injections sclérogènes de chlorure de zinc conseillées par le Pr Lannelongue ; opération chirurgicale (résection, amputation).

Turbith minéral. — V. MERCURE.

Tussilage (Pas-d'âne). — Les feuilles et les fleurs de cette plante, de la famille des Composées, sont employées comme adoucissantes en infusion (10 gr. par litre).

Tympan (du grec *tumpanon*, tambour). — V. OREILLE (description).

Tympanite. — Gonflement du ventre par des gaz contenus ordinairement dans l'intestin (occlusion intestinale), ou quelquefois dans le péritoine.

Typhlite et **pérityphlite**. — Inflammation du cæcum et de son appendice.

CAUSES. L'intestin grêle ne se continue pas directement avec le gros intestin, mais aboutit dans celui-ci à angle aigu. La partie du gros intestin placée au-dessous de l'ouverture se nomme le *cæcum* : c'est un cul-de-sac qui se termine par une partie rétrécie, l'*appendice vermiforme*. On a pu dire justement que l'un et l'autre ne servent qu'à produire des maladies : la *typhlite* et l'*appendicite*.

Actuellement, on considère la typhlite proprement dite comme rare et on rapporte tous les accidents à l'*appendicite* (V. ce mot) ; cependant, la typhlite existe certainement dans quelques cas. La question a, du reste, peu d'importance au point de vue pratique, le traitement étant le même.

Les matières durcies par la constipation et les corps étrangers, noyaux de fruits, pépins, calculs tombés dans la partie inférieure du cæcum ont grand'peine à remonter dans le reste du gros intestin. Leur séjour prolongé amène la dilatation et, par suite, la paralysie des parois, qui ne peuvent plus réagir pour faire progresser les matières, d'où l'inflammation et parfois la rupture de ces parois avec issue dans le ventre de substances essentiellement irritantes.

SIGNES. Constipation et douleur spontanée à la pression dans la partie inférieure droite du ventre, où l'on peut assez souvent sentir une tumeur allongée produite par la dilatation du cæcum. Quelques vomissements se produisent. La maladie peut ne pas aller plus loin sous l'action d'un traitement approprié ; mais trop souvent, au contraire, une fièvre intense apparaît, la douleur augmente, le tissu qui entoure le cæcum s'enflamme, et il se forme un abcès (pérityphlite) qui s'ouvre au niveau de la peau voisine. La guérison est alors encore la terminaison la plus fréquente. Mais, dans le cas où les matières font irruption dans le ventre à la suite d'une perforation (*péritonite*), il est rare de sauver le malade, à moins d'une intervention chirurgicale très prompte.

TRAITEMENT. V. APPENDICITE.

Typhoïde (Fièvre) [du grec *tuphos*, stupeur]. Syn. : fièvre muqueuse, dothiénentérie. — Maladie infectieuse produite par un microbe spécial (*fig.* 743) et caractérisée par un affaissement extrême ; d'où son nom. V. à l'*Appendice*.

SIGNES. Souvent, pendant plusieurs jours et même quelquefois une ou deux semaines, on observe des douleurs vagues dans les membres, de la perte d'appétit, des vertiges, des saignements de nez et surtout un sentiment de lassitude générale qu'on ne sait à quoi attribuer. Puis les premiers signes de l'affection se produisent.

Première période (durée, quatre à six jours). Des frissons marquent d'ordinaire le début, puis la fièvre apparaît et s'accroît graduellement. Le malade se plaint de torticolis et de violentes douleurs de tête, il entend des bourdonnements dans les oreilles et ne peut se tenir debout sans être pris de vertige. Il a de la diarrhée et tousse un peu. La langue est pâteuse, et les nuits se passent sans sommeil. Mais le signe le plus caractéristique, c'est la *prostration extrême.*

Deuxième période (dix à quinze jours). On aperçoit sur le ventre et quelquefois sur le dos et la poitrine de petites taches rosées de

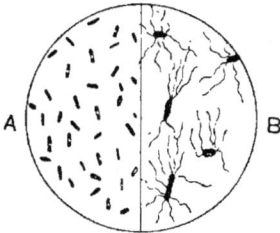

Fig. 743. — Bacilles typhiques.

A. Bacilles; B. Les mêmes, très grossis.

la grandeur d'une lentille, qui s'effacent sous la pression du doigt et disparaissent définitivement après deux ou trois semaines. Les selles, toujours liquides, répandent une très mauvaise odeur, et le ventre, souvent très gonflé, est douloureux lorsqu'on presse à droite sur sa partie la plus inférieure. Le malade est amaigri, il est devenu un peu sourd, et son état d'abattement a encore augmenté. Sa langue est sèche et il a toujours soif.

Troisième période (huit à dix jours). La fièvre, la stupeur et tous les autres signes disparaissent progressivement, si le malade doit guérir. Le sommeil reparaît également.

MODES DE PROPAGATION. *Causes prédisposantes.* Au premier rang, nous trouvons l'*âge de quinze à trente ans,* surtout chez les personnes venues de la campagne à la ville et encore non acclimatées (domestiques), puis l'alimentation insuffisante; l'habitation dans des lieux bas et humides, des cabinets sans cheminée; l'état de grossesse ou l'accouchement récent, l'encombrement, la malpropreté, le voisinage des tas de fumier près des maisons; la présence de parasites de l'intestin (trichocéphales, ascarides, etc.).

Les *agents infectieux,* les microbes d'Eberth, résident dans les matières fécales rendues par le malade. Les germes morbides semblent avoir plus d'action après avoir subi une sorte de fermentation dans les fosses d'aisances ou sur les linges mouillés. Il est possible qu'ils se multiplient dans les matières fécales ordinaires à la suite de la décomposition spontanée des excréments, favorisée par l'accumulation et la stagnation. Les maisons qui *sentent les cabinets* sont celles où apparaissent la fièvre typhoïde et le choléra.

COMMENT SE PRODUIT LA CONTAGION. 1° *Par l'air.* Absorption du microbe dans les particules s'exhalant des bassins où le malade a rendu ses matières, ou des fosses d'aisances,

ou encore des linges contaminés (blanchisseuses).

2° *Par l'eau.* Les puits et les conduites d'eau étant mis en communication avec les fosses d'aisances par quelques fissures ou même polluées directement par le rejet des matières fécales dans les rivières.

3° *Par le lait,* à la suite d'adjonction d'eau infectée.

HYGIÈNE PRÉVENTIVE : 1° *En temps d'épidémie.* Eau et lait bouillis. Aération des chambres et surtout des cabinets toute la journée. Promenades au dehors de la ville le plus fréquemment possible. Les personnes non acclimatées ne devront jamais visiter des typhiques, ni les soigner, surtout si elles sont en état de grossesse ou viennent d'accoucher.

Veiller à la propreté des latrines, à ce qu'elles ne répandent aucune odeur. Une couche d'eau et mieux encore de liquide désinfectant doit rester sur la palette de façon à constituer une cloison protectrice contre les vapeurs qui sortent du tuyau.

2° *Pendant la maladie.* Le malade doit être isolé dans une pièce aussi grande que possible, son lit placé au milieu de la chambre, qui sera *aérée plusieurs fois par jour* en évitant que l'air froid ne vienne frapper le malade. Si le temps est froid, préserver ce dernier par un paravent et faire du feu, mais sans trop élever la température de la chambre, qui ne devra pas dépasser 16°. Les rideaux, tentures, tapis et tous les meubles qui ne sont pas indispensables doivent être enlevés. Une demi-obscurité doit régner dans la pièce et un silence absolu.

Lorsque l'isolement est impossible, la chambre étant commune à plusieurs personnes, ou si cette pièce est petite et sans cheminée, le transport à l'hôpital s'impose. Les chances de guérison seraient très faibles dans ces conditions et la propagation de la maladie presque fatale.

Le malade sera tenu dans un état constant de propreté. Toutes les déjections seront immédiatement désinfectées. Les personnes qui soignent le typhique pénètrent seules près de lui. Elles s'astreignent à ne prendre aucune boisson ni aucune nourriture dans la chambre du malade, à ne jamais manger sans s'être lavé les mains avec du savon et une solution désinfectante. Elles font chaque jour une promenade d'au moins deux heures.

TRAITEMENT: I. HYGIÉNIQUE. Faire plusieurs fois par jour des lavages de la bouche avec de l'eau boriquée ou bouillie, parfumée avec de l'essence de menthe, et brosser les dents avec une poudre dentifrice. On diminue ainsi la sécheresse et le mauvais goût de la bouche, et on évite les complications dues à des infections secondaires.

II. PRÉVENTIF et CURATIF. 1° Vaccin de Vincent ou de Wright.

2° Lotions générales, sauf prescription contraire, faites successivement sur chaque partie du corps et qui, selon l'état de la fièvre, seront faites tièdes ou froides avec de l'eau simple ou additionnée de vinaigre ou d'eau de Cologne.

3° Compresses froides sur la tête ou sur le ventre.

4º Bains tièdes ; bains graduellement refroidis, c'est-à-dire de deux degrés au-dessous de la température du malade et qu'on refroidit progressivement d'un degré toutes les dix minutes jusqu'à 30º (BOUCHARD).

5º Lavements froids (10º à 15º) d'eau bouillie à la dose d'un litre chez les adultes.

6º Boissons en abondance : eau pure, limonade au citron, bouillon, lait stérilisé, eau vineuse, gruau d'avoine.

Typhus. — Maladie infectieuse.

SIGNES. — I. *Invasion.* Frisson, mal de tête, tremblement, vertige, fièvre élevée, agitation, insomnie, prostration rapide.

II. *Éruption.* Elle apparaît du troisième au cinquième jour, d'abord au ventre, puis sur tout le corps, sauf au visage. Elle est formée par des taches d'abord rosées, puis devenant rouge foncé par suite de l'extravasation sanguine. Les signes énumérés précédemment s'accroissent, et un délire violent s'y ajoute. La constipation est la règle.

III. La stupeur et l'abattement deviennent extrêmes. La fièvre tombe subitement si la guérison doit survenir.

MODE DE PROPAGATION. Le typhus, assez fréquent en Silésie et en Irlande, est exceptionnel en France (troupes de Crimée). Malgré les conditions défectueuses dans lesquelles se trouvaient nos soldats en 1870, on n'a pas observé d'épidémie à cette époque dans les armées françaises ou allemandes.

Le parasite microscopique qui occasionne cette affection est encore inconnu, on sait qu'il est dans le sang et transmis par les poux, les puces, les punaises. Les causes prédisposantes sont : l'encombrement, la misère, la saleté, les privations, les fatigues, les souffrances morales et physiques, l'air confiné des bagnes, des prisons, des vaisseaux et de certaines casernes. La transmission peut se faire par des individus indemnes : lors de la dernière famine en Algérie, les Arabes, faméliques et couverts de vêtements malpropres, engendraient autour d'eux le typhus sans en être frappés eux-mêmes.

« Le milieu le plus propre à la pullulation du parasite se trouve dans les déchets des scorbutiques, des dysentériques, des diarrhéiques, les sécrétions des catarrhes bronchiques, les liquides purulents. » (JACCOUD.)

Les vêtements des typhiques, la literie sur laquelle ils ont reposé recèlent l'élément contagieux ; aussi le personnel des vestiaires et des buanderies a-t-il été toujours fort éprouvé. L'eau de boisson semble, dans certains cas, avoir propagé la maladie. L'épidémie naît lentement, mais son intensité augmente à mesure que les cas se multiplient. L'infection par l'air ne s'exerce qu'à une faible distance, mais elle peut être transmise au loin par des vêtements sans que quelquefois leur porteur ait lui-même subi leur effet.

Une atteinte antérieure donne l'immunité.

PRÉCAUTIONS. Propreté extrême de tous les locaux où une grande quantité d'hommes doivent vivre ensemble dans un espace limité. Bonne alimentation. Éviter les grandes agglomérations dans les localités où se trouvent des faméliques. Aération complète : on rappelle toujours avec raison l'acte de ces médecins du premier Empire, commençant par casser les carreaux des fenêtres condamnées des infirmeries avant de faire leur visite.

Ne pas prolonger les contacts inutiles avec les malades ; la respiration au grand air est indispensable à des intervalles assez rapprochés pour tous ceux qui soignent les typhiques. Désinfection des vêtements et de toutes les pièces de toile, de coton ou de laine, qui ont été en rapport avec les malades.

TRAITEMENT. Alimentation modérée, toniques*, boissons stimulantes, grogs, lotions froides, calmants*.

U

Ulcération et ulcère. — Solution de continuité de la peau ou des muqueuses pouvant envahir les parties sous-jacentes avec perte de substance plus ou moins grande et écoulement d'un pus généralement liquide et fétide. Son origine (cause interne ou vice local) et sa tendance à un agrandissement progressif différencient l'ulcère de la *plaie*, qui est de cause externe et tend à la réparation.

Ulcère d'estomac. V. ESTOMAC (Maladies d').

Ulcères de jambe. — Ils siègent au bas de la jambe, le plus souvent à gauche. D'abord la peau est tendue, douloureuse, puis s'ouvre en un point. La lésion tend à s'accroître en largeur ; les bords sont durs, taillés à pic ; le fond est inégal, livide ; les parties voisines, violacées, tendues. Arrivé à ce point, l'ulcère peut soit réagir et *s'enflammer*, soit se couvrir de bourgeons exubérants et devenir *fongueux*, ou gagner rapidement du terrain (*ulcère phagédénique*), ou, au contraire, rester sans réaction malgré le traitement (*ulcère atonique, calleux*).

CAUSES : 1º LOCALES. La plus ordinaire est l'existence de varices et l'exagération des causes qui ont déjà provoqué celles-ci (constipation, froid, fatigue), auxquelles il faut ajouter des chocs et l'obligation de rester longtemps les jambes pliées (cocher). 2º GÉNÉRALES. Toutes les causes débilitantes (mauvaise nourriture, humidité) et notamment la *tuberculose.*

TRAITEMENT : 1º GÉNÉRAL. Reconstituants et iodure* de potassium, repos au lit. 2º LOCAL.

Compression avec des bandes de sparadrap maintenues trois ou quatre jours. Si les bourgeons sont exubérants, cautérisation au nitrate d'argent*, puis décoction de feuilles de noyer ; si atonie, jus de citron ; si élargissement très rapide, irrigations d'eau boriquée à 45° ou 50°.

Ulmaire (Syn. : reine des prés, vignette). — Plante de la famille des Rosacées ; la fleur est employée en infusions, 10 à 30 gr. par litre, comme tonique, diurétique et sudorifique.

Unguis. — Petit os mince comparé à un ongle (en latin *unguis*), placé à l'intérieur de l'orbite, où il contribue à former la gouttière lacrymale et le canal nasal qui conduit les larmes dans le nez.

Urate et acide urique. — Les *urates*, produits incomplets de la combustion des matières azotées de l'organisme, sont les sels formés par l'acide *urique* avec la soude (*tophus* de la goutte, V. *fig.*, à GOUTTE), avec l'ammoniaque ou la chaux (*calculs* de la vessie). L'acide urique et ses sels existent dans le sang, dans l'urine, dans la sueur. V. aussi URINE.

Urée (du grec *ouron*, urine). — L'urée est le résidu de la combustion complète des matières albuminoïdes des tissus. Elle est recueillie par le sang, traverse le filtre rénal et forme un élément important de l'urine. (V. ce mot.) L'urée existe aussi dans la sueur. Pour dosage dans l'urine, V. URINE.

Urémie (du grec *ouron*, urine, et *haima*, sang). — Maladie provoquée par l'accumulation de l'urée dans le sang. V. REINS (maladies) : *Urémie*.

Uretère (du grec *ourétér*, de *ourein*, uriner) — Canal conduisant l'urine des reins à la vessie. V. *fig.*, à REINS (description).

Urétralgie (du grec *ouréthra*, urètre, et *algos*, douleur). — Douleur dans l'urètre.

CAUSES. Calcul de la vessie*, maladies de la prostate*, rétrécissement de l'urètre. Pour cette dernière affection, V. URÈTRE (maladies).

Urètre (du grec *ouréthra*, dérivé de *ourein*, uriner). — Canal allant de la vessie au méat urinaire ; il est tapissé par une muqueuse rosée.

I. *Disposition chez l'homme.* — L'urètre est formé : 1° d'une partie postérieure fixe qui, dans une longueur de 2 centim. à 3 centim., est entourée, surtout en arrière, par une glande, la *prostate* (V. ce mot), laquelle le sépare du rectum, puis est constituée par une couche de fibres musculaires (la région *membraneuse* (1 centim. 1/)) ; 2° par une partie antérieure mobile, région *spongieuse* qui contient des vaisseaux très nombreux et

peut notablement augmenter de dimension ; elle a une longueur de 9 centim. 1/2 à 14 centim., ce qui donne à la totalité de l'urètre 14 à 19 centim.

Au niveau de la prostate s'ouvrent les ouvertures des canaux de cette glande et ceux des canaux spermatiques. V. TESTICULE.

A l'état ordinaire, les parois de l'urètre sont accolées ; elles s'écartent au moment du passage de l'urine ; le diamètre du canal varie suivant les points entre 6 et 11 millim.

II. *Disposition chez la femme.* — L'urètre n'a chez la femme que 5 centim. 1/2 ; placé au-dessus du vagin et s'ouvrant dans le vestibule des organes génitaux, il est exclusivement membraneux et, par suite, très dilatable.

Urètre (Maladies de l'). — L'inflammation de l'urètre a été étudiée au mot BLENNORRAGIE. Les autres maladies de l'urètre sont les suivantes :

Vices de conformation. — Ce sont des lésions existant à la naissance.

1° *Epispadias* (du grec *epi*, au-dessus, et *spaó*, je divise), ouverture anormale du méat urinaire au-dessus de l'urètre, au niveau du gland, au dos de la verge ou, cas le plus fréquent, au niveau du pubis ; cette dernière variété entraîne souvent une incontinence d'urine. — TRAITEMENT. Opération chirurgicale.

2° *Hypospadias*. Ouverture anormale du méat urinaire sur la paroi inférieure de l'urètre, à une distance plus ou moins grande de l'extrémité du gland. Cette anomalie est plus fréquente que l'épispadias. On en observe 1 cas environ sur 300 individus. — TRAITEMENT. Opération chirurgicale.

Calcul. — CAUSE. Concrétion pierreuse soit sortie de la vessie et enclavée dans l'urètre, soit formée sur place ; ce dernier cas est très rare.

SIGNES. Douleur, envies d'uriner fréquentes, avec quelquefois rétention d'urine.

Fistule. — Ouverture accidentelle de l'urètre. Cette ouverture pouvant se produire en différents points de son trajet, il existe plusieurs variétés.

I. *Fistule chez l'homme.* — Ce sont les plus fréquentes ; elles se divisent : 1° en fistules *urétro-périnéo-scrotales*, qui s'ouvrent sur le scrotum par une ou plusieurs ouvertures, terminaison d'un trajet fistuleux plus ou moins long, et ont pour cause, en général, un rétrécissement de l'urètre ; 2° en fistules *urétro-péniennes*, qui s'ouvrent sur le trajet de la verge et ont pour cause ordinaire une plaie ou un chancre ; 3° en fistules *urétro-rectales* (très rares), produites par les abcès de la prostate ou du rectum.

SIGNES. Ecoulement de l'urine par le ou les orifices anormaux de l'urètre ; si cette ouverture est large, il ne sort rien par le méat urinaire. Dans le cas de fistules urétro-rectales, l'urine s'écoule en partie ou en totalité par l'anus.

TRAITEMENT. Celui du rétrécissement de l'urètre, s'il existe, et, en tout cas, rétablissement du passage régulier de l'urine, puis opération chirurgicale avivant les bords du trajet, de façon à en assurer la cicatrisation.

II. *Fistule chez la femme*. — Causes. Accouchement difficile, passage d'un calcul. — Signes. L'urine s'écoule dans le vagin. — Traitement. Opération chirurgicale.

Rétrécissement de l'urètre. — Diminution du calibre du canal urétral.

Causes, sièges, formes et date d'apparition. Dans la grande majorité des cas, il est dû à une blennorragie antérieure, plus ou moins ancienne. Quand le rétrécissement est unique, il a son siège assez près de la vessie; lors qu'il en existe plusieurs (cas ordinaire), ils se trouvent dans différents points du trajet du canal et même assez près de son orifice. Les rétrécissements *cicatriciels*, plus rares et toujours uniques, sont dus soit à un *chancre* et avoisinent alors l'ouverture de l'urètre (méat), soit à une *rupture du canal* dans un rapport vénérien et ils sont placés en avant des bourses, soit à une *chute sur le périnée* et ils y sont localisés.

La longueur du rétrécissement varie de quelques millimètres à 1 ou 2 centim., et leur forme affecte celle d'un manchon plus ou moins complet.

Le rétrécissement cicatriciel se produit quelques semaines après l'accident, le rétrécissement inflammatoire 1 à 20 ans après la blennorragie.

Signes. Le jet est modifié dans sa *forme* (bifurqué, aplati en éventail, en vrille), dans son *volume* (filiforme, goutte à goutte), dans sa *force de projection* (impossibilité d'uriner horizontalement sur un mur, action d'uriner sur ses bottes), dans la *rapidité d'émission* qui oblige le malade à s'attarder dans les urinoirs. *Incontinence spéciale* (urine s'écoulant après la terminaison de la miction sur la chemise).

Efforts nécessaires pour uriner, existant pendant *toute la durée* de la miction (l'effort qui se produit seulement à la fin de la miction est plus spécial à la cystite et celui du début à l'hypertrophie de la prostate*).

Incontinence pendant la journée, puis plus tard la nuit. D'autres troubles sont liés à la rétention diurne. V. urine : *Rétention*.

Complications. Infiltration d'urine, abcès urineux, fistules urinaires.

Évolution. Les récidives après le traitement sont fréquentes.

Traitement. Dilatation par des bougies introduites par un médecin, sous peine d'accidents graves. Urétrotomie.

Urétrotomie (du grec *ouréthra*, urètre, et *tomé*, coupure). — Incision de l'urètre, qui peut se faire à l'intérieur du canal (*urétrotomie interne*) ou de dehors en dedans (*urétrotomie externe*). — Causes. Calcul, rétrécissement.

Uriage. — Établissement d'eau minérale près de Grenoble (Isère), ouvert du 15 mai au 15 septembre. Température très chaude en été dans la journée, fraîche matin et soir. Altitude 414 mètres.

Composition. La source principale donne une eau fortement chargée de chlorure de sodium (6 gr.) et contenant des sulfates et du gaz hydrogène sulfuré, à une température de 23°. Il existe aussi à Uriage une source ferrugineuse.

Modes d'emploi. Cure, 20 jours en une ou deux fois. Buvette; salle d'inhalation de gaz et d'eau pulvérisée, de gaz et de vapeur; bains, douches.

Effets et indications. Apéritive, digestive, purgative (à dose assez élevée), reconstituante (*lymphatisme, scrofule*, anémie, atonie des organes digestifs). Action sur les bronches (maladies chroniques des bronches et du larynx). Action sur le cœur (maladies chroniques d'origine rhumatismale). Action sur la peau (eczéma, acné, impétigo, prurigo, ichtyose). Régularisation des fonctions de la matrice. V. aussi Eaux minérales chlorurées.

Contre-indication. Effet nuisible sur la tuberculose.

Urinal et **Urinoirs.** — On donne ce nom : 1° à des *bassins* de lit (*fig.* 744) destinés à recevoir les urines; 2° à des *appareils* (*fig.* 745, 746) permettant aux

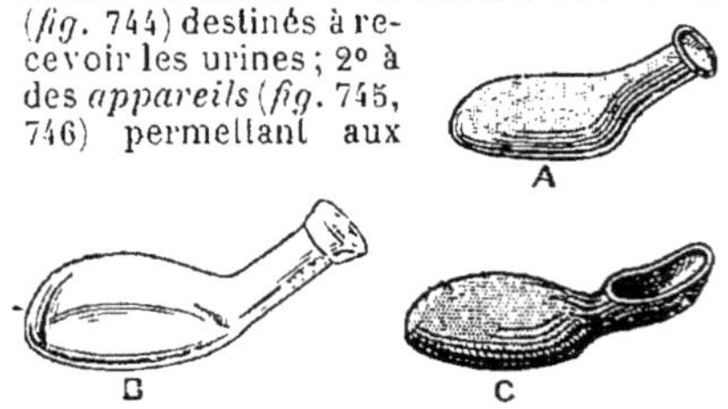

Fig. 744. Urinaux de lit.

1° Pour *homme* : A. en caoutchouc ; B. en verre;
2° pour *femme* : C. en gomme ou en cuir bouilli.

personnes atteintes d'incontinence d'urine d'uriner sans souiller leur vêtement. Il

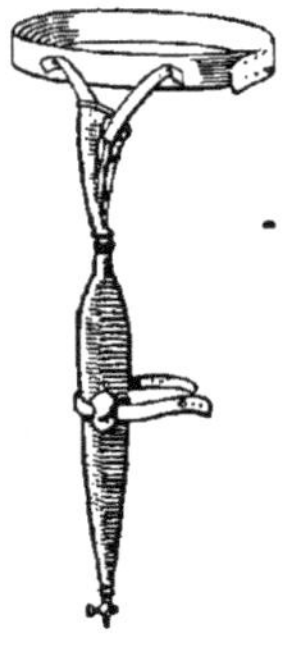

Fig. 745.
Urinal de jour,
pour homme.

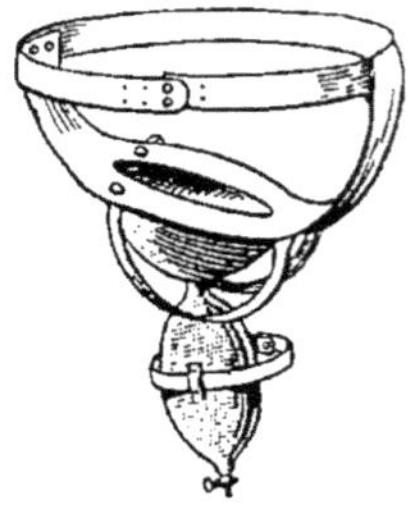

Fig. 746.
Urinal de jour,
pour femme.
(Modèle Raynal.)

en existe des variétés diverses pour les deux sexes et pour le jour et la nuit.

Urine et Troubles urinaires.

— L'urine est un liquide excrémentitiel, séparé du sang par les reins, et qui est expulsé par l'urètre.

I. Caractères généraux à l'état normal et pathologique.

— *Volume :* à l'état normal. En 24 heures, 1 litre chez la femme, 1 lit. 1/4 à 1 lit. 1/2 chez l'homme (on élimine en moyenne 85 centim. cub. d'urine par heure pour chaque kilogr. de poids du corps). La quantité de nourriture et, surtout, de boisson et, d'autre part, de sueurs fait varier ce volume. Une altération ne peut donc être affirmée que si, en dehors de ces causes, le chiffre, pendant quelques jours, tombe à moins de 800 gr. ou dépasse 1 500 gr. Eu égard à leur taille, les enfants émettent beaucoup plus d'urine que les adultes. La quantité d'urine émise en 24 heures est ordinairement, mais non toujours, supérieure à celle des liquides ingérés ; on sait, en effet, que tous nos aliments contiennent une très grande proportion d'eau. — Pendant les maladies. Diminution sous l'action de la fièvre et de l'hydropisie. Augmentation (*polyurie*) : 1° de la quantité d'*eau seulement* (hypertrophie de prostate, hystérie, épilepsie, excès alcooliques, refroidissement brusque); 2° avec présence d'albumine ou de sucre (albuminurie et diabète). — Par l'action de médicaments. Augmentation par diurétiques. Diminution par les sels de fer et de cuivre et surtout l'arsenic, la cantharide.

Couleur : à l'état normal. Jaune (plus ou moins intense suivant la quantité de boisson). — Pendant les maladies. Incolore (diabète, maladies nerveuses, migraine); jaune intense (fièvre); acajou, jaune orange ou brun verdâtre (maladies du foie); rouge (sang, dans l'hématurie); blanchâtre, graisseuse (dans l'hématurie des pays chauds. (V. reins [maladies].) — Par l'action de médicaments. Noire (acide phénique), jaune pouvant tacher le linge (séné, rhubarbe, safran, santonine).

Consistance et aspect : à l'état normal. Liquide, transparente à l'émission ; mais, après un certain temps, elle devient louche, par suite de la précipitation de flocons de matières organiques et d'une petite quantité de phosphates. — Pendant les maladies. Visqueuse si elle renferme du pus (maladies de vessie). Toute urine mousse lorsqu'on l'agite dans un vase ; mais cette mousse est plus persistante lorsque l'urine est alcaline ou qu'elle contient de l'albumine.

Odeur : à l'état normal. Caractéristique. — Pendant les maladies. Pouvant devenir fétide, ammoniacale dès l'émission (maladies de vessie). — Par l'action d'aliments ou de médicaments. Odeur spéciale après l'absorption d'asperges. Parfum de violette (térébenthine).

Réaction : à l'état normal. Légèrement acide. — Pendant les maladies. Elle peut devenir alcaline dans diverses maladies, notamment dans la cystite. Les réactions acide ou alcaline sont constatées par l'emploi des papiers de tournesol : le bleu rougit dans l'urine acide, le rouge bleuit dans l'urine alcaline. — Par l'action de médicaments. L'usage de carbonates alcalins (eaux alcalines), de citrates et de tartrates rend l'urine alcaline.

Dépôts ou *sédiments.* — Ils sont formés par la précipitation de substances tenues en suspension dans l'urine : 1° *dépôt jaune rouge*, cristaux d'acide urique et d'urates (goutte, gravelle); 2° *dépôt blanchâtre*, phosphate dans urine alcaline ou pus.

Concrétions et *calculs.* — Ils peuvent être formés par les sels des dépôts et indiquent la gravelle. V. ce mot.

II. Analyse.

— Recherche des produits anormaux : *Règle générale.* L'examen doit porter sur une urine récemment émise. La quantité à remettre au médecin peut être de 150 à 200 gr., mais il est nécessaire de lui faire connaître la quantité totale émise en 24 heures, en recueillant dans un litre tout ce qui est produit entre une heure donnée et la même heure le lendemain. *Il est bien entendu que les procédés indiqués ci-après ne donnent que des résultats approximatifs et ont besoin d'être contrôlés par un médecin.*

Albumine. 1° Filtrer l'urine à travers du papier à filtre* ; 2° la verser dans un tube et chauffer la partie supérieure du liquide jusqu'à ébullition ; 3° s'il se forme un coagulum blanchâtre, verser goutte à goutte dans le tube de l'acide azotique (le coagulum persistera s'il est constitué par de l'albumine) ; dans le cas contraire, le trouble est produit par des sels qui se dissolvent. Cette analyse est dite *qualitative.* Pour avoir la *quantité* d'albumine, il faut employer le tube d'Esbach (*fig.* 747) dans lequel on verse l'urine jusqu'à la marque U sur le verre, puis de l'acide picrique jusqu'à la marque R ; on renverse alors une douzaine de fois le tube, préalablement bouché, et on le pose bien droit sur son fond dans un porte-tube. Après 24 heures, on vérifie sur l'échelle placée à la partie inférieure du tube la hauteur atteinte par le dépôt d'albumine.

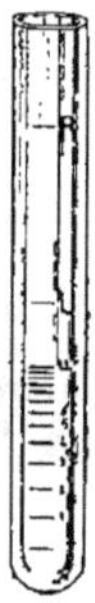

Fig. 747. Tube d'Esbach, pour la recherche de l'albumine.

Sucre. 1° Filtrer l'urine à travers du papier à filtre*. 2° Verser dans un tube 3 à 4 centimètres cubes de liqueur de Fehling ou cupro-potassique. 3° Chauffer ce liquide, qui doit rester bleu et limpide par l'ébullition s'il n'est pas altéré. 4° Verser sur le liquide l'urine à analyser, en la laissant glisser le long des parois du tube, pour qu'elle ne se mélange pas avec la liqueur de Fehling, mais la surnage. Si, à la surface de séparation, il se forme une couche jaune, orangée, puis rouge, il existe du sucre dans l'urine. On vend de petites boîtes (*Nécessaire du Dr Duhomme, pour l'analyse du sucre*), dans lesquelles on trouve une instruction permettant de mesurer d'une façon suffisante la *quantité* de sucre et de suivre, par conséquent, l'action du traitement contre le diabète.

Bile. La présence de la bile dans l'urine lui donne une teinte jaune ou verdâtre. Si la teinte est jaune, on acidifie l'urine avec quelques gouttes d'acide chlorhydrique, puis on agite avec du chloroforme, qui se colore en jaune. Si la teinte est verte, agiter l'urine avec de l'éther, qui se colore en vert.

Si, ayant versé dans un verre à pied du réactif de Gmelin (acide nitrique nitreux), on y fait couler lentement de l'urine ictérique, l'on voit se former au point de réunion de l'acide avec l'urine une *zone verdâtre* surmontée d'anneaux bleu, violet, jaune, puis tout finit par se confondre en une teinte orangée. Lorsque la teinte verdâtre n'apparaît pas et que l'urine prend une coloration vieil acajou, les urines sont dites *hémaphéiques*.

Pus. Verser dans de l'urine *récente* de l'ammoniaque, qui fait gonfler le pus et le précipite sous forme d'une gelée visqueuse adhérant aux parois du vase.

Autres éléments anormaux. — L'analyse qualitative des autres éléments anormaux (bacilles, sang, etc.) et l'analyse quantitative d'éléments normaux de l'urine (acide urique, urée, etc.) sont très délicates et doivent être faites par des spécialistes.

III. **Incontinence d'urine.** — Causes et signes. Écoulement *involontaire* de l'urine par le canal de l'urètre. Il existe trois variétés :

1° *Incontinence vraie.* L'urine s'écoule goutte à goutte, au fur et à mesure de la sécrétion par les reins, fait que démontre le résultat négatif du sondage. Cette incontinence est due à une paralysie du sphincter, c'est-à-dire du muscle qui ferme la vessie ; elle est la conséquence d'une maladie du cerveau ou de la moelle, de l'hystérie ou d'un rétrécissement de l'urètre. La perte involontaire d'urine tient alors à l'allongement et à la dilatation de la partie du canal comprise entre le col et le point rétréci.

2° *Incontinence par regorgement.* L'urine s'écoule encore goutte à goutte, mais le sondage donne issue à une quantité considérable de liquide. Cet état est ordinairement provoqué par une hypertrophie de la prostate*, quelquefois aussi par une paralysie de la vessie.

3° *Incontinence intermittente.* L'urine s'écoule toujours involontairement, mais en jet et, par suite, en quantité notable. Cette évacuation a lieu plus fréquemment la nuit, mais quelquefois aussi le jour. On constate ce trouble surtout chez les enfants nerveux, et l'affection est alors purement psychique ; l'incontinence se produit à intervalles plus ou moins éloignés pendant le sommeil, quelquefois aussi lorsque l'enfant est distrait par le jeu. L'origine est analogue chez les personnes qui perdent de l'urine, à l'occasion de secousses de rire ou de toux. Certains ataxiques ou paralytiques généraux sont affligés aussi de cette infirmité.

Traitement : I. commun. Sauf chez les enfants, il faut toujours faire procéder au sondage, qui indiquera la variété d'incontinence ; le traitement sera celui de la cause.

II. de la forme intermittente. 1° *Hygiène.* Faire uriner à intervalles réguliers et notamment avant le coucher ; supprimer au repas du soir les boissons, notamment les boissons gazeuses alcooliques, le thé ou le café. Si l'enfant se couche de bonne heure, le réveiller au moment de se coucher soi-même. Le coucher la tête basse et le bassin surélevé par un coussin. 2° *Médication.* On emploie les douches, l'électricité, la suggestion, la belladone ou la noix vomique, le sulfate de quinine et l'antipyrine à dose progressive.

IV. **Rétention d'urine.** — Elle peut être complète ou incomplète et coïncider, dans certains cas, avec l'incontinence.

Causes. 1° *Impossibilité de la contraction de la vessie* (rare). Paralysie de la moitié inférieure du corps, dite « paraplégie », due à une maladie du cerveau ou de la moelle épinière ; fièvres graves (fièvres éruptives, fièvre typhoïde, typhus, érysipèle, diphtérie) ; surdistension de la vessie lorsqu'on a résisté longtemps au besoin d'uriner.

2° *Obstacle matériel à la sortie de l'urine.* Calcul ou caillot de sang dans la vessie ; rétrécissement de l'urètre (cas fréquent) se produisant soit au cours d'une blennorragie par suite du gonflement inflammatoire qui s'accuse subitement à la suite d'une fatigue ou d'un excès quelconque, soit après une blennorragie par retrait graduel du tissu cicatriciel dû à cette maladie, soit, enfin, à la suite d'une blessure de l'urètre et surtout d'une hypertrophie de la prostate (cas le plus ordinaire) ; grossesse, tumeur de la matrice, hernie de la vessie.

Signes : *Rétention complète.* Besoins d'uriner continuels qui, malgré des efforts assez violents pour provoquer l'évacuation de matières fécales et même des hernies, ne sont pas suivis d'effet. Le malade éprouve une sensation de plénitude au périnée, des douleurs sourdes dans le bas-ventre, qui augmentent lorsqu'il est debout ou qu'il marche et qui s'atténuent un peu si, étant couché, il fléchit les cuisses et incline le corps en avant, de façon à relâcher les muscles de l'abdomen. En tâtant celui-ci, on sent une tumeur, qui remonte plus ou moins haut. Il est indispensable d'agir, car la mort serait la suite fatale de cet état moins un temps variable, mais qui ne peut se prolonger longtemps. Dans nombre de cas, l'obstacle est forcé par l'urine qui s'écoule goutte à goutte (*incontinence par regorgement.* [V. plus loin].)

Rétention incomplète. Cet état est spécial aux vieillards. Les troubles se réduisent le plus souvent à des envies d'uriner plus fréquentes, surtout la nuit, avec, quelquefois, *difficulté* d'obtenir un résultat ; mais, dans certains cas, sous l'influence d'un excès vénérien, d'une fatigue, d'un refroidissement, cette difficulté devient une *impossibilité* avec tous les signes de la rétention complète. Dans d'autres cas, l'évacuation de l'urine s'effectue, mais elle est incomplète. Les vieillards qui, urinant fréquemment la nuit, n'éprouvent pas après la miction un soulagement complet, qui ressentent au niveau du périnée une sensation de poids et dont les urines sont troubles, surtout si les organes digestifs fonctionnent mal et s'ils souffrent d'un malaise général et sont atteints d'une fièvre faible, mais continue, doivent se faire sonder. Alors qu'ils croyaient uriner normalement, ils seront étonnés de voir la quantité d'urine qui sortira de la sonde, bien que venant récemment d'uriner. La quantité d'urine est souvent considérablement accrue (2 lit. 1/2 à 3 litres par vingt-quatre heures). Cette obligation s'imposera encore davantage s'ils urinent quelquefois involontairement (*incontinence par regorgement*).

TRAITEMENT. Si un malade dont le canal a été exploré par un médecin peut parfaitement, après avoir reçu les indications nécessaires, se sonder lui-même, il est absolument imprudent de procéder à cette opération à l'aveuglette. Le résultat est la formation de *fausses routes*, c'est-à-dire de blessures de l'urètre pouvant avoir les plus graves conséquences par elles-mêmes et par la difficulté, sinon l'impossibilité, où elles mettent ensuite le médecin d'obtenir l'évacuation de l'urine. La ponction de la vessie peut devenir nécessaire dans ces conditions. Il est souvent imprudent d'évacuer complètement d'un seul coup une vessie extrêmement distendue; une hémorragie (hématurie), de la fièvre, un évanouissement peuvent être la suite d'une évacuation trop grande d'urine.

Urineuse (Infiltration). —

La rupture des canaux de l'urine peut s'effectuer en un point quelconque de l'appareil urinaire, rein, uretère, vessie, provoquant ainsi une péritonite (V. ce mot); mais il sera question ici seulement de l'infiltration dans le tissu cellulaire du périnée, consécutive à une rupture de l'urètre.

CAUSES. La rupture est provoquée par des efforts violents pour uriner, alors qu'un rétrécissement de l'urètre gêne l'émission; quelquefois par une blessure de l'urètre.

SIGNES. D'abord sensation de soulagement, les envies d'uriner disparaissent. Tuméfaction du périnée, puis des bourses et du prépuce. (Ces régions deviennent douloureuses, prennent une teinte rouge, puis violacée et enfin noirâtre par formation d'escarres qui se détachent laissant des ulcérations d'où s'écoule un pus grisâtre et fétide mêlé de gaz.) Fièvre et affaiblissement intenses.

TRAITEMENT. Incisions hâtives au thermocautère. Lavages antiseptiques.

Urineux (Abcès). — CAUSE.

Passage d'une petite quantité d'urine dans le tissu cellulaire qui entoure l'urètre à la suite de la perforation de ce canal (rupture d'un rétrécissement).

SIGNES. *Forme aiguë.* Tumeur au périnée, plaques gangreneuses ayant souvent leur siège près de l'anus (ces plaques s'ouvrent en donnant issue à une quantité de pus fétide mêlé d'urine); du pus peut aussi s'écouler par l'urètre. Fièvre intense avec affaissement général. Dans la *forme chronique*, les mêmes symptômes se produisent, mais après une période pendant laquelle la tumeur du périnée s'accroît lentement.

TRAITEMENT : 1° de la *forme aiguë*, incisions, grands lavages antiseptiques; 2° de la *forme chronique*, grands bains, cataplasmes.

Urineux (Empoisonnement). —

Troubles auxquels sont exposés les individus atteints d'une des maladies des voies urinaires.

CAUSES. Rétrécissement de l'urètre, hypertrophie de la prostate, calculs de la vessie lorsque ces maladies se compliquent d'une impossibilité de vider la vessie, de cystite, ou à l'occasion d'une exploration chirurgicale.

SIGNES. Il existe trois variétés : 1° *Fièvre urineuse aiguë intermittente*, caractérisée par les trois stades de frisson, chaleur, sueur, avec température s'élevant à 40° pour tomber ensuite rapidement à la normale. La bouche est amère, le pouls irrégulier, et il y a souvent du délire. 2° *Fièvre urineuse aiguë rémittente*, marquée par une fièvre assez intense ordinairement continue, du muguet, des vomissements et de la diarrhée. 3° *Forme chronique*. Fièvre légère permanente, affaiblissement général, troubles digestifs.

EVOLUTION. La durée de la fièvre urineuse intermittente ne dépasse guère vingt-quatre heures; celle de la fièvre rémittente se prolonge entre huit et quinze jours. Quant à la forme chronique, sa longueur varie avec la cause.

TRAITEMENT : 1° PRÉVENTIF. Asepsie, repos au lit, pas de refroidissement. 2° CURATIF. Thé au rhum en abondance, sulfate de quinine, lait.

Urticaire (Syn. : fièvre ortiée). —

Eruption analogue à celle provoquée par le contact de l'ortie, c'est-à-dire plaques irrégulières, plus rouges ou plus pâles que la peau environnante et donnant lieu à un prurit et à une cuisson pénible (*fig.* 748). Souvent l'urticaire n'entraîne aucun trouble de santé; cependant elle peut être précédée et accompagnée d'un malaise général, de fièvre, de frissons, de mal de tête et même de gêne respiratoire. Un certain degré d'enflure accompagne l'urticaire qui siège sur des régions où la peau est unie aux parties

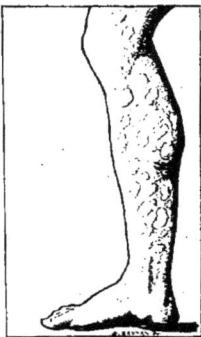

Fig. 748.
Urticaire simple.

sous-jacentes par un tissu cellulaire lâche (paupières). L'urticaire peut se produire sur les muqueuses (bouche, pharynx); elle provoque quelquefois, dans ce cas, des troubles sérieux. Des poussées successives peuvent prolonger la maladie pendant une à plusieurs semaines.

CAUSES. A la campagne, les petits ennemis du promeneur, cousins, mouches, rougets, chenilles processionnaires; à la ville, des hôtes non moins déplaisants, puces, punaises et poux. Pourquoi certains mangeurs d'huîtres, de langoustes, de crevettes, de maquereaux et surtout de moules sont-ils atteints, alors que d'autres personnes ayant pris les mêmes aliments restent indemnes de toute éruption? Nul ne le sait. La seule consolation qui reste aux malades est de savoir qu'ils ont comme compagnons de malheur de simples amateurs de fraises, de framboises ou de groseilles.

TRAITEMENT PRÉVENTIF. Suppression des causes irritantes externes et de l'aliment spécialement nuisible à chaque individu sujet à l'urticaire.

TRAITEMENT CURATIF. Purgatif. Poudre et bain d'amidon. Lotions fraîches. Un bon procédé, quand le mal n'est pas trop étendu, consiste à soustraire à l'action de l'air la partie malade en la recouvrant d'un enduit formé de gélatine dissoute dans de l'eau.

Les démangeaisons que provoque l'urticaire sont très rapidement calmées par des badigeonnages au jus de citron ou de vinaigre simple ou aromatique. Wright recommande le chlorure de calcium à la dose de 50 centigr. à 2 gr., trois fois par jour.

Urticaire dermographique (*fig.* 749). — Apparition chez les individus sujets à l'urticaire, les nerveux (hystériques), les alcooliques, sous l'action d'un contact quelconque (crayon, ongle), de raies d'abord blanches, puis rosées et bordées de deux lignes blanches. La raie présente une série d'élevures ortiées; sa température est plus élevée que

sur le reste de la peau; elle a pour siège, le plus habituellement, le dos, mais peut se pro-

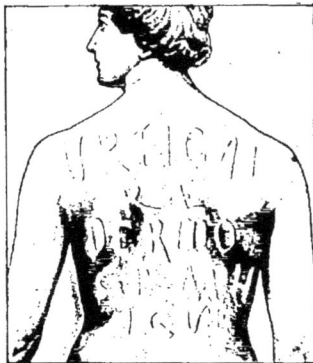

Fig. 749. — Urticaire dermographique.
(On a inscrit le nom de la maladie sur la peau même du sujet par des raies faites avec un crayon)

duire sur un point quelconque de la peau.
TRAITEMENT. Bromures, antipyrine, douches.

Urtication. — Flagellation avec des orties, comme excitant.

Utérus. — V. MATRICE.

Uva ursi (Raisin d'ours). — La busserole ou petit buis. V. BUSSEROLE.

V

Vaccin. — Le vaccin est un liquide recueilli dans les cloques que présentent sur leur pis les génisses atteintes d'une maladie appelée le *cowpox*. On sait, depuis Jenner, que ce liquide, lorsqu'il est absorbé par la peau humaine, produit une éruption qui préserve de la variole et qui peut être utilisée à son tour pour donner du vaccin. Le vaccin doit être employé immédiatement ou conservé dans des tubes fermés aux deux extrémités.

Par extension, on appelle quelquefois *vaccin du croup* le sérum antidiphtéritique. V. DIPHTÉRIE.

Vaccination. — Cette petite opération consiste en piqûres ou éraillures de la peau, destinées à introduire dans sa partie superficielle une petite quantité de vaccin.

MODE D'OPÉRER. Les incisions (qui peuvent être assez légères pour ne pas amener du sang) sont faites à la partie externe des bras ou des jambes avec une lancette

ou un vaccinostyle (*fig.* 750). Le choix de la jambe a l'avantage de mieux dissimuler la

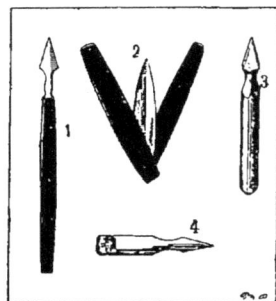

Fig. 750. — Lancettes (1, 2, 4) à vaccine et vaccinostyle (3).

cicatrice. L'emploi du vaccinostyle, dont le prix est très minime et qu'on peut remplacer au besoin par une plume dite « lance », a l'avantage de permettre de changer d'instrument pour chaque individu. Lorsque la petite plaie est sèche, on peut la recouvrir d'une légère couche de collodion pour la protéger. La vaccination ne préserve l'individu que pendant une dizaine d'années ; elle doit donc être effectuée : 1° dans le premier ou le second mois après la naissance, s'il n'existe pas d'épidémie ; quelques jours seulement après la venue au monde dans le cas contraire ; 2° vers douze ans ; 3° à vingt et un ans ; 4° à trente ans ; 5° plus tard, en cas d'épidémie. L'évolution de l'éruption vaccinale étant plus rapide que celle de la variole (trois jours au lieu de sept), on doit se hâter de se faire vacciner si l'on a été en rapport avec un variolique.

L'existence d'un eczéma* peut faire retarder la vaccination. Lorsque l'enfant est porteur d'une tumeur érectile (*nævus*), il y a utilité à faire la vaccination sur cette tumeur, car elle peut disparaître sous l'effet de son action.

Vaccine. — Éruption consécutive à l'absorption du vaccin par la peau. V. VACCINATION.

ÉVOLUTION (V. fig. coloriée, à PEAU). A la fin du troisième jour après les incisions vaccinales, il se produit sur chacune d'elles, si le vaccin a bien pris, un *point* rouge reposant sur une base dure qui, le quatrième jour, devient circulaire et se creuse en son centre (s'ombilique). Le cinquième jour, la tache devient un *bouton* plus saillant qui, le sixième présente une auréole argentée distendue par du liquide, la *cloque*, laquelle s'accroît jusqu'au neuvième et dixième jour en devenant une *pustule* qui présente une dépression centrale ; la rougeur s'étend alors d'un vaccin à l'autre. Le malade éprouve un sentiment de lourdeur du membre et même une certaine douleur au niveau des pustules ; l'un et l'autre disparaissent si l'on a soin de donner à l'enfant ou à la grande personne un et même deux bains par jour, à préserver les cloques contre les frottements par l'application de toile maintenue très lâchement pour éviter toute compression.

Lorsque l'inflammation produite par le vaccin est excessive, on doit panser les pustules avec de l'iodoforme.

Le onzième jour, il se produit une croûte grisâtre ou jaunâtre ; elle repose sur du pus qui disparaît peu à peu, et la croûte elle-même tombe du vingtième au vingt-cinquième jour en laissant une cicatrice pointillée indélébile caractéristique.

Si l'individu vacciné est encore sous l'influence du vaccin antérieur, il se produit seulement au niveau de chaque piqûre une petite démangeaison. Il s'ensuit que *tout individu chez lequel la vaccine prend aurait pu être atteint de la variole.* Lorsqu'on faisait la vaccination de bras à bras, procédé justement abandonné, on employait le liquide des cloques au sixième jour.

Vaccine (Fausse). — Éruption se produisant quelquefois chez les anciens varioliques ou les individus inoculés, alors qu'ils sont encore immunisés partiellement par la vaccination antérieure. Le pus apparaît dès le deuxième jour, la croûte ne laisse pas la cicatrice spéciale.

Vagin (description). — Canal commençant à la vulve et se terminant à la matrice, dont il emboîte le col ; il est placé dans le petit bassin, en avant du rectum, en arrière de la vessie, puis de l'urètre. Sa longueur est de 14 à 16 centimètres ; il est entouré par des muscles et tapissé par une muqueuse qui, à l'entrée, forme une cloison temporaire incomplète.

Vagin (maladies). — La vaginite blennorragique a été étudiée au mot BLENNORRAGIE ; les autres affections les plus fréquentes sont les suivantes :

Vaginisme. — Contracture douloureuse et spasmodique des muscles qui entourent la vulve et le vagin.

CAUSES : 1° PRÉDISPOSANTES. Hystérie, nervosisme. 2° DÉTERMINANTES. Lésions, ordinairement insignifiantes (petites ulcérations), d'une des parties du vagin, de la matrice, de l'urètre ou du rectum.

SIGNES. La contracture ferme le canal vaginal et entraîne, comme complication, de la difficulté d'uriner et même d'aller à la selle. La durée est très variable.

TRAITEMENT : 1° HYGIÉNIQUE. Bains, douches, bromure de potassium. 2° LOCAL. Badigeonnage avec une solution de cocaïne et pansement de la lésion.

Fistules. — Elles font communiquer le vagin avec le rectum ou la vessie ou l'urètre, sont dues à des accouchements difficiles et exigent un traitement chirurgical.

Valériane (*fig.* 751) et **Valérianates.** — La valériane, ou herbe aux chats, est une plante de notre pays dont on emploie la racine, comme antinerveux et

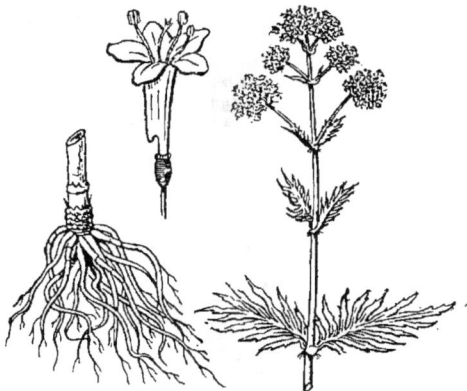

Fig. 751. — Valériane.

antispasmodique, sous forme de décoction ou d'infusion à la dose de 8-10 grammes par litre. Le goût de cette tisane est désagréable ; aussi fait-on, de préférence, usage de cachets ou de pilules contenant de la poudre de cette substance, ou de l'acide valérianique, son principe actif, associé à du fer, *valérianate de fer* (dose, 10 à 50 centigr.), à de l'ammoniaque, *valérianate d'ammoniaque* (5 à 50 centigr.), à du zinc, *valérianate de zinc* (10 à 40 centigr.), à de la quinine, *valérianate de quinine* (30 centigr. à 1 gr.). Ces trois dernières préparations sont d'excellents antinévralgiques.

On utilise aussi la valériane en lavement (30 gr. pour 1/4 de litre).

Valétudinaire (du latin *valetudo*, santé, mauvaise santé). — Syn. de *malade*.

Vals (Ardèche). — Eau minérale contenant de 1 à 7 gr. de bicarbonate de soude par litre. Un établissement contenant des bains et des douches est ouvert du 1er juin au 15 septembre ; mais les eaux sont surtout exportées en France et à l'étranger, car, étant froides, elles se transportent sans altération.

INDICATIONS. Apéritives, digestives, antiacides (dyspepsies douloureuses) ; diurétiques (gravelle, goutte). Les sources Dominique et Saint-Louis, arsenicales et ferrugineuses, sont utilisées dans l'anémie, les fièvres intermittentes, les maladies de peau.

Vals (Perles de). — Eaux exportées contenant, suivant les sources, 1, 3, 5, 7 gr. de bicarbonate de soude. Ces eaux sont à juste titre très employées, car elles donnent d'excellents résultats.

Valvules. — Replis placés dans le cœur et les vaisseaux. Ils sont destinés à fermer des orifices et à empêcher le retour du sang en arrière.

Vapeur (Bains de). — V. BAINS : *Bains de vapeur.*

Vapeurs. — Troubles tenant à une affection nerveuse, l'hystérie, associée ou non à une maladie d'estomac.

Vapeurs industrielles. — Il existe plusieurs variétés de vapeurs nuisibles.

Vapeurs et poussières arsenicales (usines d'extraction, filatures, verreries, chapelleries, orfèvrerie, bronzage en noir ou en vert, fabriques de papiers peints, de fleurs artificielles, de peinture, fabriques d'aniline). — SIGNES. Plaques rouges aux plis du coude, du genou, de l'aine, de l'aisselle ; plaques d'urticaire, d'eczéma, en différents points ; ulcération sur les parties génitales et sur les doigts ; conjonctivite, rhume de cerveau, angine, affaiblissement général.
Pour le traitement, V. ARSENIC.

Vapeurs azoteuses ou nitreuses (fabriques d'acides nitrique, arsénique, picrique ; d'arséniate de soude, de nitrobenzine ; orfèvrerie et dorure). — SIGNES. Irritation des bronches et de la peau ; conjonctivite.

Vapeurs chlorées (fabriques d'eau de javelle, de soude, de papiers ; lavoirs, blanchisseries ; damasquinage). — SIGNES. Conjonctivite avec larmoiement intense, rhume de cerveau, accès de suffocation, toux violente, crachements de sang, bronchite.

Vapeurs mercurielles (extraction du mercure et fabrication des sels, glaces, papiers peints, fleurs artificielles, chapeaux de soie et de feutre, bijoux, draps imprimés, couleurs d'aniline ; dorure et damasquinage). — SIGNES. Stomatite mercurielle, tremblement, paralysie générale, affaiblissement général. Fausse couche. V. aussi MERCURE.

Vapeurs et poussières de plomb ou saturnines. — V. PLOMB.

Vapeurs sulfhydriques (tanneries, vidanges, usines à gaz, raffineries ; fabriques de produits chimiques, d'oxychlorure de plomb ; de bronzage). — SIGNES. Perte d'appétit, pesanteur d'estomac, décoloration des muqueuses, teinte jaune de la peau, oppression, clous, faiblesse générale. Chez quelques individus, asphyxies instantanées. Les prédisposés aux accidents ne s'acclimatent pas.
Pour le traitement, V. ASPHYXIE.

Vapeurs sulfureuses (fabriques de chapeaux de paille, de bleu outremer ; blanchiment de la soie, de la laine, des plumes). — SIGNES. Elles produisent des maux de tête, la perte de l'appétit, des douleurs d'estomac et d'intestin, une toux quinteuse, de l'oppression, des angines et des ophtalmies.

Vapeurs sulfuriques. — SIGNES. Les troubles sont peu accentués, ces vapeurs très lourdes s'abattant sur le sol. Conjonctivites, acidité de l'estomac, toux.

Vapeurs de sulfure de carbone. — V. CARBONE (Sulfure de).

Vapeurs de térébenthine. — SIGNES. Maux de tête, vertiges, perte d'appétit, ivresse spéciale, conjonctivite, angine granuleuse, rhume de cerveau et toux.

Vaporisateur (*fig.* 752). — Appa-

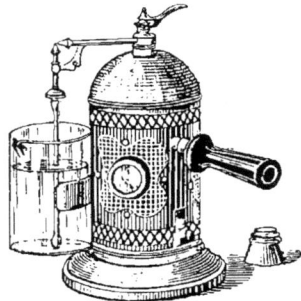

Fig. 752. — Vaporisateur à vapeur.

reil destiné à répandre des vapeurs. Celui représenté sur la figure est muni d'une lampe à esprit-de-vin qui lui permet d'agir pendant un temps assez long. Pour le fonctionnement, V. PULVÉRISATEUR.

Varech. — Les bains de varech sont employés contre le lymphatisme.

L'incinération des varechs à ciel ouvert produit une fumée âcre et nauséabonde, nuisible aux personnes habitant le voisinage, mais surtout à l'ouvrier chargé de remuer la masse avec un ringard. Cette opération devrait être faite dans des fours portatifs.

Varicelle (petite vérole volante). — Maladie contagieuse, ordinairement du jeune âge, rare après 10 ans.

SIGNES. Fièvre s'accompagnant, au bout de vingt-quatre heures, de l'apparition sur tout le corps, mais particulièrement sur le tronc, de petites taches rosées qui, le lendemain, sont couvertes de bulles à liquide clair, puis purulent. Elles se dessèchent le troisième jour sous forme de croûtes noirâtres qui se détachent vers le septième jour. Quelquefois, il se produit plusieurs poussées successives.

TRAITEMENT. Garder le lit, puis simplement la chambre dès la chute de la fièvre. Empêcher le grattage en appliquant de la vaseline boriquée sur les pustules et en baignant le malade. Surveiller les urines, à cause des néphrites* possibles. La varicelle ne protège pas contre la variole, ni la variole contre la varicelle.

Varices des jambes. — Bien que le nom de « varices » s'applique à la dilatation excessive et permanente de *toutes* les veines, on donne plus particulièrement ce nom aux varices des jambes. Les veines profondes sont, en général, atteintes les premières ; puis les superficielles sont altérées à leur tour.

SIGNES (*fig.* 753-755). Les veines apparaissent d'abord sous forme de lignes bleuâtres auxquelles succèdent des cordons mollasses plus ou moins volumineux qui augmentent après une marche et s'affaissent, au contraire, en partie la nuit. Les jambes paraissent lourdes, et le malade se plaint de crampes dans les mollets et d'engourdissement accompagné de picotements et de fourmillements très incommodes.

COMPLICATIONS. *Ulcère variqueux* (V. ULCÉ-

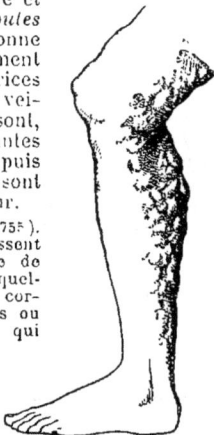

Fig. 753.
Varices sur une jambe.

RATION), *phlébite, hémorragies, érysipèle.* V. ces mots.

CAUSES PRÉDISPOSANTES. Les varices se produisent dans les régions où la circulation de retour a le plus de peine à lutter contre l'ac-

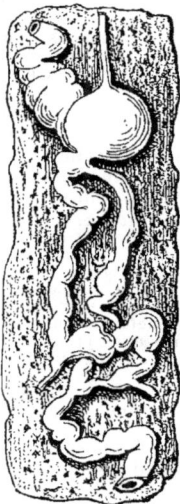

Fig. 754.
Portion de varice.

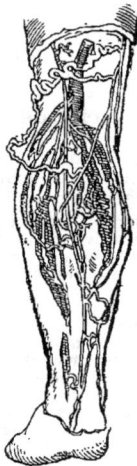

Fig. 755.
Varices profondes et superficielles de la jambe.

tion de la pesanteur ; tout obstacle au cours du sang, tout ce qui congestionne localement les veines, fait naître et accroît les varices. Emploi de jarretières au-dessous ou même au-dessus du genou, et l'hiver, de chaufferettes. Constipation habituelle. Grossesses répétées. Travail debout trop prolongé.

HYGIÈNE PRÉVENTIVE ET TRAITEMENT. Faire usage de jarretelles*. Tenir le moins souvent possible les genoux pliés et faciliter la circulation dans les jambes en les étendant dans une position telle que les pieds soient très élevés. La nuit, placer les pieds sur un coussin de crin recouvert de toile caoutchoutée, et chaque matin faire des affusions froides pour rendre aux vaisseaux leur tonicité. Employer de bonne heure les bas* à varices.

Varices lymphatiques. — Dilatation des lymphatiques.

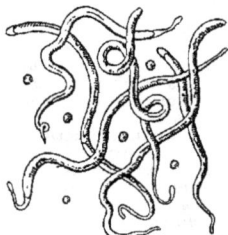

Fig. 756.
Filaire des lymphatiques.

CAUSES : 1° PRÉDISPOSANTES. Pays chauds (îles de la Réunion et de Cuba, Brésil). En Europe, enfance, adolescence. 2° DÉTERMINANTES. Filaire (*fig.* 756) dans les lymphatiques.

SIGNES. Cordons noueux avec œdème dans une peau chagrinée semée de petites cloques. Les varices peuvent se rompre et laisser couler une lymphe blanchâtre, laiteuse, du pus, quelquefois du sang. Les sièges ordinaires sont l'aine, le cou, l'aisselle, le pli du coude.

TRAITEMENT. Compression, opération chirurgicale.

Varicocèle.

— Dilatation permanente (*varices*) des veines du cordon spermatique, c'est-à-dire des veines qui vont du testicule à la veine iliaque, placée dans l'intérieur du bassin.

SIGNES. Tumeur mollasse, pâteuse, que l'on peut suivre en haut jusque dans le trajet inguinal et qui en bas entoure souvent une partie du testicule. La situation horizontale et le froid en diminuent le volume, qu'augmentent la position verticale et la chaleur. Sensation de pesanteur, quelquefois même douleur, notamment après une station prolongée.

CAUSES PRÉDISPOSANTES. Constipation, d'où plus de fréquence à gauche, par suite de la compression que le gros intestin exerce sur la veine iliaque. Compression due à un bandage herniaire mal posé.

TRAITEMENT. Affusions froides. Suspensoir.

Variole.

— Maladie épidémique, contagieuse à tout âge et à toutes les périodes de son évolution, grave par elle-même et par ses complications, notamment du côté des yeux (ophtalmie variolique), mais pouvant être évitée par la *vaccination*.

SIGNES. *Incubation,* 11 à 14 jours. Période d'*invasion* (4 à 5 jours) : frisson, fièvre augmentant rapidement, mal de tête, vomissements, douleurs caractéristiques à la partie inférieure de la colonne vertébrale, quelquefois convulsions chez les enfants. *Période d'éruption* (six jours) : la fièvre tombe à mesure qu'apparaissent, sur toute la surface du corps et notamment au visage, de petites taches rouges qui deviennent des boutons, puis de petites cloques dont le liquide, d'abord transparent, se transforme en pus. La fièvre reparaît souvent à ce moment. *Période de dessication* (quinze jours à un mois) : le pus forme des croûtes qui se détachent progressivement en laissant des cicatrices spéciales.

MODE DE CONTAGION. Contact direct ou indirect (des débris de croûtes peuvent être emportés à de grandes distances dans les plis des vêtements, ou restent fixés à des meubles et des murs).

Une atteinte antérieure donne l'immunité.

SOINS PENDANT LA MALADIE : 1° isolement du malade ; 2° large aération de la chambre, en prenant les précautions nécessaires pour éviter les refroidissements ; 3° nettoyage complet du corps par des bains tièdes antiseptiques ; 4° linge fréquemment renouvelé.

Désinfection* de tous les linges au cours de la maladie, et désinfection de la chambre et de tout ce qui a été en rapport avec le variolique après la terminaison de l'affection.

Pour empêcher la suppuration des cloques, on a conseillé l'emploi contre les vitres de rideaux rouges hermétiquement fermés. Ce procédé *doit* être mis en pratique. D'autre part, le professeur Hœrschelmann, de Saint-Pétersbourg, fait avorter les pustules varioliques de la figure en badigeonnant les cloques avec du collodion ichtyolé à 20 pour 100. Le Dr Faure a obtenu le même résultat avec 30 gr. de collodion et 2 gr. d'iodoforme.

V. XYLOL, et VARIOLE NOIRE, à l'*Appendice*.

Varioloïde.

— Forme très atténuée de la variole, mais qui peut donner à des individus non vaccinés la vraie variole. Elle se produit chez des personnes qui n'ont pas été vaccinées depuis longtemps.

SIGNES. La fièvre disparaît très vite, l'éruption est limitée à quelques cloques très espacées qui ne se transforment pas en pustules.

TRAITEMENT. Bains.

Vaseline

(ou pétroléine). — Mélange d'huiles lourdes, résidu de la distillation du pétrole, purifié et décoloré par le noir animal.

Cette substance est neutre, insipide, insoluble dans l'eau, molle et onctueuse, fondant à 40°. Il en existe de trois couleurs : rouge, jaune et blanche ; cette dernière est la plus employée. Étant inaltérable, elle est souvent préférée, comme pommade, au cérat, qui rancit assez rapidement ; aussi l'a-t-elle remplacé dans les pommades à l'acide borique*, au turbith*, au calomel* (V. MERCURE), au soufre*, à l'iode, etc. On la vend en tubes de plomb. Il existe une *huile de vaseline*, liquide à la température ordinaire.

Veau

(Bouillon de). — Le bouillon fait avec du veau a la réputation d'être plus léger que celui de bœuf ; il est moins nutritif.

Végétarien

(Régime). — V. à l'*Appendice*.

Végétations.

— Productions charnues anormales qui semblent végéter à la surface de la peau, des muqueuses ou des plaies. V. ADÉNOÏDE, VERRUES.

Veilleuse.

— Récipient en porcelaine contenant de l'huile, sur laquelle on place une petite mèche de cire fixée dans une lamelle de liège. Ce récipient est entouré d'un vase surmonté d'une théière dans laquelle on fait chauffer la tisane du malade et qui répand, en outre, une douce lumière (*fig.* 757).

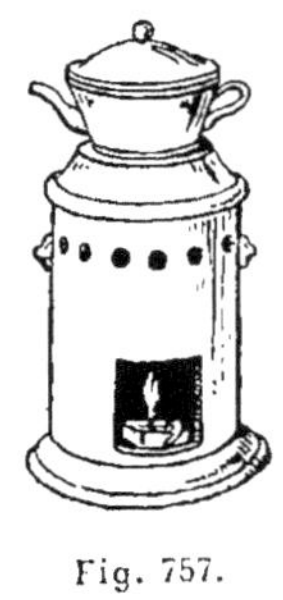

Fig. 757.
Veilleuse.

Veines. — V., pour la *description*, cœur et circulation. Pour les *maladies*, V. HÉMORRAGIE, PHLÉBITE, VARICES.

Vélocipède. — V. CYCLISME.

Vénériennes (Maladies). — Affections se produisant, *en général*, à la suite de rapports sexuels (blennorragie*, chancre* mou, syphilis*). La restriction « en général » s'impose par le fait que la plus grave des maladies vénériennes, la syphilis, peut être contractée dans les relations ordinaires de la vie (contact avec un objet imbibé de virus, avec une nourrice ou un nourrisson syphilitique).

Certaines personnes donnent aussi à ces affections le nom de *maladies honteuses*. Si l'affectation de ne pas même vouloir nommer des maladies dont l'une, la blennorragie, atteint les hommes dans la proportion de 80 à 85 pour 100, et dont une autre, la syphilis, sous ses formes acquise ou héréditaire, existe chez le quart d'entre eux, ne constituait qu'une ridicule hypocrisie, elle ne serait pas à relever; mais elle a des conséquences extrêmement graves, dont les principales sont les suivantes :

1º Étant donné le préjugé, il arrive que l'individu, surtout si, comme c'est le cas habituel, il s'agit d'un jeune homme, ne fait pas connaître sa maladie à son père, ne va pas voir le médecin de famille, ne se soigne pas ou se soigne mal en suivant les conseils d'un charlatan. Résultat : la maladie, en général, facilement curable si elle est prise dès le début, devient quelquefois incurable; des complications, conséquences d'une coupable négligence, viennent ajouter leurs nuisibles effets.

2º N'étant pas averties de la possibilité de la contagion, les mères n'interdisent pas à leurs *enfants* de se laisser embrasser par des inconnus, de se servir d'objets leur appartenant, à leurs *bonnes* de permettre des baisers entre nourrissons. Elles négligent de faire examiner par un médecin une nourrice qui peut communiquer au bébé une maladie dont il peut mourir ou souffrir toute sa vie.

3º Au moment d'un mariage, les parents, dont l'un est renseigné sur la fréquence des affections vénériennes, ne demandent pas à leur gendre de leur apporter un bulletin de santé, aussi nécessaire cependant pour la constitution d'une famille que le contrat du notaire. La jeune femme peut pourtant être infectée dès les premiers jours de son union et mourir soit de la syphilis ou des fausses couches qu'elle entraîne, soit d'une conséquence de la blennorragie, la salpingite. Le silence sur les maladies vénériennes n'est pas seulement une bêtise, c'est, dans certains cas, un crime.

Venin. — Liquide nocif sécrété par certains animaux (vipères*, vives*) chez lesquels il existe à l'état *normal*, tandis que les virus* qu'on observe chez d'autres animaux sont toujours la marque d'une maladie (virus de la rage).

Ventilation et **Ventilateurs** (*fig.* 758-760). — La ventilation a pour

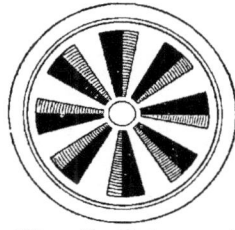

Fig. 758. — Ventilateur papillon.

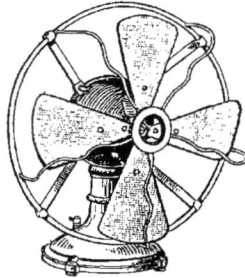

Fig. 759. — Ventilateur à moteur électrique.

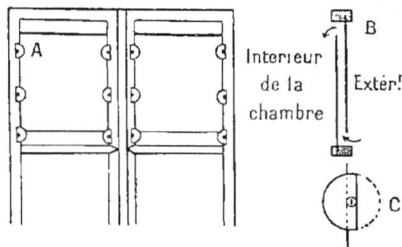

Fig. 760. — Doubles vitres du Dr Castaing.
A. vitres en place : B. coupe montrant la direction de l'air ; C. demi-cercle maintenant les vitres.

but d'assurer le renouvellement de l'air dans une pièce à l'aide d'appareils, les *ventilateurs*, dont il existe une grande variété. Les cheminées sont les ventilateurs les plus usuels.

Ventouse (*fig*. 761-762 . — Petit récipient en verre, dont l'entrée doit être moins large que le fond. De simples

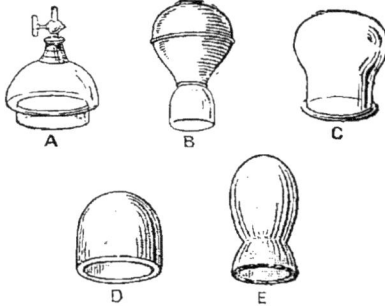

Fig. 761. — Ventouses.

A. En verre, avec ajutage pour s'adapter à la pompe aspiratrice contenue dans la boîte de la *fig*. 762; B. En verre et caoutchouc; C. En verre (modèle habituel.; D, E. En caoutchouc.

verres à boire ou des pots à pommade peuvent au besoin en tenir lieu. Les ventouses sont employées pour opérer une révulsion (ventouses sèches) ou une saignée (ventouses scarifiées).

Application de ventouses sèches. Les ventouses de verre étant placées sur un plateau, on introduit dans chacune d'elles une feuille de papier à cigarette ou un mince

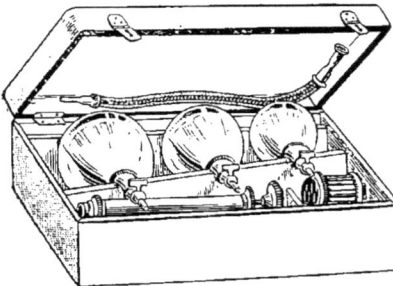

Fig. 762. — Boîte à ventouses contenant des ventouses à ajutage, une pompe aspiratrice et un scarificateur.

fragment d'ouate bien étiré, puis on mouille le bord du verre afin d'augmenter l'adhérence. Prenant alors successivement les ventouses d'une main, pendant que l'autre tient une bougie allumée, on enflamme l'ouate et on applique chacune rapidement et fortement

sur le corps. L'air étant dilaté par la chaleur, le vide se fait dans la ventouse et le sang afflue à la surface de la peau, qui forme une bosse violette à l'intérieur de la cloche. La flamme s'éteignant dès que la ventouse est appliquée, il n'y a pas de brûlure, et la douleur, du reste assez légère, tient à la dilatation de la peau. Elle cesse dès qu'on enlève la ventouse, résultat qu'on obtient en déprimant la peau d'un côté, pendant qu'on incline la ventouse de l'autre. Les ventouses doivent être maintenues pendant huit à dix minutes : pendant ce temps, on recouvrira d'un tissu léger de laine la région, qui est ordinairement la poitrine ou le dos. Une tache bleuâtre, une *ecchymose*, suite de l'extravasation sanguine, persiste pendant quelques jours.

Il existe des ventouses dans lesquelles on fait le vide avec une pompe ou une poire en caoutchouc.

Application de ventouses scarifiées. Après avoir procédé comme il vient d'être dit, on fait de petites incisions superficielles sur chacune des ecchymoses avec un bistouri ou un instrument spécial, *scarificateur*; puis on applique de nouveau les ventouses, qui se remplissent de sang, dont on arrête l'écoulement ensuite avec de l'amadou.

Ventre. — V. ABDOMEN.

Ventricule. — Nom des cavités inférieures du cœur.

Ver dit **oxyure.** — Les oxyures sont de petits vers blancs assez semblables à ceux des fromages. Leur longueur est de 2 à 3 millimètres; ils multiplient très rapidement chez les enfants et se cantonnent dans la dernière partie de l'intestin et dans les replis de son orifice, où ils élisent ordinairement domicile et produisent des démangeaisons très vives. Après les selles, l'enfant éprouve un léger soulagement, par suite de l'expulsion d'une certaine quantité de ces parasites.

TRAITEMENT. Le traitement consiste à donner, deux ou trois jours de suite, un lavement d'eau tiède (250 gr.) avec, suivant l'âge, 10, 20 ou 30 gr. de sel marin ou 50 gr. de sucre. Ce lavement sera conservé quelques minutes; puis, après son évacuation, on enduira l'orifice de l'anus avec une pommade contenant 1 gr. de calomel pour 30 gr. de vaseline. On peut aussi employer de grands lavements d'un litre, avec 50 centigr. de savon médicinal.

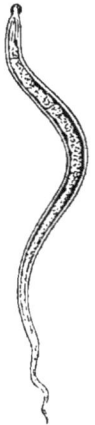

Fig. 763.
Ver de l'anus.
(Très grossi.)

Ver de Médine. — V. FILA-
RIOSE.

Vératrine. — V. ELLÉBORE.

Ver solitaire. — V. TÉNIA.

Vermifuges. — Médicaments destinés à provoquer l'expulsion des vers
intestinaux. V. LOMBRICS, TÉNIA, VER.

Vermineuses. — Les maladies
vermineuses sont celles qui sont produites par les diverses variétés de vers
(oxyures, ténias).

Vernet (Le) [Pyrénées-Orientales].
— Station d'eaux sulfuro-sodiques chaudes,
ouverte toute l'année. Climat très doux.
Altitude 620 mètres. La température
des eaux varie entre 61° et 36°. Il existe
aux environs du Vernet, au Canigou*,
un sanatorium* pour les tuberculeux ; la
station elle-même est, du reste, organisée
pour servir aussi de station hivernale.

ACTION CURATIVE. Celle des eaux MINÉRALES
sulfureuses.

Véronique. — Plante de la famille des Scrofulariées. Les sommités
sont employées à la dose de 10 gr., par
litre en infusion, comme amer, excitant.

Verre. — Pour la capacité, V. ME-
SURES.

Verrues (*fig.* 764-765). — Excroissances formées par le développement

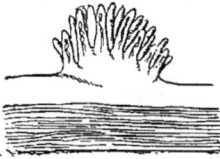

Fig. 764. — Verrue. (Grossie.)

exagéré d'une partie de l'épiderme.
Elles sont arrondies, blanches, molles,
réunies à la peau par une partie plus
étroite ; leur surface est grenue comme
une mûre.

TRAITEMENT. Appliquer quelques gouttes
d'acide chromique ou azotique fusant sur la végétation à une ou plusieurs reprises, après
avoir enduit de graisse le pourtour de la
verrue afin de préserver la peau saine, et en
se servant d'un morceau de bois. Pour les
verrues multiples de la face, Kaposi applique
sur elles des pièces de flanelle recouvertes
d'une couche de savon noir. On les laisse en
place jusqu'à ce que la peau devienne rouge
et ratatinée, c'est-à-dire 24 à 48 heures, sui-

vant la sensibilité du malade. Après avoir
enlevé le savon noir, la verrue ne doit être

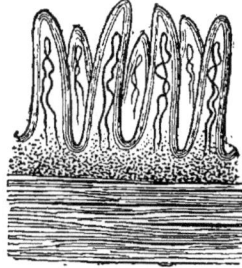

Fig. 765. — Coupe d'une verrue (grossie),
montrant les vaisseaux contenus
dans les excroissances.

ni lavée, ni même essuyée ; elle se détache
généralement au bout de huit jours. (*Semaine
médicale.*)

Verrues sébacées (Syn. : *mol-
luscum contagiosum* acné verruqueux,
tuberculeux ou varioliforme). — Maladie contagieuse de la peau.

SIGNES. Petites tumeurs arrondies ou aplaties, résistantes, blanches, grisâtres ou rosées,
du volume d'un grain de millet à un pois, présentant un point noirâtre par lequel on peut
faire sortir une matière graisseuse. Le nombre est variable, le siège habituel les paupières et le cou, la gêne insignifiante.

CAUSES. Ces verrues se produisent le plus
souvent chez les enfants et les femmes ; elles
semblent dues à la présence de parasites.

TRAITEMENT. La disparition peut être spontanée, mais elle est rare. On enlève les verrues avec des ciseaux, ou on les détruit par
les caustiques.

Version. — Opération par laquelle
l'accoucheur modifie la situation de l'enfant dans la matrice, lorsqu'il n'est pas
dans une position favorable au moment
des couches. Dans la version par manœuvres externes, l'action des mains
s'exerce sur l'abdomen ; dans la version
par manœuvres internes, la main est introduite dans la matrice.

Vert-de-gris ou **Verdet** (Empoisonnement par le). — V. CUIVRE (Sulfate de).

Vertébrale (Déviation de la colonne). — V. COLONNE.

Vertiges (étourdissements). — État
dans lequel tous les objets semblent tourner autour de soi et où l'on a la sensation
soi-même de tourner. Ce trouble se produit dans certaines maladies nerveuses,
d'estomac ou des oreilles, dans le rhu-

matisme, l'anémie, la congestion cérébrale. On l'observe aussi après de simples rotations volontaires dans les jeux
et la danse, les ascensions sur des points
élevés, le redressement brusque du corps
après avoir été accroupi, un repas trop
abondant.

Soins généraux à prendre. Purgatif en
cas de constipation ; traitement de la maladie
générale.

Traitement du vertige chez les personnes partiellement paralysées. Les personnes atteintes de paralysie d'une partie du
corps sont souvent atteintes de vertiges,
notamment lorsqu'elles se lèvent. Il suffit,
d'après le Dr Erben, de Vienne, pour faire
disparaître ce malaise, d'appliquer sur la tête
une ou deux fois par jour des compresses
chaudes qu'on renouvellera pendant une heure.

Verveine. — Plante de la famille
des Verbénacées ; il en existe deux variétés.

Verveine bleue. — La racine a été employée autrefois comme sudorifique.

Verveine officinale ou **commune**
(Syn. : herbe sacrée, herbe à tous les maux). —
L'infusion (10 gr. par litre) guérissait autrefois tous les maux. Elle est quelquefois encore
employée comme digestif.

Vésicants. — Substances qui font
naître des ampoules sur la peau : cantharides*, ammoniaque*, huile de croton*, thapsia*.

Vésicatoire. — Emplâtre fait avec
la poudre de cantharides ou le principe
immédiat retiré de ces insectes, la *cantharidine.*

I. **Vésicatoire volant.** — Il existe deux
sortes de vésicatoires de ce genre : les uns
agissent toujours; ils sont composés d'une
pâte que le pharmacien devra étendre sur un
morceau de sparadrap ou de peau. Les autres, qui *trop souvent n'ont pas d'effet et manquent de la souplesse nécessaire pour bien
s'adapter,* existent sous forme de rouleau tout
préparé (par conséquent plus ou moins ancien), et il suffit d'en couper un morceau.

Vous avez emporté un vésicatoire, suivant
le terme consacré, *fait au moment ;* avant de
le mettre, surtout si le malade est au lit depuis plusieurs jours, lavez avec un peu d'eau
chaude savonneuse la partie où vous l'appli-
querez, en ayant soin qu'il adhère par tous
ses points et que le sparadrap qui l'entoure
colle bien partout. De la ouate et une serviette pliée et suffisamment serrée maintien-
dront le tout. — Chez un enfant après 4 ou
5 heures, chez un homme après 7 ou 8 heures,
soulevez délicatement l'emplâtre au-dessous
duquel se sera formée une cloque et rempla-
cez-le par un cataplasme chaud (supportable
au dos de la main), fait avec de la farine de
graine de lin. Laissez-le 2 heures ; après quoi,
seulement, vous percerez dans le point le plus
inférieur la cloque qui sous l'action du cata-

plasme se sera considérablement accrue, sans
provoquer de douleur, et recevez le liquide
sur un linge ou dans un vase. Appliquez ensuite : 1° un papier spécial, graissé à l'a-
vance de vaseline, sur une assiette chaude
et 2° un gros morceau d'ouate pour absorber
le liquide qui s'écoulera encore. Surtout agis-
sez *doucement* et *rapidement,* de façon que le
pansement ne soit pas l'occasion d'un refroidissement dont les conséquences peuvent être
graves. Les premiers jours, on changera le
papier et l'ouate, deux fois par jour, puis une
fois seulement. Pour ne pas fatiguer le malade, pendant qu'il est assis pour le pansement,
faites-lui tenir les mains par une personne
placée au pied du lit.

Un reproche fait avec justice aux vésicatoires est la fréquence relative des troubles
urinaires après son emploi (douleurs dans les
reins, difficulté d'uriner). Gingeot a trouvé
un procédé très simple de supprimer ce danger. La cantharidine, principe actif du vésicatoire, ne produit d'effets irritants que dans
les liquides acides. Il suffit donc de s'alcali-
niser le sang en buvant, dans la journée du
vésicatoire, une bouteille d'eau Perle de
Vals n° 5 ou de Vichy (Célestins) pour annihiler le poison. Si les accidents sont déjà dé-
clarés, une cuillérée à soupe de *bicarbonate
de soude* dans un litre de tisane de chiendent
ou de tisane de graine de lin les fera disparaître rapidement.

Le vésicatoire est une médication qu'on a
trop prodiguée autrefois, mais il est utile
quand il est employé *à propos;* il ne doit
jamais être appliqué sans prescription médicale, car, étant un remède très actif, il peut
être *dangereux.*

II. **Mouches de Milan.** — Emplâtre de
cantharides étendu sur du taffetas. Ordinairement, on emploie le vésicatoire sous cette
forme pour couvrir de petites surfaces, notamment lorsqu'on l'applique sur le visage
(névralgies).

III. **Vésicatoire ammoniacal.** — V.
Ammoniaque.

IV. **Vésicatoire permanent.** — Lorsqu'on veut entretenir la suppuration d'un
vésicatoire, on le laisse plus longtemps et
on le panse avec une pommade vésicante.
Cette médication est à peu près abandonnée
aujourd'hui.

Vessie (description) [V. *fig.,* à reins].
— La vessie est une sorte de poche placée
entre les *uretères,* qui lui apportent l'urine
excrétée par les reins, et l'*urètre,* par lequel elle expulse cette urine au dehors.

Conformation extérieure. La forme de la
vessie et ses dimensions sont très variables.
Située dans le petit bassin, où elle est maintenue par des ligaments ayant une grande laxité,
lorsqu'elle est complètement vide, elle n'a pas
plus de 3 centimètres et se dissimule alors derrière la symphyse du pubis ; mais, étant pleine,
elle peut remonter jusqu'à peu de distance de
l'ombilic, et sa paroi postérieure répond chez
l'homme au rectum, chez la femme au vagin
et à une partie de la matrice.

CONFORMATION INTÉRIEURE. La vessie est tapissée par une muqueuse qui, lorsqu'elle est rétractée, forme des plis disparaissant par la distension ; souvent il existe en outre des saillies provoquées par les muscles sous-jacents (vessie à colonne) et entre lesquelles peuvent se loger les calculs. En dehors de la muqueuse se trouvent des couches musculaires dont les unes sont longitudinales et les autres transversales. Ces muscles sont formés de fibres lisses sur lesquelles la volonté n'a pas d'action. La vessie renferme de nombreux vaisseaux, notamment un très riche réseau de veines.

Vessie (maladies). — Les principales maladies de la vessie sont les suivantes.

Calcul ou pierre. — CAUSES PRÉDISPOSANTES. Ordinairement vieillards aisés, enfants pauvres, rarement chez les femmes. Nourriture trop abondante, gravelle, obstacle à la miction (rétrécissement, hypertrophie de la prostate). Urine alcaline (le phosphate de chaux n'étant soluble que dans l'urine acide) ou trop acide (les urates se déposant dans ces urines). Caillots sanguins venus du rein, de l'uretère, de la vessie, et qui servent de noyau sur lequel les sels s'incrustent.

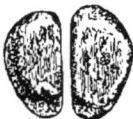
Fig. 766. — Calculs jumeaux de phosphate de chaux.

DESCRIPTION DES CALCULS (fig. 766-768). — Nombre. Ordinairement le calcul est unique chez l'enfant, en nombre variable chez l'adulte (3 à 4 le plus fréquemment, mais on en a trouvé jusqu'à 300). — Volume. Il est variable et d'autant plus petit que les calculs sont plus nombreux ; en général, ils ont 3 à 4 centimètres, mais dans des cas exceptionnels ils peuvent peser jusqu'à 1 500 gr. — Forme. Ovalaire, aplati et lisse ou à facettes et à saillies plus ou moins aiguës et alors très rugueux. — Couleur. Elle varie avec la composition : fauve (acide urique) ; gris (urate d'ammoniaque) ; brun (oxalate de chaux) ; blanc (phosphate et carbonate de chaux et d'ammoniaque). — Fréquence. Les calculs les plus nombreux sont ceux formés par l'acide urique et les urates, puis ceux composés de phosphates. Quelques-uns peuvent avoir une composition mixte. —

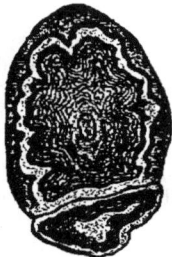
Fig. 767. — Coupe transversale de deux calculs vésicaux accolés l'un à l'autre, composés d'urate de soude et de phosphate double d'ammoniaque et de magnésie. (Grandeur naturelle. — D'après Ziegler.)

Origine. Les calculs d'acide urique et d'oxalate de chaux viennent du rein ; ceux de phosphate de chaux se sont formés sur place.
SIGNES. Sable dans l'urine, qui est trouble, visqueuse, purulente, fétide ; pissement de sang (hématurie). Besoins d'uriner fréquents, surtout le jour ; brusque interruption du jet, qui reprend ensuite. Douleurs variées, plus marquées à la fin de la miction, le calcul appuyant sur le col de la vessie ; elles augmentent par l'exercice, notamment l'équitation. La radiographie permet de voir en partie la situation, le volume et la forme des calculs (fig. 769).
PREMIERS SOINS. Eaux contenant du bicar-

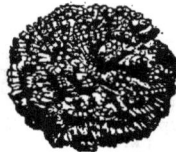
Fig. 768. — Calcul vésical coralliforme d'oxalate et de phosphate de chaux. (Grandeur naturelle. — D'après Ziegler.)

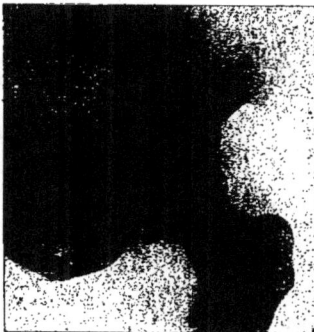
Fig. 769. — Calculs de la vessie. Radiographie Radiguet.

bonate de soude, artificielles, ou mieux naturelles (Vals, Vichy, Contrexéville). Diète légère.
TRAITEMENT. Taille (ouverture de la vessie et extraction du calcul) ou lithotritie (broie-

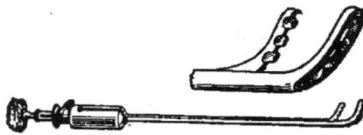
Fig. 770. — Lithotriteur, Instrument pour broyer les calculs dans la vessie.

ment du calcul à l'intérieur de la vessie) [fig. 770].

Vessie (Inflammation de la) ou **cystite** (du grec kustis, vessie, et de ite indiquant inflammation). — Inflammation microbienne de la vessie, soit totale. soit localisée au col par propagation d'une inflammation de l'urètre (blennorragie). Elle peut être aiguë, chronique d'emblée ou chronique après phase aiguë.

Cystite aiguë. CAUSES : 1° PRÉDISPOSANTES. Refroidissement de tout le corps ou du ventre, suppression des règles, excès de boisson ou excès vénériens. Evacuation trop rapide d'urine après une rétention complète. Absorption de cantharides.

2° DÉTERMINANTES. Blennorragie aiguë ou chronique avec rétrécissement de l'urètre ; prostatite et hypertrophie de la prostate ; plaies, notamment au cours du sondage avec instrument malpropre ; compression pendant la grossesse et l'accouchement ; répétition des règles à trop faible intervalle.

SIGNES. *Douleur* dans le bas-ventre s'irradiant vers les aines, le périnée et l'anus, avec *besoins incessants* d'uriner. Pendant l'émission des urines, le malade éprouve la sensation d'un fer rouge à la partie profonde et à l'extrémité de la verge. En recevant dans un autre verre l'urine de la seconde moitié de la miction, on y constate un dépôt abondant (mucus et pus mélangés à une quantité variable de sang, qui peut être rejeté sous forme de caillots); des *besoins fréquents d'aller à la selle* viennent souvent compliquer la situation. Le malade est agité et peut éprouver des troubles digestifs (nausées, vomissements, hoquets); la fièvre est variable et peut, dans les cas graves, s'accompagner de délire.

TRAITEMENT. Bains prolongés, grands cataplasmes sur le bas-ventre, sangsues, lavements chauds prolongés; lavements laudanisés ou au chloral; térébenthine en capsules; instillation d'une solution de nitrate d'argent. Eaux de Vals, Contrexéville, Vittel, Vichy.

Cystite chronique. CAUSES. Suite d'une cystite aiguë ; arrêt du cours de l'urine, quelle qu'en soit l'origine ; paralysie de la vessie ; altération de l'urine.

SIGNES. Douleur ordinairement beaucoup plus faible que dans la forme aiguë, se réduisant même souvent à une sensation de pesanteur dans le bas-ventre, mais pouvant s'accompagner de besoins incessants d'urine et d'aller à la selle. Le froid humide, les excès vénériens ou alcooliques exaspèrent cette douleur, qui oblige les malades à s'accroupir pour la miction. L'*urine* est trouble, laiteuse, d'odeur fétide, et s'évacue difficilement. Elle est alcaline et contient du pus, des flocons muqueux et souvent du sang et des urates.

Les troubles généraux varient avec la durée de l'affection et ses causes (rétrécissement, calculs, prostatite et hypertrophie de la prostate).

TRAITEMENT PRÉVENTIF. Ne jamais se retenir d'uriner quand le besoin s'en fait sentir. Climat sec et chaud ; pas d'alcool, de café, de thé, d'aliments échauffants ; bains fréquents, régime lacté, tisane de chiendent, lotions froides, frictions à l'alcool. Eaux minérales (V. plus haut). Térébenthine.

Contre la transformation alcaline des urines, acide benzoïque (2 à 6 gr.) avec quantité égale de glycérine dans une potion à répartir dans la journée. Huile de foie de morue chez les affaiblis. Cataplasme sinapisé sur le bas-ven-

tre. Evacuation régulière (2 à 4 fois par jour) de l'urine par la sonde en cas de rétention. Injections intra-vésicales tièdes faites lentement et à petites doses avec solution de nitrate d'argent 1/500, acide borique 3 p. 100, tanin 1 p. 100 (ce dernier surtout si les urines contiennent du sang). Instillation de nitrate d'argent (1 à 4 p. 100).

Paralysie de la vessie. Lorsque la paralysie atteint l'anneau musculaire (*sphincter*) qui ferme la vessie, il se produit un écoulement continu et involontaire d'urine (*incontinence*). Lorsque la paralysie atteint les parois mêmes de la vessie, il y a d'abord *rétention* d'urine, puis incontinence par regorgement, le trop-plein de la vessie s'écoulant involontairement. Dans ce dernier cas, il est indiqué de sonder le malade à intervalles réguliers.

Varices de la vessie. Du sang et des caillots sont rendus par l'urètre.

Vessies à glace. —
Pour appliquer de la glace sur une région que l'on désire refroidir dans le but de dé-

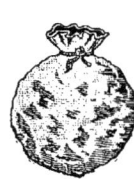

Fig. 771.
Vessie à glace.
(Vessie de porc.)

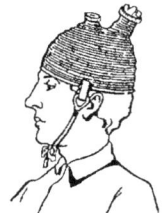

Fig. 772. — Vessie
en caoutchouc.

congestionner ou de calmer la douleur, on emploie une vessie de porc (*fig.* 771) ou une vessie en caoutchouc (*fig.* 772 et à YEUX [Médication des]).

Vêtements. —
Les vêtements doivent être : 1° *amples* pour permettre la dilatation de la poitrine nécessaire à la respiration et la dilatation des autres parties du corps sous l'action du travail des muscles et de l'affluence plus ou moins grande du sang dans la peau : la couche d'air interposée entre le vêtement et la peau, étant mauvaise conductrice de la chaleur, tend à conserver au corps sa chaleur propre sans augmentation ni diminution excessive, ce qui est le but à poursuivre ;

2° *perméables*, de façon à laisser s'effectuer les échanges gazeux qui s'opèrent à la surface de la peau et l'évaporation de la sueur ;

3° *mous*, *légers*, et cependant suffisamment *épais* suivant la saison.

Les tissus de laine dont les mailles lais-

sent des jours entre elles, comme le jersey et certaines flanelles, représentent l'idéal du vêtement. Chez les individus sains, des questions de propreté et de dépenses de nettoyage ont généralisé l'usage de la toile immédiatement sur la peau; mais tous les individus exposés à des sueurs abondantes et les convalescents ont le plus grand intérêt à employer la laine directement sur la peau : cette mesure s'impose pour les personnes ayant de l'albumine dans les urines et pour les vieillards atteints d'affections urinaires (hypertrophie de la prostate).
V. CAOUTCHOUC, CHAUSSURES, COIFFURE, CORSET, DÉSINFECTION, FLANELLE, TROPIQUES (Pays des).

Vevey (Suisse, 10 000 habitants). — Station de printemps et surtout d'automne, au bord du lac de Genève; abritée en partie contre le vent du nord par des collines.
TEMPÉRATURE MOYENNE : Septembre, 15°; Octobre, 11°; Novembre, 5°; Décembre, 1°; Janvier, 0°,5; Février, 2°; Mars, 5°; Avril, 9°.
Promenades nombreuses en plaine. Cure de raisin.

Viande. — La figure 773 montre la disposition des différents morceaux dans

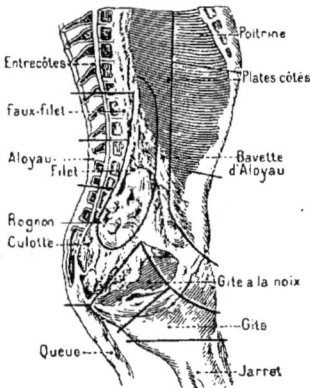
Fig. 773. — Parties diverses d'un bœuf.

le corps d'un bœuf. Le filet est la partie la plus tendre, le gite à la noix fait d'excellent bouillon. Le bœuf et le mouton sont très réparateurs, le veau l'est beaucoup moins. V. VIANDE CRUE, à l'*Appendice*.

Viande (Poudre de). — Prendre du bœuf dépourvu de graisse, bouilli ou rôti, le hacher, puis le dessécher entièrement au bain-marie et, enfin, le réduire en poudre par le passage dans un moulin à café ou un pulpeur. V. HACHE-VIANDE.

MODE D'EMPLOI. La dose quotidienne est de 100 à 500 grammes, répartie en trois ou quatre fois ; chaque repas supplémentaire est de deux cuillerées à soupe. On mêle la poudre à du potage, de la poudre de chocolat, ou trois cuillerées à soupe de sirop de punch et du lait (grog à la viande).

Jus de viande. — V. JUS.

Viandes malsaines. — Les viandes peuvent provoquer des troubles de la santé : 1° par *insuffisance de fraîcheur*, qui entraîne des vomissements, de la diarrhée et quelquefois des accidents plus graves (V. PORC). Faire vomir si l'on peut agir moins de deux heures après le repas; sinon, purger; 2° par la *présence de ténias*. (V. TÉNIAS.)

Vichy. — Station d'eaux minérales dans l'Allier ; leur caractéristique est la présence du *bicarbonate de soude* (4 à 5 gr. par litre) et d'une abondance d'*acide carbonique* libre.

MODE D'EMPLOI. La saison va du 15 mai au 15 septembre : les eaux, dont la température varie de 14° à 43°, sont prises en boisson, 1/4 de verre à 6 verres, bains et douches; on emploie le gaz acide carbonique qui s'élève des sources, sous forme de douches générales et partielles, de bains et d'inhalations. Les eaux sont, en outre, exportées.

PROPRIÉTÉS et INDICATIONS. Apéritives, digestives (*dyspepsies diverses*), particulièrement utiles chez les personnes sanguines, pléthoriques (source de l'Hôpital) ; chez les anémiques, employer des eaux contenant du fer (sources Mesdames, Lardy). La source Grande Grille active la circulation de la bile. Maladies de foie consécutives à des fièvres intermittentes et forme chronique des coliques hépatiques. V. aussi Eaux MINÉRALES alcalines.

Vidanges. — Matières excrémentitielles.
L'expulsion des vidanges est une question qu'il n'est pas toujours facile de résoudre à la campagne et en campagne. A la campagne, où souvent il n'existe pas de service de vidange, une fosse non cimentée au fond est d'usage fréquent ; les puits et les sources du voisinage peuvent, par suite, être infectés. D'autre part, les fosses complètement cimentées présentent l'inconvénient de déterminer le possesseur à économiser l'eau, dans la crainte de frais trop fréquents de

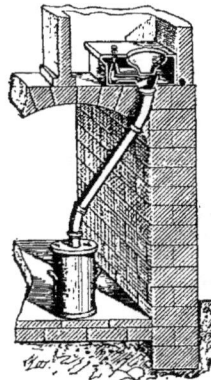
Fig. 774. — Coupe d'une fosse mobile.

vidange. Le système le meilleur semble donc le système diviseur (*fig.* 774, 775) dans lequel les

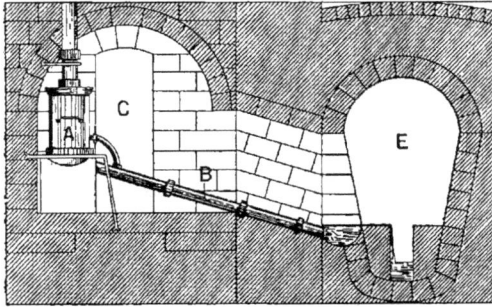

Fig. 775. — Système diviseur.

A. Réservoir à matières solides ; B. Conduit servant à l'écoulement des matières liquides ; C. Cave ; E. Égout.

matières solides seules sont conservées. A certains intervalles, on fait enlever le récipient et on en fait déposer le contenu loin des nappes d'eau.

Les water-closets (*fig.* 776), partout où l'on dispose d'une pression d'eau, ont leur réservoir directement en rapport avec les conduites de la ville, de façon à lancer les matières dans l'égout (tout à l'égout) ; mais leur inconvénient est justement la dépense importante d'eau (5 litres à chaque mouvement de bascule). Lorsqu'il est possible d'établir un vaste récipient sur le toit de la maison, de façon à recueillir les eaux pluviales, la même disposition peut être établie ; dans le cas contraire, on est obligé de recourir à des réservoirs remplis chaque jour et ne débitant à chaque tirage qu'un demi-litre d'eau.

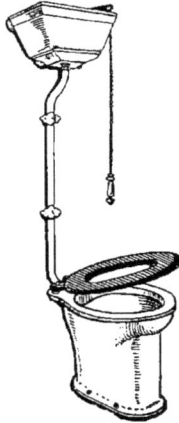

Fig. 776.
Water-closet de tout à l'égout.

Vieillesse. — V. EXERCICE, CONSTIPATION, CERVEAU (maladies) : *Congestion*.

Vin. — Boisson faite avec du jus de raisin.

Composition. — Le vin contient de l'*eau* (en moyenne 85 %), de l'*alcool* ou plutôt des alcools (esprit-de-vin ou alcool éthylique avec traces d'alcools supérieurs, propylique, amylique) dans la proportion de 7 à 23 % : 1° Vins de *liqueurs*, Marsala (23 %), Madère et Porto (20 %), Bagnols (17 %), Malaga (17 à 15 % ; 2° vins *mousseux*, Champagne (12 %), vins rouges et blancs Jurançon (13 %), Bordeaux (10 %), Chablis (7 %). Il contient, en outre des éthers qui lui donnent son *bouquet*, des acides libres ou associés avec de la potasse, *crème de tartre*, du sucre, des matières colorantes.

Raisons de préférence. — Les vins blancs légers sont préférables aux vins rouges. Ces derniers sont produits par la fermentation du grain de raisin complet (jus, peau et pépins), tandis que le jus seul est employé pour le vin blanc qui a l'avantage d'être diurétique*.

Préparations vineuses. — Le vin est souvent employé comme véhicule ou dissolvant. Citons le vin de quinquina, le vin tonique *amer* (extraits de quassia et de colombo ; de chacun, 2 gr. pour 500 gr. malaga), le vin de gentiane, le vin diurétique*, la limonade* vineuse.

Altérations naturelles du vin. — Les maladies des vins sont nombreuses. Elles sont dues à des fermentations spéciales qui se produisent presque toutes dans des récipients mal bouchés ou incomplètement remplis :

1° Les vins *piqués* ont à leur surface de petites taches blanchâtres, des *fleurs*; leur goût est aigrelet. Ces vins sont altérés par un champignon, le *mycoderma aceti* de Pasteur, qui transforme le liquide en vinaigre. Il se forme des acétates et des propionates de potasse en quantité d'autant plus grande que, pour combattre et masquer l'acidité de ce vin, les marchands y ajoutent souvent de la potasse caustique. L'acétate et le propionate de potasse sont encore plus toxiques que le sulfate de potasse produit par le surplâtrage.

Lorsque le piquage se produit chez les marchands, ceux-ci se hâtent aussi, souvent, de distiller le vin ainsi altéré. L'alcool recueilli dans ces conditions contient en quantité nuisible des acides acétique et propionique.

2° Les vins *plats* doivent leur goût peu agréable à l'action d'un autre champignon, le *mycoderma vini* (*fig.* 777), qui forme

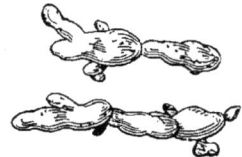

Fig. 777. — Mycoderma vini.

aussi à la surface du vin des productions blanchâtres. Une partie de l'alcool de ces vins, qui sont déjà d'un degré faible, a été transformée en eau et anhydride carbonique.

3° D'autres ferments produisent : 1° le vin *tourné*, qui se trouble, devient acide et change de couleur ; 2° le vin *gras*, *filant*, le vin *amer*.

M. Pasteur a démontré qu'en chauffant les vins à une température de 53°, on détruit tous ces germes et on assure la conservation des vins. (Extrait de *l'Enseignement de l'antialcoolisme*, du Dr Galtier-Boissière.)

Moyens de reconnaître les falsifications. — 1° MOUILLAGE (adjonction d'eau). Si l'on jette une goutte de vin mouillé sur un morceau de toile, il se forme un cercle plus clair autour de la tache.

2° PLATRAGE (adjonction de sulfate de chaux). Cette falsification *fréquente*, tolérée par la loi jusqu'à 2 gr. par litre, a pour but de clarifier le vin, d'en rehausser la couleur et surtout de le conserver. Elle produit des maladies de l'estomac et des reins. Pour la reconnaître, préparer une solution titrée composée de 1 gr. 40 de chlorure de baryum et 25 gr. d'acide chlorhydrique auxquels on ajoute quantité suffisante d'eau pour remplir une bouteille de 250 gr. Verser alors dans un verre ordinaire un verre à liqueur de vin et un demi-verre à liqueur de la solution. Puis, après 24 heures, filtrer le tout sur du noir animal. Si le liquide clair ainsi obtenu donne un dépôt blanchâtre lorsqu'on y ajoute une pincée de chlorure de baryum, la quantité de plâtre est supérieure à 2 grammes, c'est-à-dire à la dose tolérée.

3° SUCRAGE PAR LA SACCHAROSE. Si dans une solution de saccharose, dit le *Répertoire des pharmaciens*, on verse quelques gouttes d'un sel de cobalt et qu'on ajoute au liquide un léger excès d'hydrate de soude, la solution prend une belle couleur violet améthyste, assez foncée et persistante.

Le même essai avec une solution de glucose donne une coloration bleu d'azur, pâlissant peu à peu et devenant finalement vert sale. Cette réaction est sensible pour une solution contenant 5 décigr. de saccharose pour 1 000 d'eau.

Un liquide contenant les deux sucres donne la réaction de coloration de la saccharose, qui se maintient très nette, même si dans 100 parties de glucose il y en a 9 de glucose et 1 de saccharose.

La présence de la glycérine ne masque pas la réaction : elle donne, avec le cobalt et la soude, une légère coloration verdâtre.

Les liquides complexes doivent être au préalable traités par l'acétate basique de plomb, afin de les débarrasser des gommes, dextrines, acide tartrique, tartrates, qui peuvent diminuer l'intensité de la coloration.

4° SALICYLAGE (adjonction d'acide salicylique). Cette falsification est destinée à assurer la conservation du vin et à lui permettre de voyager. Certains marchands, notamment d'Algérie, emploient assez fréquemment ce procédé, interdit à cause de son action nuisible sur la santé.

On décèle l'acide salicylique de la façon suivante :

Dans un tube muni d'un robinet à sa partie inférieure ou, à défaut, d'un simple bouchon, on verse jusqu'à moitié le vin à analyser, auquel on ajoute 2 gouttes d'acide chlorhydrique. On verse ensuite une quantité d'éther égale à la moitié du vin ; puis, après avoir agité le tout, on laisse reposer le mélange verticalement. Lorsque l'éther est remonté au-dessus du vin, on ouvre le robinet, ou on enlève à moitié le bouchon de façon à laisser couler le vin et à ne conserver que l'éther. On ajoute alors à celui-ci un volume double d'eau distillée avec laquelle on agite pour le laver, et, lorsque l'éther est de nouveau remonté au-dessus, on évacue cette eau comme on a fait pour le vin.

L'éther est alors versé dans un petit verre qui est trempé dans de l'eau assez chaude pour être supportable à la main ; il s'évapore alors en laissant des cristaux d'acide salicylique qui, redissous dans de l'eau, donnent avec 2 ou 3 gouttes de perchlorure de fer une coloration violette. (Extrait de *l'Hygiène pratique*, du Dr Galtier-Boissière.)

5° COLORATION ARTIFICIELLE PAR LES BAIES DE SUREAU, ROSE TRÉMIÈRE, BOIS DE CAMPÊCHE. Elle est destinée à donner de la couleur aux vins mouillés avec l'apparence du bourgogne ou du bordeaux.

Remplir un plat creux blanc de 250 gr d'eau à laquelle on ajoute 5 gr. de vin. Si la couleur rouge persiste après plusieurs heures, le vin est naturel ; si elle tourne au vert ou au violet, le vin a été coloré artificiellement.

6° PROCÉDÉ SPÉCIAL POUR RECONNAITRE LA COLORATION PAR LA FUCHSINE, substance extrêmement nuisible à cause de l'acide arsénieux qu'elle renferme. — Verser 2 à 3 gouttes de vin sur un morceau de craie préalablement trempé dans du blanc d'œuf étendu d'eau, puis séché à 100° et dont la surface aura été légèrement grattée. Si ces gouttes prennent une coloration violette, le vin contient de la fuchsine.

Vinaigre. — Liquide acide, produit par la fermentation de l'alcool sous l'action d'un champignon, le *mycoderma aceti* ; il renferme 7 à 8 pour 100 d'acide acétique. On l'emploie comme condiment et comme médicament.

I. **Vinaigre alimentaire.** — Le vinaigre le plus employé est fabriqué actuellement avec des solutions alcooliques et non avec du vin. L'abus de ce condiment provoque des dyspepsies.

II. **Vinaigres pharmaceutiques.** — Il en existe trois variétés : 1° *Vinaigres stimulants*, employés en inhalations ou à la dose de quelques gouttes dans de l'eau, à l'occasion des syncopes : *vinaigre ordinaire*, *vinaigre aromatique anglais* (acide acétique cristallisable 100 gr., camphre 10 gr., essences de cannelle, de girofle, de lavande, 20 centigr. de chaque) ; ou stimulants de l'appétit : limonade au vinaigre (sirop de sucre 100 gr., vinaigre blanc 30 gr., eau 1 000 gr.) : 2° *Vinaigres antiseptiques* et *de toilette*, employés en lotions externes : *vinaigre des quatre voleurs* (absinthe, sauge, romarin, menthe, rue, lavande, de chaque 15 gr., cannelle, girofle, ail, de chaque 2 gr., camphre 4 gr., acide acétique 15 gr. et

34

vinaigre blanc 1 000 gr.) ; *vinaigre salicylique* (acide salicylique, parfums, vinaigre et
alcool). 3° *Vinaigres dissolvants de médicaments :* vinaigre de camphre, de colchique,
de digitale, de scille.

Empoisonnement. — Signes. Odeur de vinaigre de l'haleine, douleurs dans le ventre,
vomissements. — Premiers soins. Magnésie
abondamment, lait, huile, gruau.

Violettes *(fig. 778).* — Tisane adou-

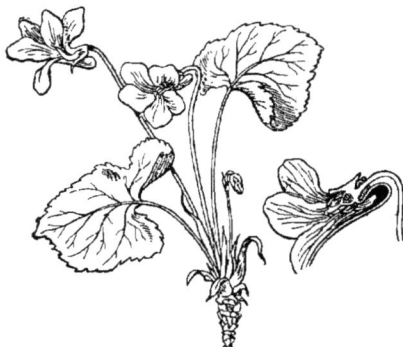

Fig. 778. — Violette.

cissante, 15 gr. de fleurs par litre en infusion.

Vipères et serpents (Mor-
sures des).

— Les morsures des di-
vers serpents venimeux ont été réunies
ici parce que le même traitement leur est
applicable. — Description de la vipère
(fig. 779-781). Vipère commune. On la

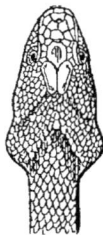 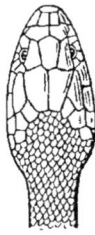

Fig. 779.	Fig. 780.
Tête de vipère.	Tête de couleuvre.

rencontre aux alentours de Paris (forêts
de Fontainebleau, de Sénart, de Montmo-
rency). Elle diffère des couleuvres : 1° par
l'absence des larges plaques qui recouvrent la tête de celles-ci et qui sont remplacées, chez les vipères, par des petites
écailles semblables à celles du reste du
corps ; 2° la forme de la tête, qui est trian-

gulaire ; 3° la queue très courte ; 4° la
couleur, qui est rouge brun foncé ou plus
souvent gris roussâtre avec des taches variables. La longueur totale est également
plus petite ; elle ne dépasse pas 70 centimètres. La marche est, en outre, beaucoup plus ondoyante. Le venin est contenu
dans les deux crochets de la mâchoire
supérieure.

La *vipère ammodyte* « existe en France
dans le Dauphiné et se rencontre dans
presque toute l'Europe. Elle vit dans les
lieux montagneux, secs et exposés au

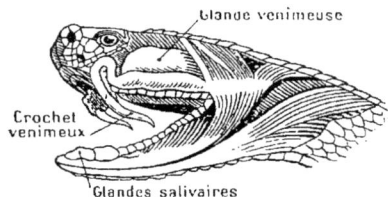

Fig. 781. — Appareil venimeux
de la vipère.

soleil. Elle se distingue de la précédente
par sa tête plus nettement triangulaire,
son museau plus pointu et prolongé en
avant en une sorte de pointe molle, conique, couverte de petites écailles. » (Lanessan.)

Morsure des vipères. — Signes : 1. *Forme
grave.* La plaie présente l'empreinte des deux
dents venimeuses ; elle saigne peu, mais provoque une douleur vive et cuisante et un gonflement assez notable qui bientôt gagne le
membre tout entier. Les points piqués deviennent rouges, puis bleuâtres, et une sérosité
roussâtre s'en écoule. Peu à peu la douleur
diminue ; puis la région se refroidit, s'en-
gourdit, et des plaques violacées, noirâtres
et même gangreneuses, se produisent.

Une heure ou deux après la morsure, le
blessé se sent extrêmement faible ; il éprouve
une oppression et un sentiment d'angoisse
qu'explique la difficulté de la respiration. Il
a des nausées, des vomissements, des évacuations intestinales et des douleurs au niveau
de l'estomac et du ventre. La peau jaunit et
se recouvre d'une sueur froide et visqueuse.
Quelquefois, on observe des pertes de connaissance et des troubles de la vue. Des hémorragies multiples peuvent mettre fin à
l'existence. (*Hygiène pratique* de l'auteur.)

II. *Forme légère.* Le gonflement qui constitue toute la maladie dure seulement quelques jours.

Hygiène préventive. Les touristes qui ex-
plorent les forêts feront sagement de garnir
leurs jambes avec de fortes bottes ou des
guêtres de cuir. Les dames doivent abandonner les chaussures de toile qui les garan-
tissent d'une façon très insuffisante. Il est
utile de surveiller avec soin les enfants pen-

dant qu'ils se livrent à la cueillette des fleurs ou des champignons, car c'est eux qui fournissent les cas les plus graves.

Traitement des morsures de tous les serpents. — TRAITEMENT : I. PRÉVENTIF.

Le venin n'agit que sur une surface privée de son épiderme ; il peut être avalé sans aucun inconvénient. Cependant, on ne doit pas sucer la plaie s'il existe une ulcération aux lèvres.

La première précaution à prendre, aussitôt que l'on est mordu par un reptile, est de serrer le membre mordu à l'aide d'un lien ou d'un mouchoir, le plus près possible de la morsure, entre celle-ci et la racine du membre. On doit, autant que possible, laver abondamment la plaie produite par les crochets du serpent en la faisant saigner, et l'arroser ensuite avec une solution récente de chlorure de chaux à 1 gr. pour 60 gr. d'eau distillée ou avec une solution de chlorure d'or pur à 1 gr. pour 100. Ces deux substances détruisent très bien le venin qui reste dans la plaie. On peut faire ensuite un pansement avec de l'alcool à l'acide salicylique (2 1/3).

Il est inutile de cautériser le membre mordu avec un fer rouge ou avec des substances chimiques. On doit éviter d'administrer de l'ammoniaque ou de l'alcool, qui ne pourraient qu'être nuisibles au malade et au traitement par le sérum.

Afin de pouvoir laver au plus tôt la blessure avec la solution de chlorure de chaux, le mieux, dans les pays à vipères, serait donc d'avoir un petit flacon d'eau et une pastille d'hypochlorite de chaux. Au besoin, on peut remplacer cette substance par une solution de 1 gr. de permanganate de potasse pour 100 gr. d'eau ou même de l'eau de Javel.

II. CURATIF. Employer le sérum antivenimeux du Dr Calmettes, dont on doit avoir soin de demander une provision à l'Institut Pasteur de Lille, lorsqu'on habite ou qu'on doit visiter un pays dans lequel existent des serpents venimeux.

« *Instruction pour l'emploi du sérum antivenimeux* (1). Le sérum antivenimeux est du sérum de cheval immunisé contre le venin des serpents. Il conserve ses propriétés indéfiniment, si l'on prend soin de ne jamais déboucher le flacon qui le renferme et de le maintenir à l'abri de la lumière. Il n'est altéré par la chaleur qu'au-dessus de 60° C. On l'emploie en injections hypodermiques dans tous les cas de morsures de serpents venimeux ou de scorpions. Le sérum empêche les effets des venins provenant de toutes les espèces de serpents de l'Europe, de l'Asie, de l'Afrique, de l'Océanie et de l'Amérique. La dose à employer est de 10 cent. cub., c'est-à-dire un flacon entier, pour les enfants et les adultes, lorsqu'il s'agit d'une morsure de vipère d'Europe ou d'un serpent de petite espèce des pays chauds.

Dans les cas de morsures par les serpents de grande taille, tels que le *cobra capel* de l'Inde, le *naja-haje* d'Égypte, les *bothrops* de la Martinique et de l'Amérique du Sud, les *crotales* de l'Amérique centrale et de l'Amé-

(1) Cette instruction est jointe aux flacons contenant le sérum.

rique du Nord, il sera préférable d'injecter simultanément deux doses, soit 20 cent. cub. en une seule injection.

Il faut intervenir le plus tôt possible après la morsure, car certains serpents, dans les pays chauds, tuent l'homme en quelques heures. Même dans les cas les plus graves, on pourra toujours empêcher la mort et arrêter l'envenimement si l'on injecte le sérum dans un délai de quatre heures après la morsure. Il n'y a aucun danger à en injecter de grandes quantités : *le sérum ne renferme aucune substance toxique et ne cause jamais d'accidents.*

Les injections sous-cutanées de sérum doivent être faites dans le tissu cellulaire du flanc droit ou gauche de préférence, parce qu'elles ne sont pas douloureuses à cet endroit. On doit les pratiquer avec une seringue stérilisable, à piston de caoutchouc ou d'amiante, de 10 ou 20 cent. cub. de capacité. Avant l'injection, on fait bouillir la seringue pendant 5 minutes dans de l'eau additionnée d'une petite quantité de borax (cette substance empêche les aiguilles d'être attaquées par la rouille). On lave avec soin la peau du blessé avec du savon et de l'eau, puis avec une solution antiseptique. On introduit alors l'aiguille profondément dans le tissu cellulaire, on pousse l'injection en une ou deux minutes et on retire brusquement l'aiguille. Le sérum se résorbe en quelques instants.

Ces précautions de propreté sont utiles pour ne pas produire d'abcès. On peut s'en dispenser si le temps presse et que la vie de la personne mordue soit en danger immédiat. Dans les cas très urgents, on peut injecter le sérum directement dans une veine superficielle, telle que la veine dorsale de la main.

Le sérum antivenimeux préparé à l'Institut Pasteur de Lille ne renferme pas d'acide phénique. Son pouvoir antitoxique peut toujours être vérifié de la manière suivante : si l'on injecte 2 cent. cub. dans les veines d'un lapin pesant environ 2 kilogrammes, ce lapin "doit pouvoir résister 5 minutes après à une dose d'un venin quelconque calculé pour tuer en 20 minutes les lapins témoins, à même poids que le lapin qui a reçu le sérum préventivement. Un léger précipité albumineux dans les flacons n'est pas un indice d'altération.

SOINS SUPPLÉMENTAIRES. — Comme remontant, café et thé, frictions et couvertures chaudes.

Traitement des morsures venimeuses chez les animaux domestiques. — Dans certains pays, beaucoup d'animaux domestiques (bœufs, moutons, chevaux, chiens) sont tués par des reptiles venimeux, ce qui occasionne des pertes considérables aux agriculteurs. L'emploi du sérum antivenimeux permet d'éviter ces pertes. On en fait usage exactement comme pour l'homme et aux mêmes doses. Les injections aux animaux doivent être faites de préférence sous la peau du dos, entre les deux épaules.

Virus. — Agent morbide, connu ou inconnu, provenant d'un organisme malade et amenant la propagation d'une maladie d'homme à homme ou d'un animal à l'homme. La transmission se fait soit par contact direct ou indirect avec une surface dilacérée (syphilis), soit par l'air avec absorption par les poumons (phtisie) ou les voies digestives (choléra).

Vision. — V. YEUX (description).

Vitiligo (*fig.* 782). Syn. : albinisme partiel, leucodermie partielle, dystrophie

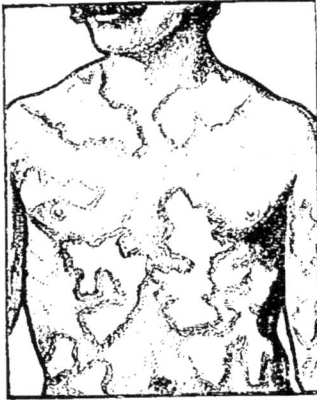

Fig. 782.   Vitiligo.

pigmentaire, dyschromie de la peau. — Maladie de la peau présentant les caractères suivants :

SIGNES. Taches blanches (*achromie*) bien circonscrites, limitées par une zone plus foncée (*hyperchromie*) que le tissu environnant. En général, elles sont arrondies, mais peuvent être de formes très irrégulières ; symétriques ou non de chaque côté du corps ; leur diamètre varie de quelques millimètres à la largeur de la paume de la main. La sensibilité de la peau est partout conservée. Les sièges les plus habituels sont les parties génitales, le visage, le cou, le cuir chevelu où les poils deviennent blancs dans les régions atteintes.

EVOLUTION. L'agrandissement des taches blanches est lentement progressif, mais elles peuvent disparaître pour, quelquefois, reparaître après un intervalle variable.

CAUSES. Troubles nerveux (?) ; pays chauds, adultes.

TRAITEMENT : 1° GÉNÉRAL. Hydrothérapie, électricité, bromures. 2° LOCAL. Frictions avec 4 gr. de teinture d'iode pour 100 gr. d'onguent mercuriel (Moro Byler).

Vitrée. (Humeur). — V. YEUX (description).

Vitriol. (Syn. : acide sulfurique). — Le *vitriol blanc* est du sulfate de zinc ;

le *vitriol vert*, du sulfate de fer ; le *vitriol bleu*, du sulfate de cuivre. V. SULFURIQUE.

Vittel. — Station d'eau minérale calcique froide dans les Vosges, au pied des monts Faucilles : saison 15 juin-30 septembre ; ressources, vie calme. Eau d'exportation. L'eau de Vittel contient une petite quantité de sulfate de chaux et de magnésie, de fer et d'acide carbonique.

PRINCIPALES SOURCES. *Grande source* lithinée ; *source salée,* sulfatée, chlorurée.— MODES D'EMPLOI. Boissons (moyenne 6-8 verres), bains et douches. — DURÉE DU TRAITEMENT. 25 jours. — ACTION. Apéritives, digestives, diurétiques, laxatives (source salée), dissolvantes des sables graveleux.

INDICATIONS. Gravelle, goutte avec anémie, diabète, albuminurie, dyspepsie avec constipation, coliques hépatiques, maladies de la vessie avec anémie. V. aussi EAUX MINÉRALES calciques.

Vive. — DESCRIPTION. Les vives sont des poissons qui passent une partie de leur vie dans le sable de la mer ; leur chair est délicate et fort appréciée. Elles possèdent de chaque côté de la tête, sur l'opercule (partie qui recouvre les branchies), un aiguillon percé d'un canal qui,

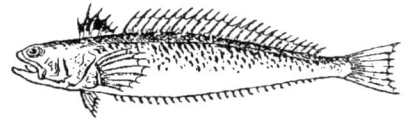

Fig. 783. — Vive.

à sa base, est en communication avec une glande à venin dont le contenu se rend dans l'aiguillon.

VARIÉTÉS. 1° La *petite vive* (la plus dangereuse), appelée *toquet* sur les côtes de la Manche, a une longueur de 12 cent. Elle n'a pas d'épines sur le bord antérieur du sourcil ; le corps est court, de couleur gris jaunâtre sur le dos, blanc d'argent sur le ventre ; le dessus de la tête est pointillé de noir.

2° La *vive commune,* qui peut atteindre 30 cent., a une épine sur le bord antérieur de l'orbite ; la partie supérieure du corps est gris roussâtre, la partie inférieure rayée de jaune. Elle vit sur toutes nos côtes comme la précédente.

3° La *vive à tête rayonnée* et la *vive a-aignée*, espèces spéciales à la Méditerranée.

Blessures par les vives. CAUSES. C'est en marchant sur ces poissons les pieds nus, ou en cherchant à les prendre avec la main, que les accidents se produisent. — SIGNES. Ils sont très rapides : une douleur très vive se fait sentir à l'instant, le membre enfle rapidement et un phlegmon plus ou moins étendu est la suite de la blessure.

TRAITEMENT. Le premier soin à prendre doit être d'élargir la plaie et de la faire saigner. Le Dr Payel considère l'essence de térébenthine comme une sorte de spécifique des piqûres de vive.

Voitures de malades. — Il existe un grand nombre de types de voi-

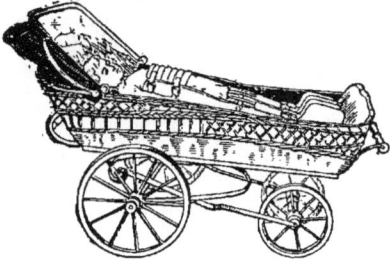

Fig. 784. — Voiture pour enfant.
(L'enfant est dans un appareil pour coxalgie.)

tures de malades, à des prix plus ou moins élevés. Le fauteuil roulant a été décrit

malades de chez eux ou de la voie publique à l'hôpital ou à la campagne.

Pour le transport à l'hôpital, le service est gratuit à Paris et s'effectue sur la demande d'un médecin adressée au commissaire de police. Il existe, d'autre part, des services privés et payants.

Voix. — L'usage bien entendu de la voix est le principal moyen que nous possédions pour lui conserver ses qualités et au besoin pour l'améliorer; mais cela ne vient pas naturellement, des efforts laborieux et un habile entraînement sont nécessaires : « L'éducation de la voix est donc la base de son hygiène » (MACKENZIE).

Structure et fonctionnement de l'appareil vocal. — La voix est produite par la réunion de trois appareils : 1° un *porte-vent,* le poumon ; 2° des *anches* vibrantes, les cordes vocales inférieures du larynx : 3° des *résonnateurs,* le pharynx, la bouche, le nez, destinés à donner à la voix son timbre, c'est-à-dire le son individuel et caractéristique.

Pour bien parler et surtout pour bien chanter, il faut donc savoir : 1° bien respirer ;

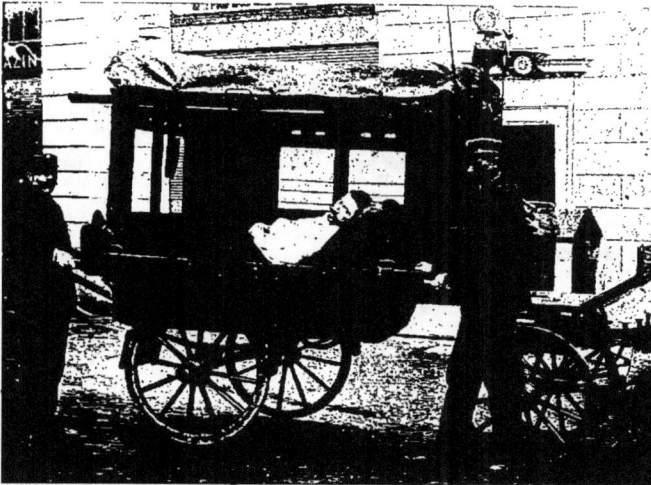

Fig. 785. — Voiture pour transport de malades.

au mot FAUTEUIL. La *fig.* 784 montre la voiture employée pour les enfants immobilisés sur le dos dans un appareil comme, par exemple, la gouttière de Bonnet. Dans la *fig.* 785 est représenté un type de voiture pour transporter des

2° donner aux cordes vocales une tension appropriée ; 3° disposer de façon convenable le pharynx, le nez, la bouche.

Il semble bizarre, au premier abord, d'apprendre à bien respirer ; c'est là un acte instinctif que chacun croit posséder par droit de naissance. Combien de gens ignorent cependant que la respiration doit s'effectuer par le nez ; le chanteur s'exercera même utilement à respirer devant une glace, bouche fermée. Garcia allait plus loin : il voulait qu'on apprît à chanter devant une bougie sans que celle-ci vacille.

On ignore aussi, généralement, qu'une profonde inspiration (entrée d'air) remplit mieux le poumon que plusieurs petites. Le chanteur ne doit pas, du reste, s'astreindre à respirer toujours à longs intervalles, mais apprendre à respirer d'une façon aussi complète et aussi silencieuse que possible, en répartissant utilement l'air respiré. La perfection de l'art de respirer en chantant est atteinte lorsque cet acte, d'abord difficile, arrive à s'effectuer inconsciemment.

La forme de respiration qui donne le maximum d'air au poumon en demandant le minimum de mouvement au corps est la respiration par le diaphragme, gros muscle qui sépare la poitrine du ventre et dont la contraction dilate le thorax en tous sens ; c'est donc celle que chanteurs et orateurs doivent s'habituer à employer. Pour obtenir ce résultat, on recommande les exercices de respiration dans la position horizontale ; dans le même but, Mandl conseille de chanter assis à califourchon sur une chaise, les bras croisés aussi haut que possible sur son dossier.

Le chanteur qui ne sait pas bien respirer exagère la contraction des muscles de la gorge et provoque ainsi des cris, la congestion du larynx et des granulations de la gorge ; sa voix est mauvaise au point de vue artistique et son organe devient rapidement malade.

Arrivons maintenant à l'organe proprement dit de la voix, au larynx, qui est une partie de la trachée modifiée dans sa forme en vue de la phonation. La charpente du larynx se compose de trois cartilages (*fig.* 786, 787) : l'un en forme de bouclier, le cartilage *thyroïde*, ou pomme d'Adam, est placé sur la partie antérieure d'une sorte d'anneau, le cartilage *cricoïde*. Celui-ci porte en arrière deux facettes avec lesquelles s'articulent deux pyramides triangulaires, les cartilages *aryténoïdes* (*fig.* 787, 788).

La partie essentielle du larynx est la *glotte*, rétrécissement du tube aérien en forme de fente triangulaire (*fig.* 789 et 790). La pointe antérieure du triangle glottique répond à la face postérieure du cartilage thyroïde et la base aux muscles ary-aryténoïdiens qui réunissent en arrière les deux cartilages aryténoïdes. Quant aux côtés du triangle, ils sont formés dans les deux cinquièmes postérieurs par lesdits cartilages et, dans les trois cinquièmes antérieurs, par les *cordes vocales* inférieures ou *vraies,* constituées de dehors en dedans par la muqueuse, un ligament élastique et le muscle thyro-aryténoïdien qui forme un pont allant de chaque cartilage aryténoïde au cartilage thyroïde.

Lorsque les muscles ary-aryténoïdiens sont relâchés, la glotte est ouverte au maximum [respiration] (*fig.* 791); lorsqu'ils se concentrent, ils rapprochent les cartilages (*fig.* 793). et suppriment la partie postérieure de l'ouverture glottique, de façon à ne laisser passer que lentement l'air venant du poumon (expiration) par la partie antérieure de la glotte formée par les cordes vocales. Celles-ci vibrent alors sous la poussée de l'air.

Lorsqu'on emploie la *voix de poitrine* (*fig.* 791, 792), la vibration se produit dans toute l'étendue et dans toute l'épaisseur de la corde ; pour la *voix de tête* (*fig.* 793) ou de fausset, la muqueuse des cordes vocales qui, du reste, peut se décoller des parties qu'elle recouvre, entre seule en vibration. Cette vibration est encore diminuée par une action accessoire : les fausses cordes vocales, qui sont placées au-dessus des vraies, viennent, en effet, s'appliquer sur ces dernières, constituant ainsi une sorte de *rasette*. Tandis qu'une main placée sur la poitrine sent vibrer celle-ci lorsqu'on chante de poitrine, aucune vibration ne se produit quand on chante de tête. La voix mixte est formée par les notes les plus élevées de la voix de poitrine.

Comment s'effectue l'échelle des sons qui constituent les diverses variétés de voix ? Par des modifications des cordes vocales : tension, raccourcissement, épaississement, amincissement, rapprochement l'une de l'autre.

L'*intensité* du son dépend de la largeur de la corde et du développement de la poitrine ; d'où l'utilité des exercices respiratoires indiqués précédemment.

La *hauteur* du son est liée à d'autres causes. Il est d'autant plus *grave :* 1° que les cordes vocales sont plus longues (hommes) ; 2° que la trachée est elle-même plus allongée (en général les ténors sont petits, les basses grands) ; 3° que le rapprochement des aryténoïdes est moins complet. Le son est, par contre, d'autant plus *aigu* que la tension des cordes est plus vigoureuse, leur étendue plus courte, leur rapprochement plus intime : ainsi le coup de glotte s'opère par la mise en contact presque complète des cordes. L'accolement augmente à mesure que la gamme monte, d'où la nécessité, pendant les études, de n'atteindre que très progressivement les notes élevées, si l'on veut éviter la fatigue.

En effet, pour le Dr Gougenheim, les notes habituelles qui représentent le registre de chaque individu et qu'on émet facilement sont produites par un état intermédiaire entre le relâchement du thyro-aryténoïdien, qui raccourcit la corde, et la contraction du crico-thyroïdien, qui l'allonge (*fig.* 794).

En employant la voix de tête, le chanteur peut atteindre des notes que l'étendue de son registre de poitrine ne lui permet pas ; mais le passage doit s'opérer avant la limite extrême de la voix de poitrine, sous peine de *trou* dans la voix. Au moment du passage, on éprouve un sentiment de détente dans la gorge, par suite de l'arrêt de la contraction du muscle tenseur des cordes qui était devenue excessive. Cette voix de repos ne monte pas très haut (cinq à six notes), et ces notes ne sont pas très éclatantes. l'orifice glottique étant trop ouvert.

La voix de tête n'est pas facile à régler, parce qu'elle est due à l'action d'un seul muscle ; elle est fragile chez l'homme : 1° parce qu'on ne peut pas se servir de la

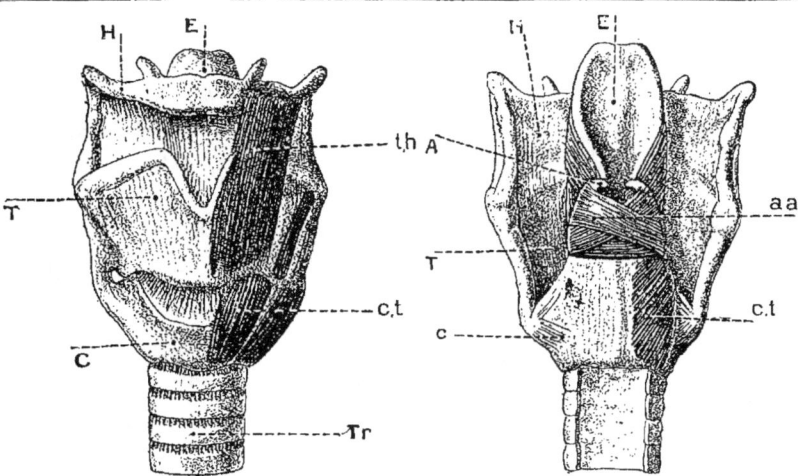

Fig 786. — Larynx vu par devant.

Fig. 787. — Larynx vu par derrière.

T. Cartilage thyroïde; C. Cartilage cricoïde; A. Cartilage aryténoïde; E. Épiglotte; H. Os hyoïde; Tr. Trachée; th. Muscle thyroïdien (élévateur du larynx); c t. Muscle crico-thyroïdien; a a. Muscles ary-aryténoïdiens.

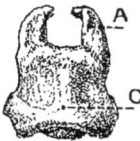

Fig. 788.
Système des cartilages cricoïde et aryténoïde.

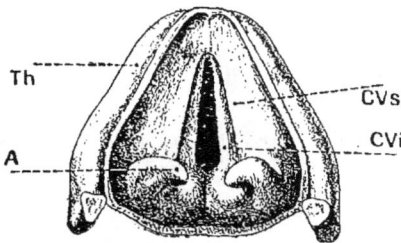

Fig. 790.
Coupe transversale du larynx.

E. Épiglotte; Th. Section du cartilage thyroïde; C. Cartilage cricoïde; Tr. Trachée; G. Glotte, ventricule du larynx; cs. Corde vocale supérieure; ci. Corde vocale inférieure; t a. Muscle thyro-aryténoïdien.

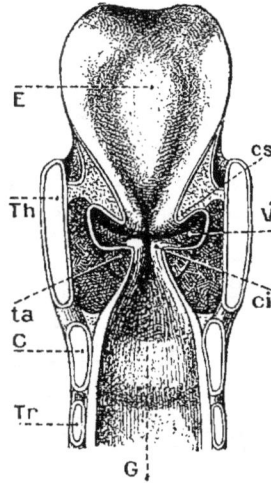

Fig. 789.
La glotte vue en dessus.

Th. Cartilage thyroïde; A. Cartilage aryténoïde; CVs. Corde vocale supérieure; CVi. Corde vocale inférieure.

Fig. 786 à 790. — Organes de la voix.

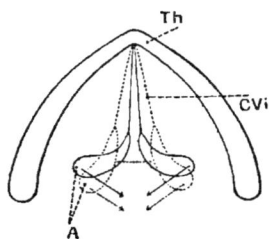

Fig. 791.

Glotte dans les inspirations moyenne
et profonde.

Th. Cartilage thyroïde ; A. Cartilage aryténoïde ;
CVi. Corde vocale inférieure écartée pendant
l'inspiration profonde.

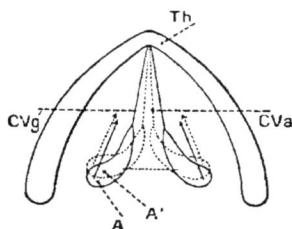

Fig. 792. — Glotte dans la voix grave
et dans la voix aiguë.

Th. Cartilage thyroïde ; A. Position du cartilage
aryténoïde dans la voix grave et A' dans la
voix aiguë ; CVg. Position de la corde vocale
dans la voix grave ; CVa. Position de la corde
vocale dans la voix aiguë.

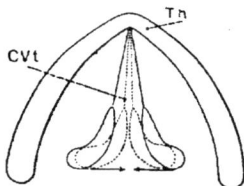

Fig. 793.

Glotte dans la voix de tête.

Th. Cartilage thyroïde ; CVt. Position de la
corde vocale dans la voix de tête.

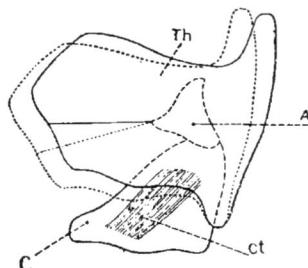

Fig. 794. — Action du muscle crico-thyroïdien fixateur et tenseur des cordes
vocales inférieures.

Th. Cartilage thyroïde ; C. Cartilage cricoïde ;
A. Cartilage aryténoïde ; ct. Muscle crico-
thyroïdien.

Fig. 791 à 794. — Modifications des cordes vocales pendant la parole et le chant.

respiration pour surélever le son sans risquer des avaries ; 2° parce que la muqueuse vibrant seule, la voix disparaît dès que celle-ci est malade ; or, quelle que soit l'altération du larynx, la muqueuse est la première touchée, la dernière guérie.

Arrivons maintenant à l'action des *résonnateurs.* Le timbre est la voix habillée (Gougenheim). Chaque son se compose d'un son fondamental et de sons accessoires, dits *harmoniques,* qui, plus ou moins renforcés par les résonnateurs susglottiques, modifient le son d'une note et lui donnent un caractère agréable ou désagréable.

Les muscles du pharynx, en allongeant la cavité résonnante, aident à la formation des sons graves et sombrent la voix ; en se raccourcissant, ils favorisent la formation des sons aigus et éclaircissent la voix.

Le voile du palais, en se relevant, ferme les fosses nasales et supprime les résonances nasales, nasillardes : l'effet est inverse si le voile est paralysé, comme, par exemple, à la suite des angines. Une luette grosse donne aussi une résonance nasale.

La place de la langue joue un rôle important dans le timbre de la voix, dans les vices de prononciation (blésité ou zézaiement, balbutiement, etc.).

La bouche en s'ouvrant donne un timbre aigu, en se fermant un timbre sombre.

Quand les harmoniques sont bien accordées avec le son principal, la voix est pure ; l'inverse se produit dans le cas contraire. Il est donc très important de savoir que l'étude peut apporter des modifications profondes aux résonnateurs, à condition que le professeur soit habile et l'élève patient et énergique.

Exercices. — Les exercices pour la voix parlée consisteront d'abord dans des lectures à haute voix, puis des improvisations dans de vastes salles, où l'on s'habituera à un débit de plus en plus rapide sans perdre la netteté de l'articulation. On apprendra à ménager la voix en l'appuyant, en la plaçant dans la poitrine.

Les exercices de chant sont forcément plus compliqués. Ils doivent être quotidiens et prolongés pendant plusieurs années (six à sept ans avant les débuts), puis réguliers, même pendant les vacances, qui devraient être de deux mois chez les professionnels (sans hâte et sans relâche, a dit Gœthe); mais ils doivent être courts (quatre quarts d'heure répartis dans la journée). On fredonnera d'abord à bouche fermée, puis on chantera à pleine gorge.

Il a déjà été fait allusion à la tension qui se produit dans la gorge lorsqu'on emploie un registre pour lequel la voix n'est pas faite. Cette tension s'accuse par une diminution de la pureté de la voix, qu'on corrige, pendant les études, en chantant piano les notes moyennes et en renforçant la voix par degrés, quitte à s'arrêter immédiatement dès que la tension commence.

Le grand chanteur Faure, dans son livre *la Voix et le Chant,* donne à ce sujet quelques conseils que nous croyons devoir résumer ici :

« Le travail d'étirement auquel la voix est incessamment soumise oblige les cordes vocales à une tension exagérée, et, lorsque l'élève imprudent veut retourner en arrière, il se trouve aux prises avec un médium déséquilibré : alors apparaît l'affreux chevrotement, conséquence inévitable des efforts qu'il s'est imposés.

« C'est encore une erreur de croire qu'il est possible de tourner les difficultés d'une tessiture (1) trop élevée au moyen de la transposition : lorsque, de demi-tons en demi-tons, on est parvenu à rendre accessible à la voix la partie la plus élevée d'un morceau, il arrive que la partie grave, ayant suivi la même marche descendante, en rend l'exécution à peu près impossible. Il est plus facile d'augmenter l'étendue d'une voix dans l'aigu que dans le grave. En effet, grâce à un effort de volonté et à une certaine dose d'énergie physique, on peut atteindre des sons élevés qui dépassent l'étendue naturelle de la voix, tandis que la volonté et l'énergie ne sont d'aucun secours dans la production des sons graves, qu'on obtient seulement par le calme et la dilatation. En tout cas, les acquisitions doivent se faire avec grande précaution et presque insensiblement. »

Les saccades de certaines formes de chants (staccato, trémolo) exigent une succession rapide d'adaptation des muscles délicats du larynx à chaque variété de sons ; il est donc nécessaire de ne procéder aussi à ces exercices qu'avec prudence et de ne pas les prolonger trop longtemps. On peut comparer l'effet de la succession de ces sons sur les muscles destinés à l'accommodation des cordes vocales à celui que produit sur le muscle de l'accommodation du cristallin le passage

(1) La *tessiture* est la partie du clavier vocal sur laquelle le chanteur se trouve le plus à l'aise (Faure).

devant une grille où l'ombre et la lumière se succèdent rapidement.

Exercices spéciaux chez les enfants.

— Pour la voix parlée, l'imitation des petits camarades et surtout des domestiques parlant mal (accent de terroir, grasseyement, zézaiement) a une influence désastreuse, assez difficile plus tard à modifier. L'exercice de la parole au grand air a, au contraire, un effet favorable ; Rousseau affirmait avec raison que les paysans articulent mieux (comme ils ont meilleure vue), par suite de la nécessité où ils se trouvent de se faire entendre à de longues distances.

Un exercice raisonné améliore grandement la voix ; aussi le chant aide-t-il à bien parler. Il est par suite utile de chercher à discipliner la voix de bonne heure (dès cinq à six ans pour Mackenzie, à neuf ou dix ans pour Faure).

« En faisant chanter aux enfants un petit nombre d'airs répondant à des voix d'une étendue très limitée, on établit la conscience de la voix, c'est-à-dire la relation existant entre l'oreille et les muscles du larynx. » (MACKENZIE.) On arrive ainsi à corriger toutes les notes fausses, les sons gutturaux ou du nez, les altérations du timbre ; en effet, les organes sont alors plus souples et plus dociles, et la faculté d'imitation est ici un avantage : la Patti, l'Alboni, Nilsson ont commencé leurs leçons très jeunes.

Il est bien entendu que toutes les manœuvres vocales exagérées sont à interdire à ce moment : les leçons doivent être courtes et s'arrêter dès que l'effort et la fatigue commencent (pas plus de douze notes du registre de l'enfant).

Doit-on s'arrêter à l'âge de la *mue,* qui coïncide avec la puberté ? Elle est peu marquée chez les filles (treize ans), mais très importante chez les garçons (quatorze - seize ans). À ce moment, le larynx prend chez ces derniers un développement presque double dans toutes ses dimensions et le travail qui s'opère dans l'organe s'accompagne d'un tel apport de sang que les congestions sont faciles. Faure conseille, à cette période, le repos ; mais tel n'est pas l'avis de Mackenzie, qui recommande simplement de procéder avec la plus grande prudence. Il fait spirituellement remarquer qu'on ne met pas au lit les enfants qui grandissent rapidement, mais qu'on limite leurs promenades ; il suffit donc, au moment de l'agrandissement du larynx, de ménager l'organe sans en supprimer le fonctionnement. Il ne faut employer que les notes moyennes, le médium, et avoir soin de s'arrêter dès que l'enrouement apparaît.

On sait qu'à ce moment un ténor peut se transformer en baryton, un baryton en basse, avec une rapidité étonnante, surtout dans le Midi (Toulouse). On cite toujours à ce propos la voix de Lablache, qui se transforma en une nuit. Une surveillance active est donc indispensable, et on devra notamment ne pas oublier que la mue peut se faire en plusieurs étapes.

Durée de la voix.

— Les voix belles naturellement sont plus fragiles que les voix fabriquées. Plus la voix est élevée, plus son existence est courte. Les ténors n'ont, en général, la plénitude de leurs moyens que pendant six à sept ans, les barytons dix ans; les basses sont plus heureuses, la durée de leur voix est moins brève. L'ossification des cartilages commence à quarante ans chez l'homme, à soixante-dix chez la femme; la voix devient alors cassée, chevrotante et, chose assez curieuse, le médium se perd avant les sons aigus et graves.

Signes précurseurs de la perte de la voix. Les uns, d'après Castex, sont communs à tous les chanteurs, comme le chevrotement, le grelottement, la difficulté de faire les passages: les autres sont spéciaux à chaque sexe l'homme éprouve une difficulté à chanter à demi voix, à sombrer les sons; la femme voit disparaître les notes inférieures de la voix de tête, les notes élevées deviennent difficiles et le médium est voilé, tremblotant.

Hygiène générale. — Quelle doit être l'hygiène générale de l'orateur, du chanteur? Les prescriptions sont nombreuses et visent les diverses fonctions.

On doit augmenter la puissance musculaire et la capacité pulmonaire par un *exercice progressif,* arrêté avant la fatigue : promenades à pied, au minimum de 4 kilomètres pour les femmes, de 8 pour les hommes, en évitant les ascensions et les courses trop rapides, de façon que la résistance de l'air ne porte pas à l'excès l'effort respiratoire : la bicyclette (sans emballement), la natation, l'escrime, la gymnastique, surtout celle avec haltères, et suivie d'hydrothérapie et de massage, contribuent au même but et préservent de l'obésité.

Comme *appartement,* l'orateur et le chanteur choisiront l'exposition au levant ou au midi, à cause de la fréquence, chez eux, des rhumes produits par le froid, et n'hésiteront pas à loger aux étages supérieurs de la maison afin d'être éloignés des poussières de la rue, si nuisibles au larynx. Pour éviter les brusques changements de température, ils doivent demander à leurs appareils de chauffage, toujours à tirage libre, une température de 15° à 18°, et ne pas employer la houille, dont la fumée monte à la gorge.

A l'effet nuisible des poussières et des fumées il faut joindre celle des *odeurs* et *parfums* naturels ou artificiels (orange, lis, datura, violette, coing, gaz se dégageant des water-closets) qui peuvent enlever instantanément la voix. Dans le même ordre d'idées, il convient de mentionner le tabac qui, exception faite de l'enragé fumeur Mario, est proscrit par presque tous les auteurs, artistes ou médecins, surtout aux ténors et aux personnes dont la voix est déjà fatiguée.

A la *campagne,* l'homme soucieux de sa voix n'oubliera pas que les bois sont souvent humides et que le refroidissement habituel de l'air au moment du coucher du soleil y est souvent particulièrement intense. Partout, s'il est surpris par un abaissement de température, il fermera la bouche et évitera de parler.

L'*air de la mer* surexcite les nerveux et voile leur voix; les bains à la lame peuvent produire des inflammations de l'oreille si l'on n'a pas soin de bien fermer la bouche et d'introduire un tampon d'ouate dans le conduit auditif externe. Sauf, du reste, ces restrictions et à condition de ne pas choisir une localité où le vent règne avec trop de violence, un séjour à la mer, notamment près de l'Océan, est souvent utile.

L'*alimentation* doit-elle être spéciale? Le but à atteindre étant l'intégrité de la capacité respiratoire, il convient de ne pas gêner l'expansion du poumon et le travail du diaphragme par une dilatation excessive de l'estomac et des intestins. Les repas seront donc pris à intervalles réguliers, de façon à éviter le surcroît de nourriture qu'entraîne l'usage contraire; le souper après le spectacle est une bonne pratique pour le chanteur de profession, obligé de dîner de bonne heure et de se coucher tard.

Quant aux aliments, il est préférable, pour la même raison, de choisir ceux qui nourrissent beaucoup sous un petit volume et se digèrent rapidement : viande rouge peu cuite, lait et œufs, légumes verts bien divisés, fruits frais, vins légers.

Les aliments qui contiennent de la gélatine (huîtres, escargots) jouissent de la réputation de donner de la voix, tandis qu'au contraire les fromages fermentés, les choux, les champignons, les artichauts, les amandes, la moutarde, l'eau glacée et surtout les alcools sont considérés comme nuisibles. Le Dr Sandras a démontré que l'anisette et le kummel, notamment, diminuent, puis éteignent complètement la voix. Le café, qui, précipitant les battements du cœur, rend la respiration courte, ne doit être pris qu'à faible dose. Enfin, avant de quitter ce sujet, il est nécessaire de signaler l'utilité d'un régime rafraîchissant, la constipation gênant l'expansion pulmonaire.

Le *costume* ne peut être absolument celui de tout le monde, tout au moins pour la chanteuse; elle doit renoncer aux corsets serrés, qui diminuent de plus d'un tiers la capacité respiratoire. Les cols hauts gênent les mouvements du larynx, les ceintures et les chaussures étroites congestionnent le visage.

Toutes les prescriptions précédentes ont particulièrement leur application le jour où l'on doit parler ou chanter en public. Une exception doit cependant être faite pour celles qui ont trait aux exercices physiques : il convient alors, en effet, d'éviter toute fatigue, même passive, comme la station debout, de parler le moins possible et surtout de ne point causer en voiture, le bruit obligeant inconsciemment à forcer le ton.

Une salle surchauffée ou encombrée d'un public trop nombreux est nuisible au chanteur, à l'orateur, qui doivent avoir à leur disposition un air normal : l'abondance de l'acide carbonique, qui vicie l'air, oblige à des respirations très fréquentes et gêne, par suite, l'émission de la voix.

L'orateur, au début de son discours, parlera lentement et assez bas, quitte à s'échauffer ensuite progressivement. Il tiendra la tête droite, même s'il lit, les épaules en arrière, dirigeant sa voix sur l'auditoire et non au-dessus. Chanteurs et orateurs ne doivent pas oublier que tout effort dans les traits est une fatigue, et qu'il importe, pour pouvoir se servir longuement de sa voix, de rester le plus calme possible. Si la gorge est sèche, humecter la bouche avec une très petite quantité d'eau ou placer sous la langue une petite pastille de chlorate de potasse; si elle s'irrite facilement, une pastille de cocaïne permettra d'effectuer l'effort nécessaire.

Maladies de la voix. — Lorsque la voix se voile, *s'enroue,* l'orateur peut encore au besoin parler; mais qu'il se garde de tousser pour éclaircir sa voix : il congestionnerait ainsi l'organe; il se contentera d'essayer d'articuler le plus nettement possible, en buvant de temps en temps une gorgée de boisson chaude (thé, café), et il sera souvent étonné du résultat qu'il peut obtenir ainsi. Utiliser une voix enrouée, « chanter sur un rhume », est beaucoup plus grave pour un artiste lyrique que pour un acteur, et la prudence la plus élémentaire l'oblige à s'abstenir. Qu'un prêche ait été prononcé ou un opéra chanté, il est indispensable que la poitrine et le cou de l'orateur ou du chanteur soient soigneusement couverts et qu'il ne parle plus, afin d'éviter l'introduction d'air froid dans son larynx avant de s'être reposé. Les *angines* et les *laryngites* ne sont si fréquentes chez les ecclésiastiques et les instituteurs que par suite de l'impossibilité, pour eux, de ce repos de l'organe.

Le traitement de ces maladies exige, en premier lieu, le silence du malade. Il devra garder la chambre, employer les gargarismes boriqués et les fumigations au benjoin, à l'eucalyptus ou aux bourgeons de pin.

Les muqueuses de la gorge et du larynx se congestionnent facilement; les granulations sont la grande terreur des orateurs et surtout des chanteurs. Ces lésions sont bien souvent la suite des maladies du nez, qu'il serait très simple de prévenir par des lavages quotidiens, des irrigations nasales avec l'eau boriquée à 3 pour 100. V. NEZ (médication).

Il est d'autant plus important de faire ces lavages que la pharyngite chronique menace à la fois la voix et l'audition, la muqueuse se continuant dans la trompe d'Eustache, conduit qui va de la gorge à la caisse du tympan. (V. *fig.* 489, à OREILLE, et 468, à NEZ.) La béance de l'ouverture de cette trompe à la suite d'inflammations chroniques du pharynx accroît, en outre, d'une façon excessive l'audition de la propre voix du malade et produit des bourdonnements dans ses oreilles, chaque fois qu'il chante.

Un trouble spécial, la *crampe des orateurs et des chanteurs,* a été décrit par Mandl : il consiste dans une sensation de congestion, de plénitude, d'embarras de la gorge, résultat de la fatigue de la voix. Son traitement consiste, pour Mackenzie, dans : 1° l'abstention de la parole, « l'application d'une éponge trempée d'eau tiède sur la pomme d'Adam, puis des applications d'un mélange d'eau froide et d'eau de Cologne pendant quelques minutes, qu'on fera suivre d'un essuyage avec une serviette assez rude. Le célèbre médecin anglais conseille, en outre, de pétrir les côtés du larynx et de le pousser en haut et en bas avec une suffisante énergie pour que ces manœuvres soient senties profondément.

Les femmes doivent savoir qu'au moment des règles il leur est interdit de faire des efforts vocaux exagérés, sous peine d'hémorragies dans l'épaisseur des cordes (Poyet) et que les maladies des organes maternels peuvent suffire à produire l'aphonie.

L'extinction de voix peut être provoquée, par beaucoup d'autres causes : les plus fréquentes sont les excès alcooliques, les congestions passagères par le froid, la paralysie hystérique des cordes vocales, d'origine en général constitutionnelle. Les muscles du larynx étant très superficiels, l'électricité donne souvent de bons résultats.

Eaux minérales. Mackenzie conseille Aix en cas de congestion chronique et de relâchement des cordes; le Mont-Dore si les catarrhes se répètent chaque hiver.

Troubles dans l'émission de la voix.
1° *Balbutiement.* — Trouble de la voix résultant de l'incertitude des mouvements de la langue et des lèvres (spasme). Il peut coexister avec le bégayement[1]. La frayeur est sa cause la plus ordinaire, puis l'ivresse. On débarrasse les enfants de ce défaut en les faisant parler lentement, à haute voix.

2° *Bégayement.* — Ce trouble est produit par l'impossibilité de disposer convenablement les cordes vocales pour la phonation ou par le spasme du diaphragme (Mackenzie).

L'imitation consciente ou inconsciente est une de ses causes, d'où l'intérêt de ne pas mettre des bègues guéris en communication avec d'autres bègues.

Le traitement du bégayement consiste à apprendre à respirer convenablement, c'est-à-dire à faire en sorte que l'air venant du poumon ne puisse pas sortir avant que le larynx soit prêt à le recevoir. Le tabac est nuisible aux bègues.

3° *Blésité* et *zézayement.* — Vice de prononciation consistant dans la difficulté d'articuler les consonnes *c* et *s, g* et *j.* Comme dans le *th* anglais, la langue, chez ceux qui zézayent, s'avance outre mesure au moment de prononcer les lettres et vient se placer entre les dents, mettant ainsi obstacle à l'articulation exacte : d'où *zéant* pour *géant, ceval* pour *cheval.*

« Il faut, pour se corriger de ce défaut, maintenir la langue appuyée sur les dents de la mâchoire inférieure et en opérer le retrait en la dirigeant au palais chaque fois qu'on doit prononcer une des quatre lettres difficiles. » (FAURE).

Ce trouble de la voix est dû souvent à l'imitation, chez les enfants, d'un zézaiement volontaire des parents.

4° *Chevrotement, tremblement de la voix.* — Le grand chanteur Faure donne le conseil suivant dans son livre *la Voix et le Chant* : « En premier lieu, l'attaque du son devra se faire par un coup de glotte sur la voyelle o bref (hotte). L'émission de cette voyelle oblige à un pincement des cordes vocales plus énergique que celui de l'*a* ouvert. Ce pincement doit empêcher l'air de s'échapper trop rapidement et permettre de mieux maîtriser le son.

«On devra ensuite donner au son, ainsi attaqué, la durée d'une croche, puis d'une noire, et arriver ainsi insensiblement à le tenir 4, 6 ou 8 temps, en s'arrêtant aussitôt que le son commence à trembler. Cet exercice, qui devra être continué longtemps, devra se faire avec une glace devant soi, afin de surveiller l'appareil buccal, qui doit rester dans une immobilité absolue. »

5° *Grasseyement.* — Vice de prononciation assez commun à Paris (accent parisien). Les vibrations de la lettre *r*, qui devraient être déterminées par le mouvement rapide de la *pointe* de la langue, se produisent dans l'arrière-bouche entre la *base* de la langue et le voile du palais, d'où la transformation de l'*r* en *g* ou *k*. Faure conseille : 1° de chercher à imiter des personnes qui parlent bien ; 2° de prononcer lentement et distinctement, puis de plus en plus vite les mots *Pédé, Bédé, Tédé* ; on donnera ensuite plus d'importance à *dé* et on fera des lectures à haute voix de prose ou de poésie en substituant *d* à tous les *r*. On élèvera la pointe de la langue vers la voûte palatine à trois ou quatre lignes en arrière de l'arcade dentaire supérieure, en veillant à ce que l'arrière-bouche reste dans une inaction complète, et on s'efforcera, en chassant une grande masse d'air, de faire osciller la pointe de la langue et de la faire vibrer comme un drapeau.

6° *Lambdacisme.* — Vice de prononciation consistant dans le remplacement de *l* par le son de *ll* mouillé.

TRAITEMENT. Diriger l'air vers le milieu de la langue.

Volonté (Maladies de la). — Les

troubles de la volonté sont fréquents et il y a déjà été fait allusion dans différents articles : ALCOOLISME, ALIÉNATION MENTALE, ÉPILEPSIE, FOLIE, GROSSESSE, HYPNOTISME, HYSTÉRIE, MÉNOPAUSE, OPIUM (morphinisme), NEURASTHÉNIE. On ne trouvera donc ici que des renseignements généraux sur l'*affaiblissement de la volonté* et particulièrement sur une de ses variétés, la *maladie du scrupule*.

Affaiblissement et abolition de la volonté (aboulie). — Th. Ribot et Dallemagne (1) en décrivent plusieurs variétés.

L'*affaiblissement par défaut d'impulsion* est la caractéristique des apathiques, des indifférents, auxquels on peut ajouter les irrésolus, dont les déterminations sont si variées et si contradictoires qu'elles n'ont aucun résultat. Les muscles, les organes de mouvements sont intacts ; l'intelligence peut être parfaite, mais la sensation excitatrice est trop faible pour exercer une action sur la volonté. Les in-

(1) Th. Ribot. les *Maladies de la volonté*. — Dallemagne, *Pathologie de la volonté*.

fluences dépressives, notamment les intoxications (morphinisme), sont les causes ordinaires de cet état, qui peut disparaître, par contre, sous l'action d'une vive émotion morale. — Dans d'autres cas, l'affaiblissement de la volonté est dû à un sentiment de crainte sans motif raisonnable : peur de traverser une rue ou une place (*agoraphobie*), hésitation continuelle (*folie du doute*), vérification incessante d'actes antérieurs par crainte d'erreurs d'orthographe, de perte d'une clef, d'oubli de fermeture d'un meuble, de malpropreté des mains.

Le malade peut avoir la perception très nette de la détermination à prendre, mais être dans l'impossibilité de *vouloir* les moyens nécessaires à sa réalisation. Tel est le cas des individus débordés par le flux incoercible de leurs idées, avec affaiblissement corrélatif du pouvoir de les diriger, l'attention volontaire étant insuffisante.

L'*impulsion morbide* est le dénouement d'une obsession transformée en idée fixe. Elle peut, dans certains cas, être instantanée (épilepsie), mais, le plus souvent, ne s'effectue qu'après de longs mois et seulement sous l'action d'une cause occasionnelle fortuite. Dans cette variété de malades rentrent les individus qui « marchent des heures entières sans s'arrêter, sans regarder autour d'eux, comme des appareils mécaniques que l'on a montés » ; les hystériques, qui « éprouvent le besoin à certains moments d'aller vociférer dans un endroit solitaire » (BILLOD), les personnes obligées à de continuels calculs (arithmomanie) ou à la recherche du nom des passants (onomatomanie) ; enfin, les obsédés du suicide ou du crime, qui sollicitent eux-mêmes leur entrée dans les asiles, où ils recouvrent immédiatement le calme en se sentant protégés contre eux-mêmes.

Des formes incomplètes (tics, lubies, bizarreries, petites manies) relient, par des transitions presque insensibles, l'état sain à ces formes de troubles de la volonté.

Maladie du scrupule (1). — La maladie du « scrupule » est plus fréquente chez les femmes que chez les hommes, chez les personnes aisées que dans la clientèle d'hôpital et entre vingt et quarante ans.

Les caractères essentiels du langage du scrupuleux sont « le désir de se confesser, aucune raison sérieuse qui s'y oppose et l'impuissance où se trouve le malade d'exprimer clairement son état. C'est là un fait qui tient à la maladie et qui rentre dans tout un groupe de phénomènes du même genre. Il se rattache à une impuissance générale de rien faire avec précision, de rien terminer ». Ces malades sont persécutés par des obsessions de différentes natures, c'est-à-dire par une idée fixe qui revient assiéger leur pensée vingt, cent fois par jour.

VARIÉTÉS D'OBSESSIONS. — *Obsession du sacrilège.* « Elles sont constituées par l'association de deux pensées : l'une d'ordre élevé, le plus souvent religieuse et en tout cas infini-

(1) Résumé d'un remarquable article du Dr Pierre Janet dans la *Revue philosophique*, 1897, faisant partie de son livre les *Obsessions* (F. Alcan, édit.).

ment vénérable aux yeux du sujet, Dieu, l'âme, les enfants, l'église, l'hostie, et de l'autre une pensée basse, répugnante, ignoble, les excréments, les organes génitaux, les paroles grossières. » Ex. : scrupule d'avoir voué ses enfants au démon.

Obsession du crime. Impulsion au vol, à l'assassinat, au viol, au suicide.

Obsession du remords d'un sacrilège ou d'un crime. Remords d'une faute religieuse : confession insuffisante, action de mâcher l'hostie, d'avoir mal fait la prière, remords de crimes dont le malade a eu l'impulsion ou dont il a simplement entendu parler.

Obsession de honte morale. Mécontentement de son esprit, de sa volonté, de son intelligence, de son caractère, des actes dont on est ou non responsable. Obsession qu'on est atteint de folie. Ce qui distingue le scrupuleux du mélancolique, c'est que celui-ci est *convaincu* de sa déchéance, alors que le scrupuleux est loin de croire complètement tout ce qu'il dit ou pense à ce sujet.

Obsession de honte physique. Mécontentement de son corps en général, de son embonpoint, de la rougeur du visage, de ses formes féminines, de la gaucherie avec laquelle on tient ses bras, ses jambes ; honte des parties génitales avec, comme conséquence, le refus de manger, de se montrer, de sortir dans la rue, la peur de ne plus être aimé, même dans l'enfance, d'être lourd, d'avoir les mains sales, de faire des bruits inconvenants, de perdre ses urines.

Obsession hypocondriaque. Les scrupuleux ont moins la crainte de la maladie elle-même que de provoquer cette maladie par une faute personnelle.

CARACTÈRES COMMUNS. Les idées des scrupuleux sont des troubles de la volonté : elles portent toujours sur des actes personnels. Ces actes sont non seulement toujours mauvais, mais les plus mauvais qu'ils peuvent imaginer. Les obsessions s'accompagnent de doute, d'interrogation, d'hésitation, de compensation, d'expiation, de promesses, de serment.

HYGIÈNE PRÉVENTIVE. Éviter les mariages entre familles de même profession (universitaires, magistrats, etc.).

Chez les enfants prédisposés par l'hérédité, développer l'adresse manuelle, habituer à l'action libre, aux exercices même dangereux donnant confiance en soi, faire vivre avec des camarades, empêcher les rêveries.

V. aussi ALIÉNATION : *Traitement préventif.*

TRAITEMENT. Les scrupuleux souvent ne savent ni travailler seuls, ni s'amuser seuls : ils n'ont aucune personnalité, mais sont des reflets d'autres individus qu'ils répètent consciemment ou inconsciemment.

Le premier caractère de leur volonté est l'indécision : ils ne mettent pas à exécution leur idée fixe, parce que leur résolution est trop faible pour résister au moindre obstacle, que leur idée elle-même est imprécise. Il en résulte que le médecin doit chercher : 1° à prendre la direction complète de l'esprit du malade ; 2° à réduire cette domination au minimum et à apprendre peu à peu au malade

à s'en passer. Pour obtenir ce résultat, on peut employer la suggestion et une gymnastique de l'attention, notamment étude du piano, du dessin à des heures données et en faisant des choses assez difficiles pour contraindre la pensée à un travail précis ; on doit aussi chercher à diminuer la fatigue de la pensée par une simplification de la vie du malade.

Vomer. — Petit os placé à l'intérieur du nez, dont il forme une partie de la cloison.

Vomique. — Expulsion du pus par la bouche, à la suite de l'ouverture dans les bronches d'une pleurésie purulente ou d'un abcès du foie ou des reins.

Vomique (Noix). — V. NOIX VOMIQUE.

Vomissement. — Dégorgement par la bouche de matières qui étaient dans l'estomac.

1° **alimentaire.** — Pour les causes, voir ESTOMAC (*indigestion*), PÉRITONITE, CHOLÉRA. La médication est la suivante : Faire avaler de petits fragments de glace, lait glacé, champagne (de préférence frappé), eau gazeuse glacée. Potion* de Rivière. Appliquer sur l'estomac de la glace.

2° **de la grossesse.** — V. GROSSESSE.

3° **de sang.** — V. CRACHEMENT. Le traitement immédiat est, du reste, le même que pour les vomissements alimentaires.

Vomitifs. — Le plus simple consiste à chatouiller avec une plume ou le bout du doigt la luette. Pour les médicaments, V. IPÉCACUANHA, ANTIMOINE (*tartre stibié*).

Antivomitif. — V. VOMISSEMENT, POTION de Rivière.

Vue. — V. YEUX.

Vulnéraire. — Ce mot signifie « propre à guérir les blessures ».

On employait autrefois l'*eau vulnéraire* ou *eau rouge* des pharmaciens, produit de la distillation avec de l'eau ou de l'alcool des *plantes dites vulnéraires* (lavande, basilic, hysope, mélisse, menthe poivrée, origan, romarin, sarriette, sauge, serpolet, thym, absinthe, angélique, fenouil) pour panser les blessures et surtout les contusions, et on en prenait à l'intérieur une ou deux cuillerées dans un verre d'eau. Actuellement, on emploie plutôt dans les mêmes conditions la teinture d'arnica*. En fait, l'action est celle de l'alcool, et il est préférable d'employer simplement l'*alcool camphré* à l'extérieur, l'eau de mélisse à l'intérieur. Le *baume vulnéraire* était un mélange de vin, d'huile, d'eau-de-vie dans lequel on faisait macérer les plantes vulnéraires. La liqueur dite *vulnéraire* est à base d'arnica*.

W — X

Water-closets. — V. VIDANGES.

Weber (Douche de). — Injection nasale faite avec un siphon. V. NEZ (médication).

Wharton (Canal de). — Canal de la glande sous-maxillaire. V. SALIVAIRES (Glandes).

Whisky. — Boisson distillée anglaise, provenant de la fermentation de l'orge ou du seigle; elle contient 60 à 75 0/0 d'alcool.

Winter. — Écorce d'une plante de la famille des Magnoliacées; elle entre dans la composition des vins diurétiques.

Wintergreen (Essence de). — Elle est extraite de la gaultherie; sa composition est celle du salicylate de méthyle, qu'il est préférable d'employer. V. SALICYLIQUE et SALICYLATE.

Wirsung (Canal de). — Canal du pancréas. V. DIGESTION.

Wormiens (Os). — Petits os placés d'ordinaire aux angles des sutures des os du crâne.

Wrisberg (Nerf de). — Partie du nerf facial.

Xanthelasma (du grec *xanthos*, jaune, et *elasma*, plaque). — Plaques de teinte jaune peau de chamois, légèrement saillantes, à bords nets ou irréguliers, apparaissant de préférence sur les paupières, mais pouvant aussi siéger aux joues, à la paume de la main, à la plante des pieds, aux coudes, aux genoux, ordinairement d'une façon symétrique.

Il existe une forme où la plaque, formée par des élevures assez dures de la

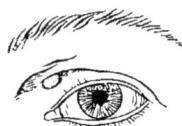

Fig. 795. — Xanthelasma.

grosseur d'un grain de millet à un pois (*fig.* 795), est douloureuse au toucher.

CAUSES. Maladies de foie, arthritisme, diabète.

TRAITEMENT. Alcalins et térébenthine. Traitement de la cause. Localement, on peut employer le collodion (50 gr., additionné de 5 gr. de sublimé.)

X (Rayons). — V. RADIOGRAPHIE.

Xiphoïde (du grec *xiphos*, épée, et *eidos*, ressemblance) [**Appendice**]. — Partie terminale inférieure du sternum.

Xiphopage (du grec *xiphos*, épée, et *pageis*, réuni). — Monstres réunis de l'appendice xiphoïde à l'ombilic.

Y

Ydes (Cantal 1 700 h.). Eaux chlorurées sodiques, sulfatées, lithinées froides, à 490 mètres d'altitude. V. Eaux MINÉRALES* chlorurées.

Yeux (description). — Les yeux (*fig.* 796, 797) ont la forme de petites sphères d'environ 2 centimètres et demi de diamètre, logées dans les *cavités orbitaires*, où elles se meuvent en divers sens sous l'action de muscles qui s'attachent d'une part à la surface de l'œil et de l'autre aux divers os de l'orbite.

L'étude de l'œil peut être partagée en six parties : 1° les organes protecteurs; 2° les enveloppes du globe et leurs annexes; 3° l'appareil de perception ou rétine ; 4° les milieux transparents ;

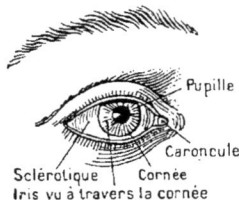

Fig. 796. — Œil vu de face.

5° les muscles moteurs; 6° l'appareil lacrymo-nasal.

1. Organes protecteurs.

Cavités orbitaires (*fig.* 798). Les orbites sont formées par la réunion de divers os : le

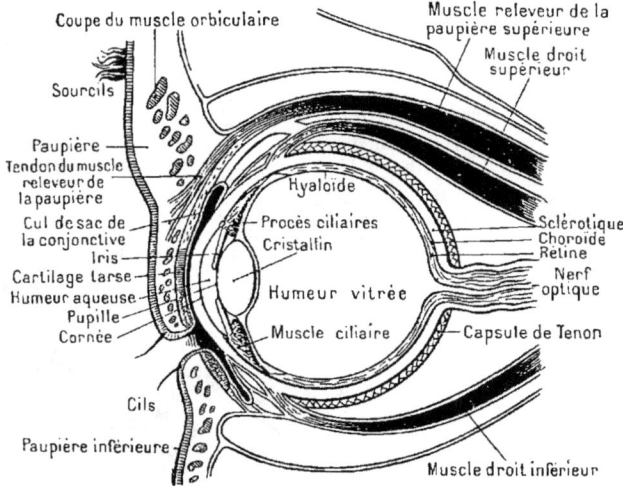

Fig. 797. — Coupe de l'œil.

par lequel pénètrent les vaisseaux et les nerfs et sont notablement plus larges que le globe oculaire ; l'espace libre est rempli par des muscles et une épaisse couche de graisse.

Paupières (*fig.* 800). Les yeux sont protégés par deux voiles membraneux mobiles, les *paupières*, dont le bord libre est garni de longs poils, les *cils*, destinés à arrêter les poussières. Les paupières reposent l'œil, notamment pendant le sommeil, en supprimant l'arrivée des rayons lumineux. Les paupières supérieures, plus étendues que les inférieures, sont surmontées d'une série d'autres poils, les *sourcils*, qui arrêtent la sueur s'écoulant du front.

CONFORMATION. Les paupières sont formées, de dehors en dedans : 1° d'une *peau* très fine ; 2° d'un muscle circulaire, l'*orbiculaire des paupières*, dont la contraction produit l'occlusion des yeux ; 3° de deux lames fibreuses, les *car-*

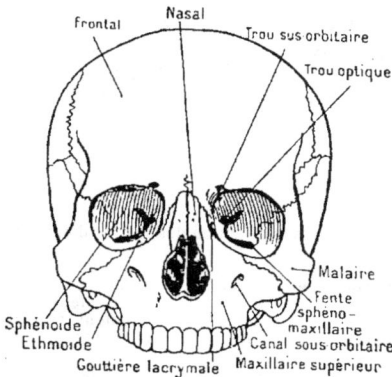

Fig. 798. — Cavités orbitaires.

frontal, le sphénoïde, le malaire, l'unguis, l'ethmoïde et le maxillaire supérieur ; elles présentent un orifice, *fente sphéno-maxillaire*,

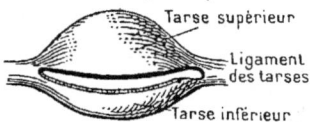

Fig. 799. — Cartilages tarses.

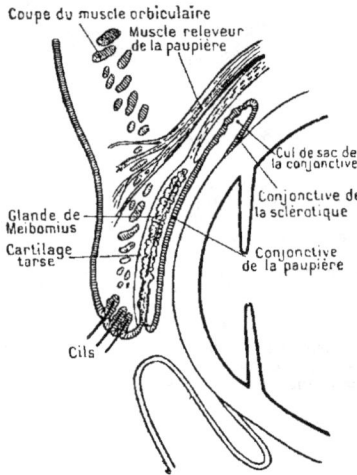

Fig. 800. — Paupières.

tilages tarses (*fig.* 799), qui occupent le bord libre des deux paupières dans une hauteur d'environ un centimètre ; celui de la paupière supérieure donne attache à sa partie supérieure au muscle élévateur des paupières ; 4° d'une muqueuse rosée, la *conjonctive* (*fig.* 800), qui tapisse la face interne des paupières et se réfléchit pour se continuer sur l'enveloppe extérieure du globe oculaire, la *sclérotique*, à laquelle elle adhère en devenant transparente. Elle constitue ainsi un cul-de-sac entre les paupières et l'œil. La conjonctive renferme de nombreuses glandes en grappes, les glandes de Meibomius, dont les orifices se trouvent le long du bord des paupières et qui sécrètent une matière grasse destinée à arrêter les larmes et à les empêcher de s'écouler sur la joue. Elle présente en dedans une saillie rougeâtre mamelonnée, la *caroncule lacrymale* (*fig.* 796 et 807) et le *repli semi-lunaire*.

II. **Enveloppes du globe et leurs annexes.** — Les enveloppes sont, de dehors en dedans, la sclérotique et la choroïde.

elle-même comprend deux couches : la couche externe contient les fibres du *muscle ciliaire*, dont les unes vont de la sclérotique à la choroïde et dont les autres constituent un anneau autour du cristallin ; la couche interne est formée par une série de plis encadrant les bords du cristallin, et qui portent le nom de *procès ciliaires* (*procès* vient du latin *processus*, prolongement). Ces plis contiennent de nombreux capillaires, qui peuvent être gonflés de sang par l'action du muscle ciliaire.

Le rôle de la zone ciliaire (muscle et procès ciliaires) est expliqué plus loin, à *Cristallin*.

3° L'*iris*, qui fait suite en avant à la choroïde. Il constitue une sorte de rideau tendu devant le cristallin et s'attache par son bord externe à la sclérotique. Son centre est percé d'une ouverture arrondie, la *pupille* ou *prunelle*, dont le diamètre varie sous l'action des fibres musculaires de l'iris ; de ces fibres les unes sont circulaires (constricteur de la pupille) et les

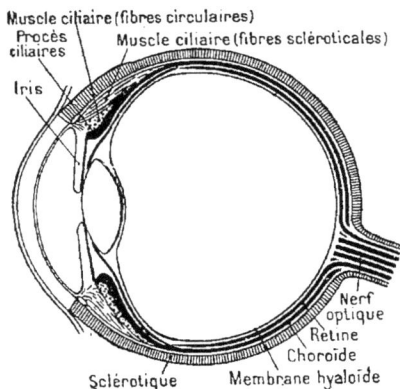

Fig. 801. — Choroïde (coupe).

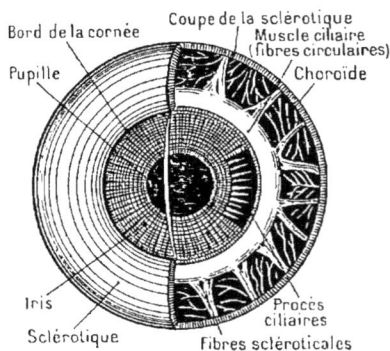

Fig. 802. — Partie antérieure de la choroïde.

Sclérotique (du grec *skleros*, dur) [*fig.* 796, 797, 801)]. La sclérotique ou *blanc de l'œil* constitue les 4/5 postérieurs de l'enveloppe protectrice extérieure du globe oculaire, dont le cinquième antérieur est formé par la cornée. C'est une membrane blanc nacré, opaque et très résistante ; son épaisseur est d'un millimètre. En avant, on l'a vu, elle est recouverte extérieurement par une partie de la conjonctive.

Choroïde (du grec *chorion*, fine membrane, et *eidos*, ressemblance) [*fig.* 801 et 802]. La membrane choroïde présente trois parties distinctes :

1° La *choroïde proprement dite*, qui tapisse l'intérieur de la sclérotique ; elle contient une grande quantité de vaisseaux sanguins et de pigment ; ce pigment lui donne sa teinte noire et a pour rôle d'absorber les rayons lumineux qui ont impressionné la rétine, afin d'empêcher qu'ils ne soient réfléchis sur la sclérotique, ce qui nuirait à la netteté de la vision.

2° La *zone ciliaire*, bourrelet formé par la choroïde au pourtour de la cornée et qui

autres dans la direction des rayons d'une roue (dilatateurs de la pupille). Les nuances de l'iris diffèrent suivant la quantité de matière colorante ; beaucoup de pigment donne le brun noir, peu le bleu ou le gris. Le pigment, dans certains cas, manque complètement, et l'iris paraît rose (couleur du sang contenu dans les capillaires) chez les albinos.

Le rôle de l'iris est de régler la quantité de lumière qui doit pénétrer dans l'œil en agrandissant ou rétrécissant la pupille, qui se dilate au crépuscule, se rétrécit au soleil.

III. **Appareil de perception ou rétine** (*fig.* 801). — Le nerf optique pénètre dans le globe oculaire après s'être entre-croisé avec celui du côté opposé (*chiasma*) [*fig.* 806] en traversant la sclérotique et la choroïde, qu'il tapisse intérieurement sous forme d'une membrane mince, la *rétine*.

La partie la plus sensible de la rétine se trouve à l'extrémité de l'axe antéro-postérieure de l'œil et se nomme la *tache jaune* (*fig.* 803) ; elle occupe une surface d'un millimètre et demi de haut sur deux à trois de large et présente une légère dépression, *fossette centrale* (*fig.* 804). Le point d'entrée du nerf optique dans l'œil, la *papille,* point insensible à la lumière, est situé un peu au-dessous de la tache jaune.

La rétine, qui a un demi-millimètre d'épaisseur en arrière, va en s'amincissant à mesure

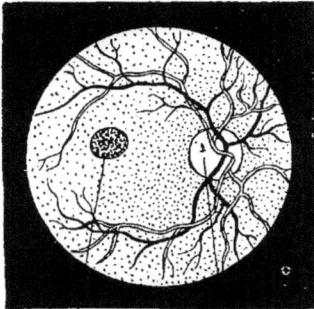

Tache jaune   Papille optique

Fig. 803. — Fond de l'œil, vu à l'ophtalmoscope, montrant la papille et la tache jaune.

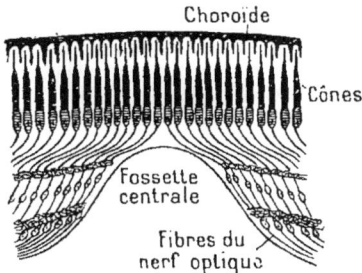

Fig. 804. — Fossette centrale de la tache jaune.

qu'elle se rapproche de l'iris. Elle contient plusieurs couches de cellules et de fibres nerveuses superposées (*fig.* 805) ; la plus rapprochée de la choroïde, formée de cellules ayant la forme de bâtonnets et de cônes, est celle qui perçoit les rayons lumineux et transmet les sensations au cerveau. Au niveau de la fossette centrale la rétine est réduite aux cellules visuelles en cône qui viennent d'être décrites. Ces cellules sont très nombreuses (2 000 dans la fossette centrale seule). Les cellules en cône donnent la vision colorée ; les unes sont excitées par le rouge, d'autres par le vert ou le violet ; la fusion de ces teintes constitue le blanc.

IV. **Milieux transparents de l'œil.** —
Ce sont, d'avant en arrière, la cornée, l'humeur aqueuse, le cristallin, l'humeur vitrée.

La cornée (du latin *corneus*, corné) [*fig.* 797] forme la partie antérieure de l'enveloppe extérieure de l'œil, dont le reste est constitué par la sclérotique ; mais elle est transparente et plus bombée que cette membrane, dans laquelle elle semble enchâssée comme un verre de montre.

L'humeur aqueuse (*fig.* 797), liquide transparent et limpide, est placée dans l'espace qui existe entre la cornée en avant et l'iris et le cristallin en arrière, espace nommé *chambre antérieure de l'œil.*

Le cristallin (du grec *krustallos*, cristal) [*fig.* 797 et 801] est une lentille transparente biconvexe, molle à la périphérie et plus solide vers le centre ; elle est enveloppée dans une membrane, la *capsule cristallinienne.* En pres-

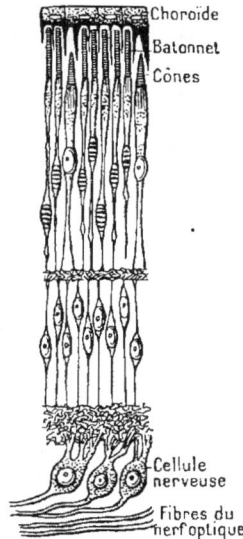

Fig. 805. — Rétine : couches superposées de cellules nerveuses.

sant sur les bords du cristallin le muscle et les procès ciliaires accroissent sa convexité (vue des objets rapprochés). Leur relâchement la diminue au contraire (vue des objets éloignés).

L'humeur ou **corps vitré** (*fig.* 797), placée dans la cavité comprise entre le cristallin et la rétine, est une masse gélatineuse transparente enfermée dans une membrane nommée *membrane hyaloïde* (du grec *hualos,* verre fondu). Des fibres de cette membrane s'attachent à la capsule cristallinienne au pourtour du cristallin, auquel ils servent de ligament suspenseur.

RÔLE DES MILIEUX TRANSPARENTS. Les rayons réfléchis par les divers milieux transparents viennent former sur la rétine une image *réelle,* mais *renversée.* — Pour l'accommodation, V. RÉFRACTION.

V. Muscles moteurs de l'œil (*fig.* 806). — Six muscles striés, muscles obéissant à la volonté, tournent l'œil du côté où il est nécessaire qu'il soit pour recevoir les rayons lumineux venant de l'objet à voir. Quatre viennent du fond de l'orbite, les muscles *droits supérieur, inférieur, externe* et *interne,* et vont s'insérer

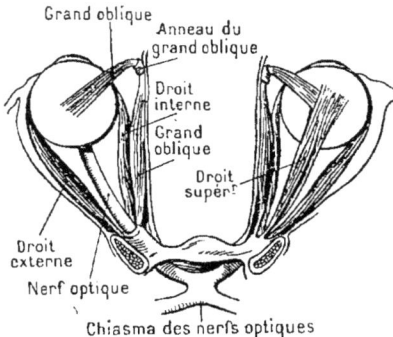

Fig. 806. — Nerf optique et muscles de l'œil.

à la partie antérieure de la sclérotique, à une petite distance de la cornée ; leur contraction incline l'œil en bas, en haut, en dehors, en dedans. Le *grand oblique* s'insère en arrière et passe d'abord en dedans du globe, mais lorsqu'il est arrivé à l'angle interne de l'orbite son tendon passe dans un anneau qui forme poulie et de là le tendon se porte en arrière pour s'insérer sur la partie postérieure de l'œil ; sa contraction porte la pupille en bas et en dehors. Le *petit oblique*, qui porte, au contraire, la pupille en haut et en dedans, part de la partie antérieure et interne de la cavité orbitaire et va s'attacher sur le globe en arrière et en dehors.

VI. Glande lacrymale, canaux lacrymaux et nasaux (*fig.* 807). La *glande lacry-*

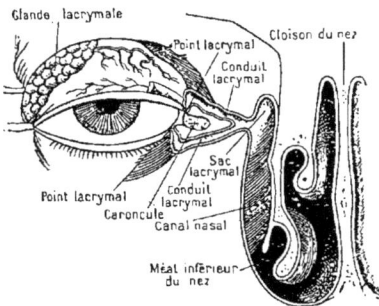

Fig. 807. — Appareil lacrymal.

male est située à l'angle externe de l'œil, dans un cul-de-sac de la conjonctive ; elle est très petite (son poids est inférieur à 1 gr.) et sécrète d'une façon continue les *larmes,* lesquelles sont constituées par de l'eau contenant une petite quantité de sel (chlorure de sodium). Un rôle accessoire des paupières consiste à étaler cette sécrétion sur la conjonctive et la cornée : cette dernière s'altère si cette fonction ne s'opère plus. La portion des larmes qui ne s'est pas évaporée au cours de son passage sur l'œil est conduite par les paupières à l'angle interne de l'œil dans un cul-de-sac, le *lac lacrymal*. En ce point, chaque paupière présente une petite saillie, le *tubercule lacrymal*, percé d'un orifice, *point lacrymal,* terminaison d'un tube, le *conduit lacrymal,* qui, après un trajet légèrement oblique, va s'unir à l'autre pour former le *sac lacrymal*. Ce dernier est en rapport avec un conduit vertical, le *canal nasal,* qui porte les larmes dans le *méat inférieur* des fosses nasales. Les points lacrymaux étant très petits, les larmes ne peuvent s'y écouler assez vite lorsqu'une émotion les rend très abondantes, et elles s'échappent sur la joue.

Yeux (examen). — L'examen de l'acuité visuelle a été traité au mot RÉFRACTION ; celui du fond de l'œil, à OPHTALMOSCOPE.

Yeux (maladies). — Les altérations de la réfraction — astigmatisme, hypermétropie, myopie — ont été traitées au mot RÉFRACTION, où l'on trouvera également ce qui concerne le *strabisme*. Les paralysies des muscles moteurs de l'œil ont été étudiées au mot PARALYSIE. Il ne sera donc question ici que des maladies inflammatoires de l'œil. Elles sont très variées et peuvent atteindre une des parties de l'œil ou plusieurs.

FRÉQUENCE DES MALADIES DES YEUX SUIVANT L'ÂGE. — Les maladies les plus fréquentes sont : 1° chez les *nouveau-nés,* la conjonctivite purulente, la conjonctivite pseudo-membraneuse, la dacryocystite ; 2° *chez les enfants* (un à douze ans), la conjonctivite et la kératite phlycténulaires, la blépharite ulcéreuse, la conjonctivite catarrhale, les plaies de l'œil ; 3° chez les *adolescents* (douze à dix-huit ans), la conjonctivite granuleuse, la kératite interstitielle, la blépharite ciliaire simple ; 4° chez les *adultes,* la conjonctivite simple, la kératite ulcérante et la kératosclérite des règles, l'iritis, les maladies de la choroïde, de la rétine et du nerf optique ; 5° chez les *vieillards,* la cataracte, le pinguecula, le ptérygion, l'ectropion, l'entropion, la dacryocystite, la kératite ulcéreuse, le glaucome.

ORDRE SUIVI POUR LA DESCRIPTION DES MALADIES. — Pour la facilité des recherches, on trouvera les diverses affections dans l'ordre suivant : 1° maladies des paupières et des cils ; 2° de la conjonctive ; 3° de la sclérotique ; 4° de la cornée; 5° du cristallin; 6° de l'iris; 7° de la choroïde, de la rétine et du nerf optique; 8° des diverses parties de l'œil; 9° de l'appareil lacrymal.

I. Maladies des paupières.

Blépharite ciliaire simple (du grec *blepharon*, paupière). CAUSES : 1° PRÉDISPOSANTES. Lymphatisme, arthritisme. 2° DÉTERMINANTES. Conjonctivite, obstruction des voies lacrymales, poussières, fumées, travail à la lumière artificielle, troubles de réfraction *, notam-

au bord de la mer. 2° *Local.* Lavage à l'eau boriquée tiède et introduction deux fois par jour entre les paupières d'une pommade contenant 1 à 3 gr. d'oxyde jaune de mercure (pour 100 gr. de vaseline). Ramollissement des croûtes des paupières avec des cataplasmes de fécule, puis enlèvement de ces croûtes avec de l'ouate imbibée d'eau boriquée. Si la cornée est atteinte, instillation d'une solution d'atropine à 1 pour 100 une fois par jour. Contre le blépharospasme, onction sur le bord des paupières avec l'onguent napolitain bella-

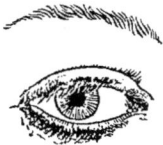

Fig. 808.
Blépharite ciliaire simple.

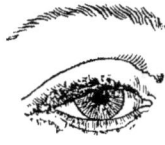

Fig. 809.
Blépharite ulcéreuse.

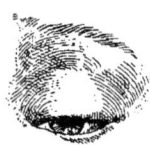

Fig. 810.
Blépharoptose.

ment astigmatisme et hypermétropie. — SIGNES : 1° PHYSIQUES (*fig.* 808). Le bord des paupières est rouge. La base des cils est entourée d'écailles cireuses épaisses et molles ou, au contraire, très minces, blanchâtres et sèches. Ces cils s'arrachent facilement. 2° FONCTIONNELS. Le malade souffre sous l'action de la lumière, lorsqu'il travaille un peu longtemps ou lorsqu'il se trouve au milieu de poussières et de fumées.

HYGIÈNE. Éviter la lumière vive, les fumées et les poussières; porter des verres appropriés aux troubles de réfraction *.

PREMIERS SOINS. Lavages très chauds à l'eau boriquée ou au thé vert. Ensuite pommade au précipité rouge dans la forme sèche et cautérisation avec une solution de nitrate d'argent dans la forme humide.

Blépharite ulcéreuse. — CAUSES. Celles de la blépharite simple et notamment le lymphatisme. — SIGNES. Le bord des paupières est rouge, gonflé; les cils, accolés par petits bouquets, forment des sortes de pinceaux raides dont la base est englobée dans des croûtes d'anciennes pustules. Si l'on enlève ces croûtes avec une friction ou par le frottement, le bord ciliaire apparaît exulcéré, saignant, privé de cils (*fig.* 809). Les paupières, sous lesquelles filtre un écoulement sec purulent, sont fermées par un spasme violent (*blépharospasme*), le malade ne peut voir la lumière sans souffrir (*photophobie*). Si la maladie se prolonge, le bord des paupières se recourbe en dedans (*entropion*) et les cils viennent irriter la cornée, constituant le *trichiasis*. V. *fig.* 812.

TRAITEMENT : I. HYGIÉNIQUE. Lavage du visage et des mains et notamment des ongles, qui sont souvent l'agent de propagation des microbes et doivent être soigneusement rognés; linge propre. Pas de bandeaux, mais des lunettes fumées.

II. MÉDICAMENTEUX : 1° *Général.* Huile de foie de morue, sirop iodotannique, iodure de fer; bains salés chauds; séjour à la campagne ou

doné ou douches froides sur les paupières fermées (Valude). V., pl. loin, YEUX (médication).

Blépharoptose ou *ptosis* (du grec *ptôsis*, chute) [*fig.* 810]. — Impossibilité plus ou moins complète du relèvement de la paupière supérieure, donnant à la physionomie quelque chose d'hébété. — CAUSES. Paralysie du muscle élévateur de la paupière supérieure (blessure, syphilis, ataxie locomotrice, sclérose en plaques). — TRAITEMENT : 1° *général*, antisyphilitique; 2° *local*, collodion ou bandelettes de sparadrap, opération.

Blépharospasme. — Contraction intermittente, convulsive (*tic*) ou continue (*contracture*) du muscle orbiculaire des paupières.

CAUSES. Corps étranger sur la conjonctive, lésion du voisinage, kératite, hystérie. — TRAITEMENT. Suppression de la cause, notamment enlèvement du corps étranger. Antispasmodiques, douches froides. V., plus loin, YEUX (médication).

Chalazion (du grec *chalaza*, grêlon) [*fig.* 811]. — Petite tumeur de la paupière produite par l'oblitération d'une glande de Meibomius. Il se distingue de l'orgelet par son siège primitif au-dessus du bord des cils, son développement lent, presque indolore, sa forme arrondie, sa consistance dure. Plusieurs peuvent coexister. — TRAITEMENT. Massage, pommade au précipité jaune ou, en cas d'insuccès, incision.

Fig. 811.
Chalazion.

Chute des cils. — Si les cils tombent sans rougeur, sans inflammation des paupières, soigner l'état général anémique ou arthritique et prescrire des onctions locales avec : vaseline, 5 gr.; huile de ricin, 2 gr.; acide gallique, 50 centig.; essence de lavande, 4 gouttes (A. Trousseau.)

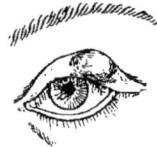

Entropion (du grec *en*, en dedans, et *trepein*, tourner). — Renversement de la paupière en dedans, avec irritation de la conjonctive et de la cornée frottées par les cils (*fig.* 812). — CAUSES. Elles constituent deux formes différentes : 1° la forme *cicatricielle*, survenant à la suite de blessure, de brûlure,

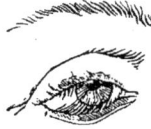

Fig. 812.
Entropion
Trichiasis.

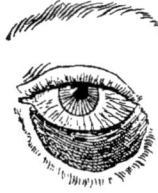

Fig. 813.
Ectropion.

de diphtérie ; 2° la forme des *vieillards*, dans laquelle on observe le spasme surtout de la partie de l'orbiculaire qui occupe la paupière inférieure.

TRAITEMENT. Pour les cicatrices, petite opération; contre la forme des vieillards, application avec un pinceau de collodion non élastique en dehors de la rangée de cils sur la peau des paupières (Valude), ou opération.

Ectropion (du grec *ek*, dehors, et *trepein*, tourner) [*fig.* 813]. — Renversement des paupières en dehors avec larmoiement. — CAUSES. Il en existe trois, répondant à autant de variétés : 1° *cicatrices* de la peau (plaies, brûlures, eczéma, impétigo); 2° *contraction* ou *paralysie* du muscle orbiculaire chez les vieillards ; 3° *inflammation chronique* de la muqueuse conjonctive. — TRAITEMENT. Petite opération.

Lagophtalmie (du grec *lagôs*, lièvre, et *ophthalmos*, œil). — Occlusion incomplète de l'œil, par insuffisance des paupières pouvant produire le dessèchement de la cornée et la destruction de l'œil. — CAUSES. Ophtalmie, ectropion, paralysie, grande perte de substance. — TRAITEMENT. Celui de la cause et, en tout cas, port d'un bandeau fermant l'œil.

Orgelet (*fig.* 814). — Petits furoncles des glandes sébacées des cils. V. ORGELET.

Symblépharon (du grec *sun*, avec, et *blépharon*, paupière). — Lésion de la conjonctive palpébrale et scléroticale. V. SYMBLÉPHARON.

Fig. 814. — Orgelet.

Trichiasis (du grec *thrix, trikos,* poil) [*fig.* 812]. — Déviation des cils qui se dirigent vers le globe oculaire et l'irritent. Cette déviation peut être partielle ou générale; elle atteint surtout les cils de la paupière inférieure. — CAUSE. Blépharite.

. TRAITEMENT. Celui de la blépharite, puis renversement des cils et extirpation des bul-

bes de poils ou excision de la peau du bord des paupières.

II. **Maladies de la conjonctive** (paupières et sclérotique). — La conjonctive s'étend à la fois sur la partie interne des paupières et sur la sclérotique, d'où des maladies communes à ces deux parties de l'œil.

Blépharo-conjonctivite ou **conjonctivite simple** (coup d'air, cocotte). — SIGNES : 1° PHYSIQUES. Le bord des paupières est rose et humide, surtout aux angles ; la face interne des paupières est très rouge (*fig.* 815). 2° FONCTIONNELS. Sensation de gravier dans l'œil, démangeaisons aux yeux, surtout le soir, à la lumière et au réveil.

CAUSES. Maladie microbienne pouvant être contagieuse, notamment dans la même famille.

TRAITEMENT : 1° CURATIF. Collyre au sulfate de zinc 1 pour 100. 2° PRÉVENTIF. Lavage de l'œil avec de l'eau boriquée.

Conjonctive blennorragique. — V., plus loin, *Conjonctivite purulente*.

Conjonctivite catarrhale. — CAUSES. La conjonctivite catarrhale est une affection fréquente dans les écoles; elle est très contagieuse.

SIGNES. Les paupières sont un peu gonflées et d'un rouge bleuâtre, le bord en est quelquefois baveux et enduit de cire aux angles. La sclérotique, c'est-à-dire la partie blanche de l'œil (*fig.* 815), est rouge, et, si l'on abaisse la paupière inférieure ou si l'on relève la paupière supérieure, on constate que la partie interne de ces paupières est d'un rouge très vif. Le matin, l'enfant a les yeux collés; il se plaint de sécheresse, de cuisson, d'une sensation de sable qui serait entré dans l'intérieur des paupières.

L'agent de la contagion est un microbe spécial.

TRAITEMENT. Lavages avec de l'eau boriquée chaude (40 gr. d'acide borique pour 100 gr. d'eau bouillante), quatre ou cinq fois par jour. Si la maladie ne cède pas rapidement, y ajouter matin et soir l'instillation de 3 ou 4 gouttes d'une solution formée de 10 centigr. de nitrate d'argent, 10 gouttes de laudanum et 10 gr. d'eau distillée, ou protargol à 2 pour 10 d'eau.

Conjonctivite électrique. — CAUSE. Exposition des yeux à un foyer électrique très puissant. — SIGNES. Rougeur intense de la conjonctive, difficulté d'ouvrir les yeux à la lumière, larmoiement, douleurs quelquefois très intenses. — TRAITEMENT : 1° PRÉVENTIF. Emploi par les ouvriers occupés, par exemple, à la soudure électrique, de verres rouges ou jaunes. 2° CURATIF. Compresses froides, cocaïne.

Conjonctivite granuleuse. — CAUSES : 1° PRÉDISPOSANTES. Régions avoisinant l'embouchure des grands fleuves, misère, malpropreté, air confiné, lymphatisme, sexe féminin. 2° DÉTERMINANTES. Contagion par transport d'un œil à l'autre de la sécrétion de la conjonctive, qui n'est pas transmissible dans la forme sèche.

SIGNES PHYSIQUES. La forme *folliculaire* (plus fréquente chez les enfants) est caractérisée 1° par l'existence antérieure d'une ophtalmie purulente ; 2° par l'épaississement de

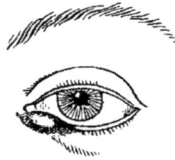

la conjonctive des paupières et du cul-de-sac *inférieur*, qui est rouge foncé et présente des saillies framboisées.

La forme *trachomateuse* (du grec *trachôma*, rudesse), qui atteint les adolescents et les adultes, est caractérisée par des granulations grisâtres, arrondies (*fig.* 816), siégeant de préférence à la paupière et dans le cul-de-sac *supérieur*. Les paupières sont agglutinées

SIGNES. Quelques heures à deux ou trois jours après l'infection, la conjonctive devient rouge, les yeux redoutent la lumière, les paupières sont gonflées, et il s'en écoule un liquide qui devient rapidement du pus. Jaune ou verdâtre, il est en si grande abondance qu'il peut descendre le long des joues; le gonflement des paupières s'accroît et les douleurs sont très violentes. Le traitement peut arrê-

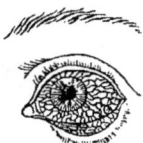

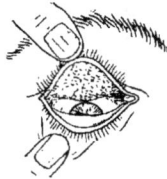

Fig. 815.   Fig. 817.
Conjonctive simple. Fig. 816. Conjonctive granuleuse. Conjonctive phlycténulaire.

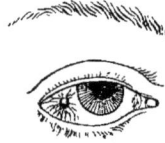

le matin par une sécrétion ordinairement peu abondante.

SIGNES FONCTIONNELS. Peu de douleur, léger larmoiement, faible photophobie.

COMPLICATIONS. Envahissement de la cornée par un lacis vasculaire (*pannus*), avec ulcérations consécutives. Rétraction cicatricielle de la conjonctive, avec adhérence anormale de la conjonctive qui revêt les paupières à celle qui recouvre l'œil (*symblépharon*), renversement des cils en dedans (*entropion* et *trichiasis*).

TRAITEMENT. Cautérisation au nitrate d'argent dans la forme aiguë. Cautérisation au sulfate de cuivre dans la forme chronique intense, à l'alun dans la forme légère. Lavage au sublimé 0,50 pour 1 000 et brossage.

Conjonctivite phlycténulaire (*fig.* 817). — SIGNES. Sur la conjonctive apparaissent de petites élevures rouges et pointues, dont le sommet s'ouvre en formant des ulcérations grisâtres qui sécrètent une quantité notable de pus. Cette conjonctivite est en général associée à une kératite phlycténulaire. V., plus loin, *Maladies de la cornée*.

CAUSES : 1° PRÉDISPOSANTES. Scrofule, mauvaise hygiène, malpropreté, poux du cuir chevelu, impétigo du visage et notamment du nez et des oreilles. 2° DÉTERMINANTES. Microbe staphylocoque, qui est l'origine aussi de l'impétigo.

TRAITEMENT. Celui des blépharites ulcéreuses. V., précédemment, *Maladies des paupières*.

Conjonctivite postrubéolique. — Employer les lavages boriqués et la pommade au précipité jaune. V. MERCURE (oxyde mercurique).

Conjonctivite pseudo-membraneuse. — SIGNES. La muqueuse est couverte de sortes de membranes blanc grisâtre.

TRAITEMENT. Irrigations à 40° ou 45° d'eau boriquée chaude. V., plus loin, YEUX (médication).

Conjonctivite purulente blennorragique. — CAUSES. Transport des microbes de la blennorragie ou de la blennorrhée, les gonocoques, de l'urètre aux yeux par les doigts ou par les linges, après les pansements. Elle peut se produire quelquefois chez les nouveau-nés et les petites filles par transport des microbes de la leucorrhée.

ter le mal et transformer l'affection en une conjonctivite catarrhale, qui s'éteint bientôt; mais, si l'on n'intervient pas rapidement, la cornée s'ulcère, et tout l'œil est bientôt perdu.

TRAITEMENT : 1° PRÉVENTIF. Propreté méticuleuse des mains après le pansement d'une blennorragie. Prendre des précautions en soignant cette maladie pour ne pas recevoir le pus dans ses propres yeux. 2° CURATIF. Irrigations prolongées tièdes au permanganate de potasse (1/3 000); tampons glacés. V., plus loin, YEUX (médication). Cautérisation avec un pinceau trempé dans une solution de nitrate d'argent, d'abord à 1/50, puis plus faible.

Conjonctivite purulente des nouveau-nés. — Cette maladie, produite par une infection des yeux des enfants à leur passage dans les voies maternelles, est encore l'origine en France d'un tiers des cécités.

SIGNES. La maladie apparaît du troisième au cinquième jour après la naissance. Le bord

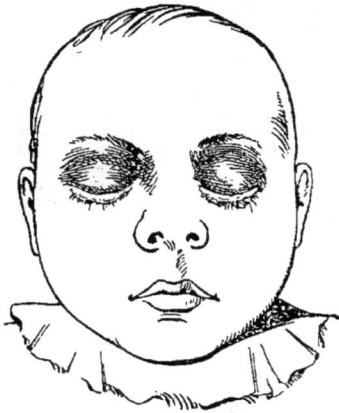

Fig. 818.
Conjonctivite ou ophtalmie purulente.

des paupières est rouge et sécrète un liquide clair, citrin, jaune plus ou moins foncé ; en deux jours les paupières deviennent gonflées (*fig.* 818) et la conjonctive, rouge, violacée, épaisse, sécrète un pus épais et généralement très abondant (la quantité de pus retenue au-dessous des paupières est quelquefois telle qu'au moment où on les relève, il peut être projeté au visage). Dans certains, cas le gonflement rend l'écoulement très difficile. Si l'on n'agit pas rapidement, la partie transparente de l'œil, la cornée, peut se détruire, et alors l'œil se vide.

HYGIÈNE PRÉVENTIVE : 1° *Avant l'apparition de la maladie.* Irrigations vaginales chez la mère, avant, pendant et après l'accouchement. Immédiatement après la naissance, avant même la section du cordon, essuyer les yeux avec une boulette d'ouate hydrophile pour enlever le méconium et l'enduit gras ; laver ensuite légèrement les paupières avec de l'eau boriquée à 4 p. 100, à défaut avec de l'eau bouillie ; puis introduire entre les paupières un peu de poudre fine d'iodoforme (Valude). 2° *Après l'apparition de la maladie.* Préserver l'œil sain par l'application de compresses imbibées d'eau boriquée sur l'œil malade (la maladie se transporte facilement d'un œil à l'autre), mais pas de bandeau, qui empê-cherait l'écoulement du pus ; soulever avec précaution les paupières, de façon à éviter le danger signalé plus haut ; se laver soigneu-sement les mains avec la solution de sublimé (1/1000) après avoir touché aux yeux malades. TRAITEMENT. *Avant l'apparition du pus* (moi-tié des cas). Lavages à l'eau boriquée chaude toutes les trois heures.

Après l'apparition du pus. Outre les lavages, toucher matin et soir la muqueuse avec un pinceau imbibé de solution de nitrate d'ar-gent (2 p. 100, puis 1 p. 100), puis neutraliser avec de l'eau salée.

Après disparition du pus. Pour supprimer les granulations, attouchements au cristal d'alun.

Corps étrangers. — CAUSES. Poussière de charbon (reçue souvent quand on se penche à la fenêtre d'un wagon, d'où l'indica-tion de se protéger avec un journal du côté de la machine) ; poussière métallique, ter-reuse, pierreuse ; débris végétaux. Le *siège* le plus fréquent est le cul-de-sac supérieur, entre l'œil et la paupière. (V. *fig.* 800.) — SIGNES. Douleur, difficulté de supporter la lumière (photophobie), rougeur de la conjonctive. — ÉVOLUTION. La douleur persiste ordinairement jusqu'à l'enlèvement du corps étranger, mais quelquefois il peut être toléré et conservé longtemps sans aucune gêne.

TRAITEMENT. Soulever la paupière et faire souffler dans la direction des angles de l'œil. Retourner la paupière et enlever le corps étranger avec un objet mousse et propre, un coin de papier, par exemple, une bague, un coin de mouchoir. Baigner l'œil dans de l'eau fraîche et ne pas le frotter.

Épanchement de sang ou *ecchymose.* — L'épanchement de sang dans la conjonctive est assez fréquent. — CAUSES. Coup, plaie, fatigue par travail trop prolongé, fracture du crâne. — ÉVOLUTION. Leur durée varie de

quelques jours à quelques semaines. — TRAI-TEMENT. Compression et massage.

Pinguecula (du latin *pinguis*, gras) [*fig.* 819]. — Tumeur jaunâtre placée sous la conjonc-tive du globe de l'œil, en dedans de la cornée, se développant lentement et ne produisant

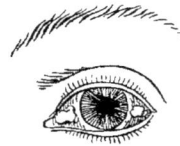 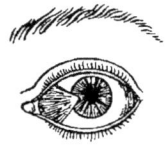

Fig. 819.
Pinguecula.

Fig. 820.
Ptérygion.

ordinairement aucune gêne. — TRAITEMENT. Cautérisation au thermocautère, seulement en cas de gêne de la vision.

Ptérygion (du grec *pterugion*, petite aile) [*fig.* 820]. — Épaississement triangulaire de la conjonctive, ordinairement au côté interne de la cornée. — TRAITEMENT. Excision, puis cautérisation au thermocautère, en cas de gêne de la vision.

Xérosis ou *xérophtalmie* (du gr. *xeros*, sec). — Sécheresse de la conjonctive. — CAUSES. Brûlure, ulcération, ablation de la glande la-crymale. — TRAITEMENT. Occlusion tempo-raire des paupières.

III. Maladies de la sclérotique. —
Affections rares ; les plus fréquentes sont les suivantes :

Arc sénile ou *gérontoxon* (du grec *ge-ron*, vieillard, et *toxon*, arc). — Anneau blanc bleuâtre (*fig.* 821) qui apparaît autour de la cornée chez les vieillards et parfois aussi chez des indi-vidus moins âgés, athéromateux, alcoo-liques ou syphilitiques. Il débute par un demi-cercle supérieur, puis se réunit à un demi-cercle qui apparaît en-suite à la partie inférieure de la cornée.

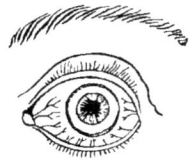

Fig. 821.
Gérontoxon.

Scléro-kératite des règles (inflammation de la cornée et de la sclérotique).— CAUSES. Cette affection se pro-duit chez les femmes à menstruation difficile. Goutte , rhumatisme , lymphatisme.

SIGNES : 1° PHYSIQUES (*fig.* 822). Infiltration blanchâtre du pourtour de la cornée, qui est entourée d'un bourrelet

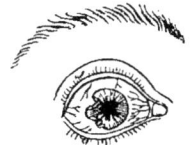

Fig. 822. — Sclérite.

lie de vin, formé par l'inflammation de la conjonctive et de la sclérotique à ce niveau. 2° FONCTIONNELS. Douleurs vives et profondes dans l'œil, s'irradiant au front et à la tempe. Sensibilité à la lumière, contraction des paupières, larmoiement dès que le malade veut ouvrir l'œil.

PREMIERS SOINS. Instillation d'un collyre à la cocaïne et à l'atropine : eau, 10 grammes ; atropine et cocaïne, de chacune, 10 centigrammes (Valude). Frictions avec l'onguent napolitain belladoné sur la tempe. — TRAITEMENT GÉNÉRAL, suivant la cause.

Staphylome. — Dilatation de la sclérotique. Elle peut se faire en avant ou en arrière (biophtalmie).

Staphylomes antérieurs. Consécutifs à des inflammations aiguës ou chroniques, ils ont ordinairement leur siège autour de la cornée et se produisent lentement chez des individus jeunes. — Le traitement est celui de la lésion-origine.

Staphylome postérieur. On l'observe surtout dans la myopie progressive, par l'effet de la croissance et des fatigues des muscles chargés de l'accommodation. — Le traitement préventif est celui de la myopie et le repos de l'organe.

IV. Maladies de la cornée.

Kératite interstitielle (du grec *keras*, cornée). — Inflammation de la cornée. — CAUSES. La syphilis héréditaire est souvent son origine.

SIGNES : 1° PHYSIQUES (*fig.* 823). Taches grises sur la cornée avec cercle rougeâtre au

presses d'eau boriquée chaude et douches de vapeur (V., plus loin, YEUX [médication]), lunettes fumées bombées. Plus tard, pommade au précipité jaune, instillation de collyre au sulfate de zinc.

Kératite phlycténulaire (du gr. *keras,* cornée) [*fig.* 824]. — On voit d'abord sur la cornée de petites cloques grises, demi-transparentes, auxquelles succèdent des ulcérations arrondies en général, peu profondes, et qui, bien soignées, guérissent sans laisser de traces. Négligées, au contraire, et très multipliées, elles peuvent former une tache grisâtre, puis jaunâtre, et constituer l'*abcès de la cornée* qui, dans certains cas, s'ouvre dans la chambre antérieure de l'œil et y laisse tomber du pus (*hypopion* [*fig.* 825]), ou provoque la hernie de l'iris et, s'il y a eu ulcération extérieure, une taie indélébile (*fig.* 828). Quelquefois, aussi, la cornée se couvre de petits vaisseaux sanguins (*pannus*).

TRAITEMENT. Celui de la blépharite ulcéreuse. V., précédemment, *Maladies des paupières.*

Kératite ulcéreuse. — CAUSES : 1° PRÉDISPOSANTES. Individus débilités, surmenés, conjonctivite avec dacryocystite (inflammation des voies lacrymales). 2° OCCASIONNELLES. Poussières, barbes de blé (ulcère des moissonneurs) fragments de pierre ou de métal (ouvriers).

SIGNES (*fig.* 826) : 1° FONCTIONNELS. Brûlure au pourtour de l'œil, avec quelquefois des

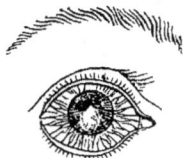
Fig. 823.
Kératite interstitielle.

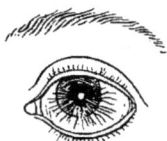
Fig. 824.
Kératite phlycténulaire.

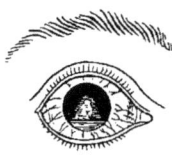
Fig. 825. — Hypopion.

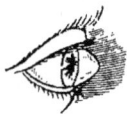
Fig. 827.
Staphylome cornéen.

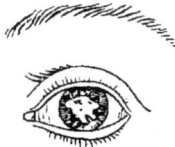
Fig. 828.
Taie de la cornée.

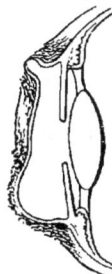
Fig. 826.
Kératite ulcéreuse.

bord qui enchâsse la sclérotique, par suite de la néoformation de vaisseaux qui peu à peu peuvent envahir, de la périphérie au centre, toute la cornée. 2° FONCTIONNELS. Douleurs, photophobie, larmoiement plus ou moins intense.

COMPLICATION. Inflammation de l'iris.

TRAITEMENT : 1° GÉNÉRAL. Iodure de potassium. 2° LOCAL. Instillation d'atropine, com-

élancements ; sensibilité à la lumière et pleurs. 2° PHYSIQUES. Rougeur au pourtour de la cornée, qui est trouble dans toute sa surface et porte une ulcération grisâtre ou jaunâtre, plus ou moins étendue ; on voit, en arrière, un épanchement de pus (*hypopion* [*fig.* 825]) dans la chambre antérieure de l'œil. Les paupières sont gonflées.

PREMIERS SOINS. Laver les culs-de-sac avec une solution de sublimé (50 centigr. pour 1 000 gr. d'eau). Ne mettre de bandeau que si les voies lacrymales ne sont pas enflammées.

Kératocone ou staphylome transparent de la cornée (fig. 827). — Dilatation de la cornée se produisant dans la jeunesse et coïncidant avec la myopie. — TRAITEMENT. Emploi de verres spéciaux. Dans certains cas, le staphylome de la cornée peut être opaque.

Taies ou leucomes (du grec *leukos*, blanc) [*fig. 828*]. — Opacités blanchâtres de la cornée ; leur épaisseur, leur étendue, leur siège sont très variables. L'acuité visuelle est plus ou moins diminuée ; de l'astigmatisme et de la myopie se produisent.

CAUSES. Plaies, brûlures, corps étrangers ; kératites ; lésions de nutrition chez alcooliques, athéromateux, syphilitiques, vieillards (arc sénile ou gérontoxon). — ÉVOLUTION. En général, les taies deviennent à la longue moins opaques ; quelquefois, par contre, elles s'infiltrent de sels calcaires.

TRAITEMENT : 1° PALLIATIF. Verres teintés, verres sphériques ou sphéro-cylindriques. 2° CURATIF. Collyre au sulfate de zinc le soir et laudanum le matin. Courants continus. Petites opérations (Valude).

V. Maladies du cristallin. —

Cataracte (du grec *katarraktês*, chute d'eau ; la maladie provenant, pour les anciens, de la chute d'une humeur). Opacité du cristallin.

CAUSES. Ordinairement vieillesse, notamment chez les artérioscléreux, arthritiques, phosphaturiques, diabétiques, cultivateurs et surtout viticulteurs ; chez les personnes exposées à des chaleurs intenses, à des sueurs abondantes (verriers). Hérédité. Quelquefois, à la suite d'une commotion, d'une contusion, d'une blessure de la capsule du cristallin, de la syphilis, de maladies infectieuses (rougeole, fièvre typhoïde, variole).

SIGNES : 1° FONCTIONNELS. *Affaiblissement de la vision,* qui est meilleure avec un faible éclairage qu'en plein jour, la pupille se dilatant dans l'ombre et découvrant ainsi des parties du cristallin restées transparentes. Cette modification n'est corrigible par aucun verre ; certains sujets deviennent myopes, et la presbytie, si elle existe, augmente.

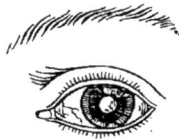
Fig. 829.— Cataracte sénile, avec gérontoxon.

Troubles de la vue : mouches volantes, vue multiple, irradiations autour des objets lumineux.

2° PHYSIQUES (*fig. 829*). La pupille, uniformément ou seulement par places, est grisâtre, bleuâtre, blanchâtre.

EVOLUTION. Plus ou moins lentement progressive (2 à 6 ans) ; plus rapide sous l'influence de maladies générales, de la fatigue, d'une nutrition défectueuse, de lésions locales banales.

COMPLICATIONS. Inflammation des voies lacrymales, diabète, alcoolisme, paludisme, albuminurie.

VARIÉTÉS. I. *Cataracte dure.* « La cataracte dure sénile simple est la forme la plus habituelle. Elle atteint généralement les deux yeux, sa marche est régulière, sans lésion de la rétine ; la guérison opératoire est facile, surtout si l'on agit de bonne heure.

« Il importe de n'intervenir que lorsque la cataracte est complète, *mûre*, parce qu'elle se détache plus facilement de l'enveloppe capsulaire et permet d'éviter les inflamma-

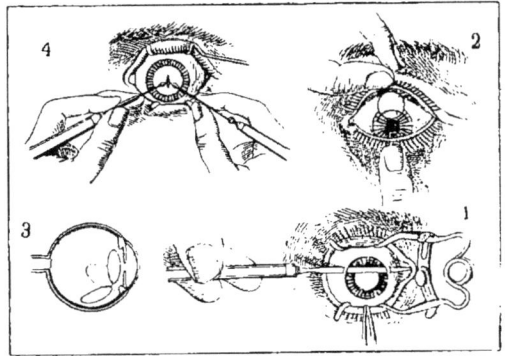
Fig. 830. — Procédés d'opération de la cataracte
1, 2. Extraction de la cataracte par incision de la cornée, à lambeau supérieur et expulsion par pression ; 3. Abaissement ou réclinaison de la cataracte ; 4. Discision de la cataracte secondaire avec deux aiguilles.

tions et les cataractes secondaires consécutives ; mais, dans les cas de cataracte à marche très lente, on peut pratiquer l'extraction soit après maturation artificielle, soit, ce qui est préférable, directement en prenant certaines dispositions spéciales. » (TRUC et VALUDE.)

II. *Cataracte molle.* La cataracte molle à noyau dur se produit après 40 ans ; la cataracte molle sans noyau n'existe que dans la première enfance et peut être congénitale.

III. *Fausses cataractes.* Ce sont des dépôts de l'iris sur la face antérieure du cristallin, à la suite de maladie de cet organe ou de la cornée.

TRAITEMENT : 1° MÉDICAL. Il est absolument illusoire et charlatanesque. On doit se contenter simplement de préparer l'opération en purgeant le malade la veille et en lui donnant le cas échéant des calmants. 2° CHIRURGICAL (*fig. 830*). Il consiste ordinairement dans l'extraction du cristallin. L'opération peut être faite en toute saison et non, comme on le répète sans raison, exclusivement au printemps et en automne. Les malades ne sont plus conservés, après l'enlèvement de la cataracte, dans une chambre noire, et l'œil sain reste découvert. L'emploi de verres convexes remplace l'action du cristallin.

VI. Maladie de l'iris ou iritis. -- Causes principales. Rhumatisme, syphilis, goutte, diabète. Blessures et corps étrangers. — Signes : 1° physiques (*fig.* 831). Rougeur au pourtour de la cornée; l'iris paraît comme rouillé sur les yeux bruns; mais il ne paraît pas *bomber sous la cornée* et n'est pas très dur (ce qui distingue l'iritis du glaucome). 2° Fonctionnels. Douleurs de l'œil s'irradiant

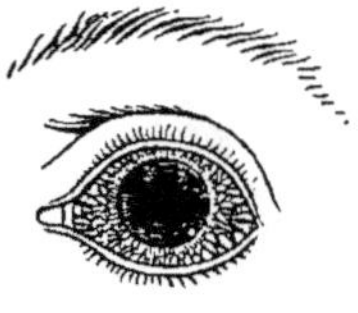

Fig. 831.   Fig. 832.
Iritis simple.   Iritis syphilitique.

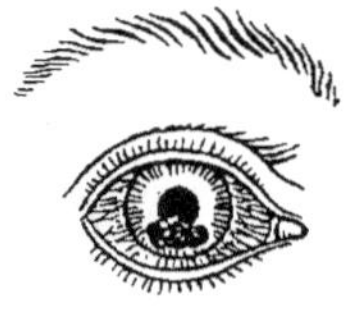

au front et à la tempe, mais pas de sensation de gravier (ce qui distingue l'iritis de la conjonctivite). Sensibilité à la lumière et larmoiement, dès qu'on ouvre l'œil.

Dans certains cas d'iritis syphilitique, il peut se produire de petites masses gommeuses (V. syphilis) à la partie inférieure de l'iris (*fig.* 832).

Premiers soins. Rester dans une chambre obscure, lunettes fumées. Instillation d'atropine (1 pour 100), mais seulement s'il est bien

certain qu'il n'y a pas de glaucome. Frictions d'onguent belladoné sur le front. Sangsues. Traitement général suivant la cause.

VII. Maladies de la choroïde, de la rétine et du nerf optique. — Causes principales. Mal de Bright (V. reins), artériosclérose, diabète, alcoolisme, syphilis, tabac, ataxie locomotrice.

Signes : I. physiques. Ils ne peuvent être déterminés ordinairement qu'après examen à l'ophtalmoscope par un spécialiste. II. fonctionnels : 1° *Choroïdites*. Sensations lumineuses (étincelles, croissants, boules), mou-

ches volantes lumineuses ou non, douleurs frontales. 2° *Rétinites*, diminution progressive de la vision. 3° *Décollement de la rétine* chez un individu ayant une forte myopie, disparition plus ou moins brusque et plus ou moins absolue de la vision, avec amélioration transitoire au réveil. — Traitement. Mercure et iodure de potassium, dont les doses seront déterminées par un oculiste.

VIII. Maladies de diverses parties de l'œil. — *Ophtalmie sympathique* (rare). Ensemble de lésions se produisant dans un œil primitivement sain à la suite de lésions de l'autre œil dont ils reproduisent l'affection.

Causes. En général, iridocyclite consécutive à une blessure septique.

Traitement. Il doit être hâtif; frictions mercurielles, calomel, sangsues. Opération.

Glaucome (du grec *glaukos*, vert de mer). Maladie caractérisée par une augmentation de la tension intra-oculaire avec diminution de la vision.

Signes : 1° fonctionnels. *Glaucome subaigu* : sensibilité à la lumière, douleur au front et à la tempe, affaiblissement de la vue, rétrécissement du champ visuel du côté du nez. 2° physiques. Œil dur au toucher, pupille ovale et immobile, reflet glauque du cristallin, rougeur au pourtour de la cornée.—Traitement. Au début, ésérine (V. fève de Calabar), puis opération.

Plaies de l'œil. Laver l'œil avec une solution de sublimé (1 pour 1 000 gr. d'eau).

IX. Maladies de l'appareil lacrymal ou dacryocystite (du grec *dakruon*, larme, et *kustis*, sac). — Inflammation du sac et du canal des larmes qui descend de l'angle interne de l'œil jusque dans les fosses nasales (*fig.* 807).

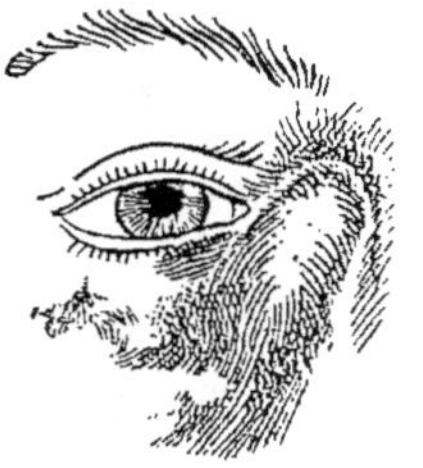

Fig. 833.   Fig. 834.   Fig. 835.
Dacryocystite aiguë.   Abcès du sac lacrymal. Fistule lacrymale.

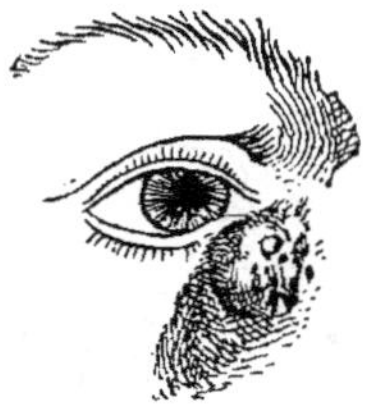

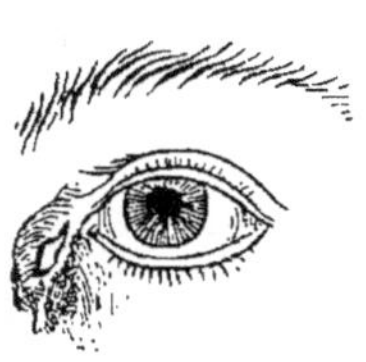

— Signes (*fig.* 833, 834). Cette affection se produit chez les nouveau-nés ou chez les adultes, les yeux sont collés le matin, larmoyants dans la journée et en pressant dans l'angle du nez et de la joue, au-dessous de l'œil, on fait sortir du pus jaunâtre des points lacrymaux. Une fistule (*fig.* 835) peut être la suite de cette lésion. V. fistule.

Causes. Retard dans l'ouverture de l'orifice nasal du conduit lacrymal.

Premiers soins. Instillation d'une solution de nitrate d'argent (50 milligr. pour 100) et sondage du canal.

Yeux (médication). — Les principaux appareils pour soigner les yeux sont les suivants :

Douche de liquide. — Les injections de liquides antiseptiques peuvent être opérées facilement avec l'appareil de la figure 836, qui consiste en une œillère de verre communi-

Ces deux tubes sont réunis entre eux par un ajutage sur lequel est placée une tige qui glisse dans une coulisse ; cette tige porte à son extrémité une plaque qui s'applique sur le front du malade : elle permet de graduer, suivant les cas, la distance entre l'œil et le jet de vapeur.

Instillation. — Pour l'instillation de li-

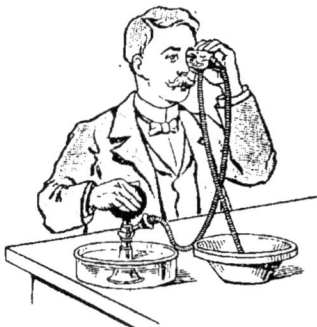

Fig 836. — Douche de liquide.

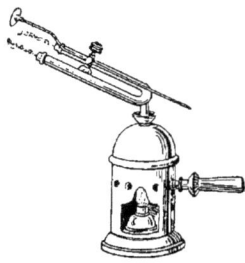

Fig. 838. — Instillation à l'aide d'un compte-gouttes.

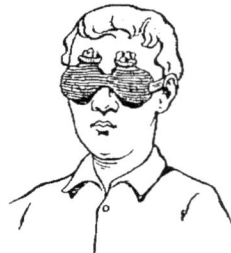

Fig. 837. — Pulvérisateur à vapeur du Dr Laurenço.

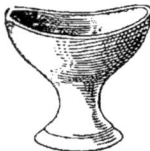

Fig. 839. Œillère.

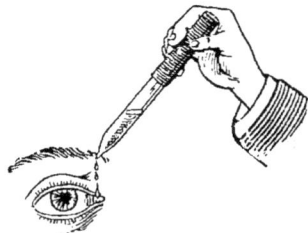

Fig. 840. — Vessie à glace pour les yeux.

quant d'un côté avec un injecteur et de l'autre avec un tube destiné à vider à mesure dans une terrine le liquide qui a lavé l'œil.

Douche de vapeur. — L'appareil du Dr Laurenço (*fig.* 837) se compose d'un pulvérisateur ordinaire, sur lequel est adapté un conduit divisé en deux branches terminées chacune par un orifice d'où s'échappe la vapeur.

quides dans les yeux, on se sert d'un compte-gouttes (*fig.* 838).

Œillère. — Petit vase (*fig.* 839) en porcelaine ou en verre, qu'on peut appliquer sur l'œil pour un bain local.

Vessie à glace. — Le dispositif représenté dans la figure 840 permet de refroidir d'une façon continue les globes oculaires.

Z

Zédoaire. — Racine d'une plante de la famille des Ammoniacées, employée autrefois comme stimulant.

Zermatt (Suisse). — Station d'altitude à 1 626 mètres. V. ALTITUDE.

Zinc. — Les préparations de zinc sont très *actives* et, par suite, *dangereuses*. Les plus usitées sont :

Chlorure de zinc (beurre de zinc). — MODES D'EMPLOI et USAGES. A *l'extérieur*, comme caustique, *pâte de Canquoin;* solution de Lannelongue, 1/9 d'eau pour durcir les tissus autour d'une lésion tuberculeuse (maximum de dose dans chaque série d'injection, 20 gouttes). Employé aussi comme collyre.

Oxyde de zinc (blanc de zinc). — MODES D'EMPLOI et USAGES. A l'*extérieur*, sous forme de glycéré, de pommade, contre l'eczéma, les engelures, les démangeaisons, les maladies des yeux. A l'*intérieur*, pilules de *Méglin* (mélange à parties égales de jusquiame, d'oxyde de zinc et de valériane), contre l'épilepsie, la chorée, les névralgies. Dose d'adulte, 1 à 2.

Phosphure de zinc. — MODES D'EMPLOI ET USAGES. Granules de 1 milligr., dont on donne 8 à 10 comme excitant dans les paralysies musculaires et comme antimigraineux dans la neurasthénie.

Sulfate de zinc (vitriol blanc, couperose blanche). — MODES D'EMPLOI et USAGES : 1° Collyre contre les conjonctivites (15 centigr. pour 100 gr. d'eau de rose). Il forme aussi la base des collyres dits *eaux de Provence,* de *l'épicier,* de la *duchesse d'Angoulême,* mais la dose est plus forte (50 centigr. pour 110 gr.), de l'eau *quadruple* de Raspail. 2° Vomitif, 50 centigr. pour 125 gr. de tilleul. 3° Antispasmodique et astringent, en pilules à la dose de 20 centigr. A l'*extérieur,* poudre pour la conservation des cadavres (50 gr. sciure, 20 gr. sulfate, 1 gr. lavande).

Valérianate de zinc. V. VALÉRIANE.

Empoisonnement. — CAUSES. Les sels de zinc sont employés, en dehors de la pharmacie, pour la peinture et la photographie; d'autre part, l'eau *pluviale* attaque les seaux en zinc, mais les accidents les plus nombreux viennent de méprises (sulfate de zinc pris en place de magnésie ou de sulfate de soude). — SIGNES. Vomissements énergiques incessants, brûlures des lèvres et de la bouche, paralysie.

TRAITEMENT. Carbonate de soude* ou de potasse* en grande quantité dissous dans de l'eau chaude. Lait et œufs avec de l'eau tiède. Thé fort. Cataplasmes sur le ventre.

Zona. — Maladie non récidivante de la peau, présentant les caractères suivants :

SIGNES (V. *fig.* en couleur, à PEAU). Petites cloques de la grandeur d'un grain de millet entourées d'une zone rouge. Ces cloques sont groupées d'un *seul côté du corps,* le long de trajets nerveux, et s'accompagnent de douleurs névralgiques assez vives pour produire l'insomnie; elles précèdent souvent l'éruption et peuvent persister après elle. Après 8 à 10 jours, les cloques s'affaissent ou se rompent, en laissant une croûte, puis une tache brunâtre; la durée totale est de 15 à 20 jours. Les régions atteintes le plus fréquemment sont : le tronc, les membres inférieurs, la face. (Le zona ophtalmique peut entraîner des complications oculaires.)

TRAITEMENT : 1° GÉNÉRAL. Purgatif. 2° LOCAL. Eau boriquée. Contre la douleur, compression forte et continue, pulvérisation de chloral, électrisation. (V. aussi DOULEUR). Le Dr Winternitz, de Vienne, applique des compresses de huit doubles de tarlatane trempée dans l'alcool absolu, puis exprimées de façon qu'elles débordent la lésion; il les recouvre d'une étoffe imperméable (taffetas gommé, toile caoutchoutée), puis d'ouate, et maintient le tout avec des bandes. Le résultat est la suppression rapide de la douleur et l'affaissement des vésicules sans ulcération. (*Semaine médicale,* 1901.)

Zygomatique (du gr. *zugôma,* objet servant à unir). — L'*apophyse zygomatique* est une saillie transversale du temporal qui, unie à une saillie de l'os de la pommette (malaire), forme l'*arcade zygomatique.*

Zymase (du grec *zumoô,* je fais fermenter). — Les zymases sont des ferments solubles; ex.: diastase, pancréatine.

Zymotique. — Maladies générales, présentant des phénomènes analogues à des fermentations (gr. *zumé,* ferment).

APPENDICE-SUPPLÉMENT

Traitements et médicaments nouveaux.
Renseignements pratiques sur les Sanatoria.

Chaque jour voit éclore un nouveau médicament, mais la plupart de ces produits disparaissent rapidement ; nous mentionnons ici seulement ceux qui ont quelque chance de durée.

L'astérisque qui précède un mot, comme, plus loin, *Artériosclérose, indique que ce mot a déjà été traité dans le corps de l'ouvrage.

A

Acétanilide. — V. ANTIFÉBRINE.

Acétopyrine (Acéto - salicylate d'antipyrine). — Poudre blanche employée à la dose de 1 à 3 grammes contre la migraine, les névralgies et le rhumatisme.

Adonis vernalis. — La tige et les feuilles de cette renonculacée sont employées en infusion (20 grammes pour un litre d'eau), à la dose de 200 grammes par jour, comme succédané de la digitale, régulateur du cœur et diurétique.

Adrénaline (du préfixe *ad* et fr. *rein*). — Poudre cristalline blanchâtre, extraite des glandes surrénales, dont elle est le principe actif.

MODE D'EMPLOI. Sous forme de tablettes ou de solution de chlorhydrate ou de tartrate dosées à 1 milligramme. C'est, donné à l'intérieur ou versé à la dose de quelques gouttes sur une plaie, l'hémostatique le plus puissant qui existe.

Aluminium (Escaline). — Finement pulvérisé et transformé en pâte par son mélange avec de la glycérine.

Il est employé comme pansement (fissures à l'anus, hémorroïdes enflammées, rhagades).

Alypine (du grec *alupos*, qui ne peut nuire). Anesthésique local, employé à la dose de 10 pour 100 dans le but de supprimer la douleur des cautérisations au thermocautère et en injection à 2 ou 3 pour 100 pour les extractions de dents et les petites opérations chirurgicales (1 à 2 cent. cubes).

Anaphylaxie (de *ana*, contraire et *fulassis*, protection). — Aggravation de la sensibilité de l'organisme pour certains poisons lorsqu'ils sont absorbés de nouveau. C'est l'inverse de l'immunisation.

Anesthésine. — Poudre blanche insipide, inodore, produisant une sensation particulière sur la langue.

MODES D'EMPLOI. Comme anesthésique local à l'intérieur, à la dose de 20 à 50 centigrammes en cachets, contre les douleurs d'estomac, et extérieurement sous forme de pommade (5 à 10 pour 100 de lanoline) contre les démangeaisons ou en suppositoire (20 à 50 centigr.) contre les douleurs des hémorroïdes.

Anguillule (dim. de *anguille*. — Ver rond nématode, microscopique (*fig.* 841), qui se trouve dans la boue et

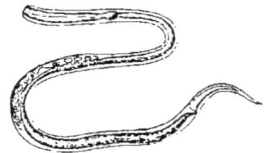

Fig. 841. — Anguillule (très grossie).

l'eau des pays chauds, notamment en Indo-Chine. Il peut pénétrer dans la paroi de l'intestin grêle pour se nourrir de sang et inoculer ainsi les microbes de la dysenterie.

Anilipyrine. — Cristaux blancs formés par la combinaison de l'acétanilide et de l'antipyrine. Médicament antithermique, analgésique.

MODE D'EMPLOI. En cachets de 50 centigr., à la dose de 1 à 2 grammes, contre la migraine, les névralgies et le rhumatisme.

Ankylostome (du grec *agkulos* courbe, e! *stoma*, bouche) et **ankylostomiase**. — L'ankylostome (*fig.* 842, 843) est un ver rond nématode, long de 1 à 2 centimètres, découvert par Perroncito, de Turin, en 1881, caractérisé par l'existence d'une capsule buccale chitineuse armée d'une ventouse. de crochets et de lames tranchantes lui permettant de se fixer sur la muqueuse de l'intestin

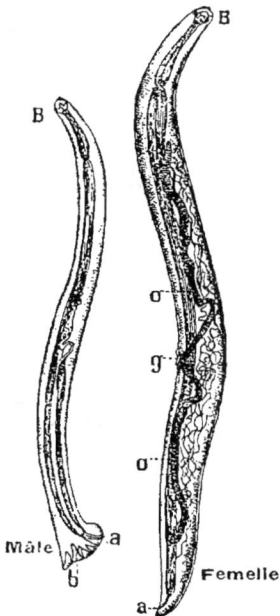

Fig. 842 et 843.
Ankylostome duodénal grossi 5 fois).
B, bouche ; a, anus ; b, bourse ; o, ovaire ;
g, orifice génital.

grêle (particulièrement celle du duodénum) et de la déchirer pour se gorger de sang (J. Guiart, d'où une forme spéciale d'anémie. Les œufs pondus en quantité invraisemblable (Lichtenstein en a compté 19 000 dans un seul gramme de matière fécale) et les larves se trouvent dans la boue, notamment dans les mines. les tunnels, les rizières : aussi les personnes atteintes sont-elles des mineurs. des briquetiers, des terrassiers, que leur profession expose à souiller leurs mains de cette boue.

L'infection se produit par l'intestin (aliments souillés par les œufs ou les larves) et par la peau. Dans ce dernier cas, la larve de l'ankylostome produit des éruptions fréquentes sur la peau des mains, des pieds et des fesses. c'est-à-dire sur les parties non protégées (boutons, gourmes).

Les larves pénètrent dans les veines et sont ainsi portées par le sang dans les poumons (bronchite aiguë), mais surtout dans l'intestin grêle (duodénum), où elles provoquent des hémorragies qui entraînent une anémie profonde connue sous le nom d'anémie des mineurs. Des mesures ont été prescrites (*Journal officiel* du 24 octobre 1907) pour protéger les ouvriers contre l'infection :

MESURES OBLIGATOIRES. 1° Installation au jour et à proximité de chaque puits de water-closets : un au moins pour quarante ouvriers: 2° installation, au fond de chaque puits, de tinettes : une aussi pour le même nombre d'ouvriers ; 3° défense aux ouvriers de souiller la mine de leurs déjections ; 4° installation, à l'entrée de chaque mine, de vestiaires-lavabos pouvant être utilisés par la totalité des ouvriers du fond ; 5° ventilation énergique dans tous les puits ; 6° ne pas laisser de vieux bois dans la galerie ; 7° assurer l'écoulement des eaux ; 8° enlèvement journalier des boues dans les galeries et les chantiers ; l'eau de boisson sera descendue dans des barils propres et bien bouchés ; 10° création de dispensaire , 11° n'embaucher dans les nouvelles exploitations que des ouvriers reconnus indemnes . 12° tenir, au fond, de l'eau salée à 10 pour 100 pour le lavage des mains. Il a été reconnu, en effet, que les larves d'ankylostome ne peuvent vivre dans l'eau contenant plus de 3 pour 100 de chlorure de sodium, d'où l'utilité de saler les eaux et les boues des mines où ce parasite existe.

MOYENS A CONSEILLER AUX OUVRIERS. Se laver les mains avec de l'eau salée avant chaque repas ; travailler avec des chaussures : éviter de suspendre les vêtements et les sacs à provisions (qui devront être remplacés par des caisses métalliques) contre des parois humides ; éviter de s'asseoir sur de vieux bois et ne faire de déjections que dans les tinettes.

TRAITEMENT. Il consiste dans un purgatif formé de : chlorure de sodium, 25 grammes ; bicarbonate de soude, 8 grammes ; eau, 150 à 200 grammes. Les lavements salés rendent aussi des services. On donnera en outre, pendant trois ou quatre jours, du thymol, de l'extrait éthéré de fougère mâle et du calomel.

Antifébrine ou **Acétanilide**. — Poudre blanchâtre, à saveur brûlante. employée, comme antithermique et analgésique, par cachets de 25 centigr. jusqu'à la dose de 1 gramme, mais avec *précaution*.

Apolysine (de *apolyse*, relâchement; du grec *apo*, loin de, et *luô*, je lie). — V. CITROPHÈNE.

Argent colloïdal. — V. COLLARGOL.

Argyrol (du grec *arguros*, argent, et suff. *ol*) ou **Nargol**. — Composition organique contenant 10 pour 100 d'argent. Antiseptique. Son action est plus intense que celle du nitrate d'argent, moins irritante que celle du protargol.

INDICATIONS. Conjonctivite, ulcération de la cornée, blennorragie, maladies de la vessie, de l'oreille.

MODES D'EMPLOI. Solutions *fraîchement* préparées, de 5 à 20 pour 100 d'eau, suivant les cas et la quantité employée.

Arsenic. — Les emplois nouveaux de l'arsenic dans la syphilis, la maladie du sommeil, le paludisme, etc., ont amené la création d'un grand nombre de préparations arsenicales.

Arrhénal (du grec *arrhên*, mâle, et suff. *al*) [Méthylarséniate de soude]. — Succédané du cacodylate de soude, employé contre la tuberculose, la malaria, l'asthme, les adénopathies et les vomissements de la grossesse (Pinard).

DOSE. 25 milligr. à 5 centigr. par jour, sous forme de granules ou de solution hypodermique, en interrompant pendant 5 jours après 5 jours de médication.

Atoxyl (Anilarsinate de sodium ou Anilarséniate de soude). — Découvert par Béchamps en 1863, et dénommé par lui *arsénanilide*. Poudre blanche cristalline contenant 31,5 pour 100 d'arsenic, moins toxique que les anciennes préparations, sans cependant mériter le nom d'atoxil qu'on lui a donné et que des troubles oculaires très graves ont montré faux.

DOSES. En pilules de 5 centigr., dont on donne 1 à 4 ; mais de préférence en injections hypodermiques au dixième ou en pommades à 50 pour 100.

MODE D'EMPLOI ET INDICATIONS. On l'a employé contre l'anémie et l'adénite tuberculeuse, les maladies chroniques de la peau (eczéma, lichen, psoriasis), les trypanosomiases, notamment la maladie du sommeil, la malaria, la syphilis. Il a été reconnu que ce médicament doit être employé en laissant des intervalles de repos assez prolongés pour prévenir les intoxications.

Gelyl (tétraoxy - diphosphaminodiarsénobenzène).

Ludyl (phényl de sulfominotétraoxydiaminodiarsénobenzène). — Ces deux nouveaux produits sont expérimentés actuellement dans les hôpitaux comme stérilisateurs de la syphilis. Il convient d'attendre les résultats de ces expériences.

Hectine (benzosulfone - paramidophénilarsinate de soude). — Découvert par Mouneyrat. Employé dans la syphilis sous forme de pilules de 0,10 centigr., dont on prend 2 par jour pendant 10 à 15 jours avec intervalle de repos au moins égal, ou d'injection du contenu d'une ampoule contenant 10 ou 20 centigr. soit localement près du chancre, soit dans la fesse. Les résultats paraissent très satisfaisants (cicatrisation rapide du chancre, disparition rapide des accidents secondaires, céphalée nocturne, cachexie).

CONTRE-INDICATIONS. Lésions du nerf optique, congestion des conjonctives, brouillards, difficulté d'accommodation, rétrécissement du champ visuel, affections du cœur, albuminurie, vieillards, tuberculose avec hémoptysie.

Salvarsan (606 ou dioxydamido-arsénobenzol) et *Néosalvarsan* (dioxydiamido-arsénobenzo-méthylhène-sulfonate de soude). Découverts par Erlich, le dernier est surtout employé actuellement, étant moins toxique, soit en injections intramusculaires (fesses) assez douloureuses, soit intraveineuses. Considérés d'abord comme des traitements abortifs de la syphilis, ce sont en réalité seulement des cicatrisants rapides des lésions dont ils peuvent souvent seulement retarder l'apparition.

Ces médicaments ont provoqué des troubles très graves (crises épileptiformes, perte de connaissance, polynévrites des nerfs crâniens, notamment des nerfs optique et auditif) et des nerfs des membres (sciatique). Des cas de mort très rapides se sont produits chez des individus jeunes (15 à 25 ans).

CONTRE-INDICATIONS. (Voir précédemment à HECTINE.)

* Artériosclérose et *** Athérome**.

PETITS SIGNES DU DÉBUT. Troubles *généraux*. Amoindrissement de l'aptitude au travail cérébral et fatigue rapide. Léger embarras de la parole, perte de mémoire. Le visage exprime une lassitude hors de proportion avec le labeur accompli ; il est trop rouge ou trop pâle. Les pieds et les mains sont froids. Le caractère est irritable ; les maux de tête sont fréquents, surtout après un effort intellectuel (la pensée est douloureuse), après une ingestion d'alcool ou l'usage du tabac. On ressent des sensations bizarres (fourmillement, chaleur) dans le cou, les membres, qui semblent lourds pendant quelques minutes, ou sont le siège de douleurs névralgiques.

Souvent on éprouve du vertige ; le sommeil est difficile et court ; il peut se produire des troubles de l'ouïe, de la vue, des saignements de nez.

Asaprol ou **Abrastol**. — Poudre blanche inodore, à saveur douceâtre, employée sous forme de cachets comme succédané du salicylate de soude contre le rhumatisme aigu, à la dose de 2 à 6 grammes.

Aspergillose. — Maladie ayant les signes de l'asthme et de la tuberculose pulmonaire et produite par l'existence d'un champignon dans les bronches. Ce champignon existe sur les grains de blé à l'état de spores. On constate cette affection surtout chez les gaveurs de pigeons.

TRAITEMENT. Iodure de potassium.

Aspirine (Acide salicylacétique). — Poudre cristalline, antifébrile, antirhumatismale, antinévralgique.

Doses. 0,50 à 1 gr. par dose, 6 gr. par jour en cachets, dans de l'eau alcoolisée ou en lavement.

Inconvénients. Elle provoque chez certains individus des bourdonnements d'oreilles et des sueurs très abondantes.

Asthénie. — Affaiblissement de l'action musculaire (amyosthénie), cérébrale ou du cœur et des vaisseaux, par suite de la diminution générale ou partielle des phénomènes organiques.

Causes. Maladies infectieuses, intoxications, maladies abdominales (utérus et annexes, estomac, intestin, péritoine, foie, reins), maladies nerveuses, notamment neurasthénie.

Traitement. Massage, électricité, strychnine.

Automobilisme.

Conditions de santé. L'automobilisme provoque chez le conducteur une grande tension nerveuse, par l'attention extrême qu'il exige. D'autre part, l'air, étant traversé avec grande vitesse, produit une irritation des yeux et un refroidissement intense, d'où nécessité de lunettes, de masque et de vêtements très chauds (fourrures). Le coup de fouet donné par le *gavage d'air* à la vitalité générale est utile aux anémiques et lymphatiques, à certaines personnes atteintes d'affections chroniques de poitrine à forme torpide (pleurésie sèche, emphysème, laryngite chronique). Quant aux nerveux psychasthéniques déprimés, aux individus atteints de la maladie de la volonté (obsédés, douteurs, phobiques), aux neurasthéniques, aux hypocondriaques, l'auto leur rend des services, mais à condition ordinairement de ne pas conduire la voiture, sous peine d'exagération de leur nervosité. Les enfants chlorotiques, convalescents, qui n'ont pas d'appétit, en acquièrent par cet exercice sans fatigue. Les contre-indications pour le conducteur sont toutes les affections où une gêne de la respiration est nuisible (angine de poitrine, maladie des artères et du poumon [à forme congestive]); pour les voyageuses, à cause de la trépidation et des secousses, l'état de grossesse ou l'existence de lésions inflammatoires de l'appareil génital ou d'une rétroversion.

Hygiène des yeux. Les verres doivent être plans, neutres et non bombés (ces derniers déforment les objets et pouvant être l'origine d'accidents), légèrement teintés de noir de fumée ou de jaune mêlé de bleu et de noir. entourés de taffetas ou de peau souple s'adaptant exactement à la périphérie de l'orbite et à monture légère d'acier nickelé avec branches recourbées emboîtant bien les oreilles.

Précautions pour la manivelle. Un des accidents les plus fréquents, surtout autrefois, était la fracture de l'extrémité inférieure du radius par retour de manivelle. On l'évite en ayant soin, au moment de lancer le moteur, de donner très peu d'avance à l'allumage, et, pour tourner la manivelle, de se servir d'une seule main en effaçant bien le corps.

* Aveugles (Conseils pour la vie des). — Un ophtalmologiste célèbre, le Dr Javal, devenu lui-même aveugle, a écrit un petit livre, *Entre aveugles* (1), conseils à l'usage des personnes qui viennent de perdre la vue, dont on trouvera ci-dessous résumés les principaux enseignements :

Avant la cécité. Lorsqu'un individu est condamné à perdre la vue, il est du devoir de la famille de profiter des derniers temps où il voit pour lui apprendre les éléments de la méthode Braille et, s'il est jeune, à se servir d'une machine à écrire.

Soins généraux a prendre par l'entourage. On doit maintenir l'ordre le plus exact dans tous les objets dont l'aveugle fait usage, de façon qu'il puisse les trouver lui-même.

— Il est nuisible de soustraire à ses occupations et à son milieu la personne qui vient de devenir aveugle ; il faut s'efforcer au contraire de lui maintenir ses relations.

— Lorsque dans une réunion la personne qui parlait à un aveugle doit le quitter, il convient qu'elle l'amène près d'une autre personne et la lui nomme.

— Si l'aveugle doit prendre un médicament, la bouteille placée auprès de son lit doit contenir la dose exacte.

— Il aura à sa disposition soit une canne, soit une légère baguette portant un crochet qu'on peut fixer à la boutonnière et qu'il tient devant lui ou avec laquelle il tâte le sol.

— Il est utile de lui remettre un sifflet avec lequel il peut appeler.

— La lecture à haute voix sera faite avec un arrêt aux signes de ponctuation, arrêt qui devra être prolongé à la fin des phrases, de façon que l'auditeur puisse bien retenir ce qu'il a entendu.

Soins a prendre par le conducteur. En promenade, le conducteur qui donne le bras, lorsqu'il faut lever le pied (trottoir), lève brusquement un peu son propre avant-bras ; lorsqu'il y a une descente, le guide serre son bras contre son corps. Pour monter un escalier, le conducteur pose sur la rampe la main de l'aveugle qu'il doit le porter bien en avant de lui, de façon à être averti à l'avance des paliers.

Exercice. Le tricycle-tandem, qui est très stable, rend de grands services, car, mettant en œuvre les gros muscles de la jambe et de la cuisse, il est un exercice très actif.

La gymnastique de chambre avec haltères constitue un exercice recommandable, particulièrement les jours de pluie. On peut aussi faire usage des différents modèles d'extenseurs.

Occupations. Les personnes qui ont écrit avant de perdre la vue continuent facilement

---

(1) Masson, éditeur. Nous y renvoyons le lecteur pour plus de détails.

à le faire, mais la difficulté pour elles est de ne pas enchevêtrer leurs lignes. Le procédé le plus simple consiste à plier le papier, puis à écrire en déplissant successivement le paquet ainsi obtenu. Javal a imaginé une *planchette scolographique* dans laquelle une crémaillère sert à remonter le papier d'un centimètre chaque fois qu'une ligne est écrite.

On sait d'autre part que de nombreux aveugles continuent ou apprennent à jouer des instruments de musique. Des compositeurs, même, ont fait des œuvres importantes après avoir perdu la vue.

Méthode Braille. Le principe de cette méthode est le remplacement des lettres et des chiffres par des points en relief (v. tableau fig. 844). Il existe une méthode abrégée permettant une lecture plus rapide. On trouve de nombreux livres faits d'après ce système, et des bibliothèques circulantes en prêtent.

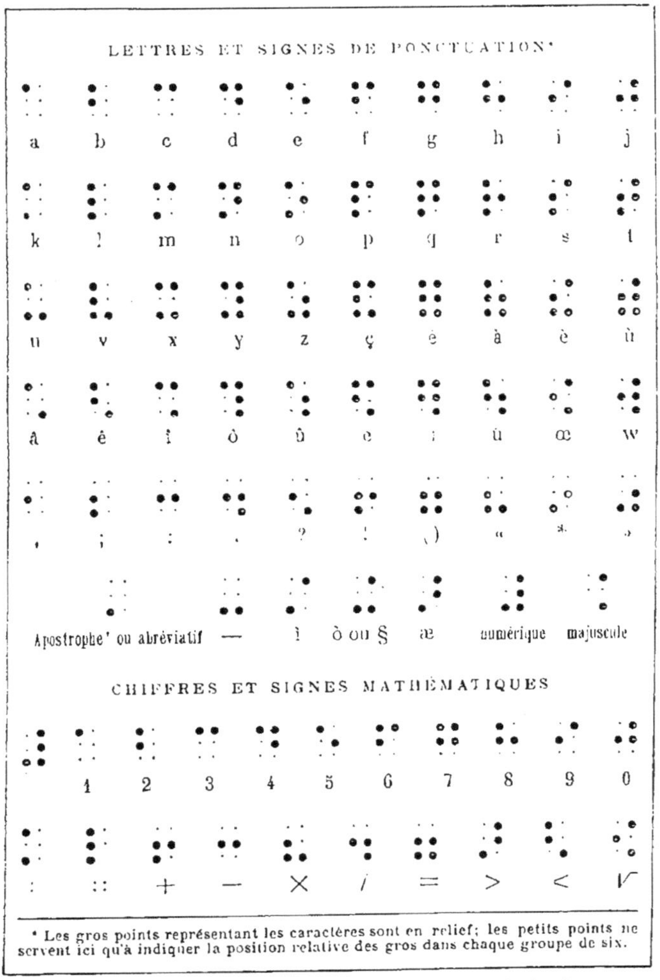
LETTRES ET SIGNES DE PONCTUATION*
a b c d e f g h i j
k l m n o p q r s t
u v x y z ç é à è ù
â ê î ô û ë ï ü œ w
, ; : . ? ! ( ) « »
Apostrophe' ou abréviatif — ì ò ou § æ numérique majuscule
CHIFFRES ET SIGNES MATHÉMATIQUES
1 2 3 4 5 6 7 8 9 0
: :: + — × / = > < √
* Les gros points représentant les caractères sont en relief; les petits points ne servent ici qu'à indiquer la position relative des gros dans chaque groupe de six.

Fig. 844. — Alphabet des aveugles (procédé Louis Braille).

JEUX. Un aveugle peut jouer seul au solitaire, au baguenaudier, avec les voyants au
billard anglais, aux cartes, à condition d'y
faire des piqûres ; aux dames et aux échecs,
à condition que les premiers présentent une
disposition spéciale (par exemple des stries)
pour les dames noires, de façon à être distinguées facilement, et que chaque
case des damiers et des échiquiers
porte un trou dans lequel on enfonce la cheville placée à la partie
inférieure des pièces.

ADRESSES UTILES. Pour tout le
matériel spécial, écrire à l'Institution nationale de Paris, 56, boulevard des Invalides ; pour les livres, à l'association Valentin Haüy,
31, avenue de Breteuil ; pour certains jeux, à l'Institution des aveugles de Berlin ; pour la planchette
du Dr Javal, à M. Giroux, 19, rue
de l'Odéon. On vend des montres
pour aveugles chez Ledoux, place
Saint-André-des-Arts, et chez Hass,
boulevard Sébastopol.

B

Babeurre (rad. *bat* de
battre, et *beurre*). — Nom vulgaire du petit-lait ou lait de
beurre. Liquide laiteux restant
après l'enlèvement du beurre. Il
est assez digestible, contenant
moins de graisse et d'albuminoïde (caséine) que le lait. Il a
été conseillé dans certaines
dyspepsies infantiles, associé à du sucre ou à des soupes faites avec des
farines.

Benzosaline. — Poudre cristalline incolore, antirhumatismale et antinévralgique.

DOSE. 0,50 à 1 gr. par dose, 2 à 4 gr. par
jour, en cachets.

Bier (Méthode de) [*fig*. 845 et 846].
— Le professeur Bier de Bonn (Allemagne) a préconisé une méthode contre
les inflammations aiguës ou chroniques,
établie sur le fait que toute inflammation est un procédé de défense de l'organisme contre les microbes. Il accroît
l'afflux du sang par stase veineuse et par
suite des phagocytes dans les régions
malades : 1° soit en comprimant les veines
à la racine du membre par une bande
de caoutchouc de 3 mètres de long et de
largeur variable suivant qu'on l'applique
aux membres inférieurs ou supérieurs ou
au doigt ; la constriction doit être assez
modérée, de façon à ne pas gêner la circulation artérielle, et prolongée seulement une heure, mais répétée dans la

même journée ; 2° soit en employant
des appareils aspiratoires formant ventouses qu'on fait agir à plusieurs reprises (4 à 5 fois de suite) pendant 5
à 10 minutes, avec retour dans les intervalles à la pression normale. Sous l'in-

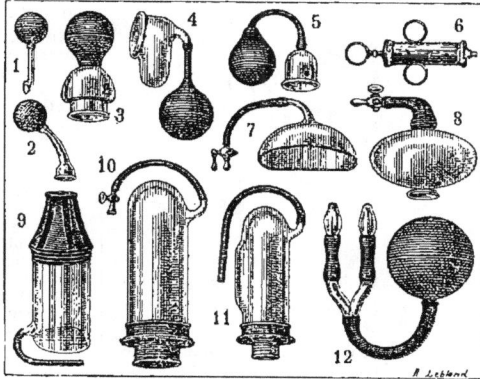

Fig. 845. — Appareil de Bier :

1. Pour abcès des gencives ; 2. Pour furoncle du visage ; 3. Pour
petits abcès ; 4. Pour anthrax ; 5. Pour gros abcès ; 6. Seringue
aspiratrice pour les appareils suivants ; 7. Pour le dos et la poitrine ; 8. Pour ulcères fistuleux ; 9. Pour spina-ventosa ; 10. Pour
blennorragie ; 11. Pour panaris ; 12. Pour le nez.

fluence de ce traitement, la peau rougit
et une tuméfaction intense se produit.

INDICATIONS. Phlegmon diffus ou circonscrit, hydrarthrose, arthrite aiguë, fractures,
ostéite, orchite, otite, métrite, tuberculose
chirurgicale, crampes.

RÉSULTATS. Cessation de la douleur, prévention de la suppuration, ou, si celle-ci s'est

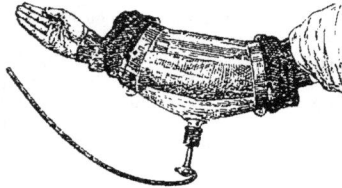

Fig. 846. — Appareil de Bier pour le coude
(abcès, phlegmons, fistules).

produite, évacuation rapide du pus et guérison souvent très rapide. Cette méthode est
délicate à appliquer, par la nécessité de ne
pas exagérer la compression et de ne pas
provoquer des ecchymoses par l'aspiration,
mais ces résultats sont souvent vraiment re-
marquables.

* Blennorragie. — Les microbes origine de cette maladie sont les *gonocoques* de Neisser (*fig.* 847), qui

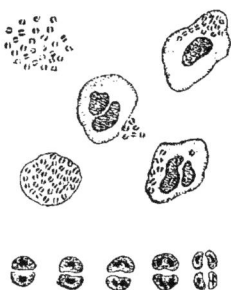

Fig 847. — Gonocoques.

ressemblent à des sortes de haricots réunis deux à deux à une courte distance par leurs faces concaves.

Ces microbes se trouvent dans le pus et dans les cellules de la muqueuse et peuvent circuler dans le sang, d'où l'extension de la maladie aux organes voisins (*orchite, métrite, salpingite*, et plus rarement à ceux éloignés des organes génitaux, comme le genou (*arthrite blennorragique*) et le cœur (*endocardite blennorragique*). C'est le transport du gonocoque par l'apport d'une parcelle de pus sur les yeux qui provoque l'*ophtalmie purulente*.

Bleu de méthylène. — Employé : 1° pour montrer la perméabilité du rein par la coloration verte qu'il donne à l'urine ; 2° comme analgésique (névralgies), antiseptique, antipaludique ; 3° comme antialbuminurique (mal de Bright, néphrites aiguës) ; 4° antiblennorragique.

Doses. 25 centigr. à 1 gramme en capsules, ou extérieurement en solution à 1 500 d'eau.

Boricine (de *borique*). — Combinaison à parties égales d'acide borique et de borate de soude, employée à la dose de 1 ou 2 pour 100 comme antiseptique dans les affections des muqueuses, sous forme de gargarisme.

Bornival. — Calmant dans les maladies cardiaques et nerveuses.

Doses, 0,50 à 1 gr. en capsules de 0,25.

Buchu. — Plante de la famille des Rutacées dont les feuilles sont employées comme antispasmodiques, diurétiques, sudorifiques.

Modes d'emploi. Poudre 1 gr. Infusion 60 à 200 gr. Vin 50 à 80 gr.

C

* Caféisme et **Théisme**. — L'abus du café et du thé, dont le principe actif, *caféine* et *théine*, a une composition identique, peut provoquer des accidents aigus ou chroniques, particulièrement chez les prédisposés.

Signes. *Forme aiguë*. On l'observe après ingestion de quantité variable de café ou de thé chez des sujets nerveux et non habitués à ces boissons : excitation cérébrale, besoin continuel de mouvement, battements plus ou moins précipités et pénibles du cœur, envies fréquentes d'uriner et abondance de cette excrétion, insomnie. Ces troubles sont du reste très transitoires.

Forme chronique. Elle se produit par l'usage répété et habituel ; la dose varie suivant l'âge, le sexe, le tempérament, l'activité de vie ; 3 ou 4 tasses par jour suffisent pour la provoquer, surtout lorsque l'une d'elles est prise à jeun le matin. Les signes sont : une diminution de l'appétit, une dyspepsie avec distension stomacale et évacuation de gaz, constipation habituelle, interrompue quelquefois à intervalles par des débâcles, crises de gastralgie pénibles ; sommeil léger coupé de réveils et troublé par des rêves tristes et effrayants, exaltation de la sensibilité, fourmillements, chatouillements dus en partie à des éruptions avec démangeaisons ; excitation cérébrale suivie d'une fatigue intense pouvant aboutir à la neurasthénie ; palpitations avec pouls dur d'abord, puis plus tard faible ; urines fréquentes, particulièrement la nuit ; affaiblissement génital ; et tout cela entraine à la longue une anémie profonde. L'usage du café est très nuisible aux enfants.

* Calomel. — Pommade prophylactique. V. syphilis.

Camphosal. — Liquide huileux employé en capsules de 25 centigrammes, à la dose de 1 à 2 grammes, dans le catarrhe de la vessie et les maladies de la prostate.

Caviar. — Aliment fourni par des œufs de gros poissons (ordinairement d'esturgeons) ; il contient beaucoup de phosphore et convient aux affaiblis, particulièrement aux nerveux déprimés.

Cervelle (de mouton, de veau). — Aliment à la fois très digestif et très nutritif, contenant une grande quantité de lécithine * associée à des albuminoïdes ; il est, par suite, indiqué dans tous les états de dénutrition.

Cétrarine (de *cétraire*, genre de lichens). — Extrait du lichen d'Islande.

Mode d'emploi. 1 à 2 centigr. contre les vomissements tuberculeux, hystériques ou dyspeptiques.

* Chancre mou. — Les microbes origine de cette affection, les strepto-bacilles de Ducrey-Unna (*fig.* 848), sont

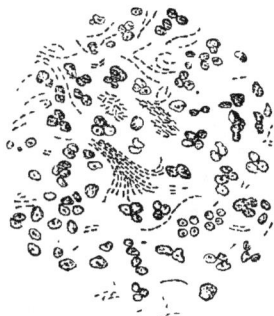

Fig. 848. — Strepto-bacilles de Ducrey-Unna.

ordinairement groupés par file, d'où le nom de « strepto ». Ces bacilles n'ont été rencontrés que dans les deux locali-sations du chancre mou, c'est-à-dire le chancre et le bubon voisin, d'où la faible gravité de cette maladie par rapport aux deux autres maladies vénériennes.

* Citron (Cure de). — Le jus de citron est employé, à la dose de 2 ou 3 cuil-lerées à café, dans le scorbut infantile (v. plus loin SCORBUT); à la dose de plu-sieurs citrons par jour dans certaines for-mes de rhumatisme chronique.

Citrophène ou Apolysine. — Poudre blanche antithermique et anal-gésique employée sous forme de cachets de 0 gr. 50 ou de potion à la dose de 1 à 6 grammes.

Collargol (Argent colloïdal). — Poudre noire constituant un antiseptique puissant, non toxique, employé en col-lyre ou en injection sous-cutanée à la dose de 1 pour 100 d'eau.

Colloïde. — Les substances col-loïdes sont celles qui, mises en solution, ne peuvent pas, comme les cristalloïdes, dyaliser (c'est-à-dire traverser) les mem-branes animales; elles sont amorphes, non volatiles et coagulent par la cha-leur.

Les solutions colloïdales sont consti-tuées par des particules ultramicrosco-piques animées de mouvements très ra-pides. Toute matière vivante est colloï-dale, mais il existe aussi des colloïdes minéraux. Les colloïdes agissent les uns sur les autres et avec une activité d'au-tant plus grande que les granules sont plus petits. L'argent colloïdal est un excellent antiseptique. Toutes les réac-tions organiques, notamment l'aggluti-nation, les toxines et antitoxines, se ramè-nent à des réactions de colloïdes les unes sur les autres.

Cotonnier (Graines de). — L'extrait (*lactagol*) en a été conseillé par Legrand et Barlerin pour accroître la sécrétion du lait, à la dose de 3 à 4 cuil-lerées à café. Le lait est amélioré en quantité et en qualité après 2 à 8 jours de cette médication (accroissement de 50 pour 100 de la caséine et de la matière grasse).

D

Déchloruré (Régime). — Le régime déchloruré, proposé par M. Widal et M. Javal, a pour base la restriction du sel commun (chlorure de sodium) dans l'alimentation, afin de faire disparaître les œdèmes* des maladies des reins* (maladie de Bright), du cœur* et du foie*. L'homme absorbe, en moyenne, 15 gram-mes de sel par jour, dont 2 grammes sont contenus dans les aliments et 12 grammes y sont ajoutés. Ces derniers ne sont pas indispensables et ne font que passer dans l'organisme. Les varia-tions dans la chloruration de l'économie vont de pair avec les variations dans la quantité d'eau qu'elle contient, d'où il résulte que lorsque, par suite de l'imper-méabilité plus ou moins grande du rein aux chlorures, le sel est retenu dans l'organisme, son hydratation augmente et des œdèmes se produisent. L'excès de chlorure ne séjourne pas, en effet, dans le sang, mais passe dans les tissus, où il s'accumule avec une certaine quan-tité d'eau et peut provoquer, outre les œdèmes et un accroissement de l'albu-mine de l'urine, la *chlorurémie* des vis-cères, qui se manifeste par la difficulté de la respiration, des maux de tête, des vomissements, de la diarrhée ou des convulsions. Il convient donc de diminuer la quantité de sel ingéré pour déshydra-ter le corps.

La cure se fait en deux temps : 1° *Ré-gime déchloruré strict* : la viande (qui ne contient qu'un gramme de chlorure par kilo) sera prise à volonté crue, grillée, rôtie avec beurre et condiments autres que le sel; poisson d'eau *douce*, œufs, crème, pommes de terre, riz, salade, fruit, confitures, chocolat, pain et pâtisseries préparés sans sel. Comme boisson (2 litres au maximum) : eau, bière, vin ; thé et café en quantité modérée. Le lait (1 gr. 60 de sel par litre et 30 grammes d'albumine) contient dans les 4 litres nécessaires quatre fois plus de sel que le régime mixte précédent et beaucoup plus d'eau. 2° *Régime déchloruré modéré* : lorsque, après la disparition complète des œdèmes, le poids est descendu, on donne 3 grammes de sel ; puis, si le poids ne remonte pas, on peut arriver progressivement jusqu'à 10 grammes (au total), c'est-à-dire 5 grammes au moins au-dessous de la dose moyenne.

Dermatol (Sous-gallate de bismuth). — Poudre inodore jaune, employée comme succédané de l'iodoforme. Antiseptique, astringent (diarrhée, eczéma, brûlure, ulcère et plaies quelconques). Dose, 2 à 6 grammes.

Désinfectants et **Désinfection.** — Les désinfectants actuellement adoptés sont les suivants :

I. — SOLUTIONS DÉSINFECTANTES.

1° Le *crésylol sodique*, solution forte à 4 pour 100, solution faible à 1 pour 100 préparée de la façon suivante : crésylol officinal, 1 000 grammes ; soude caustique, 1 000 grammes. Effectuer le mélange dans un récipient en grès ou en métal, la réaction dégageant beaucoup de chaleur et pouvant provoquer la rupture des récipients en verre épais. Ne s'emploie que dilué suivant les indications précédentes.

A tous les points de vue, la valeur de cet antiseptique est assez grande pour qu'il puisse suffire à lui seul à remplacer tous les autres désinfectants liquides.

2° *Eau de Javel* étendue d'eau de façon à obtenir une solution titrant un degré chlorométrique par litre.

3° *Lessives chaudes* à la cendre de bois ou au carbonate de soude.

4° *Sulfate de cuivre* à la dose de 50 grammes par litre.

5° *Chlorure de chaux* fraîchement préparé à 2 pour 100, c'est-à-dire 20 grammes de chlorure de chaux dans un litre d'eau.

6° *Aldéhyde formique*, à raison de 20 grammes d'aldéhyde formique pur (HCOH) par litre d'eau.

7° *Lait de chaux fraîchement préparé* à 20 pour 100. Pour avoir un lait de chaux actif, on prend de la chaux de bonne qualité, on la fait déliter en l'arrosant petit à petit avec la moitié de son poids d'eau. Quand la délitescence est effectuée, on met la poudre dans un récipient soigneusement bouché et placé dans un endroit sec. Comme 1 kilogramme de chaux qui a absorbé 500 grammes d'eau pour se déliter a acquis un volume de 2 lit. 200, il suffit de le délayer dans le double de son volume d'eau, soit 4 lit. 400, pour avoir un lait de chaux qui soit environ à 20 pour 100.

8° *Sublimé corrosif* en solution d'un gramme par litre d'eau, additionné de 10 grammes de chlorure de sodium (sel de cuisine), ou d'un gramme d'acide tartrique, ou d'un gramme d'acide chlorhydrique. (Ne peut être employé pour la désinfection des crachats, matières fécales et autres produits organiques.)

9° La *lessive de soude*, en solution aqueuse à 10 pour 100 et teintée à l'aide d'une substance colorante.

II. — DÉSINFECTANT GAZEUX.

L'aldéhyde formique gazeuse, obtenue à l'aide de l'un des appareils autorisés officiellement.

Diète hydrique. — Régime consistant à donner au malade, pendant 24 heures et quelquefois davantage, exclusivement de l'eau bouillie. Ce régime donne les meilleurs résultats, comme début de traitement, chez les nourrissons atteints de dyspepsie gastro-intestinale, de choléra infantile, d'entéro-colite dysentériforme. Il est quelquefois nécessaire de renouveler cette diète pendant 12 heures tous les 8 ou 10 jours.

Dionine (Chlorhydrate d'éthylmorphine). — Dérivé éthylé de l'opium, employé contre la toux (coqueluche, phtisie).

MODES D'EMPLOI. Chez l'adulte, 0,015 milligr. trois fois par jour, ou 0,030 milligr. en une dose le soir. Chez l'enfant, 1 milligr. à partir de 3 ans (à surveiller).

Dulcine ou **Sucrol.** — Poudre blanche sucrée soluble dans l'eau (pouvoir sucrant 200 fois supérieur à celui du sucre de canne), plus agréable que la saccharine. Dose : 0 gr. 30 par litre de liquide à édulcorer.

E

Eau de mer. — En injections sous-cutanées *plasma de Quinton*, l'eau de mer recueillie au large des côtes et à 10 mètres de profondeur est un tonique d'une grande puissance, très supérieur au sérum artificiel.

ACTION. Elle a été employée avec succès contre la gastro-entérite des nouveau-nés, l'athrepsie, la tuberculose pulmonaire, la migraine, la neurasthénie, les maladies nerveuses, les troubles menstruels, la scrofule.

LIEU DE L'INJECTION. Chez les enfants, région de l'omoplate ; chez l'adulte, fesses, région rétro-trochantérienne.

DOSES. Chez le nouveau-né, 30 cent. cubes tous les deux jours pendant 20 à 30 jours. Chez l'adulte, 100 à 200 cent. cubes tous les trois jours pendant 30 à 60 jours.

Éducation et Rééducation.

— L'*éducation* des individus dont l'intelligence (dégénéré, instable, imbécile, idiot) ou les sens (aveugle, sourd-muet) sont insuffisants et la *rééducation* de certains malades ont été particulièrement étudiées récemment. « Le premier but à atteindre est de fixer l'attention du sujet, et, une fois cette attention attirée, de répéter les exercices d'une façon méthodique jusqu'à ce qu'une association soit établie dans son esprit entre l'excitation sensitive ou sensorielle et la réponse motrice qu'on lui demande. » — « Dans un grand nombre de cas, certaines fonctions ne sont atteintes que secondairement et leurs associations naturelles avec d'autres fonctions doivent être rétablies par des procédés autres que ceux employés habituellement. On comprend dès lors que *plus tôt* on s'y prendra pour développer ces associations avant que le cerveau ait subi un développement trop considérable, plus on aura de chances de combler les lacunes de l'intelligence et de suppléer à une fonction abolie par une autre. » (Sollier.)

La *rééducation* est employée contre les tics, le torticolis mental, le bégayement, les troubles ataxiques et neurasthéniques, les paralysies flasques ou avec contracture de cause hystérique, les maladies de la volonté *. Pour les troubles moteurs, on emploiera des exercices gradués ayant pour but des actes de plus en plus précis et rapides et exécutés dans certains cas d'abord les yeux ouverts, puis fermés. Pour les troubles d'association des idées et les troubles émotifs, on agira par des causeries et en rendant aux malades confiance en eux-mêmes par un entraînement progressif qui leur permet de vaincre leur idée fixe, d'abord devant le médecin, puis en son absence.

Eucaïne.

— Succédané de la cocaïne, mais lui serait inférieure comme analgésique. Mêmes doses que la cocaïne.

Eugénol.

— Liquide aromatique extrait des clous de girofle, antiseptique (gangrène pulmonaire), analgésique local contre les douleurs dentaires.

DOSE. 50 centigr. à 1 gramme.

Exalgine (Méthylacétanilide).

— Poudre cristalline blanche, à saveur légèrement amère. Analgésique puissant (à dose moitié de celles d'antipyrine), bien supporté par le tube digestif.

MODE D'EMPLOI. Contre les névralgies et les douleurs précédant les règles, cachets de 25 centigr., dont on donne trois par jour.

F

Formiate de quinine (Quinoforme nouveau).

— Sel très soluble, contenant 87 pour 100 de quinine, employé pour les injections hypodermiques en solution à 1/20 grammes d'eau.

Formiate de soude.

— Médicament toni-musculaire auquel la réclame a fait une réputation exagérée.

DOSE. 1 à 2 gr. Sirop de Huchard : formiate de soude 10 gr., sirop de cacao, d'orange douce et d'orange amère, de chacun 100 gr. ; une cuillerée à dessert aux deux repas pendant 10 jours par mois.

Formol ou Formaline (Aldéhyde formique).

— Antiseptique puissant non toxique, agissant à l'état de vapeur. Il est obtenu en faisant passer des vapeurs d'alcool méthylique sur le charbon porté au rouge ; il est très soluble dans l'eau et l'alcool, irritant à forte dose.

MODES D'EMPLOI. Pour les pansements chirurgicaux, solution à 1/4000 ; contre la carie dentaire : formol 4 grammes, essence de géranium 2 grammes, alcool à 80° 4 grammes ; pour désinfecter une pièce, laisser évaporer dans un plat : formol 30 grammes, eucalyptol 20 grammes, alcool 300 grammes, ou pulvériser avec cette solution étendue de 10 ou 20 fois d'eau. On l'emploie aussi contre les piqûres de moustiques.

Fumigator (*fig.* 849, 850).

— Appareil destiné à désinfecter avec le trioxyméthylène les chambres de malade après une maladie contagieuse.

MODE D'EMPLOI. Le fumigator se compose d'une cartouche en cuivre contenant la substance antiseptique, A. Cette cartouche est entourée d'une pâte, B, qui, allumée à sa partie supérieure, C, brûle lentement sans flamme et porte bientôt la matière antiseptique à une température où elle se volatilise rapidement sans brûler ni s'altérer, en

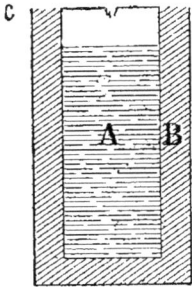

Fig. 849. — Coupe d'un fumigator.

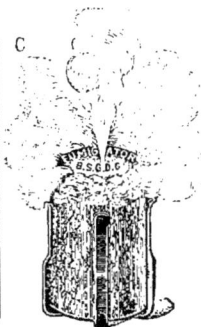

Fig. 850. — Fumigator en action.

donnant d'abondantes vapeurs d'aldéhyde formique qui se répandent dans tout le local à stériliser.

G

Galactina (du grec *gala, galaktos.* lait). — Farine lactée contenant, pour 100 : 76 d'amylacées, 13 d'albuminoïdes, 6 de graisse et 1 de sels. C'est un bon aliment de sevrage.

Galyl (V. à ARSENIC, dans cet appendice).

Gaveuse infantile. — La gaveuse (*fig.* 851) est une sorte de cupule-entonnoir en verre, graduée à 15 centimètres cubes, à la partie inférieure de laquelle se fixe une sonde en caoutchouc.

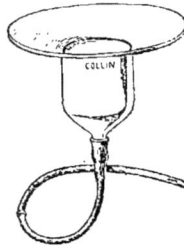

MODE D'EMPLOI. La sonde est mouillée et introduite jusqu'à la base de la langue, et l'enfant, par des mouvements instinctifs, la fait pénétrer jusqu'à l'entrée de l'œsophage; on pousse alors douce-

Fig. 851. — Gaveuse.

ment l'instrument pour lui faire parcourir toute la longueur de ce conduit. Après un trajet de 15 centimètres environ, y compris la bouche, l'extrémité de la sonde arrive dans l'estomac. On serre entre deux doigts la partie de la sonde voisine de la capsule et on y verse le lait : quand on cesse la pression, le liquide descend dans l'estomac. On doit ensuite retirer assez rapidement la sonde pour éviter une régurgitation du lait.

USAGES. Alimentation des enfants débiles dans les premiers jours et de tous les nourrissons qu'une maladie (particulièrement celles du nez et des bronches) ou une malformation (bec-de-lièvre) met dans l'impossibilité de téter.

Gonosan. — Résine de kawa-kawa dissoute dans du santal, employée contre la blennorragie à la dose de 6 à 8 capsules par jour.

Grippe (*fig.* 852). — Le microbe, découvert par Pfeiffer en 1892, est actuellement reconnu comme l'origine de la grippe. On trouve ce bacille, qui est très petit et immobile, dans les crachats et les voies respiratoires. Il est aérobie et fréquemment associé au pneumocoque et au

Fig. 852. — Bacilles de la grippe.

streptocoque, qui compliquent la maladie et la rendent plus grave.

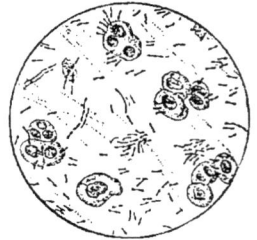

Guaco (nom améric. de l'*Aristolochia cymbifera*). — Plante du Mexique, employée par le Dr Bulte contre les maladies prurigineuses (eczéma).

MODES D'EMPLOI ET DOSES. Pilules de 20 centigr., trois par jour. Pansement avec la solution suivante : guaco concassé 30 grammes, bicarbonate de soude 5 grammes, eau 1 litre : faire bouillir un quart d'heure, puis laisser macérer une heure et décanter.

H

Hamamelis virginica (*Aune mouchetée*, noisetier de sorcière). — Plante de la famille des Saxifragacées dont l'écorce et les feuilles fraîches sont utilisées comme antihémorroïdales; en décoction, 30 grammes pour un demi-litre d'eau; en teinture, 2 à 5 grammes; en pommade avec du beurre de cacao et de l'huile d'amandes douces; en suppositoire.

Hectargyre. — Médicament antisyphilitique contenant de l'arsenic sous forme d'hectine (10 centigr.) [V. HECTINE dans l'article ARSENIC de cet appendice], uni soit à du protoiodure de mercure, (5 centigr.) dans les pilules, soit à de l'oxycyanure de mercure (1 centigr.) dans la solution pour injection.

Hectine (V. à ARSENIC, dans cet appendice).

Helmitol. — Cristaux incolores ayant des propriétés antiseptiques utilisées dans le traitement de la cystite, de l'urétrite postérieure, de la prostatite et de la phosphaturie.

DOSE. 3-4 gr. en solution dans de l'eau.

* Hémophilie. — L'hémophilie se produit presque exclusivement chez les garçons ; cependant elle se transmet par une femme de famille hémophilique, alors qu'elle-même n'est pas atteinte de la maladie, tandis que l'homme ne la transmet que s'il y est personnellement soumis. C'est ordinairement pendant les deux premières années qu'apparaissent les signes de l'hémophilie ; après vingt-deux ans on en est presque toujours à l'abri.

CAUSES ET TRAITEMENT. — Pour Hayem, cet état proviendrait d'un retard dans la coagulation du sang à la température normale. La coagulation se produit au contraire, dans le délai ordinaire, à la température de 50°, d'où l'utilité pour les malades de vivre dans les pays chauds et de séjourner de temps en temps dans des étuves à 50° ou 55°. On a conseillé aussi récemment l'usage prolongé de chlorure de calcium, à la dose de 2 à 4 grammes par jour, et de l'extrait desséché de foie de porc, à la dose de 5 à 10 grammes par jour.

* Hémorragie pulmonaire (Hémoptysie).

TRAITEMENT. Faire respirer toutes les heures aux malades 1 à 2 gouttes de nitrite d'amyle, versées sur un mouchoir à l'aide d'un compte-gouttes.

* Hémorroïdes. — La congestion passive du foie est une cause prépondérante des hémorroïdes, d'où l'indication du *massage direct* du foie comme traitement adjuvant des varices des veines de l'anus.

Héroïne (Éther diacétique de la morphine). — Poudre cristalline blanche employée comme calmant sous forme de chlorhydrate d'héroïne. Sa toxicité est la même que celle de la codéine.

DOSE ET MODE D'EMPLOI. 5 milligr. à 1 centigr. en gouttes contre la toux, en sirop ou en pilules contre la coqueluche.

* Huîtres. — Les huîtres, notamment celles de la Méditerranée, ont à plusieurs reprises été accusées d'être une cause de fièvre typhoïde, par suite d'infection des parcs de réserve par une eau contenant des matières fécales et les bacilles d'Eberth. Klein a démontré que l'huître détruit les bacilles en 6 à 7 jours ; mais si elle est achetée ayant été souillée avant que l'extermination

des microbes ait pu s'effectuer, la contamination du consommateur peut se réaliser. Il semble même que ce mode de propagation de la maladie soit particulièrement dangereux, car les cas signalés ont été en général très graves.

Hypotension, hypertension (du grec *huper* au-dessus, *huppo* au-dessous). La pression *normale* du sang dans les artères est de 14 à 15 centimètres chez l'homme, 13 à 14 chez la femme. Il y a *hypertension* dès qu'elle s'élève à 18 chez l'adulte et 19 chez le vieillard, *hypotension* dès qu'elle tombe au-dessous de 12. La mesure se fait par le *sphygmomanomètre* de Potain (*fig.* 853), qui est con-

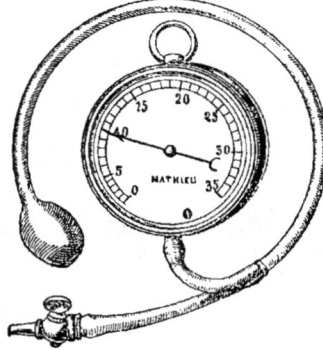

Fig. 853. — Sphygmomanomètre.

stitué par une ampoule en caoutchouc contenant de l'air. Elle est maintenue avec le doigt de la main gauche du médecin sur l'artère radiale du malade et communique par l'intermédiaire d'un tube de caoutchouc avec un manomètre métallique sur le cadran duquel une aiguille inscrit les pressions. Le médecin place au-dessous de l'ampoule deux doigts de sa main droite sur l'artère : le premier perçoit le pouls ; le second, plus bas, appuie sur le vaisseau, de façon à empêcher le cours du sang venant des anastomoses palmaires.

Lorsque cet arrêt est obtenu, on appuie alors sur l'ampoule avec les doigts de la main gauche jusqu'à la suppression du pouls, moment où la pression digitale équivalant à la pression sanguine est indiquée par la déviation de l'aiguille.

Hypertension. CAUSES. Émotions, travail excessif, douleurs très vives ; alcool, tabac, plomb, syphilis ; éclampsie, urémie,

chlorose, goitre exophtalmique, goutte, diabète et scorbut, *artériosclérose* et néphrite
interstitielle.

SIGNES. Pouls tendu, maux de tête avec
vertiges, crampes, engourdissements, troubles
de la parole, paralysie d'un côté du corps
(transitoires).

TRAITEMENT. Repos, lait (V. à ARTÉRIO-
SCLÉROSE).

Hypotension. CAUSES. Hémorragies abondantes ou répétées. Émotions, neurasthénie,
maladies d'Addison, absorption de nitrite
d'amyle ou de trinitrine. Maladies infectieuses.

SIGNES. Pouls faible rapide, teinte bleue de
la peau, œdèmes.

TRAITEMENT. Digitale, spartéines, caféine.
Dans les maladies infectieuses, bains froids,
injection de sérum.

I

Incontinence d'urine. — V.,
plus loin, URINE.

Iodol (de *iode* et suffixe *ol*). — Poudre amorphe, brune, inodore, contenant
80 pour 100 d'iode. Succédané de l'iodoforme, employé aux mêmes doses comme
pansement des plaies.

Iodopyrine (Antipyrine iodée). —
Poudre blanche, cristalline, inodore et
insipide, employée comme antipyrétique
à la dose de 50 centigr. à 1 gramme.

Ions et **Ionisation.** — Méthode
thérapeutique consistant à profiter d'un
courant électrique pour faire pénétrer
un médicament dans l'organisme. Un
courant continu traversant une solution
saline met en liberté les radicaux chimiques ou *ions*, dont les uns, les *anions*,
se dirigent vers le pôle positif; les autres,
les *cathions*, vont au pôle négatif. Il en
est de même pour l'organisme, et quand
une électrode positive formée d'épaisseurs de gaze imbibée d'une solution médicamenteuse est appliquée sur un point
du corps, les cathions (bases) pénètrent
par le passage du courant; si l'électrode
ainsi disposée est négative, ce sont les
anions (acides). On a employé ce procédé
pour traiter par le lithium la goutte, le
rhumatisme chronique et les arthrites
sèches; par le salicyle, le rhumatisme
aigu, les névralgies.

K

Kératine (du grec *keras, keratos*,
corne). — Matière produite par la digestion artificielle de la corne et des tiges
de plumes. Elle a été conseillée par le
Dr Unna pour enrober les pilules qui ne

doivent être dissoutes que dans l'intestin, le suc gastrique n'ayant pas d'action
sur cette substance, qui est très soluble,
au contraire, dans les liquides alcalins
intestinaux.

L

Lactagol. — Extrait de graines de
cotonnier. V. ce mot.

Ludyl. — V. ARSENIC, dans cet appendice.

* Lysol. — Liquide brun, huileux,
obtenu surtout en traitant par un alcali
l'huile de goudron de houille et les
graisses. Employé comme désinfectant à
la dose de 2 à 5 pour 100 d'eau.

M

**Méningite cérébro-spinale
épidémique.** — Affection épidémique qui n'a été bien déterminée qu'assez
récemment. Elle est produite par un
microbe spécial, le *méningocoque*, découvert par Wechselbaum (*fig.* 854); on le

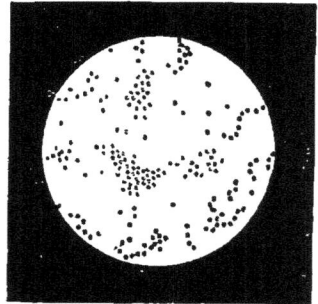

Fig. 854. — Méningocoques.

trouve dans le liquide céphalo-rachidien
entourant les organes nerveux centraux
et dans le mucus nasal.

Mais, dans certains cas, d'autres microbes, le pneumocoque, le staphylocoque,
le streptocoque, le bacille d'Eberth, sont
associés au méningocoque.

CAUSES. Les épidémies de méningite cérébro-spinale coïncident souvent avec d'autres
maladies infectieuses (grippe, fièvre typhoïde,
typhus, oreillons, rougeole, scarlatine, pneumonie), et l'affection peut également se produire chez des individus atteints d'otite, de
mal de Pott. Elle débute par des cas sporadiques, puis se développe lentement, frappant
du reste, tout au moins en France, un nombre

très réduit de personnes, de préférence les militaires (casernes) et les enfants (4 cinquièmes des cas dans certaines épidémies). Cette affection est beaucoup plus fréquente en Allemagne, où elle atteint chaque année plusieurs milliers de personnes.

Le surmenage physique, les conditions défectueuses d'alimentation et d'habitation (chambres mal aérées, obscures, sales, encombrées) sont des causes prédisposantes de contagion. Celle-ci s'effectue souvent par des cas bénins ou des individus sains, *porteurs de microbes*, qu'ils répandent autour d'eux tout en restant indemnes. Pour Lesage, beaucoup de nourrissons qui meurent en convulsions en sont atteints. Les saisons froides (hiver, printemps) favorisent la propagation de la maladie, qui s'effectue par le muco-pus de la cavité nasopharyngienne (nez, gorge, bouche).

SIGNES. Le début, très brusque, est caractérisé dans une première phase par de violentes douleurs de tête et le long de la colonne vertébrale, avec fièvre élevée, vomissements, constipation, prostration profonde, contractures et convulsions, éruptions diverses. Dans une seconde phase, l'insensibilité est générale avec somnolence et refroidissement des extrémités. Le malade présente en outre de bonne heure un signe spécial dit de Kernig : tant qu'il est couché, il peut étendre ses membres inférieurs, mais, si on l'assoit, la courbure de la nuque et du dos devient très accentuée, ses jambes se fléchissent sur les cuisses et les cuisses sur le tronc, et une pression même puissante sur les genoux ne peut amener l'extension complète, alors qu'elle devient facile le malade étant recouché.

Malgré l'intensité de la maladie, la guérison est assez fréquente.

ÉVOLUTION. *Forme foudroyante.* Une personne se porte bien, a le nez un peu bouché depuis quelques jours, un peu mal à la gorge, quand tout à coup elle est prise de vertiges, de maux de tête et meurt.

Forme légère. Un peu de grippe, deux à trois jours de fièvre et de malaise, puis retour de la santé suivi d'un nouvel accès deux à trois jours après, qui disparaît à son tour.

DIAGNOSTIC. La ponction lombaire permet le diagnostic ; le liquide, au lieu d'être clair, est gris, trouble, louche ou purulent et contient le méningocoque.

TRAITEMENT. Sérum curateur qui a abaissé grandement la mortalité, abrège la durée de la maladie et évite les complications. La désinfection du linge et de la literie s'impose. Les bains chauds, les ventouses scarifiées, les calmants (bromure, moxa, chloral, sirop d'éther, morphine) rendent des services.

Méthylal (rad. *méthyle*). — Liquide incolore, volatil, à odeur d'acide acétique. Anesthésique et hypnotique.

DOSE. A l'intérieur, 0,50 centigr. ; à l'extérieur, 1 à 5 grammes.

Moelle des os. — Aliment très reconstituant par l'abondance de lécithine phosphorée qu'il renferme. On peut le

donner avec avantage dans du bouillon aux affaiblis, notamment aux anémiques.

*Mort (Signe certain de la). — Le Dr Icard a découvert un procédé très simple donnant la *certitude* de la mort, qui est appelé à rendre les plus grands services dans les campagnes, où un service médical de constatation des décès souvent n'existe pas.

MODE D'EMPLOI. Ce procédé est établi sur le fait que les gaz *hydrogène sulfuré* et *sulfhydrate d'ammoniaque* sont des produits précoces de la décomposition cadavérique du poumon et qu'ils s'exhalent par les narines du mort. En déposant au-dessous des narines un papier ordinaire imbibé dans certaines parties d'une solution concentrée d'acétate de plomb (*eau blanche*), de façon à former un dessin quelconque qui reste invisible, le papier étant séché, on voit ce dessin apparaître en noir par la création de sulfure de plomb dès que les gaz dénommés s'échappent par le nez, c'est-à-dire 24 à 48 heures après la fin de la vie.

Myrtol (rad. *myrte*). — Liquide antiseptique retiré de l'essence de *Myrtus communis* (famille des Myrtacées). Employé contre les bronchites chroniques, la blennorragie et les vaginites.

DOSE. 1 gramme, en capsules gélatineuses.

N

Naphtalan. — Huile brunâtre retirée du naphte, employée dans les maladies de la peau, le rhumatisme, en solution à 2 pour 100 d'huile d'olive.

Naphtaline. — Désinfectant employé dans les maladies de la peau, à la dose de 2 pour 30 grammes d'axonge.

Narcéine (du grec *narké*, assoupissement). — Narcotique, antinévralgique, extrait de l'opium. V. ce mot.

DOSE. 0,02 à 0,10 centigr. en pilule, sirop, injection hypodermique.

Narcyl (Chlorhydrate d'éthylnarcéine). — Dérivé éthylé de l'opium. Calmant de la toux.

DOSES ET MODES D'EMPLOI. Employé à la dose de 0,05 à 0,10 centigr. en pastilles, pilules ou sirop chez adulte.

Nargol. — V. ARGYROL.

Néosalvarsan. — V. ARSENIC, dans cet appendice.

Nutrilactine. — Aliment de sevrage et de convalescence constitué par une combinaison de farine de maïs, seigle, riz, de fécule, cacao, sucre de lait, phosphate de chaux, vanilline.

O

Ophtalmo-réaction. — Procédé imaginé par le Dr Calmette pour déceler de bonne heure la tuberculose commençante. Il consiste à instiller dans l'œil une goutte d'une solution alcoolique à 1 pour 100 de tuberculine sèche. Si la personne est indemne de tuberculose, rien ne se produit; si au contraire elle est, même légèrement, atteinte, il y a congestion très vive de la conjonctive. La caroncule devient très rouge, se gonfle et se couvre d'un petit exsudat fibrineux. Puis il y a du larmoiement et une sécrétion fibrineuse. Cet état inflammatoire est à son maximum dix heures après l'instillation, puis s'affaiblit et disparaît après vingt-quatre heures.

Cette méthode a été contrôlée par de nombreux médecins; mais, pour éviter des accidents, il est utile de prendre quelques précautions et de n'agir que sur des yeux tout à fait en bon état.

De même que d'autres procédés analogues (cuti-réaction, etc.), elle a besoin d'être encore expérimentée pour que l'on puisse en affirmer la justesse dans tous les cas.

Ovarine (rad. *ovaire*). — Poudre formée d'ovaires desséchés de brebis ou de vache.

MODE D'EMPLOI ET INDICATIONS. En tablettes contenant chacune 10 centigr. de poudre (5 à 10). Douleurs de la chlorose, de la ménopause, règles pénibles, métrorragie.

Oxylithe (Perborate de sodium). — Poudre blanche dont 25 gr. se dissolvent dans un litre d'eau froide en formant de l'eau oxygénée chargée à 2 volumes, c'est-à-dire contenant 2 litres d'oxygène; en employant de l'eau chaude (35°-40°), la proportion est doublée. Par l'action de l'acide citrique sur l'oxylithe, on peut fabriquer de l'eau chargée à 20 volumes d'oxygène (perborate 210 gr., acide citrique 105, eau distillée 700).

USAGES. Stérilisation de l'eau potable, fabrication d'eau oxygénée et, par suite, tous ses emplois : pansement des plaies avec la poudre d'oxylithe.

P

Paraffine. — Extrait de résidus de la distillation du pétrole. Il en existe deux variétés : l'une molle, fondant de 36° à 40°; l'autre dure, fondant de 57° à 60°. Préconisée pour corriger les difformités du visage et même les simples rides, en injections sous-cutanées ou interstitielles. Au début plusieurs accidents se sont produits; il semble actuellement que la technique est bien déterminée et les résultats satisfaisants.

Paraldéhyde. — Liquide incolore, à odeur éthérée et à saveur brûlante. Employé comme hypnotique à la dose de 2 à 4 grammes.

Paralysie infantile (article à MOELLE). — De récents travaux de M. Levaditi montrent que la paralysie infantile a pour origine un microbe très petit qui traverse les diverses bougies, garde sa virulence en dehors du corps au moins sept jours, et est inoculable aux singes, chez lesquels il reproduit la maladie. Le parasite s'élimine par la *salive* et le *mucus nasal*, qui doivent donc être les agents infectieux.

Pâtisseries (**Empoisonnement par les**). — De nombreuses intoxications se sont produites par les gâteaux à la crème (dans leurs thèses, en 1906, Le Coq et Baize en citent 120 cas), et plusieurs furent mortelles. Les gâteaux incriminés sont avant tout les saint-honorés, puis les meringues, les éclairs, les choux. La crème qu'ils contiennent est formée par le mélange : 1° d'une crème cuite composée de jaunes d'œufs, de sucre, de farine, de lait bouillant dans lequel on dissout de la gélatine et qui est parfumé par de la vanille; 2° de blancs d'œufs crus battus en neige, dans une bassine en cuivre, après addition d'alun.

SYMPTOMES. Quelquefois immédiatement, mais en général douze à trente-six heures après l'absorption du gâteau, il se produit des crampes d'estomac, des vomissements alimentaires, puis bilieux, des coliques violentes avec rétraction du ventre, de la diarrhée qui est fréquente, abondante, fétide, formée d'abord de matières diluées, puis qui devient glaireuse, cholériforme, avec grains riziformes. Dans les formes graves, on observe de la fièvre, des crampes et des phénomènes d'algidité. La maladie se prolonge de trois à quinze jours et, même après guérison et dans les cas bénins, laisse souvent après elle des troubles digestifs et une faiblesse générale pendant un mois.

CAUSES. Une quantité minime de crème suffit à provoquer les troubles, qui sont d'autant plus intenses que l'on a absorbé davantage du produit. Les accidents apparaissent presque exclusivement en été (mai à septembre), pendant les grandes chaleurs. Les femmes et les enfants sont particulièrement sensibles au poison qui semble être contenu dans les blancs d'œufs *crus* provenant d'œufs exposés ouverts à l'air (soit que les coquilles fussent endommagées, soit qu'elles aient été cassées longtemps à l'avance) ou achetés à des industriels qui emploient les jaunes. Ces conditions provoquent une multiplication de microbes qu'active encore la mise en contact avec la crème cuite, qui est un véritable terrain de culture. L'usage de récipients en cuivre, s'ils sont soigneusement tenus propres, parait inoffensif.

TRAITEMENT. Le traitement consiste à faciliter d'abord les vomissements en donnant de l'eau tiède, puis à les calmer en faisant avaler de petits fragments de glace. De même il est urgent de débarrasser l'intestin par un grand lavement et par un purgatif salin ; après quoi l'on donnera de l'opium et du sousnitrate de bismuth. Il faudra, toutefois, lutter contre la faiblesse par une potion tonique (extrait de quinquina, 2 gr. ; cognac, 40 ; thé chaud, 120).

Phosphatine (rad. *phosphate*). — Aliment de sevrage formé d'un mélange de farine de riz, tapioca, fécule, arrowroot, cacao, sucre et phosphate de chaux (0 gr. 20 par cuillerée à soupe).

Picronitrique (Acide). — Lamelles jaunes : employé en solution à 1 pour 100 comme analgésique, antiseptique et réparateur de la peau dans les brûlures et aussi dans l'érysipèle.

Plasma de Quinton. — V. EAU DE MER.

Plasmon. — Poudre jaunâtre inodore, insipide, formée d'un mélange de caséine et de bicarbonate de soude. Elle est employée, à la dose de 30 à 120 grammes par jour, pour restaurer les convalescents et les débiles.

Q

Quinine (Formiate de) ou **Quinoforme nouveau.** — V. FORMIATE DE QUININE.

Quinton (Plasma ou Sérum de). — V., plus haut, EAU DE MER.

R

****Radiothérapie** (Traitement par les rayons X ou Rœntgen). — La radiothérapie continue à être une médication qui ne doit être employée que par des médecins spécialistes, et on l'a heureusement interdite aux personnes incompétentes. La technique a fait des progrès, mais n'est pas encore définitive. On a constaté son succès dans certaines formes d'œdèmes et de démangeaisons (prurit anal et vulvaire, lichen simple, lichen ruber plan). On a utilisé son action destructive contre les tumeurs de la peau (épithéliomes), les lymphadénomes et sarcomes superficiels, pour prévenir la chute temporaire des poils, pour la guérison des teignes, du sycosis.

Radiumthérapie. — Le radium a été employé avec succès comme moyen thérapeutique. Certains des rayons qu'il émet sont assimilables à des projectiles lancés avec vitesse et possèdent un pouvoir de pénétration considérable. Ces rayons sont très différents de ceux de la radiothérapie et ont des résultats tout autres.

APPAREILS ET MODE D'APPLICATION. Pour les utiliser, on emploie soit des appareils à *écran* dans lequel le sel de radium (du bromure) est placé en couche mince, recouvert d'une feuille d'aluminium, d'ébonite ou de mica ; soit un appareil à *vernis* épais, dans lequel est incorporé le sel (sulfate de radium mélangé ou non avec un corps inerte dérivant du sulfate de barium) ; soit un appareil à *toile* enduit d'une colle spéciale sur laquelle est saupoudré le sel précédent. Ce dernier dispositif permet de mouler l'appareil sur la partie. La quantité de sel employée est très faible : 4 à 6 centigr.

Quant à l'application, elle se fait sur la surface malade, soit directement, soit avec interposition d'une mince feuille d'aluminium.

Effets. Après un temps variable, la partie de la peau en contact avec l'appareil rougit, puis une croûte se forme, et lorsqu'elle tombe on voit une cicatrice unie, lisse, souple. Sous l'action du radium, l'épiderme s'atrophie et le derme subit des transformations qui aboutissent, en cas de guérison, à une réparation du tissu.

Résultats thérapeutiques. Le radium a donné de bons résultats pour le traitement des cancers superficiels et des maladies de la peau : épithéliomas, papillome du cuir chevelu et de la langue, certains fibromes ; chéloïde, lupus, gommes scrofulo-tuberculeuses, psoriasis, les nævi vasculaires ou taches de vin (Wickham et Degrais).

Enfin le Dr Dominici l'a employé comme analgésique contre les douleurs rhumatismales et celles de l'arthrite blennorragique.

*****Raisin (Cure de).** — On a organisé en France, à Celles-les-Bains (Ardèche), cette forme de cure, pratiquée en Suisse (Vevey, Montreux) et en Allemagne (Grünberg, Creuznach).

Rats. — Animaux dangereux.

Les porcs contractent la trichinose en mangeant de la chair ou des excréments de rats. Le rat, d'autre part, est envahi par les microbes de la peste et probablement d'autres maladies infectieuses (fièvre typhoïde, dysenterie, choléra, fièvre jaune, typhus, lèpre,

DÉPARTEMENTS.	LOCALITÉS.	NOM DE L'ÉTABLISSEMENT.	NOMBRE DE LITS
Alpes-Maritimes . . .	Cannes.	*Asile Dollfus*	40
Id.	Nice.	*Enfants infirmes du quartier Moulboron* . . .	30
Charente-Inférieure. .	Saint-Trojan . . . . . . (Ile d'Oléron.)	*Sanatorium de l'Œuvre des Hôpitaux marins.*	200
Id.	Royan	*Asile de convalescence*	25
Finistère.	Roscoff.	*Sanatorium des Sœurs de St-Vincent-de-Paul.*	25
Id.	Moëlan. . . . . (Près Quimperlé.)	*Maison de Kerfany*	50
Gironde	Arcachon.	*Sanatorium*	200
Id.	Moullo (Arcachon). . .	*Sanatorium*	50
Hérault	Cette.	*Sanatorium*	450
Landes.	Cap-Breton	*Asile Sainte-Eugénie*	60
Loire-Inférieure. . . .	Le Croisic.	*Maison des Frères de Saint-Jean de Dieu.* .	250
Id.	Pen-Bron	*Hôpital marin*	300
Nord.	Saint-Pol-sur-Mer. . .	*Hôpital marin*	400
Pas-de-Calais	Berck-sur-Mer	*Hôp. marin de l'Assistance publique de Paris.*	1100
Id.	Berck-sur-Mer	*Rothschild*	100
Id.	Berck-Plage.	*Hôpital Cazin Perrochaud*	400
Pyrénées (Basses-). .	Hendaye.	*Sanatorium de l'Assistance Publique de Paris.*	658
Pyrénées-Orientales .	Banyuls-sur-Mer	*Sanatorium de l'Œuvre des Hôpitaux marins.*	212
Id.	Cerbère	*Maison des Frères Saint-Jean de Dieu.*	34
Var.	Giens. . . . . (Près Hyères.)	*Hôpital René Sabran*	150

Pour la prévention de la tuberculose, il a été créé, à Paris, des colonies de vacances où sont envoyés privées ci-après : Œuvre des Trois semaines, rue Gide, 51, à Levallois-Perret: Œuvre de la cité à Saint-Étienne, a fondé l'Œuvre des Enfants à la montagne de la région stéphanoise.

tablissements charitables contre la tuberculose.

raitement de la tuberculose de la peau et des os.

aximum, 2 fr. 50 pour *enfants* et *jeunes gens* moins de 18 ans .

AGE.	CONDITIONS de SÉJOUR.	OBSERVATIONS SPÉCIALES.	ADRESSE pour RENSEIGNEMENTS.
Garçons de 3 à 13 ans. — Filles de 3 à 15 ans.	Gratuit.	Ouvert du 10 octobre au 30 juin.	M. Rilliet, boulevard du Théâtre, 6, à Genève.
Filles rachitiques.	Gratuit.	. . . .	Directrice de l'établis'.
Garçons de 3 à 14 ans. — Filles de 3 à 14 ans.	2 francs par jour. 1 fr. 70 pour enfants envoyés par les communes.	Sur demande de l'œuvre, 1/2 place surch. de fer p. enfants et personnes accompagnant.	Directeur, rue Miromesnil, 62, Paris.
Garçons et filles.	65 francs par mois.	Ouvert pendant la saison des bains de mer pour les enfants du département.	Supérieure de l'œuvre.
Garçons de 3 à 14 ans. — Filles (pas de limite d'âge).	1 fr. 80 par jour ou 500 francs par an.	. . . .	Supérieure, à Paris.
Garçons au-dessous de 10 ans. — Filles au-dessous de 13 ans.	Gratuit pour indigents. Petite pension pour les autres.	. . . .	Directrice de l'établissement.
Garçons de 2 à 15 ans. — Filles de 2 à 16 ans.	2 francs par jour ou gratuit.	Séjour de moins de trois mois.	Dr Armaingaud, Paris, boulev. Montparnasse, 150 (Fév.-Avril). Bordeaux, rue Fondaudège, 55 (Mai-Janv.).
Garçons et filles.	Gratuit.	Enfants protestants.	Directeur.
Garçons et filles.	Gratuit.	Enfants protestants.	Directeur.
Garçons de 5 à 15 ans. — Filles de 5 à 15 ans.	Gratuit pour les enfants landais. 1 fr. 80 par jour pour les autres enfants.	Séjour de trois mois, avec prolongation sur demande du médecin.	Médecin-directeur.
Garçons de 6 à 18 ans.	De 6 à 14 ans, 2 francs. De 15 à 18 ans, 2 fr. 50.	. . . .	Supérieur de Paris, rue Lecourbe, 223, ou du Croisic.
Garçons au-dessous de 15 ans. — Filles (sans limite d'âge).	1 fr. 80.	. . . .	Directeur.
Garçons de 2 à 15 ans. — Filles de 2 à 18 ans.	Gratuit ou 1 fr. 50 par jour.	Enfants du Nord et départements limitrophes en premier lieu.	Préfet du Nord (séjour gratuit). Directeur (séj. payant).
Garçons de 2 à 15 ans. — Filles de 2 à 15 ans	Gratuit ou 2 fr. 35 par jour (Séjour maximum : un an), sauf décision du chef de service.	L'admission des enfants ne s'effectue qu'après examen par un médecin des hôpitaux d'enfants de Paris : Trousseau, Enfants malades, Hérold, Bretonneau.	Directeur de l'Assistance publique, Paris.
Garçons et filles.	Gratuit.		Directeur.
Garçons de 3 à 13 ans. — Filles de 3 à 16 ans.	40 fr. par mois en hiver. 50 fr. par mois en été.	. . . .	Supérieur de l'Œuvre.
Voir ci-dessus à Berck (Hôpital marin de l'Assistance publique).			
Garçons de 3 à 14 ans. — Filles de 3 à 14 ans.	(V., plus haut, *Saint-Trojan*.)	(V.. plus haut, *Saint-Trojan*.)	Directeur, rue Miromesnil, 62, Paris.
Garçons de 5 à 17 ans.	De 6 à 14 ans, 2 francs. De 15 à 18 ans, 2 fr. 50.	. . . .	Supérieur de Paris ou de Cerbère.
Garçons de 4 à 12 ans. — Filles de 4 à 16 ans.	Gratuit ou 2 fr. par jour.	Séj. de quatre mois, et plus pour Lyonnais.	Directeur de l'hôp. de la Charité, Lyon (Rhône).

les enfants d'une constitution faible, mais non encore malades. Se renseiguer aux mairies et aux œuvres
Gaillard, 2, à Paris; Œuvre du Soleil, rue Torricelli, 2, à Paris. En province, M. Comte, rue Balay, 2,

II. — Traitement de la tuberculos[e]

DÉPARTEMENTS.	LOCALITÉS.	NOM DE L'ÉTABLISSEMENT.	NOMBRE DE LITS.
Ain.	Hauteville	Sanatorium	115
Algérie	Alger.	Sanatorium	100
Alpes-Maritimes	Cannes.	Villa Louise Ruel.	35
Id.	Cimiez	Sanatorium israélite.	15
Gironde	Pessac (Près Bordeaux.)	Sanatorium girondin.	50
Loiret	Chécy (Près Orléans.)	Sanatorium	18
Meurthe-et-Moselle.	Lay-Saint-Christophe.	Sanatorium	50
Oise	Angicourt	Sanatorium Villemin de l'Assist. publ. de Paris.	148
Seine-et-Oise	Brevannes.	Sanatorium de l'Assistance publique de Paris.	1 824
Id.	Villepinte	Hôpital	290
Id.	Bligny (Près Briis-sous-Forges.)	Œuvre des Sanatoria populaires de Paris.	125
Id.	Ormesson	Hôpital de l'Œuvre des Enfants tuberculeux.	130
Id.	Villiers-sur-Marne	Id.	220
Var.	Hyères.	Sanatorium Alice Faguiez.	32

Séjour à la campagne pour les convalescents de la tuberculose. Des colonies pour ces malades on[t]

NOTE. Les renseignements ci-dessus ont été recueillis dans l'annuaire *la France charitable* (Plon e[t] ouvrage qui renferme de nombreux renseignements sur la question, et auprès des directeurs de[s] apportées à ces Œuvres.

pulmonaire déclarée

AGE.	CONDITIONS de SÉJOUR.	OBSERVATIONS SPÉCIALES.	ADRESSE pour RENSEIGNEMENTS.
Femmes au-dessus de 16 ans. Hommes au-dessus de 18 ans.	Gratuit pour indigents sortant des hôpitaux de Lyon, ou minimum 2 fr. 50 par jour (1 fr. 50 à 2 fr. 50 en plus pour chambre particul.).	. . . .	Directeur.
Hommes et femmes.	De 3 à 5 francs.	. . . .	Directeur.
Jeunes filles.	Gratuit. (Le voyage même est payé.)	Réservé aux ouvrières et employées de Paris.	Directrice.
Hommes.	Gratuit.	Israélites.	Directeur.
Hommes.	Gratuit.	. . . .	Dr Durand, Bordeaux.
Hommes.	Gratuit.	Habitants du Loiret.	Dr Pilate, Orléans.
Hommes.	3 fr. pour les communes. — 5 à 7 fr. pour particuliers.	. . . .	Directeur.
Hommes.	Gratuit.	Dispensaire, r. Vaneau.	Directeur de l'Assistance publique, Paris.
Hommes, Femmes, Enfants.			
Jeunes filles de 6 à 30 ans.	Gratuit. ou d'après les moyens.	Acceptation à la consultation de l'Œuvre, rue de La Tour-d'Auvergne, 17 (mercredi et samedi, 9 heures du matin), ou certificat du médecin traitant.	Supérieure de l'Œuvre, rue de Maubeuge, 25, Paris.
Hommes.	Gratuit. ou 3 fr. 50 payés par sociétés.	Ouverture en avril 1903.	Dr Sersiron, boulevard Saint-Germain, 93.
Garçons de 3 à 16 ans.	Gratuit.	Admission à la consultation de l'Œuvre, rue de La Boëtie, 31 (cheveux coupés ras). Apporter le bulletin de naissance. En cas de mort des parents, bulletin de décès et noms des tuteurs.	Directeur de l'Œuvre.
Id.	Id.	Id.	Id.
Jeunes filles.	Gratuit.	Admission à l'Œuvre de Villepinte, rue de Maubeuge, 25, Paris.	Supérieure de l'Œuvre.

en outre été créées par l'Œuvre des Enfants tuberculeux, 35, rue de Miromesnil, et par l'Œuvre de Villepinte.

Nourrit, éditeurs), dans les *Moyens pratiques de placer un tuberculeux*, du Dr Sersiron (Naud, éditeur),
établissements, à qui l'auteur serait reconnaissant de tous renseignements sur les modifications

suette militaire), et il les transmet aux puces qui les transportent sur l'homme.

Rééducation. — V. ÉDUCATION.

Reminéralisation (Régime de). — L'anémie, l'azoturie, le diabète, la dyspepsie, le scorbut, la tuberculose *déminéralisent* les tissus. Pour reconstituer la quantité normale de sels minéraux, il faut avoir recours au lait, au bouillon, aux légumes (alcalins), aux œufs, cervelles, poissons (substances phosphorées), aux épinards (fer).

Rouge écarlate (Scharlach rot) — Poudre rougeâtre qu'on emploie en pommade à 4 pour 100 additionnée de chloroforme et d'huile pour exciter la reconstitution de la peau dans les gerçures, les érosions superficielles.

S

Salacétol (du latin *salix*, *salicis*, saule, et fr. *acétol*) ou **Salicylacétol.** — Antirhumatismal et antiseptique de l'intestin, où il se dédouble en acide salicylique et en acétol.

MODES D'EMPLOI : Contre les diarrhées cholériformes, à la dose de 2 gr. en cachets ou dissous dans 20 gr. d'huile de ricin. Contre le rhumatisme, en pommade à 20 pour 100.

Salibromine. — Poudre blanche formée par la combinaison d'acide salicylique et de brome. Antiseptique, antifébrile et antirhumatismal.

DOSE, 2 à 5 grammes en cachets de 0,50 centigrammes.

Salophène. — Petites lamelles d'un blanc sale, inodores et insipides. Antinévralgique, antirhumatismal, antifébrile.

DOSES, 4 à 6 grammes en cachets.

Salvarsan. V. ARSENIC, dans cet appendice.

Sanatogène. — Préparation alimentaire formée par la combinaison de caséine et de phosphate de soude. Elle est préconisée comme stimulant dans les névroses avec épuisement.

* Sanatoria. — Pour compléter l'article fait à la page 430, on trouvera à la page 577 les renseignements pratiques sur ces établissements.

* Scorbut infantile (Maladie de Barlow). — Maladie de la nutrition caractérisée par des hémorragies sous le périoste des os longs des membres inférieurs, fémur, tibia, et des hémorragies des gencives lorsque l'enfant a déjà des dents.

CAUSES. Ordinairement ce scorbut se produit chez des enfants de 5 à 18 mois et de préférence dans la saison froide. Il est plus fréquent en Angleterre et en Amérique, tout au moins dans la classe aisée, à cause de l'usage d'aliments de conserve, notamment du lait condensé, qui est, avec les laits ayant subi des transformations pour être donnés aux nourrissons (lait maternisé), les poudres lactées et les mauvais laits stérilisés, l'origine de la maladie. Chez les bébés plus âgés, c'est la privation d'aliments *frais* (lait, légumes, fruits), ce qui montre la liaison du scorbut infantile avec celui de l'adulte.

SIGNES. Assez brusquement l'enfant devient pâle, souffre des jambes lorsqu'on les touche, refuse de marcher et semble comme paralysé des membres inférieurs, dont l'un ou l'autre ou les deux, mais inégalement, présentent un gonflement de la partie moyenne de l'os sans chaleur et avec ou non œdème de la peau.

Dans les cas graves (rares) il se produit un enfoncement latéral du thorax par fracture des côtes en avant, des fractures des os des jambes, une saillie du globe des yeux, des hémorragies de la peau, une anémie profonde.

Avant l'apparition des dents, les gencives ne sont pas atteintes, mais après on y observe des taches hémorragiques, des fongosités qui saignent facilement, et l'haleine devient fétide. La fièvre est nulle.

EVOLUTION. La forme la plus habituelle est légère, et assez courte si on supprime la cause; la forme moyenne peut durer un à deux mois, et la forme grave, qui est souvent prolongée par des rechutes, six mois et plus.

TRAITEMENT : 1° PRÉVENTIF. Allaitement naturel ou mixte. 2° CURATIF. Supprimer le lait condensé ou stérilisé et donner du lait frais avec de la purée de pommes de terre, légumes et fruits frais, jus de viande fait au moment, jus d'orange, de citron, de raisin.

* Seringue. — Nouveau modèle.

La seringue urétrale de la figure 855 est très supérieure aux modèles terminés par une pointe, dont l'aspiration était défectueuse.

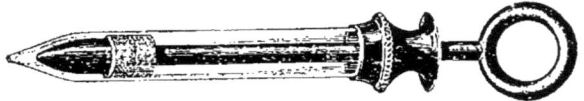

Fig. 655. — Seringue (Système Chazal).

L'extrémité du récipient et du piston est conique et le glissement se fait sans à-coups. Pour l'aseptiser, la conserver dans une solution de sublimé à 0,50 par litre et bien égoutter avant l'usage.

Séro-diagnostic. — V., plus loin, TYPHOÏDE.

*Sommeil (Maladie du). — Maladie épidémique transmissible, assez fréquente dans certaines régions de l'Afrique (Congo, Oubanghi, Haut-Nil).

CAUSE. Elle est due à la pénétration dans le sang d'un parasite, le trypanosome (*fig.* 856), protozoaire flagellé de 25 à 30 millièmes de

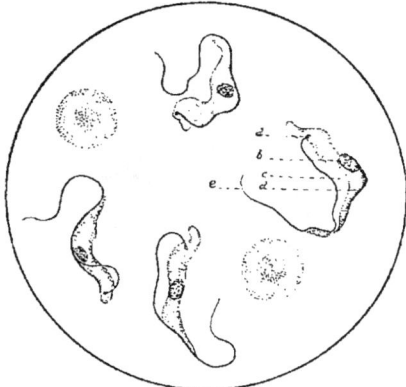

Fig. 856. — Trypanosomes.

a, centrasome; *b*, noyau; *c*, membrane ondulante; *d*, corps du trypanosome.

millimètre. C'est un organisme de forme bizarre, composé d'un corps, d'un centrosome, d'un flagelle et d'une membrane ondulante. Ce parasite a été trouvé dans le liquide céphalo-rachidien. Il est inoculable à beaucoup d'animaux et à l'homme par l'intermédiaire de mouches, notamment de la variété tsé-tsé, très abondante près des cours d'eau. S'il attaque de préférence les indigènes, il atteint aussi les blancs.

SIGNES. Après une incubation d'un mois environ, apparaissent des accès de fièvre irréguliers sur lesquels la quinine n'a aucune action et qui sont accompagnés de pouls à 100-120 et de faiblesse, mais sans perte d'appétit. Cette phase se prolonge longtemps, en général un an, mais quelquefois six à sept ans : les glandes lymphatiques du cou, farcies de parasites, gonflent considérablement. Elle est suivie d'une période où se produisent des maux de tête, une hyperesthésie de la peau, de la pesanteur des paupières avec accroissement considérable de la faiblesse musculaire et somnolence le jour, agitation et même délire la nuit. Cette somnolence s'accentue progressivement.

TRAITEMENT : 1° PRÉVENTIF. Fuir les villages contaminés et se défendre contre la piqûre des mouches, notamment en évitant de sortir le soir. 2° CURATIF. Arséniate de soude et surtout l'*atoxyl*, qui tue les trypanosomes.

fait tomber la fièvre et renaître les forces. (Dᵉ Varigny.)

Sozoiodol. — Petits cristaux renfermant de l'iode, du phénol et du soufre. Antiseptique, succédané de l'iodoforme, employé contre les brûlures, les maladies de la peau et pour le pansement des plaies.

Sphygmomanomètre. — V. HYPERTENSION, dans cet appendice.

Stovaïne. — Anesthésique local, supérieur à la cocaïne, étant moins toxique.

MODES D'EMPLOI. Comme calmant dans les affections douloureuses, à l'intérieur par gouttes (doses 10 à 20 centigr.), en attouchement à l'extérieur (solution à 4 pour 100) ; en injection hypodermique, soit seule, soit associée à d'autres substances qu'elle rend indolores ; en instillation (œil, larynx).

Syphilis. — NOUVELLES DÉCOUVERTES.

I. *Détermination du microbe*. Le microbe origine de la maladie a été découvert par un bactériologiste allemand, le Dᵉ Schaudinn, en 1905. Ce microbe, ou plutôt cette bactériacée voisine des spirilles, a la forme d'un corps spiralé, effilé à ses extrémités, dont une est quelquefois double au stade initial : d'abord appelé *spirochæte*, il porte définitivement le nom de *tréponème pâle* (*treponema pallidum*). On l'a trouvé en abondance dans

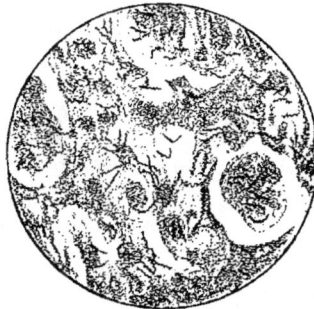

Fig. 857. — Tréponème pâle de Schaudinn.

les lésions, non seulement de la syphilis acquise (lésions cutanées, chancres et éruptions diverses, lésions des muqueuses, organes centraux comme le foie, parois des artères dont il amène l'inflammation, artérite syphilitique, mais de la syphilis héréditaire et notamment dans le placenta fœtal, où il est probablement un des principaux facteurs des fausses couches. Sa dimension est assez grande : il peut atteindre deux à trois fois le diamètre d'un globule blanc, c'est-à-dire 18 à 27 millièmes de millimètre, mais il est souvent replié sur lui-même (*fig.* 857, 858).

II. *Traitement abortif ?* Pommade au calomel. — MM. Roux et Metchnikof, d'après des expériences faites sur de grands singes et sur un médecin, qui en a fait le sujet d'une thèse passée en 1906, avaient cru avoir trouvé un traitement préventif de la syphilis par des onctions de pommade au calomel (5 grammes

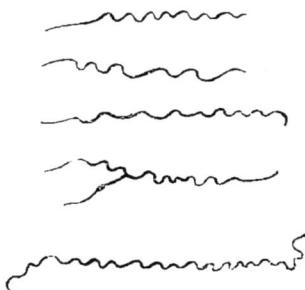

Fig. 858. — Tréponème pâle dans le foie.

pour 15 de lanoline) faites très rapidement après l'inoculation (au plus tard après 24 heures). Ce traitement a été abandonné, ne donnant pas les résultats espérés. En tout cas l'emploi de ce procédé serait rare, l'individu n'étant pas en général à même de se savoir contaminé immédiatement après s'être exposé au mal.

Hectine et hectargyre. Le Dr Hallopeau a conseillé comme traitement abortif l'*hectine* (préparation à base d'arsenic) [v. à ce mot dans cet Appendice]. l'*hectargyre* (V. à ce mot dans cet Appendice). L'action abortive est très douloureuse, mais ces médicaments donnent de bons résultats contre les accidents.

Le 606 d'Erlich (dioxy-diamido-*arséno*-benzol) a été à peu près abandonné comme dangereux et remplacé par le néosalvarsan (Voir *Arsenic* dans cet Appendice).

Inconvénients. Les réactions produites par l'injection de 606 et de néosalvarsan sont : une *douleur* souvent très vive survenant le lendemain du traitement et persistant plusieurs jours ; un *gonflement* pouvant aboutir à un abcès, si l'asepsie n'a pas été parfaite ; de la *fièvre*, pouvant s'élever à 40°, accompagnée de mal de tête, nausées, vomissements, agitation, vertige et de sensation terrible de soif ; des troubles du *cœur* avec accélération du pouls et malaise général ; des *éruptions* durant quelques heures et ayant l'aspect scarlatiniforme ou urticarien avec démangeaisons intenses ; quelquefois de la *diarrhée* ou, au contraire, de la constipation.

Résultats. Pour le chancre, la cicatrisation varie entre 5 à 10 jours ; les bubons de l'aine rétrocèdent lentement. Pour les accidents secondaires (plaques muqueuses, syphilides papuleuses, syphilides malignes précoces, kératoses palmaires), le succès est souvent très rapide. Il en est de même pour les accidents tertiaires (gommes, iritis, kératite et pour les manifestations de la syphilis héréditaire.

Indications et contre-indications. I. Les préparations arsenicales nouvelles sont *contre-indiquées* chez les hommes âgés, chez les personnes atteintes d'affections rénales, cardiaques, hépatiques, spléniques, pulmonaires, vasculaires (telles que anévrismes avancés de l'aorte) et surtout chez les malades qui ne jouissent pas d'une intégrité absolue du fond de l'œil. Chez les malades qui souffrent d'une affection syphilitique grave du cerveau, telle que hémiplégie récente, méningo-encéphalite aiguë ou subaiguë, il faut user de la plus grande prudence et, jusqu'à plus ample informé, n'intervenir que lorsque le mercure n'a plus d'efficacité.

II. Elles sont *indiquées* : 1° chez tous les malades dont les lésions sont réfractaires au mercure ; 2° en présence d'une récidive survenant immédiatement après une cure mercurielle ; 3° dans le cas de récidives incessantes ; 4° lorsque le mercure agit mal sur l'individu par suite de sa constitution spéciale ; 5° chez tous les malades atteints de syphilis maligne, de syphilides secondaires ou tertiaires, destructives et mutilantes ; 6° contre le chancre, mais en y associant le traitement local et, ultérieurement, une cure mercurielle intermittente et prolongée. (Emery.)

Les expériences qui se multiplient avec le néosalvarsan chaque jour confirment les résultats primitifs pour une partie des médecins français et surtout allemands ; mais de nombreux médecins français, et notamment le professeur de syphiligraphie à la Faculté de Paris, ne partagent pas cet enthousiasme. L'avenir seul apprendra la durée de la préservation contre de nouvelles poussées de lésions et l'action sur les manifestations éloignées, comme l'ataxie locomotrice et la paralysie générale.

T

Tannigène. — Poudre gris jaunâtre, insipide, inodore. Astringent et antiseptique de l'intestin, où il se dissout seulement. Employé dans les diarrhées à la dose de 20 à 50 centigrammes.

Théisme. — V., plus haut, Caféisme.

Thiosinamine (Allyle sulfo-urée ou Fibrolysine). — Poudre incolore à odeur d'ail, soluble dans l'alcool et l'éther, qui a la propriété de ramollir et de faire résorber les tissus de cicatrice.

Mode d'emploi. En injection sous-cutanée à la dose de 1 à 3 centigrammes tous les jours ou tous les deux jours, sous forme d'une solution contenant 1 gramme de thiosinamine et 11 grammes d'eau distillée.

Thyol. — Ichtyol artificiel, dont il a les propriétés. V. ICHTYOL.

Traction de la langue. — V. ASPHYXIE, au *Dictionnaire*.

Tuberculose (Pseudo-) pulmonaire. — On a découvert que les lésions tuberculeuses peuvent être produites par des parasites autres que le bacille de Koch et qui sont d'ordinaire des champignons (l'aspergillus), des oospora (notamment l'actinomycose), des mucorinés que l'analyse microscopique permet de reconnaître dans les crachats. Les signes sont analogues à ceux de la tuberculose pulmonaire. Du reste souvent, si on n'intervient pas, le poumon est secondairement envahi par le microbe de Koch.

TRAITEMENT. Il est par suite très important que l'analyse des crachats soit effectuée de bonne heure, car un traitement ioduré et arsenical guérit rapidement ces malades.

Typhoïde (Fièvre).

I. CAUSES. V., plus haut, HUITRES.

II. SÉRO-DIAGNOSTIC. — Méthode imaginée par M. Widal pour le diagnostic de la fièvre typhoïde. Elle consiste à ajouter quelques gouttes de sérums ou même de sang du malade suspect de cette maladie à une culture en bouillon de bacille d'Eberth. Après quelques heures, si le malade est réellement un typhique, la culture perd son trouble uniforme, devient granuleuse et finit par se clarifier complètement : les microbes se sont amassés au fond du tube pour y former un précipité de petits grumeaux blanchâtres que l'on n'arrive pas à résoudre complètement en agitant le tube. Cette agglutination s'obtient en général dès le cinquième jour.

U

Ulmarène (de *ulmaire*, plante). — Liquide jaune rosé, presque inodore, formé un mélange d'éthers salicyliques et d'alcools. Remplace avec avantage le salicylate de méthyle, dont l'odeur est désagréable.

MODES D'EMPLOI. On l'étend sur la peau, à l'état pur, à la dose de 4 à 10 grammes, contre les douleurs névralgiques ou rhumatismales. On s'en sert aussi, dans le même cas, pour faire des frictions en l'unissant à de la vaseline liquide et au menthol. A l'intérieur, 4 à 8 capsules de 50 centigrammes.

Uréthane. — Cristaux blancs inodores. Hypnotique à la dose de 50 centigrammes à 2 grammes.

*Urine (Incontinence d').

On a constaté que l'incontinence infantile d'urine pouvait avoir pour causes : l'*hyper-*acidité urinaire, auquel cas on la guérit par l'emploi des alcalins (Perles de Vals, n° 5) ; 2° un *sommeil anormalement profond*. Il suffit alors de faire coucher l'enfant sur un sommier composé de deux toiles métalliques séparées par une flanelle sèche, et chacune reliée par un fil à une sonnerie. Dès que l'urine, en mouillant la flanelle, établit le contact entre les deux fils, le carillon réveille le dormeur, et le sphincter de la vessie se contracte par suite d'un reflexe empêchant la sortie de l'urine.

Urotropine. — Diurétique, dissolvant de l'acide urique. — DOSE, 1 à 1 gr. 50, et jusqu'à 6 grammes en cachets, associé à du benzoate de lithine.

V

Vanadate de soude. — Sel blanc jaunâtre, antiseptique externe.

DOSE. 1 à 5 milligrammes par jour, en granules qu'on donnera avec un intervalle d'un jour de repos. Ayant un pouvoir oxydant très puissant, il détruit les toxines (tuberculose), réveille l'appétit (chlorose, dyspepsie), accélère les combustions (goutte, diabète, albuminurie).

Variole noire. — On donne ce nom aux varioles hémorragiques qui se produisent dans certaines épidémies et particulièrement chez les alcooliques et les femmes enceintes.

SIGNES. *Forme précoce*. Les signes d'invasion sont ceux habituels ; quelquefois cependant l'état général est mauvais, le malade est agité, oppressé. Puis apparaît une éruption hémorragique constituée par des taches noirâtres, noirâtres au visage, notamment aux conjonctives et aux paupières, au cou, à l'aine, sur tout le corps, qui se couvre de cloques remplies de sérosité noirâtre. « On dirait, écrit Trousseau, que le malade a été plongé dans une cuve de raisin. » Il se produit aussi des hémorragies par les muqueuses du nez, des gencives, de l'estomac, de la vessie.

L'haleine est fétide, la voix éteinte ; l'affaissement intellectuel et physique est complet, et la mort se produit du 3e au 5e jour.

Forme tardive. Les taches sont les mêmes, mais se produisent seulement après l'apparition des papules ou des vésicules qui se remplissent de sang. Cette forme est moins grave que la précédente et la guérison en est assez fréquente.

TRAITEMENT. Il importe surtout de lutter contre l'affaiblissement extrême du malade.

Végétaux et Végétarisme. — Les végétaux sont des aliments très utiles, à condition que leur quantité ne soit pas exagérée.

AVANTAGES. Prix modéré ; impossibilité de suralimentation, étant donné le gros volume déjà nécessaire pour l'entretien normal, les végétaux contenant beaucoup d'eau et en retenant beaucoup aussi pendant la cuisson ; absence ordinaire de fermentation nuisible ; action de la cellulose indigestible qui provoque les contractions intestinales et facilite ainsi l'évacuation des matières fécales ; apport abondant des alcalins nécessaires à l'organisme (notamment dans les fruits).

INCONVÉNIENTS. Quantité considérable provoquant une surcharge du tube digestif ; difficulté et même impossibilité de la transformation des matières féculentes. lorsque leur quantité est excessive ; possibilité, dans ce cas. de fermentation acide des végétaux (acides lactique et butyrique) à la partie inférieure de l'intestin et, par suite, insuffisance encore plus grande de la digestion desdits aliments.

Difficulté du travail intellectuel après un gros repas de végétaux.

RÉGIME VÉGÉTARIEN ABSOLU. Pour les raisons ci-dessus, il ne peut être que temporaire et doit être absolument interdit aux estomacs délicats. C'est par l'association au pain (600 gr.) de fèves (200 gr.), de haricots (450 gr.) et de pommes de terre (1 000 grammes) qu'on obtient une quantité suffisante des éléments nécessaires à la vie ; mais la masse alimentaire dépasse encore 2 kilogrammes.

RÉGIME MITIGÉ OU NON CARNÉ. Il diffère du régime mixte ordinaire par l'absence de viande et l'utilisation d'œufs, fromages, beurre et graisse. Étant alcalinisant, il protège contre l'arthritisme, le rhumatisme, la goutte, les dyspepsies par toxines alimentaires.

RÉGIME MIXTE ANIMAL ET VÉGÉTAL. La conclusion qui s'impose après les comparaisons des avantages et des inconvénients des nourritures exclusivement animale et végétale est l'emploi d'un régime mixte. C'est celui qui est pratiqué, du reste, généralement ; mais dans les villes et particulièrement pour les personnes recevant beaucoup et dînant souvent hors de chez elles, la partie végétale est tout à fait insuffisante ; aussi est-ce parmi elles surtout que sévit l'arthritisme.

Pour que le régime soit normal, il est nécessaire que les deux tiers de l'albumine soient formés par les végétaux, ce qui répond à une quantité importante de ces aliments.

Véronal. — Somnifère à surveiller employé surtout dans l'insomnie nerveuse, à la dose de 25 centigr. à 1 gr., en cachet ou en solution dans une infusion de tilleul au moment du coucher.

Viande crue. — Aliment reconstituant qui se digère trois fois plus vite que la viande même saignante.

Elle est utilisée surtout par les anémiques, les tuberculeux et dans certaines diarrhées. On conseille d'employer exclusivement la viande fraîche de mouton ou, à défaut, de cheval. à cause de la possibilité de ténias dans celles de bœuf ou de porc. Tel n'était pas l'avis du professeur Grancher qui estimait que le ténia ne nuit nullement à l'appétit et même contribue à l'augmenter.

MODE D'EMPLOI. Débarrasser la viande de la graisse et des parties non digestibles, la râper avec un couteau et l'avaler soit en nature, salée ou sucrée ou non, pure ou entourée de gelée de fruits, de légumes (pommes de terre, épinards), d'œufs brouillés, ou encore dans du tapioca au bouillon.

DOSES. 100 à 150 grammes.

X, Y

Xylol. — Sous-produit de la houille.

À L'INTÉRIEUR : Employé avec succès dans la variole, dont il fait avorter l'éruption (affaissement des boutons, atténuation, arrêt ou suppression de la suppuration, et, par suite, des cicatrices, ainsi que des complications viscérales, enfin action bienfaisante sur l'odeur que répandent les malades).

DOSES. 10 à 40 gouttes par jour chez les enfants suivant l'âge (depuis 10 mois) et jusqu'à 120 chez l'adulte, mais en moyenne 70 gouttes, dans du lait ou du vin.

À L'EXTÉRIEUR : Préconisé par Sabouraud pour le traitement de la pédiculose et de l'impétigo pelliculeux sous forme de pommade (xylol : 100 gouttes pour 50 gr. de vaseline).

Yaourt. — Préparation du lait caillé.

FABRICATION. On concentre du lait (brebis, chèvre, vache) par l'ébullition prolongée ; le liquide, étant versé dans des bols à l'intérieur d'une pièce très chaude, refroidit ensuite à 40°, puis est additionné de yaourt de la veille. Il constitue un aliment légèrement acidulé, très nourrissant, digestif, diurétique.

Yohimbine. — Poudre extraite de l'écorce de yohimbé. Aphrodisiaque.

DOSES. 5 milligr., 2 à 4 fois par jour.

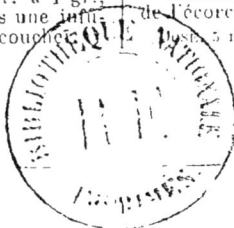

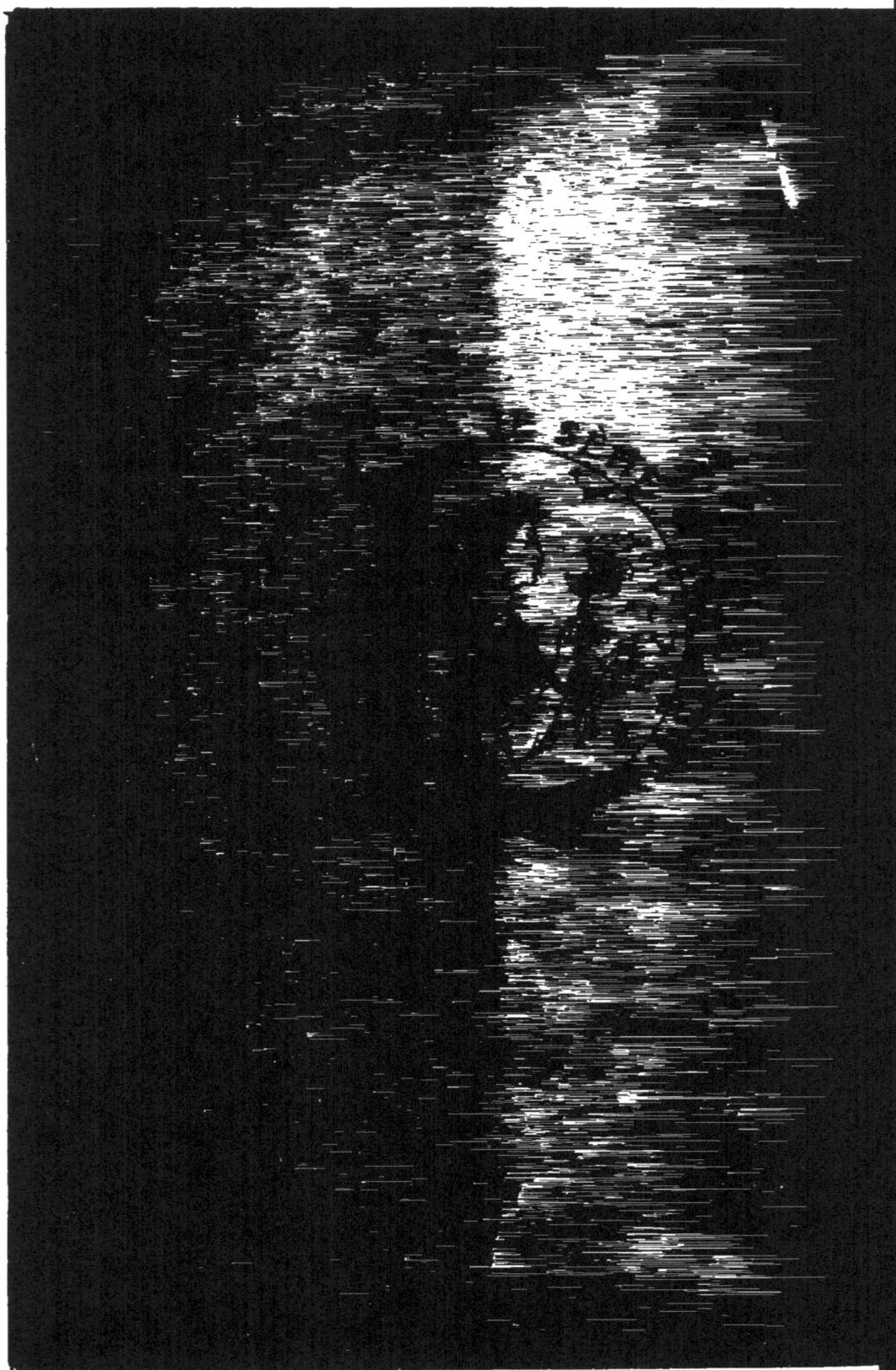